小儿心脏病学前沿：新理论与新技术

（第二版）

主编　陈树宝　孙　锟

科学出版社

北京

内 容 简 介

　　本书汇集近年来小儿心血管疾病基础及临床研究中的新理论及新技术,共分诊断技术、先天性心脏病、心肌疾病及心力衰竭、心律失常、川崎病、肺动脉高压及其他心血管疾病等七部分,共78个专题。这些专题涉及儿童心脏病诊治新技术的应用、先天性心脏病介入治疗及产前诊断与处理、心肌病病因诊断、川崎病诊断与处理,个体化医学在儿科心脏病临床处理中应用以及儿童心血管疾病分子遗传学研究等方面,基本反映当前小儿心血管疾病研究的热点及前沿课题。

　　本书可作为儿科,心脏内科及心脏外科医师等专业人员的高级参考书。

图书在版编目(CIP)数据

　　小儿心脏病学前沿：新理论与新技术/ 陈树宝,孙
锟主编. —2 版. —北京：科学出版社,2015.7
　　ISBN 978 - 7 - 03 - 045144 - 6

　　Ⅰ. ①小… 　Ⅱ. ①陈… ②孙… 　Ⅲ. ①小儿疾病-心
脏病-诊疗-文集 　Ⅳ. ①R725.4 - 53

中国版本图书馆 CIP 数据核字(2015)第 154304 号

责任编辑：潘志坚　　叶成杰
责任印制：谭宏宇 / 封面设计：殷靓

科 学 出 版 社 出版
北京东黄城根北街 16 号
邮政编码：100717
http://www.sciencep.com

南京展望文化发展有限公司排版
上海叶大印务发展有限公司印刷
科学出版社出版　各地新华书店经销

*

2015 年 7 月第　一　版　开本：889×1194　1/16
2015 年 7 月第一次印刷　印张：42
字数：1 136 000
定价：250.00 元

编者名单（按编写章节先后顺序排列）

陈国珍	上海交通大学医学院附属上海儿童医学中心
张玉奇	上海交通大学医学院附属上海儿童医学中心
夏　焙	深圳市儿童医院
钟玉敏	上海交通大学医学院附属上海儿童医学中心
朱　铭	上海交通大学医学院附属上海儿童医学中心
孙　锟	上海交通大学医学院附属新华医院
薛海虹	上海交通大学医学院附属新华医院
黄国英	复旦大学附属儿科医院
潘　博	重庆医科大学附属儿童医院
田　杰	重庆医科大学附属儿童医院
沈　捷	上海市儿童医院
曹瑞雪	上海交通大学医学院附属新华医院
徐　让	上海交通大学医学院附属新华医院
蒲　田	上海交通大学医学院附属新华医院
陈树宝	上海交通大学医学院附属上海儿童医学中心，新华医院
华益民	四川大学华西第二医院
周开宇	四川大学华西第二医院
赵趣鸣	复旦大学附属儿科医院
金　梅	首都医科大学附属北京安贞医院
肖燕燕	首都医科大学附属北京安贞医院
孙楚凡	首都医科大学附属北京安贞医院
刘　洋	上海交通大学医学院附属新华医院
陈　笋	上海交通大学医学院附属新华医院
张智伟	广东省心血管病研究所
刘廷亮	上海交通大学医学院附属上海儿童医学中心
苏　娅	重庆医科大学附属儿童医院
易岂建	重庆医科大学附属儿童医院
周启东	香港大学玛丽医院
高　伟	上海交通大学医学院附属上海儿童医学中心
张海波	上海交通大学医学院附属上海儿童医学中心
胡仁杰	上海交通大学医学院附属上海儿童医学中心
鲁亚南	上海交通大学医学院附属上海儿童医学中心
徐志伟	上海交通大学医学院附属上海儿童医学中心
杜欣为	上海交通大学医学院附属上海儿童医学中心
郑景浩	上海交通大学医学院附属上海儿童医学中心
刘锦纷	上海交通大学医学院附属上海儿童医学中心
张耀辉	香港大学玛丽医院

刘　芳　复旦大学附属儿科医院

周　雪　重庆医科大学附属儿童医院

赵鹏军　上海交通大学医学院附属上海儿童医学中心

徐卓明　上海交通大学医学院附属上海儿童医学中心

孙景辉　吉林大学白求恩第一医院

于　侠　吉林大学白求恩第一医院

黄　敏　上海市儿童医院

黄玉娟　上海市儿童医院

杨世伟　南京医科大学附属南京儿童医院

傅立军　上海交通大学医学院附属上海儿童医学中心

韩　玲　首都医科大学附属北京安贞医院

赵世华　中国医学科学院阜外心血管病医院

万俊义　中国医学科学院阜外心血管病医院

严文华　苏州大学附属儿童医院

汪　翼　山东省立医院

黄美蓉　上海交通大学医学院附属上海儿童医学中心

曾少颖　广东省心血管病研究所

陈　沅　重庆医科大学附属儿童医院

向　平　重庆医科大学附属儿童医院

朱高慧　重庆医科大学附属儿童医院

陈　露　重庆医科大学附属儿童医院

伦建成　香港大学玛丽医院

李小梅　清华大学第一附属医院

李　奋　上海交通大学医学院附属上海儿童医学中心

吴　琳　复旦大学附属儿科医院

李万镇　北京大学第一医院

钟侃言　香港大学玛丽医院

吴近近　上海交通大学医学院附属上海儿童医学中心

翁德璋　香港大学玛丽医院

高　放　重庆医科大学附属儿童医院

郭　颖　上海交通大学医学院附属上海儿童医学中心

谢利剑　上海市儿童医院

杜忠东　首都医科大学附属北京儿童医院

赵春娜　首都医科大学附属北京儿童医院

刘瀚旻　四川大学华西第二医院

张清友　北京大学第一医院

杜军保　北京大学第一医院

王　成　中南大学湘雅二医院

王　莹　上海交通大学医学院附属上海儿童医学中心

武育蓉　上海交通大学医学院附属新华医院

第二版前言

近年来，随着科学技术的进步，小儿心脏病学科发展迅速。转化医学及个体化医学的理念及研究成果已经陆续对小儿心血管疾病诊断及治疗产生深刻影响。小儿心血管疾病预防及诊治方面的新理念、新知识及新技术不断涌现，了解及熟悉这些新进展对提高小儿心血管疾病诊治水平及开展相关的科学研究十分重要。我们在 2005 年曾组织国内外专家编写及出版《小儿心脏病学进展》，受到了广大读者的欢迎。时隔数年，我们再次组织国内专家将近年来小儿心血管疾病基础及临床研究的热点问题及最新研究成果编写成《小儿心脏学进展（第二版）》，作为对国内现有的小儿心脏病学专著的补充，希望对广大从事小儿心血管疾病专业的临床医生及研究工作者有所帮助。为了更能体现本书内容特点，将第二版更名为《小儿心脏病学前沿：新理论与新技术》。

全书共 78 个专题，涉及诊断技术、先天性心脏病、心肌疾病及心力衰竭、心律失常、川崎病、肺动脉高压及其他心血管疾病等。其中五分之一专题来自《小儿心脏学进展》，但均从新的视角重新编写，突出反映新进展。绝大部分专题是新的，这些专题涉及儿童心脏病诊治新技术的应用、先天性心脏病介入治疗及产前诊断与处理、心肌病病因诊断、川崎病诊断与处理的问题、个体化医学在儿科心脏病临床处理中应用以及儿童心血管疾病分子遗传学研究等方面，基本反映当前小儿心血管疾病研究的热点及前沿课题。

本书内容及编写方式均与现有的小儿心脏病学专著不同。内容不强求系统性，以不同类型的专题介绍小儿心脏病诊治研究的新进展。内容求新但不脱离实际，尽量突出有临床应用价值或应用前景的新理论和新知识。为了便于读者参考使用，适当兼顾内容的完整性。撰写的方式不强求统一，面面俱到。参加本书编写的编者来自全国（包括香港地区）18 个小儿心血管疾病诊治中心及研究基地，均为长期从事儿科心血管疾病或相关领域研究的专家。本书从策划准备到撰写定稿，编辑出版不到一年时间。在此要感谢全体编者在完成繁忙的医疗和科研工作同时为本书精心撰稿，并及时完稿。也要感谢出版社编辑们对本书编辑出版所给予的指导及帮助。限于篇幅及编者的学识，本书内容可能存在欠缺与不当，敬请广大读者批评指正。

陈树宝　孙　锟

上海交通大学医学院附属新华医院

上海交通大学医学院附属上海儿童医学中心

目　录

第一部分
诊 断 技 术

第一章　超声心动图检测心功能新技术

>>>>>>　陈国珍

　　超声心动图（ultrasound cardiography or echocardiography）是临床评估心功能的重要工具。随着组织多普勒显像、应变与应变率显像、斑点追踪、速度向量成像、实时三维超声等超声技术的出现与发展，其在小儿心脏病整体及局部心功能评估中的应用越来越广泛，不仅可以测量心腔整体及各个节段的实时容积变化，评估心室整体、节段收缩和舒张运动功能及左、右心室相互作用，还可以对心肌在各个方向上的运动、位移、变形以及运动的时相和顺序进行定量分析，从而能更充分地了解心肌的运动特点及其生物力学特性[1-5]。现对某些检测心功能的新技术阐述如下。

一、M 型超声新技术

（一）双声束（或多声束）M 型曲线

　　双声束（或多声束）M 型曲线可同时在心脏结构的感兴趣区内获取 2 条甚至 3 条随时间变化的运动轨迹。此法可同步观察半月瓣和房室瓣的活动状态，帮助理解心音产生机制，精确测定射血期、心室等容收缩期与等容舒张期的持续时间，对评价心肌功能有重要意义。在进行负荷超声心动图检查时，通过对多个区域室壁运动的同步分析，提高 M 型超声对局部心肌运动异常的检出率，能进一步提高其敏感性和准确性。

（二）解剖 M 型超声心动图

　　解剖 M 型超声心动图（anatomic M-mode echocardiography）又称全方向或任意角度 M 型超声心动图，是近年来发展完善的一种新技术，其基本原理和用途与传统 M 型超声一样，所不同的是，在心脏 M 型超声检查时，改变了传统 M 型取样线只能以顶点为原点呈钟摆样调节的局限，可在二维图像上任意部位和方向选取直线或曲线，从而获取感兴趣区内局部心肌沿时间变化的运动轨迹[6-8]。

　　1. 直线解剖 M 型超声心动图　可在 360°范围内任意放置取样线，得到任意点、任意角度的 M 型超声，故可对所有室壁节段从任意方向和角度进行全面定量检测，从而扩展了 M 型超声的定量时间、空间分辨率优势，为进一步深入开展 M 型超声对心脏局部功能与整体功能的相互关系研究创造了良好条件。与二维超声主要观察心脏解剖结构不同，M 型超声技术的优势在于测定室壁运动状态。传统的 M 型超声心动图因取样线只能始于扇形图的顶端，取样角度仅限于 90°内，通常只能测定室间隔及左室后壁的增厚率，临床上多用在测胸骨旁左室长轴、短轴来测量左室径线及射血分数，但在一些胸廓畸形及肺气肿患者中，心脏位置发生变化，往往得不到标准切面，影响了所测量的准确性，也不能对其他部位室壁节段进行 M 型测量分析。而解剖 M 型超声心动图能在 360°范围内任意取样，对传统 M 型超声无法测量的心室节段或无法观察的切面，用解剖 M 型超声则非常简便，不仅可进行所有节段的室壁运动分析，观察室壁厚度及增厚情况，测定室壁收缩期和舒张期厚度，计算收缩期室壁增厚率，也有助于射血分数的准确测量。在实际操作中，只需选择一幅清晰的左室长轴二维超声图像,可实时更新并调整取样线追踪移动结构,并且取样线角度可任意调节以确保垂直通过有关结构,从而提高测量的准确性与重复性。其中,解剖 M 型超声心动图在保存回放的二维图像上和实时扫描状况下均能进行,故利用不同时期存储的二维超声心动图基础上得到的 M 型图像,可比较同一患者不同时期多个室壁节段运动情况,这对了解治疗效果及判断预后均有重要意义。

2. 曲线解剖 M 型超声心动图 可在高帧频二维组织速度图上沿心肌走向任意采样,并可跨壁采样,同步观察多节段室壁心肌收缩先后顺序和速度,此法显示心肌空间与时间分布的关系,直观反映室壁节段心内膜相位信息,有望成为临床观察心律失常异位起搏点、心壁运动失常及多节段心肌运动分析新的手段。虽然目前的解剖 M 型超声取样频率受二维图像帧频限制,重建的 M 型曲线较为粗糙。但最新的高帧频超声成像仪已能分辨数毫秒的运动时相差异,这对观察心肌除极顺序、评价心肌局域功能等将有极大帮助,前景令人鼓舞。

(三) 彩色 M 型超声心动图

通过与彩色多普勒显像结合,优势互补,彩色 M 型超声心动图(color M-mode Doppler echocardiography)可清楚显示彩色二维多普勒血流图容易忽略的右向左微量分流,还可用于观察瓣膜的射流和反流情况,如观察生理及病理状态下经瓣口血流的充盈模式。这种时间-空间分布图还提供了新的血流评估参数,对评估左室舒张功能尤其是假性正常化已取得较满意的效果。目前认为,心脏舒张功能受损时,左心室舒张早期血流传播速度(velocity propagation, Vp)减低[9]。血流传播速度减低原因主要是左心室松弛的不均一性。通过 M 型彩色多普勒测量舒张早期血流传播速度的斜率来反映左心室基底部到心尖部的压力阶差。二尖瓣舒张早期峰值血流速度 E 与血流传播速度 Vp 的比值(E/Vp)可预测左心室舒张末压,当 E/Vp>2.5 时可预测肺毛细血管楔压>15 mmHg。

二、三维超声心动图

1982 年,Ghosh 等用经体表旋转法对二维超声图像进行采集并三维重建,首次成功地重建了左室的三维立体构型,开创了三维超声心动图(three-dimensional echocardiography,3DE)临床研究的先河。现今,三维超声已从脱机静态、动态三维重建发展到实时三维超声。并随着三维超声仪器性能及操作方法的改进、计算机运算及成像速度进一步加快,不仅缩短了处理时间,而且提高了分辨力和细腻清晰程度,大大改善了三维图像的质量,从而能帮助临床医生更为全面、准确地评估心脏结构、心内血流、心脏功能及心脏运动的同步性[1-3,10-12]。

在心功能评估上,实时三维超声通过一次完整的容积采样,采用实际的像素数据而不是插补的平面数据,不仅可较全面显示心腔的立体结构,且可不依赖心腔几何构型获取心腔容积,能全面地反映整体和局部心室容积、室壁运动及心室功能的动态变化情况[13-17]。

在心室节段运动评估中,收缩非同步指数(systolic dyssynchrony index,SDI)有较重要的临床应用价值。如 Soliman OI 等[18]采用实时三维超声收缩非同步指数评估心力衰竭患者行左心室心肌再同步化治疗术前与术后 12 个月心室容积改善情况,结果发现 76% 的患者心肌重构得以改善,术前收缩非同步指数>10% 预测再同步化治疗术后长期好转的敏感度和特异度分别为 96% 和 88%,证实了实时三维超声收缩非同步指数作为心室长轴、短轴和圆周切线方向运动的综合观测指标在心肌再同步化治疗疗效评估中的显著作用。Raedle-Hurst TM 等[19]应用实时三维超声收缩非同步指数发现 60% 累及右心的先天性心脏病患者行修复术后存在左心室非同步性收缩运动,此类患者左心室非同步性运动发生的主要原因在于各种因素造成的室间隔运动异常。另外,随着对流入道、心尖部及流出道三部分的容积划分方式达成基本共识,近年实时三维超声右心室节段运动评估也渐成热点。如 Calcutteea A 等[20]通过实时三维超声研究发现,右心室三部分对总体收缩功能的作用存在差异,心尖部收缩对射血分数的作用最小。同时,该研究还证实正常人右心室三部分心肌节段收缩有延迟,流入道早于流出道,心尖部最慢,而心肌缺血伴肺动脉高压患者三部分收缩时间趋向一致,表明此类患者存在右心室节段运动功能不良。van der Hulst AE 等[21]应用实时三维超声对法洛四联症术后右心室功能的研究发现,心尖部的术后重构最为明显,表现为舒张末期及收缩末期的容积较正常对照组增大,但射血分数无明显差异,而流入道和流出道射血分数值均小于正常对照组。

总之,实时三维超声通过对收缩末期容积、舒张末期容积、舒张晚期/舒张早期非同步指数、舒张末期离散差、标准 17 节段的容积-时间变化曲线等心功能参数指标的测量,不仅能准确评价心脏的整体功能,还能准确评价心脏的局部功能,为心脏疾病的诊断与治疗提供了更完整可靠的定量信息,且无创、价格低廉、重复性好,具有重要的临床意义。

三、心肌弹性成像

超声弹性成像(elastography, elasticity imaging)可以直观地反映组织弹性模量这一基本的力学属性特征,而组织的弹性模量分布又与病灶的生物学特性密切相关,因此 Ophir 等于 1991 年首先提出后,便迅速成为超声成像的关注热点。超声弹性成像通过获取组织的弹性信息进行成像,能反映不同组织的弹性模量特征,是一种对组织力学特征成像的新技术。其基本原理是对组织施加外部或内部(包括自身)的动态或静态/准静态激励,相应部位的组织产生应变、位移或速度分布的响应,利用超声成像的方法结合数字信号处理或图像处理系统对组织内部的响应情况进行评估,进而直接或间接反映组织弹性模量等基本力学属性的差异。故从原理上来说,超声弹性成像可以应用于任何可用超声探测成像的、可以接受静态或动态压力的组织系统。作为一种全新的成像技术,超声弹性成像扩展了超声诊断理论的内涵,拓宽了超声诊断范围,弥补了常规超声的不足,能更生动地显示、定位病变及鉴别病变性质,

使现代超声技术更为完善,被称为继 A 型、B 型、D 型、M 型之后的 E 型(elastography)模式,在临床实践中逐渐显现出独特的应用价值,有着广阔的应用前景。根据激励组织的方式不同,可分为血管弹性成像(intravascular elastography, vascular elastography)、心肌弹性成像(myocardial elastography)、采用静态/准静态压缩的弹性成像(quasi-static elastography)、基于脉冲激励和超快速超声成像系统的瞬时弹性成像(transient elastography, pulsed elastography)、基于声辐射力激励的声辐射力脉冲成像(acoustic radiation force impulse, ARFI)、剪切波弹性成像(shear wave elasticity imaging, SWEI)等。其中,心肌弹性成像采用心脏自身的收缩/舒张激励,通过估计组织沿探头径向的位移得到心肌组织的应变、应变率和速度等参数的空间分布及随时间的变化。它包括应变率显像、斑点追踪显像及速度向量显像等技术,能客观准确地对局部心肌功能进行定量评价,具有高空间、时间分辨率,良好的重复性及高精度等优点。

(一)应变与应变率显像

应变与应变率显像(strain and strain rate imaging, SRI)是基于组织多普勒显像发展起来的一项定量评价心肌功能的新技术,其显示形式有彩色二维显像、彩色 M 型显像、应变率曲线和应变曲线显像[4,22-25]。应变指的是外力作用后心肌发生的形变,应变率描述的是单位时间心肌变形的速率,可以用单位长度的速度差表示。心脏的整体位移、心脏的旋转、邻近心脏节段的牵拉等可以同时影响两点的变形速度,但却不影响二者的速度差,因此应变率显像可以消除这些干扰,有可能真正反映局部室壁的内在力学变化。组织多普勒显像虽能定量局部心肌组织的运动速度,但不能区分速度的产生是否为心肌组织自身主动收缩的结果,而应变率显像能反映局部心肌在张力的作用下发生变形的能力和速度,是评价心功能的良好指标。另外,它在评价整体和局部心肌长轴、短轴和圆周切线方向运动功能方面优于组织多普勒显像,为心功能的研究提供了新的视角。首先,许多文献证实左、右心室的心肌应变特性存

在根本差别，这可能是左心室含有大量环形肌纤维，其收缩射血时主要是横径缩短多、纵轴缩短少，而右心室富含螺旋肌，收缩时沿长轴缩短的程度较大，故左心室收缩期心肌运动以短轴和圆周切线方向应变为主，而右心室以长轴应变为主。如 Pettersen E 等[26] 发现正常儿童（平均年龄 12.4±2.3 岁）左心室整体心肌圆周切线方向的应变比长轴应变大，而相应的右心室长轴方向应变则大于圆周切线方向。Tanaka H 等[27] 的分析也表明成人心力衰竭患者左心室短轴方向的应变和应变率指标评估心肌节段收缩功能相比长轴方向更为敏感。其次，由于大动脉转位患者经 Senning 术和动脉置换术后分别形成体循环右心室和体循环左心室，已有研究证实动脉置换术后左、右心室应变特性和上述正常儿童表现一致[26]。也有研究发现法洛四联症术后远期右心室病理性扩张对左心室的影响主要体现在心肌圆周切线方向上的应变和应变率下降[28]。由此可见，血流动力学状况易影响心室肌局部收缩应变特性，在评估不同类型心脏病心功能时需加以考虑。该技术存在以下问题：① 具有角度依赖性，即测量时声束与心肌形变的方向若不一致，则结果就会受影响；② 仅能检查单一方向上的形变，具有一定的局限性；③ 受容量负荷、图像质量、帧频、血流信号信噪比等影响，测量的重复性较差，在估测局部心肌节段功能时应注意。

（二）斑点追踪显像

在超声图像中，当人体组织中细微结构的尺寸与入射超声波波长相近或小于波长时，超声束将发生散射，相位不同的散射回波相互干涉产生斑点信号，且斑点的大小随探头的宽度、频率和脉冲的长度变化，探头频率越低，斑点越大，斑点间的距离也越大。在临床实际应用中，这些声学斑点会降低图像质量，增加对细微结构、边缘的识别难度，使超声图像的分割更复杂，因此，自 1978 年 Burckhardt 首次描述二维超声图像中存在声学斑点后，早期的研究大多致力于如何抑制这些斑点噪声。近年来，有学者发现声学斑点的运动与组织的运动密切相关，能直接反映组织的微小位移（displacement），故对斑点的实时跟踪能评估组织

的运动变化，由此发展出超声斑点追踪显像技术（speckle tracking imaging，STI）。斑点追踪法是先确定参照图像中的斑点方块，采用方块匹配运算法则（block-matching algorithms）找出每一靶图像中与原参考斑点像数最匹配的方块，确定其位置，计算方块中心点与原参考斑点之间的时间和运动向量（位移、形变、旋转等指标），可得到向量速度图。它适用于一维、二维和三维超声图像，时空分辨率高，不会因为时间混淆而产生最大速度限制，能确定运动向量在轴向和侧向上的分量，从而可定量评价心肌的运动信息，测量心肌位移、速度、应变、应变率、旋转角度、旋转速度等，并能对这些数据进行三维融合显示[5,29-33]。

1. 二维斑点追踪显像　　二维斑点追踪显像（two-dimensional speckle tracking imaging，2D-STI）是指在传统二维超声图像的基础上，人工标记感兴趣区的心肌或心内膜，逐帧追踪标记点的运动情况来反映整个心动周期心肌的形变能力，并可测定心肌任意方向（左心室长轴、短轴或圆周切线方向）上的应变与应变率曲线，同时计算各节段心肌的旋转以及整个心室的扭转角度。因此，结合应变与应变率指标，它能准确测量左心室心尖旋转与扭转角度以定量评价左室收缩功能，还可直接对结构复杂的右心室进行心肌运动功能的监测，故是评估先心病心室节段和整体运动功能的有效手段[34-39]。如 Lorch SM 等[37] 利用二维斑点追踪测定 284 名健康儿童（0～18 周岁）左心室功能，证明左心室长轴应变与应变率指标相对不受儿童生长和发育的影响。Moiduddin N 等[38] 评估法洛四联症患者经导管肺动脉瓣置换术后的近期心功能状况，发现术后 1～2 d 内患者右心室游离壁和室间隔长轴方向上的心肌应变和应变率均显著增加，提示经导管肺动脉瓣置换术后近期法洛四联症患者右心室心肌运动功能即有显著好转。Kalogeropoulos AP 等[39] 用同样的方法和指标对比完全性大动脉转位患者和健康人群，表明二维斑点追踪测量的心肌长轴应变是评估其右心室收缩与舒张功能的敏感指标。此外，二维斑点追踪技术在研究复杂先天性心脏病患者左、右心室相互作用方面意义重大。van der Hulst AE

等[21]运用二维斑点追踪显像结合左、右心室心肌各节段长轴峰值应变以及左心室旋转与扭转角度等指标分析纠正术后的法洛四联症患者两心室功能异常的相互作用,结果发现收缩期左心室心尖长轴应变和整体扭转角度降低,并与右心室心肌形变异常具有显著相关关系。总之,由于与组织多普勒频移无关,斑点追踪技术可不受声束方向与室壁运动方向间夹角的影响,没有角度依赖性,且帧频高,有较高的时空分辨力,尤在评价细微形变时比组织多普勒显像等更敏感。但它的固有缺点是由于斑点的失关联而丢失运动信息。斑点运动超出该平面、不能分辨的散射体的不一致运动、扫描窗的不一致等均可导致斑点失关联。

2. 三维斑点追踪显像　　三维斑点追踪显像(three-dimensional speckle tracking imaging, 3D-STI)是在二维斑点追踪显像基础上,结合实时三维超声发展起来的,可同时获取三个方向心肌应变与应变率时间曲线以及空间内左心室旋转和扭转角度,不仅提高了空间分辨力,并因克服了二维斑点追踪显像跨平面丢失现象的影响,在心功能评估上更显优势[40-43]。如 Nesser HJ 等[40]分别应用二维和三维斑点追踪技术测量不同病变左心室同一心动周期容积变化曲线以准确定量收缩末期容积和舒张末期容积,结果三维测量值与心脏核磁共振测量值的相关系数明显高于二维测量值,且观察者变异更小。Zhou Z 和 Ashaf M 等[41,42]研究证实三维斑点追踪显像对左室旋转和扭转角度测量的准确性和重复性均优于二维斑点追踪显像。因此,可以预见三维斑点追踪技术在小儿心脏病心功能评估方面有较好的应用前景。另外,三维斑点追踪显像所测左心室短轴方向应变及应变率不仅能成功定量左心室非同步性运动,还可准确定位心室最迟机械运动节段,从而有效地评估这些节段行心室再同步化治疗的临床效果,因此成为近几年应用于左心室非同步运动评估的研究热点[3,17]。如三维斑点追踪显像评价心室节段运动的特征参量常用心室各节段收缩开始达峰值应变的时间,此时间标准差和相对位置室壁达峰值应变的最大时间差可作为评估左心室收缩非同步性运动的主要指标。尤其伴随着三维斑

点追踪技术出现了一项新的应变和应变率指标,即面积应变(area strain)和应变率。它是三维空间内心肌长轴方向和圆周切线方向应变的组合,即任意一帧图像感兴趣区三维心腔表面面积大小与左心室舒张末期相比面积的变化率[44-46]。面积应变非同步指数(area strain dyssynchrony index, ASDI)由收缩期开始达峰值面积应变的时间占心动周期百分比的标准差表示。Tatsumi K 等[46]应用操作特性曲线对比面积应变非同步指数和二维斑点追踪技术所测左心室短轴方向心肌非同步指数发现,两者均对左心室再同步化治疗疗效有较好的预测作用,其中面积非同步指数>3.8%的预测敏感度和特异度分别为78%和100%,曲线下面积为0.93,而二维测量值仅为0.82。由此可见,面积应变可作为左心室非同步性运动评估的理想指标。

（三）速度向量显像

速度向量显像(velocity vector imaging, VVI)是在斑点追踪技术基础上,采用多重像素跟踪技术并以矢量方式显示像素层面局部心肌组织真实运动的大小和方向,是研究结构力学、分析局部心功能的超声新技术,较单一的二维斑点追踪显像所得数据更为可靠[47-50]。Kutty S 等[47]通过速度向量显像获取了正常儿童右心室局部心肌长轴运动位移、速度和应变等指标,且发现右心室基底部长轴方向运动指标和右室射血分数相关良好,提示速度向量显像可有效评估儿童右心室整体运动功能。同样,在先天性心脏病患儿(平均年龄12.1岁)肺动脉瓣置换术后30个月的速度向量显像研究中,发现速度向量显像显示负荷状况的改善并没有完全逆转右室功能不良,各项心功能指标仅出现小幅升高,这提示若术前对右室负荷状况进行早期干预将有利于先心病心功能的长期预后[48]。由于不受声束方向与室壁运动方向夹角的影响,即没有角度依赖性,速度向量显像能更准确地反映心肌的运动与形变情况。但亦有一定的局限性,速度向量显像要求检测时采集的图像尽量清晰,这样系统才能够准确识别心内膜和心肌边界,因此在肺气肿、肥胖等二维图像不清晰的患者,测量准确性会受到限制。

综上所述，新近涌现的超声心动图技术及其发展，已使超声对心功能的评价内容由过去单纯评价左心室功能拓展到右心室、心房等心腔的功能，由收缩功能拓展到舒张功能，由整体功能拓展到局部功能，由静息状态的功能评价发展到对负荷状态下的心肌灌注、心功能储备、心肌存活性等的评价。因此，这些技术不仅可能成为心血管疾病研究的重要工具，而且部分已经或即将成为心血管疾病临床常规诊断技术。然而，鉴于自身技术特性的不同，它们在评估心功能时各有优势与缺陷，应用时需合理选择。并且，由于心腔的收缩及舒张活动复杂，影响因素多，加上超声图像质量及操作者技术熟练程度等，目前测量的准确性差异较大，重复性较差，故临床应用价值尚待进一步研究，尤其对不同疾病各种技术和指标的筛选与标准化研究还需要长期的努力。

参 考 文 献

1. Dragulescu A, Mertens LL. Developments in echocardiographic techniques for the evaluation of ventricular function in children. Arch Cardiovasc Dis, 2010, 103: 603 - 614.

2. Dorosz JL, Lezotte DC, Weitzenkamp DA, et al. Performance of 3 - dimensional echocardiography in measuring left ventricular volumes and ejection fraction: a systematic review and meta-analysis. J Am Coll Cardiol, 2012, 59: 1799 - 1808.

3. Samir R, Tawfik M, El Missiri AM, et al. Assessment of left ventricular mechanical dyssynchrony using real time three-dimensional echocardiography: a comparative study to doppler tissue imaging. Echocardiography, 2012, 29: 173 - 181.

4. Dandel M, Lehmkuhl H, Knosalla C, et al. Strain and strain rate imaging by echocardiography: basic concepts and clinical applicability. Curr Cardiol Rev, 2009, 5: 133 - 148.

5. Manovel A, Dawson D, Smith B, et al. Assessment of left ventricular function by different speckle-tracking software. Eur J Echocardiogr, 2010, 11: 417 - 421.

6. Donal E, Coisne D, Pham B, et al. Anatomic M-mode, a pertinent tool for the daily practice of transthoracic echocardiography. J Am Soc Echocardiogr, 2004, 17: 962 - 967.

7. Grenacher PA, Schwarzwald CC. Assessment of left ventricular size and function in horses using anatomical M-mode echocardiography. J Vet Cardiol, 2010, 12: 111 - 121.

8. Germanakis I, Pepes S, Sifakis S, Gardiner H. Fetal longitudinal myocardial function assessment by anatomic M-mode. Fetal Diagn Ther, 2012, 32: 65 - 71.

9. Stewart KC, Kumar R, Charonko JJ, et al. Evaluation of LV diastolic function from color M-mode echocardiography. JACC Cardiovasc Imaging, 2011, 4: 37 - 46.

10. Leung KY, Bosch JG. Automated border detection in three-dimensional echocardiography principles and promises. Eur J Echocardiogr, 2010, 11: 97 - 108.

11. Badano LP, Boccalini F, Muraru D, et al. Current clinical applications of transthoracic three-dimensional echocardiography. J Cardiovasc Ultrasound, 2012, 20: 1 - 22.

12. Lang RM, Badano LP, Tsang W, et al. EAE/ASE recommendations for image acquisition and display using three-dimensional echocardiography. J Am Soc Echocardiogr, 2012, 25: 3 - 46.

13. Ashraf M, Zhou Z, Nguyen T, et al. Apex to base left ventricular twist mechanics computed from high frame rate two-dimensional and three-dimensional echocardiography: a comparison study. J Am Soc Echocardiogr, 2012, 25: 121 - 128.

14. Séguéla PE, Hascoët S, Brierre G, et al. Feasibility of three-dimensional transthoracic echocardiography to evaluate right ventricular volumes in children and comparison to left ventricular values. Echocardiography, 2012, 29: 492 - 501.

15. Salgo IS, Tsang W, Ackerman W, et al. Geometric assessment of regional left ventricular remodeling by three-dimensional echocardiographic shape analysis correlates with left ventricular function. J Am Soc Echocardiogr, 2012, 25: 80 - 88.

16. Mangual JO, De Luca A, Toncelli L, et al. Three-dimensional reconstruction of the functional strain-line pattern in the left ventricle from 3-dimensional echocardiography. Circ Cardiovasc Imaging, 2012, 5: 808 - 809.

17. Zhang H, Abiose AK, Gupta D, et al. Novel indices for left-ventricular dyssynchrony characterization based on highly automated segmentation from real-

time 3 - d echocardiography. Ultrasound Med Biol, 2013, 39: 72 - 88.

18. Soliman OI, Geleijnse ML, Theuns DA, et al. Usefulness of left ventricular systolic dyssynchrony by real-time three-dimensional echocardiography to predict long-term response to cardiac resynchronization therapy. Am J Cardiol, 2009, 103: 1586 - 1591.

19. Raedle-Hurst TM, Mueller M, Rentzsch A, et al. Assessment of left ventricular dyssynchrony and function using real-time 3-dimensional echocardiography in patients with congenital right heart disease. Am Heart J, 2009, 157: 791 - 798.

20. Calcutteea A, Chung R, Lindqvist P, et al. Differential right ventricular regional function and the effect of pulmonary hypertension: three-dimensional echo study. Heart, 2011, 97: 1004 - 1011.

21. van der Hulst AE, Roest AAW, Holman ER, et al. Real-time three-dimensional echocardiography: segmental analysis of the right ventricle in patients with repaired tetralogy of fallot. J Am Soc Echocardiogr, 2011, 24: 1183 - 1190.

22. Oxborough D, Batterham AM, Shave R, et al. Interpretation of two-dimensional and tissue Doppler-derived strain (epsilon) and strain rate data: is there a need to normalize for individual variability in left ventricular morphology. Eur J Echocardiogr, 2009, 10: 677 - 682.

23. Amundsen BH, Crosby J, Steen PA, et al. Regional myocardial long-axis strain and strain rate measured by different tissue Doppler and speckle tracking echocardiography methods: a comparison with tagged magnetic resonance imaging. Eur J Echocardiogr, 2009, 10: 229 - 237.

24. Feigenbaum H, Mastouri R, Sawada S. A practical approach to using strain echocardiography to evaluate the left ventricle. Circ J, 2012, 76: 1550 - 1555.

25. Chiang SJ, Daimon M, Ishii K, et al. Assessment of elevation of and rapid change in left ventricular filling pressure using a novel global strain imaging diastolic index. Circ J, 2014, 78: 419 - 427.

26. Pettersen E, Fredriksen PM, Urheim S, et al. Ventricular function in patients with transposition of the great arteries operated with arterial switch. Am J Cardiol, 2009, 104: 583 - 589.

27. Tanaka H, Hara H, Saba S, et al. Usefulness of three-dimensional speckle tracking strain to quantify dyssynchrony and the site of latest mechanical activation. Am J cardiol, 2010, 105: 235 - 242.

28. Cheung EWY, Liang X, Lam WWM, et al. Impact of right ventricular dilation on left ventricular

myocardial deformation in patients after surgical repair of tetralogy of Fallot. Am J Cardiol, 2009, 104(9): 1264 - 1270.

29. Chrzanowski L, Uznańska B, Plewka M, et al. M-mode speckle tracking: a novel echocardiographic approach to assess left ventricular torsional deformation. Kardiol Pol, 2009, 67: 1070 - 1076.

30. Kim WJ, Lee BH, Kim YJ, et al. Apical rotation assessed by speckle-tracking echocardiography as an index of global left ventricular contractility. Circ Cardiovasc Imaging, 2009, 2: 123 - 131.

31. Ferferieva V, Claus P, Vermeulen K, et al. Echocardiographic assessment of left ventricular untwist rate: comparison of tissue Doppler and speckle tracking methodologies. Eur J Echocardiogr, 2009, 10: 683 - 690.

32. Reant P, Barbot L, Touche C, et al. Evaluation of global left ventricular systolic function using three-dimensional echocardiography speckle-tracking strain parameters. J Am Soc Echocardiogr, 2012, 25: 68 - 79.

33. Kleijn SA, Aly MF, Terwee CB, et al. Reliability of left ventricular volumes and function measurements using three-dimensional speckle tracking echocardiography. Eur Heart J Cardiovasc Imaging, 2012, 13: 159 - 168.

34. Al-Naami GH. Torsion of young hearts: a speckle tracking study of normal infants, children, and adolescents. Eur J Echocardiogr, 2010, 11: 853 - 862.

35. Ishizu T, Seo Y, Enomoto Y, et al. Experimental validation of left ventricular transmural strain gradient with echocardiographic two-dimensional speckle tracking imaging. Eur J Echocardiogr, 2010, 11: 377 - 385.

36. Singh GK, Cupps B, Pasque M, et al. Accuracy and reproducibility of strain by speckle tracking in pediatric subjects with normal heart and single ventricular physiology: a two-dimensional speckle-tracking echocardiography and magnetic resonance imaging correlative study. J Am Soc Echocardiogr, 2010, 23: 1143 - 1152.

37. Lorch SM, Ludomirsky A, Singh GK. Maturational and growth-related changes in left ventricular longitudinal strain and strain rate measured by two-dimensional speckle tracking echocardiography in healthy pediatric population. J Am Soc Echocardiogr, 2008, 21: 1207 - 1215.

38. Moiduddin N, Asoh K, Slorach C, et al. Effect of transcatheter pulmonary valve implantation on short-

term right ventricular function as determined by two-dimensional speckle tracking strain and strain rate imaging. Am J Cardiol, 2009, 104: 862 - 867.

39. Kalogeropoulos AP, Georgiopoulou VV, Giamouzis G, et al. Myocardial deformation imaging of the systemic right ventricle by two-dimensional strain echocardiography in patients with d-transposition of the great arteries. Hellenic J Cardiol, 2009, 50: 275 - 282.

40. Nesser HJ, Mor-Avi V, Gorissen W, et al. Quantification of left ventricular volumes using three-dimensional echocardiographic speckle tracking: comparison with MRI. Eur Heart J, 2009, 30: 1565 - 1573.

41. Zhou Z, Ashraf M, Hu D, et al. Three-dimensional speckle-tracking imaging for left ventricular rotation measurement: an in vitro validation study. J Ultrasound Med, 2010, 29: 903 - 909.

42. Ashraf M, Myronenko A, Nguyen T, et al. Defining left ventricular apex-to-base twist mechanics computed from high-resolution 3D echocardiography: validation against sonomicrometry. JACC: Cardiovasc Imaging, 2010, 3: 227 - 234.

43. Andrade J, Cortez LD, Campos O, et al. Left ventricular twist: comparison between two- and three-dimensional speckle-tracking echocardiography in healthy volunteers. Eur J Echocardiogr, 2011, 12: 76 - 79.

44. Li SN, Wong SJ, Cheung YF. Novel area strain based on three-dimensional wall motion analysis for assessment of global left ventricular performance after repair of tetralogy of Fallot. J Am Soc Echocardiogr, 2011, 24: 819 - 825.

45. Thebault C, Donal E, Bernard A, et al. Real-time three-dimensional speckle tracking echocardiography: A novel technique to quantify global left ventricular mechanical dyssynchrony. Eur J Echocardiogr, 2011, 12: 26 - 32.

46. Tatsumi K, Tanaka H, Tsuji T, et al. Strain dyssynchrony index determined by three-dimensional speckle area tracking can predict response to cardiac resynchronization therapy. Cardiovasc Ultrasound, 2011, 9: 11.

47. Kutty S, Deatsman SL, Nugent ML, et al. Assessment of regional right ventricular velocities, strain, and displacement in normal children using velocity vector imaging. Echocardiography, 2008, 25: 294 - 307.

48. Kutty S, Deatsman SL, Russell D, et al. Pulmonary valve replacement improves but does not normalize right ventricular mechanics in repaired congenital heart disease: a comparative assessment using velocity vector imaging. J Am Soc Echocardiogr, 2008, 21: 1216 - 1221.

49. Butz T, Lang CN, van Bracht M, et al. Segment-orientated analysis of two-dimensional strain and strain rate as assessed by velocity vector imaging in patients with acute myocardial infarction. Int J Med Sci, 2011, 8(2): 106 - 113.

50. Azam S, Desjardins CL, Schluchter M, et al. Comparison of velocity vector imaging echocardiography with magnetic resonance imaging in mouse models of cardiomyopathy. Circ Cardiovasc Imaging, 2012, 5: 776 - 781.

第二章 超声心动图评估右心室功能研究

>>>>>> 张玉奇

对心脏功能的定量评估一直是临床研究的热点,以往的研究大多集中于左心室功能,许多成熟的方法已应用于临床。但过去对右心室功能的评估常被忽视,主要原因是误认为右心室仅为连接肺动脉与右心房的通道,不具备必须的收缩及舒张功能。目前临床上大多定性判断右心室功能,主观性强,准确性较差[1,2]。

右心室位于胸腔前方,心脏的右下方。右心室腔与类似椭圆形的左心室腔不同,几何构型复杂,由近似金字塔形的体部、近似三角形的基底部及圆柱形的流出道腔组成,横截面呈新月形,包绕左心室。右心室心肌纤维排列结构与左心室不同。左、右心室的每搏量基本相似,右心室射血分数低于左心室射血分数。右心室收缩的生理过程与左心室也不同,左心室压力容量曲线近似方波形,等容收缩期、射血期、等容舒张期明显。右心室压力容量曲线则非常不规则。由于右心室面对很小的压力和阻力,右心室射血起始较早,在心室压力升高就开始,等容收缩阶段不清晰;右心室在压力下降到极低水平射血才停止,等容舒张阶段也不清晰。因此右心室的等容收缩期及等容舒张期较难确定。与左心室不同,呼吸及前后负荷的变化均可使右心室的几何形态及生理功能发生明显的变化,必须在检测及评估右心室功能时予以注意。右心室形态及生理功能特点使得左心室功能的指标和参数不能直接应用于评价右心室功能。

先天性心脏病的发病率为 $0.6\%\sim0.8\%$,我国每年新出生 10 万~15 万先心病患儿,是小儿死

亡的主要原因。东方人先心病中累及右心系统的较多,这类患者大部分可进行手术治疗,但中远期效果不理想,分析认为可能与手术前、后心功能异常有关。因此,如何准确地检测右心功能对手术指征的把握、治疗效果及预后判断等十分重要。右心功能的评估对肺源性心脏病、肺动脉高压等的预后判断也十分重要。

磁共振(MRI)分辨率较高,通过三维重构可比较准确地测定心腔容量,计算射血分数(EF),是估测右心室功能的理想方法。但 MRI 检查不适用于心腔内装有金属装置的患者,且检查时噪音大,婴幼儿常需要深度镇静,应用不方便[3]。近年来,随着超声技术的发展,应用二维超声心动图、右心室压力变化率(dp/dt)、心肌做功指数(myocardial performance index,MPI)、组织多普勒显像(tissue doppler imaging,TDI)、速度向量显像(VVI)、三维超声心动图(3DE)等技术估测右心功能的研究较多,各有优缺点[4]。本章主要对超声在先心病患者右心室功能估测中的应用进行讨论,并指出其局限性和未来的发展方向。

一、二维超声心动图

右心室大部分位于胸骨后方、左心室的前方,透声窗较差,超声心动图检查难以完整显示。右心室包括流入道、小梁部、流出道三部分,几何形态极不规则,较难应用标准的几何形态假设进行容量计算,根据二维超声技术通过容量计算来估测右心功能比较困难。因此,临床上常根据右心

室直径或面积变化来估测右心功能。

Asmer I 等[5]选择胸骨旁主动脉瓣水平的短轴切面,测量右心室流出道收缩期位移,发现该指标可以估测右心室收缩功能,并可作为预后指标。Lindqvist 等在胸骨旁大动脉短轴切面测量右心室流出道收缩末期及舒张末期内径,计算右心室流出道缩短分数;发现右心室流出道缩短分数与右心室长轴功能、肺动脉压力阶差、跨三尖瓣压力阶差高度相关,提示该指标可以评估右心室功能。该方法比较简便,但右心室流出道切面缺乏清晰的测量标志点,测量值的重复性较差。

Khattab K 等[6]应用心尖四腔切面测量完全性大动脉转位患者右心室收缩末期及舒张末期面积计算右心室面积变化分数(fractional area change,FAC),结果发现 MRI 估测的右室 EF 与右心室 FAC 中等程度相关,FAC<33% 预测右心室 EF<50% 的敏感性及特异性分别为 77% 及 58%;提示 FAC 可以用来反映右心室功能,但由于心尖四腔切面不包含右心室的流出道部分,估测结果有一定的偏倚,准确性较差。

二、右心室 dp/dt

1962 年,Gleason 与 Braunwald 首次提出应用心导管技术测得的心室压力上升率来反应心室的收缩功能。通过多普勒超声估测的左心室 dp/dt 与心导管测量值相关性较好,是估测左心室早期心功能不全的敏感指标。而根据三尖瓣反流频谱估测 dp/dt 来评价右心室收缩功能的研究较少。

Demirkol S 等[7]选择 112 名合并三尖瓣反流的正常儿童为研究对象,在心尖四腔切面测量三尖瓣的反流频谱,以 0.5 m/s 与 2.0 m/s 之间右心室压力变化除以该段时间获得右心室 dp/dt,建立的正常值为 $1\,016\pm421$ mmHg/s。Anconina 等的研究表明右心室 dp/dt 与心导管测量值高度相关。

该方法存在的问题:① 瓣膜反流并非普遍存在,轻微及偏心的反流多普勒超声可能会低估反流的速度,影响 dp/dt 的准确性;② dp/dt 受容量负荷及压力负荷的影响,应用时需注意。

三、心肌做功指数

日本学者 Tei 等的研究发现,心室收缩功能不全时等容收缩时间(isovolumetric contraction time,ICT)延长,射血时间(ET)缩短;舒张功能不全时,等容舒张时间(IRT)延长,ET 缩短;鉴于心室收缩功能与舒张功能不全往往同时存在,以心肌做功指数(又称 Tei 指数)即 ICT 与 IRT 之和与 ET 的比值,有可能反映包括收缩和舒张功能在内的整体心功能变化,且具有不受心室几何形状的影响、不依赖房室瓣反流及测量简便等优点。

临床大多应用多普勒超声技术测量三尖瓣及肺动脉瓣口血流频谱计算 MPI。心尖四腔切面三尖瓣口记录三尖瓣血流频谱,胸骨旁右心室流出道长轴切面肺动瓣口记录肺动脉血流频谱。测量下列时间间期参数:三尖瓣口血流 A 峰终止处至下一心动周期 E 峰起始处的时间间隔(Ra)、肺动脉射血时间(Rb),则 MPI=(ICT+IRT)/ET=(Ra−Rb)/Rb。

张玉奇等估测房间隔缺损及肺动脉瓣狭窄患者的右心室 MPI,发现 MPI 不受年龄、心率等因素的影响,可用来估测先心病儿童的右心室功能[8]。武育蓉等[9]对 35 例纠正性大动脉转位患者在行双调转术前后检测右心室 MPI 进行研究,结果发现手术后右心室功能较术前明显改善。张玉奇等测定 21 例心脏肿瘤患者手术前、后的右心室 MPI,并与正常儿童右心室 MPI 进行对比,发现心脏肿瘤患者术前右心室 MPI 明显高于正常儿童,术后右心室 MPI 明显下降,提示 MPI 可以比较准确地反映心脏肿瘤患者手术前后的右心功能变化。

Maheshwari M 等[10]应用多普勒超声技术测量心肌梗死患者的右心室 MPI,并与 Simpson 法测得的右心室 EF 进行对比,结果发现在预测早期右心室功能不全方面,MPI 更加敏感。Cevik A 等[11]的研究也证明了 MPI 估测先天性心脏病合并肺动脉高压患者右心室功能不全的准确性。该方法的缺点是肺动脉与三尖瓣血流时间间期参数的测量必须在两个不同的心动周期,R-R 间期差值超过 5% 时,其准确性受到影响。

为了克服时间间期测量的不同步性,基于 TDI 技术的 MPI 被广泛采纳。TDI 只需在同一个心动周期测量三尖瓣瓣环处心肌多普勒运动频谱,即可计算获得右心室 MPI。Nair KK 等[12]应用 TDI 技术测量法洛四联症术后患者右心室 MPI,结果发现二维超声估测右心室功能正常的患者 MPI 明显上升,提示基于 TDI 技术的 MPI 可以反映无症状患者的右心室功能不全。但新的研究也提示单一节段的测量仍有误差,如 Sade LE 等[13]测量法洛四联症术后患者右心室多个节段心肌多普勒运动曲线,结果发现相比单一节段 TDI - MPI,三尖瓣瓣环处游离壁、室间隔、右心基底部和心尖部游离壁四个节段平均 TDI - MPI 与右心室射血分数相关性更好。该方法存在以下问题:① 不能区分是收缩还是舒张功能不全;② 心律失常患者不适用;③ 右心房压力升高时,等容舒张时间间期缩短,影响该方法的准确性;④ 是否可以准确地反映心功能不全的程度尚需要进一步研究[14]。

四、组织多普勒显像

TDI 采用低通滤波器滤除心腔内血流产生的高速、低振幅频移信号,选择分析心肌运动产生的低速、高振幅频移信号,定量检测局部心肌的运动速度,评价局部或整体心功能状况。Abbas 等的研究显示,应用血流多普勒超声测量三尖瓣口血流舒张早期波(E),TDI 测量三尖瓣环处舒张早期波(E'),二者的比值(E/E')与心导管测得的右房压高度相关,提示 TDI 技术可用来估测右心室舒张功能,但其准确性尚需要进一步研究。

应变率显像(strain rate imaging,SRI)是基于 TDI 发展起来的新技术,应变指的是外力作用后心肌发生的形变,应变率描述的是单位时间心肌变形的速率,可以用单位长度的速度差表示。心脏的整体位移、心脏的旋转、心脏邻近结构的牵拉等可以同时影响两点的变形速度,但却不影响二者的速度差;应变率有可能真正反映局部室壁的力的变化。孟祥春等通过动物实验表明 SRI 可定量估测右心室长轴收缩功能,右心室游离壁基底段、中间段收缩期应变率是估测右心室长轴功

能的良好指标。Sadeghpour A 等[15]对 70 例法洛四联症术后患者进行研究,应用多普勒超声技术测量右心室应变及应变率,并与核磁共振技术测量的右心室 EF 进行对比,结果发现右心室游离壁基底段、中间段及心尖段的平均应变与右心室 EF 相关性最好,可以作为核磁共振检查的补充。张玉奇等[16]应用 SRI 评估 27 例圆锥动脉干畸形术后患者的右心室功能,应用 MRI 计算右心室 EF,发现各心肌节段收缩期及舒张期应变及应变率均显著下降,右心室前壁基底段收缩期峰值应变率与 MRI 测得 EF 相关性较好,提示圆锥动脉干畸形术后依然存在右心室局部心功能下降,SRI 可比较准确地反映右心室局部功能的变化。

该技术存在以下问题:① 有角度依赖性,只能对右心室长轴方向进行估测,不能对短轴进行研究[17];② 受图像质量、帧频、血流信号的信噪比等影响,测量的重复性较差;③ 受年龄变化的影响,特别是 1 岁内变化较大[18]。

五、速度向量显像

速度向量显像的原理是斑点追踪技术,克服了 TDI 技术的缺点,不受声束与室壁运动方向夹角的影响,有可能更加准确地反映心肌的形变情况。Kutty 等通过 VVI 获取正常儿童右心室局部心肌长轴方向位移、速度和应变等指标,发现右心室基底部长轴方向运动指标和右心室 EF 相关良好,提示 VVI 可有效评估儿童右心室整体运动功能。Levy PT 等[19]的研究则证明了右心室整体应变及应变率估测早产儿右心室收缩功能的可行性,而 Oxborough 等[20]的研究则证明了 VVI 估测右心室收缩功能的可重复性。

Moiduddin 等评估法洛四联症患者经导管肺动脉瓣置换术后心功能状况,发现术后 1～2 d 内患者右心室游离壁和室间隔长轴方向上的心肌应变和应变率均显著增加,提示经导管肺动脉瓣置换术后右心室心肌运动功能即有显著好转。Kalogeropoulos 等对 64 例完全性大动脉转位心房调转术后患者进行研究,测量右心室长轴整体应变,并与术后心功能不全、室上性心动过速等临床事件进行 Cox 多元回归模型分析,ROC 曲线显

示右心室长轴整体应变≥−10%可以最佳预测临床事件的发生。Ternacle J 等[21]对250例心外科手术患者进行研究，测量术前右心室游离壁整体应变，并与术后1个月病死率进行对比分析，结果发现右心室游离壁整体应变减低（超过−21%）可以比较好地反映右心功能变化，是预测术后病死率的最敏感指标。

存在问题：① 不同的超声仪器对二维应变成像的设置要求各不相同，缺乏统一的标准，重复性较差；② 右心室心肌舒张、收缩是一个复杂的立体三维模式，目前的二维应变成像有一定的主观性、局限性；③ 应变和应变率成像指标受容量负荷的影响，在估测局部心肌节段功能时应注意[22]。

六、三维超声心动图

三维超声心动图不依赖心腔的几何形态，可比较准确地估测右心室容量，计算右心室的 EF。Chen 等通过动物实验表明，Tomtec 心尖长轴八平面法所测右心室容积和猪心右心室硅胶模型排水法实测值相关性良好，证明了 3DE 估测右心室功能的可行性。Gopal 等对71例正常儿童进行研究，应用二维超声和三维超声估测右心室 EF，并与 MRI 估测值对比，发现三维超声与 MRI 估测的 EF 相关性较好，与二维超声估测值的相关性较差，证明了三维超声估测右心室功能的准确性。

Calcutteea A 等[23]应用实时三维超声估测右心室功能，发现右心室三部分对总体收缩功能的作用存在差异，心尖部收缩对 EF 的作用最小；正常人右心室三部分心肌节段收缩有延迟，流入道早于流出道，心尖部最慢，而心肌缺血伴肺动脉高压患者，三部分收缩时间趋向一致，表明此类患者存在右心室节段心肌运动不良。van der Hulst AE 等[24]应用实时三维超声对法洛四联症术后右心功能的研究发现，心尖部术后舒张末期及收缩末期的容积较正常对照组增大，但 EF 无明显差异，另外两部分 EF 则均小于正常对照组，提示实时三维超声可以比较准确地估测右心室节段心肌功能。

存在问题：① 三维超声心动图的全容积成像需要心电信号触发，对心律失常患者准确性不高。② 三维超声探头的空间及时间分辨率不如二维探头，采集的二维图像欠清晰，影响三维成像的质量；而最近出现的经食道三维超声心动图，图像质量较好，可以比较准确地用于外科手术中右心室大小及心功能的评估[25]。③ 三维超声估测先天性心脏病患者右心室容量及功能的准确性尚需要进一步研究[26]。

总之，随着超声技术的发展，估测右心室功能的方法较多，但由于右心室的收缩及舒张活动复杂，影响因素多，估测的准确性及重复性较差，临床应用受限。近年来，三维超声技术不断发展，三维超声结合声学造影、斑点追踪技术[27,28]、负荷超声技术[29]，可提高三维超声图像质量，更加准确地判断室壁运动情况，但其临床应用价值尚需要进一步研究。

参 考 文 献

1. Bellsham-Revell HR, Simpson JM, Miller OI, et al. Subjective evaluation of right ventricular systolic function in hypoplastic left heart syndrome: how accurate is it? J Am Soc Echocardiogr, 2013, 26(1): 52-56.

2. Ling LF, Obuchowski NA, Rodriguez L, et al. Accuracy and interobserver concordance of echocardiographic assessment of right ventricular size and systolic function: a quality control exercise. J Am Soc Echocardiogr, 2012, 25(7): 709-713.

3. DeFaria Yeh D, Foster E. Is MRI the preferred method for evaluating right ventricular size and function in patients with congenital heart disease? : MRI is not the preferred method for evaluating right ventricular size and function in patients with congenital heart disease. Circ Cardiovasc Imaging, 2014, 7(1): 198-205.

4. 张玉奇. 超声心动图无创评估右心室功能的现状及存在的问题. 中华临床医生杂志, 2012, 6(22): 22-25.

5. Asmer I, Adawi S, Ganaeem M, et al. Right ventricular outflow tract systolic excursion: a novel

echocardiographic parameter of right ventricular function. Eur Heart J Cardiovasc Imaging, 2012, 13 (10): 871 - 877.

6. Khattab K, Schmidheiny P, Wustmann K, et al. Echocardiogram versus cardiac magnetic resonance imaging for assessing systolic function of subaortic right ventricle in adults with complete transposition of great arteries and previous atrial switch operation. Am J Cardiol, 2013, 111(6): 908 - 913.

7. Demirkol S, Unlü M, Arslan Z, et al. Assessment of right ventricular systolic function with dP/dt in healthy subjects: an observational study. Anadolu Kardiyol Derg, 2013, 13(2): 103 - 107.

8. 张玉奇, 陈树宝, 孙锟等. Tei 指数估测正常及先心病儿童右心功能的研究. 中国医学影像技术, 2003, 19 (12): 1669 - 1671.

9. 武育蓉, 陈树宝, 张玉奇等. 纠正型大动脉转位 double switch 术后超声心动图随访. 医学影像学杂志, 2011, 21(11): 1670 - 1673.

10. Maheshwari M, Mittal SR. Right Ventricle Myocardial Performance Index Versus Simpson's Right Ventricle Ejection Fraction in Patients with Isolated Left Ventricle Anterior Myocardial Infarction. Heart Views, 2013, 14(2): 68 - 71.

11. Cevik A, Kula S, Olgunturk R, et al. Quantitative evaluation of right ventricle function by transthoracic echocardiography in childhood congenital heart disease patients with pulmonary hypertension. Echocardiography, 2012, 29(7): 840 - 848.

12. Nair KK, Ganapathi S, Sasidharan B, et al. Asymptomatic right ventricular dysfunction in surgically repaired adult tetralogy of fallot patients. Ann Pediatr Cardiol, 2013, 6(1): 24 - 28.

13. Sade LE, Gulmez D, Ozyer U, et al. Tissue Doppler study of the right ventricle with a multisegmental approach. Comparison with cardiac MRI. J Am Soc Echocardiogr 2009, 22(4): 361 - 368.

14. Koca B, Oztunç F, Eroğlu AG, et al. Evaluation of right ventricular function in patients with tetralogy of Fallot using the myocardial performance index and isovolumic acceleration: a comparison with cardiac magnetic resonance imaging. Cardiol Young, 2013, 17(1): 1 - 8.

15. Sadeghpour A, Kyavar M, Madadi S, et al. Doppler-derived strain and strain rate imaging assessment of right ventricular systolic function in adults late after tetralogy of Fallot repair: an observational study. Anadolu Kardiyol Derg, 2013, 13(6): 536 - 542.

16. 张玉奇, 衣晓蕾, 余志庆等. 超声应变成像估测圆锥动脉干畸形术后右心室局部功能的研究. 中华超声影像学杂志, 2010, 19(12): 1016 - 1019.

17. Srivastava S, Salem Y, Chatterjee S, et al. Echocardiographic myocardial deformation evaluation of right ventricular function in comparison with CMRI in repaired tetralogy of Fallot: a cross-sectional and longitudinal validation study. Echocardiography, 2013, 30(2): 196 - 202.

18. Akao M, Katsube Y, Kamisago M, et al. Developmental changes in left and right ventricular function evaluated with color tissue Doppler imaging and strain echocardiography. J Nippon Med Sch, 2013, 80(4): 260 - 267.

19. Levy PT, Holland MR, Sekarski TJ, et al. Feasibility and reproducibility of systolic right ventricular strain measurement by speckle-tracking echocardiography in premature infants. J Am Soc Echocardiogr, 2013, 26(10): 1201 - 1213.

20. Oxborough D, George K, Birch KM. Intraobserver reliability of two-dimensional ultrasound derived strain imaging in the assessment of the left ventricle, right ventricle, and left atrium of healthy human hearts. Echocardiography, 2012, 29(7): 793 - 802.

21. Ternacle J, Berry M, Cognet T, et al. Prognostic value of right ventricular two-dimensional global strain in patients referred for cardiac surgery. J Am Soc Echocardiogr, 2013, 26(7): 721 - 726.

22. 钟舒文, 张玉奇, 陈丽君等. 速度向量成像估测房间隔缺损介入术前后心肌节段功能. 医学影像学杂志, 2011, 21(2): 194 - 197.

23. Calcutteea A, Chung R, Lindqvist P, et al. Differential right ventricular regional function and the effect of pulmonary hypertension: three- dimensional echo study. Heart, 2011, 97(12): 1004 - 1011.

24. van der Hulst AE, Roest AA, Holman ER, et al. Real-time three-dimensional echocardiography: segmental analysis of the right ventricle in patients with repaired tetralogy of fallot. J Am Soc Echocardiogr, 2011, 24(11): 1183 - 1190.

25. Karhausen J, Dudaryk R, Phillips-Bute B, et al. Three-dimensional transesophageal echocardiography for perioperative right ventricular assessment. Ann Thorac Surg, 2012, 94(2): 468 - 474.

26. Plicht B, Buck T. Current value of 3D echocardiography in international guidelines. Herz, 2013, 38 (1): 33 - 41.

27. Baccouche H, Maunz M, Beck T, et al. Differentiating cardiac amyloidosis and hypertrophic cardiomyopathy by use of three-dimensional speckle tracking echocardiography. Echocardiography, 2012, 29(6):

668 - 677.

28. Forsha D，Risum N，Kropf PA，et al. Right ventricular mechanics using a novel comprehensive three-view echocardiographic strain analysis in a normal population. J Am Soc Echocardiogr，2014，27(4)：413 - 422.

29. Abusaid GH，Ahmad M. Real time three-dimensional stress echocardiography advantages and limitations. Echocardiography，2012，29（2）：200 - 206.

第三章　超声心动图定量分析标准化的研究进展

>>>>>> 夏　焙

小儿超声心动图传统的方法是以实测值表达定量结果,正常参考值也多采用年龄、性别进行分组。因不同年龄的测值变化较大,正常参考值的数据量庞大,给临床应用带来不便。同时,随着年龄增长,实测值无法实现纵向比较。儿童心脏结构的大小和功能具有异速生长(allometry)的规律,采用简单的、经体表面积指数化的方法来消除身体大小的影响,常常导致定量结果的严重偏离。2010 年美国超声心动图协会(ASE)儿科和先心病委员会在《小儿超声心动图定量分析指南》[1]中,建议对小儿超声心动图定量结果采用经年龄、身高、体表面积(body surface area,BSA)等标准化转换的 Z 值表达,首选 BSA 校正法,以消除各种因素对心血管定量分析的影响。

异速生长也称为相对生长,表示生物的个体大小(例如器官的大小、生理属性等)与其他属性之间(通常为体重、身高、体表面积等)不成比例的、非线性的生长关系,即生物体的某一特征的生长速率不等于第二种特征的生长速率。生物的异速生长关系通常用幂函数形式表示[2](公式 3-1),其中,y 是需要研究的变量(例如心脏结构或功能),x 是生物的个体大小(体表面积、体质指数等),a 和 b 是常数。个体大小不仅决定了生物个体的几乎所有的结构和生理过程,甚至还影响着人群、各个器官的生理功能和人种进化的整个过程。异速生长受遗传、种族、生活习惯、环境和疾病等多种因素影响,导致同龄儿童身高、体重的差异,从而影响心血管的结构和功能的发育,也影

响了超声心动图结果的判断和比较。异速生长可分为"简单"的异速生长与"复杂"的异速生长,前者符合数学形式如公式 3-1;当 a = 1 时,这种异速生长即表现为等轴生长。复杂的异速生长遵从更复杂的数学模式,例如公式 3-2 所示。

$$y = ax^b \qquad (公式 3-1)$$
$$y = a + bx + cx^2 \qquad (公式 3-2)$$

基于生物的异速生长属性,Colan SD 和 Sluysmans T[3]验证了儿童的心血管结构的异速生长关系。作者采用流体力学原理推导出最优的心血管异速生长模型,表达人体单位与心血管增长的关系;将该预测模型在 1 岁至 20 岁的 496 例健康儿童中,对 22 项超声心动图测量指标进行了有效性验证,包括瓣膜、肺动脉、主动脉、主动脉分支、肺静脉和左心室容积等;提出并验证了身体大小、年龄和性别与各心血管结构的数学关系。此项研究认为与年龄、身高、体重相比,体表面积是心血管结构更为重要的决定因素;心脏血管的直径与数学模型的预测值呈高度相关、与 BSA 的平方根呈线性相关;左心室容积与身体大小伴随年龄增长和心率下降呈复杂非线性数学关系。总之,心脏输出量与身体大小之间的关系是人体心血管异速生长的重要决定因素。

一、标准化的概念及方法

(一)正态分布

正态分布(normal distribution)是常用的连

续概率分布,正态分布的期望值等于位置参数,决定了分布的位置;其标准差(standard deviation)或方差的平方根等于尺度参数,决定了分布的幅度或离散度。正态分布的概率密度函数曲线呈钟形(图 3-1),因此又称为正态钟形曲线(normal bell-shaped curve)。正态分布中密度函数以均数对称。在实际应用中,常考虑大样本数据具有近似于正态分布的概率分布。图 3-1 显示正态分布的百分数、标准差、累积百分率、百分位数与 Z 值的关系。在钟形曲线下,约 68.3% 的数值分布在距离均数±1S 范围内,约 95.4% 的数值分布在距离均数±2S 范围之内,约 99.7% 的数值分布在距离均数±3S 之内。

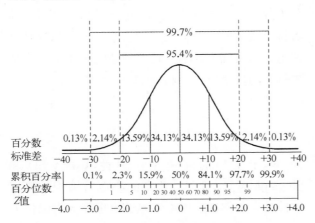

图 3-1 正态分布的百分数等与 Z 值的关系

（二）标准化

Z 值(Z score)也称为标准值(standard score or normal score)、Z 评分(Z values)、标准变量(standardized variables)。获得 Z 值的过程也是标准化的过程。标准化(standardizing or normalizing)是将随机变量 X 应用理论(总体)均数和标准差进行简约的过程,其结果为 Z 值。Z 值遵循标准正态分布(standard normal distribution)。标准正态分布是指位置参数与尺度参数均为正态。Z 值是连续的概率分布(又称为 Z 分布),包含两个参数,总体均数 μ 和总体标准差 σ。Z 值与均数和标准差的关系:

$$Z 值 = (X - \mu)/\sigma$$

其中 $\sigma \neq 0$;X 是需要被标准化的随机变量(原始值,raw score)。Z 值的量表示个体原始值以标准差为

单位,偏离总体均数的距离。当个体原始值小于均数时,Z 值为负数;反之 Z 值为正数;Z 值等于 0,即个体的原始数据等于总体均数。Z 值是标准化的结果,本身没有具体变量含义,其意义在于表示个体(或原始值)在正态分布中的位置等级。

（三）95% 可信限与变量等级的表达方法

医学上常以均数对称,用 95% 或 99% 为可信限建立正常参考值,作为临床上判定个体是否正常的参考标准。正常参考值为正态分布或近似正态分布。而 Z 值则呈标准正态分布,其均数为 0。Z 值>0 或 Z 值>+2,分别表示包含样本中 50% 或 2.28% 的个体;Z 值>+2 或 Z 值<-2 时,表示已超出 95% 的可信限范围,临床上常定义为"异常"。应用百分位数为尺度参数时,第 50、第 75、第 90、第 95、第 99 百分位数对应 Z 值分别为 0、0.67、1.28、1.64 和 2.33。儿童心率、血压、身高、体重等指标常采用百分位数划分临界值。

理论上,计算 Z 值的关键是需要"总体"的均数和标准差,因此需要了解总体的数据结果。但要获得整体真实的标准差往往是不切实际的,因此医学上常常随机抽取大样本的健康个体进行测量,代替健康"总体",即获得正常参考值(normal reference value)。因此,Z 值的计算方法见公式 3-3。其中,M 为个体实测值(measured value),$\bar{x}$ 为样本平均数(sample mean),S 为样本标准差。

$$Z 值 = (M - \bar{x})/S \quad (公式 3-3)$$

二、超声心动图正常参考值的建立

对各年龄健康儿童进行超声心动图检测,获得大样本数据,估算样本的平均数($\bar{x}$)和标准差(S),代表总体的均数(μ)和标准差(σ),即可建立正常参考值。超声心动图的检测应除外神经肌肉疾病、遗传综合征、染色体异常、年龄 2 岁以上者体质指数>第 95 百分位、年龄 2 岁以内者体重或身长 Z 值>2[4]、肺动脉高压、结缔组织病、遗传性心脏病(例如马方综合征或心肌病)等病变,并按不同的人种分别进行检测统计[5]。全部超声心动图测量值按身高、体重或体表面积分组,进行正态性检验,大样本用 Kolmogorov-Smirnov 检验,小

样本用 Shapiro-Wilk 检验,各组必须是符合正态分布的连续变量,均 $P>0.05$。小儿超声心动图正常参考值可采用表格($\bar{x}\pm S$)、Z 值图和回归方程式等表达。将正常参考值以身高、体重或体表面积进行分组,以 $\bar{x}\pm S$ 为变量,采用表格的形式供临床参考。由于小儿超声心动图正常参考值的数据庞大,这种表达方式不便于 Z 值的计算。Z 值图是将体表面积、原始值和 Z 值 3 个变量在二维平面上显示出来,使应用者快速查对获得 Z 值结果。回归方程式是应用大数据库,建立以身高、体重、体表面积为自变量,心脏的检测项目为因变量的回归方程,用于获得正常参考值的预测均数,然后应用公式 3-4 或公式 3-5 计算 Z 值。其中 y 为回归方程预测的均数,MSE 为均方误(mean square error),SE 为标准误(standard error)。因标准化的 Z 值越来越多地被临床医生所认识和接受,已有仪器制造商应用计算机软件,将 Z 值的计算嵌入彩色多普勒超声诊断仪中,方便超声医生快速获取 Z 值。

$$Z \text{ 值} = (M-y)/\sqrt{\text{MSE}}$$
$$\text{(公式 3-4)}$$

$$Z \text{ 值} = (M-y)/\text{SE} \quad \text{(公式 3-5)}$$

三、影响正常参考值回归方程式建立的主要因素

影响正常参考值回归方程式建立的因素主要为体表面积的计算方法、回归方程的选取和 Z 值的标准正态检验等[6,7]。

(一)体表面积计算方法

小儿体表面积有多种计算公式,通常选用与心血管结构相关性较好的计算公式。我国儿童保健医疗常用的计算 BSA 的方法见公式 3-6[8];美国超声心动图协会推荐采用 Haycock 等[9]的方法(公式 3-7);其他用于计算小儿体表面积的方法见公式 3-8~公式 3-13[6,10-13];针对新生儿则建议采用公式 3-14[14],新生儿也可直接采用体重进行校正[15]。

$$BSA[m^2]$$
$$=0.006\,1\times H[cm]+0.012\,8\times W[kg]-0.152\,9$$
$$\text{(公式 3-6)}^{[8]}$$

$$BSA[m^2]=0.024\,265\times H[cm]^{0.396\,4}\times W[kg]^{0.537\,8}$$
$$\text{(公式 3-7)}^{[9]}$$

$$BSA[m^2]=0.023\,50\times H^{0.422\,46}\times W^{0.514\,56}$$
$$\text{(公式 3-8)}^{[10]}$$

$$BSA[m^2]=[(H\times W)/3\,600]^{0.5}$$
$$\text{(公式 3-9)}^{[11]}$$

$$BSA[m^2]=H^{0.725}\times W^{0.425}\times 0.007\,184$$
$$\text{(公式 3-10)}^{[12]}$$

$$BSA[m^2]=W^{0.666\,6}\times 0.1$$
$$\text{(公式 3-11)}^{[6]}$$

$$BSA[m^2]=0.000\,320\,7\times$$
$$(1\,000\times W)^{[0.728\,5-0.018\,8\times\log(1\,000\times W)]}\times H^{0.3}$$
$$\text{(公式 3-12)}^{[13]}$$

$$BSA[m^2]=6.495\,4\times(1,000\times W)^{0.562}\times H^{0.320}$$
$$\text{(公式 3-13)}^{[6]}$$

$$BSA[m^2]=6.495\,4\times W^{0.562}\times H^{0.320}$$
$$\text{(公式 3-14)}^{[14]}$$

在上述 BSA 计算方法中,哪种公式与小儿心血管结构变化的相关性最好,不同人种之间的差异是否具有统计学意义,还有待进一步论证。Cantinotti 等[16]对 445 例 0~36 个月健康白种人儿童进行超声心动图检测,分别用 6 个计算 BSA 的公式与 Haycock 公式进行比较研究。发现 DuBois 的方法在 BSA 小于 $0.7\,m^2$ 者,低估了 BSA;Mosteller 和 Meban 公式也低估了 BSA;Dreyer 法在 BSA>$0.5\,m^2$ 者低估了 BSA;Gehan 和 Boyd 的方法则高估了 BSA,其中前者仅在 BSA>$0.18\,m^2$ 者高估,而后者全部不同的 BSA 者均高估,特别是低 BSA 者更显著。因此,在选用体表面积计算公式时,应尽量考虑到不同方法之间的误差,采用与儿童保健、心血管疾病治疗等一致的 BSA 计算方法。

(二)异方差的校正

异方差性(heteroscedasticity)是相对于均方差性(homoscedasticity)而言的。所谓均方差(或同方差)是为了保证回归参数估计量具有良好的统计性质,是对经典线性回归模型的一个重要假

定,即总体回归函数中的随机误差项满足同方差特性,具有相同的方差。如果这一假定不满足,则随机误差项具有不同的方差,表示回归方程(模型)存在异方差性。由于人体结构的异速生长关系,医学和生物学统计中,大部分参考值呈异方差分布的连续变量,即随着体表面积增大,因变量的标准差也发生变化。例如体表面积为 0.5 m^2 时,二尖瓣环横径为 $14.29 \pm 1.63 \text{ mm}$,而体表面积为 1.1 m^2 时,横径为 $21.29 \pm 3.14 \text{ mm}$,标准差增大,说明体表面积较大者二尖瓣环横径变化幅度较大。异方差性变量分布破坏了线性模型的基本假定,如果我们直接应用最小二乘法估计回归线性模型,将得不到准确、有效的结果。同方差与异方差的比较,异方差一般可分为 3 种类型:① 单调递增型:随自变量 x 的增大,因变量 y 的方差也增大,即在 x 与 y 的散点图中,表现为随着 x 值的增大,y 值的波动越来越大;② 单调递减型:方差随 x 的增大而减小,即在 x 与 y 的散点图中,表现为随着 x 值的增大,y 值的波动越来越小;③ 复杂型:与 x 的变化呈复杂形式,即在 x 与 y 的散点图中,表现为随着 x 值的增大,y 值的波动复杂多变。

异方差性检验的方法包括图示检验法、Goldfeld-Quandt 检验法、White 检验法、Park 检验法和 Gleiser 检验法。图示检验法包括相关图分析或残差图分析。相关图分析是以方差为随机变量 y 与自变量 x 的相关图,观察离散程度和解释变量之间的相关关系。若随 x 的增加,y 的离散程度呈具有逐渐增加或减少的趋势,则表明数学模型存在着递增或者递减的异方差性。残差图分析是通过对模型残差分布的观察,判断离散趋势,如果残差分布的离散程度有明显扩大的趋势,则表明存在异方差性。图示检验法只能较简单粗略判断模型是否存在着异方差性。Goldfeld-Quandt 检验法是将解释变量进行排序,分成不同体表面积的两个部分,分别将两部分建立回归模型,并求出各自残差平方和,若误差项的离散程度相同,则和的值大致相同,$P > 0.05$,表明为同方差;若两者之间差异存在显著性($P < 0.05$),则表明异方差性存在。White 检验法是通过建立辅助

回归模型的方法来判断异方差性。Park 检验法和 Gleiser 检验法是通过建立残差序列解释变量的辅助回归模型,判断随机项的误差和解释变量之间是否有较强的相关关系,以此来判断模型是否存在异方差性,如果存在相关性($P < 0.05$)则该模型存在异方差性,反之则不存在异方差性($P > 0.05$)。

回归方程残差的存在将导致对因变量的预测值无效,异方差模型中的方差不再具有最小方差性;因无法正确估计变量的标准差而 t 检验失去作用;同时由于与真实的正常值发生较大偏离,使回归方程失去其预测作用。

(三)回归方程的选择

由于小儿心血管测量结果大多呈异方差分布,在建立回归方程时需要进行校正,达到消除或减小方差的目的。因此,需要对预测回归方程中的自变量或因变量进行数学处理,例如采用对数、指数、幂、平方根等方法,使经回归方程获得的预测值与真实测量值的偏差尽可能减小。小儿超声心动图正常参考值回归公式中,除了线性法以外,常用对数法、指数法、幂法、平方根法等方法校正异方差,并且各项回归方程的决定系数(R^2,coefficient of determination)最大(接近 1),标准误差最小,使拟合公式的优度最高。

(四)Z 值的标准正态检验(standard normal test)

除了需要对回归模型(公式)进行异方差性检验外,所获得的 Z 值最终还必须进行标准正态检验,即全部体表面积下的 Z 值的均数都必须为 0;Z 变量要对称性分布在零的附近,分散在整个 BSA 范围内,保持恒定;Z 值呈完全独立的变量、不随体表面积而变化,并且 95% 分布在 -2 与 $+2$ 之间。例如,图 3-2[7] 显示健康儿童主动脉窦内径及其 Z 值的散点趋势图。图中 A、B 分别是采用简单的线性模型与伽玛函数模型拟合的预测 $\bar{x} \pm 2S$ 范围。C 图为线性模型的 Z 值散点图,其 Z 值的均数偏离了 0,随自变量 BSA 的变化而升高或下降,并呈非线性异方差趋势,不符合标准正态分布,这样拟合的方程未消除异方差,其残差检验不符合要求,回归模型不可采用。而 D 图为伽玛

函数模型的 Z 值散点图,不同 BSA 下 Z 值的平均数为 0,Z 值呈独立变量分布在平均数 0 的附近,不随 BSA 而变化,呈标准正态分布,回归方程的残差检验符合统计学要求,预测值有效。

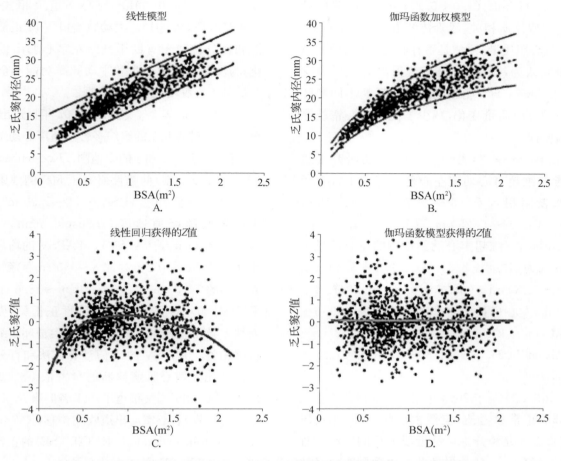

图 3-2　健康儿童超声心动图主动脉窦内径的散点趋势图及其 Z 值图[7]
图 A、B 分别为简单线性模型(linear model)和伽玛函数模型(gamma function weighted model)拟合的曲线;图 C、D 分别为线性回归与伽玛函数模型获得的 Z 值(Z score)散点图,图 C 不符合标准正态分布,图 D 符合标准正常分布。**body surface area 体表面积,sinus of valsave 乏氏窦**

四、正常参考值

(一)国外小儿超声心动图正常参考值

国外关于小儿超声心动图正常参考值的研究报道多达数十篇,回归分析时采用的数学方法各不相同。但早期发表的文章中,有的研究没有对心脏结构变量的异方差性进行分析,未进行残差的检验,直接采用线性模型建立了回归方程,预测值与真实值有较大的偏倚;有的研究对样本依然采用年龄分组,或者得出的回归方程式未注明 MSE 或 SE,使读者无法参考应用[6,7]。新近报道的小儿超声心动图正常参考值,针对因变量的非线性趋势,采用多种数学方法进行了对比,选择了拟合优度较高的方程式,力求解决拟合方程残差问题,对获得的 Z 值进行了标准正态检验,提高了统计分析的合理性和 Z 值应用的准确性。

2007 年,Poutanen T 等[17](芬兰)研究报道儿童三维超声心动图左心室质量的正常参考值。显示心肌质量与 BSA 呈线性相关($r=0.93$),但其结果普遍低于二维法。体表面积为$(0.5\sim0.75)m^2$、$(0.75\sim1.0)m^2$、$(1.0\sim1.25)m^2$、$(1.25\sim1.5)m^2$、$>1.5\ m^2$ 时,LVmass 分别为$(29.8\pm4.8)g$、$(48.1\pm8.5)g$、$(62.9\pm11.3)g$、$(80.9\pm11.8)g$、$(112.9\pm23.5)g$,LVmass/BSA 分别为$(45.6\pm5.1)\ g/m^2$、$(54.3\pm7.7)\ g/m^2$、$(55.2\pm7.9)\ g/m^2$、$(58.8\pm8.1)\ g/m^2$、$(65.0\pm$

$9.9)g/m^2$；LVmass/LVEDV 分别为（0.9±0.1）g/mL、（1.0±0.2）g/mL、（1.0±0.2）g/mL、（1.0±0.2）g/mL。心肌质量的变化与瘦体质相关，尽管传统方法以 LVmass/$H^{2.7}$定量心肌质量，评估是否存在心室壁肥厚，但新近研究认为，经 BSA 校正获得的心肌质量 Z 值，比 LVmass/$H^{2.7}$能够更准确地反映不同肥胖程度者的心肌质量变化，减少了儿童左心室肥厚的诊断错误[18]。

Poutanen 等[19]（芬兰，2003 年）还研究报道了儿童三维超声心动图左心房容积的正常参考值。体表面积为（0.5～0.75）m^2、（0.75～1.0）m^2、（1.0～1.25）m^2、（1.25～1.5）m^2、＞1.5 m^2时，三维超声心动图检测的左心房最大容积分别为（12.8±2.8）mL、（19.1±3.4）mL、（25.0±5.8）mL、（33.6±6.8）mL、（47.8±13.5）mL；左心房最大容积指数分别为（19.6±3.5）mL/m^2、（21.7±3.7）mL/m^2、（22.0±4.7）mL/m^2、（24.5±4.8）mL/m^2、（27.4±6.4）mL/m^2。

Gautier 等[20]于 2010 年报道 353 例儿童主动脉根部的正常参考值，包括主动脉瓣环、主动脉窦、窦管交界处和升主动脉近段内径的回归方程和 Z 值计算公式，认为男性儿童主动脉窦直径比女性儿童稍增大。作者应用这组正常参考值评价已确诊的 282 例马方综合征。结果显示，马方综合征患儿主动脉窦扩张（Z＞2）占 65.2%。儿童主动脉根部正常参考值的建立为 Z 值评价主动脉根部病变提供了诊断依据。

超声心动图主动脉瓣口血流速度时间积分（velocity time integral，VTI）乘以主动脉瓣面积和心率，可用来估算心输出量（CO）。除了主动脉瓣直径测量误差外，主动脉瓣口 VTI 误差也导致左心室输出量计算不准确。成人主动脉瓣口 VTI 正常范围内是相对稳定的，儿童 VTI 则不同。Pees 等[21]对 1223 例亚洲儿童（年龄 0～20 岁，BSA 0.11～2.23 m^2）主动脉瓣口 VTI 进行研究发现，主动脉瓣口 VTI 范围变化较大，新生儿平均 13.8 cm（10.0～18.4 cm，第 5～第 95 百分位数），年龄＞17 岁儿童平均 25.1 cm（19.6～

32.8 cm，第 5～第 95 百分位数）；VTI 与年龄呈正相关（$r=0.685$，$P<0.001$）、与 BSA 呈正相关（$r=0.645$，$P<0.001$）、与心率呈负相关（$r=-0.710$，$P<0.001$）。主动脉瓣口 VTI 正常参考值和百分位数图有助于判断左室心输出量的变化，为没有主动脉扩张和主动脉瓣功能不全的患儿提供了心脏功能评价的依据。

Roberson 等[22]（美国）于 2007 年报道出生 1 d 至 18 岁的健康儿童的组织多普勒超声心动图正常参考值，包括 s′、e′和 a′的 Z 值图。Koestenberger[23]（奥地利，2012 年）前瞻性研究了 860 例健康的儿童（年龄 1 d 至 18 岁，BSA 0.14～2.30 m^2）的三尖瓣环收缩峰值速度（tricuspid annular peak systolic velocity，TAPSV）。TAPSV 的均数从新生儿的 7.2 cm/s（Z±2：4.8～9.5 cm/s）到 18 岁青少年的 14.3 cm/s（Z±2：10.6～18.6 cm/s）；TAPSV 与年龄和 BSA 呈非线性正相关，男性与女性差异无显著性；TAPSV 与三尖瓣环收缩峰值位移相关。TAPSV 的 Z 值计算方法和百分位图可作为先天性心脏病诊断的参考依据。2014 年 Koestenberger[24]又报道了 711 名健康儿童（年龄 1 d 至 18 岁）右心室流出道收缩位移（RV outflow tract systolic excursion，RVOT-SE）的正常参考值。RVOT-SE 在新生儿平均为 3.4 mm、18 岁的青少年 9.5 mm。RVOT-SE 与年龄的增长呈正相关（$r=0.90$，$P<0.001$）、与 BSA 呈正相关（$r=0.91$，$P<0.001$），与 TAPSE 呈显著正相关（$r=0.93$，$P<0.001$），也与 TAPSV 呈正相关（$r=0.86$，$P<0.001$）。RVOT-SE 与心尖四腔图 TAPSV 和 TAPSE 组合可用于综合评价右心室收缩功能，其正常参考值为计算 Z 值提供了参考数据。

Koestenberger[25]于 2011 年报道了对 258 例早产儿和足月新生儿（胎龄 25～40^{+6}周，出生体重 530～4 200 g）的三尖瓣环收缩期位移（tricuspid annular plane systolic excursion，TAPSE）参考值。早产儿（26 周）均数 0.44 cm（Z±2：0.30～0.59 cm）；足月新生儿（41 周）均数 1.03 cm（Z±2：0.85～1.21 cm）。从第 26 周到第 41 周 TAPSE 呈线性增加，TAPSE 与孕周呈

高度相关($r=0.93$，$P<0.001$)，与体重呈高度相关($r=0.93$，$P<0.001$)。TAPSE 在男性和女性之间差异无显著性。继而作者[26]于 2013 年还报道了对 290 例早产和足月新生儿(胎龄 $26\sim40^{+6}$ 周，出生体重 $660\sim4\,460$ g)TAPSV 的研究结果。早产儿(26 周)TAPSV 均数 4.5 cm/s($Z\pm2$：$3.6\sim5.5$ cm/s)；足月儿(40 周)TAPSV 均数 7.8 cm/s($Z\pm2$：$5.5\sim10.1$ cm/s)。在妊娠 $26\sim40$ 周之间，TAPSV 随孕周增加而加快，与孕周呈高度正相关($r=0.66$，$P<0.001$)，同时也与 TAPSE 呈正相关($r=0.67$，$P<0.001$)。胎儿出生后，由高阻力肺循环转变为低阻力肺循环，在新生儿期呈适应性的变化过程，持续肺动脉高压也影响右心室功能。建立早产儿和足月新生儿 TAPSE 和 TAPSV 参考值和百分位数图，有助于对患儿的右心功能评价。

（二）国内小儿超声心动图正常参考值

国内小儿超声心动图正常参考值的文献报道不多，主要源自复旦大学附属儿科医院[27]、上海儿童医学中心[28]、北京儿童医院[29]和深圳市儿童医院等[30,31]，目前尚缺乏经多中心共识的正常参考值。其中以深圳市儿童医院于 2012 年建立的大样本正常参考值[32]数据量最大，全部数据来自移居深圳的 1 631 例中国健康儿童和 300 例新生儿，包括常住儿童和暂住儿童。参考值的形式为表格($\bar{x}\pm S$)、趋势图和 Z 值图等。其中各参数的回归方程式及其 Z 值的计算公式也列成表格，方便读者应用 Execl 软件快速计算 Z 值。

（三）正常参考值的比较

由于正常参考值受样本人群的来源、人种、地域等差异的影响，各作者采用的体表面积公式和回归模型也不同，在相同体表面积下所产生的结果可能不同。例如，对比 Cantinotti[16](加拿大，2014 年，445 例)、Pettersen[33](美国，2008 年，785 例)、Zilberman[34](美国，2005 年，748 例)和深圳市儿童医院[32](中国，2012 年，1 004 例)等 4 种方法，同样是体表面积为 0.3 m² 的健康儿童，其二尖瓣环和三尖瓣环的正常参考值结果是不同的，见表3-1。其中，北美儿童的超声心动图二尖瓣环和三尖瓣环内径均大于中国儿童，而北美地区的参

考值中，Pettersen 的结果偏大，Zilberman 的结果最小。

表 3-1　体表面积 0.3 m² 儿童不同方法正常参考值的比较(均数及其 $Z\pm2$ 的范围)

变　量	Cantinotti[1]	Pettersen[2]	Zilberman[3]	深圳市儿童医院[4]
二尖瓣环(mm)(心尖四腔切面)	13.25 (10.97~ 15.74)	13.8 (10.2~ 18.6)	12.9 (9.2~ 18.1)	11.9 (9.01~ 15.72)
三尖瓣环(mm)(心尖四腔切面)	13.75 (11.26~ 16.80)	13.8 (10.2~ 18.6)	12.7 (8.9~ 18.3)	11.63 (8.81~ 15.36)

注：1. Cantinotti 方法[16]：$BSA[m^2]=0.024\,265\times H[cm]^{0.396\,4}\times W[kg]^{0.537\,8}$

$MV-Z=[(MV)^{0.5}-(a+b\,BSA^{0.5})]/RMSE=[M^{0.5}-(2.424+4.021BSA^{0.5})]/0.210$

$TV-Z=[\ln TV-(a+b\,\ln BSA)]/RMSE=[\ln(TV)-(3.139+0.430\ln BSA)]/0.100$

2. Pettersen 方法[33]：$BSA[m^2]=0.024\,265\times H[cm]^{0.396\,4}\times W[kg]^{0.537\,8}$

$MV-Z=[\ln MV-(a+b_1\,BSA-b_2\,BSA^2+b_3\,BSA^3)]/RMSE=[\ln MV-(-0.271+2.446BSA-1.700BSA^2+0.425BSA^3)]/0.022^{0.5}$

$TV-Z=[\ln(TV)-(-0.164+2.341BSA-1.596BSA^2+0.387BSA^3)]/0.036^{0.5}$

3. Zilberman 方法[34]：$BSA[m^2]=H^{0.725}\times W^{0.425}\times0.007\,184$

$MV-Z(男)=[\ln(MV)-(0.765+0.425\ln BSA)]/0.169$

$MV-Z(女)=[\ln(MV)-(0.733+0.408\ln BSA)]/0.180$

$TV-Z(男)=[\ln(TV)-(0.817+0.391\ln BSA)]/0.171$

$TV-Z(女)=[\ln(TV)-(0.755+0.364\ln BSA)]/0.186$

4. 深圳市儿童医院方法[32]：$BSA[m^2]=0.006\,1\times H[cm]+0.012\,8\times W[kg]-0.152\,9$

$MV-Z=[\ln(MV)-(3.027+0.457\ln BSA)]/0.138$

$TV-Z=[\ln(TV)-(2.987+0.443\ln BSA)]/0.138$

den Dekker 等[35](荷兰，2013 年)对同一组超声心动图原始数据，分别采用 Daubeney[36](英国，1999 年)、Zilberman[34](美国，2005 年)、Pettersen[33](美国，2008 年)三位作者提出的回归公式，计算左心发育不良患儿的主动脉根部内径的 Z 值。结果显示 3 种方法获得的 Z 值不一致。作者认为是由于不同作者采用的参考值样本量、选用的回归方程及人群等不同导致的差异。3 种方法相比，以 Pettersen 的样本量最大(美国 785 例健康儿童)，作者建议北美地区的儿童可优先采用 Pettersen 的 Z 值计算方法。

刘晓等[37]采用深圳市儿童医院的公式与 Pettersen 方法进行比较，研究中国儿童的主动脉根部内径 Z 值，发现两种方法计算得出的主动脉瓣环内径 Z 值差异无统计学意义($P>0.05$)，但

主动脉窦内径 Z 值差异有统计学意义（$P=0.005$）；主动脉瓣环内径、主动脉窦内径的 Z 值在两种方法之间具有高度正相关（r 分别为 0.917、0.900，$P<0.001$），建议我国儿童应使用适合自己的正常参考值。

（四）Z 值的局限性

心脏结构的 Z 值在小儿超声心动图的应用中具有其优点，但 Z 值仍然是一个近似值，计算 Z 值两大要素为样本均数和标准差，而这两个变量对于每个机体而言仍然是一个估算值，因此在不同研究者的结果之间可能存在很大的差异，应用 Daubeney 法[36]、Zilberman 法[34] 和 Pettersen 法[33]等3种方法获得的二尖瓣 Z 值的就存在差别[38]。另外，应用 Z 值可能放大了测量的误差。在超声心动图操作过程中，测量方法错误或者不准确是可能存在的，在实测值只有很小的变化时，Z 值则可以放大，特别是 Z 值呈负增大时。

获得符合统计学要求的预测均数和 Z 值需要非常大的样本量，尤其是在体质指数跨度较大的儿童，方差的变化也非常大。在处理异方差性时，残存不齐性方差的回归模型意味着 Z 值的误差也较大，可能产生对小婴儿 Z 值的低估、对年龄较大者 Z 值的高估。此外，导致 Z 值估算误差也与结果分布趋势的多样性有关。同一项变量在低体表面积段（<0.5 m²）均数曲线的斜率较大，而高体表面积段（>0.5 m²）时曲线的斜率较低。Khoury 等[39]对 2 273 例 0～18 岁健康儿童进行 M 型超声心动图检查，用曲线构建了 LVmass/H$^{2.7}$ 的第5、第10、第25、第50、第75、第90 和第95 百分位数正常参考值。结果显示儿童年龄>9 岁，平均 LVmass/H$^{2.7}$ 为 27～32 g/m$^{2.7}$，相对恒定；而年龄<9 岁者，LVmass/H$^{2.7}$ 随年龄呈显著的变化；新生儿和婴幼儿 LVmass/H$^{2.7}$ 相对比较大，约是较大儿童和青少年的2倍，如第95 百分位数在新生儿 80 g/m$^{2.7}$，而 11 岁儿童则为 40 g/m$^{2.7}$。作者认为，对于年龄>9 岁儿童，女性>40 g/m$^{2.7}$、男性>45 g/m$^{2.7}$ 可以考虑为异常（>95 百分位）；但对于年龄<9 岁者，因年龄而异，需要按 LVmass/H$^{2.7}$ 的百分曲线进行比较；而对于年龄更小的婴幼儿，还需要探讨更合适的数学方法表达正常参考值。

Bhatla[40]对异速生长导致的正常儿童左心房容积（left atrial volume，LAV）的变化进行了验证，认为对于 BSA≤ 1 m² 者用 LAV/BSA$^{1.48}$、BSA>1 m² 者用 LAV/BSA$^{1.08}$ 来推导 Z 值更为准确。因此，采用一个回归模型可能无法校正全部年龄段的异方差，是否需要针对不同的年龄段采用不同的数学模型校正异方差，还有待进一步做大样本的统计学论证。

综上所述，Z 值的计算需要采用规范一致的超声心动图的操作与测量方法；在应用回归方程计算 Z 值时，应注意因变量的计算方法（M 型、二维、多普勒等）和自变量（体表面积、体重和身高等）所适用的年龄范围；要采用与正常参考值建立时相同的 BSA 计算方法，尽量选用符合中国人的超声心动图正常参考值，避免因方法学错误导致的 Z 值误差。

五、Z 值的临床应用

（一）川崎病冠状动脉病变

川崎病（kawasaki disease，KD）冠状动脉病变（coronary artery lesions，CALs）是 KD 患儿评估预后的主要指标。多年来，国内外学者一直致力于探讨研究更为准确的方法定量 CALs 程度。1984 年日本卫生部颁布冠状动脉扩张的标准为 5 岁以下儿童冠状动脉内径>3 mm，或 5 岁以上儿童冠状动脉内径>4 mm，或冠状动脉某一节段的内径超过相邻节段内径的 1.5 倍。美国心脏病协会认为，冠状动脉瘤可分为小动脉瘤（内径小于 5 mm）、中动脉瘤（内径 5～8 mm）和巨大瘤（内径>8 mm），当冠状动脉内径比正常增大，但不存在局部动脉瘤时，被认为是冠状动脉扩张。我国北京儿童医院曾对 185 名健康儿童冠状动脉进行超声心动图检测，认为冠状动脉内径与年龄呈正相关，3 岁以下冠状动脉内径<2.5 mm，3～9 岁冠状动脉内径<3.0 mm，9 岁以上冠状动脉内径<3.5 mm。但以上这些标准均是根据一定的年龄段采用冠状动脉内径的实际测量值来评价 CALs 的程度，采用一个绝对的界定值进行诊断，没有考虑冠状动脉的内径因个体生长指标如体重、身高、

体表面积等导致的变化,对年龄小于 5 岁的患儿没有进一步校正,存在一定的误差。2004 年美国心脏病学会在《KD 诊断、治疗和长期随访指南》[41]中指出,建议儿童冠状动脉内径超过均数的 2.5 个标准差($Z>2.5$)即诊断为冠状动脉扩张。

Manlhiot 等[42]对 1990 年至 2007 年期间 1 356 例 KD 患儿进行的 4 379 次超声心动图的研究中发现,按照美国心脏病协会(AHA)的分类诊断的冠状动脉瘤患儿,其 Z 值结果的分布存在互相重叠,AHA 的分类方法低估了冠状动脉扩张的程度,在小冠状动脉瘤中占 19%～32%、中等瘤中占 35%～78%,对冠状动脉病变的分级不准确。因此,作者建议采用 Z 值来界定 KD 冠状动脉扩张的分级标准,冠状动脉内径 $2.5<Z<5$ 为小冠脉瘤、$5≤Z<10$ 为大冠脉瘤、$Z≥10$ 为巨大冠脉瘤。经体表面积校正的 Z 值为 KD 冠状动脉病变的分级提供了准确的方法,并且这种分类也适用于回旋支。冠状动脉病变的准确分级对 KD 管理和预后具有重要意义。

新加坡学者 Tan 等[43]研究报道了 390 例亚洲健康儿童冠脉正常参考值,包括 LCA(左冠状动脉)、RCA(右冠状动脉)及主动脉瓣环(AOA)。年龄 2 个月至 8 岁。认为冠脉内径与年龄、身高、BSA 及主动脉瓣环呈线性正相关($r=0.8$),建立了回归方程和 Z 值图。作者认为冠脉内径与主动脉瓣环直径的比值在一个狭窄的范围内,LCA/AOA $0.15±0.02$(范围 $0.09～0.21$),RCA/AOA $0.13±0.02$(范围 $0.09～0.20$),并且与年龄、性别、体重、身高和体表面积无关,可用于快速识别冠脉扩张。

2009 年美国华盛顿国家儿童医学中心的 Olivieri[44]对美国东部 432 例健康儿童进行超声心动图测量,获得 0～20 岁冠脉正常参考值,并采用指数法建立了预测回归方程式,$lny=β1+β2×lnBSA$,其中,体表面积下 RCA、LMCA 和 LAD 的决定系数分别达到 0.638、0.702 和 0.708,均 $MSE<0.0402$。

2011 年加拿大学者 Dallaire 等[45]对 1 033 例体重 0.8～135 kg,身高 23～191 cm 的健康儿童

的冠脉内径进行测量,发表了冠脉内径正常参考值。作者分别采用多种数学转换的回归模型进行了比较,采用身高、体重、体表面积、主动脉瓣环直径进行校正,对计算所得的 Z 值进行了正态分布检验,发现在各段冠脉中,BSA 的平方根法相关性最好,Z 值呈均方差性正态分布;而 $BSA<0.3\ m^2$ 者,仅有 BSA 的指数法相关性最好,Z 值正态分布于 $-2～2$ 之间。提出了应选用体表面积的平方根的回归模型。2012 年 Karagol 等[46]总结了 200 例健康新生儿出生时以及 1 个月和 6 个月大的日本儿童,LCA 和 RCA 的冠脉内径正常参考值,以及 Z 值计算方程式。

深圳市儿童医院于 2012 年建立了大样本正常参考值[32],全部数据来自移居深圳的 680 例健康儿童包括常住儿童和暂住儿童,体表面积 0.25～1.4 m²。2013 年北京儿童医院[29]报道了 400 例 1～18 岁儿童冠脉内径正常参考值及体表面积校正的预测回归方程,为我国川崎病冠脉病变标准化定量分析提供了诊断依据。

(二)心肌病

儿童心肌病(cardiomyopathy)的诊断中,心脏大小的变化是重要诊断指标。美国心脏病协会关于儿童心肌病的诊断标准强调,心腔扩张是心脏容积或左心室舒张末期直径(left ventricular end diastolic diameter,LVEDD)超过正常均数的 2 个标准差($Z>2$),心肌肥厚是室壁厚度超过正常均值的 2 个标准差($Z>2$)[47],左心室射血分数(ejection fraction,EF)或左心室短轴缩短分数(fractional shortening,FS)低于正常参考值范围 2 个标准差($Z<-2$)为减低,并且用体表面积校正。上述心腔扩大及心壁肥厚标准是扩张型心肌病及肥厚型心肌病诊断的主要依据。Z 值也有助于预测慢性扩张型心肌病(DCM)患儿的风险。

(三)先天性心脏病

1. 法洛四联症(tetralogy of fallot,TOF)

近 20 年来[48],手术方式不断改进,其中肺动脉 Z 值对 TOF 手术方式的选择有重要影响。RVOT 严重狭窄时,Z 值下降,呈负值增大,手术时往往需要行跨瓣补片。随着手术技术的进步,改良的瓣膜成形术也可以用于肺动脉 Z 值介于 $-4～-2$

的 TOF 患儿。

Hirji 等[49]回顾分析 64 例 TOF 患儿胎儿期的 Z 值结果。胎儿期平均肺动脉瓣的 Z 值为 -3.0 ± 2.0，平均肺动脉瓣与主动脉瓣比值为 0.65 ± 0.10。胎儿期肺动脉瓣 Z 值减低者与出生后前列腺素的使用相关，这类胎儿出生后缺氧发作概率增加，需要用前列腺素治疗；胎儿期 Z 值还可用于估计出生后 TOF 的手术类型。

右心室流出道 Z 值也有助于评估 TOF 新生儿期放置 RVOT 支架的可行性和术后肺动脉的发育。

2. 肺动脉闭锁（pulmonary atresia，PA）

肺动脉闭锁伴室间隔完整患儿存在不同程度的右心发育不良。右心室形态呈不规则形，超声心动图定量容积有一定困难。三尖瓣环的大小与右心室大小高度一致，可以测量三尖瓣环的内径反映右心室的发育情况。三尖瓣环 Z 值是选择不同手术方法的主要依据。

3. 主动脉缩窄（coarctation of aorta，CoA）

CoA 患儿主动脉弓及峡部内径显著缩小，Z 值减低，平均 Z 值小于 -2，严重动脉弓发育不良的患儿，Z 值可达到 -8[50]。Z 值有助于在新生儿期选择手术方式。胎儿期诊断 CoA 的准确性较差，假阴性率较高。超声心动图 Z 值可用于胎儿至新生儿生长发育过程中主动脉内径变化的纵向比较，有助于早期识别 CoA。应用 Z 值定量主动脉内径，可增加手术前后主动脉发育变化的可比性。

参 考 文 献

1. Lopez L，Colan SD，Frommelt PC，et al. Recommendations for quantification methods during the performance of a pediatric echocardiogram：a report from the pediatric measurements writing group of the American Society of Echocardiography Pediatric and Congenital Heart Disease Council. J Am Soc Echocardiogr，2010，23(5)：465-495.

2. 韩文轩,方精云.幂指数异速生长机制模型综述.植物生态学报,2008,32(4)：951-960.

3. Sluysmans T，Colan SD. Theoretical and empirical derivation of cardiovascular allometric relationships in children. J Appl Physiol，2005，99(2)：445-457.

4. World Health Organization. The WHO child growth standards. Available at：http://www.who.int/childgrowth/en，2013.

5. Centers for Disease Control and Prevention. Growth charts. Available at：http://www.cdc.gov/growthcharts，2013.

6. Cantinotti M，Scalese M，Molinaro S，et al. Limitations of current echocardiographic nomograms for left ventricular，valvular，and arterial dimensions in children：a critical review. J Am Soc Echocardiogr，2012，25(2)：142-152.

7. Mawad W，Drolet C，Dahdah BN，et al. A review and critique of the statistical methods used to generate reference values in pediatric echocardiography. J Am Soc Echocardiogr，2013，26(1)：29-37.

8. 夏焙.小儿超声心动图.第2版.北京：人民卫生出版社,2013.

9. Haycock GB，Schwartz GJ，Wisotsky DH. Geometric method for measuring body surface area：a height-weight formula validated in infants，children，and adults. J Pediatr，1978，93(1)：62-66.

10. Gehan EA，George SL. Estimation of human body surface area from height and weight. Cancer Chemother Rep，1970，54(2)：225-235.

11. Mosteller RD，Simplified calculation of body surface area. N Engl J Med，1987，317(10)：1098.

12. DuBois D，DuBois EF. A formula to estimate the approximate surface area if height and weight be known. 1916. Nutrition，1989，5(5)：303-311.

13. Gutgesell HP，Rembold CM. Growth of the human heart relative to body surface area. Am J Cardiol，1990，65(9)：662-668.

14. Ahn Y，Garruto RM. Estimations of body surface area in newborns. Acta Paediatr，2008，97(3)：366-370.

15. Koestenberger M，Nagel B，Ravekes W，et al. Right ventricular performance in preterm and term neonates：reference values of the tricuspid annular peak systolic velocity measured by tissue Doppler imaging. Neonatology，2013，103(4)：281-286.

16. Cantinotti M，Scalese M，Murzi B，et al. Echocardiographic nomograms for ventricular，valvular and arterial dimensions in Naucasian children with a special focus on neonates，Infants and Toddlers. J Am Soc Echocardiogr，2014，27(2)：179-191.

17. Poutanen T，Jokinen E. Left ventricular mass in 169

healthy children and young adults assessed by three-dimensional echocardiography. Pediatr Cardiol, 2007, 28(3): 201 - 207.

18. Foster BJ, Gao T, Mackie AS, et al. Limitations of expressing left ventricular mass relative to height and to body surface area in children. J Am Soc Echocardiogr, 2013, 26(4): 410 - 418.

19. Poutanen T, Jokinen E, Sairanen H, et al. Left atrial and left ventricular function in healthy children and young adults assessed by three dimensional echocardiography. Heart, 2003, 89(5): 544 - 549.

20. Gautier M, Detaint D, Fermanian C, et al. Nomograms for aortic root diameters in children using two-dimensionalechocardiography. Am J Cardiol, 2010, 105(6): 888 - 894.

21. Pees C, Glagau E, Hauser J, et al. Reference values of aortic flow velocity integral in 1193 healthy infants, children, and adolescents to quickly estimate cardiac stroke volume. Pediatr Cardiol, 2013, 34 (5): 1194 - 1200.

22. Roberson DA, Cui W, Chen Z, et al. Annular and septal Doppler tissue Imaging in children: normal Z-score tables and effects of age, heart rate, and body surface area. J Am Soc Echocardiogr, 2007, 20(11): 1276 - 1284.

23. Koestenberger M, Nagel B, Ravekes W, et al. Reference values of tricuspid annular peak systolic velocity in healthy pediatric patients, calculation of z score, and comparison to tricuspid annular plane systolic excursion. Am J Cardiol, 2012, 109(1): 116 - 121.

24. Koestenberger M, Ravekes W, Nagel B, et al. Reference values of the right ventricular outflow tract systolic excursion in 711 healthy children and calculation of z-score values. Eur Heart J Cardiovasc Imaging, 2014, 15(9): 980 - 986.

25. Koestenberger M, Nagel B, Ravekes W, et al. Systolic right ventricular function in preterm and term neonates: reference values of the tricuspid annular plane systolic excursion (TAPSE) in 258 patients and calculation of Z-score values. Neonatology, 2011, 100(1): 85 - 92.

26. Koestenberger M, Nagel B, Ravekes W, et al. Right ventricular performance in preterm and term neonates: reference values of the tricuspid annular peak systolic velocity measured by tissue Doppler imaging. Neonatology, 2013, 103(4): 281 - 286.

27. 邓海燕,黄国英,马晓静等.1 344 名正常小儿超声心动图参数和心功能指标测量值.中国临床医学影像杂志,2006,17(6): 301 - 303.

28. 张玉奇,陈树宝,黄国英等.超声心动图测量正常儿童心脏结构参数 Z 值的研究.中华医学会第十三次全国超声医学学术会议(昆明),2013,R445.1.

29. 郑琳,杜忠东,金兰中等.超声心动图评价儿童冠状动脉内径正常参考值范围及其临床意义.中华儿科杂志,2013,51(5): 371 - 375.

30. 许娜,夏焙,周蔚等.儿童超声心动图测量指标正常参考值的建立及临床意义.中华医学超声杂志(电子版),2012,9(1): 40 - 49.

31. 夏焙,许娜,何学智等.儿童超声心动图冠状动脉正常参考值及临床意义.中华医学超声杂志(电子版),2013,10(1): 37 - 42.

32. 夏焙.小儿超声心动图.第 2 版.深圳:人民卫生出版社,2013.

33. Pettersen MD, Du W, Skeens ME, Humes RA. Regression equations for calculation of z scores of cardiac structures in a large cohort of healthy infants, children, and adolescents: an echocardiographic study. J Am Soc Echocardiogr, 2008, 21(8): 922 - 934.

34. Zilberman MV, Khoury PR, Kimball RT. Two-dimensional echocardiographic valve measurements in healthy children: gender-specific differences. Pediatr Cardiol, 2005, 26(4): 356 - 360.

35. den Dekker MH, Slieker MG, Blank AC, et al. Comparability of z-score equations of cardiac structures in hypoplastic left heart complex. J Am Soc Echocardiogr, 2013, 26(11): 1314 - 1321.

36. Daubeney PE, Blackstone EH, Weintraub RG, et al. Relationship of the dimension of cardiac structures to body size: an echocardiographic study in normal infants and children. Cardiol Young, 1999, 9 (4): 402 - 410.

37. 刘晓,夏焙,陈伟玲等.超声心动图定量儿童主动脉根部 Z 值两种计算方法的比较.中华超声医学杂志(电子版),2014,11(6): 19 - 23.

38. Chubb H, Simpson JM. The use of Z-scores in paediatric cardiology. Ann Pediatr Cardiol, 2012, 5 (2): 179 - 184.

39. Khoury PR, MitsnefesM, Daniels, SR, et al. Age-specific reference intervals for Indexed left ventricular mass in children. J Am Soc Echocardiogr, 2009, 22(6): 709 - 714.

40. Bhatla P, Nielsen JC, Ko HH, et al. Normal values of left atrial volume in pediatric age group using a validated allometric model. Circ Cardiovasc Imaging, 2012, 5(11): 791 - 796.

41. Newburger JW, Takahashi M, Gerber MA, et al. Diagnosis, treatment, and long-term management of Kawasaki disease: a statement for health professionals from the Committee on Rheumatic Fever, Endocarditis

and Kawasaki Disease，Council on Cardiovascular Disease in the Young，American Heart Association. Pediatrics，2004，114(6)：1708－1733.

42. Manlhiot C，Millar K，Golding F，et al. Improved classification of coronary artery abnormalities based only on coronary artery z-scores after Kawasaki disease. Pediatr Cardiol，2010，31(2)：242－249.

43. Tan TH，Wong KY，Cheng TK，et al. Coronary normograms and the coronary-aorta index：objective determinants ofcoronary artery dilatation. Pediatr Cardiol，2003，24(4)：328－335.

44. Olivieri L，Arling B，Friberg M，et al. Coronary artery Z score regression equations and calculators derived from a large heterogeneous population of children undergoing echocardiography. J Am Soc Echocardiogr，2009，22(2)：159－164.

45. Dallaire F，Dahdah N. New equations and a critical appraisal of coronary artery Z scores in healthy children. J Am Soc Echocardiogr，2011，24（1）：60－74.

46. Karagol BS，Orun UA，Zenciroglu A，et al. The diameter of coronary arteries in healthy newborns at birth，1 and 6 months of ages. J Matern Fetal Neonatal Med，2012，25(12)：2729－2734.

47. Osganian SK，Cox GF，et al. Design and implementation of the North American Pediatric Cardiomyopathy Registry. Am Heart J，2000，139(2)：86－95.

48. Ito H，Ota N，Murata M，et al. Technical modification enabling pulmonary valve-sparing repair of a severely hypoplastic pulmonary annulus in patients with tetralogy of Fallot. Interact Cardiovasc Thorac Surg. 2013，16(6)：802－807.

49. Hirji A，Bernasconi A，McCrindle BW，et al. Outcomes of prenatally diagnosed tetralogy of Fallot：Implications for valve-sparing repair versus transannular patch. Can J Cardio，2010，26(1)：1－6.

50. Liu JY，Kowalski R，Jones B，et al. Moderately hypoplastic arches：do they reliably grow into adulthood after conventional coarctation repair? Interact Cardiovasc Thorac Surg，2010，10(4)：582－586.

第四章 心脏磁共振成像在心功能及血流动力学评估中应用

>>>>>> 钟玉敏

近 20 年来,心脏磁共振(cardiac magnetic resonance,CMR)越来越普遍地应用于先天性心脏病(简称先心病)解剖和功能方面的评估[1-7],成为非创伤性诊断先心病的主要影像学方法。由于 CMR 无电离辐射、扫描视野较大,尤其适合儿童先心病的诊断和术后随访。

一、CMR 扫描技术

(一)CMR 扫描基本要求

1. CMR 扫描前准备工作

(1)在进行 CMR 之前,对年龄大于 5 岁或能合作的儿童须进行沟通,描述检查过程,事先体验磁共振检查过程(如果有磁共振模拟仪)以保证检查的成功。

(2)了解体内置入物是否与磁共振兼容,有些置入装置是磁共振检查相对禁忌或完全禁忌,如:颅内、眼内、耳蜗内金属装置、心脏起搏器等。

(3)检查前拍摄胸片,帮助确定是否有金属异物或置入装置[8]。

(4)检查时戴好耳套、做好保温工作。

(5)CMR 检查时间需要 1 h 或者更长,检查过程中需要保持制动。一般小于 6～8 岁的儿童或者先天缺陷的大龄儿童检查时不能合作的需要用镇静剂或者麻醉。

(6)CMR 检查时须使用钆对比剂,观察血管及心肌活性等。钆对比剂会引起一定程度的副反应,然而在儿童发生率很低[9,10],且反应轻微。副反应包括感觉发冷、发热、注射部位胀痛、恶心、呕

吐、头痛、感觉异样、皮肤瘙痒等。严重的可有危及生命的过敏性反应,但这种现象非常罕见[11]。应用于有急性肾功能不全或严重慢性肾病的患者,罕见可发展为肾源性系统性纤维化(nephrogenic systemic fibrosis,NSF),故在进行磁共振血管造影之前,须排除肾功能不全。

2. CMR 基本技术要求

(1)磁共振仪器:目前临床应用大部分为 1.5T 或 3T 磁共振仪。3T 磁共振仪具有更高信噪比和更好的空间分辨率,尤其体现在青年人或儿童病例中。3T 磁共振仪在冠状动脉显示、血管造影、心肌组织标识技术、心肌灌注等方面具有优势。然而 3T 磁共振仪的高场强会导致明显的黑带伪影,在稳态自由进动(steady-state free precession,SSFP)序列上表现为失去组织对比度,在自旋回波序列上表现为信号的丢失;相应的解决这些伪影的方案也正在实施[12]。另外,先心病介入治疗置入的装置,在高场强的磁共振仪中与装置有关的信号丢失伪影就更明显。值得注意的是,在仪器说明书中指出许多置入装置仅与 1.5T 磁共振仪兼容。

(2)扫描线圈的选择:由于先心病常包括许多胸腔内心血管畸形,线圈应覆盖整个胸腔和上腹部而不是仅仅局限在心脏,使信噪比最大化。对于小婴儿,可用专门设计的儿童线圈或用于成人的头线圈、肩部线圈及膝关节线圈。

(3)心脏及大血管是在不停地运动中,运用心电图、心电向量图门控或外周脉搏门控使得图

29

像采集与心动周期同步,弥补心脏跳动所致的运动伪影。

　　扫描过程中呼吸运动同样也会影响图像质量。扫描时屏气是最简单而有效的方法。患者年龄太小或病情严重不能配合进行屏气,则需要进行呼吸运动补偿,目前较多采用膈肌导航技术,虽然增加了采集时间,但避免了呼吸运动伪影,保证图像质量和诊断质量[7]。

　　（二）CMR 扫描序列

　　1. CMR 基本扫描序列　　CMR 基本扫描序列主要有 3 个:①"黑血"序列即心电门控或外周脉搏门控自旋回波（SE）T1 加权（SE T1WI）,心腔及大血管内血液流空,呈现低信号即"黑血",心肌及血管壁为等信号,主要用于显示心脏的解剖结构（图 4-1）;②"白血"序列即梯度回波电影序列,心腔及大血管内血液呈高信号即"白血",能显示和进行心脏功能检测,心电触发稳态自由进动（steady-state free precession, SSFP）序列应用最为广泛;③ 增强磁共振血管造影（CE-MRA）,采集的图像在工作站上做最大密度投影（MIP）重建,显示外周大血管病变,图像可与心血管造影相媲美（图 4-2）[3,6,7]。

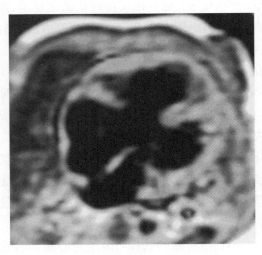

图 4-1　SE 序列显示房间隔室间隔缺损

　　2. CMR 功能成像的扫描序列

　　（1）心电门控梯度回波序列即"白血"序列:梯度回波电影序列可在每个解剖层面同步心动周期采集多幅图像并以电影方式显示心脏及血管运动情况,以此来评估心脏功能。SSFP 是目前应用

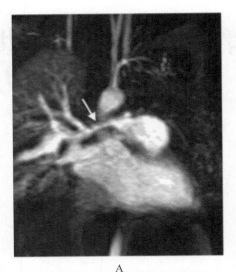

A

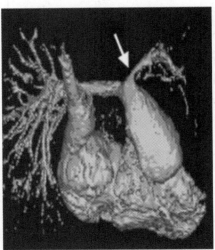

B

**图 4-2　A. 常规 MRA 显示右肺动脉狭窄;
B. 常规 MRA 容积再现重建三维肺血管图,显示左右肺动脉狭窄**

最多的评价心脏功能的电影序列。

　　SSFP 在不同磁共振仪器中有不同的名称,如 Siemens 中为真实稳态进动快速成像（true fast image with steady precession, true FISP）;Philips 中为平衡快速梯度场回波（balanced fast field echo,bFFE）以及 GE 中为超稳态进动扰相梯度回波（FIESTA）。此类序列的采集时间很短,节省扫描时间。SSFP 序列对于磁场的不均匀性尤其是置入性金属装置所致特别敏感,易产生伪影。

　　传统的节段性 K 空间快速梯度回波序列（segmented k-space fast gradient recalled echo,快速"turbo"GRE）与 SSFP 相比,其心肌与血液对

比度、信噪比以及时间分辨率略逊于 SSFP，且采集时间也较长，图像较易受到血流的影响。但是此序列对于磁场不均匀性的敏感性低于 SSFP，因此标准梯度回波技术更适合显示射流或在置入装置或机械瓣附近的图像[3,6,7]。

（2）心肌灌注和延迟造影增强磁共振成像技术：心肌灌注技术主要是用来评价心肌缺血情况。目前常用首次通过法心肌灌注成像（first-pass myocardial perfusion cardiovascular MRI）。有静息和药物负荷2种灌注检查方法。有时在安静状态下，心肌血液供求比尚能维持正常室壁运动和增厚率，应用药物引起的应激反应增加心肌代谢需求，就可能引发心肌缺血而显现室壁运动异常。

静脉注射含钆对比剂后观察首次团注对比剂后心肌强化方式。大多数心肌灌注成像时需要应用血管扩张剂如腺苷或双嘧达莫作负荷灌注。有报道在成人严重冠脉狭窄的病例中，药物性负荷灌注磁共振扫描其敏感性和特异性等同于或高于核素心脏扫描[13-15]，还具有预测功效[16-17]。

心肌延迟增强磁共振成像技术（myocardial delayed enhancement imaging）为显示局部心肌纤维化和梗死的成像技术，一般在注射钆对比剂 $0.1\sim0.2$ mmoL/kg 后 $10\sim20$ min 进行心室短轴和长轴扫描；基于对比剂缓慢流出并聚集于纤维化和坏死心肌中，这些区域显示心肌信号高于正常，即延迟强化。在人类和动物模型中，在延迟强化中显示异常的组织通过病理证实为心肌纤维化[18-20]。

（3）相位编码速度标识技术（VEC MRI）或流速编码相位对比技术（PC）：PC法可测量血流流速和流量，通过图像采集并重建后可获得两组多时相图像：一组是振幅图，提供解剖信息；另一组是相位图，提供编码流速信息。振幅图提供解剖信息，相位图是含有被编码的流速信息。在相位图中，每个像素的信号幅度是对应着在这个像素内的平均流速。如一个方向的最大流速显示为白色，在相反方向的最大流速则显示黑色，流速为零则为中等灰色。利用特殊软件，圈选感兴趣区可自动测出流经血管平面面积和平均流速的流率。

PC法测流速及流量优于超声心动图法，PC法能提供血管截面积并测出流速，能进行准确的流量测定；不受气体、骨骼或手术瘢痕组织影响，可在任意平面、角度及位置获取任意的图像；一次采集不仅可获得感兴趣血管内血流信息，同时可获得同层面的其他血管的血流信息，并且可以相互比较[21]。

PC法可测量心输出量、肺循环和体循环流量比[22-24]、肺灌注、瓣膜反流、主肺动脉侧支流量、压差测定等[25,26]。

PC法定量血流分析屏气扫描会改变生理参数。扫描时注意避免继发于湍流引起图像混叠和去相位现象。图像混叠可通过设定编码速度大于感兴趣血管中最大流速来避免。去相位现象可通过缩短回波时间、减薄层厚或重新放置扫描平面靠近或远离湍流束而解决[27-31]。

（4）心肌组织标识技术（tagging）：心肌组织标识技术可评价局部心肌功能。这项技术的全称为空间磁化调整心肌组织标识技术（SPAMM）。此项技术是改良的电影梯度回波序列。随着标识数据的自动分析和快速图像采集和显示技术的发展，有可能进行 MRI 实时心肌牵张力的评估[32]。

二、CMR 临床应用

（一）CMR 评估整体心室功能

CMR 测得心室容量、心肌质量以及射血分数等数据已作为临床上的主要参考标准，尤其可以弥补超声心动图透声窗差、右心室及单心室功能评估不足的缺点。

1. 图像采集　心室功能的定量评价主要是通过采用 SSFP 序列进行覆盖整个心室连续短轴扫描。扫描体位包括：① 四腔位；② 心室长轴位（左心室二腔位）；③ 左心室三腔位（包括二尖瓣流入面和左心室流出道）；④ 右心室三腔位（右前位，包括三尖瓣流入面和右心室流出道）；⑤ 涵盖左、右心室的连续性短轴层面。层厚和间隔根据患儿年龄和体重进行调整。

将采集所得的原始图像在工作站上最后处理，调整对比度，用鼠标手工或半自动绘制出心室每个层面、每个心动周期舒张末期以及收缩末期的心外膜及心内膜，去掉房室瓣及左心室乳头肌影及右心室粗大小梁，工作站自动计算出心室收缩末期容量、舒张末期容量、每搏输出量、射血分数、心肌质量，并将所有测得的数值进行体表面积标准化（除了射血分数）。

2. 儿童心室容量、质量以及射血分数的正常值范围　Lorenz 等利用 MRI 测得儿童组（7～20 岁）与全部年龄组（7～53 岁）的左、右心室功能数据，在经过体表面积标准化后，2 组数据间无明显统计学差异（表 4-1）[33,34]。

表 4-1　体表面积标准化后的心室参数

参　数	全部年龄组（n=75）	儿童组（n=8）
LVEDV/BSA(mL/m²)	66±12(44～89)	67±9(49～85)
RVEDV/BSA(mL/m²)	75±13(49～101)	70±11(49～91)
LVTM/BSA(g/m²)	87±12(64～109)	81±13(56～106)
LVFWM/BSA(g/m²)	57±8(40～73)	53±8(36～68)
IVSM/BSA(g/m²)	30±4(21～38)	28±5(18～38)
RVFWM/BSA(g/m²)	26±5(17～34)	26±3(20～32)
LVSV/BSA(mL/m²)	45±8(29～61)	44±7(31～57)
RVSV/BSA(mL/m²)	46±8(30～62)	43±7(28～58)
CO/BSA[L/(min·m²)]	2.9±6(1.74～4.03)	3.2±0.5(2.17～4.28)

LVEDV 左心室舒张末期容量　RVEDV 右心室舒张末期容量　LVTM 左心室总质量　LVFWM 左心室游离壁质量　IVSM 室间隔质量　RVFWM 右心室游离壁质量　LVSV 左心室每搏输出量　RVSV 右心室每搏输出量　CO 心搏出量　BSA 体表面积

Helbing 等研究了 22 名正常儿童（5～16 岁）的右心室大小及功能，结果显示右心室舒张末期容量为 70±9 mL/m²，收缩末期容量为 21±5 mL/m²，射血分数为 70%±4%[35]。

小年龄组的正常数据尚不多。心室容量等数据常以体表面积指数化形式表达，但是从婴儿期到成人期，身体大小变化大，其容量变化与体表面积并不是呈线性关系变化[36-38]。因此舒张末期容量 80 mL/m²，可能在成人是正常的，而在婴儿可能高于其正常值范围[7]。

3. 数据误差　在儿童和成人先心病患者中，CMR 测量心室功能参数的优势为重复性好[39-41]，但是仍会存在测量误差，必须有充分认识。

从心底部到心尖方向心室发生转移运动（translational motion），最明显的是心底部。心底部层面在心动周期中有明显的穿层现象（through-plane），即扫描心脏底部第一层甚至第二层，在部分心动周期中心室内含有心房部分，必须仔细区别心室和心房结构。一般而言，在心动周期中一个层面内出现心室时，其收缩期短轴面积缩小，室壁增厚。相反，如一个层面在舒张期出现是心室心肌而收缩期出现是心房，区分心房心室的方法就是心房出现时其短轴面积增加、室壁厚度降低。

另一个在测量心室容量方面的潜在误差是对于左心室乳头肌影及右心室粗大小梁在舒张期和收缩期描记时的不一致性，即在舒张末期容量计算时去除乳头肌影而在收缩末期计算时没有去除，这样就低估了收缩末期容量、每搏输出量和射血分数。另外，屏气扫描采集心脏短轴时，横膈位置的不一致会导致心室空间位置的改变。为避免容量计算的误差，要求患者在呼气末屏住呼吸。

（二）CMR 评估局部心肌功能

1. 电影序列分析节段性室壁运动　美国心脏病协会推荐左心室分 17 节段、右心室分 10 节段，利用 SSFP 序列进行左心室短轴和长轴扫描可定性及半定量评估左心室节段性室壁运动与心室壁增厚率[42]。

心室壁运动分为正常（收缩时心室壁向心性运动并伴随着心肌增厚）、室壁运动减弱（收缩运动和室壁增厚减弱）、收缩消失（收缩期室壁没有收缩运动，没有室壁增厚表现）和反常收缩（收缩时室壁运动离心性，没有心肌增厚）。

2. 心肌组织标识技术分析局部室壁运动、应力和负荷　利用 SPAMM 技术观察局部室壁运动，进行左心室短轴心肌各个部位的心肌缩短分数测量。

临床上对于心肌缺血性病变及瓣膜性心脏疾病的患者，心肌标识技术能提供有用的心室壁牵张力信息。Kuijpers 等对 211 例有胸痛的患者进行 MRI 检查，显示心肌标识技术在多巴酚丁胺应激 CMR 中较单独应用目测法检查会发现更多节段性室壁运动异常[43]。Fogel 等应用心肌标识技术对功能性单心室局部室壁运动及应变力进行评估。不论单心室解剖形态或单心室进行不同手术方案前后均显示部分心肌逆时针旋转,部分顺时针旋转,两者相遇于一个过渡区而不发生旋转,该过渡区显示在所有区域中心肌最强的应变力[44]。

Tulevski 等对完全性大动脉转位、纠正性大动脉转位和肺动脉狭窄术后无症状和略有症状患者应用低剂量多巴酚丁胺对左、右心室功能储备进行检查,与对照组相比,病例组中承担体循环的右心室功能储备下降[45]。

心肌标识技术的后处理方法较为复杂、缺少正常参照值以及与临床预后的相关性,使其临床应用受到影响。新开发的应力编码 CMR 能更快计算心肌应力和应力率[46]。

（三）心室舒张功能评估

心室舒张是心肌纤维力回复的复杂过程。心室舒张特性受到许多因素的影响,如心率、前后负荷、心肌收缩状态、心肌组织特性(纤维化、肥厚和其他病变影响心肌弹性)、心室间相互作用及心包限制。利用 PC 法测量房室瓣流入量和心肌组织运动流速可评估心室舒张功能;也有利用心肌标识技术或近期应力编码 CMR 计算舒张早期和舒张晚期心肌应力和应力率[46]。Fogel 等利用心肌组织标记技术对 11 例心脏结构正常的婴儿进行局部舒张牵张力和室壁运动评估。研究显示环周延长(circumferential lengthening,E2)在侧壁显著强于其他室壁区域,径向变薄(radial thinning,E1)在所有短轴水平室壁均相似。研究结果显示在婴儿期 E1、E2 的不一致,侧壁牵张力较其他室壁更易受影响。心尖部室壁心肌扭转最强烈,从心底到心尖运动为顺时针扭转。与其他室壁比较,室间隔壁在每个短轴水平辐射性室壁运动较少。

（四）心肌灌注及延迟增强技术评估MRI心肌缺血性改变及心肌活性

在儿童,心肌缺血可由先天性冠状动脉异常而致,也可由后天性疾病如川崎病、大动脉转位术后冠状动脉循环发生变化引起。通常认为冠状动脉造影是诊断冠状动脉狭窄所致的心肌缺血的金标准。但是冠状动脉造影是创伤性检查而且费用较昂贵。有许多非创伤性检查方法也可用来诊断心肌缺血,如运动试验心电图、心脏超声、单光子

发射断层扫描(SPECT)和正电子发射断层扫描(PET)。所有这些检查手段都有不足之处。与之相比较,CMR 作为非创伤性检查方法检测心肌缺血和心肌活性已广泛地应用于临床。

1. 心肌缺血评估　　在儿童和成人先心病中,在利用腺苷负荷首次通过法心肌灌注磁共振扫描评估冠脉疾病方面研究较少[48-50],但有增加的趋势,主要是查找胸痛原因、冠状动脉异常起源、术后冠状动脉重新种植(如大动脉调转术后或 Ross 术后)后心肌缺血情况[7]。

虽然可通过商业图像分析软件定量分析灌注图像[51],但较费时、技术上也有一定难度。目前临床上主要通过有经验的医生定性分析,再结合电影序列显示的心室功能、延迟强化等[52],能解决临床主要问题。如果延迟强化阴性,静息状态和负荷状态心肌灌注显示各节段均匀强化提示不存在可诱导性缺血;有透壁性延迟强化和静息状态与负荷状态心肌灌注缺损的称为混合性缺损或非诱导性缺血;有局部区域负荷状态下灌注显示心肌缺损而静息状态正常、延迟强化阴性的可诊断为心肌缺血。灌注缺损可以透壁或部分透壁(心内膜下),可应用美国心脏病协会 17 节段分析法进行分析[42]。

2. 心肌活力的评估　　延迟强化是用来显示局部心肌纤维化和梗死的成像技术。基于对比剂缓慢流出并聚集于纤维化和坏死心肌中,呈现延迟强化征象。延迟强化异常的病灶通过组织病理证实有心肌纤维化[53,54]。有报道延迟强化应用于成人急性和慢性缺血性心脏病、心肌病、心肌炎、心室血栓形成等疾病的诊断中。在法洛四联症术后[55-57]、大血管转位心房调转术[58]、功能性单心室 Fontan 术后[59]、纠正性大动脉转位[60]、主动脉瓣狭窄[61]、室间隔完整伴肺动脉闭锁[62]、左冠状动脉异常起源于肺动脉纠正术后[63]、心内膜弹力纤维增生症、先心病术后沿着重建区域等均见到延迟强化征象[64-66]。

（五）相位编码速度标识技术(VEC MRI)或流速编码相位对比技术(PC)血流分析

在先天性和获得性心脏病中,CMR 进行定性及定量血流分析已较普及。定性分析异常的血流

形态主要是观察与狭窄、瓣膜反流、心室及血管之间异常交通有关的异常湍流束。在心血管系统中任何部位的血管中均可测得流速、流量。

PC 法测量包括心排出量、肺循环和体循环流量比[22-24]、肺灌注的差别（如肺动脉分支狭窄）、瓣膜反流、主肺动脉侧支流量、估计压差等[25-26]。

1. 测定左、右心室的每搏输出量，心排出量和心脏指数　测定升主动脉和肺总动脉的流量，没有瓣膜反流情况下等同于左、右心室的每搏量，并可计算心脏指数。Kondo 等研究证实 PC 法能准确测量左、右心室的每搏量及心脏指数，与电影 MRI 及心脏超声测得的每搏输出量、心输出量、心脏指数相关性良好[67]。

2. 测定肺循环血流量和体循环血流量比（Qp/Qs）　可应用相位编码标识技术测定肺循环血流量和体循环血流量，可计算 Qp/Qs。Yoo 等提出分别测量左、右肺动脉血流量，其总和代表肺动脉总干血流量，因为肺动脉短，很难准确测量其血流量。如果体循环有侧支血管供应肺血，则测量肺静脉血流量总和可代表肺循环血流量。体循环血流量大多数情况下通过测量升主动脉获得。但是，如果有心外分流，则测量体静脉总回流血量，即上腔静脉和下腔静脉连接右心房处的血流量或当房间隔完整时测量三尖瓣口的血流量[21, 68, 69]。

3. 测定左、右肺动脉血流量评估肺灌注情况　复杂先心病伴肺动脉狭窄患者如法洛四联症术后，左、右肺血量分布常出现不对称，利用 PC 法分别测量左、右肺动脉血流量，了解肺血流分布及左、右肺动脉分支反流情况。Kang 等研究显示，左肺循环血流量降低大部分是因为反流量的增加而不是收缩期前向血流的减少。另外，舒张晚期肺动脉内的前向血流提示明显舒张功能不全，是由于右心室压力在舒张晚期超过肺动脉压力的生理状况产生[70]。

肺灌注同位素显像是近期先天性心脏病定量评价肺灌注的金标准。Fontan 或腔肺吻合术后肺灌注的异常及相应产生的后果是临床上较为关注的。由于 Fontan 或腔肺吻合术后腔静脉血流偏向流入右肺动脉或左肺动脉，使得两侧肺灌注不对称。由于肺灌注同位素显像不能反映左、右肺灌

比，PC 法技术可通过测量左、右肺动脉的前向血流量、反流量及总流量准确测定左、右肺灌注比[71]。

4. 评估瓣膜反流　PC 法可评价瓣膜反流。半月瓣反流测量时将扫描平面略远离瓣环。Chiatzimavroudis 等建议测量主动脉瓣反流的理想层面是置于冠状动脉口与瓣膜之间，避免冠状动脉血流和血管的顺应性导致测量不准确[72]。基于心动周期的血流图上可以测出主动脉收缩期前向血流量和舒张期反向血流量，反向血流量除以前向血流量即为反流分数。同样也适用于肺动脉瓣及房室瓣反流量及反流分数的测量。

房室瓣反流可通过测量心室的每搏输出量和同侧半月瓣的前向血流之间的差值来计算，如测量二尖瓣反流[31]。还可以通过主动脉流量（左心室输出量）及左心室流入量（二尖瓣处）测定，根据左心室输出量和左心室流入量差值计算二尖瓣反流量[73]。

5. 估计压差　在先天性心脏病中，原发性主动脉和肺动脉狭窄或继发于外科手术后血管狭窄（包括外科置外管道狭窄），可通过 PC 法测量狭窄处最快流速，利用 Bernoulli 方程：$\Delta P = 4V^2$ 估算压差。要准确测量高血流速度，有两种现象必须引起注意，一为由于流速太快会导致信号的丢失，另一个为湍流现象。利用 PC 法测量血流主要取决于流动物体中信号的存在，所以要注意避免继发于湍流引起图像混叠和去相位现象。严重狭窄或反流引起的极不规则的血流和极快流速仍能引起严重的相位转移，而导致测量的不准确[74]。

6. 评估肺动脉高压　Yoo 等研究表明 CMR 主要通过 3 个方面评估肺动脉高压，首先测量肺动脉大小，其次测量右心室容量、射血分数、心肌质量，最后定性分析肺动脉血流及定量测定肺动脉血流量。PC 法能提供较为直接的肺循环血流信息，肺动脉高压时表现为收缩期流速峰值减弱、收缩期峰值前移、加速时间和容量减弱、在收缩中期第二峰值收缩期流速早期下降[21]。

（六）CMR 在先心病术后随访中的价值

CMR 是复杂性先天性心脏病术后随访的重要工具。术后心功能情况特别是右心室功能、有无残余分流、有无残余狭窄梗阻、有无瓣膜反流、

心肌活性等都是需要 CMR 提供重要信息的。

例如法洛四联症术后解剖异常包括手术切除肺动脉瓣膜、右心室漏斗部肌束导致瘢痕形成、室缺补片、残余右心室流出道梗阻、肺动脉总干和分支残余梗阻、残余房间隔及室间隔缺损、三尖瓣病变、右心室流出道瘤样扩大、右心室纤维化、升主动脉扩张等。法洛四联症术后的心功能异常包括右心室容量负荷增加（三尖瓣反流、肺动脉瓣反流、体肺侧支血管建立）、右心室压力负荷增加（右心室流出道狭窄、肺动脉狭窄、肺动脉瓣膜病变、左心室舒张功能下降导致的肺静脉高压）、右心室收缩功能和（或）舒张功能下降、左心室功能不全、主动脉反流等[75]。

随着年龄的增长，法洛四联症术后解剖及功能异常等并发症增加，10 岁以后，CMR 作为常规随访右心室大小、功能、肺动脉瓣反流、心肌活性的工具[76,77]。2008 年美国心脏病协会发布成人先心病诊疗指南中指出：CMR 是目前评估右心室容量及收缩功能的参照标准[77]。近期多中心研究数据显示，法洛四联症修补术后磁共振测定左、右心室射血分数的降低和右心室质量/容量比值升高强力提示有临床预后差、死亡和持续性室性心动过速出现的可能[78]。有研究显示，法洛四联症术后延迟强化出现在手术部位如右心室流出道、室间隔补片等，延迟强化出现的强度与患者运动不耐受、心室功能不全、心律不齐有关[75]。

（七）CMR 在评估心肌炎、心肌病以及心脏肿瘤中的价值

目前已有许多应用 CMR 进行儿童病毒性心肌炎、心肌病以及心脏肿瘤诊断的研究报道[79-83]。MRI 在显示软组织方面有其明显的优势，能区分组织成分的微小变化，如通过调整 T1 和 T2，应用预脉冲或抑制某些特殊组织的信号（如水和脂肪）来区分组织成分，从而明确诊断。

在心肌炎、心肌病和心脏肿瘤 CMR 检查中，除了进行心功能等"白血"序列扫描外，还要采用"黑血"序列如心电门控或外周脉搏门控自旋回波（SE）T1WI、T2WI（脂肪抑制和非脂肪抑制），增强磁共振血管造影并通过工作站上做最大密度投影（MIP）重建可观察外周大血管情况，显示病变

与大血管之间的关系。如果是肿瘤等占位性病变，还应进行静息灌注首次通过增强，观察肿瘤的血供情况；然后再次进行 T1 加权像扫描，了解病变强化方式，初步定性。延迟增强磁共振成像和心肌组织标识技术尚提供其他有关组织特性的诊断信息。

三、CMR 新技术的临床应用前景

（一）3D 心电触发稳态自由进动（SSFP）序列

3D SSFP 序列是一项应用心电门控和呼吸膈肌导航、1.2～2.0 mm 各向等体素、无需造影剂的三维"白血"序列。在先天性心脏病诊断有效性方面已有报道[84,85]。较常规 MRA 能显示更为清晰的心内结构和冠状动脉。3D SSFP 序列是在自由呼吸状态下扫描，呼吸运动通过膈肌导航来补偿。此种方法改善了空间分辨率，而且各向等体素扫描通过三维重建可在任何面上显示高空间分辨率的解剖结构。

3D SSFP 序列主要缺点有：① 采集时间相对长，一般 7～10 min；② 未镇静小年龄儿童很难配合；③ 此序列对于有湍流和金属置入物所致的磁场不均匀的敏感性太高；④ 无法动态显示心脏和血管；⑤ 在应用心电门控技术时，心律不齐对图像质量影响较大。

尽管有不足之处，但目前 3D SSFP 序列已作为先天性心脏病术前及术后的常规检查序列，尤其应用于有冠状动脉病变的疾病。

（二）高时间分辨率磁共振血管造影

高时间分辨率磁共振血管造影（time-resolved MRA）是采用快速图像采集技术，在造影剂注射同时多次短时间（2～5 秒）采集且动态显示造影剂进入整个血液循环的图像[86,87]。其优势有：① 动态显示血流情况，并取得多时相的图像，能分别显示动脉及静脉血流，在心脏方面可以分别显示体循环和肺循环的大血管，避免动静脉的重叠显示；② 不需要进行团注试验，提高磁共振造影剂注射流速，同时减少造影剂剂量；③ 减少运动伪影；④ 高时间分辨率有助辨别血管的造影剂充盈及组织的灌注。主要缺点是缩短采集时间，空间分辨率下降会影响诊断。另外，k 空间过稀

采集加快了采集速度,但也同时易导致图像伪影(图4-3)。

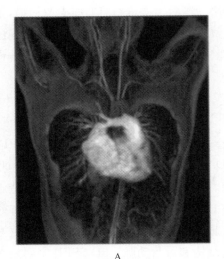

A

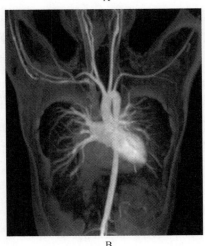

B

图4-3 A. 高时间分辨率显示肺循环期相;
　　　　B. 高时间分辨率显示体循环期相

（三）4D流速编码CMR

如前所述,二维PC法测量血流已广泛应用于临床,但对于测量心脏和大血管内多方向复杂血流有局限性。4D流速编码CMR能非创伤性定性定量评估心脏和大血管的复杂血流特点。对比传统二维PC法或多普勒超声,4D流速编码CMR提供三维全覆盖心脏及大血管血流容积扫描,并可在容积范围内回顾性分析任何部位血流特性;定性观察和定量分析心血管血流和血流动力学参数如壁剪应力率(wall shear stress rate)或压差,且能进一步提高人们对正常血管生理和病理性改变的理解,将来可能在诊断和治疗方案方面起重要作用。主要局限性在于采集和分析4D流速数据时间偏长。高场强磁共振、快速扫描序列研发、自动后处理软件开发是4D流速编码CMR进入临床常规应用的关键[88,89]。

（四）心肌T1定位和细胞外容积定量(ECV)

心肌T1定位和ECV较延迟强化更有优势的地方在于能定量分析心肌细胞外基质或细胞间隙扩张的程度。延迟强化不能用来定量分析细胞外基质扩充的程度,无法区分正常和异常心肌的心肌缺血及其他病理变化导致细胞外基质的扩充。有研究显示,大多数缺血性心肌病病例显示心肌胶原成分呈弥漫性分布而不是局限性分布,这种弥漫性胶原成分的分布无法用延迟强化来显示,细胞外容积定量能早期检测到纤维变化[90,91]。

参 考 文 献

1. Weber OM, Higgins CB. MR Evaluation of Cardiovascular Physiology in Congenital Heart Disease: Flow and Function. J Cardiovasc Magn Reson, 2006, 8: 607-617.

2. Crean A. Cardiovascular MR and CT in congenital heart disease. Heart, 2007, 93: 1637-1647.

3. Fratz S, Hess J, Schuhbaeck A, Buchner C, et al. Routine clinical cardiovascular magnetic resonance in paediatric and adult congenital heart disease: patients, protocols, questions asked and contributions made. J Cardiovasc Magn Reson, 2008, 10: 46.

4. Bailliard F, Hughes ML, Taylor AM. Introduction to cardiac imaging in infants and children: techniques, potential, and role in the imaging work-up of various cardiac malformations and other pediatric heart conditions. Eur J Radiol, 2008, 68: 191-198.

5. Marcotte F, Poirier N, Pressacco J, et al. Evaluation of adult congenital heart disease by cardiac magnetic resonance imaging. Congenit Heart Dis, 2009, 4: 216-230.

6. Prakash A, Powell AJ, Geva T. Multimodality noninvasive imaging for assessment of congenital heart disease. Cir Cardiovasc Imaging, 2010, 3:

112 - 125.

7. Fratz S1，Chung T，Greil GF，et al. Guidelines and protocols for cardiovascular magnetic resonance in children and adults with congenital heart disease：SCMR expert consensus group on congenital heart disease J Cardiovasc Magn Reson，2013，15：51.

8. Levine GN，Gomes AS，Arai AE，et al. Safety of magnetic resonance imaging in patients with cardiovascular devices：an American Heart Association scientific statement from the Committee on Diagnostic and Interventional Cardiac Catheterization，Council on Clinical Cardiology，and the Council on Cardiovascular Radiology and Intervention：endorsed by the American College of Cardiology Foundation，the North American Society for Cardiac Imaging，and the Society for Cardiovascular Magnetic Resonance. Circulation，2007，116：2878 - 2891.

9. Dorfman AL，Odegard KC，Powell AJ et al. Risk factors for adverse events during cardiovascular magnetic resonance in congenital heart disease. J Cardiovasc Magn Reson，2007，9：793 - 798.

10. Dillman JR，Ellis JH，Cohan RH，et al. Frequency and severity of acute allergic-like reactions to gadolinium-containing i. v. contrast media in children and adults. AJR Am J Roentgenol. 2007；189：1533 - 1538.

11. ACR Manual on Contrast Media Version 9. 2013. http://www. acr. org/Quality-Safety/Resources/Contrast-Manual.

12. Mueller A，Kouwenhoven M，Naehle CP，et al. Dual-source radiofrequency transmission with patient-adaptive local radiofrequency shimming for 3. 0 - T cardiac MR imaging：initial experience. Radiology，2012，263：77 - 85.

13. Schwitter J，Wacker CM，van Rossum AC，et al. MR - IMPACT：comparison of perfusion-cardiac magnetic resonance with single-photon emission computed tomography for the detection of coronary artery disease in a multicentre，multivendor，randomized trial. Eur Heart J，2008，29：480 - 489.

14. Nandalur KR，Dwamena BA，Choudhri AF，et al. Diagnostic performance of stress cardiac magnetic resonance imaging in the detection of coronary artery disease：a meta-analysis. J Am Coll Cardiol，2007，50：1343 - 1353.

15. Greenwood JP，Maredia N，Younger JF，et al. Cardiovascular magnetic resonance and single-photon emission computed tomography for diagnosis of coronary heart disease（CE - MARC）：a prospective trial. Lancet，2012，379：453 - 460.

16. Jahnke C，Nagel E，Gebker R，et al. Prognostic value of cardiac magnetic resonance stress tests：adenosine stress perfusion and dobutamine stress wall motion imaging. Circulation，2007，115：1769 - 1776.

17. Ingkanisorn WP，Kwong RY，Bohme NS，et al. Prognosis of negative adenosine stress magnetic resonance in patients presenting to an emergency department with chest pain. J Am Coll Cardiol，2006，47：1427 - 1432.

18. Amado LC，Gerber BL，Gupta SN，et al. Accurate and objective infarct sizing by contrast- enhanced magnetic resonance imaging in a canine myocardial infarction model. J Am Coll Cardiol，2004，44：2383 - 2389.

19. Kehr E，Sono M，Chugh SS，Jerosch-Herold M. Gadolinium-enhanced magnetic resonance imaging for detection and quantification of fibrosis in human myocardium in vitro. Int J Cardiovasc Imaging，2008，24：61 - 68.

20. Wagner A，Mahrholdt H，Holly TA，et al. Contrast-enhanced MRI and routine single photon emission computed tomography（SPECT）perfusion imaging for detection of subendocardial myocardial infarcts：an imaging study. Lancet，2003，361：374 - 379.

21. Yoo SJ，Kellenberger C，Roman KS，et al. Magnetic Resonance Evaluation of Pulmonary Circulation in Children. Progress in Pediatr Cardiol，2006，22：211 - 213.

22. Powell AJ，Maier SE，Chung T，et al. Phase-velocity cine magnetic resonance imaging measurement of pulsatile blood flow in children and young adults：in vitro and in vivo validation. Pediatr Cardiol，2000，21：104 - 110.

23. Beerbaum P，Korperich H，Gieseke J，et al. Rapid left-to-right shunt quantification in children by phase-contrast magnetic resonance imaging combined with sensitivity encoding（SENSE）. Circulation，2003,108：1355 - 1361.

24. Powell AJ，Tsai-Goodman B，Prakash A，et al. Comparison between phase-velocity cine magnetic resonance imaging and invasive oximetry for quantification of atrial shunts. Am J Cardiol，2003，91：1523 - 1525.

25. Rupprecht T，Nitz W，Wagner M，Kreissler P，et al. Determination of the pressure gradient in children with coarctation of the aorta by low-field magnetic resonance imaging. Pediatr Cardiol，2002，23：127 - 131.

26. Ebbers T，Wigstrom L，Bolger AF，et al. Estimation

of relative cardiovascular pressures using time-resolved three-dimensional phase contrast MRI. Magn Reson Med，2001,45：872－879.

27. Sakuma H，Kawada N，Kubo H，Nishide Y，et al. Effect of breath holding on blood flow measurement using fast velocity encoded cine MRI. Magn Reson Med，2001,45：346－348.

28. Johansson B，Babu-Narayan SV，Kilner PJ. The effects of breath-holding on pulmonary regurgitation measured by cardiovascular magnetic resonance velocity mapping. J Cardiovasc Magn Reson，2009，11：1.

29. Ley S，Fink C，Puderbach M，et al. MRI Measurement of the hemodynamics of the pulmonary and systemic arterial circulation：influence of breathing maneuvers. AJR Am J Roentgenol，2006,187：439－444.

30. Prakash A，Garg R，Marcus EN，et al. Faster flow quantification using sensitivity encoding for velocity-encoded cine magnetic resonance imaging：in vitro and in vivo validation. J Magn Reson Imaging，2006,24：676－682.

31. Thunberg P，Karlsson M，Wigstrom L. Accuracy and reproducibility in phase contrast imaging using SENSE. Magn Reson Med，2003,50：1061－1068.

32. Garot J，Bluemke DA，Osman NF，et al. Fast Determination of Regional Myocardial Strain Fields From Tagged Cardiac Images Using Harmonic Phase MRI. Circulation，2000,101：981－988.

33. Lorenz CH，Walker ES，Morgan VL，et al. Normal Human Right and Left Ventricular Mass，Systolic Function and Gender Differences by Cine Magnetic Resonance Imaging. J Cardiolvasc Magn Reson，1999,1：7－21.

34. Lorenz CHThe range of normal values of cardiovascular structures in infants，children，and adolescents measured by magnetic resonance imaging. Pediatr Cardiol，2000,21(1)：37－46.

35. Heibing WA，Rebergen SA，Maliepaard C，et al. Quantification of Right Ventricular Function with Magnetic Resonance Imaging in Children with Normal Hearts and with Congenital Heart Disease Am Heart J，1995,130：828－837.

36. Sarikouch S，Peters B，Gutberlet Met al. Sex-specific pediatric percentiles for ventricular size and mass as reference values for cardiac MRI：assessment by steady-state free-precession and phase-contrast MRI flow. Circ Cardiovasc Imaging，2010,3：65－76.

37. Sluysmans T，Colan SD. Theoretical and empirical derivation of cardiovascular allometric relationships in children. J Appl Physiol，2005,99：445－457.

38. Dewey FE，Rosenthal D，Murphy DJ Jr et al. Does size matter？ Clinical applications of scaling cardiac size and function for body size. Circulation，2008，117：2279－2287.

39. Winter MM，Bernink FJ，Groenink M，et al. Evaluating the systemic right ventricle by CMR：the importance of consistent and reproducible delineation of the cavity. J Cardiovasc Magn Reson，2008，10：40.

40. Luijnenburg SE，Robbers-Visser D，Moelker A et al. Intra-observer and interobserver variability of biventricular function，volumes and mass in patients with congenital heart disease measured by CMR imaging. Int J Cardiovasc Imaging，2010，26：57－64.

41. Beerbaum P，Barth P，Kropf S，et al. Cardiac function by MRI in congenital heart disease：impact of consensus training on interinstitutional variance. J Magn Reson Imaging，2009,30：956－966.

42. Cerqueria MD，Weissman NJ，Dilsizian V，et al. Standardized Myocardial Segmentation and Nomenclature for Tomographic Imaging of the Heart A Statement for Healthcare Professionals From the Cardiac Imaging Committee of the Council on Clinical Cardiology of the American Heart Association Circulation，2002,105：539－542.

43. Kuijpers D，Ho KY，van Dijkman PR，et al. Dobutamine Cardiovascular Magnetic Resonance for the Detection of Myocardial Ischemia with the Use of Myocardial Tagging Circulation，2003，107：1592－1597.

44. Fogel MA，Weinberg PM，Gupta KB，et al. Mechanics of the Single Left Ventricle A Study in Ventricular-Ventriclar Interaction Ⅱ Circulation，1998,98：330－338.

45. Tulevski II，van der Wall EE，Groenink M，et al. Usefulness of Magnetic Resonance Imaging Dobutamine Stress in Asymptomatic and Minimally Symptomatic Patients with Decreased Cardiac Reserve from Congenital Heart Disease （Complete and Corrected Transposition of the Great Arteries and Subpulmonic Obstruction） Am J Cardiol，2002，89：1077－1081.

46. Youssef A，Ibrahim el SH，Korosoglou G，Abraham MR，Weiss RG，Osman NF. Strain-encoding cardiovascular magnetic resonance for assessment of right-ventricular regional function. J Cardiovasc Magn Reson，2008,10：33.

47. Fogel MA，Weinberg PM，Hubbard A，et al. Diastolic Biomechanics in Normal Infants Utilizing

MRI Tissue Tagging Circulation，2000，102：218－224.

48. Buechel ER，Balmer C，Bauersfeld U，et al. Feasibility of perfusion cardiovascular magnetic resonance in paediatric patients. J Cardiovasc Magn Reson，2009，11：51.

49. Manso B，Castellote A，Dos L，Casaldaliga J. Myocardial perfusion magnetic resonance imaging for detecting coronary function anomalies in asymptomatic paediatric patients with a previous arterial switch operation for the transposition of great arteries. Cardiol Young，2010，20：410－417.

50. Prakash A，Powell AJ，Krishnamurthy R，et al. Magnetic resonance imaging evaluation of myocardial perfusion and viability in congenital and acquired pediatric heart disease. Am J Cardiol，2004，93：657－661.

51. Jerosch-Herold M. Quantification of myocardial perfusion by cardiovascular magnetic resonance. J Cardiovasc Magn Reson，2010，12：57.

52. Klem I，Heitner JF，Shah DJ，et al. Improved detection of coronary artery disease by stress perfusion cardiovascular magnetic resonance with the use of delayed enhancement infarction imaging. J Am Coll Cardiol，2006，47：1630－1638.

53. Amado LC，Gerber BL，Gupta SN，et al. Accurate and objective infarct sizing by contrast-enhanced magnetic resonance imaging in a canine myocardial infarction model. J Am Coll Cardiol，2004，44：2383－2289.

54. Kehr E，Sono M，Chugh SS，et al. Gadolinium-enhanced magnetic resonance imaging for detection and quantification of fibrosis in human myocardium in vitro. Int J Cardiovasc Imaging，2008，24：61－68.

55. Babu-Narayan SV，Kilner PJ，et al. Ventricular fibrosis suggested by cardiovascular magnetic resonance in adults with repaired tetralogy of fallot and its relationship to adverse markers of clinical outcome. Circulation，2006，113：405－413.

56. Oosterhof T，Mulder BJ，Vliegen HW，et al. Corrected tetralogy of Fallot：delayed enhancement in right ventricular outflow tract. Radiology，2005，237：868－871.

57. Wald RM，Haber I，Wald R，et al. Effects of regional dysfunction and late gadolinium enhancement on global right ventricular function and exercise capacity in patients with repaired tetralogy of Fallot. Circulation，2009，119：1370－1377.

58. Babu-Narayan SV，Goktekin O，Moon JC，Broberg CS，Pantely GA，Pennell DJ，Gatzoulis MA，Kilner PJ. Late gadolinium enhancement cardiovascular magnetic resonance of the systemic right ventricle in adults with previous atrial redirection surgery for transposition of the great arteries. Circulation，2005，111：2091－2098.

59. Rathod RH，Prakash A，Powell AJ，et al. Myocardial fibrosis identified by cardiac magnetic resonance late gadolinium enhancement is associated with adverse ventricular mechanics and ventricular tachycardia late after Fontan operation. J Am Coll Cardiol，2010，55：1721－1728.

60. Giardini A，Lovato L，Donti A，Formigari R，Oppido G，Gargiulo G，Picchio FM，Fattori R. Relation between right ventricular structural alterations and markers of adverse clinical outcome in adults with systemic right ventricle and either congenital complete（after Senning operation）or congenitally corrected transposition of the great arteries. Am J Cardiol，2006，98：1277－1282.

61. Robinson JD，Del Nido PJ，Geggel RL，et al. Left ventricular diastolic heart failure in teenagers who underwent balloon aortic valvuloplasty in early infancy. Am J Cardiol，2010，106：426－429.

62. Liang XC，Lam WW，Cheung EW，et al. Restrictive right ventricular physiology and right ventricular fibrosis as assessed by cardiac magnetic resonance and exercise capacity after biventricular repair of pulmonary atresia and intact ventricular septum. Clin Cardiol，2010，33：104－110.

63. Fratz S，Hager A，Schreiber C，et al. Long-term myocardial scarring after operation for anomalous left coronary artery from the pulmonary artery. Ann Thorac Surg，2011，92：1761－1765.

64. Tworetzky W，del Nido PJ，Powell AJ，et al. Usefulness of magnetic resonance imaging of left ventricular endocardial fibroelastosis in infants after fetal intervention for aortic valve stenosis. Am J Cardiol，2005，96：1568－1570.

65. Stranzinger E，Ensing GJ，Hernandez RJ. MR findings of endocardial fibroelastosis in children. Pediatr Radiol，2008，38：292－296.

66. Harris MA，Johnson TR，Weinberg PM，et al. Delayed-enhancement cardiovascular magnetic resonance identifies fibrous tissue in children after surgery for congenital heart disease. J Thorac Cardiovasc Surg，2007，133：676－681.

67. Kondo C，Caputo GR，Semelka R，et al. Right and Left Ventricular Stroke Volume Measurements with Velocity-Encoded Cine MR Imaging：In Vitro and In Vivo Validation. AJR Am J Roentgenol，1991，157：

9 – 116.

68. Powell A. J., Geva T. Blood Flow Measurement by Magnetic Resonance Imaging in Congenital Heart Disease Pediatr Cardiol, 2000,21: 47 – 58.

69. Beerbaum P, Körperich H, Gieseke J, et al. Rapid Left-to-Right Shunt Quantification in Children by Phase-Contrast Magnetic Resonance Imaging Combined With Sensitivity Encoding Circulation, 2003, 108: 1355 – 1361.

70. Kang IK, Redington AN, Benson LN, et al. Differential Regurgitation in Branch Pulmonary Arteries After Repair of Tetralogy of Fallot A Phase-Contrast Cine Magnetic Resonance Study Circulation, 2003,107: 2938 – 2943.

71. Papaharilaou Y, Doorly DJ, Sherwin SJ, et al. Assessing the Accuracy of Two-Dimensional Phase-Contrast MRI Measurements of Complex Unsteady Flows. J Magn Reson Imaging, 2001,14: 714 – 723.

72. Chatzimavroudis GP, Zhang H, Halliburton SS, et al. Clinical Blood Flow Quantification with Segmented K-space Magnetic Resonance Phase Velocity Mapping J Magn Reson Imaging, 2003,17: 507 – 510.

73. Glockner JF, Johnston DL, McGee KP. Evaluation of cardiac valvular disease with MR imaging: qualitative and quantitative techniques Radiographics, 2003,23: 686 – 686.

74. Greil G, Geva T, Maier SE, et al. Effect of Acquisiton Parameters on the Accuracy of Velocity Encoded Cine Magnetic Resonance Imaging Blood Flow Measurements. J Magn Reson Imaging, 2002, 15: 47 – 54.

75. Valente AM, Cook S, Festa P, et al. Multimodality imaging guidelines for patients with repaired tetralogy of fallot: a report from the american society of echocardiography: developed in collaboration with the society for cardiovascular magnetic resonance and the society for pediatric radiology. J Am Soc Echocardiogr, 2014,27(2): 111 – 141.

76. Geva TIs. MRI the preferred method for evaluating right ventricular size and function in patients with congenital heart disease? : MRI is the preferred method for evaluating right ventricular size and function in patients with congenital heart disease. Circ Cardiovasc Imaging, 2014, 7(1): 190 – 197.

77. Warnes CA, Williams RG, Bashore TM, et al. ACC/AHA 2008 Guidelines for the Management of Adults with Congenital Heart Disease: a report of the American College of Cardiology/American Heart Association Task Force on Practice Guidelines (Writing Committee to Develop Guidelines on the Management of Adults With Congenital Heart Disease). Developed in collaboration with the American Society of Echocardiography, Heart Rhythm Society, International Society for Adult Congenital Heart Disease, Society for Cardiovascular Angiography and Interventions, and Society of Thoracic Surgeons. J Am Coll Cardiol, 2008,52: e143 – e263.

78. Valente A, Gauvreau K, Egidy Assenza G, Babu-Narayan SV, Schreier J, Gatzoulis M, Groenink M, Inuzuka R, Kilner PJ, Koyak Z, Landzberg MJ, Mulder B, Powell AJ, Wald R, Geva T. Contemporary predictors of death and sustained ventricular tachycardia in patients with repaired tetralogy of Fallot enrolled in the INDICATOR cohort. *Heart*. October 31, 2013. DOI: 10. 1136/ heartjnl – 2013 – 304958. http://heart. bmj. com/ content/early/.

79. Friedrich MG, Sechtem U, Schulz-Menger J, et al. Cardiovascular magnetic resonance in myocarditis: A JACC White Paper. Journal of the American College of Cardiology, 2009,53(17): 1475 – 1487.

80. Mavrogeni S, Bratis K, Georgakopoulos D, et al. Evaluation of myocarditis in a pediatric population using cardiovascular magnetic resonance and endomyocardial biopsy. International journal of cardiology, 2012,160(3): 192.

81. Mahrholdt H. Cardiovascular Magnetic Resonance Assessment of Human Myocarditis: A Comparison to histology and molecular pathology. Circulation, 2004,109: 1250 – 1258.

82. Motwani M, Kidambi A, Greenwood JP, et al. Advances in cardiovascular magneticresonance in ischaemic heart disease and non-ischaemic cardiomyopathies, Heart, 2014.

83. Beroukhim RS1, Prakash A, Buechel ER, et al. Characterization of cardiac tumors in children by cardiovascular magnetic resonance imaging: a multicenter experience. J Am Coll Cardiol, 2011,30: 58(10): 1044 – 1054.

84. Sorensen TS, Korperich H, Greil GF, et al. Operator-independent isotropic three-dimensional magnetic resonance imaging for morphology in congenital heart disease: a validation study. Circulation, 2004,110: 163 – 169.

85. Fenchel M, Greil GF, Martirosian P, et al. Three-dimensional morphological magnetic resonance imaging in infants and children with congenital heart disease. Pediatr Radiol, 2006,36: 1265 – 1272.

86. Fenchel M, Saleh R, Dinh H, et al. Juvenile and

adult congenital heart disease：time-resolved 3D contrast-enhanced MR angiography. Radiology，2007,244：399‐410.

87. Goo HW，Yang DH，Park IS，et al. Time-resolved three-dimensional contrast-enhanced magnetic resonance angiography in patients who have undergone a Fontan operation or bidirectional cavopulmonary connection：initial experience. J Magn Reson Imaging，2007,25：727‐736.

88. Markl M1，Kilner PJ，Ebbers T. Comprehensive 4D velocity mapping of the heart and great vessels by cardiovascular magnetic resonance. J Cardiovasc Magn Reson，2011,13：7.

89. François CJ1，Srinivasan S，Schiebler ML4D cardiovascular magnetic resonance velocity mapping of alterations of right heart flow patterns and main pulmonary artery hemodynamics in tetralogy of Fallot. J Cardiovasc Magn Reson，2012,14：16.

90. Moon JC1，Messroghli DR，Kellman P，et al. Myocardial T1 mapping and extracellular volume quantification：a Society for Cardiovascular Magnetic Resonance（SCMR）and CMR Working Group of the European Society of Cardiology consensus statement J Cardiovasc Magn Reson，2013,15：92.

91. Messroghli DR1，Plein S，Higgins DM，et al. Human myocardium：single-breath-hold MR T1 mapping with high spatial resolution — reproducibility study. Radiology，2006,238(3)：1004‐1012.

第五章　胎儿心脏磁共振影像检查

>>>>>> 朱　铭

一、概述

多年来,产前超声心动图检查始终是胎儿心脏异常首选的影像学检查方法。但是超声波检查和诊断在一定程度上也存在不足,如在羊水过少、双胎、母体过于肥胖、有子宫肌瘤等情况下显示效果会有所降低,也需要其他检查方法加以补充完善。磁共振影像(MRI)具有没有射线损伤、良好的对比分辨率及空间分辨率、广阔的视野等特点,完全具备成为超声检查之外的另一种重要的胎儿心脏畸形影像学检查方法的条件[1-6]。但胎儿心脏 MRI 诊断要求非常高,绝大多数从事胎儿磁共振诊断的放射科医生并不熟悉胎儿心脏畸形,故多年来胎儿心脏 MRI 发展不快,国内胎儿心脏磁共振检查普及程度也不高。如果从事胎儿磁共振诊断的放射科医生熟悉先天性心脏病,胎儿心脏 MRI 对检查设备的要求并不高,扫描的序列并不多,扫描的时间也不长,诊断的效果也不错,是一项值得推广的技术。

胎儿检查,安全第一。胎儿磁共振检查的安全性,不仅是医生,也是准妈妈们关心的重点。磁共振主要以磁场进行成像,不存在放射线和电离辐射,对胎儿是安全的。迄今,还没有证据表明诊断强度的磁场会对胎儿造成危害。美国 FDA、英国国家放射防护委员会、美国放射学院等权威机构都同意和允许进行胎儿 MRI 检查。过去十几年里,已经有大量的文献记载磁场强度对于胚胎发育的影响。有证据表明,诊断强度的磁场不影响胚胎的发育。为确保胎儿安全,目前一般对孕 3 个月以内的胎儿不做磁共振检查,实际上,孕 3 个月以内的胎儿结构太小,磁共振检查也不能获得诊断效果。特异性吸收率(the specific absorption rate, SAR)是指单位质量的对象吸收的射频能量(W/kg)。为避免射频磁场产生的热效应的潜在危险,一般胎儿检查时 SAR 值要控制在 3.0 W/kg 以下。1.5T 超导型 MRI 扫描系统大部分序列 SAR 值不会过高,故目前大多数胎儿 MRI 检查使用 1.5T MRI 扫描系统。3T MRI 扫描系统比较容易出现 SAR 值过高,故如使用 3T MRI 扫描系统做胎儿磁共振检查,要更密切关注 SAR 值的变化。这也是目前绝大多数有关胎儿磁共振诊断的研究中都是使用 1.5T MRI 扫描系统的原因。SAR 值变化与很多参数有关,如 SAR 值变化与 TR/TE 时间变化有关,TR/TE 时间短,即扫描时间缩短,SAR 值就增大。TR/TE 时间长,SAR 值减小,但扫描时间延长,易产生胎动伪影。TR/TE 时间固定时,随着矩阵、翻转角度减小,SAR 值减小。而在其他扫描参数固定时,层厚/间隔变化对 SAR 值无影响。所以运用相对小的翻转角度,既能得到高声噪比(SNR)图像,又使 SAR 值较小,扫描时间适当,不会产生胎动伪影。有些设备,可以直接调节 SAR 模式,可将 SAR 模式直接从标准的"High"模式调节到"Moderate"或"Low"模式,但扫描时间有所延长。

已有研究通过兔胎模型表明马根维显等MRI对比增强剂中的金属钆可对兔胎产生不良影响。虽然目前还没有有关人胎的金属钆不良影响报道，但由于钆通过胎盘、胎儿膀胱、羊水，再通过胎儿吞咽至胃肠道清除，其在胎儿体内的半衰期目前尚不清楚，因此一般不主张在胎儿MRI中使用对比增强剂。曾有作者通过药物对胎儿进行镇静，因可能对胎儿产生危害，一般也不主张用药物对胎儿进行镇静。

二、胎儿心脏扫描技术

MRI扫描费时较长，胎儿在母体内不断运动且没有规律，用于儿童MRI扫描的心电门控和呼吸门控等技术都无法直接应用于胎儿，胎儿MRI扫描无法应用对比增强剂，且用于儿童的主要心脏MRI手段均不能用于胎儿，这些都是多年来胎儿心脏MRI无法得以突破的原因之一。一般认为胎儿心脏MRI扫描以负间隔、中等层厚的二维真实稳态进动梯度回波快速成像（SSFP）序列为核心，辅以非门控二维真实稳态进动快速成像动态电影序列和单次激发快速自旋回波序列来进行扫描，可以取得良好的效果。SSFP二维快速稳态进动序列是以梯度回波为基础，多次、快速激发后对横向磁化进行相位重聚，较短的回波时间将胎儿运动伪影减到最低程度。单次激发快速自旋回波序列是进行单次脉冲激发后紧接着一次回波脉冲，图像立即进行重建而成，较短的成像时间可减少胎儿运动伪影。

目前常用的SSFP二维快速稳态进动序列，在通用电气公司系列称为2D FIESTA序列，在西门子公司系列称为True FISP序列，在飞利浦公司系列称为Balance TFE序列。扫描时孕妇基本采用仰卧，如有不适，可采用左侧卧位。足先进或头先进，不予以任何镇静剂。SSFP序列血管为高信号，图像分辨率较高，信噪比较好，羊水信号比较均匀，伪影较少，对层间隔没有要求，故可以使用无间隔或负间隔扫描，这对胎儿很小结构的显示有一定的价值。非门控SSFP动态电影序列可获得胎儿心脏动态图像，但信噪比略差。灵活选择扫描切面以

获得相对标准的胎儿四腔位、短轴位、冠状位和横断位等位置的图像是胎儿磁共振检查的关键步骤。胎儿不断运动，必须以上一个序列的图像为扫描定位标准，才能获得比较准确的扫描切面定位。

三、胎儿心脏MRI扫描正常解剖

任何影像学诊断都需要首先明确正常解剖结构。由于目前国内外胎儿心脏MRI研究还较少，各家使用的技术也不完全一致。我们的扫描常规是在胸腹部的单激发快速自旋回波（SSFSE）序列横断、冠状、矢状位扫描后，首先扫描斜冠状位单激发快速自旋回波序列，以观察气管支气管形态。胎儿的气管和支气管内为羊水，呈高信号，胎儿的气管和支气管的形态有助于确定胎儿心房的位置，主支气管较长的一侧为左心房，主支气管较短的一侧为右心房，确定胎儿心房的位置对胎儿复杂先天性心脏病的节段分析非常重要。然后进行SSFP序列四腔位、短轴位、长轴位、横断位、冠状位和矢状位等多角度扫描。SSFSE序列由于血管心腔为低信号，对胎儿心脏畸形的诊断价值有限，但对胎儿心脏肿瘤、心包积液、心包囊肿等病变有较高的诊断价值。

胎儿心脏MRI的正常图像与儿童类似，SSFP序列血管心腔为高信号，在主动脉弓平面的横断位，可见主动脉弓斜行于高信号的气管的左侧，由右前向左后走行，气管和支气管在儿童是低信号而在胎儿图像上是高信号，需要和血管影区别。在主动脉弓平面的横断位还常可见到动脉导管连接于降主动脉和左肺动脉起始部（图5-1）。胎儿主动脉略小于肺动脉。在稍下的主肺动脉窗层面，可以看到左、右肺动脉，升主动脉和降主动脉的横断面（图5-2）。胎儿心脏MRI正常四腔位或横断位扫描在心房、心室水平可见左心房、左心室、右心房、右心室、房间隔和室间隔，左心房和右心房大小接近，左心室和右心室大小接近或左心室略小于右心室，房间隔和室间隔为低信号影（图5-3）。矢状位和短轴位图像则可显示左心室、右心室和室间隔，也可显示肺动脉起源于前方的右心室。

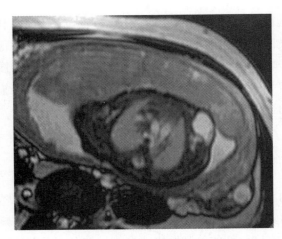

图 5-1 胎儿心脏磁共振 SSFP 序列主动脉弓平面横断位图像，可见主动脉弓斜行于高信号的气管左侧，由前向后走行，动脉导管连接于降主动脉和肺动脉，主动脉略小于肺动脉

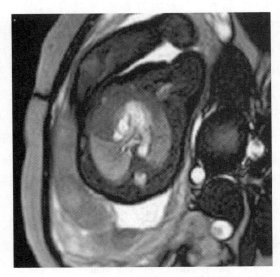

图 5-2 胎儿心脏磁共振 SSFP 序列主肺动脉窗平面横断位图像，可见肺动脉主干和左、右肺动脉，上腔静脉，升主动脉和降主动脉的横断面

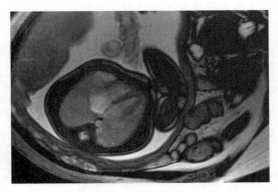

图 5-3 胎儿心脏磁共振 SSFP 序列四腔位心房心室水平图像，可见左心房、左心室、右心房、右心室、房间隔和室间隔，心腔高信号，房间隔和室间隔低信号

四、胎儿心脏 MRI 的临床应用

胎儿心脏疾病中包括心脏畸形、心脏肿瘤、心脏憩室、心包积液、心包囊肿等，其中最常见的是心脏畸形，其他疾病如胎儿心脏肿瘤、心脏憩室、心包积液、心包囊肿等诊断相对都比较容易。胎儿心脏肿瘤最常见的是横纹肌瘤，常伴有结节性硬化。

胎儿心脏畸形是最难诊断的疾病。四腔心的图像是胎儿先天性心脏病 MRI 检查中最有诊断价值的图像，其次是主动脉弓层面图像，有些类似胎儿超声心动图中的三血管平面，也能提供许多重要的诊断信息。

由于胎儿心脏卵圆孔未闭合，除非见到巨大的房间隔缺损或见到房间隔下部的低位缺损，在胎儿心脏 MRI 中一般不轻易诊断房间隔缺损。胎儿心脏在正常情况下，连接于主动脉和肺动脉之间的动脉导管是开放的。但如在四腔心的图像上见到左心室和右心室间的室间隔连续性中断要考虑室间隔缺损的存在(图 5-4)。胎儿房间隔下部和流入道部室间隔均有连续性中断，并见到"鹅颈征"时，要考虑完全性房室通道畸形的诊断(图 5-5)。四腔心图像中右心房、右心室、左心房和左心室的大小对三尖瓣闭锁、左心发育不良综合征、室间隔完整的肺动脉闭锁、右心发育不良等

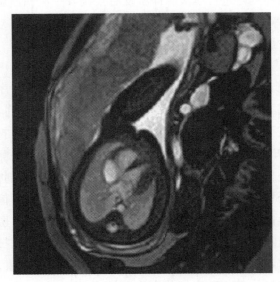

图 5-4 胎儿室间隔缺损，SSFP 四腔心图像见室间隔连续性中断

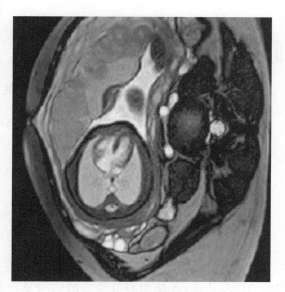

图 5-5　胎儿完全性房室通道畸形，SSFP 四腔心图像见胎儿房间隔下部和流入道部室间隔均有连续性中断

疾病有很好的诊断价值。胎儿心脏 MRI 对胎儿心脏的位置、心房位置、房室连接、心室位置、心室大动脉连接都可以较好地显示，了解房室连接和心室大动脉连接，明确心房位置、心室位置和大动脉位置，复杂先心病诊断最关键的部分便已解决。房室连接一致而心室大动脉连接不一致即右心室和主动脉连接，左心室和肺动脉连接，为完全性大动脉转位。房室连接不一致同时有心室大动脉连接不一致为纠正性大动脉转位。两大动脉完全或主要从右心室发出，为右心室双出口。

对儿童先天性心脏病的心外结构异常，磁共振诊断敏感性、特异性和准确性均相当高。在胎儿，虽然不能使用对比剂，没有造影增强的磁共振血管成像序列，但对于先心病的心外结构异常如胎儿双侧上腔静脉、下腔静脉中断、双主动脉、主动脉弓中断、外周肺动脉狭窄等，磁共振检查仍能做出明确的诊断，确认或排除心外结构异常[7]。对于其他的胎儿心脏疾病，如心包积液、心包囊肿、心脏横纹肌瘤等，胎儿心脏磁共振均有比先心病更好的诊断效果[8]。

根据我院 5 年来胎儿心脏疾病的诊断结果分析，如果在孕晚期，存在孕妇过度肥胖、子宫畸形、双胎、子宫肌瘤、羊水过少等影响超声显示胎儿心脏的情况时，胎儿心脏磁共振的诊断敏感性、特异性和准确性均高于胎儿超声心动图。若不存在上述不利情况，胎儿超声心动图的诊断已经相当可靠，但还是经常在某些孕妇中，胎儿心脏磁共振能提供补充的诊断信息。无论如何，胎儿心脏磁共振已成为胎儿超声心动图有效的补充检查手段，值得推广。

参 考 文 献

1. Loomba RS, Chandrasekar S, Shah PH et al. The developing role of fetal magnetic resonance imaging in the diagnosis of congenital cardiac anomalies: A systematic review. Ann Pediatr Cardiol, 2011, 4: 172-176.

2. Saleem SN Feasibility of MRI of the fetal heart with balanced steady-state free precession sequence along fetal body and cardiac planes. AJR, 2008, 191: 1208-1215.

3. Manganaro L, Savelli S, Di Maurizio M, et al. Potential role of fetal cardiac evaluation with magnetic resonance imaging: preliminary experience. Prenat Diagn, 2008, 28: 148-156.

4. Manganaro L, Savelli S, Di Maurizio M, et al. Assessment of congenital heart disease (CHD): is there a role for fetal magnetic resonance imaging (MRI)? Eur J Radiol, 2009, 72: 172-180.

5. Votino C, Jani J, Damry N, et al. Magnetic resonance imaging in the normal fetal heart and in congenital heart disease. Ultrasound Obstet Gynecol, 2012, 39: 322-329.

6. Manganaro L, Savelli S, Di Maurizio M, et al. Fetal MRI of the cardiovascular system: role of steady-state free precession sequences for the evaluation of normal and pathological appearances. Radiol Med, 2009, 114: 852-870.

7. Wielandner A, Mlczoch E, Prayer D, et al. Potential of magnetic resonance for imaging the fetal heart. Semin Fetal Neonatal Med, 2013, 18: 286-297.

8. Al Nafisi B, van Amerom JF, Forsey J, et al. Fetal circulation in left-sided congenital heart disease measured by cardiovascular magnetic resonance: a case-control study. J Cardiovasc Magn Reson, 2013, 15: 65.

第六章 二尖瓣影像学研究进展

>>>>>> 孙 锟

二尖瓣装置是复杂、精细的结构,它由瓣环、瓣叶、腱索、乳头肌及其附着的左心室壁心肌共同构成并协调运动,其中任一部分出现器质或功能异常,都可导致不同程度的二尖瓣狭窄或反流,引起血流动力学改变。准确量化评估二尖瓣装置对患者临床治疗、手术时机及方式的选择、预后起着至关重要的作用。由于二尖瓣装置的复杂性和精细度,二尖瓣装置的量化评估仍然是临床工作者的一大挑战。

一、影像学检查方法

心脏超声心动图、心脏磁共振(CMR)和心脏CT(CCT)是心脏疾病最主要的非侵入性影像学检查方法。

目前临床上常规选择超声心动图用于手术前、后评估二尖瓣反流的程度、病因及手术疗效。随着影像学技术的发展,实时三维超声心动图、计算机断层扫描及心血管磁共振成像在临床评估二尖瓣疾病的应用与日俱增。Gordic S 等[1]提出评估心脏瓣膜疾病的影像学方法,首先选择心脏超声,其次考虑选择心脏磁共振检查。美国哈佛医学院、波士顿儿童医院对儿童心脏不同模态图像质量的对比研究[2]也充分证实这一观点。

1. 二维超声心动图 二维超声心动图(two-dimensional echocardiography,2DE)是临床上心脏瓣膜疾病检查的首选方法,包括经胸超声心动图和经食管超声心动图,具有简便易行、价格低廉、无辐射等优点。它不仅能观察二尖瓣装置的结构和运动,还能对心脏腔室的结构及功能变化进行评估。多普勒超声和彩色血流成像能直接显示二尖瓣反流束的空间分布及反流束的大小,测定反流速度。

目前临床上评估二尖瓣反流的方法很多,反流束面积与左心房面积的比值是超声心动图评估二尖瓣反流程度的一个经典参数。其他经典的半定量方法还有射流紧缩宽度,此参数敏感性高,但影响因素较多,比如反流口的大小和形状、偏心性反流、左心房大小及顺应性、仪器因素(如彩色增益、Nyquist 极限)等都会影响反流束的评估。定量方法中较为常用的为近端等速表面积(proximal isovelocity surface area,PISA)法,它根据流体流动的连续性理论,通过引入数学模型来计算二尖瓣反流容积、反流分数及有效反流口面积(effective regurgitant orifice area,EROA),以评估反流严重程度。通过 PISA 法计算的 EROA 被认为是反流严重程度分级的最准确参数之一[3]。但当反流口为椭圆或不规则形状、Nyquist 极限设置不佳或多个反流口时,PISA 法准确度较低。

2. 实时三维超声心动图 实时三维超声心动图(real time three-dimensional echocardiography,RT-3DE)近年来发展迅速,它使超声工作者能即时、方便地采集图像,不需要耗时较长的离线重建。它能提供"外科视角",从左心房或左心室面"直视"二尖瓣,并通过旋转图像,可任意角度观察二尖瓣装置的立体形态及运动、反流束大小及空间分布,使二尖瓣装置三维立体结构的定量测量成为可能。

RT-3DE比2DE更全面、精确地显示二尖瓣装置的立体解剖结构及功能形态,评价病变更有优势[4]。王瑶等[5]的研究表明,在评价二尖瓣瓣叶病变部位及瓣叶裂方面,经食管RT-3DE较2DE更有优势。Wei等[6]对73名二尖瓣反流患者术中使用经食管RT-3DE评估,其结果与术中直视所见的吻合度为88%(64/73),肯定了RT-3DE的准确性。

在量化评估方面,RT-3DE能直接对EROA进行观察,不需要在头脑中想象其三维空间结构,结果较2DE更为可靠。Shanks M等[7]发现,与经食管RT-3DE及MRI测量结果相比,2DE低估EROA的平均值为0.13 cm²。Khanna D等[8]对重度二尖瓣反流患者使用经食管RT-3DE及2DE计算射流紧缩面积,RT-3DE所得结果与心导管造影结果相关性更高。与2DE相比,尤其在偏心性反流中,RT-3DE能更准确地量化评估反流的程度[9,10]。

三维超声心动图在临床的运用已证实其是评估瓣膜结构与功能的最佳影像学技术[11]。

3. 多层螺旋计算机断层扫描　　CT血管造影是一项新兴的二尖瓣反流影像学检查手段。随着扫描技术的发展,尤其多层螺旋计算机断层扫描(multidetector computed tomography, MDCT)的出现,显著提高了图像的时间分辨率和空间分辨率,通过造影剂能提高血液与室壁、瓣膜等软组织的对比度。MDCT的高分辨率、腔室壁与血流的高对比度使其能精细显示心脏瓣膜的解剖结构,准确评估瓣膜功能。通过各种后处理方法可将连续的重建图像制作成电影,动态观察二尖瓣的开放与关闭情况,评估二尖瓣装置钙化、瓣环扩大、瓣叶脱垂、腱索长度变化等病理变化。由于CT具有辐射危害,在儿童患者尽量避免使用CT检查,常在超声和心脏磁共振不能提供足够信息时才选择使用[1]。

4. 心血管磁共振成像　　磁共振成像早在20世纪80年代初便已开始应用于儿童心脏疾病的检查,无创伤,无辐射危害,可作冠状位、横断位、矢状位、长轴位、短轴位等多种角度扫描,空间

分辨率较好,软组织的对比分辨率在目前常用影像学技术中最佳。心血管磁共振成像(CMR)不仅可以用于心脏形态学方面的诊断,还可进行心脏功能的定量分析,测定容积与血流流速,且测定心室容量不依赖心室几何形状的假设,对左心室收缩末期容积、舒张末期容积及反流分数的测定与心导管测得值相关性好[9]。常用的CMR扫描序列包括:"黑血"序列、梯度回波电影序列、速度编码的相位对比法电影序列等。在梯度回波电影序列的基础上又开发出稳态自由进动电影序列等序列。稳态自由进动电影序列应用心电门控,图像采集速度快,信噪比高,其血流信号较多依赖于弛豫时间,血液与心肌组织对比度良好,可清晰显示瓣膜运动,目前较多应用于心脏瓣膜疾病的研究[12-14]。Buchner S等[15]运用CMR评估二尖瓣反流患者的二尖瓣装置并测量反流口,证实CMR能直接观察并测量反流口形状和大小。

二、二尖瓣装置的定量分析

二尖瓣装置形态结构的变化是造成二尖瓣病变的重要原因之一。评价二尖瓣装置结构参数不仅有利于明确二尖瓣反流的类型和程度,更能探讨二尖瓣反流的发生机制,帮助制定手术决策,个体化选择人工瓣环或整形方法。随着各种影像学技术的发展和超声心动图二尖瓣结构定量分析(mitral valve quantification, MVQ)软件的开发,国内外对于二尖瓣装置结构及运动的量化分析也有了一定进展。目前,对二尖瓣装置几何构型和功能的定量评估多集中在以下几个方面。

（一）瓣环参数

查阅文献,迄今国内外常用的瓣环参数分为径长参数和形状指数两大类:

1. 径长参数　　包括:① 瓣环前后径:指前瓣环中点到后瓣环中点的距离;② 前外后内径(联合间径):瓣环前外侧交界至后内侧交界的距离,与前后径分别反映瓣环在不同径向上的变化情况。

2. 形状指数　　包括:① 瓣环周长、面积:一般为瓣环二维投影的周长、面积,反映瓣环的整体变化;② 瓣环高度:瓣环最高平面与最低平面间的垂直距离;③ 瓣环非平面角度(nonplanarity angle，NPA）：指前叶侧瓣环与后叶侧瓣环之间的夹角，与瓣环高度一起反映瓣环的非平面特性；④ 瓣环高度与联合间径比（AHCWR）：瓣环高度/瓣环前外后内径，反映瓣环的"马鞍形"结构。

瓣环是二尖瓣装置的重要组成部分，瓣环结构变化是引起二尖瓣病变的最主要原因之一。尤其在功能性二尖瓣反流中，二尖瓣装置并无器质性改变，而是由于左心室重构、左心室扩大或室壁肌运动障碍，导致二尖瓣反流。正常二尖瓣瓣环前、后交界处位置较低，前、后瓣环的中点（瓣根处）位置较高，呈非平面的"马鞍形"，有利于减轻收缩期瓣叶所受压力。在整个心动周期中，瓣环随时相推进而不断变化，在收缩期发生类似括约肌的收缩改变，表现为瓣环周长和面积变小。收缩中期二尖瓣环面积最小，有助于左心室压力升高前瓣叶的边缘部分有效对合。舒张晚期时瓣环面积最大，有助于左心室的充盈[16]。

Khabbaz KR 等[17]运用术中经食管三维超声心动图检查，动态观察了二尖瓣瓣环几何构型在全收缩期的变化。Lee AP 等[18]在分析二尖瓣脱垂（mitral valve prolapse，MVP）患者的实时三维超声心动图时发现，MVP 组患者的瓣环前后径、前外后内径、周长、面积均较正常对照组显著增大，且随着反流程度的加重，增大的程度加大。瓣环高度及 AHCWR 变小，提示瓣环扩大，三维"马鞍形"结构趋向扁平。不同的二尖瓣疾病，瓣环参数的变化也存在差异。Kovalova S 等[19]的研究结果显示，Barlow 病组瓣环高度及瓣环高度指数（瓣环高度指数＝瓣环高度/瓣环周长×100）增大，缺血性反流组及二尖瓣脱垂组该数值减小，表明在缺血性反流及二尖瓣脱垂组中，二尖瓣瓣环扩大且趋于扁平，Barlow 病组的瓣环虽扩大，但仍然保持非平面的特性。

（二）瓣叶指数

查阅文献，迄今对二尖瓣瓣叶定量的相关参数主要有长度、面积与容积、角度和瓣叶对合情况：

1. 长度　　包括：① 二尖瓣前、后叶长度和面积：瓣叶的长度指瓣叶顶端至瓣叶根部的距离，收缩期亦可测量瓣叶闭合线至瓣叶根部的距离；② 舒张期前、后瓣叶厚度：一般测量瓣叶中部最厚处；③ 穹窿高度：指收缩期瓣叶闭合点（形成穹窿的最高点）至两侧瓣叶根部连线的垂直距离；④ 脱垂高度：脱垂瓣叶向左心房隆起部分距瓣环平面的高度。

2. 面积与容积　　包括：① 收缩期二尖瓣前、后瓣叶面积；② 穹窿与穹窿容积：指收缩期瓣叶闭合形成穹窿样结构内所包含的面积与容积；③ 脱垂瓣体面积和容积：指收缩期脱垂瓣体与二尖瓣瓣环平面间包含的面积与容积。

3. 角度　　收缩期前、后叶瓣体分别与瓣环平面所成夹角：其大小与瓣叶向瓣环运动的整体幅度呈反比。

4. 瓣叶对合情况　　包括：① 对合长度和面积：二尖瓣完全关闭时前后瓣叶相互接触的瓣体长度、面积，其中对合面积计算公式为：对合面积＝舒张早期二尖瓣面积－收缩末期二尖瓣面积。② 对合指数：指二尖瓣对合面积在前、后瓣叶面积总和中所占百分比例，计算公式为：对合指数＝（二尖瓣对合面积/舒张早期二尖瓣面积）×100％。③ 非闭合距离：指收缩末期二尖瓣不能完全闭合时前、后叶顶端之间的距离。

二尖瓣关闭时，前、后瓣叶闭合，左心室收缩产生的压力与乳头肌、腱索牵拉力平衡，两瓣叶相互接触形成穹窿样立体结构。正常二尖瓣前叶长度大于后叶长度，前、后叶瓣体面积总和约为瓣环面积的 140％±10％，保证收缩期前、后叶有一定的对合面积，更好地遮盖瓣口。以上解剖结构出现异常时，可导致二尖瓣狭窄和（或）反流。陈昕等[20]研究发现，二尖瓣脱垂患者的前叶、后叶长度和面积较正常组显著增大，腱索对冗长瓣叶的牵拉力减弱，左心室收缩时瓣叶脱向左心房，关闭不全而引起反流；前、后瓣叶穹窿高度及容积，前、后瓣叶与瓣环平面的夹角无明显变化。Lee AP 等[18]通过测量 MVP 患者二尖瓣前、后叶长度和面积，发现病变组较正常组均有一定程度的增大。Delling FN 等[21]基于 CMR 研究 71 名二尖瓣脱垂患者的二尖瓣特征，测量二尖瓣前叶长度、后叶位移、后叶厚度，发现连枷瓣叶发生情况与二尖瓣反流程度相关性高。

Delgado V 等[22]重建了 FMR 患者的二尖瓣

MDCT 图像,在前外侧(A1P1)、中央部(A2P2)、后内侧(A3P3)3 个平面分别测量了收缩期穹窿高度、前叶与瓣环平面夹角、后叶与瓣环平面夹角,以了解瓣叶的局部运动情况。有研究测量二尖瓣瓣叶厚度,并指出瓣叶厚度可以作为 MVP 严重程度区分的一个重要指标[23]。但 Sénéchal M 等[24]研究否定了该观点。

韩建成等[25]指出二尖瓣对合指数与对合面积呈正相关,且消除了个体差异,较对合面积更为客观,而与瓣环面积、二尖瓣 A2 区收缩末期瓣叶根部至闭合线距离呈负相关,瓣环扩大引起对合指数降低。三者均为对合指数的独立影响因素,对外科手术方案的制订有一定的指导作用。

(三)瓣下结构

二尖瓣瓣下结构包括腱索、乳头肌及部分室壁组织,它们既维持二尖瓣的正常运动,又维持着左心室的正常形状及功能。常用测量指标有:牵张长度(瓣膜至乳头肌腱索顶端长度),两侧乳头肌头端距离、基底部距离,左心室球形度等。

通过测量二尖瓣瓣下结构参数,马春燕等[26]发现,缺血性反流患者乳头肌向后外侧、心尖部发生移位,由于腱索的长度相对固定,乳头肌对瓣叶的牵拉力量及角度改变,过度牵拉瓣叶,前、后瓣叶无法有效闭合。Nakai 等[27]发现左心室发生重构时,乳头肌发生移位,前、后叶牵拉角度均增加。乳头肌牵张长度的增加或缩短均可引起二尖瓣瓣膜运动异常,而二尖瓣瓣膜的异常运动及左心室的形状变化亦可对瓣下装置造成影响。姚丽萍等[28]运用 RT-3DE 结合自主研发的二尖瓣开放面积测量软件对二尖瓣反流患儿二尖瓣瓣膜运动进行量化评估,发现与正常对照组相比,反流组瓣膜开放至最大面积所需时间及开放持续时间延长,开放最大斜率降低。

近年来,随着计算机技术的不断进步,医学图像处理技术飞速发展。通过对医学图像的重建、

分割和配准等方法,利用超声、CT 和磁共振数据,使复杂和精细的二尖瓣装置三维影像学准确量化评估成为可能。对心脏图像处理的方法学研究,基于 3DE 数据集的二尖瓣装置研究主要集中在对二尖瓣瓣环和瓣膜的分析[29-35],其中 Schneider M[24]通过重建 3DE 二尖瓣瓣膜表面,然后计算该表面与心脏壁的交点完成对闭合的二尖瓣瓣环的分割,并与医生在手术中的测量值比较,其平均 RMS(root mean square)值为 1.81±0.78 mm。高燕等通过基于先验知识的学习实现 3DE 二尖瓣分割[30]和重建[36],二尖瓣瓣环的识别与手动分割结果比较平均误差为 1.2~2.9 pixel[29],并对瓣环在心动周期中高度的变化进行定量[37]。赵庆等利用基于区域竞争主动轮廓模型的快速水平集算法对经过双边滤波处理后的双源 CT(dual source CT,DSCT)图像进行二尖瓣分割并完成三维重建[38],研究了瓣环、乳头肌随心动周期的运动变化。目前国外尚无基于 CMR 和 CT 图像对二尖瓣装置的分割及配准的研究。

三、总结

影像学检查能反映二尖瓣装置解剖结构的空间关系,有助于了解二尖瓣结构和功能,探索二尖瓣疾病的原因,对手术方式的选择及改良有至关重要的意义[10]。近几年随着影像学技术的发展,国内外对二尖瓣装置的量化研究逐渐增多,一定程度上明确了二尖瓣病变时的部分装置结构的运动变化,对探索二尖瓣病变机制起到一定作用。同时,由于二尖瓣装置的复杂性和现有影像学技术的局限性,临床上对二尖瓣疾病影像学检查仍集中于定性判断,装置定量仍以研究居多,未在临床上常规运用。此外,国内外关于二尖瓣定量参数的研究多针对单一组成部分,尚无系统的整合。随着影像学及计算机技术的进一步发展,二尖瓣疾病定性和定量分析会更加全面和准确。

参 考 文 献

1. Gordic S, Alkadhi H. Investigation techniques and importance of CT for diagnostics of cardiac valvular diseases. Radiologe, 2013, 53(10): 864-871.

2. Prakash A, Powell AJ, Geva T. Multimodality

noninvasive imaging for assessment of congenital heart disease，2010,3(1)：112 - 125.

3. Vandervoort PM，Rivera JM，Mele D，et al. Application of color Doppler flow mapping to calculate effective regurgitant orifice area：an in vitro study with initial clinical observations. Circulation，1993,88：1150 - 1156.

4. Thompson KA，Shiota T，Tolstrup K，et al. Utility of three-dimensional transesophageal echocardiography in the diagnosis of valvular perforations. Am J Cardiol，2011,107(1)：100 - 102.

5. 王瑶,高长青,沈岩松等.比较经食管实时三维和二维超声心动图评价二尖瓣反流功能解剖的准确性.南方医科大学学报,2011,31(11)：1882 - 1884.

6. Wei J，Hsiung MC，Tsai SK，et al. The routine use of live three-dimensional transesophageal echocardiography in mitral valve surgery：clinical experience. Eur J Echocardiogr，2010,11(1)：14 - 18.

7. Shanks M，Siebelink HM，Delgado V，et al. Quantitative assessment of mitral regurgitation：comparison between three-dimensional transesophageal echocardiography and magnetic resonance imaging. Circ Cardiovasc Imaging，2010,3(6)：694 - 700.

8. Khanna D，Vengala S，Miller AP，et al. Quantification of mitral regurgitation by live three-dimensional transthoracic echocardiographic measurements of vena contracta area. Echocardiography，2004,21(8)：737 - 743.

9. 刘夏天,谢明星,王新房等.实时三维彩色多普勒血流显像与磁共振定量心脏瓣膜反流束容积的对照研究.中华超声影像学杂,2007,16(3)：193 - 197.

10. Yosefy C，Hung J，Chua S，et al. Measurement of vena contracta area by real-time 3 - dimensional echocardiography for assessing severity of mitral regurgitation. Am. J. Cardiol，2009,104：978 - 983.

11. Muraru D，Cattarina M，Boccalini F，et al. Mitral valve anatomy and function：new insights from three-dimensional echocardiography. J Cardiovasc Med (Hagerstown)，2013,14(2)：91 - 99.

12. Hundley WG，Li HF，Willard JE，et al. Magnetic resonance imaging assessment of the severity of mitral regurgitation. Circulation，1995,92：1151.

13. Han Y，Peters DC，Salton CJ，et al. Cardiovascular magnetic resonance characterization of mitral valve prolapse. JACC Cardiovasc Imaging，2008,1(3)：294 - 303.

14. Fernandes AM，Rathi V，Biederman RW，et al. Cardiovascular magnetic resonance imaging-derived mitral valve geometry in determining mitral regurgitation severity. Arq Bras Cardiol，2013,100(6)：571 - 578.

15. Buchner S，Poschenrieder F，Hamer OW，et al. Direct visualization of regurgitant orifice by CMR reveals differential asymmetry according to etiology of mitral regurgitation. JACC Cardiovasc Imaging，2011,4(10)：1088 - 1096.

16. Kwan J，Jeon MJ，Kim DH，et al. Does the mitral annulus shrink or enlarge during systole? A real-time 3D echocardiography study. J Korean Med Sci，2009,24(2)：203 - 208.

17. Khabbaz KR，Mahmood F，Shakil O，et al. Dynamic 3 - Dimensional Echocardiographic Assessment of Mitral Annular Geometry in Patients With Functional Mitral Regurgitation. Ann Thorac Surg，2013,95(1)：105 - 110.

18. Lee AP，Hsiung MC，Salgo IS，et al. Quantitative analysis of mitral valve morphology in mitral valve prolapse with real-time 3 - dimensional echocardiography：importance of annular saddle shape in the pathogenesis of mitral regurgitation. Circulation，2013,127(7)：832 - 841.

19. Kovalova S，Necas J. RT - 3D TEE：characteristics of mitral annulus using mitral valve quantification (MVQ) program. Echocardiography，2011,28(4)：461 - 467.

20. 陈昕,杨军,孙丹丹等.实时三维经食管超声心动图对二尖瓣脱垂瓣叶立体结构的定量研究.中国超声医学杂志,2011,27(9)：793 - 795.

21. Delling FN，Kang LL，Yeon SB，et al. CMR predictors of mitral regurgitation in mitral valve prolapse. JACC Cardiovasc Imaging，2010,3(10)：1037 - 1045.

22. Delgado V，Tops LF，Schuijf JD，et al. Assessment of mitral valve anatomy and geometry with multislice computed tomography. JACC Cardiovasc Imaging，2009,2(5)：556 - 565.

23. 23 Malkowski MJ，Boudoulas H，Wooley CF，et al. Spectrum of structural abnormalities in floppy mitral valve echocardiographic evaluation. Am Heart J，1996,132：145 - 151.

24. Sénéchal M，Michaud N，Machaalany J，et al. Relation of mitral valve morphology and motion to mitral regurgitation severity in patients with mitral valve prolapse. Cardiovasc Ultrasound，2012,27；10：13.

25. 韩建成,何怡华,李治安等.二尖瓣对合指数与左心和二尖瓣瓣器结构超声参数之间的相关性.中华医学超声杂志(电子版),2011,8(11)：2329 - 2338.

26. 马春燕,梁玉佳,任卫东等.超声心动图定量评价慢性缺血性二尖瓣反流发生机制的临床应用价值. 中国超声医学杂志, 2008, 24(9): 796-798.

27. Nakai H, Kaku K, Takeuchi M, et al. Different influences of left ventricular remodeling on anterior and posterior mitral leaflet tethering. Circ J, 2012, 76(10): 2481-2487.

28. 姚莉萍, 孙锟, 朱磊等. 运用二尖瓣开放面积测量软件探讨二尖瓣反流的病因机制. 中华医学超声杂志(电子版), 2011, 8(2): 288-293.

29. Wei Song, Wei Xu, Xin Yang, Liping Yao, Kun Sun. Automatic Detection of Mitral Annulus in Echocardiography based on Prior Knowledge and Local Context. Computing in Cardiology, 2013, 40: 1139-1142.

30. 高艳, 杨新, 尚岩峰等. 实时三维超声心动图中二尖瓣的提取, 数据采集与处理, 2007, 22(3): 304-308.

31. Pouch AM, Wang H, Takabe M, et al. Fully automatic segmentation of the mitral leaflets in 3D transesophagealechocardiographic images using multi-atlas joint label fusion and deformable medial modeling. Med Image Anal, 2014, 18(1): 118-129.

32. Siefert AW, Icenogle DA, Rabbah JP, et al. Accuracy of a mitral valve segmentation method using J-splines for real-time 3D echocardiography data. Ann Biomed Eng, 2013, 41(6): 1258-1268.

33. Pouch AM, Yushkevich PA, Jackson BM, et al. Development of a semi-automated method for mitral valve modeling with medial axis representation using 3D ultrasound. Med Phys, 2012, 39(2): 933-950.

34. Saini K, Dewal ML, Rohit M. A fast region-based active contour model for boundary detection of echocardiographic images. J Digit Imaging, 2012, 25(2): 271-278.

35. Schneider RJ, Perrin DP, Vasilyev NV, et al. Mitral annulus segmentation from 3D ultrasound using graph cuts. IEEE Trans Med Imaging, 2010, 29(9): 1676-1687.

36. 朱磊, 杨新, 姚莉萍等. 基于实时三维超声图像的二尖瓣环重建及运动分析. 生物医学工程学杂志, 2008, 25(6): 1235-1241.

37. 席丽丽, 孙锟, 姚丽萍等. 小儿二尖瓣反流瓣环三维超声形态及运动分析. 中华医学超声杂志(电子版), 2010, (4): 609-616.

38. 赵庆, 杜阿安, 杨新等. 双源 CT 心脏图像中二尖瓣的分割及三维重建中国医学影像技术, 2011, 27(10): 2136-2140.

39. Schneider RJ, Perrin DP, Vasilyev NV, et al. Mitral annulus segmentation from 3D ultrasound using graph cuts. IEEE Trans Med Imaging, 2010, 29(9): 1676-1687.

第七章　虚拟内窥镜对心脏病诊断的研究进展

>>>>>> 薛海虹　孙　锟

虚拟内窥镜（virtual endoscopy，VE）技术将虚拟现实（virtual reality，VR）、科学计算可视化（visualization in scientific computing）与现代医学影像技术相结合，利用 CT、MRI、超声成像设备等获取人体断层扫描数据，通过图像处理和可视化技术，模拟传统光学内窥镜，将用户自身融入虚拟的三维空间中，生成虚拟而逼真的人机交互"真实场景"[1]。虚拟内窥镜系统主要包括影像数据的采集、图像的组织分割、三维重建及渲染、路径规划等 4 个部分。由于 VE 可以实现对人体组织器官的无创诊断，是一种完全非介入检查方法，因此具有很高的临床价值。

自 1994 年 Vining 等[2]首次提出 CT 虚拟支气管内窥镜技术以来，VE 以其非侵入性、可重复性、模拟传统光学内窥镜等明显优势，将虚拟现实与科学计算可视化相结合并成功地应用于医学图像处理。在许多临床试验及医学诊断中获得广泛的研究和应用。主要集中在具有空腔组织结构的器官中，如鼻腔、气管、胃肠道、胆管、血管等。Thomas 等[3]对虚拟内窥镜在主干气管的疾病诊断上做了回顾，并评估其有效性。虚拟内窥镜因非侵入性特点已逐渐成为胃肠道息肉检查和癌症早期诊断的常用技术。这些静态器官的病变的诊断主要依靠对静态体数据中病变部位的纹理、形状、密度等特征的观测来实现，静态器官内窥技术已逐渐趋于成熟。

近年来，有许多研究采用 CT 扫描及磁共振运用循序分段诊断方法在诊断先天性心脏病方面做了许多探索，但是由于常规的 CT、MRI 技术提供心腔内结构诊断的信息有限，而且为二维信息，同样无法满足模拟先心病病理诊断的要求。新近发展的计算机三维虚拟现实技术所生成的三维虚拟环境则有可能使医生身临其境地"进入"被检查者的心脏内部进行观察、检查，使真实模拟心脏病理科医生的先心病循序分段病理解剖诊断成为可能。

目前，基于 3DE 的虚拟内窥镜在动态心脏病诊断方面也取得了一定的进展。超声影像因其实时性，成为动态心脏虚拟内窥的主要方式。Bruining 等[4]建立的基于三维超声的技术虚拟显示心内二尖瓣、肺动脉瓣等结构，在虚拟的"心脏"内对部分先心病及动脉瘤进行诊断。Bosch 等[5]模拟"外科视角"，从左心房方向观察二尖瓣，并移动视点至左心室心底部对二尖瓣进行动态观察。Wolf 等[6]结合体绘制与面绘制技术，动态显示心内瓣膜结构及多普勒血流。孙锟等[7]对心脏三维超声虚拟可视化进行方法学研究和临床初步应用研究，自行研制开发了三维超声虚拟内窥镜可视化系统（3DE IESS），以人机交互导航方式在心内漫游，再现任意角度下观察漫游生成的路径，在虚拟心脏模型中显示心内三维血流运动方向[8]，获得虚拟的心内仿真内窥镜观察效果，实现部分先心病诊断和模拟房/室间隔缺损介入治疗。

随着成像技术的发展，基于 CT/MRI 影像的虚拟内窥动态心脏病诊断也得到长足的进步。Faletra 等[9]利用 CT 虚拟内窥镜技术分别通过心室侧和心房侧观察到 1 例心衰患者二尖瓣机械瓣的活动障碍。Yambe 等[10]利用此技术,建立经皮球囊冠脉扩张术训练系统,在虚拟现实环境下成功进行术前模拟和医生培训。Bartz 等[11]应用其自行开发的 VIVENDI 虚拟内窥镜系统,采用螺旋 CT 数据,实现冠脉内的虚拟内窥镜观察,但耗时长 10～20 min。Sorensen 等[12]同样肯定个体化心脏三维虚拟显示是一种新颖、有效的指导制定先心病手术方案的无创性工具。薛海虹等[13]应用虚拟内窥镜技术,对三维可视化环境在房/室间隔缺损超声诊断及模拟介入手术方面进行了初步的探索,发现利用 VE 技术可以在模拟 ASD 介入封堵治疗术中模拟选择封堵器的型号并显示模拟封堵术的结果;ROC 评价提示虚拟内窥镜对心内空间结构关系的判断比二维超声灵敏度更高[14]。

虽然最近 10 年心脏虚拟内窥镜得到一定的发展,但相对于静态器官心脏虚拟内窥镜发展明显滞后,多停留在相对简单和单一的病理诊断和功能分析上。制约其发展的主要原因是成像技术的限制:① 高速搏动的心脏和高速往复运动的心内瓣膜装置,对成像设备要求很高,单一的成像设备无法满足要求;② 单一成像方式难以对具有复杂三维构型的动态心脏结构及功能做完整、准确的观测和分析。三维实时超声善于捕捉高速运动的心内结构,但对于心脏的整体及心外结构的显示有很大的限制。CT/MRI 可以对整个心脏结构成像,但对于心内结构尤其是瓣膜和血流的观测相对受限。因此,心脏的虚拟内窥镜需要综合 3DE 和 CT/MRI 的多模态四维影像信息,形成信息互补,达到精确、快速地对心脏运动进行重建和可视化。

基于多模态四维影像的心脏虚拟内窥镜,目前在国内外的研究仅仅处于起步阶段,并逐渐成为研究的热点。Puranik 等[15]研究并评估多模态四维影像在心脏病诊断方面的必要性。有研究针对特定心脏病推出一些多模态诊断的建议和标准,但均未对多模态心脏影像的综合利用提出解决方案。杜阿安等[16]提出心脏虚拟内窥镜系统,该系统采用双源 CT 图像作为原始数据,系统用

户可以根据自己的需要用自定义的平面实现虚拟内窥镜漫游模式,但该系统本质上还是单模态的虚拟内窥镜。因此,基于多模态四维影像的心脏虚拟内窥镜技术是目前医学图像处理和可视化领域亟待解决的重大问题。但是一系列的关键性难题,限制其发展和应用[17],主要包括:① 动态心脏和瓣膜装置运动的复杂性以及超大的数据量,使得图像内目标的提取极为困难;② 心脏的运动变形,导致多模态的图像配准问题难以解决;③ 因为多模态的三维运动,使得数据量非常庞大,实现心脏虚拟内窥镜对可视化渲染的要求非常高,多模态图像也缺乏一种有效的表达方法,难以在一个场景中有效地表现出多个模态的信息;④ 多模态心脏图像的虚拟内窥镜,缺乏一种能够实现 Van Praagh 顺序分段病理学诊断要求的路径规划。因此,迄今尚无法运用虚拟内窥镜技术实施临床目标的参数测量。要实现多模态医学图像四维虚拟心腔内窥镜技术,首先要解决以下关键技术:① 多模态四维心脏图像中医学目标的形状和特征提取;② 多模态四维影像的配准;③ 多模态四维图像的渲染和传递函数的设计;④ 心脏病诊断过程的路径规划。

同样,在多模态医学图像的配准方面,国内外研究者已进行了大量的研究。2006 年,Tomazevic 等[18]采用一个优化的相似性测度把术中获取的二维图像与手术前获取的高质量三维图像配准,误差均匀分布在 0～20 mm 范围内。2009 年,Zhang[19]采用心脏 MDCT 数据,对其图像序列进行四维图像配准,并对心脏运动图像的一致性做了评估。2013 年,Piella 等[20]通过设计特殊的相似性度量及特征描算子,对心脏图像进行动态弹性配准,估计的结果在一定相似性度量下对图像配准做标定。但是,目前这些方法在静止或相对低速图像的配准方面取得了很好的效果,但对于多模态四维影像中的高速运动心脏,由于各个模态很难非常精确地在时间上完全对应,导致待配准的多模态影像内容有较大的差异,加上成像方法不同导致的图像特性差异,最终产生不少的误配准。

最新高效率的医学影像可视化方法的设计和

实施多基于图形处理单元（graphics processing units，GPU）。虚拟内窥镜中面重建多用于可视化已经分割的或易于分割的目标，最新 GPU 流水线工作方式，使得面重建也可以通过 GPU 快速、精确渲染。医学图像绘制的核心在于传递函数的设计，而最新的多维传递函数可以有效地对空间特征进行可视化。Abellhn 等[21]设计传递函数对多模态的图像进行了渲染，但渲染对象限于三维的静态体数据。Freiman 等[22]提出一种据病例特征自适应调整的多维传递函数，对腹部肠腔 DW-MRI 数据图像处理并可视化。虽然目前三维单模态影像的渲染和可视化技术已经比较成熟，但由于多模态四维心脏图超大的数据量，以及模态图像之间有选择渲染对传递函数的新要求，在基于多模态四维心脏虚拟内窥方面的效果并不理想，在多模态四维心脏图像的渲染方面尚未见报道。

目前，虚拟内窥镜技术主要是针对狭长空腔器官进行内窥，比如肠、胃、主干气管、冠状动脉等，这些狭长器官的内窥，路径规划一般采用中心线方式对整个器官顺序观测。但是，对于先天性心脏病的诊断，由于心脏结构的复杂性，中心线路径无法满足临床要求，如 Van Praaph 顺序分段诊断的要求。因此，必须基于病理学，设计与 Van Praaph 顺序分段诊断方法匹配的特殊路径导航。因此，国内外有关图像目标提取、配准、渲染以及路径规划在单模态和相对低速的医学影像中的研究和应用已经比较成熟，但对于多模态四维心脏影像虚拟内窥镜方面的应用鲜有报道。

随着虚拟现实技术的发展，虚拟心腔内超声已尝试应用于心脏血流模拟及电生理研究。将来 VE 有望提供实时动态电生理活动、血流模拟、心功能及代谢信息，应用于射频消融导管解剖位置定位、监控和导航。VE 与心肌声学技术结合，将有助于了解心肌缺血与心律失常的关系。

通过虚拟显示心脏内部的三维解剖结构、功能模拟演示，VE 为心脏超声教学提供可视化教学平台。Weidenbach 等[23]开发的 EchoComJ 智能培训系统，对医学院毕业生进行心脏病超声诊断模拟训练，使学生能更快、更准确地掌握心脏超声的标准切面观。Cates 等[24]在一项前瞻性随机研究中发现，通过虚拟模拟器培训学生置入心脏除颤器，其熟练程度比传统培训的学生显著提高。随着 VE 技术的发展，手术模拟在培训心胸外科医生中发挥越来越重要的作用[25]。

多模态图像融合是近年来医学图像处理领域中的热门研究方向之一，具有很高的临床应用价值[26]。不同模态的医学图像提供不同的生物信息，都有各自的优劣之处。多模态的医学图像融合可以从不同方面提供解剖、组织和功能运动等信息，为动态心脏虚拟内窥镜的实施提供了保障。

基于多模态四维心脏影像的虚拟内窥涉及分割、配准、可视化、路径规划等关键技术，代表了医学图像分析的最前沿的领域。因此，系统开发该项技术具有很高的学术和应用价值。此外，探索实现先心病的模拟 Van Praaph 顺序分段诊断，有望为先心病的准确空间三维诊断提供全新的技术平台，对提高先心病的诊治水平具有重要的临床意义，同时为先心病经导管介入及开胸手术治疗的术前模拟及术中导航的研究奠定基础，具有重大的社会意义和经济价值。

参 考 文 献

1. 张菁，张天驰，陈怀友. 虚拟现实技术及应用. 北京：清华大学出版社，2011.

2. Vining DJ, Padhani AR, Wood S, et al. Virtual bronchoscopy: a new perspective for viewing the tracheobronchial tree. Radiology,1993,189: 438-439.

3. Thomas BP, Strother MK, Donnelly EF, et al. CT virtual endoscopy in the evaluation of large airway disease: review. AJR Am J Roentgenol. 2009,192(3 Suppl): S20-30, S31-33.

4. Bruining N, Grunst G, Berlage T, et al. A virtual heart model for image orientation and teaching three-dimensional echocardiography. J Am Coll Cardiol, 2004,3: 403A-404A.

5. Van den Bosch AE, Koning AH, Meijboom FJ, et al. Dynamic 3D echocardiography in virtual reality. Cardiovasc Ultrasound,2005,3: 37-40.

6. Wolf I，De Simone R，Hastenteufel M，et al. Virtual reality in 3D echocardiography：dynamic visualization of atrioventricular annuli surface models and volume rendered doppler-ultrasound. Stud Health Technol Inform，2002，85：580-585.

7. 孙锟,薛海虹,王君等.三维超声仿真心腔内窥镜技术诊断房间隔缺损的实验研究.中华超声影像学杂志,2006,15：46-49.

8. 方慧敏,赵暖,余建国等.血流在超声心动图中的两种三维显示方法.中国医学影像技术,2006,22：1197-1199.

9. Faletra FF，Alain M，Moccetti T. Blockage of bileaflet mitral valve prosthesis imaged by computed tomography virtual endoscopy. Heart，2007，93（3）：324.

10. Yambe T，Yoshizawa M，Tabayashi K，et al. Virtual percutaneous transluminal coronary angioplasty system for an educational support system. Artif Organs，1998，22：710-723.

11. Bartz D，Gurvit O，Lanzendorfer M，et al. Virtual endoscopy for cardio vascular exploration. Proceedings of International Conference on Computer Aided Radiology and Surgery（CARS 2001），Berlin. 2001：1005-1009.

12. Sørensen TS，Therkildsen SV，Makowski P，et al. A new virtual reality approach for planning of cardiac interventions. Artif Intellig Med，2001，22：193-214.

13. 薛海虹,王君,孙锟等.应用虚拟现实技术对室间隔缺损三维超声诊断的实验研究.中国医学影像学技术,2005,21：169-172.

14. Xue H，Sun K，Yu J，et al. Three-dimensional echocardiographic virtual endoscopy for the diagnosis of congenital heart disease in children. Int J Cardiovasc Imaging. 2010，26（8）：851-859.

15. Puranik R，Muthurangu V，Celermajer DS，et al. Congenital Heart Disease and Multi-modality Imaging. Heart，Lung and Circulation，2010，19（3）：133-144.

16. 杜阿安,杨新,薛海红等.心脏三维虚拟内窥镜系统.生物医学工程学杂志,2012,29(5)：822-974.

17. Tavakoli V，Amini AA. A survey of shaped-based registration and segmentation techniques for cardiac images. Computer Vision and Image Understanding，2013，117（9）：966-989.

18. Tomazevic D，Likar B，Pernus F. Reconstruction-based 3D/2D image registration. Med Image Comput Comput Assist Interv，2005，8（Pt 2）：231-8.

19. Zhang Q，Eagleson R，Peters TM. Dynamic real-time 4D cardiac MDCT image display using GPU-accelerated volume rendering. Computerized Medical Imaging and Graphics，2009，33（6）：461-476.

20. Piella G，Craene MD，Butakoff C，et al. Multiview diffeomorphic registration：Application to motion and strain estimation from 3D echocardiography. Medical Image Analysis，2013，17（3）：348-364.

21. Abellán P，Tost D，Grau S，et al. Regions-based illustrative visualization of multimodal datasets. Computerized Medical Imaging and Graphics，2013，37（4）：263-271.

22. Freiman M，Voss SD，Mulkern RV，et al. Quantitative body DW-MRI biomarkers uncertainty estimation using unscented wild-bootstrap. Med Image Comput Comput Assist Interv，2011，14（Pt 2）：74-81.

23. Weidenbach M，Trochim S，Kreutter S，et al. Intelligent training system integrated in an echocardiography simulator. Comput Biol Med，2004，34：407-425.

24. Cates CU，Gallagher AG. The future of simulation technologies for complex cardiovascular procedures. Eur Heart J，2012，33（17）：2127-2134.

25. Trehan K，Kemp CD，Yang SC. Simulation in cardiothoracic surgical training：where do we stand? J Thorac Cardiovasc Surg，2014，147（1）：18-24. e2.

26. Packer DL，Johnson SB，Kolasa MW，et al. New generation of electro-anatomic mapping：full intracardiac ultrasound image integration. Europace，2008，10（Suppl 3），iii35-41.

第二部分
先天性心脏病

第八章 先天性心脏病的病因学研究

>>>>>> 黄国英

先天性心脏病(简称先心病)是指胚胎发育时期心血管组织发育异常而导致出生时即存在的心脏、血管结构及功能异常。国内外关于先心病的发病率报道不一,但都占据出生缺陷的第一位。国外最新统计数据显示先心病的发病率为 5.4/1 000～16.1/1 000[1]。目前一致认为先心病是由遗传因素、环境因素单独作用或两方面共同作用所导致的,其中由遗传及环境因素共同作用所致的先心病占总数的 90%[2]。加强对先心病的病因研究,有助于提出先心病的预防及干预措施,降低先心病的发病率,提高人口素质。

一、遗传因素

(一)染色体异常

与先心病有关的染色体异常主要包括染色体核型异常及染色体微缺失。由染色体异常引起的先心病约占 5%,常表现为遗传综合征所引起的全身各系统畸形的一部分[3]。

1. 染色体核型异常 先心病患儿染色体核型异常多为三体型,包括 21-三体综合征(Down 综合征)、18-三体综合征(Edwards 综合征)、13-三体综合征(Patau 综合征)和 8-三体综合征(Warkany 综合征)[4,5];其他异常还包括 Turner 综合征(45,X)等。因此,对于染色体异常患儿应常规进行心脏检查。

(1) Down 综合征:第 21 号染色体三体,是活产婴儿最常见的染色体异常,发生率为 1/650～1/1 000。其中 95%为游离的第 21 号染色体,5%存在易位,常累及第 14 号染色体,2%～4%存在体细胞的嵌合现象。30%～40%的患者存在先心病,尤以房、室间隔缺损为多见。

(2) Edwards 综合征:第 18 号染色体三体,在活产婴儿中发病率约为 1/5 000。心脏畸形的发生率在 50%左右,以室间隔缺损、房间隔缺损、左心发育不良和法洛四联症为常见。

(3) Patau 综合征:第 13 号染色体三体,在活产婴儿中发病率约为 1/10 000。可以为整个 13 号染色体重复,亦可以为部分或嵌合型 13-三体。女性明显多于男性,90%患儿在 6 个月内死亡。60%～80%出现心血管畸形,常见为室间隔缺损、动脉导管未闭、瓣膜畸形等。

(4) Warkany 综合征:第 8 号染色体三体,在活产婴儿中发病率约为 1/50 000～1/25 000。由于纯合 8-三体多在妊娠早期流产,故存活者多为嵌合型,男性多于女性。25.5%～50%的患者存在心脏畸形,包括室间隔缺损、永存动脉干、主动脉缩窄、房间隔缺损、右主动脉弓、动脉导管未闭、左心室发育不良以及右位心等。

(5) Turner 综合征:为 X 染色体的结构和(或)功能异常所致的一种遗传性疾病,核型分析为(45,X),仅女性受累,在活产女婴中发病率约为 1/2 500。约 50%为 X 单体。约 1/3 患者存在先心病,如主动脉狭窄及主动脉瓣畸形等。

2. 染色体微缺失 除了染色体核型异常外,染色体微缺失也与先心病的发生密切相关。随着染色体荧光免疫原位杂交技术(FISH)的出现,研究发现了常规 G 显带染色体核型分析方法未能检测到的染色体微缺失。

(1) 染色体 22q11.2 微缺失综合征:是目前报道人类最常见的染色体微缺失综合征,发病率在 1/6 000～1/4 000 之间。其中 74% 的患者存在先心病。染色体 22q11 微缺失与圆锥动脉干畸形密切相关,染色体 22q11 微缺失患者可出现法洛四联症、肺动脉闭锁、共同动脉干及主动脉弓离断等心血管表型[6-8]。在对 222 个 22q11 缺失患者的表型分析中,法洛四联症占 22%、主动脉弓离断占 15%、室间隔缺损占 13%、永存动脉干占 7%。95% 的 22q11 缺失的患者累及 DGCR(DiGeorge chromosome region)区段即 22q11.2;5% 则为更小的缺失。值得注意的是,在 6%～28% 的先心病患儿中,其父(母)存在染色体 22q11 微缺失,这对于再次怀孕时的遗传咨询具有重要意义[9]。

(2) Williams-Beuren 综合征(7q11.23 缺失):由位于 7q11.23 的关键区域 WBSCR(Williams-Beuren syndrome critical region)区段的缺失所导致,其中包含有 elastin(ELN)基因,后者编码弹力纤维组成部分之一,为动脉的主要结构蛋白。发病率为 1/20 000～1/7 500。Wu 等[10]发现在临床诊断的 Williams 综合征患者中,FISH 检测结果显示 90% 存在染色体 7q11.23 缺失。其主要心血管表型为动脉狭窄,以主动脉瓣瓣上狭窄(supravalvular aortic stenosis,SVAS)最常见,约 75% 的患者出现该表型;外周肺动脉狭窄为婴儿期的常见表型。95% 的 WBS 患者 WBSCR 缺失范围在 1.55 Mb,5% 缺失 1.84 Mb。在表型与基因型关联性的研究中,发现包含有 WBSCR 区域的更大的缺失(大于 2～4 Mb),会引起更为严重的临床表型;在较小的缺失中,依据缺失的大小而表型差异较大。

(3) Cri-du-chat 综合征(5p 缺失):由于 5 号染色体短臂末端/中间的缺失而造成,长度可从仅累及 5p15.2 到整个短臂。12% 来自于父母一方的非平衡分离、易位或臂间倒位重组。发生率在 1/50 000～1/20 000。15%～20% 患者伴有先心病,常见为室间隔缺损、动脉导管未闭、法洛四联症及右心室流出道梗阻等。目前尚无关于先心病

关键区域表型基因型关联性的报道。

(4) Jacobsen 综合征(11q23 缺失):由于第 11 号染色体末端 11q23 的缺失所导致。约 2/3 的病例存在先心病,常见为室间隔缺损、二尖瓣畸形、Shone 综合征和左心发育不良等。表型与基因型相关性研究提示,存在一个 9 Mb 范围的关键缺失区域,其中包含先心病的候选基因 *JAM3*,其在心脏结构形成过程中表达,并且主要影响左心的发育。

(5) Wolf-Hirschhorn 综合征(4p 缺失):是由位于 4p16.3 的 WHSCR(Wolf-Hirschhorn syndrome critical region)区段的缺失所导致。在活产婴儿中发病率约为 1/50 000。约 50% 的患者存在先心病,房间隔缺损最多见(约 27%),其他还有肺动脉狭窄、室间隔缺损、动脉导管未闭、主动脉瓣关闭不全、法洛四联症等。WHSCR 的范围大概为 4p16.3 末端 1.9 Mb,包含有 *WHSC1* 基因和 *LEMT1* 基因。

(6) San Luis Valley 综合征(第 8 号染色体重组):是由于 8q22.1 - qter 区段的重复和 8pter - p23.1 区段的缺失所导致,表示为 rec(8),这种异常多来自于父亲或母亲的第 8 号染色体的臂间倒位,表示为 inv(8)。截至目前,发病率尚无权威统计。约 93% 的患者存在心脏异常,约 55% 为圆锥动脉干畸形(其中法洛四联症占 40%)。已经有超过 30 个研究,发现先天性心脏病与 8p23.1 中间和(或)末端的缺失相关,其中包含转录因子 *GATA4*,其在心脏发生中是必须的,*GATA4* 基因的单倍体剂量不足可能与心脏发育缺陷相关。

(7) 其他:在一些单基因病如 Alagille 综合征患者中,发现 3%～7% 的患者存在染色体 20p12 缺失[11]。

(二) 单基因遗传缺陷

单基因遗传缺陷所致的先心病仅占所有先心病的很小一部分。引起心脏发育异常的单基因突变大多发生在那些对胎儿各系统发育有较大影响的基因上,如转录因子,因此与染色体异常所致先心病一样,患儿常表现为某个综合征而不是单独存在的心脏畸形。临床上常见的综合征性单基因病有下列几种:

（1）Holt-Oram 综合征：也称为心手综合征，发病率在活产婴儿中约为 1/100 000，约 75% 的患者出现心脏疾病，最常见的为房间隔缺损、室间隔缺损、心脏传导性疾病如窦性心动过缓及房室传导阻滞。有 70% 的患者存在 TBX5 突变。TBX5 位于 12q24.1，属于转录因子 T-box 家族，在心脏和肢体发育过程中有重要作用，且与其他的转录因子如 Nkx2-5 及 GATA4 存在相互作用。已经发现了近 70 种突变，其中大部分是单发的，致病性突变可以为错义或无意突变，且不同突变位置引起的心脏畸形和上肢畸形的严重程度也有不同。其中，靠近 5' 端的突变可引起明显的心脏缺陷，而靠近 3' 端的点突变致肢体畸形更为明显。

（2）马方综合征（Marfan 综合征）：是累及结缔组织的全身性疾病，主要表型包括眼睛、骨骼及心血管系统，其发病率在 1/10 000～1/5 000 之间。FBN1 是目前已知的马方综合征的致病基因。在马方综合征患者中，FBN1 突变的检出率在 70%～93%。FBN1 位于 15q21.1，编码纤维蛋白 1。已经有 1 000 多种 FBN1 突变可以导致马方综合征或其他相关表型，但目前尚无常见突变位点的发现。该病心血管异常包括主动脉扩张、二尖瓣脱垂、三尖瓣脱垂以及肺动脉根部扩张等。

（3）Loeys-Dietz 综合征：既往也称为马方综合征 2，发病率尚缺乏确切统计，表现为心血管异常、骨骼畸形、颅面畸形及皮肤异常。75% 的患者可检测到 TGFBR2 突变，25% 为 TGFBR1 突变。这两个基因的突变所引起的表型迄今尚未发现明显的差异。多数突变为高度保守氨基酸的错义突变，也有部分为剪切位点的改变及倒数第二个外显子的无义突变。95% 的患者可见主动脉根部扩张，约 50% 的患者存在远端动脉瘤或扩张。

（4）CHARGE 综合征：CHARGE 是眼组织缺陷、心脏缺陷、后鼻孔闭锁、生长发育迟缓、生殖系统畸形和耳异常的首字母缩写，其在活产婴儿中发病率为 1/10 000。目前已知与 CHARGE 相关的基因为 CHD7，该基因突变占全部患者的 65%～70%。CHD7 位于 8q12.1，编码染色质解旋酶 DNA 结合蛋白 7，多数 CHD7 突变为无义突变和移码突变，分布于整个基因，错义突变相对较少。单倍体剂量不足可能是 CHARGE 综合征的致病基础。75%～85% 患者存在心血管畸形，包括法洛四联症、主动脉弓离断、右心室双出口、永存动脉干、房间隔缺损、室间隔缺损和动脉导管未闭。

（5）Ellis-van Creveld 综合征：表现为骨骼发育不良及心脏异常。EVC 基因位于 4p16，编码 992 个氨基酸残基的蛋白质。约 31% 的患者可以检测到 EVC 的突变，38% 可以检测到 EVC2 的突变。EVC 和 EVC2 基因以头对头结构，转录起始位点相距 2 624 bp。由于 EVC 和 EVC2 的重叠表达，其在心脏发育中可能起到协同作用，而这种协同作用的丧失可能为 EVCS 出现心脏异常的原因。心脏表型中最为常见的是房间隔缺损和单心房，约占患者的 60%。

（6）Costello 综合征：在活产婴儿中发病率估计为 1/300 000，其临床表现累及颅面、皮肤、骨骼肌肉、心血管、神经系统及精神运动发育。HRAS 基因为该疾病的致病基因，位于 11p15.5，为致癌基因，常见于散发体细胞肿瘤；其错义突变可见于 80%～90% 的患者。心血管异常包括：心脏扩大、肥厚型心肌病、肺动脉狭窄、主动脉扩张、心律失常如室上性心动过速。

（7）Char 综合征：表现为特征性面容（脸平、鼻梁平、眼距宽、眼睑下垂、人中短导致三角形嘴等）、动脉导管未闭和小指中间指节发育不良。发病率尚不清楚。Char 综合征与 TFAP2B 基因的突变相关，约 50% 的患者存在该基因的突变。

此外，目前较为肯定的引起先心病的基因有心脏特异转录因子如 NKX2-5、TBX5、GATA4[12,13]、Notch 信号通路配体 JAG1 基因[14]。除此之外，多个研究也证实转录因子 Pax43、Connexin 43、AP-2b、ZIC3 在先心病的形成中具有重要作用。

（三）多基因遗传缺陷

通常认为先心病为多基因遗传疾病[15]，即在多基因遗传的基础上，由环境致畸因子作用引起先心病。多数表现为单纯的心血管畸形而不伴其他系统的畸形，约占全部先心病的 90%。

同型半胱氨酸(Hcy)代谢过程中的重要酶5，10-亚甲基四氢叶酸还原酶（MTHFR）基因 C677T 突变是先心病的危险因素之一。Junker 等[16]发现 MTHFR 677TT 基因型与先心病结构畸形(特别是肺动脉狭窄、左心发育不良综合征和主动脉缩窄)显著相关。国内研究显示母亲 MTHFR 677 位点突变与动脉导管未闭和房间隔缺损有关[17]。但也有报道母亲该基因位点突变与子女先心病的发生无关[18]。这可能与不同研究的样本量及病例表型不同有关。Fross 等[19]认为 MTHFR 677TT 基因型将导致酶活性下降，叶酸水平下降，使心脏毒性物质同型半胱氨酸浓度升高，从而导致先心病的发生。但 MTHFR677TT 型和 CT 型个体在低叶酸水平状态时才表现为高同型半胱氨酸血症，或症状加重。且 Hcy 升高程度依赖于体内叶酸的水平，纯合突变型个体内如果具有较高的叶酸水平，则不会表现高同型半胱氨酸血症。体内叶酸水平、MTHFR 基因突变可能分别从环境及遗传因素方面共同作用而引起先心病。

类似的基因还有 HOXC5 及活化 T 细胞核因子基因 NFATC1。宫立国等[20]发现 HOXC5 基因 3′侧翼序列的 SNP 位点 rs2071450 与先心病存在相关性，具有 G 等位基因的人发生先心病的危险性相对较高。另一项研究则发现 NFATC1 可能是室间隔缺损、房间隔缺损及二瓣叶型主动脉瓣的易感因子[21]。

二、环境因素

与先心病有关的环境因素可分为化学(药物、环境化学物质)、物理、生物、心理社会因素 4 类。不同于遗传因素，环境因素是可修饰的，可以人为避免不利的致畸因素而预防先心病的发生[15]。

(一)化学因素

1. 药物　受精后 8 周以内是胚胎心血管发育的重要阶段，最易受药物和外界环境的影响而致畸。受精 8 周后，即停经 10 周后，心血管各个部分已分化完成，孕妇用药引起的畸胎的可能性有所降低[22]。

(1)沙利度胺：即反应停。是一种强致畸原，

孕早期少量服用(50 mg)即可导致畸形发生。可导致室间隔缺损、房间隔缺损及圆锥动脉干畸形等[23]。

(2)维生素 A 及衍生物：大剂量服用可致畸；缺乏也可导致先心病[24]。

(3)抗癫痫药：其心脏致畸作用已经得到多个研究证实。母亲在妊娠早期使用锂剂治疗，后代严重先天性心脏畸形患病率为 8%[25]。研究显示，母亲使用抗癫痫药，后代先心病风险增加 1.60 倍[26]。

2. 非治疗性药物暴露

(1)乙醇(酒精)：1973 年[27]首先报道了妊娠期饮酒的一系列致畸效应，包括心血管畸形。Grewal J 等[28]发现，妊娠期饮酒会增加大动脉转位的风险。

(2)烟草：Karatzo AA 等[29]研究提示妊娠期吸烟会增加后代患先心病的风险，且这一效应会随着剂量的增加而增加[30]。

(3)可卡因：吸食可卡因可增加后代发生室间隔缺损的风险[31]。

3. 空气污染　Ritz B 等[32]通过对加利福尼亚州南部地区 1987～1993 年出生的 9 000 例婴儿研究发现，孕妇生育室间隔缺损患儿的风险与 CO 的暴露浓度呈剂量关系，随着 CO 水平的增加，室间隔缺损发生的风险增加。同样地，空气中臭氧水平的增加可导致后代主动脉及血管畸形的发生增加。另一项研究发现，空气中 CO、NO_2、SO_2 等污染物与房间隔缺损、主动脉缩窄、法洛四联症等相关[33]。

4. 水污染　三氯乙烯是工业上常用的一种金属脱脂剂，也是一种常见的且可以持续存在的水污染物。越来越多的证据表明，三氯乙烯与先心病的发生相关。Goldberg SJ 等[34]研究发现，父母生活地区饮用水中有三氯乙烯污染，其后代发生先心病的风险是非三氯乙烯暴露组的 3 倍。Shaw GM 等[35]研究发现，后代先心病风险随着母亲妊娠早期自来水摄入量的增加而增加。Hwang BF 等[36]研究发现饮用水消毒剂是先心病的危险因素。氯消毒法在饮用水中的残留物

与发生心脏缺陷的 OR 值为 1.37。发生室间隔缺损的危险度随水中氯化物的暴露程度增高而明显增加。

5. 化学剂 研究认为,母亲孕期接触染料、油漆或印刷原料等化学物质与先心病的发生有关。孕早期接触农药的母亲较未接触者娩出先心病患儿的风险增高[37]。孕早期暴露于任何类型的农药会导致后代发生大动脉转位的风险增高,但似乎没有增加其他类型先心病的风险[38]。

（二）物理因素

1. 辐射 包括 X 射线、微波、无线电波、电视、雷达探测、手机、电脑等电磁辐射[9]研究发现先心病的发生与妊娠期太阳活动（solar activity）水平呈正相关,与宇宙射线水平（cosmic ray activity）呈负相关。相对于出生时,太阳活动水平和宇宙射线水平与先心病的相关性在妊娠早期更为显著。但这方面相关研究不多,具体机制不明。

2. 噪声 桂永浩等[61]采用以医院为基础的病例对照研究,对所有研究因素经单因素分析和二项分类 Logistic 回归分析,孕早期噪音环境是先心病发生的相关危险因素。

（三）生物因素

1. 感染性疾病

（1）TORCH：国内外多项研究均表明孕早期感染 TORCH 会增加胎儿发生先心病的风险[40]。

（2）风疹：风疹病毒可引起以先心病、先天性白内障、神经性耳聋及智障为表现的先天性风疹综合征（CRS）[41,42]。Cutts FT 等[43]发现母亲感染风疹病毒,可导致后代出现动脉导管未闭、外周肺动脉狭窄、室间隔缺损等先天性心脏畸形。

（3）发热性疾病及呼吸道感染：母亲在妊娠早期患发热性疾病,胎儿患先心病的风险将增加 1 倍[44]。仇小强等[36]发现孕早期感冒可能增加子代发生先心病的风险。

（4）微小病毒：Wang 等[45]在先心病患者心肌组织细胞中检测到微小病毒 B19 DNA,提示宫内微小病毒 B19 感染可能与先心病有关。

2. 母亲状况和妊娠合并症

（1）糖尿病：糖尿病合并妊娠可引起多种先心病的发生,如法洛四联症、大动脉转位、右心室

双出口、房间隔缺损、室间隔缺损、房室共道等[46,47]。

（2）苯丙酮尿症：母亲患有苯丙酮尿症而未经治疗,后代先心病发病率超过 6%,较一般人群中先心病发病率（0.8%）增加 6 倍以上[48]。最常见的心脏畸形为法洛四联症、室间隔缺损、动脉导管未闭及单心室[49,50]。

（3）高同型半胱氨酸与叶酸水平：母亲高同型半胱氨酸（Hcy）血症可引起神经管畸形和先心病等出生缺陷[51],孕早期服用叶酸可减少先心病的发生率,叶酸的这种保护作用可能与降低血浆同型半胱氨酸有关。

（4）年龄：高龄孕妇（≥35 岁）,其后代患先心病的风险也增加,其中右心室流出道畸形 OR＝1.28,95% CI：1.10～1.49；三尖瓣闭锁 OR＝1.24,95% CI：1.02～1.50[52]。另一项研究显示,母亲年龄超过 30 岁,后代患大动脉转位的风险增加[53]。

（5）生育史：不良生育史与先心病的发生相关。既往流产史可增加法洛四联症的发病风险,既往死产史可增加非染色体性房间隔缺损的发病风险,既往早产史可增加房间隔缺损的发病风险[54]。

3. 父亲状况 研究表明父亲在后代先心病的发病中可能起到十分重要的作用。早期研究发现,父亲年龄的增长与肺动脉狭窄、房间隔缺损、室间隔缺损等先天性心脏畸形有关[55]。但是近期的研究结果更多地提示父亲年龄的增长与先心病的发生无明显相关性[56,57]。Sung 等[58]的研究发现,父亲工作上长期暴露于有机溶剂,会增加先天畸形（尤其是先天性心脏畸形）的发生。另 1 项研究发现孕前半年父亲铅暴露与后代先心病的发生存显著相关[59]。父亲的职业环境在遗传咨询中也是不容忽视的因素,积极寻找自然流产史夫妇的高危因素,对预防子代先心病的发生尤为重要。

（四）心理及社会因素

刘凤等[60]对 1996～2006 年安徽省马鞍山市确诊的先心病患儿按 1∶2 配对进行病例对照研究,研究结果提示孕早期发生重大负性生活事件可能增加先心病的发生风险,与早期国内外文献报道一致。这为先心病的病因学研究提供了新的思路。

母亲在孕期受到精神的极度刺激或长时间刺激时，可产生消极的情绪，导致某些激素如儿茶酚胺的释放，在胚胎发育的关键期导致心脏发育异常。

综上所述，先心病的病因复杂，大多是多种因素共同作用形成，明确的先心病的病因很少，但已知有许多因素在其发生过程中具有重要的作用，针对这些明确的病因及可能的危险因素，应大力普及健康教育，积极监测环境因素，治理环境污染，开展遗传咨询和孕前检查，最大限度地预防先心病的发生。

参 考 文 献

1. Arias Lopez I, Martinez Tallo E, Campo Sanpedro F, Cardesa Garcia J J. Incidence and clinical characteristics of congenital heart disease in Badajoz Province, Spain. An Pediatr (Barc), 2008, 69 (1): 23 - 27.

2. 郑杰洪, 刘小清. 先天性心脏病的遗传和环境危险因素新认识. 岭南心血管病杂志, 2008, 14 (6): 450 - 452.

3. 张璟, 黄国英. 4046 例染色体检查结果与先天性心脏病关系的回顾性分析. 中国循证儿科杂志, 2009, 4 (2): 128 - 130.

4. 张璘, 任梅宏, 宋桂宁等. 胎儿先天性心脏病与染色体异常的关系. 中国优生与遗传杂志, 2009, 17 (10): 45 - 46.

5. 杨琳, 黄国英. 先天性心脏病的遗传相关因素. 上海: 上海科技出版社, 2013, 241 - 246.

6. Khositseth A, Tocharoentanaphol C, Khowsathit P, et al. Chromosome 22q11 deletions in patients with conotruncal heart defects. Pediatr Cardiol, 2005, 26 (5): 570 - 573.

7. Lewin MB, Lindsay EA, Jurecic V, et al. A genetic etiology for interruption of the aortic arch type B. Am J Cardiol, 1997, 80: 493 - 497.

8. McElhinney DB, Driscoll DA, Levin ER, et al. Chromosome 22q11 deletion in patients with ventricular septal defect: frequency and associated cardiovascular anomalies. Pediatrics, 2003, 112: E472.

9. Digilio MC, Angioni A, De Santis M, et al. Spectrum of clinical variability in familial deletion 22q11.2: from full manifestation to extremely mild clinical anomalies. Clin Genet, 2003, 63: 308 - 313.

10. Wu YQ, Nickerson E, Shaffer LG, et al. A case of Williams syndrome with a large, visible cytogenetic deletion. J Med Genet, 1999, 36: 928 - 932.

11. Krantz ID, Rand EB, Genin A, et al. Deletions of 20p12 in Alagille syndrome: frequency and molecular characterization. Am J Med Genet, 1997, 70: 80 - 86.

12. Small EM, Krieg PA. ransgenic analysis of the atrialnatriuretic factor (ANF) promoter: Nkx225 and GATA24 binding sites are required for atrial specific expression of ANF. Dev Biol, 2003, 261: 116 - 131.

13. Chen H, Shi S, Acosta L, et al. BMP10 is essential for maintaining cardiac growth during murine cardiogenesis. Development, 2004, 131: 2219 - 2231.

14. Boyer-Di Ponio J, Cécile Wright-Crosnier C, Groyer-Picard M, et al. Biological function of mutant forms of JAGGED1 proteins in Alagille syndrome: inhibitory effect on Notch signaling. Human Molecular Genetics, 2007, 16 (22): 2683 - 2692.

15. 张婧, 黄国英. 先天性心脏病病因和预防的研究进展. 中国循证儿科杂志, 2012, 7 (3): 231 - 238.

16. Junker R, Kotthoff S, Vielhaber H, et al. Infant methylenetetrahydrofolate reductase 677TT genotype is a risk factor for congenital heart disease. Cardiovascular Research, 2001, 51: 251 - 254.

17. Wenli L. Zhu, Yong Li, Liying Yan, et al. Maternal and offspring MTHFR gene C677T polymorphism as predictors of congenital atrial septal defect and patent ductus arteriosus. Molecular Human Reproduction, 2006, 12 (1): 51 - 54.

18. 刘虹, 李松, 叶鸿瑁等. 血浆同型半胱氨酸、叶酸、5, 10-亚甲基四氢叶酸还原酶基因多态性与先天性心脏病的相关性研究. 中华围产医学杂志, 2002, 5 (8): 102 - 105.

19. Frosst P, Blom, HJ, Milos R, et al. A candidate genetic risk factor for vascular disease: a common mutation in methylenetetrahydrofolate reductase. Nature Genetics, 10 (1): 111 - 113.

20. 宫立国, 邱广容, 邱广斌等. HOXC5 基因内 2 个 SNP 位点与单纯性先天性心脏的关联研究. 中国实验诊断学, 2004, 8 (6): 567 - 570.

21. Han Zeng-qiang, Chen Yu, Tang Chu-zhong, et al. Association between nuclear factor of activated T cells 1 gene mutation and simple congenital heart disease in children. Zhonghua Xin Xue Guan Bing Za Zhi, 2010, 38 (7): 621 - 624.

22. 刘玲. 妊娠期的合理用药体会. 中国误诊医学杂志,

2011，11(1)：243.

23. Smithells RW， Newman CG. Recognition of thalidomide defects. J Med Genet，1992，29：716-723.

24. 戴钟英.妊娠期用药 FDA 五级分类法.继续医学教育,2005,19(5)：11-13.

25. Weinstein MR. Lithium treatment of women during pregnancy and in the post-delivery period//Johnson N，ed. Handbook of lithium therapy. Lancaster Pa：MTP Press,1980：421-429.

26. Kѝllén BA， Otterblad Olausson P. Maternal drug use in early pregnancy and infant cardiovascular defect. Reprod Toxicol, 2003，17(3)：255-261.

27. Jones KL，Smith DW. Recognition of the fetal alcohol syndrome in early infancy. Lancet，1973，302 (7836)：999-1001.

28. Grewal J，Carmichael SL，Ma C，et al. Maternal periconceptional smoking and alcohol consumption and risk for select congenital anomalies. Birth Defects Res A Clin Mol Teratol，2008，82(7)：519-526.

29. Karatza AA，Giannakopoulos I，Dassios TG，et al. Periconceptional tobacco smoking and Xisolated congenital heart defects in the neonatal period. International Journal of Cardiology，2011，148：295-299.

30. Rogers JM. Tobacco and pregnancy. Reprod Toxicol，2009，28：152-160.

31. Ewing CK，Loffredo CA，Beaty TH. Paternal risk factors for isolated membranous ventricular septal defects.1997. American Journal of medical genetics，71(1)：42-46.

32. Ritz B，Yu F，Chapa G，et al. Ambient air pollution and risk of birth defects in Southern California. Am J Epidemiol，2002，155(1)：17-25.

33. Matthew J，Strickland R，Mitchel K，et al. Ambient Air PoHutian and Cardiovascular Malformations in Atianta，Georgia，1986-2003. Am J Epidemiol，2009，169(8)：1004-1014.

34. Goldberg SJ，Lebowitz MD，Graver EJ，Hicks S. An association of human congenital cardiac malformations and drinking water contaminants. J Am Coll Cardiol，1990，16：155-164.

35. Shaw GM，Swan SH，Harris JA，Malcoe LH. Maternal water consumption during pregnancy and congenital cardiac anomalies. Epidemiology，1990，1：206-211.

36. Hwang BF，Magnus P，Jaakkota JJ. Risk of specific birth defects in relation to chlorination and the amount of natural organic matter in the water

supply. Am J Epidemiol，2002，156(4)：374-383.

37. 仇小强,钟秋安,曾小云等.MTHFR 基因,CBS 基因,环境因素与先天性心脏病的病例对照研.中华流行病学杂志,2006,27(3),260-263.

38. Loffredo CA，Silbergeld EK，Ferencz C，et al. Association of transposition of the great arteries in infants with maternal exposures to herbicides and rodenticides. Am J Epidemiol，2001，153(6)：529-536.

39. Stoupel E，Birk E，Kogan A，et al. Congenital heart disease：correlation with fluctuations in cosmophysical activity，1995-2005. Int J Cardio，2009，135(2)：207-210.

40. Wang XM，Zhang GC，Han MY，et al. Detection of TORCH genom in the cardiac tissue of congenital heart disease. Chinese J Exp Clin Virol，2001，15(2)：176-178.

41. Gregg NM. Congenital cataract following German measles in the mother. Trans Ophthalmol Soc，1941，3：35-46.

42. Rittler M，López -Camelo J，Castilla EE. Monitoring congenital rubella embryopathy. Birth Defects Res A Clin Mol Teratol，2004，70(12)：939-943.

43. Cutts FT，Robertson SE，et al. Control of rubella and congenital rubella syndrome (CRS) in developing countries，part 1：burden of disease from CRS. World Health Organization. Bulletin of the World Health Organization，1997，75(1)：55-68.

44. Botto LD，Lynberg MC，Erickson JD. Congenital heart defects，maternal febrile illness，and multivitamin use：A population-based study. Epidemiology，2001，12(5)：485-490.

45. Wang X，Zhang G，Liu F，et al. Prevalence of human parvovirus B19 DNA in cardio tissues of patients with congenital heart disease indicated by nested PCR and in situ hybridization. J Chin Virol，2004,31(1)：20-24.

46. Jenkins KJ，Correa A，Feinstein JA，et al. Noninherited risk factors and congenital cardiovascular defects：current knowledge：a scientific statement from the American Heart Association Council on Cardiovascular Disease in the Young：endorsed by the American Academy of Pediatrics. Circulation，2007，115(23)：2995-3014.

47. Abu-Sulaiman RM，Subaih B. Congenital heart disease in infants of diabetic mothers：echocardiographic study. Pediatr Cardiol，2004，25(2)：137-140.

48. Levy HL，Ghavami M. Maternal phenylketonuria：a metabolic teratogen. Teratology，1996,53：176-184.

49. Levy HL，Guldberg P，Guttler F，et al. Congenital

heart disease in maternal phenylketonuria: report from the Maternal PKU Collaborative Study. Pediatr Res, 2001, 49: 636 - 642.

50. Rouse B, Azen C. Effect of high maternal blood phenylalanine on offspring congenital anomalies and developmental outcome at ages 4 and 6 years: the importance of strict dietary control preconception and throughout pregnancy. J Pediatr, 2004, 144(2): 235 - 239.

51. Hobbs CA, James SJ, Jernigan S, et al. Congenital heart defects, maternal homocysteine, smoking, and the 677C>T polymorphism in the methylenetetrahydrofolate reductase gene: evaluating gene-environment interactions. Am J Obstet Gynecol, 2006, 194(1): 218 - 224.

52. Reefhuis J, Honein MA. Maternal age and non-chromosomal birth defects, Atlanta - 1968 - 2000: teenager or thirty-something, who is at risk? Birth Defects Res A Clin Mol Teratol, 2004, 70: 572 - 579.

53. Ferencz C, Correa-Villasenor A, Loffredo CA, et al. Genetic and Environmental Risk Factors of Major Cardiovascular Malformations: The Baltimore-Washington Infant Study: 1981 - 1989. Armonk, NY. Futura Publishing Co, 1997.

54. Ferencz C, Correa-Villasenor A, Loffredo CA, et al. Genetic and Environmental Risk Factors of Major Cardiovascular Malformations: The Baltimore-Washington Infant Study: 1981 - 1989. Armonk, NY. Futura Publishing Co, 1997.

55. Olshan AF, Schnitzer PG, Baird PA. Paternal age and the risk of congenital heart defects. Teratology, 1994, 50: 80 - 84.

56. Method Kazaura, Rolv T. Lie, et al. Paternal Age and the Risk of Birth Defects in Norway. AEP, 2004, 14(8): 566 - 570.

57. Q. Yang, S. W. Wen, et al. Paternal age and birth defects: how strong is the association? Human Reproduction, 2007, 22(3): 696 - 701.

58. Tzu-I Sung, Jung-Der Wang, Pau-Chung Chen. Increased Risks of Infant Mortality and of Deaths Due to Congenital Malformation in the Offspring of Male Electronics Workers. Birth Defects Research, 2009(Part A), 85: 119 - 124.

59. 严双琴,顾春丽,刘国栋等.孕前半年父亲铅暴露与子代先天性心脏病病因的关联.中国优生与遗传杂志,2010,18(6): 119 - 121.

60. 刘凤,陶芳标.孕早期重大负性生活事件与子代先天性心脏病病因的关联.实用儿科临床杂志,2008,23(13): 988 - 990.

61. 侯佳,桂永浩,奚立等.先天性心脏病环境危险因素的病例对照研究.复旦学报(医学版),2007,34(5): 652 - 655.

第九章 先天性心脏病表观遗传学研究进展

>>>>>> 潘 博 田 杰

据世界卫生组织统计,全球范围内总出生缺陷发生率为 2‰～5‰,其中最常见的出生缺陷依次为:先天性心脏病(简称先心病)、神经管缺陷和颅面部畸形。近 15 年来,全球每年约有 135 万先心病患儿出生,先心病发生率高达 9.3‰,且逐年升高,占人类出生缺陷病例总数的 1/3[1]。尽管随着医学事业的发展,大部分心脏畸形可通过外科手术或内科介入治疗得以纠正,但对患儿家庭和社会造成了严重的经济负担和心理压力,是影响公共卫生、人口健康的重大社会问题。

先心病发病机制复杂,多年来对先心病的病因研究大多集中于基因和染色体的改变,已找到多个与心脏发育异常相关的基因,并通过动物实验得以证实。然而,先心病患者群的流行病学研究结果提示"染色体异常或单基因突变致畸理论"并不能解释临床上大多数先心病的发生机制。现在,多数学者认为先心病由环境因素和遗传因素相互作用所致,而表观遗传作为遗传与环境因素之间的纽带,在其中可能充当了桥梁的角色[2]。表观遗传的改变不仅可以解释某些疾病的发病机制,而且还可以作为疾病早期诊断和预防的标志。因此,了解先心病的表观遗传机制及其研究进展十分必要。

一、表观遗传

表观遗传系指非基因序列变化所致基因表达模式发生可遗传性的改变。目前,基因组遗传信息可分为两类,一类是传统概念中 DNA 序列所携带的遗传信息,为遗传信息的本质内容;另一类是表观遗传信息,依托于遗传信息之上,决定遗传信息何时、何地发生怎样的修饰而实现对遗传信息的调控。表观遗传对遗传信息的调控主要发生在基因转录及转录后修饰水平上,因此表观遗传修饰主要发生在染色质水平和(或)RNA 水平上,前者主要包括 DNA 甲基化、ATP 酶依赖的染色质重塑、组蛋白共价修饰、基因组印记及 X 染色体失活等;后者即微小 RNA(miRNA)调控。

在哺乳动物胚胎发育的初期,来自父母双方的表观遗传的信息大多数被清除,而在胚胎发育过程中,这些表观遗传信息又重新建立。因此,每个成熟细胞系都带有其受表观遗传调控所留下的足迹[3]。总体来说,表观遗传具备以下特征:① 能够影响染色体结构以及基因表达,进而影响细胞功能;② 可以通过有丝分裂从亲代细胞传递至子代细胞;③ 受环境因素影响;④ 具有潜在可逆性。在过去几十年,表观遗传在生命科学研究中取得了长足的进展,人们发现表观遗传修饰在多因素疾病如肿瘤、代谢性疾病、心血管疾病等的发生中发挥重要作用。由于表观遗传的潜在可逆性,其不仅为疾病发生机制的解析提供了重要理论依据,同时为疾病的早期诊断、干预提供了潜在靶点。

二、表观遗传与先心病

(一)染色质水平的表观遗传调控与先心病

染色质是基因的载体,其基本单位为核小体,由双螺旋 DNA 与组蛋白复合而成。DNA 序列中 CpG 岛（位点）发生甲基化修饰而实现对基因转录的调控；另一方面，高度紧密折叠的染色质阻碍了转录因子及辅助因子与目标 DNA 序列的结合，而染色质重塑可致染色体结构松散以利于基因转录。目前已知两类高度保守的染色质修饰复合物，一类是 ATP 酶依赖的染色质重塑复合物（ATP dependent chromatin remodeling complex），另一类是对组蛋白进行共价修饰的组蛋白修饰复合物（histone modifying complex）。前者利用 ATP 水解释放的能量以非共价结合的方式改变组蛋白与 DNA 之间的相互作用；后者则通过组蛋白 N 端氨基酸的共价修饰而改变染色质结构，主要包括赖氨酸和精氨酸甲基化、赖氨酸乙酰化、丝氨酸和苏氨酸磷酸化、赖氨酸泛素化及谷氨酸 ADP 糖基化等。除此之外，基因组印记及 X 染色体失活也属于发生在染色质水平上的表观遗传修饰行为（图 9-1）。

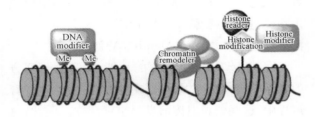

图 9-1 发生在染色质水平上的表观遗传修饰

Chromatin remodeler 即染色质重塑，通过调控 DNA 与组蛋白之间的相互作用而促发染色质构象发生改变，调控基因转录；染色质基本单位为核小体，由 DNA 与组蛋白复合构成，DNA 的表观遗传修饰主要指 DNA 甲基化，通常与基因沉默有关，DNA modifier：DNA 修饰，Me：methylation 甲基化；Histone modification 即组蛋白修饰（共价修饰），主要发生在组蛋白 N 端碱性氨基酸上，通过对组蛋白的修饰而调控染色质结构状态，调控基因转录。图片引自 Ching-pin Chang，Benoit G. Bruneau，Epigenetics and Cardiovascular Development Annu. Rev. Physiol. 2012. 74：41-68

1. DNA 甲基化与先心病 脊椎动物 DNA 甲基化主要受 DNA 甲基化转移酶（DNMT）的调控，为一种共价化学修饰，其结果是在胞嘧啶的 C-5 位置上增加甲基基团。CpG 比较聚集的区域常见于基因组的启动子区第 1 个外显子和基因的 3′ 端，被称为 CpG 岛。60% 的人类基因启动子存在于 CpG 岛，启动子区域 CpG 岛如发生甲基化则抑制基因表达。CpG 岛甲基化参与各种细胞和

组织的基因沉默、基因组印记、染色体稳定以及防止重复片段的无效产生[4]。同时，近来发现 DNA 甲基化同样发生在基因转录起始点上游 2kb 左右甚至更远的 CG 位点，该区域称为"CpG 岛岸"（CpG island shore），而绝大多数组织特异性的 DNA 甲基化发生在 CpG 岛岸而非 CpG 岛[5]。基因启动子区域 CpG 岛甲基化可能通过 3 种方式影响基因的转录表达：① DNA 序列发生甲基化直接阻碍转录因子的结合；② 甲基 CpG 结合蛋白（methyl-binding protein，MBP）结合到甲基化 CpG 位点，与其他转录抑制因子相互作用或招募组蛋白修饰酶改变染色质结构；③ 染色质结构的凝集阻碍转录因子与其调控序列的结合。

心脏发育过程中，诸多基因的时序表达受到 DNA 甲基化修饰的调控，研究提示 DNA 甲基化修饰异常参与先心病的发生。文献报道先心病患者心肌组织中 CITED2 基因启动子 DNA 甲基化水平降低[6]；法洛四联症患者全基因组 DNA 甲基化水平显著低于正常人，同时许多心脏发育相关基因如 EGFR、EVC2、TBX5 等启动子 DNA 甲基化水平亦发生改变[7]。动物实验同样证实异常的 DNA 甲基化与先心病之间存在相关性，如母鼠维生素 A 缺乏会导致胎鼠心脏发育相关基因 GATA4 启动子区域甲基化水平升高，进而导致 GATA4 表达水平下降而影响心脏发育[8]。

2. ATP 酶依赖的染色质重塑与先心病 所有 ATP 依赖的染色质重塑复合物都含有一个 ATPase 亚基，此亚基属于 SNF2（sucrose nonfermenting 2）蛋白超家族。根据亚基的同源性，可分为 SWI/SNF（switching defective/sucrose nonfermenting）、ISWI（imitation switch）、CHD（chromodomain，helicase，DNA binding）、INO80（inositol requiring 80）亚家族，这 4 类家族都拥有类似于 SWI 的 ATP 酶催化结构域，这些结构域高度进化保守[9]。这些 ATP 酶结构域可以促发组蛋白与 DNA 之间的相互作用而使染色质重塑。尽管目前对 ATP 酶依赖的染色质重塑分子机制尚不完全清楚，但是已有文献证实其在心血管发育中的重要作用。SWI/SNF 是真核生物中第一个被发现的 ATP 依赖的染色质重塑复合物，研究

发现其亚型 Brg1 缺失可致卵黄囊发育缺陷、肌小梁发育不良,胚胎早期即发生死亡;而 Baf180 敲除可引起冠状动脉及心肌发育缺陷,胚胎亦发生早期死亡;类似作用的 SWI/SNF 亚型还有 Baf45c 及 Baf60c 等。CHD 亚型 CHD7 异常可致主动脉弓发育异常[10]。

3. 组蛋白修饰与先心病　　组蛋白修饰为一个动态且可逆的过程,主要包括甲基化、乙酰化、磷酸化、泛素化、SUMO 化和 ADP 核糖基化等,这类修饰可以通过改变染色质的结构以及与其他调控蛋白相互作用,调节真核基因的表达。在组蛋白修饰中组蛋白乙酰化研究较早,近些年组蛋白甲基化方面的研究也取得了较大进展。

(1)组蛋白修饰的分子基础:组蛋白有 5 种类型,包括 H1、H2A、H2B、H3 和 H4,与双螺旋 DNA 组成真核细胞染色质的基本结构单位——核小体,其中各两分子 H2A、H2B、H3 和 H4 组成核小体的核心八聚体,H1 组蛋白存在于两个相邻核小体间的连接区。核心组蛋白的 C 端富含疏水性氨基酸残基,而 N 端富含碱性氨基酸残基并伸出核心组蛋白八聚体的表面,与邻近的核小体相互作用。组蛋白的共价修饰通常发生于组蛋白的 N 端尾部,在基因的转录调控中发挥着重要作用。一方面它们能够改变染色质的结构状态而影响转录;另一方面,它们也可作为某些转录因子的识别位点和结合平台,从而募集基因转录的调控因子。组蛋白不仅可以和双螺旋 DNA 组装成核小体,其末端的各种共价修饰还构成了独特的组蛋白密码。多种组蛋白修饰协同作用调节基因表达,构成了细胞基因特异性表达的重要基础。

(2)组蛋白甲基化与先心病:组蛋白 N 端的赖氨酸和精氨酸均可发生甲基化修饰,然而目前研究多集中于组蛋白赖氨酸甲基化。组蛋白赖氨酸甲基化主要发生在组蛋白 H3 和 H4 的赖氨酸残基上,是由组蛋白赖氨酸甲基转移酶(histone lysine methyltransferases,HLMTs)和组蛋白去甲基化酶(histone demethylases,HDTs)两大酶类所催化。

1)HLMTs/HDTs 与先心病:组蛋白赖氨酸甲基转移酶能够特异地使组蛋白赖氨酸发生甲基化修饰,并可能使修饰位点出现不同的甲基化状态,即一甲基化(me1)、二甲基化(me2)和三甲基化(me3)。不同赖氨酸位点的甲基化由不同甲基化酶所催化,其发挥的作用也不尽相同。如染色质疏松状态下,H3K4me3 维持在较高水平,而异染色质情况下,H3K9me3 水平升高[11]。即使同一赖氨酸位点,不同的甲基化状态对基因的转录调控的效果亦不同,例如二甲基化的 H3K4 可能作为一种转录许可信号,而三甲基化的 H3K4 与转录激活有关,完全激活的启动子富含三甲基化的 H3K4,基础转录的只有二甲基化 H3K4[12]。组蛋白去甲基化酶作用则相反,催化组蛋白赖氨酸发生去甲基化反应,组蛋白甲基化对基因转录具有重要调控作用,文献证实其修饰异常亦是先心病的发病机制之一。组蛋白甲基转移酶的异常可致心肌细胞发育异常,引起胚胎死亡,如 SmD1[13]。组蛋白去甲基酶异常同样可引起心血管系统发育异常,如 HDT 亚型 Jmjd6/Ptdsr 的敲除可引起右心室双出口、肺动脉发育不全及室间隔缺损等心血管畸形的发生[14]。

2)受 HLMTs 及 HDTs 调控的基因与先心病:许多心脏发育相关基因受到组蛋白甲基化调控,如 *Tbx5* 受到组蛋白 H3K7、H3K27 甲基化的调控,该基因的突变可引起先心病的发生[15]。类似受到组蛋白甲基化调控的基因还有 *Tbx1*、*DPF3*、*ET1* 等[16]。在许多伴发心脏畸形的综合征的发生亦与组蛋白甲基化相关,如 *BCOR* 突变导致组蛋白 H3K4 和 H3K36 甲基化水平的增高,导致下游基因沉默,引起 OFCD 综合征[17]。类似的还有 *EHMT1* 基因[18],该基因编码特异性催化 H3K9 甲基酶,其突变是引起 9q-STDS 综合征的主要原因,患者出现房间隔及室间隔缺损。

(3)组蛋白乙酰化与先心病:组蛋白乙酰化主要由组蛋白乙酰化酶(histone acetylases,HATs)和组蛋白去乙酰化酶(histone deacetylases,HDACs)催化完成。HATs 通过在组蛋白的 N 端赖氨酸残基上引入疏水的乙酰基,使 DNA 与组蛋白间的静电引力和空间位阻增大,两者间的相互作用减弱,DNA 易于解聚,染色质呈转录活性结构,因此有利于转录因子与 DNA 模板相结合,进而激活基因转录。相反,HDACs 使去乙酰化后带正电的组蛋白与带负电的 DNA 紧密结合,染色质呈致密卷曲的阻抑结构,从而抑制基因转录。HATs、HDACs 之间的动态平衡控制着染色质的结构和基因的表达。

重庆医科大学附属儿童医院心脏中心是目前国内该领域较有代表性的研究团队之一。该研究团队从早期体外对 HATs 亚型 GCN5 在干细胞向心肌样细胞分化中的作用研究到目前利用模式动物及人体组织标本深入探讨心脏发育及先心病的表观遗传机制研究过程中取得了许多进展。团队在体外水平下研究发现 HATs 亚型 GCN5 在干细胞向心肌样细胞分化过程中发挥重要作用[19];对小鼠心脏发育过程中 HATs 亚型在心脏中的分布及时空表达的研究中发现,HATs 亚型 p300 无论在组织分布还是表达时序性上均高于其他亚型[20],而 p300 早已被证实在心脏发育中扮演重要角色,其敲除可致小鼠心脏发育缺陷,胚胎早期死亡[21]。以 p300 为切入点,该课题组发现 p300 可直接结合于心脏发育核心转录因子(core transcriptional factors)GATA4、Mef2c、Nkx2.5 及 Tbx5 启动子区域,证实组蛋白乙酰化可调控心脏发育核心转录因子的表达[22],进一步研究发现 p300 可通过第二生心区标志因子 Islet1 的辅助调控 Mef2c 启动子区域乙酰化水平,进而实现对其表达的调控[23]。目前研究认为,心脏发育过程中,心脏核心转录因子接受上游信号通路刺激(主要包括 BMP、Wnt 及 FGF)调控心脏发生、构建的终末靶基因的表达,在心脏发育中发挥承上启下的重要作用,其异常与先心病发生密切相关。在心脏发育上游信号通路对核心转录因子的调控研究中,该课题组发现组蛋白乙酰化在其中发挥重要作用,p300 介导了 BMP2/TGFβ2 信号对 GATA4 启动子区域乙酰化水平的修饰,进而影响其表达而实现对心脏发育的调控。在这一信号通路中,smad4 作为穿核蛋白可能在信号传递中发挥重要作用[24]。同时,该课题组利用 p300 特异性抑制剂姜黄素(curcumin)、孕期不良因素(酒精、丙戊酸)等进行动物实验研究,发现胚胎心脏发育

过程中,组蛋白 H3 乙酰化水平失衡是引起心脏发育畸形的重要机制之一。孕鼠给予姜黄素干预可引起胚胎小鼠心脏组蛋白 H3 乙酰化水平降低,心脏发育核心转录因子表达低下,导致心脏发育异常[25];小鼠孕期丙戊酸干预可致胎鼠出现室间隔缺损,其机制可能与胚胎心脏 HDACs 活性下降有关[26];孕期酒精暴露可致胎儿酒精综合征,常伴发心脏发育畸形,该团队的实验研究发现孕期酒精暴露可引起胚胎小鼠心脏组蛋白 H3 乙酰化水平升高,心脏发育相关基因如 GATA4、Mef2c 等表达增高[27]。尽管姜黄素可引起胚胎心脏发育异常,然而进一步研究却发现适量的姜黄素可逆转孕期酒精暴露所致的组蛋白 H3 高乙酰化及心脏发育相关基因表达紊乱[28],为孕期不良因素致胚胎心脏发育异常提供了新的研究角度及干预靶点。

目前,组蛋白乙酰化与先心病的研究较多,其他研究还发现一型 HDACs 亚型 HDAC2 全基因组敲除可引起心内膜增厚、肌小梁发育不良,胎鼠出生前即死亡;HDAC3 心肌内敲除或过表达均可引起心脏发育异常。二型 HDACs 主要特异性分布于心脏、骨骼肌等部位,其亚型 HDAC5、HDAC9 的敲除亦可致室间隔缺损等畸形;HDAC7 对血管发生具有重要作用,其敲除可致血管壁扩张、出血及平滑肌细胞黏附异常等;三型 HDAC 亚型 sirt1 敲除可引起房间隔缺损、室间隔缺损、瓣膜发育异常等心血管畸形的发生[10]。

4. 基因组印记与先心病　基因组印记指控制某一表型的一对等位基因由于亲源不同而差异性表达,即机体只表达来自亲本一方的等位基因。基因组印记是一种不遵循孟德尔遗传规律的亲本等位基因差异表达现象,主要与基因组甲基化模式有关,也包括组蛋白乙酰化、甲基化等修饰。印记基因的存在反映了性别的竞争。从目前发现的印记基因来看,父方对胚胎的贡献是加速其发育,而母方则是限制胚胎发育速度。印记基因的异常表达引发伴有复杂突变和表型缺陷的多种人类疾病。如在 11p15 区域的成簇的 IGF 印记基因的失调,会导致 Russell-Silver 综合征以

及 Beckwith-Wiedemann 综合征。10%～20%的 Russell-Silver 综合征患者伴房间隔或室间隔缺损、法洛四联症、肺动脉狭窄、原发性肺动脉高压等，而 Beckwith-Wiedemann 综合征约 7%的患者伴有心脏畸形。类似研究还发现额外染色体为母源性的 21-三体综合征患儿更多伴发心血管畸形[29]。

5. X 染色体失活　哺乳动物两性个体拥有的 X 染色体数目不等，为保持两性个体的剂量平衡，在胚胎发生早期雌性两条 X 染色体中的一条发生一系列表观遗传修饰事件形成无活性的异染色质，并在随后的细胞增殖分化过程中得以维持和传递，这一现象被称为哺乳动物的 X 染色体失活。DNA 甲基化与组蛋白修饰等在该调控中扮演重要角色。有研究发现，负责编译全细胞色素 C 合成酶（holocytochrome C synthase，Hccs）的 X 连锁基因敲除后，由于雌性小鼠拥有两个 X 染色体，因此受损的基因表达能得到另一个 X 染色体的补偿。而雄性小鼠缺乏该补偿效应，导致其心肌细胞功能异常，引起死亡[30]。

（二）miRNA 调控与先心病

微小 RNA（micro RNAs，miRNAs）是一类进化保守，非编码蛋白质的内源性小 RNA，长度为 19～25 nt，其经过 DICER 酶剪切修饰合成，以不同的作用方式参与 DNA、RNA 和蛋白质等多个水平上的遗传调控过程。miRNA 主要与表达沉默有关，哺乳动物 mi RNA 通过其 5′端 2～7 位碱基（种子序列，seeding sequence）与靶基因 3′端非翻译区域（3′UTR）不完全互补结合而抑制翻译或促进目标 mRNA 降解而阻遏转录（图 9-2）。miRNA 的表达具有组织和发育阶段特异性，一个 miRNA 调控多个基因的表达，而一个基因也可以同时受到多个 miRNA 的调控。因此心脏发育依赖于特定 miRNA 在时间、空间上的精确表达。研究发现 DICER 酶敲除可引起胚胎小鼠右心室双出口、室间隔缺损等畸形，同时引起心神经脊细胞功能异常，而引起心脏大血管畸形的发生[31]。miRNA 拥有很多亚型，诸多亚型出现异常同样会导致相关发育异常的出现，包括心室发育异常，心肌细胞分化与增殖平衡紊乱，心管发育异常等。

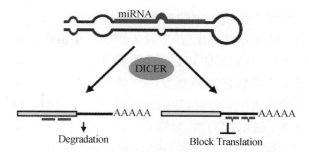

图 9-2　miRNA 通过 DICER 酶剪切修饰后作用于目标 mRNA，使其降解或者阻遏转录。（引自 Monica C. Vella, Frank J. Slack. C. elegans microRNAs. New Haven, WormBook, 2005, P6）

如 miR-1 过表达会使细胞提早退出细胞周期，细胞增殖抑制，导致小鼠心脏发育停滞；miR-138 表达下调可导致房室管特异性表达基因表达扩展至心室部位，阻止心室肌细胞成熟；有文献显示伴发室间隔缺损的唐氏综合征患儿心肌内 miR-99a、miR-155 表达较同性别、同年龄正常儿童明显增高[32]。

由上可以看出，表观遗传所致先心病的机制主要通过以下两种途径实现：① 表观遗传参与心脏发育信号通路的调控，同时也可直接调控心脏发育相关基因，因此其异常可引起先心病的发生；② 表观遗传修饰有多种表观遗传酶介导完成，如 DNA 甲基化酶、组蛋白修饰酶、miRNA 相关剪切酶等，这些酶自身出现异常也是引起先心病的重要机制。表观遗传调控机制十分复杂，各表观遗传修饰机制间并非彼此独立，许多先心病发生往往由多种因素交互作用所引起，例如 DNA 甲基化与组蛋白甲基化往往共同作用而引起基因表达沉默；miRNA 可以抑制组蛋白去乙酰化酶的表达而调节组蛋白乙酰化水平，进而调控心脏基因表达。同一基因的转录表达过程中也涉及多种表观遗传修饰机制。

三、展望

表观遗传补充了"中心法则"所忽略的两个问题，即哪些因素决定了基因的正常转录与翻译，以及核酸并不是遗传信息的唯一载体，这也正是表观遗传作为遗传与环境之间的一座桥梁的本质所在，亦为疾病的研究提供了全新的思考角度。随着人们对疾病研究的不断深入，表观遗传在疾病发生及干预治疗中的应用愈发得到认可，目前，其已在肿瘤的发生、诊断及干预研究中取得了许多进展，我们所熟知的一些抗肿瘤药物也正是基于表观遗传修饰机制发挥作用的。在心血管疾病的研究中，发现组蛋白去乙酰化酶抑制剂可以改善心脏舒张功能，对原发性心肌病也有一定治疗效果。尽管目前表观遗传修饰在先心病发生

中的确切机制，及其作为疾病诊断、干预靶点的研究仍较为匮乏，但是其具有的巨大潜在研究意义及应用价值逐渐为人们所认可。先心病作为遗传与环境共同参与所致的人类首位出生缺陷，其表观遗传调控机制的研究，以及利用其探寻先心病诊断、干预靶点的转化医学研究具有重大科学意义。

参 考 文 献

1. Van der Linde D，Konings EE，Slager MA，et al. Birth prevalence of congenital heart disease worldwide：a systematic review and meta-analysis. J Am Coll Cardiol，2011，58(21)：2241 - 2247.

2. Jenkins KJ，Correa A，Feinstein JA，et al. Noninherited risk factors and congenital cardiovascular defects. Circulation，2007，115(23)：2995 - 3014.

3. Peter D. Gluckman，Mark A. Hanson，Tatjana Buklijas，et al. Beedle. Epigenetic mechanisms that underpinmetabolic and cardiovascular diseases. Nat. Rev. Endocrinol，2009.

4. Gronbaek K，Hother C，Jones PA. Epigenetic changes in cancer. APMIS，2007，115：1039 - 1059.

5. Rafael A. Irizarry，Christine Ladd-Acosta，Andrew P. Feinberg，et al. Genome-wide methylation analysis of human colon cancer reveals similar hypo- and hypermethylation at conserved tissue-specific CpG island shoresNat Genet，2009，41(2)：178 - 186.

6. Xu M，Wu X，Tian J，et al. CITED2 Mutation and methylation in children with congenital heart disease. J Biomed Sci，2014，24：21(1)：7.

7. Wei sheng，Yanyan Qian，Guoying Huang，et al. Association of promoter methylation statuses of congenital heart defect candidate genes with Tetralogy of Fallot. J Transl Med，2014，12：31.

8. Feng Y，Zhao LZ，Cai W，et al. Alteration in methylation pattern of GATA - 4 promoter region in vitamin A-deficient offspring's heart. J Nutr Biochem，2013.

9. 王蕊，曾宪录. ATP 依赖的染色质改构复合物及其作用机制.遗传，32(4)：301 - 330.

10. Ching-Pin Changl，Benoit G. Bruneau，Epigenetics and cardiovascular development. Annu. Rev. Physiol，2012，74：41 - 68.

11. Kouzarides T. Chromatin modifications and their function. Cell，2007，128(4)：693 - 705.

12. Laribee RN，Krogan NJ，Strahl BD. BUR kinase selectively regulates H3 - K4 trimethylation and H2B ubiquitylation through recruitment of the PAF elongation complex. Curr Biol，2005，15(16)：1487 - 1493.

13. Tan XG，Rotllan J，Du SJ. SmyD1，a histone methyltransferase，is required for myofibril organization and muscle contraction in zebrafish embryos. Proc Natl Acad Sci USA，2006，8(103)：2713 - 2718.

14. Jung J，Mysliwiec MR，Lee Y. Roles of JUMONJI in mouse embryonic development. Dev. Dyn，2005，232：21 - 32.

15. Miller SA，Huang AC，Weinmann AS. Coordinated but physically separable interaction with H3K27 - demethylase and H3K4 - methyltransferase activities are required for T-box protein-mediated activation of developmental gene expression. Genes Dev，2008，22(21)：2980 - 2993.

16. 盛伟，马端.组蛋白赖氨酸甲基化修饰与先天性心脏病研究进展.遗传，2010，32(7)：650 - 655.

17. Fan ZP，Yamaza T，Lee JS. BCOR regulates mesenchymal stem cell function by epigenetic mechanisms Nat Cell Biol，2009，11(8)：1002 - 1010.

18. Stewart DR，Kleefstra T. The chromosome 9q subtelomere deletion syndrome. Am J Med Genet Part C（Seminars Med Genet），2007，145(4)：383 - 392.

19. Li Li，Jing Zhu，Jie Tian，et al. A role for Gcn5 in cardiomyocyte differentiation of rat mesenchymal stem cells. Mol Cell Biochem，2010，345：309 - 316.

20. Chen G，Zhu J，Jie T，et al. Spatiotemporal expression of histone acetyltransferases，p300 and CBP，in developing embryonic hearts.J Biomed Sci，2009，23(16)：24.

21. Yao TP，Oh SP，Eckner R et al. Gene dosage-

dependent embryonic development and proliferation defects in mice lacking, the transcriptional integrator. Cell, 1998, 93(3): 361 - 372.

22. 杨雪芳,田杰等. 小鼠胚胎心脏发育过程中组蛋白乙酰化酶亚型 p300 调控心脏特异转录因子的动态表达. 重庆医科大学学报,2010, 35: 7.

23. Yu Z, Kong J, Tian J, et al. Islet - 1 may function as an assistant factor for histone acetylation and regulation of cardiac development-related transcription factor Mef2c expression. PLoS One, 2013, 17(10): e77690.

24. Zheng M, Zhu J, Tian J., et al. p300 - Mediated histone acetylation is essential for the regulation of GATA4 and MEF2C by BMP2 in H9c2 cells. Cardiovasc Toxicol, 2013, 13(4): 316 - 322.

25. Sun H, Yang X, Tian J, et al. Inhibition of p300 - HAT results in a reduced histone acetylation and down-regulation of gene expression in cardiac myocytes. Life Sci, 2010, 87(23 - 26): 707 - 714.

26. Gang Wu, Nan CL, Jie T et al. Sodium valproate-induced congenital cardiac abnormalities in mice are associated with the inhibition of histone deacetylase. Journal of Biomedical Science, 2010, 17: 16.

27. Zhong L, Huang X, Tian J, et al. Ethanol and its metabolites induce histone lysine 9 acetylation and an alteration of the expression of heart development-related genes in cardiac progenitor cells. Cardiovasc Toxicol, 2010, 10 (4): 268 - 274.

28. Wang L, Sun H, Tian J, et al. Inhibition of histone acetylation by curcumin reduces alcohol-induced expression of heart development-related transcription factors in cardiac progenitor cells. Biochem Biophys Res Commun, 2012, 424(3): 593 - 596.

29. Demars J, Le Bouc Y, El-Osta A, Gicquel C. Epigenetic and genetic mechanisms of abnormal 11p15 genomic imprinting in silver-russell and beckwith-wiedemann syndromes. Curr Med Chem, 2011, 18(12): 1740 - 1750.

30. Drenckhahn JD, Schwarz QP, Gray S, Cox TC et al. Compensatory growth of healthy cardiac cells in the presence of diseased cells restores tissue homeostasis during heart development. Dev Cell, 2008, 15(4): 521 - 533.

31. Huang ZP, Chen JF, Wang DZ. et al. Loss of miRNAs in neural crest leads to cardiovascular syndromes resembling human congenital heart defects. Arterioscler Thromb Vasc Biol, 2010, 30 (12): 2575 - 2586.

32. 王凤,桂永浩. 微小 RNAs 调控心脏发育的研究进展. 中华儿科杂志,2010,48(10).

第十章　心脏间隔缺损发病机制研究进展

>>>>>> 沈　捷

人类胚胎发育过程中,心脏是最早发生的脏器之一。心血管系统行使功能最早,胚胎通过心血管系统从母体吸取营养和氧气,排除代谢产物。心脏发育是人体胚胎发育最重要的环节[1]。

心脏发育从第3周开始原始心管形成、心管环化、心脏房室分隔直至第8周形成具有四腔室结构的心脏,每一步的演化,都有无数基因通过时间和空间的表达来进行精确的调控。

心脏分隔主要发生在胚胎发育的第4~7周,在心管环化完成后,心脏外形已经类似成熟心脏,但其内部还是单一的心腔。心脏分隔的过程包括许多阶段,从形态学上主要分为:① 心房的分隔;② 房室连接部的分隔;③ 心室的分隔[2]。这些解剖形态学的发生,其实是由一系列分子机制所决定的,包括转录因子的调控、区域化基因的时空表达、miRNA的调节以及与表观遗传学相关的甲基化等。任何一个环节出现偏差,都可能导致心脏畸形的发生。

一、房间隔缺损(atrial septal defect, ASD)

(一)心房的分隔

心房分隔开始于第28日左右,心房的顶部背侧正中线处发生一镰状的隔膜,朝心内膜垫的方向生长,称为第一房间隔(septum primum),成为左右心房的通道。在第一房间隔到达心内膜垫前,两者之间形成的孔道成为第一房间孔(ostium primum)。第一房间隔继续生长,以及心内膜垫沿着隔的游离缘生长,导致第一房间孔被关闭,同时,第一房间隔中间部分逐渐变薄,继而出现第二房间孔(ostium secundum),成为左右心房之间的交通。大约在第5周末,第一房间隔的右侧又生成一个镰状隔膜,称为第二房间隔(septum secundum),它从心房的前上方向后下方生长,逐渐覆盖第二房间孔,并与心内膜垫相连,但并不融合,其游离下缘形成了一个卵圆形的孔,即卵圆孔(foramen ovale),其位置比第一房间隔上的第二房间孔稍低,因而被第一房间隔下部所覆盖。由于第一、二房间隔间并未融合,相对薄的第一房间隔成活瓣状挡住卵圆孔左侧,形成卵圆孔瓣。卵圆孔瓣的开关作用和卵圆孔一起控制左、右心房之间的血液流动,右心房的血可以经过卵圆孔,从第二房间孔流入左心房,但左心房的血液却不能反向流入右心房[3]。

从胚胎发生学角度看,房间隔的大部分是由心内膜垫发育而来的,早在原始心管时期就已经产生,肌肉质的隔膜在原始心房顶部开始向下生长,其区域性 *pitx2* 基因的表达证实了该肌肉隔膜具有部分原始心房左半部分的分子生物学特征[4]。在心房顶部的原始肌肉隔膜边缘携带了帽状间充质细胞,这些间充质细胞在原始肌肉隔膜中生长,逐渐与初级房室沟的心内膜垫融合。在原始心房孔闭合前,肌肉原始心房间隔膜的边缘上部开始分解,形成心房中的第二孔。各间充质细胞融合后,原始隔膜通过起源于前庭嵴和间充质细胞的组织固定加叠在心室隔膜的顶部,原始隔膜具有卵圆孔瓣膜的功能。在原始房间隔的右边,起源于前庭嵴的组织形成宽大支持结构,其周边部分肌肉化,这些复合物在瓣膜基部形成二级心房间隔膜,然后出现了持久的原始肌性心房间隔膜。

在心房分隔的发生过程中,存在内在的分子调控机制,发生作用最早的信号可以追溯到囊胚期,许多基因被证实与心脏腔室形成有关。如ANF、NKX2.5、GATA4、Tbx5、Connexin 43以及心房特异性基因如肌球蛋白轻链-2a(MLC2a)、慢肌球蛋白重链基因(slow MyHC3)等[4]。实际上,很多转录因子并不是房间隔特异性的,只是房间隔及其相关组织对这些基因以及下游信号通路的调控网络特别敏感。有趣的是房室结与心脏传导系统的发育依赖于与房间隔分隔类似的转录因子系统,所以不难理解为什么有些房间隔缺损患者常常伴有传导系统的缺陷[5]。目前还不知道心房分隔的完整信号通路。近年来有报道认为Hedgehog(Hh)信号通路以及转录因子Hedgehog(Hh)调控网络主导了心房分隔过程[6,7]。在这些信号通路的调控下,第二生心区(SHF)的细胞从心外迁移到心内膜垫,包括心房分隔和背间充质突起(dorsal mesenchymal protrusion,DMP)。Hedgehog(Hh)功能的减弱可能不影响迁移到心房的细胞数量,但影响其分布,比如迁移到心房游离壁,而不是房间隔。Hedgehog(Hh)功能过强则会导致房间隔的过度增大。Tbx5是房间隔形成必须的转录因子,其基因突变可以导致房间隔缺损,而Hedgehog(Hh)的激活可挽救Tbx5突变导致的房间隔缺损[8]。

(二)房间隔缺损的发生机制

如果第一房间隔和第二房间隔不能融合,就可以导致卵圆孔未闭(patent foramen ovale,PFO)的形成,在普通人群中有20%~34%的发生率,卵圆孔未闭的临床后果是可能导致脑卒中、偏头痛或减压潜水病。

如果第一房间隔被过分再吸收,造成房间隔的大小不能完整覆盖整个卵圆窝,或者第二房间隔没有正常生长,就形成了继发孔房间隔缺损。小的继发孔房缺一般不会对机体有明显影响,但大的缺损也可以导致比较严重的临床后果,比如

肺动脉高压或者房颤等。原发孔房间隔缺损比较少见,主要是由于第一房间隔没有和心内膜垫融合,导致第一房间孔永久存在,这一类型的房间隔缺损通常被认为是房室间隔缺损。另外,还有由于静脉窦左右角缺陷造成的静脉窦型房间隔缺损和冠状窦型房间隔缺损,比较罕见。最严重的房间隔分隔缺陷是完全没有房间隔形成,也称为单房心[9]。

理论上,所有参与或者影响房间隔形成的环节,但凡出现异常,都有可能导致房间隔缺损。近年来随着遗传学方法的进展,不断有新的与房间隔缺损有关的基因被报道。比较经典的也是最常见的还是与心脏发育密切相关的转录因子,如NKX2.5、GATA4、TBX5、TBX20等[4]。

TBX5编码T-box家族转录因子,在脊椎动物的心脏和肢节中有表达,已经证实TBX5基因突变可以导致Holt-Oram综合征,这是一种常染色体显性遗传的综合征,主要表型为心脏和上肢畸形。心脏畸形主要包括房间隔缺损和室间隔缺损,可以在小鼠突变模型上成功复制[10]。自从1997年首次报道以来,目前至少发现了超过50个突变位点。不同的突变位点产生的临床表型和严重程度各有不同。大部分的突变都位于T-box的DNA结合域,突变对基因的影响基本上都是使TBX5功能减弱,但偶尔也有导致TBX5功能增强的突变报道,其临床表型和典型的Holt-Oram综合征有所不同,没有心脏结构畸形,但有房颤等心律失常和上肢畸形[11]。

NKX2.5是一种同源异形盒的转录因子,在胚胎发育的心肌祖细胞和成熟的心肌细胞中都有高表达。啮齿目动物模型中灭活Nkx2.5功能可由于心脏环化或者腔室形成障碍而导致胚胎死亡。NKX2.5是第一个被证实与散发的继发孔房间隔缺损有关的基因,后又发现与家族性ASD也有联系。Benson等[12]在26例ASD合并房室传导阻滞的患者中检测出7个NKX2.5突变位点。目前有超过30个突变位点被报道与房间隔缺损有关。Kirk EP等[13]尝试在不同种系小鼠模型中观察已报道的人类NKX2.5突变的心脏表型,仅有1例与人类发现的心脏表型完全一致,更

多的则是卵圆孔未闭或者房间隔瘤形成,据分析可能与小鼠体内的过多的 Nkx2.5 的干扰有关。但在人类卵圆孔未闭病例中并未检出 NKX2.5 的突变。

GATA4 编码一族 GATA 锌指转录因子,缺少 GATA4 A/T 和 A/G 碱基对的小鼠往往在胚胎第 7～9.5 d 由于心管不能形成而死亡,携带人类 GATA4 突变的小鼠死于心脏环化异常。首次关于 GATA4 基因突变的报道是在 1999 年针对一些 8p23 综合征有心脏缺损的病例,后陆续有家族性间隔缺损患者中 GATA4 基因突变的报道[14,15]。近年来我国心脏缺损患者中也有类似报道[16]。突变功能分析揭示突变 GATA4 基因的 DNA 启动子结合能力下降,与 TBX5 相互作用减弱,导致下游一系列基因表达异常。有认为 GATA4 突变导致的心脏畸形没有 NKX2.5 突变导致的先心病临床表型严重[17]。

TBX20 是 TBX 家族比较古老的成员,在原始心管和瓣膜上有高表达,在心脏发育过程中与上述 NKX2.5、GATA4、TBX5 均有相互作用,形成一个调控网络。在斑马鱼中 TBX20 是心脏腔室形成的必要条件。敲除 TBX20 的小鼠表现出比较小的心管,并且不能正常环化。2007 年首次报道[18]在 300 余例包括房间隔缺损在内的先心病患者中检测出 2 个 TBX20 突变,后来陆续在散发的或者家族性的房间隔缺损患者中检出各种突变,突变功能分析提示 TBX20 基因功能增强以及与之有相互作用的 NKX2.5、GATA4 功能变化可能是导致先心病的机制[19]。

除了上述转录因子,一些肌小节基因的突变被认为是部分房间隔缺损并心肌病的共同发病原因,如 MYH6 和 MYH7、ACTC1 等。鸡胚中 ACTC 敲除可导致房间隔生长减慢,与 MYH6 敲除的心脏表型一致。最近的全基因组关联分析(genome-wide association study, GWAS)提示染色体 4p16 邻近的 MSX1 和 STX18 基因可能与房间隔缺损的发生有关系,其中 MSX1 已被证实与 TBX5 有相互作用,在房间隔形成过程中有重要作用[20]。另外一个 SNP(LOC100507266)也可能与 ASD 发病有联系[21]。一些遗传综合征如 Down 综合征和 Noonan 综合征等均有房间隔缺损的心脏表型,但其具体机制还不清楚。

二、室间隔缺损(ventricular septal defect, VSD)

(一)心室分隔

心室的分隔早在球室祥祥形成时即已有雏形,原始心室和心球分别被球室翼和球室沟从内和外面分隔。随着心室扩张及房室管的发育和转位,原始心室转变为左心室,近端心球扩张成为右心室。心室内心肌离心生长和内壁憩室化,使心室组织在球室沟的位置向上形成室间隔肌部,然后向心内膜垫的方向生长。在第 7 周前,室间隔游离缘与心内膜垫之间保留一个缺口,成为室间孔,成为左、右心室间的交通。然后,心球近端靠动脉干部分的心内膜下组织增生隆起,形成与动脉干嵴部相一致的左、右球嵴,两者相遇融合,封闭室间孔的前半部分,心内膜垫右侧部分则向下延伸,封闭室间孔的后方。另外,室间隔肌部的游离缘也参与封闭部分室间孔,上述三部分构成室间隔的膜部。室间隔膜部形成后,室间孔封闭,左、右心室分隔真正完成[3]。

心室隔膜的肌肉部分是在起源于原始心管的左、右心室顶部膨大时产生的,当这些袋状物从心管中长出时,肌肉隔膜就已经在袋状物中形成了。对肌肉隔膜的发生存在一定争议,有人认为流入管腔的隔膜是由原始肌肉隔膜顶端单独形成的,也有人认为房室凹槽的肌肉隔膜参与了肌肉隔膜的形成。膜部隔膜的形成是在室间孔关闭以后,最初形成流出管腔垫膜的融合垫膜,其大部分邻近组织融合形成房室内膜垫,关闭了室间孔。这部分融合的流出管腔转变为纤维组织,然后形成室间隔的膜状部分[2]。

严格地讲,心室分隔实际包括三大部分,除了上述的肌部和膜部,还包括心室流入道的分隔和流出道的分隔,前者主要来源于房室心内膜垫的融合和心肌化,后者则来自流出道心内膜垫的融合及心肌化。流入道的分隔主要形成机制是上皮间质转化(epithelial-to-mesenchymal transformation, EMT)[22]。流出道的分隔则需要来源于神经外胚层的神经干细胞(NSCs)以及动脉干和圆锥部心内膜垫的 EMT。两者在形态发生学上有很多相似之处,享有相同的基因和信号通路。比如 GATA6、TBX2 等,都是 AV 心内膜垫和流出道发育的必须基因,GATA6 通过调控下游基因 Wnt2 来影响 AV 心内膜垫的形成,在心脏祖细胞中剔除 GATA6 可导致心内膜垫缺损;GATA6 也可以激活下游流出道心肌中 Sema3c 和神经干细胞中 Plxna2 来影响流出道的形成,GATA6 基因突变可以影响它在 Sema3c 和 Plxna2 启动子上的转录活性,导致动脉单干畸形[23]。Wnt/β-catenin 信号通路在 EMT 和房室分隔过程中起关键作用,Wnt 通过 β-catenin 收集 SHF 起源的间充质细胞进入 DMP 过程。缺少 Wnt 或者 β-catenin 的小鼠可以由于 SHF 区域的 DMP 间充质细胞减少而导致房间隔缺损和室间隔缺损的发生[24]。当然还有许多其他信号通路如 Notch/Vegf 等以及转录因子如 T-box 家族成员,也被证实参与和影响心室的分隔。

(二)室间隔缺损的发生机制

室间隔缺损是最常见的先天性心脏病,约占所有先心病的 30%。除了单发的室间隔缺损,很多先心病都可以合并室间隔缺损[25]。从胚胎发育的角度看,室间隔缺损主要包括:① 室间隔肌部隔膜与心球嵴隔膜边缘的融合缺陷,即膜部室间隔缺损,这种类型在东方人中多见;② 近端心锥膨胀生长的缺陷,属于流出道部室间隔缺损;③ 室间隔肌部隔膜的过分憩室化,导致室间隔肌部出现穿孔,即肌部室间隔缺损,在白种人中多见;④ 房室心内膜垫的融合缺陷。

目前人们已经鉴定出许多与室间隔缺损有关的基因,不过大多数基因除了可以造成室间隔缺损外,往往也伴随着很多其他类型的心脏缺陷。因此,目前人们还无法真正地确认哪些基因才是导致室间隔缺损的关键基因。凡是参与心室分隔的所有信号通路中的基因都有可能影响室间隔的形成,一些重要的信号通路或者转录因子,除了参与心室分隔,也调控了其他心脏发育过程。比较经典的,如 NKX2.5、TBX5、GATA4 等转录因子信号通路,已经有大量的报道证实与散发的、家族

性的各种类型的室间隔缺损有关,这些转录因子主要通过影响房室心内膜垫的形成、融合(EMT 和 DMP 机制)以及流出道分隔(神经干细胞和 EMT 机制)而参与室间隔缺损的发生[26-28]。近年来,陆续还有诸如 T-box 家族(TBX1、TBX2、TBX18、TBX20 等)、GATA 家族(GATA6 等)及其他基因在室间隔缺损患者中的突变报道[29-33]。

诸多信号通路中,Notch 途径被认为也是一个影响心室分隔的非常重要的通路,编码一个 Notch 配基的 JAG1 基因的突变,或者 Notch2 基因的突变,都可以导致人类室间隔缺损的发生,同时可以伴随 Alagile 综合征或者法洛四联症[34]。Notch1 或者它的细胞核效应子 Rbpjk 的突变可以导致 EMT 的异常。在小鼠模型中,第二生心区 Notch 信号系统的破坏,可以引起 Fgf8 的表达减少,抑制 EMT 和流出道心内膜垫的形成与融合,导致包括房间隔缺损、室间隔缺损、右心室双出口、动脉单干等心脏畸形。人类 Alagile 综合征的心脏表型,也可以在敲除 Notch 信号通路中下游基因 Hey2 的小鼠模型中观察到。其他还有 SMAD 和 TGF/BMP、表皮生长因子(EGF)、VEGF 等许多信号通路,被证实参与了心室分隔的机制,这也是为什么室间隔缺损的遗传学如此丰富的原因[22]。

一些染色体异常的疾病,如 Down 综合征、Noonan 综合征、22q11.2 微缺失、8p 综合征、EVC 综合征等,所发现的心脏畸形的表型中,都有相当比例的室间隔缺损的发生率,其中相当一部分心脏畸形的发生机制尚未阐明。随着近年来遗传学方法的进展,比如全基因组关联分析(GWAS)的应用,一些新的基因位点被报道[20,21,35]。

三、房室间隔缺损(AVSD)

(一)房室隔膜的形成(atrioventricular septation)

房室隔膜又称心内膜垫,是最早出现的分隔。在胚胎发育的第 4 周,由间充质组织生长引起房室管的心内膜下组织增生、隆起而形成心内膜垫,分为上、下、左、右 4 块,依次发育成形,逐渐突入房室管中,约第 5 周时,上、下心内膜垫在中线相

互融合，使左、右房室管完全分开。房室管口的间充质组织在局部增生而向房室腔内隆起，逐渐形成房室瓣，左侧为二尖瓣，右侧为三尖瓣[3]。

房室隔膜的形成主要是由上皮间质转化机制来调控的，起源于上皮-间充质转换的间充质细胞。在 EMT 过程中，心内膜细胞在一些因子的刺激下，从表层上皮细胞转化为间充质细胞，然后侵入到心胶（cardiac jelly）中，增殖并分泌细胞外基质，形成心内膜垫。组成房室心内膜垫的 4 块心内膜垫在瓣膜分隔过程中每一块都很重要，均分别参与了二尖瓣和三尖瓣等房室瓣膜的不同瓣叶的形成[22]。

心内膜垫的上皮-间充质转换过程受诸多信号通路的调节，包括骨形成蛋白（BMP）、转化生长因子（TGF）、血管内皮生长因子（VEGF）、Notch、Smad 通路等，是目前心脏发育研究最多的领域之一，但主要集中在 EMT 过程中，对 EMT 后心内膜垫的研究，比如间充质组织细胞如何调控瓣膜和房室隔的机制则少见报道。有很多转基因小鼠模型被用来验证参与房室分隔和瓣膜形成的基因的功能，这些基因分别包括信号分子、转录因子、染色质、表观遗传调节分子、细胞黏附因子等[22]。

TGF-β/BMP/Smad 信号通路是最早被发现调控 EMT 的信号网络，在小鼠胚胎的心内膜垫中有很多 TGF-β 异构体的表达（如 TGF-β2 和 TGF-β3），它们本身在心脏发育中有非常重要的作用，TGF-β2 也是 Notch1、Bmp2 和 Tbx2 通路的下游基因，可以激活 Wnt/β-catenin 系统，促进 EMT 的发生[36]。Smad 蛋白可以调节 TGF-β/BMP 信号，参与瓣膜形成和房室隔分隔[37]。有报道神经干细胞（NSCs）中 Smad4 功能丧失（loss of function）可以促进细胞凋亡，导致流出道分隔异常，而 Smad6 的功能丧失的效应则相反，可以导致房室心内膜垫和流出道心内膜垫过多增生，导致瓣膜过大。

Notch 信号系统也是 EMT 所必须的，Notch1 基因突变可以导致 EMT 的失败，在小鼠模型中可以引起诸如房间隔缺损、室间隔缺损等心脏畸形。心内膜中的 Notch1 可以诱导 Tgf β2 的表

达，激活 Snail1 和 Snail2 基因，后者可抑制 VE-cadherin 表达和细胞间的联系，引起 EMT 的发生[36,38]。Wnt/β-catenin 是 TGF-β2 的下游信号，可以收集第二生心区来源的间充质细胞到背侧间充质。小鼠缺少第二生心区的 Wnt 或者 β-catenin 可以导致 DMP 中细胞减少，导致房间隔缺损和室间隔缺损[39]。VEGF 信号的作用和 Notch 系统是相反的，表现为抑制 EMT 的发生。

间充质中的 EGF 信号可以促进心内膜垫的发育。ErbB3 是 EGF 的一个受体，其基因突变可以导致心内膜垫发育不良。同样，ErbB3 的配体，Neuregulin1（Nrg1）的突变也可以引起心内膜垫的发育障碍[40]。和 Nrg1/ErbB3 促进心内膜垫发育作用相反的是，HB-EGF/ErbB1 途径则是抑制心内膜垫发育的，其基因突变可以导致内膜间充质增殖过多，心内膜垫和半月瓣发育过度。ErbB 受体的酪氨酸磷酸化和激活是由蛋白酪氨酸磷酸化酶调节的，其中一个酶 Shp2 由 PTPN11 基因编码合成，PTPN11 的突变被认为与 Noonan 综合征有关，后者的先天性心脏畸形表型包括房间隔缺损、房室间隔缺损、法洛四联症及主肺动脉、肺动脉瓣狭窄或者发育不良[41]。

与心内膜垫发育相关的转录因子中，GATA 家族和 T-box 家族是最重要的[22,42]。小鼠心内膜中缺少 GATA4 将会导致心内膜垫中的 EMT 失败。GATA4 和 Tbx5 相互作用控制心内膜垫的形成。小鼠中 GATA4 和 Tbx5 突变可以导致房室隔缺损和共同房室瓣的发生。GATA5 主要卷入流出道分隔，影响主动脉瓣发育，GATA6 则对房室心内膜垫和流出道心内膜垫都有作用，在心肌祖细胞中剔除 GATA6 可导致房室间隔缺损，而在神经干细胞中 GATA6 的缺失可以出现右心室双出口或者动脉单干等流出道畸形。T-box 家族中 Tbx1、Tbx2、Tbx5、Tbx20 等都被证实参与了心内膜垫的形成。Tbx1 突变小鼠可出现圆锥干畸形和室间隔缺损。Tbx2 表达于房室心内膜垫和流出道心内膜垫中，调控心肌的发育。敲除 Tbx2 的小鼠，其心内膜垫的心肌将会部分转化为心室部位心肌，导致房室隔缺陷。Tbx5 在左心室和室间隔界限确认中起决定作用：有 Tbx5

表达的左心室和没有 Tbx5 表达的右心室。小鼠中 Tbx5 过表达可导致左心室发育过度,而室间隔形成不足。心内膜中 Tbx5 的缺失可以引起第一房间隔细胞的过多凋亡。Tbx20 敲除的小鼠可以出现流出道心内膜垫的异常。

近年来,miRNA 在心内膜垫发育中的作用也有一些报道。miRNA 的生物功能需要 Rnase Dicer 的催化和加工。该酶的基因突变将影响成熟 miRNA 的产生。用 Nkx2.5cre 切除 Dicer 可以导致小鼠中右心室双出口合并室间隔缺损[43]。神经干细胞中剔除 Dicer 可出现咽弓动脉异常、室间隔缺损、右心室双出口或者动脉单干等心脏畸形[44]。miR-126 被认为是 VEGF 信号通路的调节因子,可以通过与 calcineurin/NFAT 信号的相互作用,调节 VEGF 的活性而影响房室瓣膜形成[45]。

（二）房室间隔缺损的发生机制

房室间隔缺损是一种比较常见的先天性心脏病,在所有先心病中占 7%～8%,可分为部分性、过渡性及完全性 3 种类型,其中以完全性 AVSD 的病情最严重。由于存在房室间隔（房间隔下部、室间隔上部）以及中央心内膜垫组织的缺损,造成左、右心腔之间的异常交通,患者往往早期即出现明显的心力衰竭和肺动脉高压,而且由于房室瓣膜（二尖瓣、三尖瓣或房室共同瓣）失去心内膜垫组织的支撑,外科手术治疗效果很差。其他类型 AVSD 也依缺损的类型、大小及合并其他畸形等情况而病情严重程度不同。

AVSD 患者既存在于散发人群中,也有家族性病例报道,很多病例还合并综合征,最常见的是 Down 综合征,大约 2/3 的 Down 综合征合并有先天性心脏病,其中将近一半是 AVSD,表现出明显的密集发病现象,其原因目前不明。先心病也是 Down 综合征患者最主要的死亡原因之一[46]。AVSD 的发生机制尚未明了,心脏的房间隔下部、室间隔上部以及二尖瓣、三尖瓣等组织均由胚胎早期的房室心内膜垫（AV endocardial cushion）发育而成,任何可以影响心内膜垫发育环节的因素,都有可能导致 AVSD 的形成。在遗传学方面,目前已经发现 2 个与 AVSD 有关的位点:AVSD1

和 AVSD2,其中 AVSD1 位于染色体 1p31～21,但尚未发现具体的相关基因;AVSD2 位于染色体 3p25,对应的基因是 CRELD1。CRELD1 (cysteine-rich with EGF-like domain 1)是第 1 个被发现与 AVSD 发病有关的基因,最初是在 3P 综合征有 3p25 区带缺失的患者中发现有先天性心脏病如 AVSD 以及房间隔缺损和室间隔缺损的表现,而 CRELD1 基因正处于染色体的这一区带并在胚胎发育的房室心内膜垫有表达,引起了研究者的兴趣[47]。Maslen 的研究组首先报道在 50 例 AVSD 散发病例中检出 3 个 CRELD1 基因错义突变(R107H,T311I,R329C),后陆续有一些关于 AVSD 散发或者合并 Down 综合征患者中 CRELD1 突变的报道[48-50]。从总体上看,在 Down 综合征合并 AVSD 的病例中并没有 CRELD1 突变增多的表现,提示 Down 综合征患者高发 AVSD 另有原因。最近有研究者检测了 Down 综合征合并 AVSD 患者 VEGF-A 信号通路中 6 个基因(COL6A1,COL6A2,CRELD1,FBLN2,FRZB,GATA5)的突变情况,其总体突变或者多态性的发生率在 20% 左右,提示 VEGF-A 信号通路可能在 Down 综合征合并先心病发病中有重要作用[51]。其他合并 AVSD 的综合征还有 Ivemark 综合征、Ellis-van Creveld 综合征、Noonan 综合征、内脏异位综合征等,认为引起这些综合征的基因如表达在 DMP 中的 EVC1 和 EVC2 基因的突变、内脏异位综合征中 ZIC-3 和 ACVR2B 基因突变、Noonan 综合征中 PTPN11 基因突变等,可以增加 AVSD 的易感性,经过对 8p 综合征合并 AVSD 综合征患者的研究则提示第 8 号染色体上可能有一个 AVSD 的位点[47]。

引起上述各种综合征中 AVSD 的基因,同样可能是 AVSD 散发病例的致病基因。其他报道过的 AVSD 候选基因还有 ALK2、CRELD2、GATA4、BMP4、Ⅵ型 COL6 蛋白、NKX2.5、TBX5 等。ALK2 是骨形成蛋白的 Ⅰ 型受体,报道的 H286 突变可以导致 ALK2 活性下降,引起 BMP 介导的心脏发育异常[52];CRELD2 表达于心内膜区域,具有与 CRELD1 相似的特性[51];GATA4/NKX2.5/TBX5 已被证实在心内膜垫发育和 AVSD 机制中有重要作用。除了基因的突变和多态性外，一些基因的拷贝数变异（CNV）也被认为可能参与了 AVSD 的发病，其机制可能是基因剂量-心脏表型的相互作用[53]。

Zhou 和 Chang 等[22]在近期的综述中详细列举了近年来报道的大部分信号通路、转录因子和 miRNA 在心脏分隔和瓣膜发育过程中的靶向组织、引起的心脏畸形种类等，可供借鉴。

参 考 文 献

1. 杨思源,陈树宝.小儿心脏病学.第四版.北京:人民卫生出版社,2012:10-18.

2. 吴秀山.心脏发育概论.北京:科学出版社,2006:322-342.

3. Lamers WH, Moorman AF. M. Cardiac Septation A Late Contribution of the Embryonic Primary Myocardium to Heart Morphogenesis. Circ Res, 2002, 91(1):93-103.

4. Briggs LE, Kakarla JY, Wessels A. The pathogenesis of atrial and atrioventricular septal defects with special emphasis on the role of the Dorsal Mesenchymal Protrusion. Differentiation, 2012, 84(1):117-130.

5. Schleich JM, Abdulla T, Summers R, et al. An overview of cardiac morphogenesis. Archives of cardiovascular disease, 2013, 106(3):612-623.

6. Goddeeris MM1, Rho S, Petiet A, et al. Intracardiac septation requires hedgehog-dependent cellular contributions from outside the heart. Development, 2008, 135(10):1887-1895.

7. Hoffmann AD, Peterson MA, Friedland-Little JM, et al. sonic hedgehog is required in pulmonary endoderm for atrial septation. Development, 2009, 136:1761-1770.

8. Xie L, Hoffmann AD, Burnicka-Turek O, et al. Tbx5-hedgehog molecular networks are essential in the second heart field for atrial septation. Dev Cell, 2012, 23:280-291.

9. Groot ACG, Battelines MM, Deruiter MC, et al. Basics of cardiac development for the understanding of congenutal heart malformations. Pediatr res, 2005, 57:169-176.

10. Basson CT, Huang T, Lin RC, et al. Different TBX5 interactions in heart and limb defined by Holt-Oram syndrome mutations. Proc Natl Acad Sci U S A, 1999, 96(6):2919-2924.

11. Boogerd CJ, Dooijes D, Ilgun A, et al. Functional analysis of novel TBX5 T-box mutations associated with Holt-Oram syndrome. Cardiovasc Res, 2010, 88(1):130-139.

12. Benson DW, Silberbach GM, Kavanaugh-McHugh A, et al. Mutations in the cardiac transcription factor NKX2.5 affect diverse cardiac developmental pathways. J Clin Invest, 1999, 104(11):1567-1573.

13. Kirk EP, Hyun C, Thomson PC, et al. Quantitative trait loci modifying cardiac atrial septal morphology and risk of patent foramen ovale in the mouse. Circ Res, 2006, 98(5):651-658.

14. Pehlivan T, Pober BR, Brueckner M, et al. GATA4 haploinsufficiency in patients with interstitial deletion of chromosome region 8p23.1 and congenital heart disease. Am J Med Genet, 1999, 83(3):201-206.

15. Yang YQ, Wang J, Liu XY, et al. Mutation spectrum of GATA4 associated with congenital atrial septal defects. Arch Med Sci, 2013, 9(6):976-983.

16. Xiang R, Fan LL, Huang H, et al. A novel mutation of GATA4 (K319E) is responsible for familial atrial septal defect and pulmonary valve stenosis. Gene, 2014, 534(2):320-323.

17. McCulley DJ, Black BL. Transcription factor pathways and congenital heart disease. Curr Top Dev Biol, 2012, 100:253-277.

18. Kirk EP, Sunde M, Costa MW, et al. Mutations in cardiac T-box factor gene TBX20 are associated with diverse cardiac pathologies, including defects of septation and valvulogenesis and cardiomyopathy. Am J Hum Genet, 2007, 81(2):280-291.

19. Posch MG, Gramlich M, Sunde M, et al. A gain-of-function TBX20 mutation causes congenital atrial septal defects, patent foramen ovale and cardiac valve defects. J Med Genet, 2010, 47(4):230-235.

20. Cordell HJ, Bentham J, Topf A, et al. Genome-wide association study of multiple congenital heart disease phenotypes identifies a susceptibility locus for atrial septal defect at chromosome 4p16. Nat Genet, 2013, 45(7):822-824.

21. Flaquer A, Baumbach C, Piñero E, et al. Genome-wide linkage analysis of congenital heart defects using MOD score analysis identifies two novel loci. BMC Genet, 2013, 14:44.

22. Lin CJ, Lin CY, Chen CH, et al. Partitioning the

heart: mechanisms of cardiac septation and valve development. Development, 2012, 139: 3277 – 3299.

23. Tian Y, Yuan L, Goss AM, et al. Characterization and in vivo pharmacological rescue of a Wnt2 – Gata6 pathway required for cardiac inflow tract development. Dev. Cell, 2010, 18: 275 – 287.

24. Lin L, Cui CJ, Zhou W, et al. Beta-catenin directly regulates Islet1 expression in cardiovascular progenitors and is required for multiple aspects of cardiogenesis. Proc Natl Acad USA, 2007, 104: 9313 – 9318.

25. Penny DJ, Vick GW 3rd. Ventricular septal defect. Lancet, 2011, 377(9771): 1103 – 1112.

26. Stallmeyer B, Fenge H, Nowak-Göttl U, et al. Mutational spectrum in the cardiac transcription factor gene NKX2. 5 （CSX） associated with congenital heart disease. Clin Genet, 2010, 78(6): 533 – 540.

27. Shan J, Pang S, Qiao Y, et al. Functional analysis of the novel sequence variants within TBX5 gene promoter in patients with ventricular septal defects. Transl Res, 2012, 160(3): 237 – 238.

28. Rajagopal SK, Ma Q, Obler D, et al. Spectrum of heart disease associated with murine and human GATA4 mutation. J Mol Cell Cardiol, 2007, 43(6): 677 – 685.

29. Wang H, Chen D, Ma L, et al. Genetic analysis of the TBX1 gene promoter in ventricular septal defects. Mol Cell Biochem, 2012, 370 （1 – 2）: 53 – 58.

30. Pang S, Liu Y, Zhao Z, et al. Novel and functional sequence variants within the TBX2 gene promoter in ventricular septal defects. Biochimie, 2013, 95(9): 1807 – 1809.

31. Ma L, Li J, Liu Y, et al. Novel and functional variants within the TBX18 gene promoter in ventricular septal defects. Mol Cell Biochem, 2013, 382(1 – 2): 121 – 126.

32. Qiao Y, Wanyan H, Xing Q, et al. Genetic analysis of the TBX20 gene promoter region in patients with ventricular septal defects. Gene, 2012, 500 （1）: 28 – 31.

33. Zheng GF, Wei D, Zhao H, et al. A novel GATA6 mutation associated with congenital ventricular septal defect. Int J Mol Med, 2012, 29(6): 1065 – 1071.

34. Hofmann JJ, Briot A, Enciso J, et al. Endothelial deletion of murine Jag1 leads to valve calcification and congenital heart defects associated with Alagille syndrome. Development, 2012, 139 （23）: 4449 – 4460.

35. Xu J, Lin Y, Si L, et al. Genetic variants at 10p11 confer risk of Tetralogy of Fallot in Chinese of Nanjing. PLoS One, 2014,9(3): e89636.

36. Garside VC, Chang AC, Karsan A, et al. Co-ordinating Notch, BMP, and TGF – β signaling during heart valve development. Cell Mol Life Sci, 2013, 70(16): 2899 – 2917.

37. Desgrosellier JS, Mundell NA, McDonnell MA, et al. Activin receptor-like kinase 2 and Smad6 regulate epithelial-mesenchymal transformation during cardiac valve formation. Dev Biol, 2005,280(1): 201 – 10.

38. Luna-Zurita L, Prados B, Grego-Bessa J, et al. Integration of a Notch-dependent mesenchymal gene program and Bmp2-driven cell invasiveness regulates murine cardiac valve formation. J Clin Invest, 2010, 120(10): 3493 – 3507.

39. von Gise A, Zhou B, Honor LB, et al. WT1 regulates epicardial epithelial to mesenchymal transition through β – catenin and retinoic acid signaling pathways. Dev Biol, 2011, 356 （2）: 421 – 431.

40. Camenisch TD, Schroeder JA, Bradley J, et al. Heart-valve mesenchyme formation is dependent on hyaluronan-augmented activation of ErbB2 – ErbB3 receptors. Nat Med, 2002, 8(8): 850 – 855.

41. Romano AA, Allanson JE, Dahlgren J, et al. Noonan syndrome: clinical features, diagnosis, and management guidelines. Pediatrics, 2010, 1126: 746 – 759.

42. Song L, Zhao M, Wu B, et al. Cell autonomous requirement of endocardial Smad4 during atrioventricular cushion development in mouse embryos. Dev Dyn, 2011, 240(1): 211 – 220.

43. Saxena A, Tabin CJ. miRNA-processing enzyme Dicer is necessary for cardiac outflow tract alignment and chamber septation. Proc Natl Acad Sci USA, 2010, 107: 87 – 91.

44. Huang ZP, Chen JF, Regan JN, et al. Loss of miRNAs in neural crest leads to cardiovascular syndromes resembling human congenital heart defects. Arterioscler Thromb Biol, 2010,30: 2575 – 2586.

45. Stankunas K, Ma GK, Kuhnert FJ, et al. VEGF signaling has distinct spatiotemporal roles during heart valve development. Dev Biol, 2010, 347: 325 – 336.

46. Unolt M, Putotto C, Marino D. Atrioventricular septal defect prognosis for patients with Down syndrome. Pediatr Cardiol, 2012, 33(8): 1476.

47. Maslen CL. Molecular genetics of atrioventricular septal defects. Curr Opin Cardiol, 2004, 19(3): 205 – 210.

48. Robinson SW, Morris CD, Goldmuntz E, et al. Missense mutations in CRELD1 are associated with

cardiac atrioventricular septal defects. Am J Hum Genet，2003，72(4)：1047-1052.

49. Guo Y，Shen J，Yuan L，et al. Novel CRELD1 gene mutations in patients with atrioventricular septal defect. World J Pediatr，2010，6(4)：348-352.

50. Ghosh P，Bhaumik P，Ghosh S，et al. Polymorphic haplotypes of CRELD1 differentially predispose Down syndrome and euploids individuals to atrioventricular septal defect. Am J Med Genet A，2012，158A(11)：2843-2848.

51. Ackerman C，Locke AE，Feingold E，et al. An excess of deleterious variants in VEGF - A pathway genes in Down-syndrome-associated atrioventricular septal defects. Am J Hum Genet，2012，91(4)：646-659.

52. Joziasse IC，Smith KA，Chocron S，et al. ALK2 mutation in a patient with Down's syndrome and a congenital heart defect. Eur J Hum Genet，2011，19(4)：389-393.

53. Tomita-Mitchell A，Mahnke DK，Struble CA，et al. Human gene copy number spectra analysis in congenital heart malformations. Physiol Genomics，2012，44(9)：518-541.

第十一章　先天性心脏病与拷贝数变异的研究进展

>>>>>>　曹瑞雪　徐　让

一、概述

2004 年，人类基因组的研究首次发现正常个体间存在部分基因的拷贝数差异，从而提出了拷贝数变异的概念，即 1 kb 至数 Mb 之间的 DNA 片段的亚微观突变，包括缺失、插入、复制和复合多位点变异（complex multisitevariants），统称为拷贝数变异（copy number variations，CNVs）[1-4]。其中在正常人群中发生频率大于 1% 的 CNVs 被定义为拷贝数多态（copy number polymorphisms，CNPs），小于 0.1% 的 CNVs 的被定义为罕见 CNVs[4]。CNVs 在人类基因组中的分布非常普遍，约占基因序列长度的 12%，是产生个体间遗传差异和人类遗传多样性的一个重要原因。比较基因组杂交（comparative genomic hybridization，CGH）技术是早期研究 CNVs 的主要方法，但其分辨率不高，仅能检测出大于 2 Mb 的 CNVs 片段，极大限制了 CNVs 的研究[5]。高通量比较基因组杂交芯片（array based comparative genomic hybridization，aCGH）技术的发展，使其分辨率大幅度提升，达到 CGH 的 100 倍以上，发现了大量的 CNVs，为疾病病因及发病机制研究提供了新线索。临床表型-基因型关联研究的深入，进一步明确 CNVs 与多基因疾病的发生密切相关。如 11p12-13、15q23 及 15q25 区域的 CNVs 与儿童孤独症相关[6]；淀粉样前体蛋白的加倍复制与早老性痴呆症相关等[7]。

先天性心脏病主要指人胚胎发育早期（孕 2~3 个月）心脏及大血管形成障碍，或出生后应关闭的通道未能闭合而引起的心脏局部解剖结构异常。先天性心脏病是最常见的出生缺陷，我国每年有 12 万~20 万患先天性心脏病的新生儿出生，占活产婴儿的 1% 左右，是先天性畸形新生儿死亡的最主要原因，严重危害着儿童的健康。先天性心脏病的病因和发病机制与遗传因素和环境因素相关，其中遗传因素起着重要作用。既往对遗传因素的研究多集中于染色体畸变和相关基因的突变上，并取得了一定的研究成果。但这仅能解释 10%~20% 的先天性心脏病患者的病因，大部分患者的病因仍然未知[8]。CNVs 作为人类遗传差异和多样性的来源之一，亦可能在先天性心脏病的发生发展中起着一定的作用。

二、CNVs 与先天性心脏病的研究现状

2007 年，Thienpont 和 Mertens 等首次利用 aCGH 技术研究 CNVs 与先天性心脏病的关系，拉开了此项研究的序幕[9]。随着研究的深入，人们对 CNVs 与先天性心脏病的关系的理解经历了一系列的转变，逐渐形成一套相对成熟的 CNVs 研究策略。

（一）疾病诊断工具到寻找疾病相关候选基因的工具

2007 年 Thienpont 和 Mertens 等应用 aCGH 技术，对 60 例病因未明但可能存在染色体异常的综合征型先天性心脏病患者进行检测，结果显示约 30% 患者存在 CNVs。以新发 CNV 或其中某

一个基因在心脏发育中起重要作用为评判标准，约 17％ 的 CNVs 具有致病性，其中 3 个 CNVs 包含 NKX2.5、NOTCH1、NSD1、EHMT 等已报道和先天性心脏病相关的基因，肯定了 aCGH 技术在发现具有临床意义 CNVs 中的作用[9]。随后 Breckpot、Thienpont 等应用 1－Mb aCGH 技术对 150 例病因未明的综合征型先天性心脏病患者进行检测，共发现 43 个 CNVs，其中 26 个被认为具有致病性，约占综合征型先天性心脏病患者的 17％；进一步在之前检测结果正常的患者中随机抽取 29 名患者，利用更高通量的 244－K oligomicroarray 技术进行检测，共发现 75 个 CNVs，但仅有 2 个具有致病性。这说明 aCGH 技术具有作为诊断遗传性疾病工具的潜在可能性，但相对于 1－Mb aCGH 技术，更高通量的 aCGH 技术并不能提高其发现致病性 CNVs 的概率[10]。Ashleigha 等对 20 例染色体核型分析结果正常的综合征型先天性心脏病患者及 20 例单纯先天性心脏病患者进行 CNVs 检测，发现 5 例伴发心外畸形（神经异常或发育迟滞）的患者携带有致病性 CNVs，其概率高达 45％[11]。因此，对同时伴有神经异常或发育迟滞的先天性心脏病患者，即使其染色体核型检查结果正常，仍需进行 CNVs 检测，进一步肯定了 aCGH 技术作为一种诊断工具的意义。

应用 aCGH 技术进行 CNVs 研究有着独特的优势，它的高分辨率使它能发现大量其他技术如染色体核型分析等无法发现的致病性 CNVs，为寻找新的先天性心脏病相关的候选基因提供了新线索及新方向。但随着研究的进行，其高费用、低频率（罕见 CNVs 在患者中的发生率多为 4％～5％）及其与临床表型间关系的不确定性等缺点逐渐显现，使它在作为诊断工具及遗传咨询方面的应用受到限制。不同于最初直接将其作为诊断工具的尝试，目前 CNVs 的检测主要应用于筛选疾病相关的候选基因。随着研究的进一步深入，各种致病性 CNVs 与先天性心脏病表型之间的关系将逐渐显现，aCGH 技术可能重新被定义为一种诊断工具。

（二）从综合征型先天性心脏病到非综合征型先天性心脏病

CNVs 与先天性心脏病关系的研究最初集中于综合征型先天性心脏病患者上，这可能和其携带致病性 CNVs 的频率相对较高有关。2011 年 Breckpot 的研究证实了这一点。他们对综合征型和单纯型先天性心脏病患者致病性 CNVs 的携带率进行了分析，发现单纯型先天性心脏病患者致病性 CNVs 的携带率为 3.6％，而综合征型先天性心脏病患者致病性 CNVs 的携带率为 19％，显著高于前者。并且单纯型先天性心脏病患者携带的致病性 CNVs 以重复为主，对基因功能影响较小；而综合征型先天性心脏病的致病性 CNVs 以缺失为主，且多数参与人类发育过程，功能至关重要[12]。但 2014 年 Warburton 等提出了不同的观点，他们对 223 个家系（1 个家系中至少有 1 例圆锥动脉干畸形或左心发育不良患者）进行了研究，发现 CNVs 的频率或其功能的特异性与患儿是否合并心外畸形并无直接的相关性，这可能和他们选取的样本有关，以家系为研究对象可能存在选择性偏倚[13]。

近年来，CNVs 与单纯型先天性心脏病的关系的研究逐渐增多。2008 年，Erdogan 等对 105 例单纯型先天性心脏患者进行 CNVs 检测，发现 18 个 CNVs，其中 3 个为新发 CNVs，首次证明 CNVs 也存在于单纯型先天性心脏病患者中，并提出 CNVs 能增加疾病易感性的观点，但其剂量和表型的关系仍不明确[14]。2009 年，Greenway 等对 114 例单纯的法洛四联症患者及其父母进行了 CNVs 检测，发现了 11 个新发的罕见 CNVs。随后，该小组在另一组法洛四联症患者（398 例）中对这 11 个 CNVs 位点进行了验证。结果发现 5 例患者在 1q21.1 上存在 CNVs，占散发非综合征型先天性心脏病的 1％，其他常见的 CNVs 包括 3p25.1、7p21.3 和 22q11.2 等[15]。推测至少 10％ 的散发法洛四联症与致病性 CNVs 相关，对这些区域相关基因进行功能研究将有助于进一步阐明先天性心脏病的发病机制。此项研究肯定了 CNVs 在单纯性先天性心脏病中的作用，并提出是否根据临床表型进行分类后再行 CNVs 检测将更有利于我们对先天性心脏病病因及发病机制的了解的问题。为进一步研究先天性心脏病临床表型与 CNVs 基因型的关系，Tomita-Mitchell 等收集 945 例先天性心脏病患者,根据欧洲儿童心血管疾病指南的先天性心脏病表型分类将其分成 40 组,利用 Affymetrix Genome-Wide Human SNP Array 6.0 技术对其进行 CNVs 检测。结果显示在所有先天性心脏病患者中,约 14% 的患者携带致病性 CNVs,其中罕见 CNVs 约占 4.3%。进一步将每组患者携带 CNVs 的频率与它们在正常人群(2 026 人)及非先天性心脏病患者组(880 例冠状动脉病变患者)中的频率进行比较,发现主动脉瓣狭窄、房室间隔缺损、法洛四联症及永存动脉干患者携带 CNVs 的频率显著高于对照组。而左心室发育不良综合征等患者 CNVs 与对照无明显差异。此外,包含 FKBP6、ELN、GTF2IRD1、GATA4、CRKL、TBX1、ATRX、GPC3、BCOR、ZIC3、FLNA 及 MID1 等致病基因的 CNVs 以缺失为主,而包含 PRKAB2、FMO5、CHD1L、BCL9、ACP6、GJA5、HRAS、GATA6 和 RUNX1 等致病基因的 CNVs 以重复为主[16]。这说明不同表型的先天性心脏病之间携带 CNVs 的频率存在显著差异,同时也表明对疾病进行临床表型分类后再行 CNVs 检测的研究方法是可行、合理的。此后,许多学者对 CNVs 与单纯型房室间隔缺损的关系进行了研究,但至今仍未发现相关的候选 CNVs 或者基因[17]。

（三）从仅做芯片数据分析到芯片分析与功能验证相结合

CNVs 的常规研究流程是首先确定研究对象,再利用 aCGH 技术或 SNP 技术进行检测,最后运用各种统计学方法对数据进行分析,排除 CNPs,寻找可能的致病性 CNVs。值得注意的是,单纯的数据分析技术并不足以证明 CNVs 的致病性,仅能说明该 CNV 可能与先天性心脏病的易感性相关,并确定候选基因。既往的研究多止步于此。针对候选基因进行功能验证,研究相关基因的功能,分析其可能的致病机制,将提高 CNVs 研究结果的可信度,有助于我们进一步了解先天性心脏病的发病机制。近年来,学者们开始提出芯片分析与功能验证相结合的研究思路,即从芯片数据分析出发,在细胞水平、组织水平及动物模型水平进行功能验证的研究模式。2011

年,Fakhroa 等应用 SNP array 技术对 262 例散发的内脏异位患者及 991 例正常对照者进行了检测,发现 14.5% 的患者携带罕见 CNVs。为明确这些区域中相应基因的功能,作者以非洲爪蟾为实验动物,利用基因敲除技术对这些 CNVs 包含的部分基因进行功能研究,发现特异性敲除 NEK2、ROCK2、TCGBR2、GALNT11 和 NUP188 基因,均能干扰非洲爪蟾心脏左、右轴的发育,从而首次确定了这 5 个基因在内脏异位发生中的意义[18]。该研究一方面肯定 CNVs 在寻找新的候选基因方面的优势,另一方面也显示 CNVs 在先天性心脏病中的研究向着更严谨的芯片分析与功能验证相结合的道路发展,其研究内容更有深度,研究方法更加严谨,研究结论更加可信。

最近,新的研究成果不断涌现,研究发现 1q21.1、16p13.11、15q11.2 - 13、22q11.2 的重复以及 2q23.1 的缺失与先天性心脏病相关。其中 1q21.1 和 15q11.2 的重复提示 Wnt 通路在散发先天性心脏病的发生中起着一定的作用,有助于其发病机制的研究[19]。先天性心脏病的研究领域也得到了一定的拓展。不同于以往将研究对象局限于先天性心脏病患儿,目前有学者将研究对象定位于患有先天性心脏病的成年人,选取 100 例先前没有做过检查的单纯型先天性心脏病成人患者(≥18 周岁)及 65 例健康对照者进行研究,发现 36% 的患者携带有 22q11.2、18q23、3q21.3 等罕见 CNVs,这些区域包括 CRKL、NFATC1、PLXNA1 等基因,其中 PLXNA1 并未在先天性心脏病患儿中报道过[20]。

三、CNVs 与先天性心脏病研究中面临的挑战

CNVs 是产生个体间遗传差异和人类遗传多样性的一个重要因素。相对于 SNP,CNVs 涉及更多的人类基因组序列,拥有更高的突变率。目前,CNVs 在先天性心脏病方面的研究已取得一系列的成果,但也存在许多挑战。例如致病性 CNVs 的筛选标准的不确定性,CNVs 检测的高费用、低频率,CNVs 与疾病临床表型关系的不确定性以及其功能验证的复杂性都限制着其研究的深

入及其在临床的应用。其中，如何从大量无临床意义的 CNVs 中区分出致病性 CNVs 是最基础也是最亟待解决的问题。

1. 新发 CNVs 还是遗传性 CNVs　　大量染色体核型分析结果显示大部分致病性 CNVs 都是新发的，因此人们常以新发 CNVs 作为致病性 CNVs 的选择标准。当前应用于基因分析的统计学方法均是以此为基础。那么该标准是否也适用于 aCGH 技术？随着 aCGH 技术的发展，一些新发的 CNVs 被证明为非致病性的，同时在正常对照者中也发现了大于 100 kb 的新发 CNVs。但新发 CNVs 在患者中的检出率远高于正常人群中的检出率，因此它是寻找致病性 CNVs 的有效条件，而非充分条件。此外，遗传性 CNVs 亦可能具有致病性，部分基因（如 GATA4、NOTCH1 等）存在剂量依赖效应，当"剂量"不足时，可无临床表型，使其致病性难以显现。如何在新发 CNVs 和遗传性 CNVs 的筛选中取得平衡仍是一个挑战。

2. 大于 0.1% 还是小于 0.1%　　考虑到自然界的选择压力，通常认为当一种 CNVs 在正常人群中发生频率>1%时，它是致病性 CNVs 的概率就小。而 CNVs 在正常人群中所占的比例越小，它是致病性 CNVs 的概率便越高。目前将在正常人群中发现频率小于 0.1% 的 CNVs 定义为罕见 CNVs，发生频率大于 1% 的 CNVs 定义为

CNPs[4]。那么 CNPs 是否一定无致病性、发生频率在 0.1%~1% 之间的 CNVs 是否可能具有致病性、是否值得进一步研究仍是一个需要考虑的问题。

3. 大于 100 kb 还是小于 100 kb　　目前认为正常人群中很少会有超过 100 kb 的 CNVs，而且 CNVs 的片段越大，其为致病性 CNVs 的概率越高，大于 500 kb 的 CNVs 具有致病性的可能性非常大。因此，多数分析以大于 100 kb 的 CNVs 为筛选标准，并优先分析大于 500 kb 的 CNVs 片段。但最近研究发现，正常人群中也存在大于 100 kb 的 CNVs，患者中也存在小于 100 kb 的致病性片段，如 8p23.1 上包含 SOX-7 基因的 83 kb 的重复能增加先天性心脏病的易感性[21]。因此如何选择合适大小的 CNVs 片段作为筛选标准是一个亟待解决的问题。

四、结语

CNVs 是人类个体间遗传差异和多样性的重要来源，其概念的提出为先天性心脏病病因及发病机制的研究提供了新思路。CNVs 与先天性心脏病关系的研究已取得一系列具有重大意义的研究成果，但在许多方面仍存在不足，相信随着研究的深入，逐步克服其缺点，以进一步了解先天性心脏病的病因及发病机制，为先天性心脏病的遗传咨询及治疗提供依据。

参 考 文 献

1. Iafrate AJ, Feuk L, Rivera MN, et al. Detection of large-scale variation in the human genome. Nat Genet, 2004, 36: 949-951.
2. Sebat J, Lakshmi B, Troge J, et al. Large-scale copy number polymorphism in the human genome. Science, 2004, 305: 525-528.
3. Freeman JL, Perry GH, Feuk L, et al. Copy number variation: new insights in genome diversity. Genome Res, 2006, 16: 949-961.
4. Feuk L, Carson AR. Scherer SW Structural variation in the human genome. Nat Rev Genet, 2006, 7: 85-97.
5. Bourdon V, Plessis G, Chapon F, et al. Chromosome imbalances in oligodendroglial tumors detected by comparative genomic hybridization. Ann Genet, 2004, 47: 105-111.
6. Szatmari P, Paterson AD, Zwaigenbaum L, et al. Mapping autism risk loci using genetic linkage and chromosomal rearrangements. Nat Genet, 2007, 39: 319-328.
7. Sebat J, Lakshmi B, Malhotra D, et al. Strong association of de novo copy number mutations with autism. Science, 2007, 316: 445-449.
8. Blue GM, Kirk EP, Sholler GF, et al. Winlaw DS Congenital heart disease: current knowledge about causes and inheritance. Med J Aust, 2012, 197: 155-159.
9. Thienpont B, Mertens L, de Ravel T, et al. Submicroscopic chromosomal imbalances detected by array-CGH are a frequent cause of congenital heart

defects in selected patients. Eur Heart J，2007，28：2778 - 2784.

10. Breckpot J，Thienpont B，Peeters H，et al. Array comparative genomic hybridization as a diagnostic tool for syndromic heart defects. J Pediatr，2010，156：810 - 817，817 e811 - 817 e814.

11. Richards AA，Santos LJ，Nichols HA，et al. Cryptic chromosomal abnormalities identified in children with congenital heart disease. Pediatr Res，2008，64：358 - 363.

12. Breckpot J，Thienpont B，Arens Y，et al. Challenges of interpreting copy number variation in syndromic and non-syndromic congenital heart defects. Cytogenet Genome Res，2011，135：251 - 259.

13. Warburton D，Ronemus M，Kline J，et al. The contribution of de novo and rare inherited copy number changes to congenital heart disease in an unselected sample of children with conotruncal defects or hypoplastic left heart disease. Human Genetics，2014，133：11 - 27.

14. Erdogan F，Larsen LA，Zhang L，et al. High frequency of submicroscopic genomic aberrations detected by tiling path array comparative genome hybridisation in patients with isolated congenital heart disease. J Med Genet，2008，45：704 - 709.

15. Greenway SC，Pereira AC，Lin JC，et al. De novo copy number variants identify new genes and loci in isolated sporadic tetralogy of Fallot. Nat Genet，2009，41：931 - 935.

16. Tomita-Mitchell A，Mahnke DK，Struble CA，et al. Human gene copy number spectra analysis in congenital heart malformations. Physiol Genomics，2012，44：518 - 541.

17. Priest JR，Girirajan S，Vu TH，et al. Rare copy number variants in isolated sporadic and syndromic atrioventricular septal defects. American Journal of Medical Genetics Part A，2012，158A：1279 - 1284.

18. Fakhro KA，Choi M，Ware SM，et al. Rare copy number variations in congenital heart disease patients identify unique genes in left-right patterning. Proc Natl Acad Sci U S A，2011，108：2915 - 2920.

19. Soemedi R，Wilson IJ，Bentham J，et al. Contribution of global rare copy-number variants to the risk of sporadic congenital heart disease. Am J Hum Genet，2012，91：489 - 501.

20. Zhao W，Niu G，Shen B，et al. High-resolution analysis of copy number variants in adults with simple-to-moderate congenital heart disease. Am J Med Genet A，2013，161A：3087 - 3094.

21. Long F，Wang X，Fang S，et al. A potential relationship among beta-defensins haplotype，SOX7 duplication and cardiac defects. PLoS One，2013，8：e72515.

第十二章　先天性心脏病流行病学研究进展

>>>>>> 蒲 田 徐 让

先天性心脏病是在胚胎发育过程中心血管发育异常所致,它占据我国主要出生缺陷疾病的1/3,是婴幼儿1岁内死亡以及儿童致残的首要病因。目前,我国围产儿先心病的患病率在0.69%～1.44%之间[1]。由于我国出生人口基数大,全国每年有12万～20万先心病患儿出生,严重危害着儿童的生命与健康,也给患儿家庭造成了极大的经济负担。因此,着重研究先心病的病因及流行病学特征,对减少先心病的发生率,提高我国人口素质具有重要意义。

一、先心病的群体流行病学特征

1. 国外流行病学调查资料　　不同国家、不同地区先心病的发病率和患病率存在一定的差异,这可能与调查方法、检查技术不同有一定关系。国外对先心病发病率的调查主要通过多中心进行围产期研究。Reller报道,1998～2005年间美国亚特兰大地区398 140名新生儿的先心病患病率是0.814%[2]。2002～2010年加拿大报道的先心病患病率为1.018%[3]。1999～2003年间澳大利亚通过出生缺陷登记系统和妊娠转归登记系统分析,活产婴儿先心病患病率为1.07%[4]。

2. 国内区域性流行病学调查资料　　国内关于先心病的流行病学调查尚缺乏系统的大范围研究资料,我国不同地区、不同时期有关先心病患病率的报道不尽相同,除与各地先心病流行病调查使用的统计学方法不一、调查对象选择有差异外,也与各地先心病患病率有较大差异有关。目前普遍认为先心病的发病率在足月活产的新生儿中是0.60%～0.80%,在早产儿、死产或流产的病例中发病率更高,国内报道为0.30%～1.00%[5]。国家出生缺陷监测中心报道,1996年～2004年间城市地区先心病发病率从0.067%上升到0.21%,农村地区先心病发病率从0.048%上升到0.131%,其中以沿海城市的增幅最大,发病率从0.095%上升到0.33%。

我国先心病患病率与海拔高度成正相关,海拔2 000米以上的高原地区,如青海玉树、云南大理等,先心病患病率高达1.38%和0.80%,低海拔的广东番禺地区的患病率为0.13%,在全国最低。北京市儿童先心病发病率为0.59%,上海市杨浦区先心病患病率为0.687%,山西省汾西和晋城六线煤矿开发区患病率为0.614%和0.673%,高于太原(0.29%)和沂蒙山区(0.305%)等地,反映环境污染和先心病的发生可能有关[6]。

温晴晴于2008年～2012年对哈尔滨地区先天性心脏病患者患病率进行了统计和分析,共随访了26 621例围产儿,检出先心病49例(0.184%)。同时49例先心病患儿有9例(18.37%)在产前确诊,因此需要建立一个完备的妇幼保健网络,推行重点防治先天性心脏病的三级预防举措[7]。

2006年,陈秋红对4～18岁的藏族少年儿童进行普查,先心病患病率为0.874%,其中玉树地区先心病患病率(0.837%)与20世纪80年代的调查结果(1.47%)相比明显降低,这可能与20余年来边远地区的经济高速发展、生活水平日益提高、饮食结构更趋于合理有关[8]。

3. 先心病患病的性别差异性　　世界范围内,性别对先心病的影响均知之甚少。美国对不同性别患各种先心病类型的比例有一项研究,女性在肌部室间隔缺损、房间隔缺损、房室间隔缺损、动脉导管未闭、内脏异位等畸形中有较高的发病率,男性在法洛四联症、大动脉转位、完全性肺静脉异位引流等心脏畸形中有较高的发病率,分析性别对心脏缺陷的影响最困难的是心脏畸形分类的多样性[9]。国内部分研究表明先心病患儿的患病率女性高于男性,具体原因有待进一步研究。因此在未来几年内,性别因素对先心病预后是否有重要影响将有望进行系统地研究。

4. 先心病患病的病种差异性　　随着地理环境变化,每种先心病的类型比例有着明显的不同。多数资料表明低海拔地区先心病患者中室间隔缺损最常见,约占 39.93%,其次是房间隔缺损,约占 25%,动脉导管未闭约占 13%,复杂先心病所占比例较小。高海拔地区以动脉导管未闭或房间隔缺损最多见[10]。庞君调查西藏、新疆、四川、广西、广东 5 省先心病患儿的病种分布特点,总体以室间隔缺损居首位(59.4%)。新疆、四川、广西和广东 4 个省市室间隔缺损构成比分别为66.7%、52.2%、74.6% 和 76.5%。西藏地区患儿以动脉导管未闭为主(48%)[11]。高海拔的西藏地区由于低压低氧使动脉血氧含量较低,缺乏对出生后动脉导管收缩闭合的有力刺激,小儿出生后肺动脉高压的持续存在和体循环压力偏低,使得动脉导管难以闭合,这也提示先心病可能与低氧有一定关系。

5. 先心病患病的民族差异性　　国内不同民族群体遗传特征差异显著,生活环境及社会经济基础有较大不同,因此先心病发病率也会有较大差异。青海省黄南州地区是多民族聚居地,平均海拔 3 500 米以上,通过将世居藏族与生活在同一环境的其他民族进行比较发现,世居民族藏族、蒙古族儿童患病率(分别为 12.735% 和 12.107%)明显高于汉族(3.908 8%)儿童先心病患病率[12]。但也有较多报道指出汉族和蒙古族、回族等其他民族先心病患病率相比无明显差异,究其原因目

前尚缺乏科学的数据支持。

二、先心病家系流行病学

先心病一般可见于 3 种情况,即染色体畸变、遗传性综合征和散发病例,前两者为数较少,多数先心病均为散发,可能与遗传及环境因素有关。大规模的人群调查显示,先心病患者的亲属中,同类或相近的心血管畸形的发生率比一般群体高10～14 倍。一般认为这与致病性微小基因高度集中和累积相关。陈沅等对重庆地区 4 387 个先心病家系进行筛查,其中一级亲属条件患病率为16.49%,二级亲属先证者条件患病率为 1.89%,亲属患者的病种与先证者不完全一致,符合率为33.33%,其亲属发病率高低与血缘关系远近相关[13]。家族性先心病临床表现的差异性提示其致病基因是不同的,血缘关系越近患病率越高,可见遗传因素具有很大的作用。研究先心病家系可以获得更全面的遗传信息,为遗传咨询和基因靶向治疗提供更好的理论基础。

三、双胎先心病患病的流行病学

为了揭示心脏发育过程中环境和基因等因素的影响,对双胎进行大量研究有着特殊意义。目前大多数研究认为相较于单胎,先天性心脏病在双胎中更常见,尤其是动脉导管未闭,这可能和妊娠期间营养物质与微量营养素的摄入对胎儿的心脏发育有着一定的联系,双胎妊娠可能改变了母体的营养平衡,营养物质缺乏会使胎儿对一些致畸因素更加敏感[14]。理论上,同卵双胎有着相同的遗传背景和胚胎发育环境,所患先心病的表型应该是相同的。然而,在一些先心病家系中同卵双胎的心脏病表型却是不同的,提示可能有其他的基因因素参与了先心病的发生发展[15]。

先心病已经逐渐得到重视,复杂先心病患儿的一年生存率已经上升到 75.2%,非严重先心病患儿的一年生存率达到 97.1%。尽管如此,由于各地使用的统计学方法不尽相同,调查对象也有所差异,目前尚缺乏大范围的资料数据说明先心病的整体情况,因此对疾病的分布研究逐渐成为流行病学研究的重要任务之一。针对我国先心病

发病水平和分布特征统计学研究是当前亟须解决的问题。越来越多的数据分析指出，孕母年龄≥35 岁或者＜20 岁，孕母流产史及异常生育史，孕早期感染梅毒螺旋体、风疹病毒等病原体，婴儿低出生体重均增加了人群患先心病的风险[16,17]。

先心病是一种非传染性的世界普遍流行疾病，不同国家地区报道的发病率不同体现了先心病的分布差异特点。我国从 20 世纪 80 年代起逐步在全国范围内开展了青少年先心病的流行病学研究和人群防治工作，但尚缺乏系统及大范围的研究资料，因此先心病流行病学研究仍面临着诸多挑战。先心病流行病学研究是一项重要的公共卫生问题。它有助于各级医院开展常规筛查，及早对先心病进行诊断，同时采用相应的措施进行积极的治疗和防止并发症对先心病患者来说具有非常重要的意义。

参 考 文 献

1. 刘小清，李河，麦劲壮等.先天性心脏病流行病学研究概况.岭南心血管病杂志，2009，15(3)：163 - 164.

2. Reller MD, Strickland MJ, Riehle-Colarusso T, et al. Prevalence of Congenital Heart Defects in Metropolitan Atlanta, 1998 - 2005. The Journal of Pediatrics, 2008, 153(6)：807 - 813.

3. Grag V, Basu M. Beyond genetics：focusing on maternal environment for congenital heart disease prevention. Evidence-Based Medicine, 2014, 19(2)：e8.

4. Khoo N S, Van Essen P, Richardson M, et al. Effectiveness of prenatal diagnosis of congenital heart defects in South Australia a population analysis 1999 - 2003. Aust N Z J Obstet Gynaeco, 2008, 48(6)：559 - 563.

5. 袁雪，王惠珊，闫淑.10 665 名儿童先天性心脏病发病状况监测结果和环境危险因素分析[J].中国妇幼保健，2006，21(6)：781 - 783.

6. 蒋立虹，段昌群，马志强.先天性心脏病流行病学调查研究动态.华西医学，2004，19(3)：510 - 511.

7. 温晴晴.某地先天性心脏病流行病学调查研究及预防措施.中外医疗，2013，32(34)：139 - 140.

8. 陈秋红，金新会，徐效龙等.海拔 4 000 m 以上地区藏族少年儿童先天性心脏病现状调查. Med J Chin PLA, 2013, 38(8)：657 - 660.

9. Marelli AJ, Mackie AS, lonescu-lttu R, Rahme E, Pilote, Congenital heart disease in the general population：changing prevalence and age distribution. Circulation, 2007, 115(2)：163 - 172.

10. 曹道白音，李伟，李秀英.内蒙古青少年先天性心脏病调查.现代预防医学，2009，36(21)：4014 - 4015.

11. 曲毅，祁国荣，路霖，杨延平，陈秋红.青海高海拔地区 4～8 岁儿童先心病流行病学调查.北京医学，2010，32(10)：813 - 815.

12. 陈沅，余更生，田杰等.重庆地区先天性心脏病家系筛查的初步分析.重庆医科大学学报，2003，28(4)：0440 - 04.

13. Mahle WT. What we can learn from twins congenital heart disease in the Danish Twin Registry. Circulation, 2013, 128(11)：1173 - 1174.

14. Xike Wang, Jing Wang, Pengjun Zhao, et al. Familial congenital heart disease：data collection and preliminary analysis. Cardiology in the Young, 2012, 23(3)：394 - 399.

15. 欧艳秋，聂志强，刘小青等.广东省流动和常住人口先天性心脏病危险因素的差异分析.中华流行病学杂志，2013，34(7)：701 - 705.

16. 顾雪君，舒立波，杨秀萍.围生期先天性心脏畸形的发病趋势.现代实用医学，2013，25(3)：317 - 318.

第十三章 先天性心脏病处理中的个体化医学

>>>>>> 陈树宝

在临床实践中经常可见同一种疾病不同患者的症状表现、病程进展及预后存在明显差异。同一种疾病不同患者中应用同一种药物治疗,其疗效不尽相同,有的可能出现严重药物不良事件。以往均认为这是个体差异所致,其原因主要是存在生物学(遗传特性、生理特点及疾病状态)、心理及环境的差异。2003年人类基因组计划的完成,基因分型和核苷酸多态性得以明确,并随着后基因组时代功能基因组的进一步发展,以及药学、分子生物学技术和生物信息学的快速进步,对所谓"遗传特性"、"遗传学背景"或"遗传学变异"等有了更具体的了解。这些进步大大推动了个体化医学(personalized medicine)的发展。现代意义的"个体化医学"概念于1999年由Langreth及Waldholz提出,即根据患者的遗传学背景,结合生物信息学和高端成像技术进行诊断,从而合理选择药物进行治疗。目前已经将基因组学的信息引入到个体化医学中。个体化医学的最终目标就是全面分析个体间的遗传学信息差异,结合生活环境、病史、家族史等临床信息对个体患病概率进行风险评估,对患者进行个体化诊断,并使其能在合适的时间应用合适的方法达到预防或治疗疾病的目的,以确保治疗效果最大化,药物毒副反应最小化[1]。

随着高通量新一代测序技术的出现,不仅单基因疾病,包括先心病的多因素疾病的基因组特点正在被逐步阐明。人类基因组中编码蛋白质的占1.5%,其余包括非编码的DNA、调节区和内含子。单个碱基对替换(SNP)或小结构物质变异例如拷贝数变异(CNV)等"小"变化可改变蛋白质产物并导致功能的改变。这些改变可能导致严重疾病,也可能影响疾病表现,有些变化则不产生结果。根据基因组学信息处理的策略已被应用于临床实践[2,3]。应用基因组学、药物基因组学信息可以对先心病患儿进行疾病风险预测和预防、改善外科手术和心脏移植的结果,以及改善药物治疗后安全性和效果[3],这也是在先心病处理中个体化医学的范例。

一、遗传风险的预测[4]

流行病学研究结果提示先心病发生主要与遗传异常有关,但是对基因突变的精确确定极具挑战性。目前在先心病病例中能够明确遗传学结果的不足20%。在综合征型先心病病例(约占25%)中通过检查能够获得染色体或其他细胞遗传异常结果的比例最高。在孤立性即非综合征型先心病病例中确定遗传背景非常困难,可能与多种敏感性基因中罕见的遗传或新突变伴不同的外显率有关。大多数患者呈现复杂的遗传形式,包括减低的外显率、多基因遗传(伴有敏感度阈值)、基因与环境综合作用。21-三体综合征(Down综合征,DS)患者常合并先心病,特别是房室间隔缺损,然而将近50%的DS不合并心脏缺陷。Li等(2012)[5]研究发现DS鼠模型(Ts65Dn)、Creld1+/-和Hey2+/-动物组中心脏缺陷发生率分别为4.87%、0和0,而Ts65Dn::

Creld1 ＋/－和 Ts65Dn∷*Hey2*＋/－动物组心脏缺陷发生率分别为 33％和 24％。心脏缺陷发生呈阈值模式,有害的基因变异和(或)环境因素超过一定范围可以导致心脏缺损。基因修饰因子与21-三体上剂量敏感基因相互作用可以导致心脏缺陷。近年来基因变异可以影响心脏缺陷发生的敏感性而不是引起疾病的概念已被接受,对缺陷发生敏感性增加可为基因变异叠加效应所致[6]。

新一代测序技术出现可以检测与先心病相关的 CNV 和 SNP。CNV 指 DNA 数增加或缺失,范围自 1 kb 到几个 Mb。虽然区别病理性 CNV 与良性 CNV 仍是挑战性问题,但是已经明确病理性 CNV 在先心病发生中的作用[7]。Silversides等[8]在成人法洛四联症(不伴综合征)病例中发现较大的 CNV(＞500 kb)较对照组多见(OR1.9),如果包括 22q11.2 缺失病例(占 10.7％)OR 达10.9。大部分病例(39/47)＞500 kb CNV 为非常罕见的,均未见于对照组中,多数 CNV 为增加的。如果 CNV 累及重叠基因者倾向合并心外畸形。有些 CNV 以前曾有报道与先心病有关,如1q21.1重复、16p11.2 重复、22q11.2 重复。Soemedi等[9]在法洛四联症(948)、其他先心病(1 488)病例及对照组(6 760)中检测 1q21.1 CNV,结果发现1q21.1 重复在 TOF 组较对照组更为常见(OR=30.9),未发现缺失。相反 1q21.1 缺失在其他先心病组较对照组更常见,未发现重复。1q12.1CNV 重复在 TOF 病例中约占 1％,该位点 CNV重复或缺失与先心病表型有关,研究结果提示改变 GJA5 表达为其原因。Goodship 等[10]对非综合征型 TOF 病例进行 22 个相关候选基因 SNP检测,并经过复制队列检验结果发现 207 SNPs,经过筛选 PTPN11 rs11066320 SNP 与散发性 TOF 风险有关,人群回归危险度为 10％。*PTPN11* 错义突变可导致 Noonan 综合征,轻微的变异与非综合征型法洛四联症有关。McBride 等[11]报道 ERBB4 内含子 3单倍型与左心室流出道畸形包括主动脉瓣狭窄、主动脉缩窄及左心发育不良显著相关。Payne 等在左心发育不良病例及对照组应用染色体微列阵检测染色体 CNV,发现 CNV 例数在病例组中明显高于对照组(*P*＜0.03),CNV 主要为小的常染色体缺失或重复(≤60 000 bp),CNV 并不涉及HLHS 可能的候选基因。Stevens 等对 300 例复杂型先心病及 2 201 例正常儿童研究发现转录因子 *ISL1* 8 个 SNPs 与复杂型先心病显著相关,经过复制队列研究证明 *ISL1* 基因变异与非综合征型先心病风险相关,在白种和非洲裔美国人中ACT 及 GCT 二种单倍型发生先心病风险(OR)增加。ISL1 是参与右心室及心室流出道发育的第二心区组细胞的标志物。Soemedi 等[12]在2 256 例先心病(TOF 808 例)、283 例先心病患儿的父母、841 例对照者中建立全基因 CNV 资料,发现罕见的 CNV 缺失(＞100 kb)在先心病组与对照组之间有明显差异(OR=1.8),人群归因风险将近 3.5％。CNV 缺失范围重叠基因,缺失范围较大则 OR 也更高。进一步分析发现 CNV 缺失与 WNT 信号显著相关,其改变与很多先心病有关。结果证明增多和缺失的 CNV 改变 8p23.1部位的 *GATA4*,发现 0.5％病例中 15q11.2 缺失CNV,与对照组比较 OR 为 8.2,起源于父母新的CNV 有 11 例,其中 10 例来自父亲。

过去几年,许多研究发现一些常见和罕见的遗传变异在先心病形成中发挥作用,其中有的与病因有关,更重要的是与先心病发生的敏感性有关。如果基因型与表型关系被揭示,这些研究结果将可被用于预测先心病再发风险,预测先心病类型及严重程度,对于生育咨询及决定将有重要价值。

二、产前诊断[4,13,14]

目前遗传性疾病及先心病的产前筛查主要依赖在孕中期的羊水检查及胎儿超声心动图检查。应用这种方法,先心病的检出率＜30％,假阳性率3％~5％,流产率 0.5％~1％。出生后被诊断者,其中 25％需在新生儿期紧急手术,结果差于选择性手术。不能在妊娠早期明确诊断或漏诊也影响终止或继续妊娠的决定及产前干预的机会。分子技术的迅速发展大大推动了产前无创性筛查及诊断。1997 年,Lo 等应用 PCR 技术成功扩增出血浆和血清中 Y 特异性序列,证明胎儿 DNA 在母体外周血中的存在。以后的研究进一步了解了胎儿 DNA 在母体血液中的浓度及其与孕期的关系、更新及消除。2010 年 Lo 等首次证明母体外周血浆存在的胎儿全基因组和胎儿游离 DNA 序列。目前已能通过检测母血中胎儿游离 DNA 质和量的异常对胎儿某些性染色体连锁疾病或其他疾病进行产前诊断。在孕早期(5~10 周)可以准确(100%)鉴定胎儿性别,在孕 10 周,染色体单倍体(三体)诊断的敏感度及特异度达到 100%。可以预期,随着先心病基因检测的进展以及先心病致病基因的明确,将有可能应用无创的母血检测更早、更准确地在产前诊断先心病,特别是有先心病家族史的病例。

相对于先心病的基因缺陷研究,有关蛋白质组学研究很少。如果能够确定涉及心脏早期发育的蛋白质,应用生化方法检测先心病的生物标志物将会发现先心病产前诊断新的途径。Nath 等[15]报道在动物实验中发现心脏缺陷及心脏发育正常的个体蛋白质组不同。以后在胎儿伴心脏缺陷及不伴心脏缺陷的孕妇(孕 16~22 周)羊水检测中发现,胎儿伴心脏缺陷组的羊水中 WNT16、ST14 及 Pcsk1 水平升高。这些蛋白质与黏附、迁移、分化、传输及胰岛素信号通路等有关,并与心脏早期发育有关。这些蛋白质水平增高可能发挥先心病病因的作用。

三、遗传-环境相互作用[4,7,16]

在所有出生缺陷患儿中,基因突变或染色体异常所致者约占 28%,超过 66%的出生缺陷可能由于多因素包括遗传-环境相互作用引起。根据动物实验结果推导,在人受孕第 2~3 周,环境因素可以改变早期发育过程而导致严重心脏畸形,有些对发育的影响在出生时并不明显,但在出生后对心脏病变发生的敏感性增高。在一项基因变异的基因组相关研究(GWAS)中发现,88%的 GWAS 变异在基因调节 DNA 区域,涉及胎儿期发育,也包括成人期发病的疾病。

已有许多研究阐明叶酸在正常胚胎发育过程中发挥关键作用,叶酸缺乏可引起重要先天性畸形。补充叶酸可降低神经管缺陷的发生率,但是对先心病的预防作用仍有争议。Goldmuntz 等研

究 9 种与叶酸代谢相关基因的变异与心脏圆锥动脉干缺陷发生风险的关系,发现患儿的甲基四氢叶酸还原酶(MTHFR)A1298C 基因型与表型有关。Long 等研究发现孕妇甲硫氨酸合酶(MTR)A2756G 基因型与圆锥动脉干及左侧心脏缺陷发病风险有关。也有一些研究并没有证明这种相关性。有研究证明 canonical Wnt/β-catenin 信号通路及叶酸代谢相关通路对于胎盘及心脏发育起关键作用。胎盘早期发育影响受精卵种植及发育。在孕早期,胎盘、心脏及神经发育是同步的。这些研究有助于了解先心病遗传-环境相互作用及机制,以及影响先心病发生的敏感性。探索及阐明这些相关性不仅可以发现胎儿有发生先心病风险的孕妇,也可以确定能从补充叶酸获益的孕妇。随着影响先心病发生的环境因素增多,如孕妇高龄、肥胖、糖尿病、药物及化学物暴露等,对遗传敏感性的深入了解对预防先心病十分重要。

四、外科手术效果的预测[4]

目前绝大部分先心病患者可以通过外科手术治疗获得完全修复或减轻症状。然而在部分经过治疗的病例中仍存在遗留或残留病损,导致术后心功能不全、心律失常,甚至死亡。先心病外科手术治疗效果不仅与先心病类型及严重程度有关,也与手术时机及方法有关。近年研究发现患者的遗传变异与手术时机选择及外科手术效果有关。

单室型心脏缺陷约占所有先心病的 1%,其病死率及病残率远高于其他类型先心病。1 岁以内病死率达 15%~30%。由于一个心室支持体、肺循环,心室处于明显的容量负荷过重状态。往往需要在出生后 4~6 个月时接受上腔静脉-肺动脉吻合术(SCPC)以减轻心室容量负荷,以后(18~36 个月)再接受 Fontan 手术。以往在房室瓣反流或左向右分流型先心病病例中应用血管紧张素转换酶抑制剂(ACEI)治疗有助于逆转心室重塑及保护心室功能。Hsu 等报道多中心随机研究中发现单心室婴儿接受依那普利与对照组在 SCPC 前后观察生长发育、心室功能及心功能衰竭程度并没有显著差别。以后 Mital 等[17]报道同时进行的

肾素-血管紧张素-醛固酮系统(RAAS)基因[血管紧张素原、血管紧张素转换酶、血管紧张素Ⅱ受体(Ⅰ型)、醛固酮合成酶及糜酶基因]多态性对单心室婴儿心室重塑、生长、肾功能影响以及对依那普利作用的影响研究结果。按 RAAS 基因组多态性分组，RAAS 上调为危险等位基因，合并≥2 纯合子危险等位基因型为高危，合并<2 危险等位基因为低危。低危组婴儿在 SCPC 后心室心肌质量及心室容量降低，肾小球滤过率增高，而高危组婴儿则无此改变($P<0.05$)。上述反应均与是否接受依那普利无关。在高危组婴儿，SCPC 并不能达到减低容量负荷的效果，危险等位基因数目增多，以后心室心肌质量也相应增加，说明存在基因剂量作用。

法洛四联症术后远期常合并心功能不全及心律失常等影响生活质量。这些改变与肺动脉反流有关，常需要再次手术置换肺动脉瓣。目前关于置换肺动脉瓣的合适时间尚无一致意见，根据右心室增大或功能减低确定手术治疗时间往往不够敏感，置换手术后不能恢复右心室功能和运动能力。缺氧诱导因子(HIF1A)是心肌对缺氧及压力负荷过重适应反应的调节因子。Jeewa 等[18]报道对 180 例 TOF 患儿测定 3 种 HIF1A 基因型及与手术时(1.0 ± 0.8岁)右心室心肌蛋白表达和纤维化程度关系，以及与随访时(9.0 ± 3.5岁)右心室扩大、右心室功能及不需肺动脉瓣置换的关系结果。不同功能性 HIF1A 等位基因频率为 HIF1A 145T 74%，HIF1A 1326C 82%，HIF1A 1744C 89%。病例中 1 种等位基因占 1%，2 种占 2%，3 种 16%，4 种 15%，6 种 51%。与小于 4 种功能性等位基因型比较，有多种 HIF1A 等位基因的病例中初次手术时心肌中 TGF-β 表达较高，心肌纤维化明显($P<0.05$)，在随访检查中右心室扩大较轻，右心室功能保持较好，不需干预的比例较高($P<0.05$)。因此，HIF1A 基因型检测有助于确定对缺氧及压力负荷适应不良的 TOF 病例，可从较早地进行肺动脉瓣置换手术中获益。

心肌缺血再灌注损伤是先心病手术后心脏合并症的重要原因。醛与心肌缺血再灌注损伤有关。醛脱氢酶 2(ALDH2)是催化去除活性醛的关键酶。普通人群中 ALDH2 多态(rs 671)呈现丧失功能等位基因型 ALDH2 * 2 约占 8%，而东亚人群中比例较高(约 44%)。Zhang 等[19](2012)报道在 118 例 TOF 病例研究中发现 ALDH2 * 2 携带者术后血 cTnI 水平较低，正性药物评分较低，术后 ICU 滞留及住院时间较短。发绀型先心病 ALDH2 * 2 携带者可因发绀诱导代谢重塑，代偿性心肌内谷胱甘肽(GSH)储备增加，当 ALDH2 活性受到影响时，GSH 则发挥心肌保护作用。

交界区异位心动过速(JET)是先心病术后常见的心律失常，发生率为 6%~12%，在 TOF 及 AVSD 术后 JET 发生率可高达 22%。Borgman 等[20]报道 174 例先心病患儿术后 JET 发生率 21%。在分析 JET 发生与血管紧张素转换酶插入/缺失(ACE I/D)多态性及临床危险因素(年龄、正性药物评分、体外循环时间、阻断时间)关系中发现 JET 发生与 ACE D/D 基因型有显著关系，ACE D/D 基因型组 JET 发生率为 31%。在 AVSD 病例纯合子型中，基因剂量作用也明显，58%JET 在 ACE D/D 病例，12%JET 在 ACE I/D 病例，而无 JET 在 ACE I/I 病例。ACE 缺失型多态性患者术后 JET 发生风险增加 2 倍。

上述研究结果说明遗传学信息有助于了解手术时心肌保护及术后心律失常发生风险，以及心肌对于缺氧及负荷等影响的适应反应，从而确定合适的手术时机。目前多数研究采取候选 SNP 方法，如果应用全基因组方法可能获得更加全面的遗传学信息，为外科手术决策提供帮助。

五、药物安全性及有效性的预测[4,21]

药物遗传学研究遗传变异影响个别药物的反应，大量研究结果证明可用于预测药物的安全性及有效性。迄今已发现超过 2 000 种基因涉及药物反应，包括药物动力学及药效学基因。在心血管药物方面，新近药物遗传学研究结果应用于临床的有根据基因型指导华法林剂量调节，根据基因型确认对氯吡格雷(clopidogrel)无反应者以及根据基因型预测他汀类药物毒性及对 β 受体阻滞剂的效用。

华法林是最常用的口服抗凝药。治疗窗窄难

以调整合适的治疗剂量。剂量的差异也受到遗传变异的影响。$CYP2C9$ 使华法林失活，5%～30%人群（取决不同种族）携带 $CYP2C9$ 基因变异，该种变异（*2，*3）使酶活性降低。因此 $CYP2C9$ 变异携带者华法林剂量需明显减低，常规剂量时可能导致严重致命出血的风险增高。华法林抗凝系通过抑制维生素 K 还原酶反应（VKOR）。华法林使 VKOR 复合物 1（VKORC1）失活。VKORC1 遗传变异可影响对华法林的反应。$VKORC1$ A/A 等位基因型者 VKORC1 表达较低，与高表达的 G/G 基因型比较平均需要 1/2 华法林剂量。亚裔人群 A 等位基因频率较高（91%），故需华法林剂量较欧洲及非洲人群低（A 等位基因频率依次为 38% 与 10%）。

β–AR 阻滞剂治疗效果在不同人群中也有差异。有研究发现 $β1$–AR 基因多态 Arg389Gly 中的 Arg/Arg 纯合子基因型携带者经美托洛尔或卡维地洛治疗后左心室射血分数改善明显，病死率低，抗高血压效果较好。另有研究发现在 Arg/Arg 携带者中 Bucindolol 治疗有效，而在 Gly389 携带者中无治疗效果。此外 $β1$–AR 基因多态 Ser49Gly，$β2$–AR 基因多态如 Gly16Arg，Glu21Glu 以及 β–AR 阻滞剂代谢酶 CYP（主要是 CYP2D6）基因变异与 β–AR 阻滞剂药效相关性也有研究，但结果不完全一致。

关于肾素-血管紧张素-醛固酮系统抑制剂药物遗传学研究多数集中在该系统本身基因，其中最多的是 ACE 基因的内含子 16 插入/缺失（I/D）变异。这种多态变异与 ACE 阻滞剂药效关系研究结果并不一致，其他如血管紧张素原（AGT）、血管紧张素Ⅱ受体基因多态与 ACE 抑制作用也可能有关。

目前大多数药物遗传学研究是在成人病例中进行的。儿童处于生长期，器官功能处于成熟过程阶段。药物的安全性及有效性在儿童中很可能与成人存在差异，值得进一步研究阐明。Gijsen 等[22]（2011）报道儿童心脏移植接受他克莫司（tacrolimus）研究结果阐明与年龄相关的遗传学变异对药物作用的影响。他克莫司是免疫抑制剂，其血液浓度变化明显。标准剂量可在 >50%

病例中超过浓度范围，亚治疗水平可发生排斥，而浓度高则引起毒性反应。他克莫司在肝、肠中经 CYP3A5 酶代谢。研究发现影响药物浓度变化及浓度与剂量比值的因素是年龄较小及 CYP3A5 表达子基因型。因此根据年龄及 $CYP3A5$ 基因型有助于调节剂量。

六、心脏移植结果的预测[4]

近年来儿童心脏移植的生存率明显改善，1 年生存率 >90%，5 年生存率 >70%。尽管生存率及生活质量得到改善，移植后心功能往往不正常。约 30% 的病例移植后 10 年有心功能不全，占死亡总数的 30%。移植后心脏功能不全的原因很多，主要与移植物排斥和血管病有关。Auerbach 等在 145 例 <25 岁心脏移植病例研究中发现排斥占 81%，移植物功能不全占 51%，血管病占 13%，同时发现受体的 $RAAS$ 基因型与移植后结果有关。高危 $RAAS$ 基因型纯合子数目较多者合并移植物功能不全风险愈高（HR1.5），死亡风险愈高（HR1.5）。高危 $RAAS$ 基因型杂合子数目与排斥频率及排斥相关的移植物功能不全有关。高危 $RAAS$ 基因型携带者在排斥期心肌中 IL－6 及 TGF－β 表达明显上调。该研究提示 ≥2 个高危 $RAAS$ 基因型检测可预测心脏移植结果，高危 $RAAS$ 基因型携带者移植后应用 RAAS 抑制剂可保护心脏功能而获益。人类白细胞抗原 G（HLA－G）具有免疫抑制特性，在心脏移植时呈现细胞排斥低风险。Twito 等研究发现 HLA－G 基因外显子 8GS 14bp 插入/缺失（I/D）多态性与心脏移植后血清 HLA－G 水平有关。－14 bp/－14 bp 基因型患者的 HLA－G 平均血清水平高于 ＋14 bp/－14 bp 与 ＋14 bp/＋14 bp 基因型患者。－14 bp/－14 bp 基因型患者的细胞排斥事件显著少于其他基因型。Girnita 等报道 32 例儿童心脏移植病例中基因多态性对排斥影响研究结果，发现经过年龄及种族因素调整后促炎症细胞因子基因（$VEGF/IL$-6）高表达及调节性细胞因子基因（IL-10）低表达是心脏移植晚期排斥的独立高风险因素。上述研究证明遗传学信息对于移植后患者的危险分层有重要意义，可以指导免

疫抑制剂的应用，监测排斥反应。随着 DNA 测序技术的发展，目前可以在心脏移植患者血液中检测到供体器官的无细胞 DNA 作为器官排斥的标志物。过去研究发现在急性和慢性排斥过程中均合并移植器官内特殊细胞的凋亡。Snyder 等（2011）首次应用高通量 Shotgun 测序测定 SNP 个体差异而定量供体心脏 DNA 信号，发现在心脏移植后排斥反应时血液中供体心脏的无细胞 DNA 水平升高。这种无创性监测方法有可能替代心内膜心肌活检监测排斥反应。

基因组学及药物遗传学研究成果有助于发现新的先心病筛查及诊断方法，以及更安全有效的治疗药物。同时研究将新发现的基因组学知识转化应用于临床实践的策略非常重要。为了达到良好的沟通，需要将病例的遗传学信息与临床资料整合起来，就需要具备高通量测序及生物信息处理技术实验中心与临床紧密合作，还需要临床医学、遗传学专业人员及基因学组研究人员共同参与确定哪些遗传学信息、何时及怎样应用于临床才能使患者获益，而不会增加经济负担或精神负担。最终目的是使先心病患者从个体化医学获得比较好的生存率及生活质量。

参 考 文 献

1. 孙艳丽，李金明. 临床医学中的个体化医学. 中华医学杂志，2013，93：1047-1049.

2. Li C. Personalized medicine-the promised land：are we there yet? Clin Genet 2011，79：403-412.

3. Salari K，Watkins H，Ashley EA. Personalized medicine：hope or hype? Eur Heart J，2012，33：1564-1570.

4. Manickaraj AK，Mital S. Personalized medicine in pediatric cardiology：do little changes make a big difference? Curr Opin Pediatr，2012，24：584-591.

5. Li H，Cherry S，Klinedinst D，et al. Genetic modifiers predisposing to congenital heart disease in the sensitized Down syndrome population. Circ Cardiovasc Genet，2012，5：301-308.

6. McBride KL，Ware SM. Modifying Mendel，Approaches for idendification of susceptibility alleles for human cardiovascular malformations. Circ Cardiovasc Genet，2012，5：274-276.

7. Gelb BD. Recent advances in understanding the genetics of congenital heart defects. Cuur Opin Pediatr，2013，25：561-566.

8. Silversides CK，Lionei AC，Costain G，et al. Rare copy number variations in adults with TOF implicate novel risk gene pathway. PLoS Genet，2012，8：e1002843.

9. Soemedi R，Topf A，Wilson IJ，et al. Phenotype-specific effect of chromosome 1q21.1 rearragements and GJA5 duplications in 2436 congenital heart disease patients and 6760 controls. Hum Mol Gent，2012，21：1513-1520.

10. Goodship JA，Hall D，Topf A，et al. Common variant in the PTPN gene contributes to the risk of TOF. Circ Cardiovasc Genet，2012，5：287-292.

11. McBride KL，Zender GA，Fitzgeraid-Butt SM，et al. Association of common variants in ERBB4 with congenital LCOT obstruction defects. Birth Defects Res A Clin Mol Teratol，2011，91：162-168.

12. Soemedi R，Wilson IJ，Bentham J，et al. Contribution of global rare copy-number variants to the risk of sporadic congenital heart disease. Am J Hum Genet，2012，91：489-501.

13. 李芳秋，郝秀芳，吴元褚. 检测孕妇血循环中胎儿 DNA 进行无创产前诊断的研究进展. 中华妇产科杂志，2004，39：201-203.

14. 徐冠英. 第二代测序技术在检测母血浆胎儿游离 DNA 中的应用研究. 中国生育健康杂志，2013，24：350-352.

15. Nath AK，Krauthammer M，Li PY，et al. Proteomic-based detection of a protein cluster dyregulated during cardiovascular development identifies biomarkers of congenital heart defects. PLoS One，2009，9：e4221.

16. Huhta J，Linask KK. Enviromental origins of congenital heart disease：The heart-placenta cpnnection. Seminars in Fetal & Neonatal Medicine，2013，18：245-250.

17. Mital S，Chung WK，Colan SD，et al. Renin-angiotensin-aldosterone genotype influences ventricular remodeling in infants with single ventricle./clinical perspective. Circulation，2011，123：2353-2362.

18. Jeewa A，Mertena L，Manhiolt C，et al. Hypoxia-inducible factor gene polymorphisms and RV adaptation in children after TOF repair. Circulation，2010，122：A17289.

19. Zhang H，Gong DX，Zhang YJ，et al. Effect of

mitochondrial aldehyde dehydrogenase 2 genotype on cardioprotection in patients with congenital heart disease. Eur Heart J，2012，33：1606－1614.

20. Borgman KY，Smith AH，Owen JP，et al. A genetic contribution to risk forpostoperative junctional ectopic tachycardia in children undergoing surgery for congenital heart disease. Heart Rhythm，2011，8：1900－1904.

21. Visscher H，Amstutz U，Sistonen J，et al. Pharmacogenomics of cardiovascular drugs and adverse effects in pediatrics. J Cardiovasc Pharmacol，2011，58：228－239.

22. Gijsen V，Mital S，van Schaik RH，et al. Age and CYP3A5 genotype affect tacrilimus dosing requirements after transplant in pediatric heart recipients. J Heart Lung Transplant，2011，30：1351－1359.

第十四章 先天性心脏病合并气道异常的影像学诊断

>>>>>> 钟玉敏

先天性心脏病是儿童常见的先天性畸形,在我国每年约有 15 万患有先天性心脏病的婴儿出生[1]。气道异常在先心病中发生率很高,根据我们的研究[2],先心病合并气管性支气管的发生率为 3.74%,而非先心病合并气管性支气管的发生率仅为 0.29%。

儿童气道异常主要由气道内在因素和外在因素所致,而先心病中的血管异常如血管环、左肺动脉吊带、肺动脉瓣缺如等为最主要的外在因素[3]。影像检查的目的是要明确临床症状是呼吸系统疾病所致还是由于外在因素导致。

传统的影像学方法如高千伏胸部正侧位平片、上消化道钡餐检查虽然能观察到狭窄的气道以及异常的消化道管壁压迹,但是无法整体显示异常的血管病变与气道狭窄之间的空间关系。心血管造影(CAG)检查是先心病的影像诊断金标准,但是无法显示气道病变。虽然气管造影及纤维支气管镜是检查气管、近端支气管内在病变的金标准,但是二者均为侵入性的检查方法,检查风险较高。计算机断层扫描(CT)和磁共振成像(MRI)均为断层影像,并能进行多平面和三维重建,全面显示异常气道与周围血管和软组织之间的关系,是目前最有效的非侵入影像检查方法。

一、气道异常分类

如上所述,儿童气道异常主要由气道内在因素和外在因素所致。内在因素主要包括先天性、炎症和感染、增生性病变或肿瘤、外伤后、代谢性

和异物等因素[4,5]。先天性因素包括气管肺前肠畸形(支气管闭锁或狭窄伴或不伴与前肠交通、食管闭锁伴远端气管支气管瘘等)、气管狭窄(完全性气管环、食管组织气道内残留、咽气管食管裂和气管蹼等)、软骨发育不全、气管软化和支气管软化、气管支气管分支异常(反位支气管、心房异构支气管、肺发育不良、气管性支气管、心支气管、气管憩室);炎症和感染因素包括咽气管性支气管炎、细菌性气管炎、复发性多软骨炎、结核、组织胞质菌病、鼻硬结病和 Wegener 肉芽肿病;增生性病变或肿瘤包括血管瘤、青少年黄色肉芽肿、成肌纤维瘤、支气管良性病变、气管支气管腺癌和转移性病变;外伤性病变包括气管插管后狭窄、肉芽肿或外伤后软化以及术后狭窄;代谢性疾病主要为黏聚糖病等。

外在性因素主要包括先天性、炎症和感染因素、增生性病变或肿瘤、血管性病变等。先天性因素包括脉管性病变(血管瘤、静脉畸形、淋巴管畸形或淋巴血管畸形或血管淋巴管畸形等)、气管肺前肠畸形(支气管源性囊肿、食管闭锁袋);炎症和感染因素主要为颈部脓肿或蜂窝织炎、纵隔炎症、淋巴结压迫气管或支气管如结核和组织胞质菌病、异物导致食管穿孔等;增生性病变或肿瘤主要包括淋巴瘤、生殖细胞瘤、甲状腺肿瘤和胸腺肿瘤;血管性病变主要有血管环、肺动脉吊带、无名动脉压迫综合征、肺动脉瓣缺如、左向右分流型先心病如室间隔缺损等、先心病术后大血管位置发生变化导致压迫气道如完全性大动脉转位和主动

脉弓中断术后等。

先心病合并气道异常大部分为外在性因素血管畸形异常所致,部分由内在性因素如先天性畸形导致气道狭窄(完全性气管环)和气管支气管分支异常(反位支气管、心房异构支气管、肺发育不良、气管性支气管、心支气管、气管憩室)。先心病患儿伴有呼吸困难、喘鸣、反复呼吸道感染、喂养困难者要高度怀疑为血管畸形压迫气道[6,7]。

血管环包绕气管,临床症状取决于气管和食管受压情况。血管环包括双主动脉弓、双主动脉弓伴一弓闭锁、右位主动脉弓伴迷走左锁骨下动脉和左后位动脉导管未闭或动脉导管韧带、右位主动脉弓伴镜像头臂血管和后位动脉导管未闭、右位主动脉弓伴迷走左颈总动脉和左后位动脉导管未闭或动脉导管韧带、右位主动脉弓伴左位降主动脉和左后位动脉导管未闭。还有一些主动脉畸形虽然不形成完全性的血管环,但也对气管造成压迫,如无名动脉压迫综合征、左位主动脉弓伴右位降主动脉或右位主动脉弓伴左位降主动脉等及颈主动脉弓[3,6,7]。

左肺动脉吊带是左肺动脉异常起源于右肺动脉,由于其向右向后绕过气管后方走向左侧肺门而导致气管压迫[8]。左肺动脉吊带合并气管狭窄率高且狭窄程度严重,气管狭窄不仅是由于局部左肺动脉吊带压迫所致,还可合并完全性气管环而导致气管长段均匀狭窄,狭窄位置通常位于气管下方近隆突处,可伴有支气管狭窄。曾有报道在左肺动脉吊带病例中气管狭窄发生率高达88%(24/27)。左肺动脉吊带所致的气道狭窄严重程度远甚于血管环和肺动脉瓣缺如所致的狭窄[8,9,10]。

部分性肺动脉吊带是左肺动脉一分支走行异常,或左上肺动脉或左下肺动脉异常起源于右动脉远端,可向后绕过气管后方走行于气管与食管之间走向左侧肺门或走行于气管前方不对气管造成压迫[11](图14-1A,B)。

肺动脉瓣缺如是少见的心血管畸形[12],可合并室间隔缺损或室间隔完整。前者最为多见,常合并法洛四联症、右心室双出口等,又称肺动脉瓣缺如综合征,特点为伴不同程度的右心室流出道

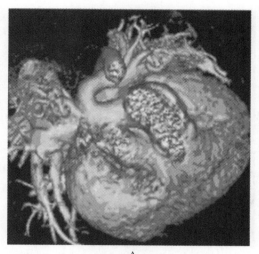

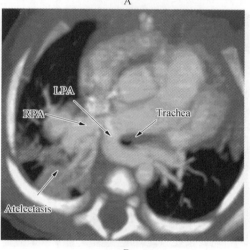

图14-1　CT显示左肺动脉异常起源于右肺动脉,由于其向右向后绕过气管后方走向左侧肺门而导致气管压迫

梗阻,肺动脉分支明显扩张(图14-2A),动脉导管缺如及常合并DiGeorge综合征及第22号染色体微缺失。也可出现一侧肺动脉极度扩张,一侧肺动脉发育不良。由于肺动脉分支极度扩张造成气管隆突处及左、右支气管压迫明显。肺动脉瓣缺如伴室间隔完整非常罕见,其特点为右心室扩大,右心室流出道扩张明显,肺动脉总干扩张而不是肺动脉分支扩张,动脉导管可以开放。肺动脉总干扩张程度轻于肺动脉瓣缺如伴室间隔缺损者(图14-2B)。

先心病伴左心房扩大也可导致左支气管狭窄,如左向右分流型先心病室间隔缺损、动脉导管未闭、二尖瓣重度反流等,可引起阻塞性肺气肿或节段性肺不张。先心病术后大血管位置发生变化

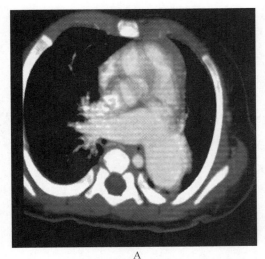

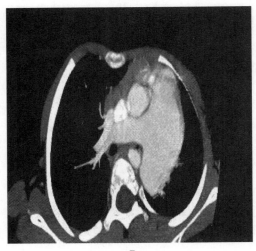

图 14-2 A. 肺动脉瓣缺如伴室间隔缺损，左、右肺动脉扩张为主；B. 肺动脉瓣缺如伴室间隔完整，肺动脉总干扩张为主，左肺动脉扩张

导致血管对气道的压迫，如完全性大动脉转位行大动脉调转术后、解剖纠正性大动脉转位行大动脉双调转术后和主动脉弓中断术后均会导致气道的狭窄。

内在性因素中如完全性气管环在先心病中发生率最高[8]（完全性气管环在左肺动脉吊带中最多见），还有先心病气管支气管分支异常（如内脏心房反位、右心房异构、左心房异构可出现反位支气管、心房异构支气管）及气管性支气管[2]。

二、CT 在先心病伴气道异常的诊断价值

CT 新技术包括螺旋扫描模式、快速机架转动、宽探测器的应用，还有双源 CT 和能谱 CT 均

能实现容积扫描并能进行高空间分辨率的多平面和三维重建[13]。快速扫描和高空间分辨率更适合应用于儿童，儿童往往不合作、不能耐受长时间的检查，需要快速检查，且儿童的病变较细小需要高空间分辨率的图像质量。因此 CT 的优势为其较高的时间分辨率和空间分辨率，具有高质量、高清晰的二维及三维图像，缩短扫描时间，降低镇静要求[16]。

（一）CT 的技术要求

（1）年龄小于 5 岁、扫描时无法配合的患儿需要镇静，一般采用水合氯醛 0.4~0.5 mL/kg 或苯巴比妥 5~10 mg/kg。

（2）先心病患儿检查时需要注射对比剂，目前应用低渗或等渗非离子型对比剂以减少恶心、呕吐等副反应；对比剂剂量 2 mL/kg（不超过 4 mL/kg 或 125 mL）。对比剂通过高压注射器注入静脉以使血管内对比剂均匀，对比剂的注入能使得血管和周围软组织对比强烈并能进行多平面或（和）三维重建。

（3）不同型号的机器扫描参数有所不同，但总的原则是尽可能在满足诊断的条件下降低辐射剂量。选择合适的扫描参数包括管电流、管电压、进床速度、探测器准值及重建层厚以提供高质量多平面及三维重建图像，有利于临床诊断。

（4）气道扫描范围覆盖自声带至隆突，心脏扫描范围自胸廓入口至横膈。能合作的患儿实行呼气末屏气扫描，不能屏气者在呼吸平静状态下进行扫描。

（5）后处理技术一般采用多平面重建、最大密度投影、最小密度投影、三维容积再现技术等[14,15]。

（二）CT 在儿童先心病伴气道病变的应用价值

（1）先天性心脏病合并气道异常时，CT 血管造影可同时提供先心病的解剖畸形和气道异常信息，并清晰显示异常血管与气道的空间关系，如血管环包绕气道；左肺动脉吊带时左肺动脉异常起源于右肺动脉远端，绕过气道后方走行于气道与食管之间（图 14-1）；肺动脉瓣缺如导致左、右肺动脉瘤样扩张压迫左、右支气管等（图 14-2）。

（2）先天性心脏病合并气道狭窄易导致肺部出现病变，如肺炎、节段性肺不张、阻塞性肺气肿等，CT 均能清晰显示。

（3）先天性心脏病合并气道异常，特别是气道狭窄进行气道整形术后，低剂量 CT 可作为随访工具。

（三）CT 的不足

CT 的最大不足即有电离辐射，儿童处于生长发育阶段，代谢旺盛的组织细胞对辐射更加敏感[17]，其敏感性约是成人的 10 倍，而且儿童组织单位容积内吸收的 CT 剂量也比成人高。对于先心病术后病例随访不能进行功能评估，也不适合作为重复检查的工具。

（四）倡导儿童 CT 低剂量扫描

世界卫生组织和国际辐射防护委员会提出的 X 线诊断应当遵循正当化、防护最优化的原则。随后，2001 年美国放射协会提出 ALARA（as low as reasonably achievable）原则，并于 2002 年在 Pediatric Radiology 杂志上发表了会议概述[18]，归纳如下：

（1）CT 是儿童影像诊断的主要工具，但要掌握检查指征并采用合理扫描参数，做到检查利大于弊。

（2）儿童相对于成人对射线更为敏感，女孩甚于男孩。

（3）有报道多次重复接受 X 射线，癌症发生率将提高。

（4）射线剂量的表达法目前还未达成共识，是否用有效剂量、器官剂量、相当本底辐射时间、CT 剂量指数等还在探讨中。如何改进射线剂量的描述还在研究中，应用有效剂量是个好的开端。国际或国家政策团体有必要制定政策将有关剂量信息显示在 CT 机器上。

（5）如何降低射线剂量而又保证图像质量不影响诊断是非常重要的，尽可能掌握 CT 检查的指征，按照已经发表的与体重相关的扫描参数对儿童进行扫描。制造商需提供降低射线的方案，如根据患儿体重自动调节管电流。目前研究低管电压来降低射线剂量。

（6）将低剂量的知识普及至儿科医生、家庭医生、急诊科医生，并对医学院学生进行基本教育。

目前降低 CT 剂量的主要策略是优化扫描参数及重建算法的更新[19-23]，如降低管电压、自动管电流调制、迭代重建算法的应用。近期除了减低 X 射线剂量外，还通过降低对比剂的浓度以减低碘摄入，即所谓双低扫描方案。最大限度减低由于射线和高浓度的含碘造影剂对儿童带来的损害。

三、MRI 在先心病伴气道异常中的诊断价值

高空间分辨率、快速扫描及镇静要求不高的特点使得 CT 在评估先心病合并气道异常中占据主导地位[16,24]，但是 CT 具有电离辐射且需应用较大量的对比剂[13,25]。MRI 最大的优势是无电离辐射；软组织分辨率高，特别是在评估纵隔病变时[6]，血液的流空和纵隔周围软组织形成很好的对比，而纵隔内的脂肪组织也是天然对比剂；扫描视野较大，能显示整个气道形态。MRI 还是先心病术后随访的重要工具[26]。

早在 20 世纪 90 年代初就有报道用自旋回波序列来显示气管和支气管，但是要清晰显示气道，需要进行薄层扫描，会增加扫描时间，且一般自旋回波序列为二维采集序列，不能将气道同时完整地显示在同一个平面上。

近年来有报道利用三维稳态进动磁共振血管成像技术（3D-SSFP）进行气道扫描，但是此检查序列磁化伪影时有出现，气道边界时有显示欠清，图像质量不稳定。曾尝试利用造影增强磁共振血管增强序列，利用最小密度投影重建法显示气道，但是图像质量也不稳定。

近期我们研究发现三维扰相梯度回波序列（3D-TFE）在显示气道方面有其优势。3D-TFE 序列是一种超快速梯度回波序列，是以 T1 加权为主的图像。这种快速扫描序列常应用于心脏 MRI 扫描中。相比较 3D-SSFP，3D-TFE 序列不采用脂肪抑制和 T2 准备脉冲，使得气道和纵隔周围组织对比更加明显，很好地显示了气道全貌，且能进行最小密度投影多平面成像，在冠状面、矢状面、横断面显示气道的前后左右径情况。3D-TFE 在注射钆对比剂后进行扫描，大血管信号增高，由血管异常导致气道狭窄的病变显示清晰。3D-TFE 是目前磁共振显示气道图像质量较为稳定的序列，对比 MSCT，其敏感性、特异性达到了 90％和 96％（图 14-3，14-4）。

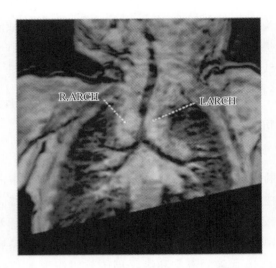

图 14-3 MRI 3D-TFE 显示双主动脉弓致气道狭窄

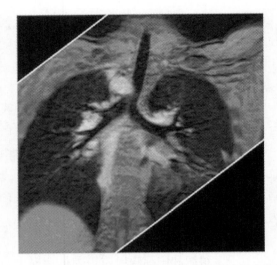

图 14-4 MRI 3D-TFE 显示右位主动脉弓伴迷走左锁骨下动脉伴后位动脉导管未闭致气道狭窄

目前磁共振已广泛应用于先心病术前诊断和术后随访，尤其是术后随访，能进行心脏收缩及舒张功能评估，测量血管流速流量，结合心导管测定肺阻力等。

虽然目前磁共振尚不能显示肺部病变，且有扫描禁忌证如安置起搏器、置入金属物及急危重病例等，但是对于儿童，磁共振有无电离辐射及适合随访等优势，将在儿童先心病合并气道异常中得以大力推广。随着磁共振硬件和软件的升级、扫描速度的加快和新的扫描序列的研发，其在先心病中应用的前景无限广阔。

参 考 文 献

1. 周爱卿.婴幼儿先天性复杂性心脏病诊断与治疗进展.中国全科医学杂志,2006,9(16):1311-1315.

2. Zhu M, Zhang L. Evaluation of tracheal bronchus in Chinese children using multidetector CT Pediatr Radiol, 2007, 37: 1230-1234.

3. Berdon WE Rings, slings, and other things: vascular compression of the infant trachea updated from the midcentury to the millennium — the legacy of Robert E. Gross MD and Edward B. D. Neuhauser MD. Radiology, 2000, 216: 624-632.

4. Yedururi S, Guillerman RP, Chung T, et al. Multimodality imaging of tracheobronchial Disorders in children Radiographics, 2008, 28(3): e29.

5. Desir A, Ghaye B. Congenital abnormalities of intrathoracic airways. Radiol Clin North Am. 2009 Mar;47(2): 203-225.

6. Lai SH[1], Liao SL, Wong KS. Cardiovascular-associated tracheobronchial obstruction in children. Cardiol Young, 2013, 23(2): 233-238.

7. Kussman BD[1], Geva T, McGowan FX. Cardiovascular causes of airway compression. Paediatr Anaesth, 2004, 14(1): 60-74.

8. Zhong YM, Jaffe RB, Zhu M, et al. CT assessment of tracheobronchial anomaly in left pulmonary artery sling Pediatr Radiol, 2010, 40: 1755-1762.

9. Wells TR, Gwinn JL, Landing BH, et al. Reconsideration of the anatomy of sling left pulmonary artery: the association of one form with bridging bronchus and imperforate anus. Anatomic and diagnostic aspects. J Pediatr Surg, 1988, 23: 892-898.

10. Wells TR, Stanley P, Padua EM, et al. Serial section-reconstruction of anomalous tracheobronchial branching patterns from CT scan images: bridging bronchus associated with sling left pulmonary artery. Pediatr Radiol, 1990,20: 444-446.

11. Erickson LC1, Cocalis MW, George L. Partial anomalous left pulmonary artery: new evidence on the development of the pulmonary artery sling Pediatr Cardiol, 1996, 17(5): 319-321.

12. Zhong YM, Jaffe RB, Liu JF. Multi-slice Computed Tomography Assessment of Bronchial Compression in Absent Pulmonary Valve Pediatr Radiol, 2014.

13. Guillerman RP. Newer CT applications and their

alternatives: what is appropriate in children? Pediatr Radiol, 2011, 41 (Suppl 2): S534 - S548.

14. Lee EY[1], Siegel MJ. MDCT of tracheobronchial narrowing in pediatric patients. J Thorac Imaging, 2007, 22(3): 300 - 309.

15. Siegel MJ. Multiplanar and three-dimensional multi-detector row CT of thoracic vessels and airways in the pediatric population. Radiology, 2003, 229: 641 - 650.

16. Lee EY, Boiselle PM, Shamberger RC. Multidetector computed tomography and 3-dimensional imaging: preoperative evaluation of thoracic vascular and tracheobronchial anomalies and abnormalities in pediatric patients Journal of Pediatric Surgery, 2010, 45: 811 - 821.

17. Hall EJ. Lessons we have learned from our children: cancer risks from diagnostic radiology. Pediatr Radiol, 2002, 32: 700 - 706.

18. Slovis TL. The ALARA concept in pediatric CT: myth or reality. Radiology. 2002, 223: 5 - 6.

19. Suess C, Chen XY. Dose optimization in pediatric CT: current technology and future innovations. Pediatr Radiol, 2002, 32: 729 - 734.

20. Arch ME, Frush DP. Pediatric body MDCT: a 5-year follow-up survey of scanning parameters used by pediatric radiologists. AJR, 2008, 191: 611 - 617.

21. Goo HW, Suh DS. Tube current reduction in pediatric non-ECG-gated heart CT by combined tube current modulation. Pediatr Radiol, 2006, 36: 344 - 351.

22. McCollough CH, Bruesewitz M R, Kofler FM. CT dose reduction and dose management tools: Overview of available options. Radiographics, 2006, 26 (2): 503 - 512.

23. Kalra MK, Naz N, Rizzo SMR, et al. Computed Tomography Radiation Dose Optimization: Scanning Protocols and Clinical Application of Automatic Exposure Control. Curr Probl Diagn Radiol, 2005, 34: 178 - 181.

24. Lee EY. Advancing CT and MR imaging of the lungs and airways in children: imaging into practice Pediatr Radiol, 2008, 2: S208 - 212.

25. Hodina M, Wicky S, Payot M, et al. Non-invasive imaging of the ring-sling complex in children Pediatr Cardiol, 2001, 22(4): 333 - 337.

第十五章　先天性心脏病产前诊断进展

>>>>>>　华益民　周开宇

在过去 20 年中,随着医学影像技术的进步,胎儿心血管系统疾病诊断水平取得长足进步。既往由于胎儿信息获取手段的局限性,儿科心脏病专家对心脏病胎儿家庭所能提供的帮助、对胎儿出生后存活状态及预后评估价值有限。先天性心脏病(CHD)等心血管疾病的产前咨询是基于准确地产前诊断及对胎儿心血管功能信息的准确获取。胎儿超声心动图能准确提供胎儿心脏结构、节律和功能的详细信息,实现对心血管疾病的产前诊断[1-2],并促进包括胎儿结构性心脏病、心律失常、心力衰竭等胎儿心脏病学临床实践逐渐专业化及快速发展。本文介绍以胎儿超声心动图为主要工具的胎儿 CHD 的产前诊断进展,及新技术如三维/四维超声成像技术、组织多普勒成像技术、应变及应变率成像技术、胎儿磁共振成像、胎儿心电图、胎儿心磁图(fetal magnetocardiography, fMCG)等在产前诊断中的应用。

一、先天性心脏病产前诊断的目的、意义及安全性

CHD 发病率为活产婴儿的 8‰～12‰[1-4],意味着我国每年有 15 万～20 万 CHD 患儿出生。2012 年发布的中国出生缺陷中心统计数据表明,自 2005 年起,我国 CHD 发生顺位一直位居各种出生缺陷的首位,也是我国婴儿死亡的首位原因。然而目前还没有胎儿期 CHD 发病率的准确报道。一项研究显示[3],无染色体异常的、大于妊娠 26 周的死产胎儿中,CHD 构成比为 8.3%,这一较高的比例有可能与患 CHD 胎儿的自发性流产、选择性终止妊娠及死产等有关。

CHD 产前早期诊断的积极意义主要为[1-6]: ① 明确胎儿心血管畸形类型,便于纳入胎儿 CHD 严重度分级管理;② 产后积极救护,减轻由于复杂畸形造成的严重缺氧和酸中毒,改善重要脏器的灌注条件,维持机体内环境的稳定,降低新生儿期重症 CHD 术后病死率;③ 明显缩短左心流出道梗阻、完全性大动脉转位、右心发育不良等导管依赖型危重病例生后的手术等待时间,减少血管活性药物的使用量及使用时间;④ 减少中枢神经系统及重要脏器继发性损伤的发生率,提高患儿生存质量,改善患者远期预后。

通过准确地产前诊断,可以在胎儿时期即对心血管畸形、心功能状况、伴发心外畸形、胎儿生长发育状况等进行全面了解,在 CHD 危重度分级管理标准的指导下进行分级处理。

(1)绝大多数先天性心血管畸形并不妨碍胎儿的宫内生长发育,出生后治疗有相对良好结局,这部分胎儿可于出生后根据病情具体情况制定干预策略。

(2)按照我国原卫生部要求,严重心血管畸形如单腔心应在孕中期(孕 18～24 周)筛查中检出,对这类胎儿,出生后无有效治疗方案,并可能出现严重的胎儿心律失常及心力衰竭,故一经发现,应终止妊娠。

(3)由于先天性心血管畸形相关的异常血流可能导致畸形在宫内持续进展,引起胎儿心脏腔室及血管发育逐渐迟滞,甚至伴发心力衰竭、心律

失常等,故应加强孕期监护,进行围产期一体化分级干预管理。

（4）对于存在动脉导管依赖性体循环、肺循环及潜在动、静脉血混合不足等严重 CHD 胎儿,生后需急诊救治及手术干预,应在有条件的心脏病医学中心分娩,获得产后早期救治,减少术后低氧、心力衰竭暴露时间,促进患儿心血管功能恢复。

（5）危重心血管畸形,如危重主动脉瓣狭窄（critical aortic valve stenosis,CAS）、危重肺动脉瓣狭窄（critical pulmonary valve stenosis,CPS）、伴限制性房间交通或房间隔完整的左心发育不良综合征（hypoplastic left heart syndrome,HLHS）、伴限制性房间交通的室间隔完整型肺动脉闭锁（pulmonary atresia/intact ventricular septum,PA/IVS）等,有条件的可通过超声引导进行胎儿心脏经导管介入手术,扩张狭窄的瓣膜及限制性房间交通,有效解除梗阻,形成趋于正常的血流动力学状态,促进胎儿心脏腔室重新发育,重塑体/肺血管床,使出生后有机会接受进一步治疗,以期建立双心室循环,改善预后。

（6）对于部分高危人群,胎儿超声心动图检查如有异常发现,应考虑进行羊水胎儿染色体检查,综合有无染色体异常、心血管畸形严重程度及出生后治疗效果等,可对是否终止妊娠的临床决策起到重要作用,对于继续妊娠将面临的问题做好必要准备,对妊娠过程中及出生后患儿的监护、评估制定相应的策略。胎儿心血管疾病评估及处理决策需要动态进行,贯穿妊娠始终。

自 20 世纪 90 年代至今,有大量临床流行病学资料显示[7-10],CHD 早期诊断和早期治疗已经显著改善了新生儿严重复杂型 CHD 的预后,对降低胎儿、新生儿及婴儿病死率起到重要作用。对胎儿心脏畸形产前诊断目的之一是对患有严重复杂难治的 CHD 或伴有全身遗传性疾病的胎儿,可以考虑终止妊娠,以减轻个人、家庭及社会的负担,有利于优生优育。这是一个严肃而科学的问题,但是绝对不能对任何心脏畸形一律都予以终止妊娠,应要求家长在充分了解病情的前提下,严肃慎重考虑后决定。随着诊疗技术发展,绝大多数 CHD 正在或将来必然会取得更好的治疗效果,积极开展围产期

CHD 诊治方面的研究和临床实践,对我国的优生优育、降低新生儿死亡率有着重要的意义。

此外,超声检查对胚胎、胎儿的影响一直是人们关注的焦点,但至今尚无明确超声检查导致胎儿畸形的报道,但超声检查可引起被检查者体内的热效应、空化效应、机械效应仍然是不可忽视的。不同频率、不同发射方式的声波对胚胎和胎儿的影响不同,不同强度的声波或同一强度的声波暴露时间不同,或对不同孕期阶段的胎儿所产生的影响也不同。目前缺乏超声阈值安全剂量的公认标准,有学者提出小于 10 W/cm² 为临床应用安全阈值标准。但超声波的生物效应不能单纯以强度衡量,作用时间和机体的敏感性也很重要。目前一般遵循的是"最小剂量原则",也就是在保证获取良好超声诊断信息的基础上,尽可能地降低超声设备的输出强度,缩短检查时间,把超声波的影响降低到最低水平,一切与诊断无关的超声照射均应避免。

二、胎儿心脏超声筛查及胎儿心脏评估指征

CHD 是人类最常见的出生缺陷之一,其中 90% 左右为遗传和环境因素共同作用的结果。因此,大多数 CHD 存在高危因素[1-2]。胎儿期其他心血管疾病如心律失常、心肌疾病、心脏肿瘤等也存在类似的遗传及环境因素。认识这些高危因素不仅可降低围产期胎儿病死率,而且能提高超声心动图的诊断准确性。随时代的进步和发展,CHD 高危因素也不断演变,并且与患病个体生活环境密切相关[1-2,4]。目前,高危因素主要来自母体、胎儿和家族 3 方面,这些高危因素也是常规胎儿心脏超声筛查的指征[1-2,11-12]。孕妇因素主要包括:① 内分泌代谢疾病,如糖尿病,尤其是胰岛素依赖型;② 结缔组织疾病,如系统性红斑狼疮、Rh 溶血病、类风湿性关节炎;③ 感染性疾病,如妊娠早期病毒感染;④ 同种免疫性疾病;⑤ 妊娠期接触放射线或服用某些致畸药物;⑥ 高龄孕妇;⑦ 先兆流产、妊娠期高血压疾病、羊水过多或过少;⑧ 曾有不正常妊娠史,如流产、死胎等;⑨ 妊娠早期经历严重不良负性事件,如孕妇孕早期遭受严

重精神创伤等；⑩ 使用辅助生殖技术，如体外受精、胞质内精子注射等技术。胎儿因素主要包括：① 常规超声检查怀疑有胎儿心内结构异常；② 胎儿心律失常，如胎儿完全性房室传导阻滞、心动过缓、心动过速等；③ 非免疫性胎儿水肿；④ 孕早期胎儿颈项透明层（nuchal translucency, NT）增厚或颈部淋巴水囊瘤；⑤ 胎儿合并某些心外畸形；⑥ 染色体异常，如 21 - 三体综合征、13 - 三体综合征、18 - 三体综合征；⑦ 妊娠 32 周前胎儿出现宫内发育迟缓；⑧ 脐血管异常，如单脐动脉；⑨ 双胎及多胎妊娠，如单卵双胎、联体双胎等；⑩ 胎儿体静脉异常等。家族因素主要包括：① 先心病家族史，包括父亲或母亲本身为先心病患者、家庭中已有其他子女患先心病、较近的旁系亲属患先心病；② 其他常合并心血管畸形的疾病或综合征家族史。同时需要注意，有相当比例的胎儿 CHD 发生于无任何高危因素的妊娠，或是这些高危因素尚未被发现。因此，有学者提出应对每一个胎儿选择恰当的孕周接受常规胎儿心脏超声筛查[1-4]。

胎儿心脏评估是更为详尽且全面的胎儿超声心动图检查，包括对胎儿心血管结构、心脏节律、心脏功能等方面的评估。胎儿心脏评估的最主要人群是常规产科超声检查怀疑胎儿心脏结构异常者，占胎儿超声心动图检查原因的 40% ～ 50%[1-4,9,11-12]。其他如母亲代谢性疾病、CHD 家族史也是的胎儿心脏产前评估的重要原因，估计这些原因可能增加 5% ～ 10% 的 CHD 发病风险。其他增加 CHD 发病风险的因素是否被发现与当地医疗保健系统健全程度、疾病筛查技能水平及对疾病的认识程度等有关。此外，是否需要进行胎儿心脏评估还必须考虑人群 CHD 患病风险因素。一般来说，患病风险水平增加 2% ～ 3%，需要额外进行母亲血清学产前筛查，也可进行胎儿心脏评估；如果患病风险超过 3%，则建议必须接受胎儿心脏评估；如果 CHD 患病风险估计达到 1% ～ 2%，可以考虑胎儿心脏评估，但需权衡接受详尽超声筛查本身的风险及利益；当特定人群中风险水平 ≤1% 时，不建议进行胎儿心脏评估。应当指出，对常规超声筛查发现心脏结构异常的所有胎儿，应当由训练有素的、有经验的检查者进行详尽而全面的

胎儿超声心动图检查及胎儿心脏评估。基于众多研究[13-42]，2014 年，美国心脏病协会（AHA）发表《胎儿心血管疾病诊断治疗科学声明》[1]，推荐胎儿超声心动图检查指征（表 15 - 1），总结增加胎儿 CHD 患病风险的相关因素及其相对、绝对风险度（表 15 - 2），以及针对上述指征、风险因素进行的心脏评估的证据等级和推荐强度（表15 - 1、15 - 2），供胎儿心脏病学专家在临床实践中参考。

表 15 - 1　胎儿心脏评估指征（2014 年，AHA《胎儿心血管疾病诊断治疗科学声明》）

推荐强度	状　　态	证据等级
I	母体因素	
	母体孕前或妊娠早期诊断糖尿病	A
	母体有未控制的苯丙酮尿症	A
	母体 SSA/SSB 自身抗体阳性，且已有 1 先证者妊娠史	B
	母体孕后期使用维 A 酸	B
	母体孕后期使用 NSAIDs	A
	母体妊娠早期风疹病毒感染	C
	胎儿因素	
	妊娠期可疑胎儿心肌炎症	C
	一级亲属有 CHD 患者	B
	亲属患有 CHD 相关孟德尔遗传病	C
	产前常规超声疑诊胎儿心脏异常	B
	产前常规超声发现胎儿心外畸形	B
	胎儿染色体异常	C
	胎儿快速性或缓慢性心律失常	C
	妊娠 11～13 周胎儿 NT≥3 mm，伴有静脉导管血流异常	A
	单绒毛膜双胎	A
	胎儿水肿或腔隙积液	B
Ⅱa	母体 SSA/SSB 自身抗体阳性，无先证者妊娠史	B
	使用过 ACEI 类药物	B
	使用人工助孕技术	A
	妊娠 11～13 周胎儿 NT≥3 mm	A
Ⅱb	母体孕期服用抗惊厥药物	A
	母体孕期服用锂制剂	B
	母体孕期服用过量维生素 A（>10 000 IU/d）	B
	母体孕期服用 SSIRs（仅指氟苯哌苯醚）	A
	母体孕早、中期服用 NSAIDs	B
	胎儿二级亲属患有 CHD	B
	脐带、胎盘、血管异常	C
Ⅲ	孕妇糖尿病，HbA1c<6%	B
	母体孕期服用氟苯哌苯醚以外的 SSIRs	A
	母体孕期服用维生素 K 拮抗剂	B
	母体血清学诊断的风疹病毒感染	C
	一、二级亲属孤立性 CHD	B

NSAIDs：非甾体类抗炎药物；CHD：先天性心脏病；NT：颈项透明层；ACEI：血管紧张素转换酶抑制剂；SSIRs：选择性5-羟色胺再吸收抑制剂（抗抑郁药）；HbA1c：糖化血红蛋白。

表 15-2　增加胎儿 CHD 患病风险的相关因素(2014 年,AHA《胎儿心血管疾病诊断治疗科学声明》)

	绝对风险 (%活产婴)	相对风险或 似然比(CI)	COR/LOE	评估时间及频率	备　　　注
孕妇因素					
孕前糖尿病 (孕前代谢控制可能 影响风险) 孕早期糖尿病	3~5	≈5	I/A	18~22 周 如果 HbA1c > 6%,建议孕后期 重复检查评估	(1) 糖尿病会导致某些特定心脏缺陷 发生,风险似然比增加:内脏异位为 6.22,永存动脉干为 4.72,d-TGA 为 2.85,单心室为 18.24 (2) 孕后期控制不佳的糖尿病与心室 肥厚相关
妊娠糖尿病伴 HbA1c<6%	<1	1	Ⅲ/B		如果孕后期 HbA1c>6%,建议胎儿超 声心动图评估心室肥厚情况
苯丙酮尿症 (孕前代谢控制可能 影响风险)	12~14	10~15	I/A	18~22 周	孕期苯丙氨酸水平>10 mg/dL 时进行 评估
SLE 或 SjS (SSA/SSB 抗体阳性) 注:母体甲状腺功能 低下及 VitD 缺乏会 增加风险	1~5	未知	Ⅱa/B	16 周开始,每周 评价,至 28 周	(1) 高水平 SSA 抗体滴度(≥50 U/ mL)与增加胎儿疾病风险 (2) 建议孕后期进行胎儿超声心动图 评价心肌受累情况
SLE 或 SjS (SSA/SSB 抗体阳性) 伴先证 CHB 胎儿或 NLE,风险增加	11~19		I/B	16 周开始,最少 每周评价,至 28 周	
药物暴露					
致畸剂	1~2	1.1~1.8			孕早期暴露则需要更详细的胎儿超声 心动图检查
抗惊厥药物	1.8		Ⅱb/A	18~22 周	
锂制剂	<2		Ⅱb/B	18~22 周	
ACEIs	2.9		Ⅱa/B	18~22 周	
视磺酸	8~20		I/B	18~22 周	
VitA>1 万 IU/d	1.8		Ⅱb/B	18~22 周	
SSIRs	1~2	1.2~1.72	Ⅱb/A:氟苯哌苯醚 Ⅲ/A:其他	18~22 周	对右心室流出道疾病:3.3(95% CI: 1.3~8.8)
VitK 拮抗剂	<1	1	Ⅲ/B	无推荐	建议进行详细解剖检查
NSAIDs	CHD:1~2 DA 收缩:5~50	1.8 (1.32~2.62)	Ⅱb/B: 孕早期暴露 I/A:孕晚期暴露	孕早期暴露: 18~22 周 孕晚期暴露:每 天监测	 只用于除外 DA 收缩
母体感染	1~2	1.8 (1.4~2.4)	I/C:风疹病毒 Ⅲ/C:其他病毒伴 血清学指标阳性 I/C:伴有心包炎、 心肌炎	18~22 周	(1) 某些感染,特别是孕妇风疹病毒感 染导致特定心脏畸形发病率较高 (2) 细小病毒、柯萨奇病毒、腺病毒、巨 细胞病毒与胎儿心肌炎有关
辅助生殖技术	1.1~3.3		Ⅱa/A	18~22 周	IVF 和 ICSI 风险相似
家族因素					
母亲患结构性心脏病	全部 CHD:3~7 AVSD:10~14 AS:13~18 TOF,d-TGA:<3	≈5	I/B	18~22 周	
父亲患结构性心脏病	2~3,或略高		I/B	18~22 周	一个单中心研究报告为再发患病风险 为 7.5%,为产后超声心动图检测后的 回顾评价,这项研究包括了胎儿超声 心动图未检出的小 VSD 及 ASD

	绝对风险（%活产婴）	相对风险或似然比（CI）	COR/LOE	评估时间及频率	备　　注
兄弟姐妹患结构性心脏病	3HLHS：8	≈4	I/B	18~22周	对于大多数病变，观察到的发生一致性＜50%（多数心脏畸形确切的一致性可能是在20%～35%）
二级亲属患结构性心脏病	＜2	1.39（1.25~1.54）	Ⅱb/B	18~22周	左心室流出道病变的遗传性已经明确；现提倡对所有受累个体的一、二级亲属都进行筛查
三级亲属患结构性心脏病	≈1	1.18（1.05~1.32）	Ⅲ/B		
一、二级亲属患有,符合孟德尔遗传的包含结构性心脏病的疾病或综合征	≈50		I/C	18~22周	对肥厚型心肌病、马方综合征或 Ehler-Danlos 综合征等产后发病的心血管疾病,胎儿超声心动图检查价值不大
胎儿因素					
产科超声疑诊心脏结构畸形	＞40		I/B	诊断时	发现异常或怀疑疾病进展,建议重复胎儿超声心动图
心律失常					
心动过速	对相关的 CHD：1		I/C	诊断时	胎儿超声心动图确定心动过速机制及类型,并指导治疗
心动过缓/CHB	50~55		I/C	诊断时	（1）胎儿超声心动图确定心动过缓机制（2）如果心动过缓持续,需监测心率、心律和心脏功能
不规则心律	0.3%伴发 CHD 2%伴心律失常	0~0.7	I/C：频发 Ⅱa/C：持续＞1~2周	诊断时 诊断后每 1~2周	（1）进行基线胎儿超声心动图检查（2）如果不规则心律持续存在,则需每周监测心率,直至不规则心律消失
非心脏畸形	20~45		I/B	诊断时	根据受累器官系统判定风险
诊断或疑诊染色体综合征	多样,可能高达90		I/C	12~14周,18~22周	见染色体综合征的 CHD 风险评估
NT 增加					
3.0~3.4 mm	3		II/A I/A：静脉导管血流频谱异常	18~22周	
3.5~5.9 mm	6	24	I/A		
6.0~8.4 mm	24		I/B	12~14周,18~22周	
＞8.5 mm	＞60		I/B		
脐带、胎盘、腹内静脉解剖畸形	3.9	＞2	Ⅱb/C	18~22周	可能估计偏差较大
单绒毛膜双胎	2~10	9.18（5.5~15.3）	I/A	12~14周,18~22周,根据临床发现增加评价次数	2%~2.5%,伴有 TTTS 时11%
胎儿水肿	15~25		I/B	诊断时	可对高危胎儿进行扩展评估,也可对仅有孤立性心包、胸腔、腹腔积液耽误皮肤水肿的胎儿进行评估

ACEI：血管紧张素转换酶抑制剂；SSIRs：选择性5-羟色胺再吸收抑制剂；TGA：大血管转位；HbA1c：糖化血红蛋白；SLE：先天性红斑狼疮；SjS：干燥综合征；NLE：新生儿狼疮；CHD：先天性心脏病；AVSD：房室间隔缺损；AS：主动脉瓣狭窄；TOF：法洛四联症；DA：动脉导管；IVF：体外受精；ICSI：卵胞质内单精子注射；HLHS：左心发育不良综合征；CHB：完全性心脏传导阻滞；NT：颈项透明层；TTTS：双胎输血综合征；ASD：房间隔缺损；VSD：室间隔缺损；COR：推荐强度；LOE：证据等级。

三、胎儿超声心动图

从孕早期末至足月，胎儿超声心动图是进行胎儿心血管疾病产前诊断及心脏评估的首选工具。尽管胎儿超声心动图在胎儿心脏病学领域处于技术首要地位，但其应用范围仍然有争议。目前产科胎儿心脏超声常规筛查已经从仅仅包括四腔心切面扩展到包括左、右流出道切面和多普勒彩色血流成像，弱化了产科常规筛查和胎儿超声心动图的区别。同时，超声诊断技术和设备的进步也增强了胎儿超声心动图技术的诊断能力，并出现新颖的方法进行更为复杂的结构与功能的检查。

（一）胎儿超声心动图检查时机

1. 首次胎儿超声心动图检查　在妊娠期首次胎儿超声心动图检查时机应综合多种因素考虑，包括高危因素以及产科发现心脏或心外病理情况等。对有罹患 CHD 高危风险的妊娠，一般应在孕 18~22 周进行胎儿超声心动图检查，同时进行孕中期的其他产科超声检查，对患病风险极高的妊娠，首次胎儿超声心动图可以提前到 12~14 周[35-36]。必须认识到，产前不能检测出在宫内表现为亚临床病理状态的疾病；此外，胎儿心律失常通常在孕中、后期发生，特别是早搏和心动过速，通常在妊娠 25~26 周后，有的甚至孕后期才出现。

常规产科超声检查发现异常者，应尽快进行胎儿超声心动图检查，特别是在出现胎儿心血管功能障碍者，应紧急进行胎儿超声心动图检查（最好在同一天或第 2 日）。尽早进行胎儿超声心动图评价还能保证有足够的时间进行其他检查，如羊膜穿刺术、胎儿染色体核型检查等，可提供准父母咨询，并及早制定妊娠决策、继续妊娠及分娩的监护及准备。

2. 后续胎儿超声心动图评估检查　当确诊或疑诊胎儿 CHD，并伴有胎儿 CHD 进展的风险，有必要推荐接受后续胎儿超声心动图检查[41-43]。系列胎儿超声心动图检查评估的必要性、时间和频率由特定疾病或畸形的严重性、自然史、是否伴发胎儿水肿或心力衰竭以及疾病或畸

形的进展速度等决定，并制定出产前和围产期管理方案[1,43-46]。胎儿心血管畸形宫内进展的可能机制（表 15-3）可协助判断心血管畸形产前诊断后可能的演变过程，提供产前咨询及制定监测管理方案。对高危妊娠，如果首次胎儿超声心动图影像提供的信息不足，则应建议重复进行胎儿超声心动图检查。

表 15-3　胎儿心血管疾病宫内进展的可能机制（2014 年，AHA《胎儿心血管疾病诊断治疗科学声明》）

1. 渐进性房室和半月瓣功能不全，可能会导致进行性心室扩张
2. 渐进性房室和半月瓣梗阻
3. 继发梗阻性病变或血流量减少的渐进性房室瓣、心室、大动脉、分支肺动脉和主动脉弓发育不良
4. 心肌炎或心肌病进展
5. 继发于心脏结构畸形、功能或节律紊乱的渐进性心肌功能障碍，可能导致胎儿水肿或宫内死亡
6. 心脏肿瘤发生、发展及恶化
7. 胎儿心律失常发生、进展及恢复（心房和心室早搏、房室传导阻滞、快速性心律失常）
8. 动脉导管过早收缩
9. 限制性卵圆孔/房间通道
10. 高心输出量状态导致渐进性心脏扩大

3. 早期胎儿超声心动图检查　由于高频超声探头的出现、超声图像分辨率提高及经阴道超声技术的发展，可以在较早的孕周（孕早期末至 18 周以前的孕中期）进行胎儿超声心动图检查，以增加妊娠早期胎儿疾病的检出率。早期胎儿超声心动图的适应证与孕中期胎儿心脏评估指征相似，主要是针对罹患胎儿 CHD 风险非常高的妊娠，以及有严重 CHD 患儿家庭的妊娠。此外，多种胎儿心血管畸形与孕早期 NT 增厚相关，因此孕早期发现 NT 增厚者，需要进行早期胎儿超声心动图检查[36,47-52]。经腹超声检查最早能够在妊娠 13~14 周显示胎儿心脏结构，在此之前胎儿心脏过小，需要使用经阴道超声检查，并且因为胎儿心脏过小，妊娠 11~14 周胎儿心脏图像的分辨率明显低于后期。然而，妊娠早期胎儿心脏和大血管的生长速度比以后的每一个孕周都快，故对于 12~16 周的高危妊娠，借助于彩色多普勒影像，仍可以完成胎儿心脏结构节段诊断，并尽量每周进行评估[1-2,35,47-49]。

（二）胎儿超声心动图检查及评估内容[1,34-53]

据 2014 年 AHA《胎儿心血管疾病诊断治疗科学声明》[1]，一个完整的专业胎儿超声心动图检查内容应包括所有心血管结构详细的二维图像；所有瓣膜、静脉、动脉、心房、心室、房间隔、室间隔的彩色多普勒检查；瓣膜和静脉导管脉冲多普勒检查；心脏节律和功能的评估等（表15-4）。具体检查内容应当根据特定临床情况来决定。

1. 胎儿心血管结构评估　胎儿超声心动图检查首先应该确定胎儿位置、内脏和心房位置。

标准的胎儿超声心动图检查包括四腔心切面、左心室流出道切面、右心室流出道切面、三血管切面、双腔静脉切面、主动脉弓切面、动脉导管弓切面、大动脉短轴切面及双心室短轴切面。根据上述切面扫查获得的信息进行胎儿心脏节段诊断，确立心房、内脏的对应关系，确定心脏的方位、心尖的位置及心胸比例，明确心房、心室方位和关系，判断心腔间隔、房室瓣的情况，了解大动脉的相互关系，观察主动脉、动脉导管及静脉的连接情况等[1-2,47-49]。

一项关于胎儿 CHD 不同诊断方式诊断价值的 Meta 分析研究表明[54]，扩展心脏超声（extended cardiac echography examination, ECEE）合并敏感性为 0.89（95% CI 0.87～0.90），敏感性为 1.00（95% CI 1.00～1.00），诊断比值比为 2 538.16（95% CI 1 144.50～5 628.88）；四腔心＋流出道＋三血管气管切面（4 chambers view＋outflow tract view＋3 vessels and trachea view，4CV＋OTV＋3VTV）合并敏感性为 0.90（95% CI 0.86～0.93），敏感性为 1.00（95% CI 1.00～1.00），诊断比值比为 5 224.27（95% CI 2 071.12～13 177.88）；四腔心＋流出道或三血管气管切面（4CV＋OTV/3VTV）合并敏感性为 0.65（95% CI 0.61～0.69），敏感性为 1.00（95% CI 1.00～1.00），诊断比值比为 817.72（95% CI 310.54～2 153.26）；四腔心（4CV）合并敏感性为 0.52（95% CI 0.50～0.55），敏感性为 1.00（95% CI 1.00～1.00），诊断比值比为 804.37（95% CI 385.59～1 677.95）。4 种筛查

组合方式存在较为明显的差异性，4CV 及 4CV＋OTV/3VTV 的筛查方式其敏感性显著低于其他 2 种方式。该研究提示在胎儿期使用胎儿心动图筛查 CHD 时，多切面检查虽不能进一步提升诊断敏感性，但有助于提供患儿更多解剖学及生理信息。

表 15-4　胎儿超声心动图检查评估内容（2014 年，AHA《胎儿心血管疾病诊断治疗科学声明》）

二维影像
心脏大小（定性评估）
心脏轴（左位心、中位心、右位心）
心脏位置（右移位、左移位）
内脏心房位置的检测
体静脉解剖/连接
肺静脉解剖/连接心房大小和房间隔形态定性检测/缺损位置（如果存在）
房室连接
三尖瓣和二尖瓣形态、大小
心室形态、方向（左襻、右襻）、大小（左右比较）
室间隔形态，缺损位置（如果存在）
心室动脉连接
肺动脉、主动脉瓣形态、大小（左右比较）
大动脉的关系及大小
主动脉弓、动脉导管弓的形态
主动脉/动脉导管与气管的相对关系
近端左、右肺动脉分支
心包或胸腔积液的评价
三尖瓣和二尖瓣环直径
心房大小
心室的长度和宽度
肺动脉和主动脉瓣环直径
主肺动脉和升主动脉直径
动脉导管直径
主动脉弓横部直径
心胸面积比测量
分支肺动脉直径

心脏节律评估
心率
房室传导关系/节律
PR 间期
房室关系，包括描述心律失常的发作、消失及持续时间

彩色血流成像
三尖瓣和二尖瓣/心室流入道
肺动脉和主动脉/心室流出道
主动脉弓/动脉导管弓
房间隔、室间隔血流
上、下腔静脉
肺静脉
静脉导管
近端肺动脉分支
脐静脉
脐动脉

续　表

脉冲多普勒

三尖瓣和二尖瓣入心室血流频谱
肺动脉和主动脉出心室血流频谱
静脉导管
肺静脉
脐静脉
脐动脉
主动脉弓/动脉导管弓
上/下腔静脉
肺动脉分支
大脑中动脉多普勒

连续波多普勒

瓣膜功能不全(如果存在)
心室流出道(如果脉冲多普勒异常)
动脉导管未闭(如果脉冲多普勒异常)

心室功能参数

排除胎儿水肿
排除心脏扩大
心室收缩功能定性评估
体静脉多普勒检查
肺静脉多普勒检查
入室血流多普勒检查
左、右心室心排血量测定
心室缩短分数
等容收缩和舒张时间
心肌作功指数(Tei 指数)
心血管评分(CVPS)

2. 胎儿心脏节律评估　　胎儿心脏节律评估的方法有胎心听诊、连续胎心监护、胎儿心电图、胎儿超声心动图、胎儿心磁图及胎儿心振动图。胎儿超声心动图依然是胎儿心脏节律评估的主要工具(详见第 51 章)。

M 型超声是胎儿心脏节律评估最经典和常用的方法[1-2,33,43]。通过将 M 型取样线置于通过心房壁、房室瓣和心室壁的方向,同时记录三者运动曲线来描述房室运动,从而区分异常收缩的来源。采用频谱多普勒技术从多个反映房室运动的部位取得血流频谱,也是近年运用较多的区分异常收缩的方法。随着组织多普勒技术影像(tissue Doppler imaging, TDI)技术的发展,目前还可对房室瓣游离缘的运动情况进行描述,也可通过 TDI 组织多普勒曲线分析技术,对不同位置的心肌组织节段运动同时进行描记,反映胎儿心脏不同房室水平的运动特征。TDI 克服了传统多普勒

成像技术的局限性,其特点是可在同一时相对不同节段的心肌在数个心动周期内的速度波形进行比较,也可对同一胎儿不同时期心肌组织彩色成像任意取样,对得出的运动曲线进行比较分析[1-2,55-58]。

通过上述胎儿心脏节律评估工具使用,目前已经能够对胎儿心脏节律进行准确判断,并发现胎儿快速性或缓慢性心律失常及不规则心律(包括早搏、传导阻滞、长 QT 综合征)等最常见胎儿期心律失常类型[1-4]。大多数胎儿心律失常是胎儿心脏发育过程中的一过性良性过程,无须紧急处理,预后良好。但仍有约 10% 的快速或缓慢性胎儿心律失常持续性存在或进展,可致继发性重要脏器损害,甚至胎儿心力衰竭、早产及死亡,应在胎儿超声心动图监测下及时进行处理,往往可有效控制胎儿心律失常及心力衰竭,显著降低因血流动力学改变导致的胎儿重要脏器损害,改善预后[1-5,59-60]。

3. 胎儿心脏功能评估　　目前推荐用 Tei 指数(心脏作功指数,myocardial performance index)和心血管评分(cardiovascular profile score, CVPS)作为胎儿心脏功能评估指标。

可靠的胎儿无创心功能评价受诸多因素所限制,包括胎儿期心脏体积较小、心室内膜显示不清、较难标准化心血管结构的方位、胎动及母体腹壁透声窗条件的影响等。而当心室形态发生变化时,所测得的射血分数(EF)和短轴缩短率(FS)已不能可靠地反映左心室整体收缩功能。二尖瓣口舒张期血流流速曲线分析亦受胎儿心率过快的影响。鉴于 CHD 中右心室可能出现复杂的几何形态学改变,现有的影像技术对右心功能的评价更为困难。心脏功能不全时心脏收缩和舒张功能异常往往并存,因此综合性而非单一评价心脏的整体功能更加合理。

Tei 指数具有很多优点,如不受心室几何形状以及心率的影响,在胎儿期不受孕周的影响,测量方法简便,重复性强等[61-62]。Tei 指数的计算公式为:心室等容收缩时间(ICT)与等容舒张时间(IRT)之和除以心室射血时间(ET),即 Tei 指数=(ICT+IRT)/ET。而 Tei 指数的局限性在

于早孕时心脏体积小,胎儿心室 Tei 指数的检测困难,对患心律失常的胎儿 Tei 指数的应用受到限制等[1-2,61-63]。

CVPS 是目前较为完善的胎儿心功能不全和心力衰竭半定量评价指标,由胎儿水肿、心胸比例、心脏功能、脐静脉/静脉导管血流频谱以及脐动脉血流频谱这 5 个检测项目组成,每个项目 2 分,总分 10 分。CVPS 评分对判断预后和临床选择有治疗价值的患病胎儿进行干预有很重要的指导作用,CVPS≤7 分,且无胎儿水肿,应给予针对病因学的治疗;CVPS<5 分,胎儿围产期死亡风险极高,治疗意义不大,甚至是有风险的[1-2,53,64]。研究发现,CVPS 和 Tei 指数呈负相关关系,而 Tei 指数异常和水肿胎儿疾病的严重性相关,二者均可用于评价心力衰竭的水肿胎儿是否需要干预,并可动态监测[65],Tei 指数和 CVPS 联合评价对胎儿心血管功能将更加具有指导意义[59-60,65]。

（三）胎儿超声心动图检查的影响因素及局限性

胎儿超声心动图检查主要受以下几个因素影响而存在局限性[2,41-42]：① 目前大多数结构性心血管畸形已可在产前经胎儿超声心动图检出,但仍有一些情况由于超声诊断仪分辨率的局限性而难以诊断,如小型室间隔缺损、轻度瓣膜病变、部分性肺静脉异位连接以及轻度冠状动脉异常等,所幸的是这些病变大多数不影响出生胎儿的健康,并且有良好的治疗手段;② 部分心血管异常在妊娠晚期才出现、部分疾病在宫内会持续进展,对仅在妊娠中期接受检查的胎儿来说,易漏诊;③ 受胎儿因素如胎方位、胎儿活动、胎儿脊柱声影等多方面因素影响,不可避免地会出现漏诊;④ 超声诊断仪器的影响,二维超声成像的质量优劣直接影响胎儿心脏显示,彩色多普勒血流显像如色彩溢出过多将难以判断血流异常与否;⑤ 检查者自身的影响,一名合格的胎儿超声心动图检查医生需要具备胎儿发育生理学、病理生理学、小儿心血管专业及超声影像学等多方面的知识。

四、胎儿心脏评估新技术

胎儿心脏评估主要依靠二维超声心动图、彩色血流和脉冲多普勒技术。目前,已有更多先进的技术提供关于胎儿心脏结构、功能和节律更为详尽的信息,针对胎儿心脏结构及功能的评价新技术包括三维(3D)及四维(4D)超声胎儿心脏成像、胎儿心脏 MRI、组织多普勒成像(TDI)、胎儿心脏应变/应变率成像等,胎儿心脏节律的评价方式已经扩展到胎儿心电图和胎儿心磁图。2014 年,AHA《胎儿心血管疾病诊断治疗科学声明》[1]中总结了胎儿心脏评估新技术概况,以及这些新型诊断工具在临床实践中的证据等级及推荐强度(表 15-5)。新技术对胎儿心脏评估的价值仍在继续完善及探索中,在某些特定情况下值得临床借鉴。

表 15-5　胎儿心脏评估新技术概况(2014 年,AHA《胎儿心血管疾病诊断治疗科学声明》)

新技术	目前应用范围	COR/LOE	可能的应用领域	COR/LOE
3D/4D	N/A		筛查 CHD 心脏结构的定性评估 心脏功能/心室容积的定量评估	Ⅱb/B
MRI	评价心房位置、静脉回流与心外畸形	Ⅱa/C	心脏结构、心室容积和功能评价	Ⅱb/B
TDI	评价时间间期及节律	Ⅱa/B	评价心室功能	Ⅱb/B
应变和应变率成像	N/A		评价心室功能	Ⅱb/B
胎儿心电图	胎膜破裂后进行胎儿监测	Ⅱa/A	胎儿心脏节律异常及传导异常的无创性评估	Ⅱb/C
胎儿心磁图	评价胎儿心律失常,特别是已知或可疑的传导异常、窦房结或房室结病变(注:研究资料有限)	Ⅱa/B	使用移动胎儿心磁图单位的潜在的可能性	Ⅱb/C

CHD：先天性心脏病；MRI：磁共振成像；TDI：组织多普勒；N/A：无；3D/4D：三维/四维超声心动图；COR：推荐强度；LOE：证据等级。

（一）三维及四维超声心动图

3D/4D 超声心动图已应用于胎儿心脏病筛查及 CHD 评估,并可进行心腔大小、功能、心室容积及射血分数较为准确的定量评估,该技术能自动完成各 3D/4D 筛查平面数据集的提取,特别适用于远程会诊[1-2,66-67]。目前,3D/4D 胎儿心脏成像尚处于研究工具地位,尚不能替代传统的胎儿心脏成像技术,但该技术可提高低风险妊娠 CHD 的检出率,并提供诊断胎儿 CHD 的更为丰富的信息[1-2,66-67]。

3D/4D 胎儿超声心动图包括非门控重建 3D/4D、门控重建 3D/4D 及实时立体 3D/4D。非门控重建 3D/4D 技术的主要缺点是分辨率较低,并且无法评估胎儿心动周期、瓣膜运动及心肌收缩情况,而且,非门控重建技术不能像门控重建技术一样提供较多的胎儿心脏解剖信息;门控重建技术对心动周期信息的计算方法非常复杂,信息采集时间非常长,胎儿运动或孕妇呼吸会影响检查结果;实时 3D/4D 胎儿超声心动图技术的最大优势是不受胎儿心率影响,能够及时获取每次心搏出量信息,目前该技术允许双平面成像,操作简便,成像快速,图像清晰,获取的三维图像能从多个方位逼真地显示心脏结构的立体关系、腔室大小、血管走向、瓣膜形态与活动规律,可进行完整的胎儿心脏评估,对心血管疾病的诊断和治疗具有重大价值[66-67]。

(二)心脏磁共振成像(MRI)[68-70]

在产科检查及胎儿心脏评估中,MRI 具有其不可替代的优点,在胎儿位置不佳、肋骨钙化、孕妇肥胖、羊水过少等情况下,MRI 明显优于超声成像技术,特别是在孕后期,上述干扰对超声成像技术的影响明显大于 MRI。如果胎儿运动及快速心律对 MRI 的影响能够避免,MRI 就能够提供比超声成像更多的胎儿心脏多平面高质量影像,提供丰富的胎儿心脏功能、心室容积、动/静脉解剖、心房位置以及影响胎儿心脏结构和功能的心外畸形的定量评价。虽然目前 MRI 快速自旋回波序列已经能够评价胎儿心脏结构,但仍主要用于研究领域。相信随着越来越先进的成像技术、快速成像序列开发、分辨率改进以及新型门控方式的出现,胎儿心脏 MRI 能够弥补胎儿心脏超声成像的不足之处。

(三)组织多普勒成像(TDI)[55-58]、应变和应变率成像[71-72]

TDI 将多普勒频移原理应用于心肌组织,从而获得关于心肌组织运动速度、方向、时间等信息,以便更直观分析心脏功能,但同样受到超声入射角的影响。另外心脏复杂运动方式也会对 TDI

测量值的准确性产生一定影响。有研究证明 TDI 可准确评价儿童和成人的收缩/舒张功能障碍,在心脏功能障碍早期识别方面有潜在的临床应用价值。TDI 也已经用于胎儿心肌运动及心律评估,可以估测胎儿 PR 间期,可用于胎儿心脏传导阻滞(atrioventricular block,AVB)的诊断评估。胎儿心脏功能的 TDI 评价仍处于研究阶段,尚未建立统一的技术标准。

应变和应变率成像是基于组织速度成像原理的无创性超声检查技术,是评价室壁运动的新方法,能够判断局部心肌的形变能力,进而反映心脏收缩及舒张功能状态。但对胎儿心肌功能信息获得的可能性及临床意义还有待进一步研究证实。

(四)胎儿心脏节律评估新技术

胎儿超声心动图诊断胎儿心律失常依赖于超声捕捉的心房、心室时序机械活动,而非直接获取心电活动,因而从根本上说,胎儿超声心动图只能有限地识别胎儿传导系统疾病。理论上讲,胎儿心电图和胎儿心磁图能够更精确地诊断胎儿心律失常和传导异常性疾病,可以发现心律失常中的极细微的差别,发现心律失常的意外发作,准确评估抗心律失常药物的毒性作用,并洞悉胎儿发育中的心电生理学。

虽然胎儿心电图出现已经有几十年的历史,但一直未能得到临床应用。其原因包括:① 需要长时间和良好技能以保证获得高质量的心电信号;② 需要复杂而敏感的设备;③ 在妊娠 24～35 周,胎儿的皮脂腺发育,绝缘性能好,能减轻甚至消除胎儿心电信号等。目前经母体腹壁检测的胎儿心电图信号弱,干扰大,尚不能记录到心房电活动(P 波等),难以诊断复杂类型的胎儿心律失常。但胎膜早破后,胎儿心电图可直接经胎儿皮肤监测胎儿心电变化。

胎儿心磁图[73-78](fMCG)是一种无创评估胎儿心脏传导电磁特性的方法,可提供胎儿心率趋势分析,记录大于孕 17～24 周妊娠的胎儿心率节奏,在平均信号强度下可快速捕获大于妊娠 24 周胎儿的 P 波、PR 间期、QRS 波、ST－T 段、QT 间期和 RR 间期,以及大于 17 周妊娠胎儿的 QRS

波和 RR 间期。目前通过 fMCG 已经建立了胎儿心脏间期参考值范围(包括不同性别、不同胎龄及多胎妊娠胎儿心脏间期参考值)。fMCG 可以显示监测时间内胎儿的正常心律及心律失常,并可能分析复杂类型心律失常,对短暂性心律失常、心动过速及心动过缓进行更准确地鉴别诊断。此外,fMCG 还能检出其他技术所不能检测的复极异常如 T 波电交替等。近年,fMCG 进展到能对危及生命的心律失常如长 QT 综合征、AVB、伴或不伴预激综合征的胎儿快速性心律失常等进行有效检测,并能指导对这些严重胎儿心律失常治疗策略的制定。不同于胎儿心电图,fMCG 对胎儿不规则心律的分析独具优势,因为磁信号不受胎儿与母体组织导电性差的影响。但目前仅有数量有限的关于胎儿心电图及 fMCG 的对比研究。尽管 fMCG 目前应用有限,但可预知在胎儿心脏传导系统疾病评估中,这项技术将会得到合理的发展。

五、患 CHD 胎儿的其他评估指征

近几十年的研究表明,CHD 与其他异常、畸形、疾病之间存在广泛联系,在产前诊断中,发现一种胎儿异常就需要警惕有无其他异常、畸形或疾病并存并进行相关检查,这样的思路是不言自明的。一些异常、畸形或疾病在产前可能得到诊断,但另外一部分需要在出生后,甚至出生很久以后才能得到诊断。此外,近年相关的遗传学知识激增,新的诊断方法(如阵列比较基因组杂交技术等)可以检出 CHD 及其他异常、畸形或疾病的新型的独立或联合的致病遗传因素。有些胎儿在被确诊患有其他心外异常或遗传性疾病后进行心脏评估,而有些胎儿,因为发现 CHD,从而需要进行心外畸形或遗传综合征的检测。总之,因为胎儿心脏或心外畸形导致的胎儿受损风险增加,因而推荐在继续妊娠期间持续胎儿监测,对罹患 CHD 的胎儿加强妊娠期管理,并需进行心外异常、畸形或疾病评估。

1. 遗传学异常和 CHD[79-88]　15%～30% 的 CHD 患儿伴有染色体异常,大多数为非整倍体,其中 21-三体、13-三体、18-三体和 X 染色体

单倍体占大多数,还有文献报道患有这种染色体异常人群中 CHD 发生率在 30%～40% 之间,在部分特定高危人群中甚至可高达 56%。CHD 胎儿与常染色体单倍体畸形相关,部分甚至不能存活到出生后,如 9-三体、16-三体、8-三体及其他单倍体染色体(4p、5P、8、10P、11Q,和 20)。由于许多疾病宫内病死率较高,造成了胎儿与出生后人群发病率和疾病谱的不同。

某些心脏病变有较高的染色体异常、微缺失及基因变异患病率。VSD 和 AVSD 是最常见的与染色体核型异常相关的病变,表 15-6 中罗列了染色体畸变发生率较高的其他一些心脏畸形。此外发现圆锥动脉干畸形和右主动脉弓与染色体 22q11 微缺失有关;15%～50% 的 TOF 胎儿同样与染色体 22q11 微缺失相关;永存动脉干、TOF 伴肺动脉瓣缺如、TOF 伴肺动脉闭锁患儿中,染色体 22q11 微缺失比例分别为 32%、26% 和 25%。表 15-7 列举了染色体 22q11 微缺失发生率较高的其他一些心脏畸形。60% 的妊娠中期或晚期诊断的胎儿心脏肿瘤(单个或多发)会伴有出生后结节性硬化症,因此也需要进行遗传学检测和评价。反之,内脏异位综合征、室间隔完整型肺动脉闭锁等心脏畸形很少与非整倍体相关,但对这些患胎仍推荐进行遗传学检测与遗传咨询。随着更多新兴检测技术的发展,越来越多的异常、畸形或疾病遗传标记会逐渐被探明。

表 15-6　特定心脏畸形非整倍体风险率

畸　形　类　型	风险(%)
房室间隔缺损	46～73
主动脉缩窄/主动脉弓离断	5～37
右心室双出口/圆锥动脉干畸形	6～43
左心发育不良综合征	4～9
异位/心脾综合征	0
室间隔完整型肺动脉瓣狭窄/闭锁	1～12
大动脉转位	0
法洛四联症	7～39
永存动脉干	19～78
三尖瓣发育不良(包括 Ebstein 畸形)	4～16

表 15－7 特定心脏畸形 22q11 微缺失的估计频率

畸　形　类　型	估计频率(%)
主动脉弓离断	50～90
室间隔缺损(整体)	10
室间隔缺损合并主动脉弓异常	45
永存动脉干	35～40
法洛四联症	8～35
孤立性主动脉弓异常	25
右心室双出口	<5
完全性大动脉转位	<1

由于胎儿 CHD 表现出如此高的核型异常发生率,因而应对所有诊断出心脏畸形的胎儿进行遗传学检测咨询及建议。发现胎儿心脏畸形时进行染色体或基因异常检测有以下几个目的:① 一种异常的检出会促进其他异常的发现;② 使心脏缺陷相关遗传学知识得到拓展,将为更多有 CHD 胎儿的父母及达到生育年龄的有 CHD 风险因素的人群提供畸形复发的风险评估;③ 在某些情况下,父母的遗传检测可以替代胎儿检测(如单基因常染色体显性遗传综合征,如 DiGeorge 综合征、Holt-Oram 综合征、Williams 综合征和 Alagille 综合征)及复发风险的辅助评估;④ 做出终止或继续妊娠的临床决策。疾病的遗传学基础在一定程度上影响产后治疗的效果,尤其是部分染色体异常常预后较差。

2. 患 CHD 胎儿心外畸形评价[2,5-6,89-90]

约 20% 的婴幼儿 CHD 可能伴有心外畸形,甚至有研究认为这一比例可以高达 50%～70%。VSD 及三尖瓣闭锁(tricuspid atresia,TA)往往伴有其他异常、畸形或疾病,而 d-TGA 及 PA/IVS 往往是孤立性的。并且常常是多器官、系统受累,因而要求对患 CHD 胎儿进行全面详细的超声检查、遗传学检查以争取明确其他伴发的胎儿异常、畸形或疾病的诊断。MRI 等影像学检查也可被用与这个群体。即使对 CHD 的心外异常高度警惕,仍有大量异常、畸形或疾病要等到妊娠后期或产后才能得到诊断(如一些胃肠道异常、畸形或疾病)。

对胎儿 CHD 心外异常、畸形或疾病进行评价有助于指导孕期和产后管理的决策制定。CHD 胎儿伴发心外异常、畸形或疾病可能将对新生儿保健产生深远影响。与 CHD 相关的严重心外异常、畸形或疾病主要包括先天性膈疝、肾功能异常、脐膨出、肠闭锁、食管瘘及中枢神经系统异常,这些异常都可能影响准父母决定是否继续妊娠及患儿出生后的保健计划。此外,还建议对罹患 CHD 的胎儿及家庭进行详细的信息调查,这些资料将会有助于 CHD 风险因素的更新及扩展,促进 CHD 产前诊断的进步。

参 考 文 献

1. Donofrio MT, Moon-Grady AJ, Hornberger LK, et al. Diagnosis and treatment of fetal cardiac disease: a scientific statement from the American Heart Association. Circulation, 2014, 129(21): 2183-2242.
2. Simcha Yagel, Norman H Silverman, Ulrich Gembruch. Fetal Cardiology. Embryology, Genetics, Physiology, Echocardiographic Evaluation, Diagnosis and Perinatal Management of Cardiac Diseases, 2nd, 2009: 449-482.
3. Ferencz C, Rubin JD, McCarter RJ, et al. Congenital heart disease: prevalence at livebirth: the Baltimore-Washington Infant Study. Am J Epidemiol, 1985, 121: 31-36.
4. Hoffman JI. Congenital heart disease: incidence and inheritance. Pediatr Clin North Am, 1990, 37: 25-43.
5. Jenkins KJ, Correa A, Feinstein JA, et al. Noninherited risk factors and congenital cardiovascular defects: current knowledge: a scientific statement from the American Heart Association Council on Cardiovascular Disease in the Young. Circulation, 2007, 115: 2995-3014.
6. Miller A, Riehle-Colarusso T, Alverson CJ, et al. Congenital heart defects and major structural noncardiac anomalies, Atlanta, Georgia, 1968 to 2005. J Pediatr, 2011, 159: 70-78.e2.
7. Tegnander E, Williams W, Johansen OJ, et al. Prenatal detection of heart defects in a non-selected population of 30,149 fetuses: detection rates and outcome. Ultrasound Obstet Gynecol, 2006, 27: 252-265.
8. Moons P, Sluysmans T, De Wolf D, et al. Congenital heart disease in 111,225 births in

Belgium: birth prevalence, treatment and survival in the 21st century. Acta Paediatr, 2009, 98: 472 - 477.

9. Lisowski LA, Verheijen PM, Copel JA, et al. Congenital heart disease in pregnancies complicated by maternal diabetes mellitus: an international clinical collaboration, literature review, and meta-analysis. Herz, 2010, 35: 19 - 26.

10. Ray JG, O'Brien TE, Chan WS. Preconception care and the risk of congenital anomalies in the offspring of women with diabetes mellitus: a meta-analysis. QJM, 2001, 94: 435 - 444.

11. Marek J, Tomek V, Skovranek J, et al. Prenatal ultrasound screening of congenital heart disease in an unselected national population: a 21 - year experience. Heart, 2011, 97: 124 - 130.

12. Friedberg MK, Silverman NH, Moon-Grady AJ, et al. Prenatal detection of congenital heart disease. J Pediatr, 2009, 155: 26 - 31, 31.e1.

13. Brucato A, Frassi M, Franceschini F, et al. Risk of congenital complete heart block in newborns of mothers with anti-Ro/SSA antibodies detected by counterimmunoelectrophoresis: a prospective study of 100 women. Arthritis Rheum, 2001, 44: 1832 - 1835.

14. Costedoat-Chalumeau N, Amoura Z, Lupoglazoff JM, et al. Outcome of pregnancies in patients with anti-SSA/Ro antibodies: a study of 165 pregnancies, with special focus on electrocardiographic variations in the children and comparison with a control group. Arthritis Rheum, 2004, 50: 3187 - 3194.

15. Friedman DM, Kim MY, Copel JA, et al. Utility of cardiac monitoring in fetuses at risk for congenital heart block: the PR Interval and Dexamethasone Evaluation (PRIDE) prospective study. Circulation, 2008, 117: 485 - 493.

16. Jaeggi E, Laskin C, Hamilton R, et al. The importance of the level of maternal anti-Ro/SSA antibodies as a prognostic marker of the development of cardiac neonatal lupus erythematosus: a prospective study of 186 antibody-exposed fetuses and infants. J Am Coll Cardiol, 2010, 55: 2778 - 2784.

17. Ambrosi A, Salomonsson S, Eliasson H, et al. Development of heart block in children of SSA/SSB-autoantibody-positive women is associated with maternal age and displays a season-of-birth pattern. Ann Rheum Dis, 2012, 71: 334 - 340.

18. Cooper WO, Hernandez-Diaz S, Arbogast PG, et al. Major congenital malformations after first-trimester exposure to ACE inhibitors. N Engl J Med, 2006, 354: 2443 - 2451.

19. Bar-Oz B, Einarson T, Einarson A, et al. Paroxetine and congenital malformations: meta-Analysis and consideration of potential confounding factors. Clin Ther, 2007, 29: 918 - 926.

20. Alwan S, Reefhuis J, Rasmussen SA, et al. National Birth Defects Prevention Study. Use of selective serotonin-reuptake inhibitors in pregnancy and the risk of birth defects. N Engl J Med, 2007, 356: 2684 - 2692.

21. Louik C, Lin AE, Werler MM, et al. First trimester use of selective serotonin-reuptake inhibitors and the risk of birth defects. N Engl J Med, 2007, 356: 2675 - 2683.

22. Schaefer C, Hannemann D, Meister R, et al. Vitamin K antagonists and pregnancy outcome: a multi-centre prospective study. Thromb Haemost, 2006, 95: 949 - 957.

23. Koren G, Florescu A, Costei AM, et al. Nonsteroidal antiinflammatory drugs during third trimester and the risk of premature closure of the ductus arteriosus: a meta-analysis. Ann Pharmacother, 2006, 40: 824 - 829.

24. Bahtiyar MO, Campbell K, Dulay AT, et al. Is the rate of congenital heart defects detected by fetal echocardiography among pregnancies conceived by in vitro fertilization really increased? A case-historical control study. J Ultrasound Med, 2010, 29: 917 - 922.

25. Katalinic A, Rosch C, Ludwig M. German ICSI Follow-Up Sudy Group. Pregnancy course and outcome after intracytoplasmic sperm injection: a controlled, prospective cohort study. Fertil Steril, 2004, 81: 1604 - 1616.

26. Rimm AA, Katayama AC, Diaz M, Katayama KP. A meta-analysis of controlled studies comparing major malformation rates in IVF and ICSI infants with naturally conceived children. J Assist Reprod Genet, 2004, 21: 437 - 443.

27. Rimm AA, Katayama AC, Katayama KP. A meta-analysis of the impact of IVF and ICSI on major malformations after adjusting for the effect of subfertility. J Assist Reprod Genet, 2011, 28: 699 - 705.

28. Reefhuis J, Honein MA, Schieve LA, et al. National Birth Defects Prevention Study. Assisted reproductive technology and major structural birth defects in the United States. Hum Reprod, 2009, 24: 360 - 366.

29. Davies MJ, Moore VM, Willson KJ, et al. Reproductive technologies and the risk of birth defects. N Engl J Med, 2012, 366: 1803 - 1813.

30. Oyen N, Poulsen G, Boyd HA, et al. Recurrence of congenital heart defects in families. Circulation, 2009, 120: 295 - 301.

31. Fesslova V, Brankovic J, Lalatta F, et al. Recurrence of congenital heart disease in cases with familial risk screened prenatally by echocardiography. J Pregnancy, 2011, 2011: 368067.

32. Pierpont ME, Basson CT, Benson DW Jr, et al. Genetic basis for congenital heart defects: current knowledge: a scientific statement from the American Heart Association Congenital Cardiac Defects Committee, Council on Cardiovascular Disease in the Young. Circulation, 2007, 115: 3015 - 3038.

33. Carvalho JS, Prefumo F, Ciardelli V, et al. Evaluation of fetal arrhythmias from simultaneous pulsed wave Doppler in pulmonary artery and vein. Heart, 2007, 93: 1448 - 1453.

34. Martinez-Frias ML, Bermejo E, Rodriguez-Pinilla E, et al. ECEMC Working Group. Does single umbilical artery (SUA) predict any type of congenital defect? Clinical-epidemiological analysis of a large consecutive series of malformed infants. Am J Med Genet A, 2008, 146A: 15 - 25.

35. Papatheodorou SI, Evangelou E, Makrydimas G, Ioannidis JP. First trimester ductus venosus screening for cardiac defects: a meta-analysis. BJOG, 2011, 118: 1438 - 1445.

36. Simpson LL, Malone FD, Bianchi DW, et al. Nuchal translucency and the risk of congenital heart disease. Obstet Gynecol, 2007, 109 (pt 1): 376 - 383.

37. Weichert J, Hartge D, Germer U, et al. Persistent right umbilical vein: a prenatal condition worth mentioning? Ultrasound Obstet Gynecol, 2011, 37: 543 - 548.

38. Cuneo BF, Fruitman D, Benson DW, et al. Spontaneous rupture of atrioventricular valve tensor apparatus as late manifestation of anti-Ro/SSA antibodymediated cardiac disease. Am J Cardiol, 2011, 107: 761 - 766.

39. AlRais F, Feldstein VA, Srivastava D, et al. Monochorionic twins discordant for congenital heart disease: a referral center's experience and possible pathophysiologic mechanisms. Prenat Diagn, 2011, 31: 978 - 984.

40. Pruetz JD, Sklansky M, Detterich J, et al. Twin-twin transfusion syndrome treated with laser surgery: postnatal prevalence of congenital heart disease in surviving recipients and donors. Prenat Diagn, 2011, 31: 973 - 977.

41. Lee W, Allan L, Carvalho JS, et al. ISUOG Fetal Echocardiography Task Force. ISUOG consensus statement: what constitutes a fetal echocardiogram? Ultrasound Obstet Gynecol, 2008, 32: 239 - 242.

42. Sklansky M. Current guidelines for fetal echocardiography: time to raise the bar. J Ultrasound Med, 2011, 30: 284 - 286.

43. American Institute of Ultrasound in Medicine. AIUM practice guideline for the performance of fetal echocardiography. J Ultrasound Med, 2013, 32: 1067 - 1082.

44. Wertaschnigg D, Jaeggi M, Chitayat D, et al. Prenatal diagnosis and outcome of absent pulmonary valve syndrome: contemporary single center experience and review of the literature. Ultrasound Obstet Gynecol, 2013, 41: 162 - 167.

45. Yamamoto Y, Hornberger LK. Progression of outflow tract obstruction in the fetus. Early Hum Dev.

46. Divanovic A, Hor K, Cnota J, et al. Prediction and perinatal management of severely restrictive atrial septum in fetuses with critical left heart obstruction: clinical experience using pulmonary venous Doppler analysis. J Thorac Cardiovasc Surg, 2011, 141: 988 - 994.

47. Syngelaki A, Chelemen T, Dagklis T, Allan L, Nicolaides KH. Challenges in the diagnosis of fetal non-chromosomal abnormalities at 11 - 13 weeks. Prenat Diagn, 2011, 31: 90 - 102.

48. Persico N, Moratalla J, Lombardi CM, et al. Fetal echocardiography at 11 - 13 weeks by transabdominal highfrequency ultrasound. Ultrasound Obstet Gynecol, 2011, 37: 296 - 301.

49. Moon-Grady A, Shananavaz S, Brook M, et al. Can a complete fetal echocardiogram be performed at 12 to 16 weeks gestation? J Am Soc Echocardiogr, 2012, 25: 1342 - 1352.

50. Quartermain MD, Glatz AC, Goldberg DJ, et al. Pulmonary outflow tract obstruction in the fetus with complex congenital heart disease: predicting the need for neonatal intervention. Ultrasound Obstet Gynecol, 2013, 41: 47 - 53.

51. Bahtiyar MO, Copel JA. Cardiac changes in the intrauterine growth restricted fetus. Semin Perinatol, 2008, 32: 190 - 193.

52. Godfrey ME, Messing B, Cohen SM, et al. Functional assessment of the fetal heart: a review. Ultrasound Obstet Gynecol, 2012, 39: 131 - 144.

53. Huhta JC, Paul JJ. Doppler in fetal heart failure. Clin Obstet Gynecol, 2010, 53：915 - 929.

54. Li YF, Hua YM, Fang J, Wang C, et al. Performance of Different Scan Protocols of Fetal Echocardiography in the Diagnosis of Fetal Congenital Heart Disease：A Systematic Review and Meta-Analysis. PLoS One. 2013, 4；8(6)：e65484.

55. Comas M, Crispi F, Gomez O, et al. Gestational age- and estimated fetal weight-adjusted reference ranges for myocardial tissue Doppler indices at 24 - 41 weeks' gestation. Ultrasound Obstet Gynecol, 2011, 37：57 - 64.

56. Comas M, Crispi F, Cruz-Martinez R, et al. Usefulness of myocardial tissue Doppler vs conventional echocardiography in the evaluation of cardiac dysfunction in early-onset intrauterine growth restriction. Am J Obstet Gynecol, 2010, 203：45. e1 - 45. e7.

57. Di Naro E, Cromi A, Ghezzi F, et al. Myocardial dysfunction in fetuses exposed to intraamniotic infection：new insights from tissue Doppler and strain imaging. Am J Obstet Gynecol, 2010, 203：459e1 - 459. e7.

58. Vyas HV, Eidem BW, Cetta F, et al. Myocardial tissue Doppler velocities in fetuses with hypoplastic left heart syndrome. Ann Pediatr Card, 2011, 4：129 - 134.

59. Zhou K, Zhou R, Zhu Q, et al. Evaluation of therapeutic effect and cytokine change during transplacental Digoxin treatment for fetal heart failure associated with fetal tachycardia, a case-control study. Int J Cardiol, 2013, 169(4)：e62 - 64.

60. Zhou K, Hua Y, Zhu Q, et al. Transplacental digoxin therapy for fetal tachyarrhythmia with multiple evaluation systems. J Matern Fetal Neonatal Med, 2011, 24(11)：1378 - 1383.

61. Misumi I, Harada E, Doi H, et al. Tei index evaluated by M-mode echocardiography in patients with dilated cardiomyopathy. J Cardiol, 2002, 39：85 - 91.

62. Ichizuka K, Matsuoka R, Hasegawa J, et al. The Tei index for evaluation of fetal myocardial performance in sick fetuses. Early Hum Dev, 2005, 81(3)：273 - 279.

63. Cornelia H, Manfred H, Sturlia H, et al. A cardiovascular profile score in the surveillance of fetal hydrops. The Journal of Maternal-Fetal and Neonatal Medicine, 2006, 19：407 - 413.

64. McElhinney DB, Tworetzky W, Lock JE. Current status of fetal cardiac intervention. Circulation, 2010, 121(10)：1256 - 1263.

65. Falkensammer F, James P, Huhta JC. Fetal congestive heart failure：correlation of Tei-index and Cardiovascular-score. J Perinat Med, 2001, 29：390 - 398.

66. Hamill N, Yeo L, Romero R, Hassan SS, et al. Fetal cardiac ventricular volume, cardiac output, and ejection fraction determined with 4-dimensional ultrasound using spatiotemporal image correlation and virtual organ computer-aided analysis. Am J Obstet Gynecol, 2011, 205：76. e71 - 76. e10.

67. Lang RM, Badano LP, Tsang W, et al. American Society of Echocardiography；European Association of Echocardiography. EAE/ASE recommendations for image acquisition and display using three-dimensional echocardiography. J Am Soc Echocardiogr, 2011, 25：3 - 46.

68. Yamamura J, Schnackenburg B, Kooijmann H, et al. High resolution MR imaging of the fetal heart with cardiac triggering：a feasibility study in the sheep fetus. Eur Radiol, 2009, 19：2383 - 2390.

69. Jansz MS, Seed M, van Amerom JF, et al. Metric optimized gating for fetal cardiac MRI. Magn Reson Med, 2010, 64：1304 - 1314.

70. Nemec SF, Brugger PC, Nemec U, et al. Situs anomalies on prenatal MRI. Eur J Radiol, 2011, 81：e495 - e501.

71. Crispi F, Sepulveda-Swatson E, Cruz-Lemini M, et al. Feasibility and reproducibility of a standard protocol for 2D speckle tracking and tissue doppler-based strain and strain rate analysis of the fetal heart. Fetal Diagn Ther, 2012, 32：96 - 108.

72. Mor-Avi V, Lang RM, Badano LP, et al. Current and evolving echocardiographic techniques for the quantitative evaluation of cardiac mechanics：ASE/EAE consensus statement on methodology and indications endorsed by the Japanese Society of Echocardiography. J Am Soc Echocardiogr, 2011, 24：277 - 313.

73. Stinstra J, Golbach E, van Leeuwen P, et al. Multicentre study of fetal cardiac time intervals using magnetocardiography. BJOG, 2002, 109：1235 - 1243.

74. van Leeuwen P, Lange S, Klein A, et al. Reproducibility and reliability of fetal cardiac time intervals using magnetocardiography. Physiol Meas, 2004, 25：539 - 552.

75. Lowery CL, Campbell JQ, Wilson JD, et al. Noninvasive antepartum recording of fetal S-T segment with a newly developed 151 - channel magnetic sensor system. Am J Obstet Gynecol,

2003，188：1491－1496.

76. Kato Y，Takahashi-Igari M，Inaba T，et al. Comparison of PR intervals determined by fetal magnetocardiography and pulsed doppler echocardiography. Fetal Diagn Ther，2012，32：109－115.

77. Li Z，Strasburger JF，Cuneo BF，et al. Giant fetal magnetocardiogram P waves in congenital atrioventricular block：a marker of cardiovascular compensation? Circulation，2004，110：2097－2101.

78. Kiefer-Schmidt I1，Lim M，Wacker-Gussmann A，et al. Fetal magnetocardiography（fMCG）：moving forward in the establishment of clinical reference data by advanced biomagnetic instrumentation and analysis. J Perinat Med，2012，40(3)：277－286.

79. Cuneo BF，Strasburger JF，Niksch A，et al. An expanded phenotype of maternal SSA/SSB antibody-associated fetal cardiac disease. J Matern Fetal Neonatal Med，2009，22：233－238.

80. Srinivasan A，Bianchi DW，Huang H，et al. Noninvasive detection of fetal subchromosome abnormalities via deep sequencing of maternal plasma. Am J Hum Genet，2013，92：167－176.

81. Bellucco FT，Belangero SI，Farah LM，et al. Investigating 22q11. 2 deletion and other chromosomal aberrations in fetuses with heart defects detected by prenatal echocardiography. Pediatr Cardiol，2010，31：1146－1150.

82. Hillman SC，Pretlove S，Coomarasamy A，et al. Additional information from array comparative genomic hybridization technology over conventional karyotyping in prenatal diagnosis：a systematic review and meta-analysis. Ultrasound Obstet Gynecol，2011，37：6－14.

83. Fiorentino F，Caiazzo F，Napolitano S，et al. Introducing array comparative genomic hybridization into routine prenatal diagnosis practice：a prospective study on over 1,000 consecutive clinical cases. Prenat Diagn，2011，31：1270－1282.

84. Palomaki GE，Kloza EM，Lambert-Messerlian GM，et al. DNA sequencing of maternal plasma to detect Down syndrome：an international clinical validation study. Genet Med，2011，13：913－920.

85. Palomaki GE，Deciu C，Kloza EM，et al. DNA sequencing of maternal plasma reliably identifies trisomy 18 and trisomy 13 as well as Down syndrome：an international collaborative study. Genet Med，2012，14：296－305.

86. van den Oever JM，Balkassmi S，Verweij EJ，et al. Single molecule sequencing of free DNA from maternal plasma for noninvasive trisomy 21 detection. Clin Chem，2012，58：699－706.

87. McBride KL，Ware SM. Modifying Mendel：approaches for identification of susceptibility alleles for human cardiovascular malformations. Circ Cardiovasc Genet，2012，5：274－276.

88. Jensen TJ，Dzakula Z，Deciu C，et al. Detection of microdeletion 22q11. 2 in a fetus by next-generation sequencing of maternal plasma. Clin Chem，2012，58：1148－1151.

89. Song MS，Hu A，Dyamenahalli U，et al. Extracardiac lesions and chromosomal abnormalities associated with major fetal heart defects：comparison of intrauterine，postnatal and postmortem diagnoses. Ultrasound Obstet Gynecol，2009，33：552－559.

90. Paladini D，Russo M，Teodoro A，et al. Prenatal diagnosis of congenital heart disease in the Naples area during the years 1994－1999：the experience of a joint fetalpediatric cardiology unit. Prenat Diagn，2002，22：545－552.

第十六章 先天性心血管畸形产前处理进展

>>>>>> 周开宇 华益民

随着社会文明程度迅速提升、生物医学模式快速转变以及产前诊断技术水平的不断进步，罹患心脏病胎儿已经进入临床医生视野，成为新的患者群体。中国出生缺陷中心统计数据表明，自2005年起，先天性心血管畸形发生率跃居各种出生缺陷首位[1]，全球其他国家的流行病学资料也显示出同样变化趋势[2-4]。

目前，我国人口结构逐渐趋于老龄化，育龄期人群受各种环境、生物、经济、社会因素影响导致的主动或被动不孕不育症比例逐年增加；社会发展相关的疾病谱（如青年高血压、糖尿病以及其他代谢综合征）衍变、高龄孕产妇、人工助孕技术等诸多因素造成的高危妊娠及高危儿的比重逐年增大已成必然。同西方发达国家一样，社会、家庭以及准父母对胎儿发育的关注度、对罹患疾病胎儿的认同度以及进行宫内治疗的接受度越来越高，对患病胎儿不加选择地终止妊娠越发慎重等，促进了近年我国胎儿医学的高速发展。国务院颁布的《国家中长期科学和技术发展纲要（2006～2020年）》中明确指出"将出生缺陷防治列为优先主题"，这极大推进了包括胎儿心血管疾病在内的严重危害社会、家庭及个人和谐发展的重要出生缺陷防治进程。

医学影像技术的发展使得绝大部分胎儿心血管畸形能够得到明确的产前诊断。虽然多数先天性心血管畸形并不妨碍患胎的宫内发育过程，出生以后治疗有相对较好的存活率，然而约20％的严重先心病（如左心发育不良综合征、伴限制性房

间交通的室间隔完整型肺动脉闭锁、严重的主动脉瓣狭窄等）在妊娠18～20周时血流动力学改变尚不明显，但随着妊娠进展，其异常心脏结构会引发明显血流动力学改变，这些异常血流动力学改变将导致畸形在宫内持续加重，最终相当比例的病例在出生前心脏及大血管已出现不可逆性病理改变，甚至造成胎儿水肿、自发性流产或胎儿死亡等[2-6]。而孕中后期是胎儿心脏腔室生长的高峰时期[2-6]，如果在此之前采取相应宫内干预措施，建立趋于正常的胎儿血流状态，促进发育不良的心室重新发育、重塑心室流出道梗阻的体/肺血管床，使生后手术重建双心室循环成为可能[2-6]。各国学者已经认识到针对胎儿期心脏疾患实施围产期综合干预对先天性心血管疾病患者产生的潜在利益，部分严重心血管畸形产前干预探索已获得成功的临床应用，为这一患者群体带来了最终改善预后的希望。

和其他治疗方式一样，如果通过恰当的治疗手段挽救濒临死亡威胁的胎儿并改善其预后，胎儿心脏治疗（fetal cardiac intervention，FCI）就是值得研究及应用的临床工具[2-6]。如果胎儿疾病虽未处于紧急状况，但存在后期致残可能，FCI的实施可使胎儿心脏结构及功能异常在宫内得到有效恢复，心肌细胞的损伤则会有愈合的机会[7-8]。FCI主要针对有高病死率及高致残率的胎儿先天性心血管疾病进行干预，而不是作为一种常规母胎及心脏疾患医疗模式，是否实施FCI应当进行充分的利弊权衡。

一、先天性心血管畸形产前分级处理原则

根据先天性心血管畸形自然史及目前治疗手段现状,目前在准确的产前诊断前提下的先天性心血管畸形的分级处理原则[2-8]为:① 绝大多数先天性心血管畸形并不妨碍胎儿的宫内生长发育,出生后治疗有相对良好结局,如室间隔缺损、法洛四联症、轻-中度肺动脉瓣狭窄等;② 按照我国原卫生部要求,孕18~24周必须检出的严重心血管畸形如单腔心,这类胎儿出生后无有效治疗方法,应建议终止妊娠;③ 部分先天性心脏病,由于相关的异常血流动力学,可能导致畸形在宫内进展,引起胎儿心脏腔室及血管发育逐渐迟滞,形成严重心血管畸形,对这部分胎儿其应当加强孕期监护,进行动态围产期一体化分级干预管理;④ 对于存在动脉导管依赖体循环、肺循环及潜在动、静脉血混合不足等先天性心脏病胎儿,出生以后需要急诊救护及手术干预,因而需在有条件的心脏病医学中心分娩,以便能够在产后获得早期救治,减少术后低氧、心力衰竭暴露时间,促进患儿心血管功能恢复,改善预后;⑤ 目前国外多个医学中心对部分严重心血管畸形,如严重主动脉瓣狭窄、合并限制性房间交通的左心发育不良综合征或室间隔完整型肺动脉闭锁(pulmonary atresia/intact ventricular septum,PA/IVS)等尝试实施孕中、后期胎儿心脏主/肺动脉球囊成形术,希望形成趋于正常的血流动力学状态,促进胎儿心脏腔室重新发育,重塑体、肺血管床,使出生后有机会接受进一步姑息治疗或建立双心室循环,改善预后,在我们的临床工作中,对这部分胎儿应加强监护,动态随访,或建议终止妊娠。

按照先天性心血管畸形产前分级处理原则及先天性心血管畸形三级预防思路,目前"危重先天性心血管畸形围产期一体化干预模式"内容主要包括:① 对危重先天性心血管畸形进行完整准确的产前诊断,包括胎儿心血管结构、心脏节律、心脏功能;② 积极产前监护,重点观察胎儿心脏腔室发育、体肺血管及瓣膜发育、心脏节律及心脏功能变化等情况,进行动态管理及妊娠决策;③ 积极做好产后急诊手术准备,出生后根据患儿情况

给予相应干预(比如维持动脉导管开放、调节患儿体内酸碱平衡等),调节新生儿机体内环境稳定,做好急诊心导管检查术及心脏手术术前准备;④ 出生后早期超声心动图评价新生儿心血管畸形程度、心脏腔室发育、体肺血管及瓣膜病变、心脏节律及心脏功能等情况;⑤ 综合评价新生儿期急诊心导管检查术、心脏介入手术(包括镶嵌手术)、心脏外科手术的风险和利弊,制定出生后危重心血管畸形患儿最佳个体化干预时机及方式。在"危重先天性心血管畸形围产期一体化干预模式"过程中,需要儿童心血管科、超声科、产科、新生儿科、麻醉科多学科合作。此外在这个探索过程中,需要特别注意的是要对相关病例进行长期随访,包括患者生长发育情况、生存质量、神经系统损伤、精神运动发育、认知功能整体评价等长期随访研究以促进该模式的逐步完善。由于伦理学原因,目前国内尚未开展胎儿宫内心脏介入手术,但可以预期宫内心脏介入手术将会促进我国严重心血管畸形围产期一体化干预的飞跃发展。

二、胎儿心脏治疗现状及方向

(一)FCI的理论基础及伦理学原则

近年来,随着外科、麻醉、体外循环以及监护技术的快速发展,绝大多数先天性心血管畸形患儿能够在出生后得到有效治疗,但仍有部分严重的复杂畸形患儿,如左心发育不良综合征、室间隔完整型肺动脉闭锁等,由于出生后心脏及肺血管床已经发生了不可逆改变,很难获得一期根治,仅能行姑息性的单心室类手术,远期治疗效果不佳,存在较高的手术风险和病死率[9]。目前对于许多重症复杂型先天性心血管畸形的治疗还只能够通过单心室类手术进行治疗,术后患儿活动耐量和生活质量较差,并可能存在不同程度的神经损伤及认知功能障碍等[10-12],即便通过分期手术获得双心室重建,5年生存率也仅有72%,并且此后约54%的患儿需要进行多次的心脏手术[9]。

在胎儿心脏发育过程中,先天性心脏结构畸形所导致的异常血流,可以致使心脏腔室及血管发育不良甚至停滞,并导致畸形在宫内持续加重,而胎儿期的及时干预可以降低胎儿心脏和器官发

育的继发损伤,避免心脏腔室以及血管床功能退化,促进其发育,改变生后状况,为出生后根治创造有利条件。妊娠中、后期是胎儿心脏腔室生长发育的高峰时期,如果能在此时通过恰当的宫内治疗来改变由心血管畸形导致的异常血流,建立趋于正常的胎儿血流动力学状态,可以延缓、阻止甚至逆转胎儿心室发育不良及体、肺血管床发育迟滞的发生[2-8],满足负担出生后体、肺循环的要求,改善严重心血管畸形胎儿的预后,这是部分严重先天性心血管畸形,如左心发育不良综合征、危重主/肺动脉瓣狭窄、肺动脉闭锁等产前干预的理论依据。与此同时,胎儿心脏超声技术的广泛开展,能够使先天性心脏畸形在妊娠早期(10～12周)即获得诊断[13-14],其研究成果也使我们对心脏的胚胎发育以及复杂先天性心脏畸形有了更深入的了解,从而为先天性心血管畸形的胎儿期治疗创造条件。

FCI指通过药物、手术以及介入治疗对胎儿期心血管疾病进行干预治疗,以避免或减轻胎儿水肿,降低胎儿病死率,避免心脏功能退化,达到治愈目的或为出生后获得满意治疗奠定基础。目前FCI主要包括胎儿心脏药物治疗(pharmacological FCI,药物性FCI)、开放性胎儿心脏外科手术治疗(open FCI,开放性FCI)及闭合性胎儿心脏介入治疗(closed FCI,闭合性FCI)[2]。药物性FCI主要通过母体口服药物经胎盘转运、经脐动/静脉注射药物、胎儿肌内注射或经羊膜腔给药治疗胎儿心力衰竭、胎儿严重心律失常及心肌炎症等[2,15];而闭合性及开放性FCI主要针对胎儿先天性心脏畸形进行干预,也是本章主要论述的内容。

现代医学伦理学认为,对某种可能导致胎儿、新生儿及儿童死亡的出生缺陷进行产前干预改善预后是合乎伦理学基本准则的[16-17]。目前已经逐渐形成胎儿先天性心血管畸形产前干预的伦理学原则[18-20]:① 该类先天性心血管畸形生后治疗效果差,病死率高;② 拟施行的干预措施可行,并能够纠正心脏畸形,或逆转、阻止、延缓畸形发展,改善生后治疗效果;③ 胎儿心血管畸形尚未进展到经宫内干预也无法有效恢复的程度;④ 必须将孕母的安全、健康放在首要位置,还必须考虑到孕母未来的生育能力。在医学及伦理学理论思想的指导下,各国研究者积极投身于先天性心血管畸形产前干预的探索中。

(二) 开放性 FCI——胎儿心脏外科手术

非心血管畸形胎儿产前治疗的大型随机临床研究表明[21],子宫切口≥5 mm,早产率100%,子宫切口/穿刺孔≥3.3 mm,早产率80%,子宫切口/穿刺孔在3.0 mm以下,早产率明显降低。因而目前开放性FCI界定为子宫切口或经子宫穿刺孔直径≥3.3 mm的外科手术,包括胎儿镜手术。

1. 胎儿心脏外科手术 非血管畸形胎儿外科技术的进展与临床应用开启了开放性FCI的理念。开放性FCI是指切开子宫、胎儿外置后进行的开胸手术治疗,手术后,重新将胎儿置入母体内继续发育直至胎儿正常分娩[2]。从理论上讲,心脏外科在体外循环下进行胎儿心脏畸形解剖纠治,建立正常的胎儿血流动力学,使胎儿心脏腔室和体/肺血管床得以正常发育,应该是胎儿期严重心血管畸形干预的最理想模式,但目前尚处于实验阶段的胎儿体外循环技术成为其发展的技术瓶颈。胎儿体外循环直接导致的胎盘功能不良、胎儿发育迟滞以及胎儿早产、死亡等一系列问题至今尚未得到可靠的解决办法,且母体子宫切开后引起的胎膜早破、胎儿发育不良、绒毛膜羊膜炎也是胎儿心脏外科发展的羁绊。

从20世纪80年代起,各国学者开始对胎儿体外循环技术进行了一系列研究。1984年Schmidt等首次报道了胎羊体外循环的尝试[22]。1992年Bradley等用类似的转流模型观察亚硝基铁氰化物对胎盘功能的保护[23]。1996年,Reddy等报道采用微型轴流泵无预冲技术常温心肺转流,达成了胎儿体外循环常温、高流量、轴流泵、低预冲的共识[24]。1997年,Champsaur等采用不同灌注方式对胎盘功能保护机制进行了探索,肯定搏动性灌注对胎盘血管内皮功能的保护作用[25]。2000年法国里昂Louis Pradel心脏中心医院Vedrinne等进一步证明搏动性灌注比稳流能更好地保护血管内皮功能,其机制是降低肾素-血管紧张素系统的激活[26]。2001年,复旦大学进行了胎羊体外循环建立及探讨[27]，随后广东省心血管病研究所、上海儿童医学中心等也相继开始了胎羊体外循环实验研究[28-29]，对胎羊体外循环后的心脏、血管功能及内环境改变进行了一系列探索。2003年，意大利 Cattolica 大学 Crotti 等采用连续超滤的方法有效降低血液中内皮素水平从而抑制了胎羊心肺转流后的炎性反应[30]。2004年日本 Oish 等研究证明胎羊心肺转流损害主要源于脐动脉内皮功能的损伤，指出内皮功能的保护是胎盘功能保护的主要方向[31]。2005年，Stanford 大学 Ikai 等采用更为接近人类的狒狒胎儿建立心肺转流模型[32]。2013年，Sebastian 等用微泵装置建立胎羊体外循环，研究表明微泵装置可使胎羊血气等指标明显改善[33]。

目前，关于胎羊体外循环的研究仍然在持续进行，一系列研究表明，体外循环能诱发机体全身炎性反应的发生，大量炎症因子引起胎盘血管内皮细胞功能障碍，致使胎盘血管阻力增高，最终导致胎盘功能不良，胎儿发生低氧、高碳酸血症甚至心室颤动而死亡。此外，体外循环还可通过诱发胎儿急性应激反应，损伤心肌，引起心脏收缩和舒张功能障碍。总体上看，实现胎儿心脏外科进入临床的关键是胎儿心肺转流时成功的胎盘保护技术。

2. 经胎儿镜的胎儿心脏手术（fetoscopic cardiac surgery）　胎儿镜这一革新性技术手段显著增加了影像学清晰度，在一定程度上克服了传统治疗方式的局限性，或许将引领人类 FCI 的发展方向。为此，Kohl 团队[34-38]在这一领域做出了不懈的努力，以能够在妊娠更早期实施 FCI，增加出生以后功能性双心室修复的机会。该研究组在胎儿镜窥视下切开胎羊脐带暴露脐血管，穿刺脐动脉，在食管超声监测下进行胎羊心导管检查，发现无论是经食管、血管内还是心腔内超声均能清晰地显示胎羊的心脏及大血管结构。随后，应用胎儿镜技术在胎羊前胸部剑突上纵行切开胸壁，暴露心脏，直接穿刺进入左心室或右心室，在食管超声监测下进行主动脉瓣或肺动脉瓣球囊扩张。2006年该团队在对13例人类非心脏疾病胎儿的16次宫内胎儿镜手术总结后认为[38]，胎儿镜

技术目前已经能够通过经皮穿刺羊膜腔方式进行手术，能得到理想的胎儿体位，能进行胎儿食管心脏超声和胎儿心腔内操作，并进行多种人类非心脏疾病胎儿的胎儿镜手术和经皮子宫闭合术以及经皮胎儿胸壁切口闭合术；也能通过该技术将电极插入羊膜腔，通过胎儿皮肤获得人类胎儿心电图，其信号强度远大于经母亲皮肤描记得到的胎儿心电图[39-41]，这对于人类胎儿心脏治疗来说是最重要的里程碑，在此基础上，逐步将胎儿镜技术引入人类胎儿心脏介入治疗临床手术的行为是可行的[38,41]。

目前已有经胎儿镜及心脏镜的人类 FCI 的零星报道[42]，其中少部分病例结局相对理想，但其风险，尤其是胎儿镜相关的早产风险需要进一步评估。相信随着体外循环及经胎儿镜的 FCI 中一些关键问题逐步得到解决，开放性 FCI 也会随之得到飞跃进步。

3. 闭合性 FCI　超声引导经皮/子宫穿刺的胎儿宫内心脏介入手术：采用微创胎儿心脏介入手术以减少母胎损害是胎儿期心血管畸形宫内干预的有益尝试。通过孕妇腹壁穿刺经子宫壁进入子宫腔，在超声引导下进行胎儿先天性心血管畸形干预方式无须切开孕妇子宫及建立胎儿体外循环，在很大程度上克服了目前胎儿心脏外科手术所面临的技术瓶颈，是极具发展潜力的严重胎儿心血管畸形宫内干预方式[2-8]。

闭合性 FCI 指器械通过直径<3 mm 子宫穿刺孔实施的经导管胎儿心脏介入手术[2]，可最大限度地保证子宫及羊膜腔的完整性，因而早产、感染等胎儿外科常见并发症得到有效避免。目前闭合性 FCI 主要包括胎儿主动脉瓣球囊成形术、肺动脉瓣球囊成形术及球囊房间隔造口术/卵圆孔扩张术。在这一领域最卓有成效的是 Boston 儿童医院，该中心从2000年至2010年间完成了120余例胎儿闭合性 FCI。这组闭合性 FCI 采用超声引导的经皮/子宫穿刺方式，研究早期阶段，因为技术、器械及适应证把握等方面均不成熟，因而成功率较低（30%～50%），经过以后数年的技术改进、器械进步及病例筛选经验积累，2004年后该

中心闭合性 FCI 的技术成功率达到了 75%～80%[2-8,43-45]。在一些其他医学中心,也有零星的闭合性 FCI 病例报道[46-52]。

阶段性研究结果认为,超声引导经皮/子宫穿刺进行人类胎儿宫内心脏介入手术技术已逐渐成熟,这一技术手段通过减轻心室射血梗阻或者增加通过卵圆孔的左心血供,阻止异常血流持续存在对心肌的进一步损伤,增加心室血流,促进心室发育,逆转、阻止或延缓畸形进展及体/肺血管床发育迟滞的发生,提高胎儿存活率,延长孕期使心室得以继续发育,满足负担生后体、肺循环的要求等,且避免了胎儿体外循环及胎儿外置,相较胎儿心脏外科开胸手术而言,有无可比拟的优越性。

值得注意的是,闭合性 FCI 并非独立的干预手段,除在部分病例中达到根治效果外,对于大多数胎儿而言,闭合性 FCI 更多是作为一种姑息性治疗手段,作为出生后继续治疗的中间环节,需要根据先天性心血管畸形种类再次行主/肺动脉瓣球囊成形术、左心房减压术以及分期心脏外科手术等。

(1) 胎儿主动脉瓣球囊成形术:在 Boston 儿童医院的临床资料中,共有 88 例伴进展型左心发育不良综合征的胎儿主动脉瓣狭窄(aortic valve stenosis, AS)施行主动脉瓣球囊成形术。部分患胎于妊娠中期诊断为 AS 伴左心室扩张,如果出现主动脉弓横部逆向血流、经卵圆孔左向右分流、严重左心室功能不良、二尖瓣单期或短暂入室血流等征象[2-8,43-45],提示为进展型 HLHS(evolving HLHS),需要进行产前干预。临床资料表明,与未实施手术的患胎相比,成功实施胎儿主动脉瓣球囊成形术的胎儿主动脉及二尖瓣生长发育得到明显改善,左心室短轴及长轴的生长速度也有所改善,左心室血流动力学指标向良性方向改善。在该组研究资料中,患胎经历闭合性 FCI,出生以后 30%一期手术建立了双心室循环,8%在一期姑息后二期手术建立双心室循环,其余患儿的主动脉瓣、二尖瓣及左心室较对照组也有不同程度发育。在胎儿期主动脉瓣球囊成形术的风险方面,目前还没有手术导致胎儿脏器功能障碍的确切证据,也没有手术对胎儿大脑动脉灌流参数显著影响的迹象。但是,闭合性 FCI 的潜在风险还有待探索,尤其需要进一步对实施闭合性 FCI 的胎儿、新生儿、婴儿及儿童进行随访,评估其潜在神经、精神和行为异常。

(2) 胎儿球囊房间隔造口术(balloon atrial septostomy, BAS)/卵圆孔扩张术:随治疗手段进步,罹患 HLHS 的胎儿及新生儿预后不断改善,但伴限制性房间通道的 HLHS 患胎的病死率依然很高,是 HLHS 中预后最差的类型[2,5-6]。在 Boston 儿童医院施行的 21 例伴限制性房间通道的 HLHS 患胎的球囊房间隔造口术中,术后死亡 2 例,其余胎儿出生后心脏外科建立单心室循环,但最终存活率仅 58%[2,5-6]。尽管资料表明,FCI 后≥3 mm 的房间隔通道能明显提高新生儿氧饱和度,降低急诊外科左心房减压的风险,但尽早解决左心房高压及限制性房间通道才能有效促进肺血管正常发育,因而需要更为精细的器械、更加成熟的技术、更早期(妊娠早、中期)实施 FCI 并保证足够的房间交通,才能真正有效改善预后。

(3) 胎儿肺动脉瓣球囊成形术:对于伴进展型右心室发育不良的室间隔完整型肺动脉闭锁(pulmonary atresia with intact ventricular septum, PA/IVS)胎儿,闭合性 FCI 能促进右心室生长发育,增加出生后建立双心室循环的机会。2002 年至今,Boston 儿童医院实施了 11 例伴进展型右心室发育不良的 PA/IVS 的肺动脉瓣球囊成形术[2],也是迄今病例数最多的一组右心系统闭合性 FCI 报道。最初 4 例胎儿肺动脉瓣球囊成形术技术失败而死亡。随后 7 例均顺利实施,出生后均建立了双心室循环。研究表明[53-54],胎儿三尖瓣 Z≤-3,出生后双心室修补可能性小,因此要在胎儿疾病严重程度进展到此之前进行有效的干预。此外,肺动脉瓣、三尖瓣的 Z 值以及二尖瓣、三尖瓣 Z 值比值对于判断胎儿右心室发育非常重要,可用于胎儿 PA/IVS 及严重 PS 的干预指导及监测[53-54]。

其他医学中心也有小宗胎儿肺动脉瓣球囊成形术尝试。2002 年 Tulzer 等[47]报道 2 例合并胎儿水肿的 PA/IVS 及危重肺动脉瓣狭窄(critical pulmonary stenosis, CPS)病例,宫内肺动脉瓣球囊成形术后右心功能均好转,右心室得以重新发育,出生后都成功接受了双心室修补术。2003年,Arzt[51]报道1例25周胎龄伴限制性动脉导管的PA/IVS。该患儿术前心力衰竭明显,心血管评分4分,术后宫内恢复时间13周,患儿生后8月时行双心室修补术。2006年,Galindo[52]报道了1例伴限制性房间通道的CPS病例,25周胎龄时行肺动脉瓣球囊成形术,术前CVPS评分5分,术后宫内恢复时间10周,报道时婴儿9月,健康状况良好。

4. 闭合性FCI病例选择标准制定　如果胎儿心血管畸形已经发展到经宫内干预也无法有效恢复的程度,FCI尝试或许是无益的,甚至是有风险的。如果术后没有充足的宫内恢复时间,FCI效益就不能得到充分发挥。因此,FCI临床实践中,要制定纳入或排除标准,把握恰当的时机,深入研究预后影响因素就显得非常必要。国外多家心脏中心正在进行FCI的"candidate selection"研究,为临床选择病例制定了一些标准,协助选择"恰当的"或"有价值的"先心病胎儿进行产前干预,实现FCI效益最大化,这些标准也在逐步更新及完善中。

胎儿主动脉瓣球囊成形术探索方面,Boston儿童医院研究团队[2]总结认为,胎儿畸形干预必须指征适宜,不仅要对患胎进行诊断鉴别,更要用恰当的标准进行患者筛选,对决定进行介入治疗的患胎采取可行的操作手段。只有通过对先天性心血管畸形自然和非自然病程了解的不断深入,才能对先天性心血管畸形产前介入治疗进行正确评估以及科学决策。目前介入治疗成功率的提高与治疗技术不断成熟有关,更与日趋完善的患者筛选标准有关。因此有学者提出FCI患胎纳入标准[2,43-45]:① 主动脉瓣狭窄是引起血流动力学改变的主要畸形;② 左心室需具有挽救价值(诊断时左心室长度不能低于该胎龄组左心室长度的2SD或Z≥2);③ 妊娠30周前作出诊断;④ 此前胎儿没有进行过介入治疗;⑤ 没有其他严重非心脏畸形。排除标准[2,43-45]包括:① 多胎妊娠;② 除心脏畸形外还有其他严重畸形;③ 子宫颈关闭不全;④ 母亲有使用全麻或子宫收缩抑制剂的

禁忌证。

胎儿肺动脉瓣球囊成形术探索方面,西班牙的Galindo教授带领的胎儿心脏病学研究小组于2013年报道[55]对右心室流出道梗阻胎儿进行FCI的患者筛选标准探索,研究总结4项指标如下:① 三尖瓣瓣环径/二尖瓣瓣环径≤0.83;② 右心室长度/左心室长度≤0.64;③ 肺动脉瓣瓣环径/主动脉瓣瓣环径≤0.75;④ 三尖瓣充盈时间/整个心动周期≤0.37。如果患胎在32周胎龄前已出现上述指标中的3项,提示出生后只能建立单心室循环的敏感性及特异性分别为100%和92%;一旦4个指标均出现,则出生后只能建立单心室循环的敏感性及特异性均为100%。因此推荐可将这4个指标联合应用,作为胎儿宫内肺动脉瓣球囊成形术的筛选标准。

关于胎儿BAS患者筛选方面的探索较少,胎儿BAS实施于伴限制性房间通道的胎儿期严重先天性心血管畸形。胎儿期限制性房间通道定义为通过房间交通的左向右血流峰速≥1.0 m/s,并且存在左心房扩张和(或)房间隔凸向右心房呈弓状[56]。伴限制性房间通道的CPS、伴限制性房间通道的PA/IVS等可引起右心室发育不良和与冠状动脉间异常交通,即右心室依赖的冠脉循环(right ventricle dependent coronary circulation,RVDCC)[57]。目前对于这些右心系统畸形的研究重点是如何增加发育不良的右心室的血供、促进右心室发育以能承担出生后的肺循环,以及如何进行技术改进使胎儿BAS实施后的房间通道能满足胎儿循环需求。Marshal[56]及Ruben[58]等针对人工房间隔造口较小的问题提出解决办法:① 改进器械以期在不增加子宫壁及胎儿损伤的情况下得到足够大小的人工房间隔造口;② 对BAS后房间隔组织再黏连,可考虑放置支架、造多个分流口或切除部分房间隔组织等;③ 可用激光进行胎儿BAS,可控制房间隔造口大小,并防止术后再黏连。但是,目前这些尝试结果还不尽如人意,有关经验也需要深入研究和探讨。

此外,学者们还总结了Z值及其在FCI中的指导意义,认为三尖瓣Z值≤−3意味着双心室修补术可能性小,而出现RVDCC则是右心室减

压的禁忌证[57,59-60]。Huhta 等[18,61]认为，胎儿 CVPS 评分对临床选择"有价值"的胎儿进行治疗有很重要的指导作用，CVPS≤7 分，且无胎儿水肿，应给予针对病因学的治疗；CVPS<5 分，围产期病死率高，治疗意义不大，甚至是有风险的。然而应在哪一个恰当的临界分值进行治疗，或选择继续怀孕还是终止妊娠，仍是需要继续深入研究的课题。

5. 闭合性 FCI 动物模型研究 闭合性 FCI 临床实践中，宫内 FCI 成功实施的确能够阻止、延缓甚至逆转胎儿心脏腔室及体/肺血管床发育不良的境况。但是，整个操作过程存在的血流动力学不稳定状态对胎儿大脑、胎盘及其他脏器血流量的影响以及远期预后，目前尚不明确，需要成熟的动物模型支撑，FCI 模式的更新需要在动物模型上得以演练，并为人类 FCI 的不断成熟提供实验依据。由于目前尚不能在胚胎发育过程中给予干预措施制备研究所需特定种类先天性心血管畸形动物模型，所以 FCI 实验研究主要采用在正常动物胎儿（胎羊为主）模拟闭合性 FCI 过程以验证其可行性，并进行在人类胎儿无法获得的后续研究，如术后胎羊重要脏器病理变化、胎盘功能以及神经精神发育等。

Fechner 研究小组利用鸡胚胎在超声引导下成功建立了胚胎心脏介入治疗的动物模型并进行了相关研究[62]。Schmidt 等建立了超声引导下房间隔支架置入术胎羊模型，利用三维超声研究了所置入支架的形态及其疗效，以及支架的内皮化研究[63]。四川大学华西第二医院研究组建立了超声引导的宫内主动脉瓣球囊成形术胎羊模型，研究手术本身对胎羊重要脏器的影响、胎羊血流动力学的变化及保护性对策[64-67]。2012 年，Weber 研究小组在胎羊模型上进行了心脏瓣膜支架置入的可行性研究，研究结果认为，产前带瓣支架置入可以完全重塑胎儿瓣膜功能，为严重心血管畸形产前干预提供了更加广阔的空间[68]。在闭合性 FCI 路径探索方面，有学者提出经心脏穿刺有心包积血、心律失常、心脏穿刺损伤等明显并发症，因而尝试经胎羊脐静脉或肝静脉路径以减

少上述并发症，并进行了有益尝试，取得初步成功[69-70]。2013 年，Nugent 进行了 FCI 体外实验，在体外胎儿心脏及大血管模型上，经脐静脉或肝静脉路径，应用核磁共振引导导引钢丝及扩张球囊达到模型的主动脉瓣环水平，体外实验可控制导管方向进行各个角度的尝试，该研究组计划下一步在胎羊模型上实施该方式，以获得更多的胎儿心脏治疗途径的经验[71]。更多开拓性的实验研究成果必将促进闭合性 FCI 的不断成熟。

（三）针对胎儿先天性心血管畸形的药物性 FCI

药物性 FCI 在胎儿先天性心血管畸形的治疗中起辅助作用，主要采用经 FDA 批准能够用于妊娠期的部分药物改善胎儿心脏节律及收缩功能，避免或减轻胎儿水肿，降低胎儿病死率，使患胎能够有机会接受 FCI 或产后治疗。目前主要采用经胎盘转运药物方式，尽量避免侵入性途径[2,15]。针对胎儿先天性心血管畸形伴发的心力衰竭，主要采用经胎盘转运地高辛进行治疗[2,15,72-74]；针对伴发的室上性心动过速、心房扑动，主要采用经胎盘转运索他洛尔或地高辛进行治疗[2,75-76]；针对伴发的心动过缓，主要采用经胎盘转运拟肾上腺素类药物进行治疗[2,77-78]。

三、总结及展望

现代医学条件下，胎儿心血管结构畸形能够在产前得到准确诊断，胎儿心脏病学者需要把胎儿作为一个患病个体来对待及处理，需要对胎儿循环及先天性心血管畸形宫内自然史有准确地认识和判断，对于需要在产前及围产期紧急救治的胎儿心血管畸形应特别重视，根据患胎个体情况制定针对性诊疗救治方案。其中，胎儿介入心脏病治疗因治疗时间、治疗方式及治疗对象的特殊性，以及相关治疗的伦理学争议而备受关注。

2010 年 6 月在阿姆斯特丹举行了关于胎儿心脏治疗的国际学术会议，会议肯定了胎儿期干预治疗对于重症复杂先天性心脏畸形治疗的必要性和有效性。鉴于目前国际上该项技术仅有少数的医疗中心能够开展，难以开展双盲的临床随机对

照研究,呼吁建立起全球的数据库系统以期达到对该治疗手段的科学客观的评价[79]。2012 年,胎儿心脏病学研究先驱 Allan 在总结胎儿心脏治疗现状时呼吁,这一领域的研究必须严格相关医生资格及接受产前干预的患者条件[78],必须有对胎儿严重心血管畸形自然史深刻理解的研究小组,必须有严格的患者纳入标准,必须有实施产前干预团队的配合(其中必备胎儿微创医学专家、心脏介入治疗专家、胎儿心脏病学专家)以避免人类胎儿产前干预出现过度的学习曲线;而且,FCI 的理论及实际利益尚显薄弱,必须进行密切的、长期的监测及随访。基于胎儿心血管畸形宫内介入治疗领域尚需规范发展,2014 年,美国心脏病协会

(AHA)发表了《胎儿心血管疾病诊断治疗科学声明》[81],提出了胎儿心脏介入治疗可实施于下列情况:① 出现进展性 HLHS 及主动脉弓峡部逆向血流的严重主动脉瓣狭窄患胎;② 伴有中度二尖瓣反流及限制性房间通道的严重主动脉瓣狭窄患胎;③ 伴有重度限制性房间通道或房间隔完整的 HLHS 患胎;④ PA/IVS 患胎(Ⅱb 级推荐强度,B 级证据等级,表 16-1)。相信随着相关专门器械的设计问世、三维和四维超声技术的发展、鸡胚[62]与胎羊[63-69]模型提供的有效的相关培训及手术演练,以及逐渐完善的患者纳入及排除标准的建立,胎儿期先天性心血管畸形的干预治疗定会取得更大的进步。

表 16-1　胎儿心脏经导管宫内介入治疗(2014 年,AHA《胎儿心血管疾病诊断治疗科学声明》)

畸 形 种 类	宫内介入治疗目标	疗　效	宫内介入治疗指针	COR/LOE
主动脉瓣狭窄伴进展性 HLHS	开放主动脉瓣,促进顺行血流及左侧心腔发育,创造双心室修复可能性	缓解疾病	主动脉弓横断逆行血流;严重左心室功能障碍;二尖瓣单相、短暂入室血流;经卵圆孔左向右分流。	Ⅱb/B
HLHS 伴限制性房间通道或房间隔完整	房间隔造口减轻左心房高压,防治肺血管病变,改善出生时氧合状态	急诊手术挽救生命	肺静脉多普勒显示左心房出口的严重梗阻;对母亲供给高浓度氧,肺血管缺乏反应性。	Ⅱb/B
左心室扩张伴严重二尖瓣反流、主动脉瓣狭窄、限制性房间通道或房间隔完整	开放房间隔或主动脉瓣,左心房左心室减压,改善右心室充盈	急诊手术挽救生命	肺静脉多普勒显示左心房出口严重梗阻;对母亲供给高浓度氧,肺血管缺乏反应性;严重左心房、左心室扩张伴右心结构压缩。	Ⅱb/B
室间隔完整型肺动脉闭锁	开放肺动脉瓣,促进右侧心腔生长,形成双心室修补可能;治疗胎儿重度三尖瓣反流伴胎儿水肿的患胎	缓解疾病急诊手术挽救生命	预测单心室姑息术或胎儿水肿发展的危险因素	Ⅱb/B

HLHS:左心发育不良综合征;COR:推荐强度;LOE:证据等级。

参 考 文 献

1. 中国出生缺陷防治报告(2012). http://www.gov.cn/gzdt/att/att/site1/20120912.html.

2. Doff BM, Tworetzky W, James EL. Current Status of Fetal Cardiac Intervention, Circulation, 2010, 121:1256-1263.

3. Ojala TH, Hornberger LK, Fetal heart failure. Front Biosci (Schol Ed), 2010, 2(1):891-906.

4. Allan LD. The outcome of fetal congenital heart disease. Semin Perinatol, 2000, 24:380-384.

5. Donofrio MT, Moon-Grady AJ, Hornberger LK, et al. Diagnosis and treatment of fetal cardiac disease: a scientific statement from the american heart association. Circulation, 2014, 129(21):2183-242.

6. Van Aerschot I, Rosenblatt J, Boudjemline Y. Fetal cardiac interventions: myths and facts. Arch Cardiovasc Dis, 2012, 105(6-7):366-72.

7. Gurtner GC, Werner S, Barrandon Y, Longaker MT. Wound repair and regeneration. Nature, 2008, 453(7193):314-321.

8. Ahuja P, Sdek P, MacLellan WR. Cardiac myocyte cell cycle control in development, disease, and regeneration. Physiol Rev, 2007, 87(2):521-544.

9. McCrindle BW, Blackstone EH, Williams WG, et al. Are outcomes of surgical versus transcatheter

balloon valvotomy equivalent in neonatal critical aortic stenosis?. Circulation, 2001, 104: I152 - 158.

10. Kaltman JR, Di H, Tian Z, Rychik J. Impact of congenital heart disease on cerebrovascular blood flow dynamics in the fetus. Ultrasound Obstet Gynecol, 2005, 25(1): 32 - 36.

11. Donofrio MT, Duplessis AJ, Limperopoulos C. Impact of congenital heart disease on fetal brain development and injury. Curr Opin Pediatr, 2011,23 (5): 502 - 511.

12. McQuillen PS, Barkovich AJ, Hamrick SE, et al. Temporal and anatomic risk profile of brain injury with neonatal repair of congenital heart defects. Stroke, 2007, 38(2 Suppl): 736 - 741.

13. Khalil A, Nicolaides KH. Fetal heart defects: Potential and pitfalls of first-trimester detection. Semin Fetal Neonatal Med, 2013, 7: S1744 - 1765.

14. Rogers L, Li J, Liu L, et al. Advances in fetal echocardiography: early imaging, three/four dimensional imaging, and role of fetal echocardiography in guiding early postnatal management of congenital heart disease. Echocardiography, 2013, 30(4): 428 - 438.

15. Westgren M. Fetal medicine and treatment. Handb Exp Pharmacol, 2011, 205: 271 - 283.

16. Bliton MJ, Ethics. "Life before birth" and moral complexity in maternal-fetal surgery for spina bifida. Clin Perinatol, 2003, 30(3): 449 - 464.

17. Fasouliotis SJ. Maternal-fetal conflict. ur J Obstet Gynecol Reprod Biol, 2000, 89(1): 101 - 107.

18. Huhta James, Quintero Ruben, Suh Elsa, et al. Advance in fetal cardiac intervention. Cardiovascular Medicine, 2004, 16(5): 487 - 493.

19. Tworetzky W. Fetal interventions for cardiac defects. Pediatr Clin N Am, 2004, 51: 1503 - 1513.

20. Rychik J. Frontiers in fetal cardiovascular disease. Pediatr ClinN Am, 2004, 1: 1489 - 1502.

21. Harrison MR, Keller RL, Hawgood SB, et al. A randomized trial of fetal endoscopic tracheal occlusion for severe congenital diaphragmatic hernia. N Engl J Med, 2003, 349(20): 1916 - 1924.

22. Schmidt S, Dudenhausen JW, Langner K, et al. A new perfusion circuit for the newborn with lung immaturity: extracorporeal CO_2 removal via an umbilical arteriovenous shunt during apneic O_2 diffusion. Artif Organs, 1984, 8(4): 478 - 480.

23. Reddy VM, Liddicoat JR, McElhinney DB, et al. Hemodynamic effects of epinephrine, bicarbonate and calcium in the early postnatal period in a lamb model of single-ventricle physiology created in utero.

J Am Coll Cardiol, 1996, 28(7): 1877 - 1883.

24. Champaur G, Vedrinne C, Martinot S, et al. Flow-induced release of endothel ium-derived relaxing factor during pulsatile bypass: experimental study in the fetal lamb. J Thorac Cardiovasc Surg, 1997, 114: 738 - 745.

25. Vedrinne C, Tronc F, Martinot S, et al. Effects of various flow types on maternal hemodynamics during fetal bypass: is there nitric oxide release dur ing pulsatile perfusion. J Thorac Cardiovasc Surg, 1998, 116: 432 - 439.

26. Zhong H, Chen ZG, Jia B, et al. Animal model establishment of fetal cardiac bypass on goat model. J Fudan Univ (Med Sci), 2001, 28 (1): 68 - 70.

27. Zhou CB, Su ZK, Zhang HB, et al. The Changes of Estradiol and Progesterone in Ewes during Fetal Cardiopulmonary Bypass. Acta Universitatis Medicinalis Secondae Shanghai, 2002, 2 (22): 104 - 106.

28. Zhou CB, Zhuang J, Chen JM, et al. Decrease in inflammatory response does not prevent placental dysfunction after fetal cardiac bypass in goats. J Thorac Cardiovasc Surg, 2012, 143: 445 - 450.

29. Carotti A, Emma F, Picca S, et al. Inflammatory response to cardiac bypass in ewe fetuses: effects of steroid administration or continuous hemodiafiltration. J Thorac Cardiovasc Surg, 2003, 126(6): 1839 - 1850.

30. Oishi Y, Masuda M, Yasutsune T, et al. Impaired endothelial function of the umbilical artery after fetal cardiac bypass. Ann Thorac Surg, 2004, 78(6): 1999 - 2003.

31. Ikai A, Riamer RK, Ramamoorthy C, et al. Preliminary results of fetal cardiac cardiac bypass in nonhuman primates. J Thorac C ardiovasc Surg, 2005,129: 175 - 181.

32. Sebastian VA, Ferro G, Kagawa H, et al. Fetal cardiac intervention: improved results of fetal cardiac bypass in immature fetuses using the TinyPump device. J Thorac Cardiovasc Surg, 2013, 145(6): 1460 - 1464.

33. Kohl T, Szabo Z, VanderWal KJ, et al. Experimental fetal transesophageal and intracardiac echocardiography utilizing in transvascular ultrasound technology. Am J Cardiol, 1996, 77: 899 - 903.

34. Kohl T, Szabo Z, Suds K, et al. Fetoscopic and open transumbilical fetal cardiac catheterization in sheep-Potential approaches for human fetal cardiac intervention. Circulation, 1997, 95: 1048 - 1053.

35. Kohl T, Strumper D, Witteler R, et al. Fetoscopic direct fetal cardiac access in sheep: an important

experimental milestone along the route to human fetal cardiac intervention. Circulation，2000，102：1602－1604.

36. Kohl T. Re：In-utero intervention for hypoplastic left heart syndrome：a pernatologist's perspective. Ultrasound Obstet Gynecol，2006，27（4）：332－339.

37. Kohl T，R. Hering，P. Van de Vondel，et al. Analysis of the stepwise clinical introduction of experimental percutaneous fetoscopic surgical techniques for upcoming minimally invasive fetal cardiac interventions. Surg Endosc，2006，20（11）：1134－1143.

38. Kohl T，Kirchhof P，Gogarten W，et al. Fetal transesophageal electrocardiography and stimulation in sheep：fetoscopic techniques aimed at diagnosis and therapy of incessant fetal tachycardias. Circulation，1999，100：772－776.

39. Kohl T，Westphal M，Achenbach S，et al. Multimodal fetal transesophageal echocardiography for fetal cardiac intervention in sheep. Circulation，2001，114：1757－1760.

40. Kohl T，Witteler R，Gogarten W，et al. Operative techniques and strategies for minimally invasive fetoscopic fetal cardiac interventions in sheep. Surg Endosc，2000，14：424－430.

41. Kohl T，Breuer J，Heep A. Fetal transesophageal echocardiography during balloon valvuloplasty for severe aortic valve stenosis at 28＋6 weeks of gestation. J Thorac Cardiovasc Surg，2007，134（1）：256－257.

42. Tworetzky W，Wilkins-Haug L，Jennings RW，et al. Balloon dilation of severe aortic stenosis in the fetus：potential for prevention of hypoplastic left heart syndrome：candidate selection，technique，and results of successful intervention. Circulation，2004，12：2125－2131.

43. Makikallio K，McElhinney DB，Levine JC，et al. Fetal aortic valve stenosis and the evolution of hypoplastic left heart syndrome：patient selection for fetal intervention. Circulation，2006，113：1401－1405.

44. Marshall AC，Levine J，Morash D，et al. Results of in utero atrial septoplasty in fetuses with hypoplastic left heart syndrome. Prenat Diagn，2008，28：1023－1028.

45. Maxwell D，Alan L，Tynan，et al. Baloon dilatation of the aortic valve in the fetus：a report of two cases. Br Heart J，1991，65：256－258.

46. Tulzer G，Acct W，Franklin RC，et al. Fetal pulmonary valvuloplasty for critical pulmonary stenosis or atresia with intact septum. Lancet，2002，360：567－1568.

47. Chaoui R．，Bollmann R．，Goeldner B．，Rogalsky V. Aortic balloon valvuloplasty in the human fetus under ultrasound guidance：a report of two cases. Ultrasound Obstet Gynecol，1994，4：162－168.

48. Allan L. D．，Maxwell D. J．，Carminati M，Tynan M. J. Survival after fetal aortic balloon valvoplasty. Ultrasound Obstet Gynecol，1995，5：90－91.

49. Lopes LM，Cha SC，Kajita LJ，et al. Balloon dilatation of the aortic valve in the fetus-a case report. Fet Diagn Ther，1996，11：296－300.

50. Arzt W，Tulzer G，Aigner M. Invasive intrauterine treatment of pulmonary atresia/intact ventricular septum with heart failure. Ultrasound Obstet Gynecol，2003，21（2）：186－188.

51. Galindo A，Gutierrez-larraya F，Velasco JM. Pulmonary balloon valvuloplasty in a fetus with critical pulmonary stenosis/atresia with intact ventricular septum and heart failure. Fetal Diagn Ther，2006，21（2）：100－104.

52. Neda F. M，Anne P. O，Lawrence B，et al. Scoring system to determine need for balloon atrial eptostomy for restrictive interatrial communication in infants with hypoplastic left heart syndrome. J Heart Lung Transplant，2003，22（8）：883－888.

53. Schinedei C，Mccrindle BW，Carvalho JS，et al. Development of Z-scores for fetal cardiac dimensions from echocardiography. Ultrasound Obstet Gynecol，2005，26：599－605.

54. Gomez Montes E，Herraiz I，Mendoza A，Galindo A. Fetal intervention in right outflow tract obstructive disease：selection of candidates and results. Cardiol Res Pract，2012，2012：592403.

55. Marshall AC，van der Velde ME，Tworetzky W，et al. Creation of an atrial septal defect in utero for fetuses with hypoplastic left heart syndrome and intact or highly restrictive atrial septum. Circulation，2004，110（3）：253－258.

56. Giglia TM，Mandell VS，Connor AR，et al. Diagnosis and management of right ventricle-dependent coronary circulation in pulmonary atresia with intact ventricular septum. Circulation，1992，86：1516－1528.

57. Ruben A，Huhta J，Elsa S，et al. In utero caidiac fetal surgery：laser atrial septotomy in the treatment of hypoplastic left heart syndrome with intact atrial septum. American Journal of Obsetetrics and Gynecology，2005，193：1424－1428.

58. Joshua Salvin，Doff McElhinney，Steven Colan，et

al. Fetal tricuspid valve size and growth as predictors of outcome in pulmonary atresia with intact ventriculai septum. Pediatrics，2006,118(4)：415－420.

59. Devore GR. The use of Z-scores in the analysis of fetal cardiac dimensions. Ultrasound Obstet Gynecol，2005，26(6)：596－598.

60. Fechner S，Busch C，Oppitz M. The chick embryo as a model for intrauterine ultrasound-guided heart intervention. Ultrasound Obstet Gynecol，2008，31：277－283.

61. Schmidt M，Jaeggi E，Ryan G，et al. Percutaneous ultrasound-guided stenting of the atrial septum in fetal sheep. Ultrasound Obstet Gynecol，2008，32(7)：923－928.

62. Hua YM，Zhou KY，Shi XQ，et al. Intra-utero fetal cardiac intervention in medium and late pregnancy stages in the fetal lamb. Journal of Clinical Rehabilitative Tissue Engineering Research，2008，12 (48)：9434－9438.

63. Zhou KY，Hua YM，Zheng Z，et al. The Research of Animal Model Establishment in Human Fetal Cardiac Intervention. Journal of Sichuan University (Medical Science Edition)，2008,39：641－644.

64. Hua YM，Yang S，Zhou KY. The Impact of Intrauterine Balloon Aortic Valvuloplasty on Gestational Outcome in a Fetal Goat Model. Fetal Diagn Ther，2011，30(2)：100－107.

65. Zhou KY，Wu G，Li YF，et al. Protective effects of indomethacin and dexamethasone in a goat model with intrauterine balloon aortic valvuloplasty. Journal of Biomedical Science，2012，19(1)：74－78.

66. Weber B，Emmert MY，Behr L，et al. Fetal trans-apical stent delivery into the pulmonary artery：prospects for prenatal heart-valve implantation. Eur J Cardiothorac Surg，2012，41(2)：398－403.

67. Edwards A，Menahem S，Veldman A，et al. Fetal Cardiac Catheterization using a Percutaneous Transhepatic Access Technique：Preliminary Experience in a Lamb Model. Ultrasound Obstet Gynecol. 2012VN.

68. Jouannic JM，BoudjemlineY，Benifla JL. Transhepatic ultrasound-guided cardiac catheterization in the fetal lamb：a new approach for cardiac interventions in fetuses. Circulation，2005，111：7336－7741.

69. Nugent AW，Kowal RC，Juraszek AL，et al. Model of Magnetically Guided Fetal Cardiac Intervention：Potential to Avoid Direct Cardiac Puncture. J Matern Fetal Neonatal Med. 2013VN.

70. Cornelia H，Manfred H，Sturlia H，et al. A cardiovascular profile score in the surveillance of fetal hydrops. The Journal of Maternal-Fetal and Neonatal Medicine，2006，19：407－413.

71. Falkensammer F，James P，Huhta JC. Fetal congestive heart failure：correlation of Tei-index and Cardiovascular－score. J Perinat Med，2001，29：390－398.

72. Huhta JC. Fetal congestive heart failure. Seminars in Fetal &Neonatal Medicine，2005，10：542－552.

73. van den Heuvel F，Bink-Boelkens MT，du Marchie Sarvaas GJ，Berger RM. Drug management of fetal tachyarrhythmias：are we ready for a systematic and evidence-based approach? Pacing Clin Electrophysiol，2008，31(suppl 1)：S54－S57.

74. Olus A，Julene S. C. Fetal dysrhythmias. Best Pract Res Clin Obstet Gynaecol，2008，22(1)：31－48.

75. Jaeggi ET，Fouron JC，Silverman ED，et al. Transplacental fetal treatment improves the outcome of prenatally diagnosed complete atrioventricular block without structural heart disease. Circulation，2004，110：1542－1548.

76. Friedman DM，Kim MY，Copel JA，et al. Prospective evaluation of fetuses with autoimmune-associated congenital heart block followed in the PR Interval and Dexamethasone Evaluation（PRIDE）Study. Am J Cardiol，2009，103：1102－1106.

77. Oepkes D，Moon-Grady AJ，Wilkins-Haug L. 2010 report from the ispd special interest group fetal therapy：Fetal cardiac interventions. Prenat Diagn，2011，31：249－251.

78. Allan LD. Rationale for and current status of prenatal cardiac intervention. Early Hum Dev，2012，88(5)：287－290.

79. Donofrio MT，Moon-Grady AJ，Hornberger LK，et al. American Heart Association Adults With Congenital Heart Disease Joint Committee of the Council on Cardiovascular Disease in the Young and Council on Clinical Cardiology，Council on Cardiovascular Surgery and Anesthesia，and Council on Cardiovascular and Stroke Nursing. Diagnosis and treatment of fetal cardiac disease：a scientific statement from the American Heart Association. Circulation，2014，27(129)：2183－2242.

第十七章　新生儿危重先天性心脏病的筛查和临床评估

>>>>>> 赵趣鸣　黄国英

先天性心脏病是最常见的先天性畸形,也是围产期和婴儿期因先天性畸形死亡的最主要原因,检测方法和人群的不同会导致发病率有所差异,活产婴儿6‰~13‰[1-6]。其中需要在新生儿期或婴儿早期接受手术或介入治疗的被归为危重先心病(critical congenital heart disease, CCHD),约占所有CHD的1/4[7]。虽然部分CCHD患儿生后出现症状而被发现,但仍有许多在出生后住院期间被漏诊而延误诊治,所导致的缺氧、酸中毒、重要器官的损害会极大提高手术风险和病死率,影响远期预后[8]。因此,提高临床医生对新生儿先心病的认识,掌握正确的临床评估方法至关重要。

一、CCHD概述

近几年,随着外科矫治和姑息手术的进步,危重先心病患儿的手术存活率及远期预后都得到了极大的改善,大部分危重先心病若能得到及时诊治(尤其在新生儿出生后住院期间),将极大降低病死率。目前,部分CCHD患儿可通过产前超声得到诊断,部分在产后住院期间可能出现严重的临床症状而被发现,这两种情况都有助于对疾病的早期干预。但很多患儿,尤其导管依赖型先心病(ductal-dependent CHD, DDC)患儿,可能会由于症状体征不明显而在住院期间漏诊。CCHD患儿的症状出现时间往往取决于疾病种类和对动脉导管的依赖程度。

DDC是CCHD的重要组成部分,很多该类患儿由于在住院期间存在动脉导管分流而没有明显症状。Hoffman通过分析10篇研究报道发现30%的CCHD患儿在产后住院期间得不到诊断,其中DDC占主要部分,漏诊的疾病包括主动脉缩窄、主动脉弓离断、左心发育不良综合征、大动脉转位、永存动脉干、法洛四联症和肺静脉异位连接[9]。动脉导管的关闭会迅速加重患儿临床症状,导致严重并发症(如严重酸中毒、惊厥、休克、心脏骤停和终末器官损伤)并增加死亡风险。一项来自加利福尼亚州死亡登记系统的人群研究显示[10],152例住院期间漏诊的CCHD患儿中,一半以上在平均13.5 d死亡,其中左心发育不良综合征和主动脉缩窄是主要畸形。巴尔的摩-华盛顿一项研究发现[11]:4 390例先心病患儿中,800例在1岁内死亡,其中76例在得到确诊前死亡。

二、CCHD患儿出生后的临床表现和评估

(一)CCHD患儿出生后出现严重症状

CCHD患儿可能在住院期间就突然出现威胁生命的临床症状,当患儿表现为休克、明显发绀或肺水肿,临床医生应该考虑行超声心动图检查除外心脏疾患[12]。

DDC在动脉导管闭合时可导致心源性休克,如左心系统梗阻型疾病(左心发育不良综合征、重度主动脉瓣狭窄、主动脉缩窄和主动脉弓离断)可因为体循环灌注严重不足导致休克,右心系统梗阻型疾病(肺静脉异位连接、三尖瓣闭锁和二尖瓣闭锁)可因为肺循环血流受阻从而导致体循环灌

注不足引起休克；合并室间隔完整的大动脉转位可因为严重缺氧和酸中毒导致心衰或休克。心源性休克必须与其他疾病导致的休克鉴别（如脓毒血症），此时心脏增大可作为判断是否为心源性的重要指标。

当血液中脱氧血红蛋白浓度达到 $4 \sim 5$ g/dL 时可表现为发绀，是 CCHD 的重要临床表现之一。DDC 和其他发绀型 CHD 患儿住院期间可能表现为发绀。其中 DDC 患儿若出现明显发绀往往与出生后数天内动脉导管自然闭合有关。当动脉导管是肺循环血流的唯一供给途径（如肺动脉闭锁和重度肺动脉瓣狭窄），随着动脉导管逐渐闭合，发绀会逐渐加重；当动脉导管是体循环血流的最重要供给途径（如重度左心系统梗阻型疾病：重度主动脉瓣狭窄和左心发育不良综合征），导管闭合会伴随外周灌注急剧下降；当动脉导管是体肺循环的唯一交通（如合并室间隔完整的大动脉转位），导管闭合会导致氧合血无法到达体循环。DDC 患儿出现明显发绀是严重缺氧的表现之一，往往合并明显的酸中毒、心衰或心源性休克，给予前列腺素 E1 泵入治疗是维持动脉导管开放、为 DDC 患儿争取手术时机的最佳选择。及时的前列腺素 E1 治疗有助于防止休克、严重缺氧、酸中毒和终末器官损害的发生。非导管依赖型的发绀型 CHD 包括肺静脉异位连接、永存动脉干、法洛四联症和三尖瓣闭锁（后两个畸形是否为 DDC 取决于流出道梗阻程度）。一些畸形（如重度主动脉缩窄和主动脉弓离断）可表现为差异性发绀，因为下半身血流灌注是由未经氧合的静脉血通过肺动脉经动脉导管供给，而上半身血流灌注仍是由氧合的动脉血通过左心室经头臂干和左颈总动脉供给。

随着出生后新生儿肺动脉压力下降，一些 CCHD 患儿会因为肺血流量急剧增加（如永存动脉干、早产儿动脉导管未闭或梗阻型肺静脉异位引流）而导致肺水肿，临床表现为呼吸急促或呼吸困难。

（二）CCHD 患儿出生后症状轻微或无症状

虽然部分 CCHD 患儿在住院期间会表现出严重症状而引起临床医生注意，但仍有许多 CCHD 患儿因为出生后数天内症状不明显或很轻微而被漏诊。早期诊治有助于降低 CCHD 病死率，改善预后，但目前产前超声普及率和检出率仍不满意，胎儿超声心动图筛查 CCHD 的灵敏度报道也差异很大（$0 \sim 80\%$）[13-17]，操作者水平和经验、孕周、孕妇体重、胎儿体位和畸形种类都可能影响筛查结果。因此，产后住院期间的临床评估（家族史询问和体格检查）仍是目前各分娩机构筛查新生儿 CCHD 的主要手段，但多个研究显示临床评估仍会漏掉很大一部分 CCHD 患儿。近几年，数个欧洲多中心研究证实经皮血氧饱和度测量（POX）结合常规临床评估可显著提高 CCHD 的检出率，是可靠的筛查手段[18-20]。以下分别阐述 CCHD 的临床评估和 POX 筛查。

1. 既往史询问 具有 CHD 的产前危险因素或家族史可增加临床医生对无症状筛查对象的关注程度，进一步行细致的体格检查以除外可能存在的 CHD。既往史包括孕妇因素和 CHD 家族史。以下的孕妇用药或疾病情况可增加胎儿患 CHD 的风险：① 孕妇糖尿病或肥胖症、发烧或流感[21]、孕早期吸烟[22]；② 孕妇受巨细胞病毒、疱疹病毒、风疹病毒或柯萨奇病毒感染；③ 一些 CHD 可能与服用药物有关（乙内酰脲：肺动脉或主动脉瓣狭窄、锂：三尖瓣下移畸形[23]、酒精：房间隔缺损和室间隔缺损[24]）；④ 辅助生殖技术也会增加 CHD 的风险，尤其流出道畸形和心室动脉连接异常[25]。若一级亲属有 CHD 患者，总体新生儿患 CHD 的概率为 3 倍，而对某些特殊畸形的比例更高[26, 27]。

丹麦基于人群的 28 年研究发现[26]：① 一、二、三级亲属患 CHD，新生儿再发 CHD 的风险依次是 3.2、1.8 和 1.1 倍；② 若除外一级亲属中有 CHD 的染色体畸形患者，新生儿再发 CHD 风险降至 2.2 倍；③ 同卵双生患 CHD 的相对危险度为 15.2，异卵双生的相对危险度为 3.3；④ 内脏异位综合征家族再发的相对危险度最高（79.1），其次是右心室流出道梗阻（48.6）、房室间隔缺损（24.3）、左心室流出道梗阻（12.9）、永存动脉干（11.7）、房间隔缺损（7.1）和室间隔缺损（3.4）。在问诊的过程中，也可以了解家族内是否有心肌病、猝死或婴儿期和儿童期的突然死亡情况,这些信息有助于发现先天性心脏病的家族遗传基因。

2. 体格检查

（1）心血管系统

1）心率异常:心肌炎、大量左向右分流和心衰导致的窦性心动过速;WPW 综合征引起的室上型心动过速与三尖瓣下移畸形、横纹肌瘤、心室反位、肥厚型心肌病和其他 CHD 相关[28],因此表现为室上性心动过速的新生儿都应明确是否存在心脏结构问题;室性心动过速与长 QT 间期综合征、心脏内肿瘤、心肌病和心室功能不全有关;心动过缓与长 QT 间期综合征和先天性房室结阻滞有关,QT 间期延长常与婴儿期猝死相关。因此建议对有家族遗传性长 QT 间期综合征、婴儿猝死综合征风险的新生儿进行常规超声心动图筛查;房性和室性心律失常是脂肪酸氧化代谢病的症状之一[29]。

2）心前区触诊:可明确心脏是否在正常位置,右位心常合并复杂 CHD。若有呼吸系统症状的新生儿发现心脏增大,提示症状是因心脏原因引起的[30];左下胸骨旁区域触及心室搏动提示右心室容量负荷过重;心尖搏动增强提示左心室容量负荷过重;震颤提示流出道梗阻或限制型室间隔缺损。

3）心音:正常新生儿的第二心音（S2）在吸气相会正常分裂,而且由于新生儿心脏位置相比儿童和成人更加水平位,理论上 S2 分裂更容易识别。但同时新生儿的快速心率也给听诊增加了难度,80% 的正常新生儿在出生后 48 h 可闻及 S2 分裂,尤其是在心率小于 150 次/min 的时候。S2 分裂往往可除外复杂 CHD,单一 S2 可由以下情况导致:① 主动脉/肺动脉闭锁;② 永存动脉干;③ 肺动脉高压。大动脉转位患者由于肺动脉常位于主动脉后方,因此 S2 分裂也很难闻及。S2 分裂增宽或固定分裂常与房间隔缺损和其他引起右心室容量负荷增加、右心室传导减慢的疾病相关,但新生儿期未闻及 S2 固定分裂也不能除外房间隔缺损,因为当肺动脉压力逐渐降低,心房水平分流量逐渐增加时可能才会出现异常 S2 分裂。其他异常心音包括:① 收缩早期喀喇音,常与半

月瓣狭窄、二叶式主动脉瓣和永存动脉干有关;② 收缩中期喀喇音,常与二尖瓣脱垂、三尖瓣下移畸形有关;③ 第三心音、奔马律,常与心室功能不全有关;④ 心包摩擦音,常与轻-中量的心包积液和心包炎有关。

4）心脏杂音:多与 CHD 相关,听诊结果取决于临床医生的经验、听诊时间、频率和环境。然而能闻及杂音的新生儿也可能没有 CHD,而部分 CHD 患儿可不表现有杂音。Ainswort 等[31]发现:7 204 名连续分娩的新生儿中,46 名（0.6%）有心脏杂音,其中 13 名完全正常,8 名心脏正常,但存在杂音产生的因素（动脉导管未闭、肺动脉分支生理性狭窄）。25 名 CHD 患儿均无明显症状,另外有 32 名初诊无杂音的 CHD 患儿在临床随访中被发现,占所有 CHD 的 56.1%。Rein 等[32]发现:出生后 1～5 d 的无症状新生儿中,0.8% 有心脏杂音,其中 86% 有 CHD。病理性杂音多提示存在 CHD,杂音的响度、性质、部位和异常心音有助于和生理性杂音的鉴别[33]。但是没有心脏杂音也不能排除 CHD,可能有以下几种情况:① 没有高速湍流血流（如左心发育不良综合征、单纯大动脉转位、肺静脉异位连接、肺动脉闭锁和心肌病）;② 心室功能减弱,缺少足够收缩力产生高速血流（如合并左心功能不全的主动脉瓣狭窄）;③ 肺动脉压力高,限制分流量和分流速度（如合并肺动脉高压的室间隔缺损）。

5）外周动脉搏动:是新生儿临床评估的重要部分。若出现下肢动脉搏动减弱或消失而上肢动脉搏动增强,或上肢血压比下肢血压高 10 mmHg 以上,则提示可能存在主动脉缩窄或其他主动脉弓梗阻性病变。重度主动脉缩窄患儿可表现为下肢皮肤发凉或呈花斑样改变,但这需要与先天性毛细血管扩张性大理石样皮肤（常由皮肤小动脉遇冷收缩引起）鉴别,但后者通常不局限于下肢,而且经保暖后症状会消失。但仍有部分 COA 患儿无法得到早期诊断,Wren 等发现在婴儿期需要干预的主动脉缩窄患儿中,20% 在出生后 12 周都没有得到诊断[34]。

（2）发绀:发绀是 CHD 患儿的重要特征,但血氧饱和度（SpO2）轻度下降多无法从外观上辨

识,只有当血液中脱氧血红蛋白浓度＞3 g/dL,发绀才容易被辨识。因此,轻度低氧(SpO_2＞80%)往往不表现为肉眼可见的发绀,若患儿伴有贫血,则更不容易观察到发绀(血红蛋白为 10g/dL 时,SpO_2＜60%才有明显发绀)[35]。此外,对于深色皮肤的新生儿,发绀也不容易观察到。基于此,经皮血氧饱和度测量(POX)有助于检出轻度低氧血症而没有明显发绀的 CCHD 患儿。

非心脏因素也可引起发绀,如:① 肺部疾患:最常见的发绀原因,包括肺结构异常、呼吸窘迫综合征引起的通气灌注比例失调、先天性或获得性气道梗阻、气胸和通气不足;② 异常血红蛋白:红细胞增多症患儿即便吸氧也可能表现为发绀;③ 外周灌注不足:败血症、低血糖、脱水和肾上腺功能减退;④ 原发性肺动脉高压或新生儿持续性肺动脉高压:动脉导管水平的右向左分流会导致差异性发绀;⑤ 手足发绀症:以手足对称性、持续性发绀为特征的末梢血管功能性疾病,伴有局部皮肤温度下降,而四肢脉搏正常,多因寒冷而诱发,保暖则缓解。

(3)呼吸道症状:呼吸道症状是 CHD 患儿的常见临床表现,但需要与呼吸系统疾病鉴别。持续性呼吸急促(正常新生儿呼吸频率为 45～60 次/min)、呼吸困难、喝奶费力都需要进一步进行心脏评估。

心源性呼吸急促多由肺静脉压力或容量增加引起,形成的因素有大量左向右分流、肺静脉梗阻或左心室舒张末压增高。伴肺循环流量轻、中度增加的 CHD 患儿的呼吸急促程度往往较轻,在静息状态不会有明显的呼吸费力表现;当肺水肿程度增加或喂奶时,患儿的呼吸困难程度可能加重,并伴有咕噜声、鼻翼扇动和点头样运动。

咳嗽和气喘多由于肺部原因导致,但也可以由 CHD 造成。如血管环压迫气管可引起咳嗽和喘鸣。一些 CHD 可引起肺静脉压力增高,伴随左心房增大和右肺动脉增宽可压迫支气管并导致支气管水肿[36],如大量左向右分流的 CHD、二尖瓣狭窄、左心室功能减退(心肌炎)或肺静脉梗阻。

(4)心外畸形:CHD 患儿常合并有心外畸形,以骨骼系统畸形(尤其手臂)最多见。CHD 可以是很多综合征与染色体疾病的一部分。美国一项基于人群的研究显示[37]:12.3%的 CHD 患儿有染色体畸形。比利时一项回顾性分析显示:20%的 CHD 患者合并心外畸形,11%有可识别的综合征或染色体疾病。丹麦基于人群的研究显示[26]:7%的 CHD 患者有染色体畸形,22%的 CHD 患者有心外畸形。

3. POX 筛查 多个研究证明了 POX 筛查可在临床评估的基础上显著提高 CCHD 的检出率[18-20]。一项荟萃分析对 13 个 POX 筛查研究做了总结,发现单独 POX 对 CCHD 的灵敏度为76.5%,特异度为 99.9%,总体假阳性率 0.14%[38]。但是,有多个因素影响了 POX 筛查 CCHD 的准确性,尤其在非研究机构就更加明显,会增加假阳性率并影响 POX 筛查的成本效益。这些因素包括[7]:① POX 的阳性阈值:阈值的选择直接影响CCHD 筛查的灵敏度和特异度,阈值降低则灵敏度降低,但特异度增高。其他疾病导致的缺氧是产生假阳性结果的主要原因,英国研究显示 169例假阳性结果中,40 例有其他导致缺氧的疾病而且需要治疗[39]。目前＜95%是普遍接受的阳性阈值[38],相应的灵敏度约 75%,特异度约 99.9%。② POX 对导管依赖左心系统梗阻型疾病检出率低,也无法检出无明显低氧的 CCHD。③ 测量时间:荟萃分析显示 24 h 后筛查的假阳性率明显低于 24 h 内的筛查假阳性率,而且灵敏度不受影响[38]。④ 信号质量和婴儿行为:虽然新型血氧饱和仪对末梢循环欠佳的新生儿具有良好的测量结果,且具有抗体动功能,但筛查对象哭闹仍会影响信号接收和测量准确性。此外,测量结果还会受环境光线、电磁和血红蛋白病的影响。⑤ 筛查人员的全面培训可提高准确性。⑥ 测量部位:下肢测量是最常用的部位,荟萃分析显示即使纳入上肢测量,也不会增加假阳性结果,而且能检出一些下肢测量漏诊的 CCHD[38]。

2011 年,美国健康和人类服务部新生儿和儿童遗传病咨询委员会根据专家组的建议[40],将 7种 CCHD(左心发育不良综合征、肺动脉闭锁、法洛四联症、肺静脉异位引流、大动脉转位、三尖瓣闭锁和永存动脉干)纳入筛查的主要对象,并制定了筛查方案。截止到 2012 年底,已经有 20 个州立法开展 POX 筛查(www. cchdscreeningmap. com)。

开展 POX 普筛的成本包括筛查的直接成本(仪器、人员培训、工作时间)、随访评估成本和筛查阳性新生儿转运成本[40]。花费和随访质量取决于当地是否有儿童心脏病诊治机构和是否需要转运。目前已经有在大型社区医院成功开展 POX 筛查的报道[41]。假阳性率的高低直接影响总体成本的高低,因为假阳性结果会导致不必要的后续心脏评估(转诊、儿童心脏科咨询和超声心动图)。目前研究结果显示若 POX 在出生 24 h 后执行,假阳性率为 0.04%[9],但美国田纳西州的研究显示 24 h 后的假阳性率为 0.77%[42],两者的不同说明每筛查 1 000 个新生儿,后者将多出 4 个假阳性结果。

新近,中国的一项前瞻性研究[43],应用经皮血氧饱和度测量结合临床评估筛查新生儿先心病,共筛查了 122 738 名新生儿(120 707 名无症状,2 031 名有症状),检出了 1 071 名先心病患儿(包括 157 名危重先心病)。在无症状的新生儿中,POX 结合临床评估筛查危重先心病的灵敏度为 93.2%。单纯临床评估与单纯 POX 筛查危重先心病的假阳性率分别是 2.7% 和 0.3%。

此外,POX 筛查有利于检出其他会导致低氧的非心源性疾病,包括肺炎、败血症、持续性肺动脉高压、胎粪吸入综合征、气胸和血红蛋白病。

(三)CCHD 患儿出生后迟发症状

如上所述,一些 CCHD 患儿在住院期间可能没有明显的症状和体征,但多在出生后 2 周内可能有明显临床表现[10,34]。因此,临床医生在新生儿初次访视时要加强对 CHD 临床表现的检查。加利福尼亚基于人群的研究显示最容易漏诊并导致死亡的 CCHD 为左心发育不良综合征、主动脉缩窄和法洛四联症,平均死亡年龄为出生后 2

周[10]。但并不清楚如果这些 CCHD 患儿在第一次访视(出生后 3~5 d)时给予仔细的临床评估,是否会提高该类 CCHD 患儿的检出率。

大多数出院时未诊断的 CCHD 患儿在出院后因为出现临床症状而再入院。其中多因为喂养困难而被家长察觉。此外,家长可能发现患儿呼吸困难或急促,尤其在喂养时加重,或有持续性咳嗽和喘鸣。其他可能出现的与 CHD 相关的症状包括:① 中央型发绀或持续性面色苍白;② 无法解释的过度易激惹;③ 出汗过多(喂养时加重或睡觉时也出现);④ 体重增长迟缓;⑤ 活动度减弱或睡眠过多;⑥ 运动技能发育延缓[44]。

部分 CCHD 患儿在出院后到第一次访视前这段时间未出现症状,此时访视时的临床查体就十分重要。包括杂音听诊和外周动脉搏动触诊。出生后 6 周的常规查体,听诊有助于发现部分 CHD。Wren 等[45]发现 5 395 名在出生后 6 周复查的新生儿中,47 名(0.9%)有心脏杂音,25 名行超声心动图检查,其中 11 名有 CHD,室间隔缺损是最常见的畸形;有 6 例 CHD 在出生后 12 个月才被发现。由于主动脉缩窄在住院期间容易漏诊,因此初次访视时对外周动脉搏动的触诊尤其重要,搏动减弱或消失提示存在主动脉缩窄。英国一项研究发现:在所有 1 岁以内诊断的 CHD 患儿中,27% 的主动脉缩窄在 6 周复查时仍未诊断,20% 在 3 个月时仍漏诊[34]。美国的回顾性研究发现:1 岁以上接受过主动脉缩窄手术的儿童中,大多数都伴有股动脉搏动减弱[46]。

综上所述,CCHD 患儿在住院期间可因出现严重症状(休克、发绀和肺水肿)而被发现,但多数没有或症状体征轻微,临床医生需掌握正确的评估和筛查方案以达到对 CCHD 患儿的早期诊治。在新生儿首次回访时也要注意一些 CCHD 的重要症状体征,有助于检出住院期间漏诊的 CCHD。

参 考 文 献

1. Dadvand P, Rankin J, Shirley M D, et al. Descriptive epidemiology of congenital heart disease in Northern England. Paediatric and perinatal epidemiology, 2009, 23(1): 58 - 65.

2. Forrester M B, Merz R D. Descriptive epidemiology of selected congenital heart defects, Hawaii, 1986 -

1999. Paediatric and perinatal epidemiology, 2004, 18(6): 415-424.

3. Hoffman J I, Kaplan S. The incidence of congenital heart disease. Journal of the American College of Cardiology, 2002, 39(12): 1890-1900.

4. Reller M D, Strickland M J, Riehle-Colarusso T, et al. Prevalence of congenital heart defects in metropolitan Atlanta, 1998-2005. The Journal of pediatrics, 2008, 153(6): 807-813.

5. Lindinger A, Schwedler G, Hense H W. Prevalence of congenital heart defects in newborns in Germany: Results of the first registration year of the PAN Study (July 2006 to June 2007). Klinische Padiatrie, 2010, 222(5): 321-326.

6. Dilber D, Malcic I. Spectrum of congenital heart defects in Croatia. European journal of pediatrics, 2010, 169(5): 543-550.

7. Mahle W T, Newberger J W, Matheerne G P, et al. Role of pulse oximetry in examining newborns for congenital heart disease: a scientific statement from the American Heart Association and American Academy of Pediatrics. Circulation, 2009, 120(5): 447-458.

8. Mellander M, Sunnegard H J. Failure to diagnose critical heart malformations in newborns before discharge — an increasing problem?. Acta paediatrica, 2006, 95(4): 407-413.

9. Hoffman J I. It is time for routine neonatal screening by pulse oximetry. Neonatology, 2011, 99(1): 1-9.

10. Chang R K, Gurvitz M, Rodriguez S. Missed diagnosis of critical congenital heart disease. Archives of pediatrics & adolescent medicine, 2008, 162(10): 969-974.

11. Kuehl KS, Loffredo CA, Ferencz C. Failure to diagnose congenital heart disease in infancy. Pediatrics, 1999, 103(4): 743-747.

12. Laursen HB, Lomholt P. Congenital heart disease in the first month of life. Scandinavian Journal of Thoracic and Cardiovascular Surgery, 1979, 13(2): 111-118.

13. Saltved TS, Almstrom H, Kublickas M, et al. Detection of malformations in chromosomally normal fetuses by routine ultrasound at 12 or 18 weeks of gestation — a randomised controlled trial in 39 572 pregnancies. Bjog-an International Journal of Obstetrics and Gynaecology, 2006, 113(6): 664-674.

14. Tegnander E, Williams W, Johansen O J, et al. Prenatal detection of heart defects in a non-selected population of 30 149 fetuses — detection rates and outcome. Ultrasound in Obstetrics & Gynecology,

2006, 27(3): 252-265.

15. Randall P, Brealey S, Hahn S, et al. Accuracy of fetal echocardiography in the routine detection of congenital heart disease among unselected and low risk populations: a systematic review. Bjog-an International Journal of Obstetrics and Gynaecology, 2005, 112(1): 24-30.

16. Carvalho J S, Mavrides E, Shinebourne E A, et al. Improving the effectiveness of routine prenatal screening for major congenital heart defects. Heart, 2002, 88(4): 387-391.

17. Hunter S, Heads A, Wyllie J, et al. Prenatal diagnosis of congenital heart disease in the northern region of England: benefits of a training programme for obstetric ultrasonographers. Heart, 2000, 84(3): 294-298.

18. Ewer A K, Middleton L J, Furmston A T, et al. Pulse oximetry screening for congenital heart defects in newborn infants (PulseOx): a test accuracy study. Lancet, 2011, 378(9793): 785-794.

19. De-wahl Granelli A, Wennergren M, Sandberg K, et al. Impact of pulse oximetry screening on the detection of duct dependent congenital heart disease: a Swedish prospective screening study in 39 821 newborns. Bmj, 2009, 338(2): a3037.

20. Riede F T, Worner C, Dahnert I, et al. Effectiveness of neonatal pulse oximetry screening for detection of critical congenital heart disease in daily clinical routine — results from a prospective multicenter study. European journal of pediatrics, 2010, 169(8): 975-981.

21. Oster M, Riehle-Colarusso T, Alverson C J, et al. Associations of Maternal Fever and Influenza With Congenital Heart Defects. Circulation, 2009, 120(18): S577.

22. Alverson C J, Strickland M J, Gilboa S M, et al. Maternal Smoking and Congenital Heart Defects in the Baltimore-Washington Infant Study. Pediatrics, 2011, 127(3): E647-E653.

23. Pinelli J M, Symington A J, Cunningham K A, et al. Case report and review of the perinatal implications of maternal lithium use. American Journal of Obstetrics and Gynecology, 2002, 187(1): 245-249.

24. Loser H, Majewski F. Type and frequency of cardiac defects in embryo-fetal alcohol syndrome — report of 16 cases. British Heart Journal, 1977, 39(12): 1374-1379.

25. Tararbit K, Houyel L, Bonnet D, et al. Risk of congenital heart defects associated with assisted reproductive technologies: a population-based

evaluation. European Heart Journal, 2011, 32(4): 500 - 508.

26. Oyen N, Poulsen G, Boyd H A, et al. Recurrence of Congenital Heart Defects in Families. Circulation, 2009, 120(4): 295 - 301.

27. Romano-Zelekha O, Hirsh r, Blieden L, et al. The risk for congenital heart defects in offspring of individuals with congenital heart defects. Clinical Genetics, 2001, 59(5): 325 - 359.

28. Mehta A V. Rhabdomyoma and ventricular preexcitation syndrome — a report of 2 cases and review of literature. American Journal of Diseases of Children, 1993, 147(6): 669 - 671.

29. Bonnet D, Martin D, De Lonlay P, et al. Arrhythmias and conduction defects as presenting symptoms of fatty acid oxidation disorders in children. Circulation, 1999, 100(22): 2248 - 2253.

30. Yabek S M. Neonatal Cyanosis — ReappRaisal of response to 100-percent oxygen breathing. American Journal of Diseases of Children, 1984, 138(9): 880 - 884.

31. Ainsworth S B, Wyllie J P, Wren C. Prevalence and clinical significance of cardiac murmurs in neonates. Archives of disease in childhood, 1999, 80(1): F43 - F45.

32. Rein A, Omokhodion S I, NIR A. Significance of a cardiac murmur as the sole clinical sign in the newborn. Clinical Pediatrics, 2000, 39(9): 511 - 520.

33. Mccrindle B W, Shaffer K M, KAN J S, et al. Cardinal clinical signs in the differentiation of heart murmurs in children. Archives of pediatrics & adolescent medicine, 1996, 150(2): 169 - 174.

34. Wren C, Richmond S, Donaldson L. Presentation of congenital heart disease in infancy: implications for routine examination. Archives of disease in childhood, 1999, 80(1): F49 - F53.

35. O'donnell C P, Kamlin C O, Davis P G, et al. Clinical assessment of infant colour at delivery. Archives of disease in childhood Fetal and neonatal edition, 2007, 92(6): F465 - 467.

36. Go R O, Martin T R, Lester M R. A wheezy infant unresponsive to bronchodilators. Annals of Allergy Asthma & Immunology, 1997, 78(5): 449 - 456.

37. Massin M M, Astadicko I, Dessy H. Noncardiac comorbidities of congenital heart disease in children. Acta paediatrica, 2007, 96(5): 753 - 755.

38. Thangaratinam S, Brown K, Zamora J, et al. Pulse oximetry screening for critical congenital heart defects in asymptomatic newborn babies: a systematic review and meta-analysis. Lancet, 2012, 379(9835): 2459 - 2464.

39. Ewer A K, Furmston A T, Middleton L J, et al. Pulse oximetry as a screening test for congenital heart defects in newborn infants: a test accuracy study with evaluation of acceptability and cost-effectiveness. Health technology assessment, 2012, 16(2): v-xiii, 1 - 184.

40. Kemper A R, Mahle W T, Martin G R, et al. Strategies for implementing screening for critical congenital heart disease. Pediatrics, 2011, 128(5): e1259 - 1267.

41. Bradshaw E A, Cuzzi S, Kiernan S C, et al. Feasibility of implementing pulse oximetry screening for congenital heart disease in a community hospital. Journal of perinatology: official journal of the California Perinatal Association, 2012, 32(9): 710 - 715.

42. Walsh W. Evaluation of pulse oximetry screening in Middle Tennessee: cases for consideration before universal screening. Journal of Perinatology, 2011, 31(2): 125 - 199.

43. Qu-ming Zhao, Xiao-jing Ma, Xiao-ling Ge, et al. Pulse oximetry with clinical assessment to screen for congenital heart disease in neonates in China: a prospective study. The Lancet, Published Online April 23, 2014 http://dx.doi.org/10.1016/S0140 - 6736(14)60198 - 72014.

44. Aisenberg R B, Rosenthal A, Nadas A S, et al. developmental delay in infants with congenital heart-disease — correlation with hypoxemia and congestive heart-failure. Pediatric Cardiology, 1982, 3(2): 133 - 137.

45. Gregory J, Emslie A, Wyllie J, et al. Examination for cardiac malformations at six weeks of age. Archives of disease in childhood, 1999, 80(1): F46 - F48.

46. Ing FF, Starc TJ, Griffiths SP, et al. Early diagnosis of coarctation of the aorta in children: A continuing dilemma. Pediatrics, 1996, 98(3): 378 - 382.

第十八章　新生儿先天性心脏病介入治疗

>>>>>> 金　梅　肖燕燕　孙楚凡

先天性心脏病占我国出生婴儿的8‰~10‰，是新生儿期病死率较高的疾病之一。新生儿先心病有自己的特殊表现，有些先天性心血管畸形在新生儿期无症状或杂音，过了新生儿期才被发现和诊断，如室间隔缺损；或在新生儿时期自然痊愈，如动脉导管未闭。有些复杂先心病临床症状严重，90%以上在新生儿时期死亡，如左心发育不良综合征、室间隔完整的完全性大动脉转位等[1]。掌握新生儿先天性心脏病的诊断和治疗，对于降低新生儿病死率有着极其重要的意义。新生儿期需要治疗的先心病大多较为严重，如完全性大动脉转位、肺动脉闭锁等。1966年，Rashkind和Miller为1例完全性大动脉转位的新生儿进行经皮球囊房间隔造口术，开创了经导管介入治疗复杂先心病的先河，为经导管介入治疗技术的发展奠定了基础。随着介入治疗器材及技术的发展、对先心病认识的加深以及镶嵌治疗技术的出现，为新生儿先心病的介入治疗提供了条件。下面分述几类常见新生儿先心病的介入治疗。

一、新生儿球囊房间隔造口术

自从Rashikind首先为完全性大动脉转位的新生儿施行球囊房间隔造口术以后，该项介入技术便被广泛地运用，并成为需要依赖房间隔血流充分交通或心房减压的先心病患儿维持生命的介入治疗方法（如完全性大动脉转位、室间隔完整型肺动脉闭锁、完全性肺静脉异位回流等）。尽管最初此项技术需要在X线透视指导下进行，但在

1982年Allan等首次在超声引导下为患儿实施球囊房间隔造口术以后，随着超声影像的发展，绝大多数新生儿球囊房间隔造口术都可经超声引导下在床旁实施，前提是房间隔明确存在未闭的卵圆孔且房间隔质地薄软。若房间隔交通已经消失，大多数医学中心选择在心导管室内进行球囊房间隔造口术，有的通过双平面成像透视指导，有的通过透视结合经胸超声心动图或经食管超声心动图指导，从而更好地显示房间隔，因为在创建心房水平交通之前要先进行房间隔穿刺。在床旁进行时，新生儿通常是配有心电监护仪、气管插管且处于镇静状态。血管入路通常选择通过脐静脉或者股静脉。一旦路径建立完成，在经胸超声心动图的直视引导下将球囊房间隔造孔导管经鞘管送至下腔静脉和右心房，经过未闭的卵圆孔进入左心房。一旦导管头端确定进入左心房（而不是进入肺静脉或者越过二尖瓣），导管头端的球囊借助生理盐水缓慢地膨胀，同时缓慢地向靠近房间隔方向拉拽。用于使球囊膨胀的盐水用量是根据房间隔造口导管类型、左心房实际大小和所希望的房间隔造口大小所决定。当球囊膨胀到位后，随着导管自左心房经房间隔向右心房侧快速地拉拽，从而撕裂开房间隔卵圆孔。一旦球囊拉过房间隔，进入右心房侧，使球囊迅速收缩，以避免影响体循环血液经下腔静脉的回流。这个过程可以重复，通过逐渐增加球囊膨胀程度直到房间隔造口大小达到预期或达到球囊可膨胀尺寸的最大值。一旦完成房间隔造口术，需要应用二维超声心动

图和彩色多普勒显像以显示房间隔造口大小，同时要判断心水平方向血流交通是否存在残余限制和残余限制的程度。房间隔造口术后需要通过超声心动图评估心功能、是否存在心包积液以及是否造成心脏其他结构的损伤。

尽管球囊房间隔造口术并发症并不常见，仍然有一些并发症的报道，如术中球囊碎片栓塞、伴随着球囊破裂的气泡栓塞（在此应特别指出，在术前准备中应小心地给球囊排气，从而防止球囊破裂致空气栓塞的出现）。其他并发症包括心脏传导阻滞和其他严重心律失常、二尖瓣或三尖瓣损伤、血栓栓塞事件（如脑卒中）、下腔静脉或肺静脉撕裂或破裂，也有死亡的病例报道。术前和术中仔细准确地进行超声心动图检查和引导可以有效预防瓣膜和血管的撕裂及损伤。房间隔造口术在新生儿中的成功率超过 98%，技术病死率小于 1%，同时报道的重大并发症发生率在 0~3%[2]。报道指出，患有大动脉转位的婴儿术前脑损伤与球囊房间隔造口术的施行有关联。但是目前关于球囊房间隔造口术的施行时机与脑卒中诊断的资料缺乏，限制了研究者探寻二者的相关性。需要更加深入的研究来评估和判断这些患儿术前脑损伤的危险因素，可能包括出生后最低氧饱和度、出生后到接受房间隔造口术的时间和体循环氧合程度的改善情况等。

二、新生儿房间隔成形术

若未能在新生儿出生后立即施行心房交通的建立或扩大处理，一旦超过此时期，房间隔会变得坚实，而使得房间隔造口不易进行。但是，对于其他如患有左心发育不良综合征的婴儿，可能房间隔偏斜扭曲，并常伴肺静脉回流受限，施行标准的球囊房间隔造口术不足以创建无限制的心房水平交通，因此需要运用其他经导管技术。当房间隔质地变得坚实以后，需要通过房间隔穿刺进入左心房。以前，通常运用 Brockenbrough 针穿刺房间隔。近年来，有报道使用射频辅助房间隔穿刺术，使用带直径 0.016 英寸金属头端的、直径 0.024英寸电线连接专用的射频发射器。将电线套入共轴导管，再整体穿过引导导管或长的引导

鞘管送入，使其金属头端靠近房间隔右心房侧（或接触到房间隔右心房侧）。借助射频穿刺房间隔，通常可使用能量 5~10 W 的电磁频率持续 2~5 秒[3]。一旦通过机械或者射频辅助穿刺房间隔成功并进入左心房后，紧接着进行房间隔球囊扩张（房间隔造口），从小直径球囊开始，逐渐更换为更大直径的扩张球囊。对新生儿而言，通常最大选至 10~12 mm 的球囊[4]。当患儿存在卵圆孔未闭但房间隔质硬或偏斜扭曲时，房间隔穿刺术通常选择沿房间隔方向更好的位置进行，随后进行房间隔造口术。若标准的房间隔造口术和血管成形导管仍不足以创建合适的房间隔交通，有报道称可选用冠脉球囊、外周切割球囊或高压血管成形球囊来进行安全有效的新生儿房间隔成形术。最后，若患儿的房间隔解剖过于特殊，可通过房间隔处血管内支架置入术来维持房间隔的开放，有效地缓解症状，直至外科手术或心脏移植。

房间隔穿刺和成形术需在心导管室内双平面透视成像的指导下进行。许多操作者使用术中经胸或者经食管超声心动图辅助 X 线透视，在穿刺前和试穿刺时辅助确定穿刺针头端的位置。如条件允许，优先选择经食管超声心动图，超声探头在术中不得干扰透视成像。对于小婴儿，儿童或婴儿经食管超声探头可能过长，有报道称可选择应用心脏内超声导管[5]。血管入路选择上，股静脉途径优于脐静脉途径。

当球囊房间隔成形术不足以创建或维持心房血流交通至手术时，可以通过置入血管内支架来维持房间隔的开放。尽管目前尚无针对此种适应证的经认证适宜支架，在有些新生儿中为了保命使用了可球囊扩张的血管内支架[6]。目前，心房内支架可选择预装不锈钢支架，其有不同长度及直径以适用于不同年龄患者。此种支架放置时几乎不需要长鞘，且放置和释放支架时的风险相当小。有时，为了减少支架释放后栓塞的发生，通常在球囊扩张时使支架的两末端外倾（形似狗骨头样）。

房间隔成形术的并发症与球囊房间隔造口术相类似，包括血管损伤、穿孔、大量出血、脑卒中等血栓栓塞事件、心脏传导阻滞、严重心律失常和死

亡。有报道，房间隔成形术在左心发育不良综合征患儿中的成功率在73%～90%。伴有限制型房间隔交通的左心发育不良综合征患儿和其他心脏病患儿相比，前者的病死率和不良事件发生率均升高，分别为4.5%和8.9%。

三、新生儿经皮肺动脉瓣球囊成形术

肺动脉瓣狭窄约占先心病的10%。静息时，右心室与肺动脉的收缩压差超过10～15 mmHg为异常，肺动脉瓣狭窄使右心室压力负荷增高。严重肺动脉瓣狭窄，在胎儿期腔静脉血回右心房后，大多通过卵圆孔进入左心房、左心室，可能使右心室腔偏小呈发育不良，三尖瓣环也偏小。患有重度肺动脉瓣狭窄的新生儿，通常在其出生后24～48 h内随着动脉导管的闭合，出现进行性加重的发绀[1]。患儿听诊时有典型杂音。由于右心室肥大、压力增高及顺应性低，导致卵圆孔处持续右向左分流，进而导致患儿发绀。重度肺动脉瓣狭窄患儿的肺血流灌注和氧合程度取决于经动脉导管的体循环至肺循环分流量，是动脉导管依赖的。重度肺动脉瓣狭窄新生儿需要持续静滴PGE1以维持动脉导管开放和足够的肺血流灌注。目前，经皮肺动脉瓣球囊成形术是重度肺动脉瓣狭窄新生儿的主要治疗方法。这些患儿通常三尖瓣环大小正常，右心室3部分结构均存在，且肺动脉瓣环发育正常。右心室可能是发育不良的或者由于右心室壁肥厚所致的右心室腔相对小。主肺动脉通常狭窄后扩张，多存在心房水平的右向左分流。术前超声心动图需评估肺动脉瓣环内径及瓣叶形态、右心室发育、肺动脉瓣流速、心功能等，为介入治疗做准备。

进行经皮肺动脉瓣球囊成形术时，患儿通常经气管插管且处于镇静或基础麻醉状态下。血管入路常选择股静脉途径，但在早期新生儿中也可选择脐静脉途径。投照角度为正位及左侧位。首先行右心室造影来测量右心室腔、右心室流出道及肺动脉瓣环径。将端孔导管尖端置于右心室流出道内，可导丝引导穿过狭窄的肺动脉瓣口达左肺动脉或右肺动脉，加硬导丝通过导管到达左肺动脉或右肺动脉建立支撑轨道。当动脉导管开放

时，导丝还可通过动脉导管进入降主动脉建立轨道。当肺动脉瓣过于狭窄时，可从小到大选择球囊依次扩张瓣口来进行有效的肺动脉瓣成形。肺动脉瓣成形术球囊直径的选择通常是瓣环内径的1.2～1.4倍。球囊通过快速的充盈和吸瘪交替来扩张肺动脉瓣，通常球囊充气时间小于10秒[7]。球囊可通过手工或压力泵装置膨胀。随着球囊充气膨胀有效扩张，可见到其腰部消失。扩张后撤出球囊，重新评估跨肺动脉瓣压差。若右心室压力仍然较高，可以再次选用稍大直径的球囊扩张，但前提是要在球囊与瓣环比值合理安全的范围内选择。在球囊扩张术完成后，再次行右心室造影以评估是否造成了右心室、三尖瓣和（或）肺动脉的损伤，并评估有无残余梗阻及其位置。

若肺动脉瓣球囊成形术成功，大多数患儿恢复肺动脉前向血流灌注，可逐渐停用PGE1，动脉导管亦可逐渐关闭。然而，很多患者依然存留心房水平右向左为主的分流，随着右心室肥厚和右心室顺应性的改善，心房水平右向左分流量逐渐减少，变为左向右分流，房间隔缺损或卵圆孔亦可能自行闭合。如左向右分流量依然较大，可待年龄增长后行房间隔缺损封堵术。少数重度肺动脉瓣狭窄的小婴儿球囊扩张成形术效果不佳，仍无法维持足够的肺血流灌注。过去，对于这些患儿可实行外科B-T分流术以改善肺血流灌注[8]。现在，一些医学中心行动脉导管支架置入术来维持动脉导管开放和增加肺血流灌注。这种动脉导管支架置入术在肺动脉瓣膜性闭锁患儿行瓣膜打孔和球囊成形术后更加常用。肺动脉瓣球囊扩张成形术的并发症包括肺动脉瓣关闭不全、三尖瓣损伤、右心室流出道痉挛及心包填塞等。

四、新生儿室间隔完整型肺动脉闭锁肺动脉瓣打孔术

室间隔完整的肺动脉瓣闭锁是较少见的发绀型先天性心脏病，占先天性心脏病的1%～3%，占出生新生儿的0.083‰，但占新生儿发绀型先心病的25%。本病因右心室流出道梗阻，肺循环血流不足（主动脉血经动脉导管进入肺动脉供血），新

生儿期即可发生发绀、低氧血症、酸中毒等,如不早期治疗约50%患儿在新生儿期死亡,仅约2.5%存活至3岁[9]。

腔静脉回流至右心的血,因肺动脉瓣闭锁,不能流入肺动脉,使右心室压力升高,而且绝大部分血经卵圆孔或房缺自右向左分流到左心房、左心室。因此左心室接受的是动静脉混合血,使动脉血氧饱和度下降出现发绀。同时左心室容量负荷增加,左心房、左心室扩大。肺循环的血液主要来自未闭的动脉导管,少数患儿还可有主肺循环侧支血管形成。肺循环的血流量多少决定了患儿的病情。如果存在右心室依赖型的冠脉循环,手术或介入治疗疏通右心室流出道后可导致心肌缺血及梗死。

本病不会引起胎儿窘迫,因为胎儿期无肺循环存在。患儿出生时体格发育可正常,但生后数小时即可出现发绀和气促,动脉导管趋于关闭使临床症状加重,右心衰竭,肝增大,心脏奔马律,甚至猝死。心前区收缩期杂音源于三尖瓣反流,极少数患者可听到连续性杂音。超声心动图可明确诊断。

新生儿期急诊处理应静脉点滴前列腺素E,保持动脉导管开放以维持肺内血供。不宜吸氧,因吸氧会促进动脉导管关闭,但在呼吸困难者可低流量吸氧(氧浓度不超过30%以防止动脉导管闭合)或呼吸机支持。治疗以维持动脉导管开放、血氧饱和度不进行性下降为目的,同时要注意血压情况。但部分患儿前列腺素治疗效果欠佳,如动脉导管趋于关闭,应尽早干预。

肺动脉瓣射频打孔并球囊扩张成形术适用于右心发育良好、肺动脉瓣膜性闭锁、没有右心室依赖型冠脉循环的患儿。如果三尖瓣和(或)右心室重度发育不良则不适宜双心室修复手术。

介入操作过程中,患儿应处于镇静状态,气管插管以保证操作顺利进行。穿刺成功后,行右心导管检查:测右心房、右心室压力,正侧位右心室造影及主动脉弓降部造影。以往使用头端坚硬的引导钢丝穿刺肺动脉瓣,经常有严重的不良事件出现,如流出道前壁穿孔、出血等,必须紧急外科手术处理,甚至造成患儿死亡。激光束则会射穿

跨过瓣膜和(或)毗邻瓣膜的任何组织,因为激光束穿透力很难控制。射频能量比激光的能量低,更易控制,因此最近越来越多报道其应用于闭锁瓣膜组织的打孔[9]。随着更小且更灵活的导管和导丝出现,最小可通过4F导管将其尖端定位于右心室流出道,位于闭锁的肺动脉瓣下方正中央,其间需正侧位投照及超声心动图反复定位。经JR4导管送入装有射频打孔导丝的同轴导管,采用射频发生器,放电打孔。由于穿刺时的减压感,在射频能量传递和穿刺时操作者只能收到很细微的反馈感觉。因此,为了避免穿刺超出右心室流出道界限,操作者通常利用患儿胸廓标志和指示标记。有人主张通过主动脉途径经动脉导管逆行,将其顶端置于主肺动脉内闭锁的肺动脉瓣上以作为定标。也有报道经逆行导管送入圈套导丝,进入肺动脉后打开,作为标记同时可以指示出肺动脉腔的轮廓。穿刺膜性肺动脉瓣组织只需要使用5~10W能量维持2秒。一旦穿刺成功,导丝和导管可以进入主肺动脉。射频导线可以替换为加硬导丝,进入肺动脉分支或通过动脉导管进入降主动脉建立支撑轨道,随后进行一系列直径递增的球囊肺动脉瓣扩张成形术。扩张后,需要进行右心室造影以评估三尖瓣、右心室流出道、主肺动脉的形态及功能等。2009年首都医科大学附属北京安贞医院成功进行了北京地区首例经导管射频打孔、肺动脉瓣球囊扩张介入治疗新生儿室间隔完整型肺动脉闭锁,效果良好,不需要今后再进一步介入或外科治疗[10]。

五、动脉导管支架

为发绀型先心病患儿置入动脉导管支架以增加或维持足够的肺血流灌注,最初在1990年随着冠脉支架的问世而尝试进行。但是最初的病例都是使用成人的介入器材,对于新生儿和小婴儿来说,这些器材过大,且不易操纵。随着支架和导管技术的发展,支架型号大小更加全面,球囊体积更小,传送系统更加灵活,这些进展使得原先困难且高风险的介入治疗成为新生儿传统外科手术的一种替代方法。世界范围内许多医学中心都将动脉导管支架置入作为患有发绀型先心病新生儿外科

第一步姑息治疗体肺分流术的替代治疗[11]。报道称，近年来动脉导管支架操作风险相对低。尽管许多医学中心仍然选择外科体肺分流术作为新生儿发绀型先心病的治疗选择，另一些医学中心则将动脉导管支架视为一种延缓或避免外科分流术的方法，同时也可避免外科术后畸形和并发症的发生。目前尚无关于哪些形态的动脉导管不能进行支架置入的排除标准，但大多数学者认为如果动脉导管形态扭曲，或伴有肺动脉分支显著狭窄，则不太适宜置入动脉导管支架[12]。

动脉导管支架置入术通常在全麻或深度镇静状态并有气管插管条件下进行。在支架置入术前何时停止 PGE1 的静脉点滴目前尚无统一的观点。支架置入前需先进行造影，以确定主动脉弓解剖形态，动脉导管的起源和走行以及肺动脉远端解剖形态。造影可通过静脉顺行途径也可通过逆行动脉途径。一旦引导鞘管到位，随即送入顶端弯头的端孔导管到达动脉导管的起始部位。然后送入导丝，使其尖端进入并置于一侧肺动脉分支。目前动脉导管支架通常选择预装载好的，或自膨式或球囊膨胀的冠脉支架。当导丝位置固定好后，将支架延导丝送入，然后送入导管内。在释放前，通过传送鞘手动注射造影剂以判断支架的位置。释放支架后，再次进行造影以确定支架位置是否满意。如果支架的某部分未被支撑，则有早期狭窄的风险，需再置入额外的支架，额外的支架释放时需相互错开。一旦血管穿刺完成，患者需肝素化，且建议术后长期服用阿司匹林[2～5 mg/(kg·d)]或氯吡格雷[0.2～5 mg/(kg·d)]。如果早期随访中患儿出现体循环血氧饱和度下降，则应考虑是否有动脉导管再狭窄发生，建议再次行心导管检查。

六、新生儿经皮主动脉瓣球囊成形术

新生儿主动脉瓣狭窄的主动脉瓣解剖形态通常有相当大的变异性，可从单纯主动脉瓣狭窄、瓣环径正常、仅瓣形态不同，到复杂的各种变异形式的左心发育不良综合征。胎儿在宫内时左心室高压，同时存在心内膜瘢痕（纤维化），均有短期急性和长期的影响。对于左心结构发育小伴瓣膜狭窄

的病例，通常很难制定最适宜的治疗计划。治疗计划的决定必须最先判断患儿的左心是否能够承受双心室循环，或是否有必要行单心室姑息性治疗。如果决定使用双心室循环，下一步就要考虑是进行主动脉瓣球囊扩张介入治疗还是行外科主动脉瓣成形术。之前有报道称对早期存活率、主动脉瓣狭窄的缓解程度、重要并发症如主动脉瓣关闭不全的发生率进行比较，发现二者效果相当[13]。

当决定为重度主动脉瓣狭窄患儿行主动脉瓣球囊扩张术时，大多数操作应在心导管室，患儿在基础麻醉状态下进行。大多数患儿都会表现出心力衰竭和（或）心排出量低，需要机械通气辅助呼吸、强心剂和 PGE1 静脉点滴以增加通过动脉导管右向左分流从而增加体循环输出量。主动脉瓣球囊扩张术可分别通过静脉顺行或动脉逆行途径进行。经常选择的有股动脉或脐动脉穿刺进行。也有报道称选用颈动脉途径逆行入路是最直接的，且最容易使导丝通过狭窄的主动脉瓣。穿刺完成后，患者肝素化并测量血流动力学的各项指标。接着行左心室及升主动脉造影，仔细评价左心室大小和功能、左心室流出道梗阻的类型、主动脉瓣环的大小、冠状动脉解剖、主动脉弓的解剖，如果有可能需定量主动脉瓣反流。之后，通过逆行途径送入端孔导管，然后导丝从中进入并穿过主动脉瓣。当导丝进入左心室头端卷曲时，沿导丝送入血管成形导管，并送至瓣膜处。主动脉瓣球囊扩张成形术球囊的选择与肺动脉瓣球囊扩张术选择不同，为了最大限度地减小主动脉瓣反流的风险，主动脉瓣球囊扩张要选择直径相当于瓣环径 80%～90% 大小的球囊。

近年来研究显示经皮主动脉瓣球囊成形术成功率可达 87%～97%。一项由 Torres 等主持的多中心研究表明，主动脉瓣球囊扩张成形术对各年龄段患儿均为相对安全和有效的介入治疗方法，在小于 1 个月的新生儿中成功比例高达 87%。在这项研究中，术后严重不良事件的发生率方面，小于 1 个月的患儿发生率为 18%，而大于 1 个月的患儿发生率为 5%，但均无致死性不良事件发生[14]。新生儿中最常见的严重不良事件包括显

著的心律失常、脉搏停搏以及心脏穿孔。

七、新生儿主动脉缩窄介入治疗

患有严重主动脉缩窄的新生儿一旦动脉导管闭合,将会面临循环的终止。程度较轻的梗阻可能会造成充血性心力衰竭,上肢体循环压力增高,下肢血管搏动减弱甚至消失。介入治疗作为先天性主动脉缩窄患儿首先选择的治疗仍然存在争论。在过去的数年中,新生儿主动脉缩窄外科手术治疗一直是有效的,且手术治疗被大家认为是低病死率的,同时术后再狭窄的发生率较低。随着低容积低压力球囊和更小引导鞘管的出现,球囊血管成形术逐渐被应用于新生儿主动脉缩窄和外科术后再狭窄的治疗[15]。但是还是有一些学者认为主动脉缩窄介入治疗应被作为外科术后再狭窄的处理方法。此外,主动脉缩窄球囊血管成形术仍然存在争议,因为其早期再狭窄的高发生率、需要多次介入治疗、潜在的严重瓣膜损伤和肢体缺血风险,以及较外科手术而言更高的血管瘤形成风险。不仅如此,介入术后 3 年随访资料显示,其主动脉弓的发育与外科手术相比无明显差异[16]。因此,通常主动脉缩窄介入治疗仅被推荐作为新生儿特殊情况下的姑息性治疗方法。

八、左心发育不良综合征

左心发育不良综合征是一组以左心系统包括主动脉、主动脉瓣、左心室、二尖瓣、左心房发育不良为特征的少见先天性心脏畸形。西方国家常见。本病在活产婴儿中的发生率为 0.16‰,占先心病尸检的 1.4%~3.8%。在新生儿早期出现症状的先心病中占第 4 位,出生后 1 周内因先心病死亡的婴儿中占 1/4。如不治疗,95% 在新生儿期死亡(平均 4~23d)[1]。

HLHS 分为 4 型,Ⅰ型:主动脉、二尖瓣狭窄;Ⅱ型:主动脉、二尖瓣闭锁;Ⅲ型:主动脉闭锁、二尖瓣狭窄;Ⅳ型:主动脉狭窄、二尖瓣闭锁。据统计最常见的是 Ⅱ型,Ⅳ型则较少见。HLHS 患儿出生后的血流动力学状态表现为右心房同时接受上、下腔静脉的回流血液及左心房经房间隔缺损流入的血液,混合后由右心室泵入肺总动脉

和左、右肺动脉,并经粗大的动脉导管顺行进入降主动脉,逆行灌注升主动脉和冠状动脉。房间隔缺损和动脉导管两处分流是患儿完成体、肺循环的先决条件。

患儿大多在出生后 1~2 d 内出现呼吸窘迫,常伴轻度发绀。国外随胎儿心脏超声的发展,不少已于出生前明确诊断,出生后转入有条件的医疗中心。如有粗大动脉导管,出生后体、肺循环阻力达到自然平衡,体、肺血流基本平衡。如吸入氧气,促进动脉导管关闭,则体循环缺血,出现休克。如肺阻力下降,则肺血增多,发绀加重,体循环缺血,代谢性酸中毒,病情加重。急诊处理:① 心脏超声明确诊断;② 避免吸入纯氧;③ 前列腺素 E 输入;④ 及时纠正代谢性酸中毒;⑤ 视血压情况应用正性肌力药物[多巴胺 5~20 μg/(kg·min)];⑥ 必要时机械通气,呼吸机氧浓度 21%;⑦ 支持疗法。

本病的外科手术方法包括 Norwood 三期手术和心脏移植[17]。Norwood 手术三期均需体外循环,创伤大,风险高,并发症多。近年来内外科镶嵌治疗 HLHS 取得了重大进展。其设计理念为仅采用一次外科开胸手术,而手术前后进行介入治疗达到控制肺血流并提供适当的体循环心排血量和建立无梗阻的左心房血流的目的,使患儿循环稳定,并能够生存至适合 Fontan 手术年龄。本方法由 Cheatham 设计,目的是减少体外循环手术的创伤,提高治疗的成功率。要求较高,需要导管介入与外科手术可同时进行的手术设备。第一步:开胸,左、右肺动脉起始处环扎;导管介入卵圆孔处放置支架保持心房水平交通;导管介入动脉导管处放置支架保持动脉导管开放。第二步:外科完成双向 Glenn 术(上腔静脉与左或右肺动脉相连),右心房上腔静脉连接处挡板;主动脉成形:发育不良的升主动脉与肺动脉吻合,下腔静脉与心房心室相连。第三步:介入完成 Fontan 术,使用导管介入的方法将右心房上部穿刺,自上腔静脉至右肺动脉处放置支架。

九、其他新生儿先心病介入治疗

发绀型先心病新生儿在进行了主-肺动脉分

流术后有时需要急诊介入治疗以堵闭这些分流管道。如果分流管道堵塞，也可通过急诊球囊分流管道成形术来维持其通畅。也有学者报道过，通过为堵塞的分流管道置入支架来挽救患儿的生命[18]。

对于新生儿有症状的异常血管交通，如体肺侧支血管或先天性动静脉畸形，常常需要介入治疗堵闭这些异常交通。原来要通过外科结扎闭合这些异常交通血管，现在则可以通过选用弹簧圈或者血管塞安全快捷地将其堵闭。根据不同的血管交通、位置、形态和血流动力学来选择不同的封堵方法和器材[19]。

除单纯肺动脉分支狭窄患儿外，肺动脉分支狭窄也可能合并其他缺损，或伴随其他特定综合

征，如先天性风疹病毒感染、Williams 综合征和Alagille 综合征。需要结合其超声和造影结果以判断是否需要介入治疗和介入治疗的种类。通常需进行肺灌注显像来显示双肺是否分别有足够的灌注，有助于决定单侧分支狭窄的介入治疗时机[20]。在新生儿中，通常不适用支架置入术来治疗肺动脉分支狭窄，因为目前尚无大小和长度合适的且可安全有效解决肺动脉分支狭窄的支架。更小型的支架在理论上是可以应用于新生儿肺动脉分支狭窄的，但其不能随着患儿的生长而被扩张至适宜的大小。因此，一旦置入后还需要在患儿长大后实施外科手术以解决不可避免的分支再狭窄。

参 考 文 献

1. 杨思源，陈树宝.小儿心脏病学（第四版）.北京：人民卫生出版社,2012.

2. Mukherjee D，Lindsay M，Zhang Y，et al. Analysis of 8681 neonates with transposition of the great arteries：outcomes with and without Rashkind balloon atrial septostomy. Cardiol Young，2010，20(4)：373 - 380.

3. Justino H，Benson LN，Nykanen D. Transcatheter creation of an atrial septal defect using radiofrequency perforation. Cathet Cardiovasc Interv，2001，54：83 - 87.

4. Du Marchie，Sarvaas GJ，Trivedi KR，et al. Radiofrequency-assisted atrial septoplasty for an intact atrial septum in complex congenital heart disease. Catheter Cardiovasc Interv，2002，56：412 - 415.

5. Hill SL，Mizelle KM，Vellucci SM，et al. Radiofrequency perforation and cutting balloon septoplasty of intact atrial septum in a newborn with hypoplastic left heart syndrome using transesophageal ICE probe guidance. Cathet Cardiovasc Interv，2005，64：214 - 217.

6. Rupp S，Michel-Behnke I，Valeske K，et al. Implantation of stents to ensure an adequate interatrial communication in patients with hypoplastic left heart syndrome. Cardiol Young，2007，17(5)：535 - 540.

7. 周爱卿，蒋世良.先天性心脏病经导管介入治疗指南.中华儿科杂志,2004,42(3)：234 - 239.

8. Holzer R，Kreutzer J，Hirsch R，et al. Balloon pulmonary valvuloplasty prospective analysis of pro-cedure related adverse events and immediate outcome-results from a multicenter registry. Cathet Cardiovasc Intervent. 2010；76：S3 - S36.

9. Walsh MA，Lee KJ，Chaturvedi R，et al. Radiofrequency perforation of the right ventricular outfow tract as a palliative strategy for pulmonary atresia with ventricular septal defect. Catheter Cardiovasc Interv，2007，69(7)：1015 - 1020.

10. 金梅，王霄芳，梁永梅等.经导管射频打孔肺动脉瓣球囊扩张治疗室间隔完整的肺动脉闭锁 1 例.心肺血管病杂志,2009(3)：204 - 205.

11. Santoro G，Gaio G，Palladino MT，Iacono C，et al. Stenting of the arterial duct in newborns with duct-dependent pulmonary circulation. Heart. 2008；94(7)：925 - 929.

12. Schranz，D，Michel-Behenke I，Heyer R，et al. Stent implantation of the arterial duct in newborns with a truly duct-dependent pulmonary circulation：a single-center experience with emphasis on aspects of the interventional technique. J Intervent Cardiol，2010，23：581 - 588.

13. McCrindle BW，Blackstone EH，Williams WG，et al. Are outcomes of surgical versus transcatheter balloon valvotomy equivalent in neonatal critical aortic stenosis？ Circulation，2001，104（suppl Ⅰ）：152 - 158.

14. Torres A，Bergersen L，Marshal AL，et al. Aortic balloon valvuloplasty in the 21st century：procedural success，effcacy and adverse events：results of a multicenter registry(C3PO). Circulation，2010，122：

A14392.

15. Fiore AC，Fischer LK，Schwartz T，et al. Comparison of angioplasty and surgery for neonatal aortic coarctation. Ann Thorac Surg，2005，80(5)：1659 - 1664.

16. Früh S，Knirsch W，Dodge-Khatami A，et al. Comparison of surgical and interventional therapy of native and recurrent aortic coarctation regarding different age groups during childhood. Eur J Cardiothorac Surg，2011，39：898 - 904.

17. Galatowicz M，Cheatham JP. Lessons learned from the development of a new hybrid strategy for the management of hypoplastic left heart syndrome. Pediatr Cardiol，2005，26(3)：190 - 199.

18. Sreeram N，Emmel M，Ben-Mime L，et al. Transcatheter recanalization of acutely occluded modifed systemic to pulmonary artery shunts in infancy. Clin Res Cardiol，2008，97(3)：181 - 186.

19. Kutty S，Zahn E. Interventional therapy for neonates with critical congenital heart disease. Cathet Cardiovasc Interv，2008，72：663 - 674.

20. Kannan BRJ，Qureshi SA. Catheterisation laboratory is the place for rehabilitating the pulmonary arteries. Ann Pediatr Cardiol，2008，1(2)：107 - 113.

第十九章　先天性心脏病介入装置的研究进展

>>>>>> 刘 洋 陈 笋

先天性心脏病在活产婴儿中的发病率为7‰~8‰,据此估计我国每年新出生的先心病患儿达15万左右,为小儿时期最常见的心血管疾病。通过特种的导管及装置由外周血管插入至所需治疗的心血管腔内,替代外科手术治疗即介入性心导管术。目前介入治疗方法可以分为5类:封堵术、瓣膜修补术、经皮穿刺血管成形术、栓塞术、治疗性造口术。以下对上述介入性心导管术所用装置的研究进展进行介绍。

一、封堵术装置

(一)房间隔缺损(ASD)

继发孔型 ASD 封堵器历经了双伞状封堵器、蛤壳状封堵器、CardioSEAL 封堵器、Sideris 封堵器、Das-Angel Wings 封堵器、ASDOS(atrial septal defect occluder system)等发展过程。上述封堵装置均有一定的封堵疗效,但存在需要较大的输送鞘管、操作复杂、易移位、并发症较多等问题,因而限制了其广泛的应用。1997 年,Masura 等首次报道将 Amplatzer ASD 封堵器用于临床,美国食品药品管理局(FDA)于 2001 年批准其用于儿童及成人的 ASD 治疗。Amplatzer 封堵器为自膨性双盘结构,由镍钛合金网编织而成,双盘由一短的腰部连接,根据腰部的直径分为不同型号以封堵不同大小的 ASD,封堵器中缝有 3 层聚酯片。能自轴旋转,可回收重新放置,附着房间隔的边缘小,输送鞘管小,适用于小儿的 ASD 封堵。其腰部直径与 ASD 直径相匹配,不易发生移位;

双盘状结构恢复记忆形状后,可以稳定封堵 ASD 的边缘部分,降低残余分流的发生率[1]。但是近年曾有 Amplatzer ASD 封堵器引起心律失常的报道[2,3]。新近出现的 Amplatzer 窗孔型 ASD 封堵器(fenestrated ASD occluder),形状与普通 Amplatzer ASD 封堵器相同,只是在盘面上有一直径为 4 mm 的圆形窗孔(图 19-1),用于封堵右心室高压患者的 ASD,以防止封堵术后右心室压急剧升高而出现右心衰竭[4]。

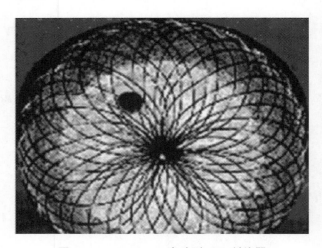

图 19-1　Amplatzer 窗孔型 ASD 封堵器

目前临床对于多发性 ASD 或房间隔瘤合并多孔型 ASD 的介入治疗仍感到棘手,尤其是小年龄患者。AGA 公司生产的 Cribriform ASD 封堵装置的出现使此问题得到解决[5,6]。Cribriform 专用于多发性或多孔型 ASD,其左、右盘面大小相等,由长约 3 mm 细小腰部连接。一般需选择盘面是缺损范围直径的 1.4 倍或较之大 5.5 mm,而且封堵器腰部尽可能放在中间的缺损中,以免盘面过度偏上或偏下,造成术后主动脉瓣或左房室瓣关闭不全。

Occlutech 封堵器呈双盘形,与 Amplatzer 产品的区别是较大一侧的盘片是单层、散开状,减少了血凝块的形成并增强了灵活性。在 Ammar[7] 等报道中,17 名 2 岁以下的患儿接受此治疗,在半年后的随访中所有患儿病情均缓解。Krizanic[8] 等在 36 例患者体内置入该封堵器,180 天后仅 1 例出现严重动脉粥样硬化性心脏病,其他患者都成功得到了封堵。

Solysafe 封堵器具有自向心性,外部骨架是钴基合金制成的,中间穿插着 2 片合成织物。在封堵器的两端,8 根合金丝分别收拢在 2 个螺母中,通过改变螺母之间的距离,可以调节封堵器的形状,使其在圆筒状到双盘状之间变化。此外,与其他封堵器最大的区别是这类封堵器在病灶处收敛起来的时候,左、右盘是同时收敛的,这样可以减少封堵器左、右盘变形不均匀时对病灶处的摩擦。Kretschmar[9] 等提出 Solysafe 封堵器对于缺损直径小于 23 mm 的儿童患者,是一种安全有效的治疗装置。但也提出此型支架不适用于体重低于 10 kg 的小年龄患儿。在最近的报道中 Gielen[10] 指出 Solysafe 封堵器在置入体内后有破裂崩解的情况。

Helex 封堵/递送装置于 2006 年被 FDA 批准用于临床。它是为了克服以往封堵器容易损害内部结构的缺点而设计的,整个装置由 1 根镍钛记忆合金丝单向旋转形成支架,外部包裹上一层织物。同时 Helex 对递送装置也进行了改进,专设一个生理盐水的喷口,大大降低了空气潜入的危险性[11]。部分国外学者报道,此型封堵器有较高的成功率,较其他封堵器,内部结构损伤率低;因其含金属成分较少,相应降低了血栓、过敏等并发症的发生率[12,13]。Mehta[14] 还将其用于治疗多孔性 ASD,并提出 Helex 封堵器是小年龄患儿或多孔性 ASD 的理想装置。

BioSTAR 是 NMT 公司新开发的一种具有可降解性能的封堵装置。利用 4 根金属合金丝支撑起一个伞片,采用脱细胞猪小肠胶原层作为伞片表面的薄膜,并且涂敷用于减少蛋白质和血细胞沉积的肝素苯扎氯铵。胶原能够很快地融入房间隔壁,所以这种装置能够较快地达到封堵效果。2010 年,Hoehn[15] 等报道将 10 个 BioSTAR 装置用于 9 例患者,所有病例封堵成功且无明显并发症。并认为,对于包括多孔 ASD 和 Fontan 手术后在内的复杂病例,BioSTAR 封堵装置仍然是安全和有效的。Baspinar[16] 等报道中也有相似观点。

BioSTAR 生物降解封堵器的研制并成功用于临床,为先心病封堵器材料研制提供了新的方向。尽管封堵器中仍存在金属部分,但它的设计理念已经标志着封堵器由金属材料向生物可降解材料迈进了可喜的一步,研究用生物可吸收材料作为骨架,制成全生物降解的封堵器将是未来的发展趋势。

（二）室间隔缺损（VSD）

近十几年来,VSD 的堵塞装置都是由封堵 PDA 或 ASD 的装置改进而来。自 1988 年 Lock 等首次报道应用 Rashkind 双面伞封堵器关闭因病情危重无手术适应证的肌部 VSD 并获得成功之后,相继出现采用 Clamshell、CardioSEAL、StarFLEX 及 Sideris 等封堵器成功封堵 VSD 的报道。但是,由于封堵器结构缺陷、移位、残余分流、瓣膜反流、房室传导阻滞等并发症,限制其在儿童 VSD 治疗中的应用。1998 年以来,Amplatzer 肌部和膜周部封堵装置相继研制成功,使介入封堵 VSD 的成功率和短期随访结果都较以前有了很大提高。该装置为镍钛合金自主膨胀的双盘结构,具有超弹记忆性和良好的生物兼容性。Amplatzer 肌部 VSD 封堵器于 1999 年 Thanopoulos 等首次成功用于 6 名儿童患者后,Koneti、Zartner[17,18] 也报道了较高的成功率。2002 年美国 AGA 公司开发研制了一种新型 Amplatzer 膜部 VSD 封堵器。该装置的突出特点是:① 其封堵双盘的左心室面向主动脉侧为平边,呈一不规则偏心形状,使其在保持足够支撑面的基础上,最大限度地减少了对主动脉瓣的影响;② 体积小,适用于年龄、体重较小的患儿;③ 定位性能好,可多次回收重置,操作更加安全。Hijazi[19] 等于 2002 年率先报道成功应用此型封堵器治疗膜周部 VSD,

此后 Fu[20]和 Thanopoulos[21]等也有相关报道。VSD 周围结构复杂，前有三尖瓣，上方有主动脉瓣，传导束行走在 VSD 附近，Amplatzer 封堵器介入封堵 VSD 时可致三尖瓣、主动脉瓣反流，严重还可致Ⅲ度房室传导阻滞。目前该技术不断完善发展，2012 年 Bass[22]等报道 AGA 公司研发出的Ⅱ代 Amplatzer 膜部 VSD 封堵器（图 19－2）。由双层镍网构成，内层较坚硬以保持足够的支撑力，外层较柔软保证与缺损部有足够的接触面。左心室盘面的下缘减为 3 mm，降低了对左心室接触面的传导压力；中间连接部增加到 3 mm 以降低夹持力；左心室盘面的边缘向中心聚合呈一卵圆形，可增强封堵的可靠性。随后 Tzikas[23]等报道其临床应用，指出此型支架是安全、有效的，但尚需更多的临床应用随访。尚有学者报道了将Ⅱ代 Amplatzer PDA 封堵器应用于 VSD[24]。我国研制的 VSD 封堵器由自膨胀性的对称双盘及连接双盘的腰部 3 部分组成。腰部直径范围为 4～20 mm，腰部长度约 2 mm，两侧的盘片直径比腰部直径大 4 mm，左、右心室侧盘片的直径相等。

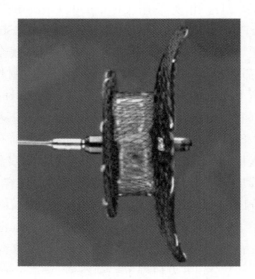

图 19－2　Ⅱ代 Amplatzer VSD 膜部封堵器

（三）动脉导管未闭（PDA）

1967 年，Prostmann 等经导管法采用 Ivalon 泡沫塞堵塞 PDA，开创了非外科开胸手术关闭缺损的先河。随后又见应用微型折伞堵闭器、纽扣式补片关闭 PDA 获得成功，这些堵闭器因操作复杂、输送鞘管粗、并发症多等原因未能广泛用于临

床。目前国内外普遍应用的是 Amplatzer 封堵器法及弹簧栓子法。Cook 公司生产的 PDA 弹簧栓多选用 8 mm 5 圈和 5 mm 5 圈两种型号，其直径为 PDA 最小直径的 2 倍，多用于直径<2 mm 的 PDA，特点是输送鞘管细（F4～5），并有可控性。1996，Tometzki 等首次报道将德国 PFM 公司生产的 Duct occlud 螺旋形可控弹簧圈用于临床。Nit-Occlud 弹簧圈是在 Duct occlud 弹簧圈结构和材料基础上的改进，于 2001 年首次用于临床。分为 3 种类型：Nit-Occlud Flex、Nit-Occlud Medium 分别用于封堵小型和中型缺损，Nit-Occlud Stiff 主要用于中型以上的缺损[25]。弹簧栓子法具有操作简便、疗效好、递送导管细、损伤小及可用于小婴儿等优点[25~27]。1998 年 Masura 等开始采用 Amplatzer 封堵器治疗 PDA，主要用于导管直径>2 mm 的 PDA，安全、简便，几乎无残余分流。近年来，随着临床需求增加，国内外又相继研制出不同形状及不同特点的 PDA 封堵器。美国 AGA 公司研制出了 PDA Amplatzer Ⅱ代（ADOⅡ）封堵器，此类封堵器中无涤纶片，两盘的边缘相向靠拢以增强封堵时的密合性，传送鞘的直径只需 4～5F，从而放宽了对于患儿的年龄限制，其操作技术也相对简单。Bruckheimer[28]等报道 60 名患者应用此型支架取得良好的效果。针对目前国内广泛应用的 PDA 封堵器普遍存在金属含量高的缺点，上海第二军医大学长海医院的游晓华[29]等学者还研发了一种新型单铆双盘状封堵器（Sunflower 封堵器，上海锦葵公司），采用了单焊点，一端外层覆膜的开放式结构，使置入人体内的闭合器金属含量降低，不易断丝。并将其用于 16 名患者，治疗效果令人满意，但还需更多的临床试验以验证此型支架的安全性及可靠性。因为 PDA 形态的多样性，目前还没有任何一种装置适用于所用类型的 PDA。

二、瓣膜修补术

（一）肺动脉瓣

1. 经皮球囊肺动脉瓣成形术（percutaneous balloon pulmonary valvuloplasty，PBPV）　1982 年，Kan 等开展 PBPV，成功治疗肺动脉瓣狭窄

（PS）。经过多年追踪观察表明 PBPV 方法简单、安全、并发症少，中长期疗效确切，是国内外公认的治疗 PS 的首选方法[30,31]。扩张装置为球囊，通常选用聚乙烯球囊或 Inoue 球囊，前者多适用于 10 岁以下儿童，后者多适用于大龄儿童及成人；长度为 20 mm 的适用于婴儿，30 mm 的可适用于除婴儿以外的所有儿童。成功的关键是正确测量瓣环直径，过去一般主张球囊直径/瓣环直径为 1.2～1.4，目前一般控制在 1.2～1.3 之间。Rao[32] 等研究表明，比值在 1.2～1.25 之间同样可以取得较好的效果。瓣膜狭窄严重者选择的球囊直径/瓣环直径比值可偏小；瓣膜发育不良型肺动脉瓣狭窄者选择的球囊直径/瓣环直径比值可偏大。另外，用在瓣环较大、病情较严重的病例，可先用一根较小球囊扩张狭窄瓣口，再按球囊直径/瓣环直径比值行双球囊扩张，由于双球囊扩张时，球囊间留有空隙，右心室流出道未完全受阻，可减轻 PBPV 时血流动力学影响，并减少血管损伤。扩张球囊从单球囊发展到并列双球囊以及 2 囊或 3 囊导管，使得血流阻断及血管损伤的不良反应减少。

2. 经皮肺动脉瓣置入术（percutaneous pulmonary valve implantation, PPVI） Bonhoeffer 等于 2000[33] 年成功施行首例 PPVI。目前比较成熟的 PPVI 器械系统有两种：Medtronic 公司的 Melody 瓣膜和 Edwards 公司的 SAPIEN 瓣膜，均属于球囊扩张介入瓣膜。Melody 装置在铂-铱球囊扩张式合金支架上缝制有三叶式牛颈静脉瓣膜。这两种瓣膜支架适用于 RVOT -肺动脉瓣环内径在 16～22 mm 的患者，对于内径大于 22 mm 者，上述瓣膜支架并不能适用。在早期，曾有学者对数例 RVOT 扩张患者置入 Melody 瓣膜支架，结果支架脱落发生率很高[34]。Schievano[35] 等设计沙漏状的镍钛合金瓣膜支架，并用于 1 例 RVOT 内径 35 mm 的患者，成功实施 PPVI 术。2013 年 5 月，复旦大学附属中山医院心内科率先在国内成功实施 2 例 PPVI 术，采用的是杭州启明公司研发的 Venus P 瓣膜支架，此型支架为镍钛合金自膨式瓣膜支架，呈双喇叭状，其上缝有三叶猪心包制成的瓣膜。并指出 Venus P 瓣膜支架

术操作简单、经济，肺动脉瓣环适用范围为 16～27 mm[36]。

（二）主动脉瓣

1. 经皮球囊主动脉瓣成形术（percutaneous balloon aortic valvuloplasty, PBAV） 1984 年，Lababidi 等首先报道应用 PBAV 成功治疗先天性或后天性主动脉瓣狭窄。PBAV 和外科瓣膜切开术均为姑息疗法，不少病例最终仍需根治手术[45]。通常选择球囊直径/瓣环直径比值 0.8～1.0，以不引起明显瓣膜反流为度。一般应用单球囊，必要时可用双球囊扩张。PBAV 技术上区别于 PBPV，并发症也远较 PBPV 更多且更严重，治疗效果有限，因此广泛开展受到一定限制。近年来，部分学者报道 PBAV 术后的早期效果较理想，成功率可达 80%～90%，与手术有关的病死率可控制在 4%～9%[38-40]。

2. 经皮导管主动脉瓣置入术（transcatheter aortic valve implantation, TAVI） 2002 年，Cribier[41] 等完成首例 TAVI，为主动脉瓣狭窄的治疗开创了新的介入治疗方法。2010 年 Leon[42] 等的研究结果表明，对于不能手术的主动脉瓣狭窄患者，TAVI 组病例的 1 年病死率及复合观察终点比例较常规治疗组均降低。2011 年 Smith[43] 等比较了 TAVI 与主动脉瓣替换术在高风险患者的疗效，30 d 病死率 TAVI 组为 3.4%，外科手术组为 6.5%（$P=0.07$）；1 年病死率分别为 24.2% 和 26.8%，无明显差别；脑卒中外周血管并发症则 TAVI 组明显高于外科手术组。TAVI 是应用装置将人工瓣膜送至主动脉瓣位置，在不去除原有瓣膜的同时，将人工瓣膜锚定在原有瓣膜的位置，取代原有瓣膜，而原有瓣膜将机化。近年来，随着瓣膜及支架系统的改进，经皮瓣膜支架已发展到第三代。第一代为聚氨酯瓣膜，第二代为牛心包瓣膜，第三代为 Edwards 生物瓣膜（Edwards Life sciences, Irvine, California），是一种球囊扩张式支架。第一个被用于人身上的带瓣膜支架是牛心包瓣膜不锈钢支架，改进后的 Cribier-Edwards 为马心包瓣膜不锈钢支架[41]。在 2007 年率先获得了欧洲 CE（Conformité Européenne）标准认证的 Edwards Sapien 瓣膜为牛心包瓣膜不锈钢支架，

经过首个多中心随机试验 PARTNER[44] 的验证，这种瓣膜于 2011 年 12 月成功获得美国 FDA 批准，用于不能进行外科手术的患者[45]。2009 年 10 月后出现的 Edwards SapienXT 为抗钙化处理后的牛心包瓣膜[46]。Medtronic Corevalve 生物瓣膜（Medtronic, Inc, Minneapolis, MN）是一种带有可自膨式支架的瓣膜。现在的 Corevalve Revalving TM system G3 是由猪的心包制成的 3 个瓣叶的生物瓣膜，支架由镍和钛的非磁性合金制成。置入 Corevalve 瓣膜的患者更容易发生房室传导阻滞，需要安装新的永久性起搏器的概率要比用 Edwards 瓣膜的患者高，可能原因是前者需要放置的位置较低，更容易压迫到房室结或 His 束[47]。最近 JenaValve[48] 和 ACURATETA[49] 两种经心尖途径的瓣膜获得了欧洲 CE 认证。前者在扩张过程中不需要快速心室刺激，可以重新放置或者取出；后者可以减少瓣膜旁反流，减少房室传导阻滞的发生。另外 Medtronic 公司的 Engager 顺行途径瓣膜、可重置和取出的瓣膜 SadraLotus DFM 和 Portico 正在进行临床试验；Edwards 公司的可重置和取出的 Sapien Ⅲ 瓣膜最近进行了首例人体内试验[58]。

（三）二尖瓣

1. 经皮二尖瓣球囊成形术　经皮二尖瓣球囊成形术（percutaneous mitral balloon valvuloplasty，PMBV）系通过机械扩张作用，使二尖瓣黏连的交界部分离，使狭窄的瓣口面积扩大，从而解除机械梗阻，改善患者血流动力学状态。1984 年，Inoue 首次公开报道采用 PMBV 治疗一组二尖瓣狭窄（MS）病例。1985 年，Lock 等采用聚乙烯单球囊法获得成功。1986 年，Zaibag 等报道双球囊法的成功应用，同年，Babic 报道经动脉逆行插管非房间隔穿刺法获得成功。1997 年，Cribier 等采用金属机械扩张器扩张 MS 获得成功。自 Inoue 等完成首例 PMBV 以来，因其良好的安全性、有效性、即时、短期、中长期治疗效果好的优势，逐渐取代外科闭式或直视式二尖瓣分离术，成为 MS 的主要治疗措施之一。早期应用的双球囊技术因并发症较多，应用逐渐减少。金属扩张器因可反复使用，降低治疗费用而受到欢迎，

但操作要求较高，目前应用还较少。Inoue 球囊是目前应用最广泛的 PMBV 技术，Inoue 球囊技术操作简易，透视时间短，球囊易定位，调整球囊大小简便，且并发症较少，适用于不同体型、年龄的患者，但价格昂贵[51,52]。目前研究表明此 3 种技术在改善血流动力学及长期预后方面无明显差异[53,54]。

2. 二尖瓣关闭不全成形术　二尖瓣关闭不全是一种常见的心脏瓣膜疾病，外科手术是传统的治疗方法。近十几年来，人们相继研发出一系列经皮介入治疗方法，按技术原理可以分为以下几类：

（1）经皮二尖瓣缘对缘修复术，包括数项技术，但由于技术上或者装置上缺陷，最终只有 MitraClip（EvalveInc, California）用于临床。MitralClip 为表面覆以聚酯的钴铬合金，宽约 4 mm，有两个夹臂，中间跨度约 2 cm 夹子，内侧有 U 形齿状结构，有助于关闭夹子捕获瓣叶时的稳定性。MitraClip 技术是用夹合器夹住二尖瓣前后叶的中部，使二尖瓣在收缩期由大的单孔变成小的双孔，从而减少二尖瓣反流（MR）。EVEREST（endovascular valve edge-to-edge repair study）研究表明，尽管经皮二尖瓣夹子修复减轻 MR 的疗效不如外科手术，然而与外科手术比较，可显著减少术后 30 d 重要不良事件的发生率，并可持续改善临床症状和生活质量[55]。

（2）经皮二尖瓣环成形术，包括直接瓣环成形术及间接瓣环成形术。间接二尖瓣环成形术将冠状静脉窦作为置入途径，此操作简便，是目前研究最多的经皮二尖瓣环成形术，其局限性主要在于冠状静脉窦二尖瓣瓣环和冠状动脉回旋支之间的解剖关系的变异性。目前研发的器械主要有 Cardiac Dimensions 公司（Washington Kirkland）的 Carillon 系统、Edwards Life sciences 公司（California Irvine）的 Monarc 系统和 Viacor 公司（Massachusetts Wilmington）的 PTMA 系统[56]。经皮直接二尖瓣环成形术相对于经冠状静脉窦途径，直接抵达二尖瓣环途径更具挑战性。可能较间接二尖瓣环成形术具有更好的减少 MR 的效果，同时避免了金属劳损可能引起的置入物断裂，

避免了压迫冠状动脉回旋支引起心肌缺血。但此项技术操作复杂精细,高度依赖于高清晰的实时立体的影像信息。目前研发的器械主要有 Mitralign 公司(Massachusetts Tewksbury)的 Mitralign 系统和 Guided Delivery Systems 公司(California Santa Clara)的 Guided Delivery 系统[69]。

(3)经皮二尖瓣人工腱索的置入是将人工腱索经心尖途径或穿刺房间隔途径送入左心室,通过调节腱索长度改善 MR 程度,适用于退行性 MR 患者。目前在研究中的器械包括经心尖途径的 MitraFlex 装置和 NeoChord 装置(Neochord, Inc., Minnetonka, Minnesota)及经心尖-穿刺房间隔途径联合的 Babic 装置[56]。这些装置可能引起残余 MR、二尖瓣活动受限或者心室内血栓,此外,操作难度也较大。

(4)心室瓣环重构术主要目的在于达到更完全、更长久地改善 MR 和左心室重构的作用。iCoapsys 二尖瓣修复系统(Myocor 公司, Minnesota Maple Grove)包括左心室前壁和后壁的衬垫以及侧壁导流板,三者通过一根可伸缩的绳索相连接[56]。动物实验显示该装置的置入可以明显减少 MR 的程度,但该技术单独应用有一定局限性且风险大,尚需更多的临床试验及资料评估其安全性、可行性及有效性。

三、经皮穿刺血管成形术

主要用于先天性主动脉缩窄(CoA),1979 年首次报道主动脉缩窄进行经皮球囊血管成形术获得成功,此后 Lock 等将该技术应用于临床。Rao 等报道 67 例原发性 CoA 的新生儿、婴儿和儿童的经导管球囊扩张治疗,术后即刻压差从 46 ± 17 mmHg 降到 11 ± 9 mmHg,没有患者需要再次即刻手术干预。在近 9 年的随访过程中,有 15 例患儿(25%)发生再狭窄,动脉瘤的发生率为 5%,完全或部分股动脉闭塞约为 8%。结果显示,经导管球囊成形术治疗主动脉缩窄,可达到适当的疗效,再狭窄后的再扩张也是可行的,是小儿主动脉缩窄的一种可供选择替代外科手术的治疗方法。1969 年,Dotter 首次提出支架的概念,20 世纪 80 年代在设计和技术上得到发展。近年来也有将支架用于 CoA 的相关报道,尽管支架有比常规的球囊血管成形术明确的优点,但仍有一些问题有待解决,如释放鞘大、支架纵向僵硬、血栓形成、心内膜增殖、儿童生长与支架大小问题等[57-60]。对于大龄儿童采用经皮穿刺覆膜支架置入术具有创伤小、效果好、住院时间短等优势;而对于低龄小儿患者,目前仍选择球囊扩张术,一般球囊直径相当于缩窄部直径 2.5~4 倍,不超过缩窄部上、下主动脉直径的 110%,太大可造成局部动脉瘤。根据需要可选择单或双球囊进行扩张,球囊长度通常为 3~4 cm。

四、治疗性造口术

1966 年 Rashkind 等首先应用头端带有球囊的特种导管进行球囊房间隔造口术(BAS)姑息治疗完全性大动脉转位和左心发育不良综合征等重症先心病婴儿,达到缓解发绀及改善异常血流动力学的目的。BAS 时可有一过性心律失常,偶见左心房、肺静脉、右心房及下腔静脉撕裂等引起的心包填塞;房室瓣损伤可早期出现瓣膜反流而引起心功能不全;偶有球囊破裂或扩张的球囊不能回缩。1978 年,Park 发明微型刀房间隔切开术。90 年代,Webber 又开展了房间隔球囊扩张造口术。近年来房间隔自膨胀支架、球囊扩张支架等应用,使心房交通治疗进一步发展,既是内、外科镶嵌治疗先心病的主要方法,也可作为复杂先心病年长儿的姑息治疗方法[61]。

五、栓塞术

主要针对肺动-静脉瘘、主动脉-肺动脉间较粗的侧支循环、冠状动脉瘘(coronary artery fistula,CAF)等。以 CAF 为例,目前临床经导管堵闭 CAF 的材料主要有 cook 弹簧圈、Amplatzer PDA 堵闭器、plug 异常血管堵闭器和对称型膜周部 VSD 堵闭器等[62-64]。弹簧圈主要用于较小的 CAF,优点是输送导管管径较小,对血管损伤小,操作相对简单;缺点是对粗大的 CAF 堵闭不完全或不可靠。目前较常使用的是电解脱式弹簧圈(guglielmi detachable coil,GDC),使用 GDC 相对其他封堵材料有可控性好、安全、经济等优点，并且便于移位时再次放置和取出[65]。Amplatzer PDA 堵闭器、plug 异常血管堵闭器和对称型膜周部 VSD 堵闭器主要用于较粗大的 CAF，优点是可控性好，可根据瘘口形态选择 PDA 或 VSD 堵闭器，选用堵闭器的直径应大于瘘管最狭窄处120%以上。

六、展望

我国先心病介入治疗器械自 20 世纪 70 年代由国外引入，但高昂的费用影响了其临床推广。2000 年国产器械的研制成功，促进了我国先心病介入治疗的发展，介入治疗的数量迅速增长，介入治疗的病种、适应证范围及操作技术也有很大突破。此后我国自行设计、研发的介入器材质量不断提高，生物相容性也越来越好，具有与进口器材同样的疗效而价格低廉，极大促进了我国先心病介入治疗技术的发展及全国范围内的广泛应用。随着材料科学、工程学的不断发展，先心病治疗的手段也得到迅速发展，介入装置由简单粗糙到复杂精细，介入操作带来的损伤更小、并发症更少，治疗效果显著提高。传统的介入材料多为镍钛合金材料制成，虽然具有良好的治疗效果，但仍是一种异物存在于人体内。为了减轻置入物对人体造成的影响，介入装置材料的发展趋势为在达到治疗效果后能最大限度地减少遗留在人体内。一些新型的陶瓷材料、可降解高分子材料正在探索、研制当中，将来有可能应用于临床以替代传统的镍钛合金。

参 考 文 献

1. Abid D, Rekik N, Mallek S, et al. Percutaneous closure of Ostium secundum atrial septal defect using amplatzer occlusion deviceJ. Tunis Med, 2013, 91 (7): 453-457.

2. Chantepie A, Lefort B, Soule N, et al. Atrioventricular block after transcatheter atrial septal defect closure using the Amplatzer septal occluder(R)J. Arch Pediatr, 2013, 20(12): 1333-1336.

3. Al Akhfash AA, Al-Mesned A, Fayadh MA. Amplatzer septal occluder and atrioventricular block: A case report and literature reviewJ. J Saudi Heart Assoc, 2013, 25(2): 91-94.

4. Kretschmar O, Sglimbea A, Corti R, et al. Shunt reduction with a fenestrated Amplatzer deviceJ. Catheter Cardiovasc Interv, 2010, 76(4): 564-571.

5. Szkutnik M, Kusa J, Bialkowski J. The use of two Amplatzer "Cribriform" Septal Occluders to close multiple postinfarction ventricular septal defectsJ. Tex Heart Inst J, 2008, 35(3): 362-364.

6. Numan M, El Sisi A, Tofeig M, et al. Cribriform amplatzer device closure of fenestrated atrial septal defects: feasibility and technical aspectsJ. Pediatr Cardiol, 2008, 29(3): 530-535.

7. Ammar RI, Hegazy RA. Transcatheter closure of secundum ASD using Occlutech Figulla-N device in symptomatic children younger than 2 years of ageJ, 2013, 1557-2501.

8. Krizanic F, Sievert H, Pfeiffer D, et al. Clinical evaluation of a novel occluder device (Occlutech) for percutaneous transcatheter closure of patent foramen ovale (PFO)J. Clin Res Cardiol, 2008, 97(12): 872-877.

9. Kretschmar O, Sglimbea A, Daehnert I, et al. Interventional closure of atrial septal defects with the Solysafe Septal Occluder — preliminary results in childrenJ. Int J Cardiol, 2010, 143(3): 373-377.

10. Gielen S, Riede FT, Schuler G, et al. Wire fractures in Solysafe septal occluders: a single center experienceJ. Catheter Cardiovasc Interv, 2012, 79 (7): 1161-1168.

11. Zahn EM, Wilson N, Cutright W, et al. Development and testing of the Helex septal occluder, a new expanded polytetrafluoroethylene atrial septal defect occlusion systemJ. Circulation, 2001, 104(6): 711-716.

12. Hill KD, Lodge AJ, Forsha D, et al. A strategy for atrial septal defect closure in small children that eliminates long-term wall erosion riskJ. Catheter Cardiovasc Interv, 2013, 81(4): 654-659.

13. Walters DL, Boga T, Burstow D, et al. Percutaneous ASD closure in a large Australian series: short- and long-term outcomesJ. Heart Lung Circ, 2012, 21 (9): 572-575.

14. Mehta S, Hill JA, Qureshi AM, et al. Helex device closure of multiple atrial septal defectsJ. Catheter Cardiovasc Interv. 2013.

15. Hoehn R, Hesse C, Ince H, et al. First experience with the BioSTAR-device for various applications in

pediatric patients with congenital heart diseaseJ. Catheter Cardiovasc Interv，2010，75(1)：72－77.

16. Baspinar O，Kervancioglu M Fau－Kilinc M，Kilinc M Fau－Irdem A，et al. Bioabsorbable atrial septal occluder for percutaneous closure of atrial septal defect in childrenJ，2012，1526－6702.

17. Koneti NR，Verma S，Bakhru S，et al. Transcatheter trans-septal antegrade closure of muscular ventricular septal defects in young childrenJ. Catheter Cardiovasc Interv，2013，82(4)：E500－506.

18. Zartner P，Christians C，Stelter JC，et al. Transvascular closure of single and multiple muscular ventricular septal defects in neonates and infants ＜ 20 kgJ. Catheter Cardiovasc Interv，2014，83(4)：564－570.

19. Hijazi ZM，Hakim F，Haweleh AA，et al. Catheter closure of perimembranous ventricular septal defects using the new Amplatzer membranous VSD occluder：initial clinical experienceJ. Catheter Cardiovasc Interv，2002，56(4)：508－515.

20. Fu YC，Bass J，Amin Z，et al. Transcatheter closure of perimembranous ventricular septal defects using the new Amplatzer membranous VSD occluder：results of the U.S. phase I trialJ. J Am Coll Cardiol，2006，47(2)：319－325.

21. Thanopoulos BD，Karanassios E Fau－Tsaousis G，Tsaousis G Fau－Papadopoulos GS，et al. Catheter closure of congenital/acquired muscular VSDs and perimembranous VSDs using the Amplatzer devicesJ. 2003.

22. Bass JL，Gruenstein D. Transcatheter closure of the perimembranous ventricular septal defect-preclinical trial of a new amplatzer deviceJ. Catheterization and Cardiovascular Interventions，2012，79（7）：1153－1160.

23. Tzikas A，Ibrahim R，Velasco-Sanchez D，et al. Transcatheter closure of perimembranous ventricular septal defect with the Amplatzer（R）membranous VSD occluder 2：initial world experience and one-year follow-upJ. Catheter Cardiovasc Interv，2014，83(4)：571－580.

24. Ramakrishnan s，Saxena A，Chondhary SK. Residual VSD closure with an ADO Ⅱ device in an infant. Congenit Heart Dis，2011,6：60－63.

25. Ghasemi A，Pandya S，Reddy SV，et al. Transcatheter closure of patent ductus arteriosus-What is the best device？. Catheter Cardiovasc Interv，2010，76(5)：687－695.

26. Celiker A，Aypar E，Karagoz T，et al. Transcatheter closure of patent ductus arteriosus with

Nit-Occlud coilsJ. Catheter Cardiovasc Interv，2005，65(4)：569－576.

27. Freudenthal FP，Heath A，Villanueva J，et al. Chronic hypobaric hypoxia，patent arterial duct and a new interventional technique to close itJ. Cardiol Young，2012，22(2)：128－135.

28. Bruckheimer E，Godfrey M，Dagan T，et al. The Amplatzer duct occluder Ⅱ additional sizes device for transcatheter PDA closure：Initial experienceJ. Catheter Cardiovasc Interv，2014.

29. 游晓华,王可,陈少萍等.新型单铆双盘状封堵器治疗动脉导管未闭的安全性和疗效观察J.介入放射学杂志,2013,(01)：12－14.

30. Behjati-Ardakani M，Forouzannia SK，Abdollahi MH，et al. Immediate，short，intermediate and long-term results of balloon valvuloplasty in congenital pulmonary valve stenosisJ. Acta Med Iran，2013，51(5)：324－328.

31. Merino-Ingelmo R，Santos-de Soto J，Coserria-Sanchez F，et al. Long-term Results of Percutaneous Balloon Valvuloplasty in Pulmonary Valve Stenosis in the Pediatric Population. LID－S0300－8932（13）00500－9 pii LID－10.1016/j.recesp.2013.08.020 doiJ，2014，1579－2242.

32. Rao PS. Percutaneous balloon pulmonary valvuloplasty：state of the artJ. Catheter Cardiovasc Interv，2007，69(5)：747－763.

33. Bonhoeffer P，Boudjemline Y，Saliba Z，et al. Percutaneous replacement of pulmonary valve in a right-ventricle to pulmonary-artery prosthetic conduit with valve dysfunctionJ. Lancet，2000，356(9239)：1403－1405.

34. Lurz P，Coats L，Khambadkone S，et al. Percutaneous pulmonary valve implantation：impact of evolving technology and learning curve on clinical outcomeJ. Circulation，2008，117(15)：1964－1972.

35. Schievano S，Taylor AM，Capelli C，et al. First-in-man implantation of a novel percutaneous valve：a new approach to medical device developmentJ. EuroIntervention，2010，5(6)：745－750.

36. 周达新,潘文志,管丽华等.经皮肺动脉瓣置入二例报道.中国介入心脏病学杂志,2013(05)：332－334.

37. Olasinska-Wisniewska A，Trojnarska O，Grygier M，et al. Percutaneous balloon aortic valvuloplasty in different age groupsJ. Postepy Kardiol Interwencyjnej，2013，9(1)：61－67.

38. Balmer C，Beghetti M，Fasnacht M，et al. Balloon aortic valvoplasty in paediatric patients：progressive aortic regurgitation is commonJ. Heart，2004，90(1)：77－81.

39. Petit CJ，Ing FF，Mattamal R，et al. Diminished left ventricular function is associated with poor mid-term outcomes in neonates after balloon aortic valvuloplastyJ. Catheter Cardiovasc Interv，2012，80（7）：1190-1199.

40. Ewert P，Bertram H，Breuer J，et al. Balloon valvuloplasty in the treatment of congenital aortic valve stenosis — a retrospective multicenter survey of more than 1,000 patientsJ. Int J Cardiol，2011，149（2）：182-185.

41. Cribier A，Eltchaninoff H，Bash A，et al. Percutaneous transcatheter implantation of an aortic valve prosthesis for calcific aortic stenosis：first human case descriptionJ. Circulation，2002，106（24）：3006-3008.

42. Leon MB，Smith CR，Mack M，et al. Transcatheter aortic-valve implantation for aortic stenosis in patients who cannot undergo surgeryJ. N Engl J Med，2010，363(17)：1597-1607.

43. Smith CR，Leon MB，Mack MJ，et al. Transcatheter versus surgical aortic-valve replacement in high-risk patientsJ. N Engl J Med，2011，364（23）：2187-2198.

44. Reynolds MR，Magnuson EA，Lei Y，et al. Cost-effectiveness of transcatheter aortic valve replacement compared with surgical aortic valve replacement in high-risk patients with severe aortic stenosis：results of the PARTNER（Placement of Aortic Transcatheter Valves）trial（Cohort A）J. J Am Coll Cardiol，2012，60(25)：2683-2692.

45. Ramlawi B，Anaya-Ayala JE，Reardon MJ. Transcatheter aortic valve replacement（TAVR）：access planning and strategiesJ. Methodist Debakey Cardiovasc J，2012，8(2)：22-25.

46. Freeman M，Webb JG. Edwards SAPIEN and Edwards SAPIEN XT transcatheter heart valves for the treatment of severe aortic stenosisJ. Expert Rev Med Devices，2012，9(6)：563-569.

47. Bates MG，Matthews IG，Fazal IA，et al. Postoperative permanent pacemaker implantation in patients undergoing trans-catheter aortic valve implantation：what is the incidence and are there any predicting factors? J. Interact Cardiovasc Thorac Surg，2011，12(2)：243-253.

48. Treede H，Rastan A，Ferrari M，et al. JenaValveJ. EuroIntervention，2012，8 Suppl Q：Q88-93.

57. Kempfert J，Mollmann H，Walther T. Symetis ACURATE TA valveJ. EuroIntervention，2012，8 Suppl Q：Q102-109.

49. Bourantas CV，Farooq V，Onuma Y，et al.

Transcatheter aortic valve implantation：new developments and upcoming clinical trialsJ. EuroIntervention，2012，8(5)：617-627.

50. Ozkan H，Bozat T，Ari H，et al. Should an Inoue balloon larger than suggested by guidelines be used for percutaneous balloon mitral valvuloplasty? J. J Heart Valve Dis，2013，22(5)：660-664.

51. Tandar A，Badger R，Whisenant BK. Mitral valvuloplasty with the Inoue balloon tracked over an arteriovenous wireJ. Catheter Cardiovasc Interv，2012，80(6)：987-990.

52. Bouleti C，Iung B，Himbert D，et al. Long-term efficacy of percutaneous mitral commissurotomy for restenosis after previous mitral commissurotomyJ. Heart，2013，99(18)：1336-1341.

53. Sharieff S，Aamir K，Sharieff W，et al. Comparison of Inoue balloon，metallic commissurotome and multi-track double-balloon valvuloplasty in the treatment of rheumatic mitral stenosisJ. J Invasive Cardiol，2008，20(10)：521-525.

54. George JC，Varghese V，Dangas G，et al. Percutaneous mitral valve repair：lessons from the EVEREST Ⅱ（Endovascular Valve Edge-to-Edge REpair Study）and beyondJ. JACC Cardiovasc Interv，2011，4(7)：825-827.

55. Chiam PT，Ruiz CE. Percutaneous transcatheter mitral valve repair：a classification of the technologyJ. JACC Cardiovasc Interv，2011，4(1)：1-13.

56. Yazici HU，Ulus T，Temel K，et al. Percutaneous treatment of totally occluded the coarctation of the aorta with angioplasty and stentingJ. Eur Rev Med Pharmacol Sci，2012，16(1)：96-99.

57. Dancea A，Justino H，Martucci G. Catheter intervention for congenital heart disease at risk of circulatory failureJ. Can J Cardiol，2013，29（7）：786-795.

58. Lee ML. Cutting balloon angioplasty for in-stent restenosis of the aortic coarctation in a young boy presenting with systemic hypertension of the upper extremitiesJ. Acta Cardiol，2013，68(6)：639-641.

59. Molaei A，Merajie M，Mortezaeian H，et al. Complications of Aortic Stenting in Patients below 20 Years Old：Immediate and Intermediate Follow-UpJ. J Tehran Heart Cent，2011，6(4)：202-205.

60. Danon S，Levi DS，Alejos JC，et al. Reliable atrial septostomy by stenting of the atrial septumJ. Catheter Cardiovasc Interv，2005，66(3)：408-413.

61. Jama A，Barsoum M，Bjarnason H，et al. Percutaneous Closure of Congenital Coronary Artery

FistulaeJ. JACC: Cardiovascular Interventions，2011，4(7)：814‐821.

62. De Santis A，Cifarelli A，Violini R. Transcatheter closure of coronary artery fistula using the new Amplatzer vascular plug and a telescoping catheter techniqueJ. J Cardiovasc Med（Hagerstown），2010，11(8)：605‐609.

63. Xu L，Xu ZY，Jiang SL，et al. Transcatheter closure of coronary artery fistula in childrenJ. Chin Med J（Engl），2010，123(7)：822‐826.

64. Munawar M，Siswanto BB，Harimurti GM，et al. Transcatheter closure of coronary artery fistula using Guglielmi detachable coilJ. J Geriatr Cardiol，2012，9(1)：11‐16.

第二十章　室间隔缺损介入治疗的进展

>>>>>>　张智伟

室间隔缺损（VSD）是最常见的先天性心脏病（除外主动脉瓣二叶畸形），占所有先天性心脏病的 20%～57%。多数 VSD 为单纯性，约 40% VSD 合并其他先天性心血管畸形。单纯性 VSD 的发病率为活产婴儿的 1.5%。欧美人种以肌部 VSD 为主，亚洲人种以膜周部 VSD 主。报道的 VSD 发病率差异与检查方法和被检查的人群组成有关。VSD 的自然闭合也会影响 VSD 的检出率。在无症状的新生儿中应用超声心动图检查发现肌部 VSD 占 5%。近年来，经过国内学者的艰苦探索和不懈努力，在 VSD 的介入治疗方面取得了非凡的成绩。

一、对 VSD 分类的新认识

（一）解剖分类

Jacobs 等介绍先心病命名委员会意见将心室间隔缺损分为 4 个基本类型：Ⅰ型：动脉下型、Ⅱ型：膜周部型、Ⅲ型：房室通道型、Ⅳ型：肌部型。Kirklin 根据缺损的位置将室间隔缺损分为 5 型：Ⅰ型：室上嵴上方缺损、Ⅱ型：室上嵴下方缺损、Ⅲ型：隔瓣后缺损、Ⅳ型：肌部缺损、Ⅴ型：室间隔完全缺如（单心室）。目前常用的室间隔缺损分型为：

漏斗型：	干下型	缺损上缘无肌肉组织，由部分肺动脉瓣环与主动脉瓣环构成
	嵴内型	缺损四周均为肌性组织，在漏斗部与三尖瓣环之间有肌肉相隔
膜部：	单独膜部	仅限于膜部室间隔的小缺损，四周为纤维组织
膜周部：	嵴下型	缺损累及膜部和一部分室上嵴，位于圆锥乳头肌之前
	隔瓣下型	缺损累及膜部和一部分窦部，位于圆锥乳头肌之后
	心内膜垫型	室间隔窦部巨大缺损
肌部：		包括窦部和小梁部之缺损，缺损的四周均为肌性组织

（二）左心室造影的分类

以往对膜部 VSD 造影的介入解剖的研究较少。在实践中我们观察到对于膜部 VSD，X 线造影能够准确判断 VSD 的部位和实际大小，且优于超声心动图。左心室造影膜部 VSD 的形态大致可分为囊袋型（膜部瘤型）、漏斗型、窗型和管型 4 种类型。不同类型 VSD 封堵器的选择和治疗的难易程度常有不同。其中漏斗型、窗型和管型形态与动脉导管未闭的造影影像相似。嵴上型 VSD 距离主动脉瓣很近，常需要较膜部 VSD 造影采用更大角度的左侧投照体位观察时才较为清楚，造影剂自主动脉右冠窦下方直接喷入肺动脉瓣下区，肺动脉主干迅速显影。

（三）超声心动图的分类

通过超声心动图心尖五腔心切面可测量 VSD 边缘距主动脉瓣的距离，主动脉短轴切面可初步判断膜周部 VSD 的位置和大小，6～9 点位置为隔瓣后型，9～11 点为膜部室间隔缺损，12～1 点为嵴上型室间隔缺损。二尖瓣短轴切面可观察肌部室间隔缺损的位置，12～1 点位置为室间隔缺损前部 VSD，9～12 点为中部 VSD，7～9 点为流入道 VSD。

二、各种室间隔缺损封堵器

1. 对称型膜周部室间隔缺损封堵器　由直径 0.1 mm 的高弹性镍钛合金丝编织盘状结构，两盘之间连接部分呈圆柱形，长 2 mm，盘片和圆柱部分中都缝有聚酯片，圆柱形腰部直径在 4～24 mm，左、右心室面盘片直径比圆柱部分大 4 mm。封堵器的两端由 316L 不锈钢圈固定，其中一端有与推送杆相匹配的螺纹（图 20-1）。用于心肌梗死后室间隔穿孔的封堵器长度为 10 mm。

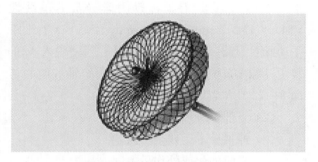

图 20-1　膜部对称型封堵器

2. 偏心型封堵器　左、右盘直径相等，以先健科技产品为例，型号大小在 4～24 mm，在靠近主动脉侧的边缘较对侧的盘片小，边缘为 0～0.5 mm，与其相对的边缘为 5.5～6 mm，右心室侧的盘面比腰部直径大 2 mm（图 20-2）。封堵器设计的优点是减少对主动脉瓣膜的损伤。

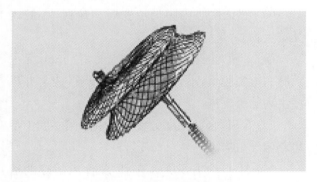

图 20-2　膜部偏心型封堵器

3. 小腰大边封堵器　左盘直径大于右盘直径，以先健科技产品为例，型号大小（腰部直径）在 4～24 mm，左盘直径大于腰部直径约 8 mm（图 20-3），适用于封堵膜周部室间隔缺损较大膜部瘤体形成。

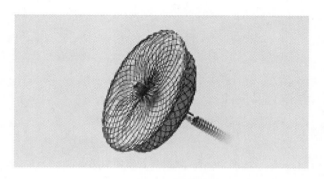

图 20-3　小腰大边封堵器

4. 肌部室间隔缺损封堵器　型号大小（腰部直径）在 4～24 mm，封堵器的圆柱长度为 7 mm，左盘直径等于右盘直径，左、右盘直径比圆柱直径大 6 mm（图 20-4）。

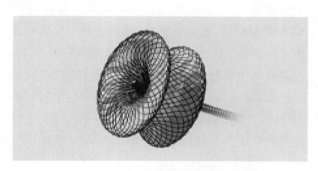

图 20-4　肌部室间隔缺损封堵器

5. 动脉导管未闭封堵器　国内目前较多医院成功使用动脉导管未闭封堵器（图 20-5）封堵室间隔缺损，依据是有些室间隔缺损解剖形态类似动脉导管未闭，膜部室间隔缺损上缘距主动脉瓣距离如大于 3 mm，动脉导管未闭封堵器置入后一般不影响主动脉瓣的关闭，封堵器的左心室面呈盘面状，类似铆钉堵住室间隔缺损口，左心室的压力大于右心室，放置后一般不会发生移位。与目前专用的封堵器不同的是长度较长。另外，动脉导管未闭封堵器的右心室端较小，放置后不会产生目前应用的专用室间隔缺损封堵器两侧向心室间隔压迫的力量。因此，发生传导阻滞的机会应低一些。但对于一些大的室间隔缺损，放置动脉导管未闭封堵器后，封堵器腰部较长，可能会造成流出道狭窄或影响三尖瓣功能。因此，从解剖上考虑应用动脉导管未闭封堵器治疗室间隔缺损值得商榷。对于形态特殊的室间隔缺损，最好是根据缺损的形态设计专用的封堵器。

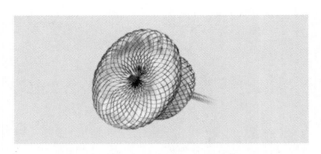

图 20 - 5 动脉导管未闭封堵器

6. 国外封堵器

（1）PDA 封堵器：主要代表 ADO Ⅱ 封堵器，设计柔软，对室间隔挤压力小，应用于较小的膜部瘤样的 VSD，可通过动脉系统释放，无须建立动静脉轨道。主要适用于 VSD＜4 mm，VSD 距离主动脉瓣距离＞3 mm。合适的病例可选择使用 ADO Ⅱ 封堵器，无右心室盘，减少了对三尖瓣和流出道的影响，但 VSD 应距主动脉瓣 3 mm 以上，以避免对主动脉瓣的影响。Koneti 报道 56 例堵闭成功，即刻完全封堵为 78％，随访中完全封堵率为 94％。最小体重 7 kg。广东省人民医院、上海儿童医学中心及其他单位已有应用研究报道。

（2）室间隔缺损封堵

1）第一代 Amplatzer 封堵器：综合国外报道，应用后三度房室传导阻滞的发生率为 3％～31.6％，永久起搏器置入率 0～3.4％。三度房室传导阻滞发生率高，可能与该器械腰部较短、伞盘对室间隔挤压力偏大、偏心型左盘伞下缘较长对传导束可能的挤压有关。出于对房室传导阻滞的担忧，2010 年美国终止了第一代 Amplatzer 膜周 VSD 封堵器的临床实验应用。值得注意的是，2011 年，美国仍然有用肌部 VSD 封堵器及血管塞进行了膜周部 VSD 的介入治疗的研究报道[1-3]。

2）第二代 Amplatzer 封堵器：左盘上边缘较腰部长由 0.5 mm 增加到 1 mm，腰部长度由 1.5 mm 增加到 3 mm，腰部由较硬的内层及较软的外编织层两层组成，以减小对室间隔的压迫力度。

3）对称型封堵器：左盘伞边较腰部共大 6 mm（每侧大 3 mm），腰部长度由 1.5 mm 增加到 3 mm，腰部同样由较硬的内层及较软的外层组成，左盘伞呈边翼稍外展的卵圆形，以增加对室间

隔夹持的稳定性，与第一代封堵器相比，第二代封堵器缩减了 75％ 的纵向压缩力，缩减了 45％ 的对室间隔的夹合力，增加了封堵器封堵的稳定性。2012 年已经有 2 例 VSD 病例 Amplatzer® pmVSD 封堵报道。

三、介入治疗的指征和病例选择

（一）适应证（2011 年室间隔缺损介入治疗中国专家共识[4]）

1. 明确适应证

（1）膜周部 VSD：① 年龄通常≥3 岁；② 体重大于 10 kg；③ 有血流动力学异常的单纯性 VSD，直径＞3 mm，且＜14 mm；④ VSD 上缘距主动脉右冠瓣≥2 mm，无主动脉右冠瓣脱入 VSD 及主动脉瓣反流；⑤ 超声在大血管短轴五腔心切面 9～12 点位置。

（2）肌部 VSD＞3 mm。

（3）外科手术后残余分流。

（4）心肌梗死或外伤后室间隔缺损。

2. 相对适应证

（1）直径小于 3 mm，无明显血流动力学异常。临床上有存在小 VSD 而并发感染性心内膜炎的病例，因此，封堵的目的是避免或减少患者因小 VSD 并发感染性心内膜炎。

（2）嵴内型 VSD，距离肺动脉瓣 2 mm 以上、直径小于 5 mm。

（3）感染性心内膜炎治愈后 3 个月，心腔内无赘生物。

（4）VSD 上缘距主动脉右冠瓣≤2 mm，无主动脉右冠窦脱垂，不合并主动脉瓣反流，或合并轻度主动脉瓣反流。

（5）VSD 合并一度房室传导阻滞或二度Ⅰ型房室传导阻滞。

（6）VSD 合并 PDA，有 PDA 介入治疗的适应证。

（7）伴有膨出瘤的多孔型 VSD，缺损上缘距离主动脉瓣 2 mm 以上，出口相对集中，封堵器的左心室面可完全覆盖全部入口。

（二）禁忌证

（1）感染性心内膜炎，心内有赘生物，或存在

其他感染性疾病。

（2）封堵器安置处有血栓存在，导管插入径路中有静脉血栓形成。

（3）巨大 VSD、缺损解剖位置不良，封堵器放置后可能影响主动脉瓣或房室瓣功能。

（4）重度肺动脉高压伴双向分流，合并出血性疾病和血小板减少。

（5）合并明显的肝肾功能异常。

（6）心功能不全，不能耐受操作。

四、操作方法

（一）术前准备

（1）完善相关术前检查，包括心电图、胸片、经胸或经食管超声心动图。

（2）小儿全麻术前禁食、禁水，合理补液。

（3）向家属或监护人交代病情、治疗经过及并发症的可能性，办理签字手续。

（二）操作步骤

各种室间隔缺损封堵器的安装操作步骤相类似。国外要求全部患者都需气管插管，全身麻醉，常规经食管超声心动图或心内超声心动图监测。国内对于小儿麻醉一般采取静脉麻醉（氯胺酮），10 岁以下儿童选择全麻，大于或等于 10 岁儿童和成人局麻。术中采用经胸超声心动图监测安装效果。

（1）穿刺右侧股静脉，右侧股动脉，肌部室间隔缺损介入治疗时可穿刺颈静脉。静脉推注肝素 100 U/kg，使活化部分凝血酶原时间在 200 秒以上。常规行左、右心导管检查，抽取各心腔血氧标本和测量压力，计算肺血管阻力和 Qp/Qs。

（2）左心室造影：左心室造影取左前斜 45°～60°＋头位 20°～25°，显示室间隔缺损部位、形态及大小。必要时行主动脉瓣上造影，观察有无主动脉窦脱垂及反流。

（3）建立输送通路：采用塑形猪尾巴导管或右冠状动脉造影导管置于左心室流出道，导入 0.032 英寸、长 260 cm 超滑导丝，穿过缺损进入右心室，送至肺动脉或上、下腔静脉，使用圈套器抓出股静脉，建立钢丝轨道，并选择合适输送长鞘从股静脉送入和过室间隔缺损的导管相接（对吻技

术），送至升主动脉后回撤至左心室心尖部，建立好输送通路。

（4）缺损堵闭：沿输送长鞘管送入左心室，释放左房盘，回撤输送系统与右心室侧释放右室盘。此时用透视和超声心动图观察封堵器的位置和形态，用彩色多普勒显示有无残余分流，并观察封堵器形态及有无主动脉瓣及房室瓣反流，并再次左心室造影，观察封堵器有无对周围瓣膜影响及有无残余分流。如果位置满意且无残余分流，可释放封堵器。释放后再次用超声心动图观察封堵器位置和形态及是否影响主动脉瓣和房室瓣。

（三）封堵器大小的选择

封堵器大小的选择参考左心室造影时所示室间隔缺损形态及大小，一般封堵器型号较右室面口（出口）大 1～2 mm，对于膜部瘤形成者，瘤体相对较大且右心室面合并多股分流，则根据封堵器左室盘选择，左室盘大于膜部瘤左心室基底 4 mm 左右。对于缺损距离主动脉窦 2 mm 以上者，选用对称型封堵器，不足 2 mm 者，可选用偏心型封堵器，囊袋型多出口且拟放置封堵器的缺损孔距离主动脉窦 4 mm 以上者选用小腰大边型封堵器。对于膜部缺损窦道较短且左心室基底较大，可选择动脉导管封堵器。对于 3 mm 左右及以下的膜部瘤样室间隔缺损合并主动脉瓣轻度脱垂的患者，可选择 AGA 公司 ADOⅡ动脉导管封堵器，并可通过动脉系统释放，无须建立动静脉轨道，ADOⅡ设计柔软，对室间隔挤压力小。总之，封堵器选择应根据患者具体情况灵活选择，达到最佳堵闭效果。

（四）超声心动图监测

超声心动图在室间隔缺损介入治疗中有重要的作用，对术前选择合适病例进行介入治疗至关重要，术中、术后能配合造影来评估堵闭效果及瓣膜是否受封堵器影响。经胸超声心动图（TTE）评价 VSD 的位置、大小、数目与瓣膜的关系，膜部 VSD 需测量缺损边缘距主动脉瓣距离，VSD 伴有室间隔膜部瘤者，需检测基底部缺损直径、出口数目及大小等。术前筛查必须观察的切面有心尖或胸骨旁五腔心切面、心底短轴切面和左心室长轴切面。在心尖或胸骨旁五腔心切面上重点观察

VSD 距离主动脉瓣的距离和缺损的大小。在主动脉短轴切面上观察缺损的位置和大小。左心室长轴切面观察缺损与主动脉瓣的关系以及是否合并主动脉瓣脱垂。右房室瓣与 VSD 关系通常可选择主动脉短轴切面、心尖或胸骨旁五腔心切面等。在经胸超声心动图显示不清时可行经食管超声心动图（TEE）检查。近心尖部肌部 VSD，一般通过穿刺颈静脉进行操作，还需检查周围解剖结构，有助于封堵器及介入途径的选择。

（五）术后处理及随访

（1）术后置病房监护，心电监测，24 h 内复查超声心动图。国内根据各医院情况，但至少 24 h。

（2）手术后 24 h 肝素化，必要时应用抗生素预防感染。

（3）为预防血栓，术后口服阿司匹林 3～5 mg/(kg·d)，共 6 个月。

（4）术后 24 h、1、3、6 及 12 个月复查心电图和超声心动图及胸片，进一步评估封堵器的位置和堵闭效果。

五、疗效评估

封堵器安置后在 TTE 或 TEE 及左心室造影下观察，封堵器放置位置恰当，无或仅有微至少量分流，无明显主动脉瓣及房室瓣反流或新出现的主动脉瓣和房室瓣反流，心电图提示无严重的传导阻滞为封堵治疗成功。符合绝对适应证条件的膜周部 VSD 基本上可全部获得成功，相对适应证的患者成功率低一点，总体成功率在 95% 以上[5]。根据"第四届先天性心脏病介入治疗沙龙学术研讨会"资料显示，目前我国 VSD 封堵术总体成功率可达 96.45%，严重并发症发生率为 2.61%，病死率为 0.05%。迟发严重并发症包括三度房室传导阻滞、左心室进行性增大及右房室瓣反流等，少数迟发并发症的发生机制尚不十分明确，有待今后进一步探讨。

六、并发症及处理

（一）心律失常

可有室性早搏、室性心动过速、束支传导阻滞及房室传导阻滞，多在改变导丝、导管和输送鞘位

置和方向后消失，不需要特殊处理。加速性室性自主心律多见于嵴内型 VSD，或膜周部 VSD 向肌部延伸的患者，与封堵器刺激心室肌有关。如心室率在 100 次/min 以内，不需要药物治疗。心室颤动较少见，可见于导管或导引导丝刺激心室肌时，术前应避免发生低血钾，一旦发生应立即行电复律。术后完全性左束支传导阻滞是膜周部室间隔缺损封堵术后发生的并发症之一，若药物治疗无效，晚期可引起左心室进行性增大及左心功能不全，一旦发生该并发症，治疗相当棘手。一般多见于 7 岁以下患儿，常采用内科治疗方法，但其效果不佳，国内已有 2 例因心衰死亡。因此患者出现完全性左束支传导阻滞，观察 3～5 d 后如仍是持续性完全性左束支传导阻滞，应考虑外科手术取出[6]。国内曾报道一例术后 8 月后出现迟发性完全性左束支传导阻滞，心室收缩功能减退，术后 13 个月外科手术取出后左束支传导阻滞消失，心室收缩功能恢复正常[7]。根据国内几家医院随访，左束支传导阻滞三度房室传导阻滞和交界性逸搏心律可出现在术后，与封堵器的大小、VSD 部位和术中操作损伤有关[8,9]。交界性逸搏心律可见于合并三度房室传导阻滞时，若心率在 55 次/min 以上，心电图 QRS 在 0.12 秒以内，可静脉滴注甲强龙 2 mg/kg，或注射地塞米松 10 mg/d，共 3～7 d。严密观察，心室率过慢，出现阿斯综合征时，需安置临时心脏起搏器。3 周后如仍未见恢复，需安置永久性起搏器[10]。国外的研究也提示三度房室传导阻滞多发生于术后早期，近年来也有在晚期（几年后）发生三度房室传导阻滞[11]，因此，术后应长期随访观察研究。

（二）封堵器移位或脱落

与封堵器选择偏小，操作不当有关。脱落的封堵器可用圈套器捕获后取出，否则应外科手术取出。

（三）腱索断裂

多出现在建立轨道时由于导引导丝经腱索内通过，此时在左前斜位可见导管走行扭曲，通常应重新建立轨道，强行通过鞘管可引起腱索断裂。如发生腱索断裂，应行外科手术。另外，输送鞘管放置于左心室内，鞘管从腱索间通过，此时送出封

堵器或牵拉,可引起左房室瓣的腱索断裂。

其他并发症尚有心导管术并发症、三尖瓣关闭不全、主动脉瓣反流、残余分流、溶血、急性心肌梗死、心脏及血管穿孔、神经系统并发症、局部血栓形成及周围血管栓塞等。

七、近年来室间隔缺损介入治疗进展及展望

随着经验的积累、技术的进步及器材的改进,室间隔缺损介入治疗发展主要体现在以下几个方面。

(一)室间隔缺损介入治疗的适应证不断拓宽

(1)室间隔缺损上缘距离主动脉瓣右冠瓣<2 mm的室间隔缺损封堵治疗:这类缺损因靠近主动脉瓣,普通的对称型封堵器封堵可造成明显的主动脉瓣反流,针对这一特点,国内已经研制出偏心型甚至零边偏心型封堵器,将偏心边或零边封堵器的一面对准主动脉瓣,这就解决了靠近主动脉瓣的室间隔缺损介入难题[21],部分嵴内型及肺动脉瓣下室间隔缺损的患者大都能成功封堵[12]。封堵器的灵活选择方面可使用动脉导管封堵器及室间隔缺损封堵器。

(2)巨大室间隔缺损伴肺动脉高压患者:近年来研发的降肺动脉高压的靶向药物取得显著进展,目前治疗药物包括3类,主要有内皮素-1受体拮抗剂波生坦(bosentan)、安贝生坦(ambrisentan),磷酸二酯酶-5抑制剂西地那非(Sildenafil)、他达那非、前列环素类似物伊洛前列环素(ilopros万他维)等药物,通过长期口服或雾化治疗后,再行心导管检查,通过肺血管扩张试验区分肺动脉高压是动力型还是阻力型,动力型可行室间隔缺损封堵术。

(3)膜部瘤室间隔缺损介入治疗:膜周部室间隔缺损伴随膜部瘤形成的患者,患儿有膜部室间隔缺损伴发膜部瘤系膜部室间隔缺损的一种伴发畸形,通常伴有多个出口,增加了封堵的难度。通过科技的进步,国产研发的小腰大边型封堵器封堵对称或非对称型室间隔缺损,实现室间隔缺损的个体化介入治疗,大部分膜部瘤型室间隔缺

损可以适合封堵治疗。广东省人民医院心研所利用深圳先健有限公司生产的小腰大边型封堵器治疗取得满意的疗效,成功率99%,且小腰大边封堵器和对称型封堵器对膜部瘤型室间隔缺损各有优点,封堵效果良好[13]。

(4)室间隔缺损外科术后残余的封堵及复杂外科术后室间隔缺损留孔封堵:室间隔缺损外科手术修补术后由于各种原因残余的小缺口,及复杂先天性心脏病外科因各种原因术中室间隔缺损留孔,再次手术创伤大、费用大,可以通过介入治疗。对于伴有严重肺动脉高压的患儿,通过在室间隔补片上预留一缺损口,可防止术后肺动脉高压危象。此类患儿需进行严格的随诊,如在术后随诊过程中患儿血氧饱和度正常、肺动脉压力下降,可通过介入方法行残余室间隔缺损封堵。另外,在肺动脉发育不良的法洛四联症患儿行右心室流出道补片扩大术后,残余室间隔缺损也可以在术后适当的时机予以封堵,减少二次开胸手术的风险。

(5)室间隔缺损合并乏氏窦瘤破裂介入治疗:既往室间隔缺损合并乏氏窦瘤只有外科手术治疗,近年来随着介入治疗的进一步发展经导管主动脉窦瘤破口封堵,术中可以同时封堵室间隔缺损和窦瘤破口。

(6)肌部室间隔缺损封堵:特别经导管介入或镶嵌治疗心尖部肌部室间隔缺损方法已较成熟,广东省人民医院已成功对26例心尖部肌部室间隔缺损患儿实行成功堵闭,现在经导管介入封堵已成常规方法,目前已经有专门的肌部室间隔封堵器封堵。

(7)逐步认识术后传导阻滞损伤发生的规律和处理对策:房室束及其分支行走于膜周部VSD后下缘,距缺损边缘仅2~4 mm,左、右束支甚至可以包裹在缺损边缘的残余纤维组织内。由于术中操作导管导丝机械损伤、封堵器压迫、局部炎性反应等因素,VSD封堵术中、术后可出现不同程度房室传导阻滞(AVB),个别患者甚至发生三度房室传导阻滞并发生阿斯综合征,术前常难以预测。房室传导阻滞及左束支传导阻滞大都发生于膜周部室间隔缺损,以隔瓣后型室间隔缺损为主。

因此术中尽量轻柔操作，避免鞘管、导丝对室间隔缺损的反复刺激、摩擦[14]。术中选择适当封堵器，能不选择大号封堵器尽量不选择，对于使用较大封堵器患儿及术中出现束支阻滞者，术后给予糖皮质激素预防用药3～5 d。如此处理是否能够减少包括高度房室传导阻滞在内的并发症的发生需要进一步的临床观察，特别是严格的循证医学检验。

（二）内外科镶嵌治疗

近年来，随着介入手术的迅猛发展，外科手术面临着巨大的挑战，但部分不适合内科治疗的室间隔缺损的患者到了外科后，又不愿接受外科的大手术治疗。通过内、外科的镶嵌治疗，可以解决大手术的诸多难题，特别适用于小儿肌部室间隔缺损，可以解决小儿血管细小无法穿刺的困难。自1999年Amin教授用小切口开胸，在跳动的心脏表面进行内科介入治疗以后[15]，在国内多家医院对小儿也采取经胸切开行室间隔缺损封堵术，取得较好效果。广东省人民医院2006～2013年对3例肌部室间隔缺损低体重患儿行镶嵌治疗，取得良好疗效。开胸手术及介入手术同时进行，特别是对靠近主动脉瓣和肺动脉瓣的室间隔缺损，可经胸壁穿刺，镶嵌治疗避免了单独外科手术或介入治疗的缺陷[16]。镶嵌治疗切口小，无须体外循环，避免了大面积的心肌切开，出血少，患儿恢复快。对于小年龄、低体重、室间隔缺损大、不适合单独内科介入治疗的患儿，采用镶嵌治疗疗效好。镶嵌介入治疗比经皮穿刺放置偏心型封堵器定位定向更准确，更好地避免封堵器放置偏差导致的主动脉关闭不全。

（三）室间隔缺损封堵器研制不断发展

自2001年镍钛合金膜周部室间隔缺损封堵器应用于临床以来，在短短几年里，这一技术得到迅速推广。我国生产的封堵器因质量稳定，价格低廉，迅速取代进口产品。经过10年的探索，我国已完成室间隔缺损介入治疗的病例数为全球之冠。近年来针对封堵器的不断改进和材料工程的发展，国内专家又研制出新的封堵器。

1. 单铆和无铆封堵器　通过单铆和无铆的设计，使得封堵器表面为平整结构，有可能减少

血栓形成，更容易上皮化。

2. 陶瓷镀膜室间隔缺损封堵器　既往封堵器材料均采用镍钛合金[17]，现在有新型陶瓷镀膜封堵器（先健公司Cera封堵器系列），在之前封堵器所有金属材料（网架、栓头、封头）表面均覆盖有纳米结构的陶瓷涂层（氮化钛 TiN），该涂层可以有效减少镍离子向人体的释放，相当于有涂层的镍钛合金，这种陶瓷膜将大大提高封堵器的耐腐蚀性和生物组织的相容性，腐蚀速度减少近20倍。特别是其采用了高能离子沉积技术，将所需要的元素利用高能注入器械表面，因此和现在的支架涂层有着本质的不同。实验表明置入后血液中最高镍离子浓度减少了2/3，心内膜中镍离子含量减少超过50%[18]。另外，相关研究显示，由于氮化钛（TiN）是生物相容性较好的材料（曾经被用于冠脉支架），因此血栓源性要远低于镍钛本身。根据从生物陶瓷膜封堵器和普通镍钛封堵器的动物实验数据对比得出结论：细胞爬覆生长性能，生物陶瓷膜封堵器要远优于普通镍钛封堵器，从而在促进先心病缺损的修复的同时，显著降低了血栓的风险。此外，生物陶瓷膜封堵器的血小板黏附及溶血率要远低于普通镍钛封堵器。

3. 生物可降解封堵器　封堵器置入人体后，缺损周围组织向内生长并完成内皮化，封堵器其实已完成了桥梁作用，失去了存在的价值，缺损完全被自身组织修复，封堵器此时应无须在体内保留而被机体吸收，这才是最理想的封堵器。目前研究采用生物可吸收材料制成的封堵器除了作为X线定位的金属标志外，封堵器的其余成分最终可在体内被降解成二氧化碳和水排出体外。实验证明该封堵器具有良好的压缩和弹性恢复功能、能通过导管输送、释放和再回收，并具有较好的生物相容性，6个月时封堵器骨架已大部分降解，达到最佳的自体修复缺损的目的。

（四）展望

室间隔缺损的介入封堵治疗，随着新器械和新材料的研制，使室间隔缺损的治疗方式发生了重大的改变。原来以外科修补为主的手术治疗转变成绝大部分可以内科介入治疗。目前陶瓷镀膜封堵器将是最有前途的封堵器，生物可吸收封堵

器可能是未来的研发热点[19,20]。室间隔缺损介入治疗的主要优点是不用开胸手术、痛苦小、效果好、不用输血、住院时间短、并发症及病死率低,值得推广,目前已成为具有适应证患者首选的治疗手段[21]。但是,要达到最佳效果,还有一些问题亟待解决。

（1）建立 VSD 介入治疗指南,规范适应证及操作方法,做到介入治疗规范化。

（2）目前已建立全国 VSD 介入治疗登记制度。根据循证医学法则,开展前瞻性研究,长期随访,使 VSD 介入治疗科学化。

（3）预防并发症,术者严格选用适应证及禁忌证,规范操作程序,仔细研究每一病例,进行个体化治疗。

（4）提高国产器械质量,研发新器械,降低医疗费用,减少术后并发症,使治疗更符合国情。

参 考 文 献

1. Kenny D. Evolution of transcatheter closure of perimembranous ventricular septar defeicts in a single center Catheter cardiovasc interv, 2009, 73（4）: 568 - 575.

2. Daniel Velasco-Sanchez, et al. Transcatheter closure of perimembranous ventricular septal defects: Initial human experience with the Amplatzer Membranous VSD Occluder 2, Catheterization and Cardiovascular Interventions, 2012.

3. Nageswara Rao Koneti, et al. Transcatheter Retrograde Closure of Perimembranous Ventricular Septal Defects in Children With the Amplatzer Duct Occluder Ⅱ Device. Journal of the American College of Cardiology, Volume 60, Issue 23, 11 December 2012, Pages 2421 - 2422.

4. 朱鲜阳等.常见先天性心脏病介入治疗中国专家共识（二）—室间隔缺损介入治疗.介入放射学杂志,2011, 20(2): 87 - 92.

5. Hu HB, et al. Outcome of interventional therapy of perimembranous ventricular septal defects. Zhonghua Xin Xue Guan Bing Za Zhi, 2009, 37(7): 618 - 621.

6. 李江林等.先天性室间隔缺损介入失败后封堵器取出术 14 例.实用儿科临床杂志, 2010(11): 794 - 797.

7. 戴辰程等.室间隔缺损封堵术后持续性完全性左束支传导阻滞外科治疗缓解一例.中国介入心脏病学杂志,2010,18(6): 12.

8. 林晶,伍伟峰.经皮导管封堵器置入对膜部室间隔缺损患者心脏传导系统的影响.中国心脏起搏与心电生理杂志,2011,25(2): 161 - 163.

9. 朱鲜阳.膜部室间隔缺损介入治疗与外科手术后早中期心律失常的对比分析.中华医学杂志,2007(42): 2997 - 3000.

10. Li P, et al. Arrhythmias after transcatheter closure of perimembranous ventricular septal defects with a modified double-disk occluder: early and long-term results. Heart Vessels, 2012, 27(4): 405 - 410.

11. Chungsomprasong P, et al. The results of transcatheter closure of VSD using Amplatzer（R）device and Nit Occlud（R）Le coil. Catheter Cardiovasc Interv, 2011, 78(7): 1032 - 1040.

12. 谢育梅等.室间隔缺损并主动脉瓣脱垂患儿的介入治疗及疗效评价.实用儿科临床杂志,2010(1): 69 - 71.

13. 曾国洪,王树水.常见先天性心脏病介入治疗进展及争论.实用儿科临床杂志,2012(1): 70 - 74.

14. 高虹等.小腰大边型封堵器封堵膜部瘤室间隔缺损术后的中期随访评价.中国医药导报,2009(34): 14 - 17.

15. ZHOU T. Atrioventricular block: a serious compliacation in and after transcatheter clousuer of perimembranous ventricular septal defeicts. Clin Cardiol,2008,31(8): 368 - 371.

16. 石继军等.导管介入或镶嵌治疗心尖部肌部室间隔缺损.岭南心血管病杂志,2013,19(2): 154 - 156.

17. 谢育梅等.生物陶瓷镀膜的先心封堵器的临床应用评价.2010～2010 年全国小儿心血管病学术会议.

18. Carminati M, Butera G, Chessa M. Investigators of the European VSD Regisrty, Transcatheter closure of congenital ventricular septal defects: results of European Registry. Eur heart J, 2009, 28: 2361 - 2368.

19. 张智伟.复杂先天性心脏病的镶嵌治疗.临床儿科杂志,2008,26(5): 371 - 374.

20. 张智伟,谢兆丰,王树水,先天性心脏病治疗的若干进展.岭南心血管病杂志,2009,15(3): 241 - 246.

21. 李奋.先天性心脏病介入治疗的新技术进展和展望上海交通大学学报(医学版),2011,31(9): 634 - 637.

第二十一章 膜周部室间隔缺损介入治疗术后传导阻滞：解剖学基础及防范策略

>>>>>> 刘廷亮

膜周部室间隔缺损（PmVSD）是亚洲人中最常见的先天性心脏病，传统的治疗方法是外科手术。Lock 等[1]于 1988 年首次应用 Rashkind 双面伞经导管介入治疗 VSD，随后又出现了多种封堵装置，特别是 Amplatzer pmVSD[2]封堵器应用后 PmVSD 的介入治疗逐渐增多。大量的临床实践发现，VSD 介入治疗术后的传导阻滞并发症仍然是一个不可回避的问题。究其原因可能主要与 PmVSD 的解剖特点与介入封堵装置结构特点有关。

一、PmVSD 的解剖特点

室间隔膜部在右心室面被三尖瓣瓣环横跨，传导束走行于室间隔膜部的后下方，在左心室面，膜部室间隔与主动脉瓣相延续，希氏束的穿支从右冠窦和无冠窦的结合部进入左心室侧，在邻近主动脉瓣的左心室流出道下走行成为左束支（图 21 - 1）[3]。

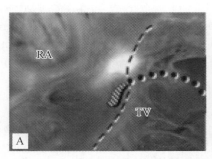
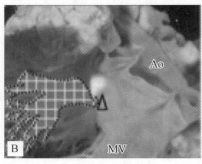
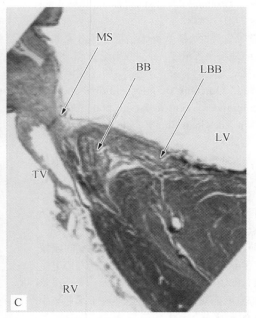

图 21 - 1　膜部室间隔与传导束的关系。A：右室侧，短线所示的三尖瓣环横穿过膜部间隔，阴影部分为房室结，点状线为房室束；B：左室侧，三角区域为左束支穿过间隔进入左室面的部位，紧邻主动脉瓣下，阴影部分为左束支在室间隔左室面的分布；C：显示传导束（BB，LBB）在膜部间隔和肌部间隔之间，形成类似三明治的结构（RA＝右房，RV＝右室，LV＝左室，TV＝三尖瓣，MV＝二尖瓣，AO＝主动脉，MS＝膜部室间隔，BB＝房室束，LBB＝左束支）

单纯膜部 VSD 很少见,常见的是 PmVSD,通常残余的膜部或者纤维连续部分位于缺损的后下缘,这也正是传导束走行的部位。根据 PmVSD 缺损的延伸方向,可分为膜周流入道、膜周流出道以及膜周小梁部,也可有较大的膜周融合型。膜周流入道型

VSD 多呈卵圆形,长轴与三尖瓣环平行,为三尖瓣叶所遮盖;膜周流出道型 VSD 形状更近似圆形;膜周小梁部型缺损形状多为卵圆形或者三角形,皆与传导束关系密切(图 21 - 2)。病理学研究显示传导束与缺损边缘的距离为 1～5 mm(平均 2 mm)。

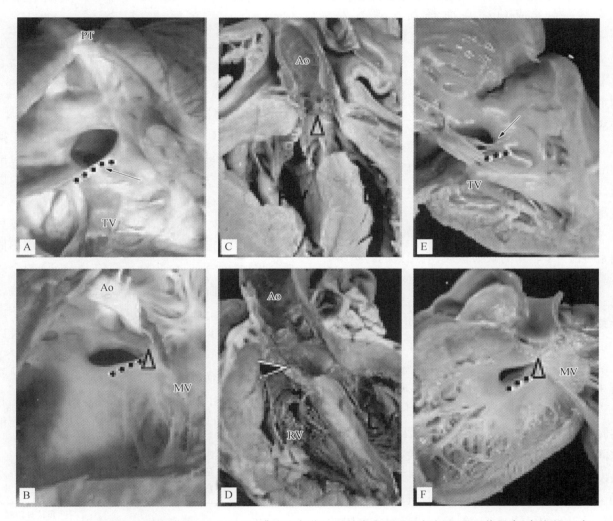

图 21 - 2　PmVSD 与传导束的关系。A 及 B: 膜周流出道 VSD 的右室面以及左室面,显示传导束(虚线所示)与缺损边缘关系;C: 膜周流出道型 VSD 的长轴切面可以看到主动脉瓣、二尖瓣和三尖瓣的纤维连续;D: 肌部 VSD 在长轴切面上主动脉瓣和三尖瓣间可以见到肌性分隔,此时传导束与缺损边缘有一定的距离;E 及 F: 膜周小梁部 VSD,传导束邻近缺损边缘,缺损上缘远离主动脉瓣(PT: 肺动脉干)

PmVSD 的解剖特点显示其与传导束关系密切,缺损边缘与传导束间的距离取决于残余膜部室间隔的大小。理论上,外科手术缝合时可能避开传导束以防止术后传导阻滞发生,但临床实践中很难判断传导束与缺损边缘的距离。最近,一项大样本(7 146 例)VSD 术后 10 年随访研究表明,随着外科手术技术的进步,手术病死率逐渐下降,但术后传导阻滞发生率无明显下降,长期随访

发现 4.1％的术后病例发展为完全性房室传导阻滞,其中 1.1％的病例需要安装永久性起搏器[4]。

二、PmVSD 介入治疗术后合并传导阻滞的现状

PmVSD 介入治疗发展历程可分为 3 个阶段:

(1) 第一阶段自 1988 年至 2002 年,在该阶段曾有 Rashkind 双面伞、Sideris 纽扣装置、

Clamshell、CardioSEAL 及其改良型 STARFlex 等多种封堵器应用于临床,由于有较多的并发症,没能得到广泛应用。

（2）第二阶段始于 2002 年,Amplatzer pmVSD 封堵器应用于临床,由于其操作简便、安全有效、技术成功率高而得到快速普及。Amplatzer pmVSD 封堵器包括左室侧盘面、腰部以及右室侧盘面,特殊设计专用于封堵 PmVSD。左室侧盘面为偏心设计,上缘 0.5 mm 以避免影响主动脉瓣,下缘 5 mm 以增加封堵伞稳定性,伞腰部直径由缺损大小决定,腰高 1.5 mm,以适应膜部缺损的封堵;右室侧盘面对称性设计,边缘比腰部直径大 2 mm,以利封堵器释放后固定于缺损处。短期随访研究发现,与外科手术相比,术后有较高的严重传导阻滞发生率（1.3%～5.7%）（表 21-1）。临床资料分析显示,传导阻滞相关危险因素可能有:较大的缺损直径、应用大的封堵器、低龄、低体重、缺损距离主动脉瓣距离远、缺损距离三尖瓣近、手术时间长及反复建立封堵轨道等。导致传导阻滞的直接原因可能是封堵器置入术后的组织水肿或者直接压迫,对于术后合并持续性完全性房室传导阻滞的患者,封堵器的直接压迫可能是主要原因。临床应用发现 Amplatzer pmVSD 封堵器设计上有其不足之处:其一,封堵器腰高过小,这种结构会加重封堵器两个盘面对室间隔的钳夹力量,传导束受力加大,增加传导阻滞发生的可能性;其二,左室侧盘面下缘过长,增加了封堵器和室间隔左侧的接触面积,增加了引起传导阻滞的可能;其三,封堵器腰部对室间隔的径向压力大,这也会使处于"三明治"结构中间的传导束易于发生传导阻滞。由于术后传导阻滞发生比率偏高,2006 年前后欧美国家停止这种封堵器的临床应用。

表 21-1 应用 Amplatzer pmVSD 封堵器介入治疗 PmVSD 后严重传导阻滞发生率[5-12]

作　者	报道时间	病　例　数	严重传导阻滞例数（比例）
Holzer R[5]	2006	93	2(2.1%)
Fu YC[6]	2006	35	1(2.9%)
Butera G[7]	2007	104	6(5.7%)

续　表

作　者	报道时间	病　例　数	严重传导阻滞例数（比例）
Carminati M[8]	2007	250	12(5%)
Thanopoulos BD[9]	2007	49	2(4.1%)
王一斌[10]	2004	60	1(1.7%)
孙宪军[11]	2005	80	1(1.3%)
刘廷亮[12]	2007	67	2(2.9%)

（3）第三阶段始于 2005 年左右,国产 PmVSD 封堵器开始推广应用。鉴于 Amplatzer pmVSD 封堵器临床应用结果以及装置结构问题,在国内开展对封堵器进行改进的研究,其中主要有:① 增加封堵器腰高以减少左、右侧盘面对室间隔的钳夹力;② 缩短左室侧盘面下缘长度,以减少对室间隔左室面传导束的压迫概率;③ 改变偏心型结构为对称型结构,以增加封堵器释放后的稳定性;④ 设计小腰大边型封堵器以适应不同解剖类型、特别是合并膜部瘤的 PmVSD 的介入治疗要求。临床应用随访研究[13-18]发现,这些改良措施取得了很好的效果,传导阻滞的发生率大大降低（表 21-2）,证明这种改进思路的正确性以及 PmVSD 介入治疗的可行性,使人们对 PmVSD 的介入治疗充满信心。现在 PmVSD 的介入治疗在我国以及印度等国家普遍开展,但仍需要更长时间的随访,以进一步评价 PmVSD 介入治疗的安全性。

表 21-2 应用国产改良 PmVSD 封堵器介入治疗 PmVSD 后严重传导阻滞发生率[13-18]

作　者	报道时间	病　例　数	严重传导阻滞例数（比例）
Qin Y[13]	2008	412	0(0%)
Zuo J[14]	2010	301	3(1%)
刘璟[15]	2010	576	2(0.35%)
Zhou D[16]	2012	348	1(0.3%)
李俊杰[17]	2012	1 885	11(0.6%)
Yang J[18]	2014	114	0(0%)

三、PmVSD 介入治疗合并传导阻滞的防范策略

正如 PmVSD 病理解剖特点所示,传导束与 VSD 的关系密切使得目前以至于将来应用的封

堵装置在完成介入治疗时都无法完全避开与传导束的接触。这就要求封堵器的设计除了考虑封堵效果和稳定性以外，也要考虑封堵器对缺损周边组织的径向和横向压力。由于目前使用的封堵器都是由记忆合金丝编织而成的，尽管置入伊始由于周围组织的限制，封堵器在体内可能会出现形状改变，但长时间随访发现封堵器最终会恢复到最初设计的形态。这种特点要求在选择封堵器时要尽量小，过大的封堵器会对缺损周围组织产生过度的压力；同时要应用更软的封堵器。我们曾应用结构柔软的 St. Jude 第二代动脉导管未闭封堵器（ADO Ⅱ）介入治疗 VSD，取得了很好的治疗效果，没有严重的持续性传导阻滞发生[19]。

基于这样的理念，St. Jude 公司设计生产第二代 PmVSD 封堵器。该装置腰高由原来的 1.5 mm 增加到 3.5 mm，这样就减少了对于室间隔的来自左、右两侧伞盘的夹合力；其次，左室侧盘面呈翼状设计，以与室间隔左室面的生理弧度相适应；其三，伞腰部分采用内、外两层设计，内层金属丝硬度高，提供稳定的支撑，外层金属丝软，以减少对缺损上下端的径向压力。初步的临床资料显示，这种封堵器的介入治疗效果满意，近期随访未见严重传导阻滞发生[20]。

综上所述，随着封堵装置的改进，与外科手术疗效相比，目前 PmVSD 的介入治疗效果和安全性是令人满意的，但还需要更长时间的随访及评价。随着医学技术的不断进步，我们期待出现更多新型封堵器，例如可吸收材料封堵器用于 VSD 的介入治疗，以获得更好的治疗效果。

参 考 文 献

1. Lock JE, Block PC, McKay RG, et al. Transcatheter closure of ventricular septal defects. Circulation, 1988,78：361-368.

2. Hijazi ZM, Hakim F, Haweleh AA, et al. Catheter closure of perimembranous ventricular septal defects using the new Amplatzer membranous VSD occluder： initial clinical experience. Catheter Cardiovasc Interv, 2002, 56：508-515.

3. HO SY, Mccarthy KP, Rigby ML. Morphlogy of perimembranous ventricular septal defects： Implications for transcatheter device closure. J Interven Cardiol, 2004,17：99-108.

4. Anderson JB, Czosek RJ, Knilans TK, et al. Postoperative heart block in Children with common forms of congenital heart disease： Results for the KID database. J Cardiovasc Electrophysiol, 2012, 23：1349-1354.

5. Holzer R, de Giovanni J, Walsh KP, et al. Transcatheter closure of perimembranous ventricular septal defects using the amplatzer membranous VSD occluder： immediate and midterm results of an international registry. Catheter Cardiovasc Interv, 2006,68：620-628.

6. Fu YC, Bass J, Amin Z, et al. Transcatheter closure of perimem-branous ventricular septal defects using the new Amplatzer membra- nous VSD occluder：results of the U.S. phase I trial. J Am Coll Cardiol, 2006,

47：319-325.

7. Butera G, Carminati M, Chessa M, et al. Transcatheter closure of perimembranous ventricular septal defects：early and long-term results. J Am Coll Cardiol, 2007, 50：1189-1195.

8. Carminati M, Butera G, Chessa M, et al. Transcatheter closure of congenital ventricular septal defects：results of the European registry. Eur Heart J, 2007,28：2361-2368.

9. Thanopoulos BD, Rigby ML, Karanasios E, et al. Transcatheter closure of perimembranous ventricular septal defects in infants and children using the Amplatzer perimembranous ventricular septal defect occlude. Am J Cardiol, 2007,99：984-989.

10. 王一斌,华益民,刘瀚旻等.经导管封堵室间隔缺损术后传导阻滞的临床分析.中华心血管病杂志,2004,32：548.

11. 孙宪军,高伟,周爱卿等.膜周部室间隔缺损经导管封堵术后早期心律失常危险因素探讨.中华儿科杂志,2005,43：767-770.

12. 刘廷亮,王玉林,张建军等.经导管室间隔缺损封堵术后传导阻滞的处理及随访.中国实用儿科杂志,2007,22：98-100.

13. Qin Y, Chen J, Zhao X, et al. Transcatheter closure of perimembranous ventricular septal defect using a modified double-disk occluder. Am J Cardiol, 2008, 101：1781-1786.

14. Zuo J，Xie J，Yi W，et al. Results of transcatheter closure of perimembranous ventricular septal defect. Am J Cardiol，2010，106：1034－1037.

15. 刘璟，游晓华，赵仙先等.国产封堵器治疗先天性膜周部室间隔缺损的疗效评估. 中华心血管病杂志，2010，38：321－325.

16. Zhou D，Pan W，Guan L，et al. Transcatheter closure of perimembranous and intracristal ventricular septal defects with the SHSMA occluder. Catheter Cardiovasc Interv，2012，79：666－674.

17. 李俊杰，张智伟，钱明阳等.经导管介入治疗常见先天性心脏病中国注册登记研究. 中华心血管病杂志，2012，40：283－288.

18. Yang J，Yang LF，Yu SQ，et al. Transcatheter verus surgical closure of perimembranous ventricular septal defects in children. J Am Coll Cardiol，2014，63：1159－1168.

19. 赵鹏军，余志庆，高伟等.新型动脉导管未闭封堵器治疗室间隔缺损的效果. 中华心血管病杂志，2012，40：817－820.

20. Tzikas A，Ibrahim R，Velasco-Sanchez D，et al. Transcatheter closure of perimembranous ventricular septal defect with the Amplatzer（®）membranous VSD occluder 2：initial world experience and one-year follow-up. Catheter Cardiovasc Interv，2014，83：571－580.

第二十二章 先天性心脏病介入治疗常见并发症预防及处理

>>>>>> 苏 娅 易岂建

先天性心脏病是儿童最常见的心脏病。传统的治疗方法是开胸体外循环手术，但存在体外循环意外、手术创伤大、术后瘢痕影响美观等问题。近年随着介入治疗先心病的开展，因其有不开胸、损伤小、不需输血、不遗留手术瘢痕及住院时间短等优点，已逐渐被广大患者及家属接受成为治疗先心病的重要手段。但有关介入治疗并发症的报道也日益增多，若处理不当可造成严重后果甚至发生死亡，应引起临床高度重视。

一、封堵器脱落

介入治疗后封堵器脱落常见于房间隔缺损（ASD），发生率为 0.24%～1.08%[1-4]，其次为室间隔缺损（VSD），动脉导管未闭（PDA）封堵术后发生较少。封堵器脱落多发生于术中或术后 1～3 d 内。封堵器选择过小、病变解剖部位特殊、缺损边缘条件欠佳、释放前对封堵器形态位置的影像学判断不准、封堵器置入位置有误、操作不当及装置质量问题均与封堵器脱落有关。也有学者认为封堵术后血流动力学变化也可能是封堵器脱落的影响因素[5]。封堵器脱落后患者有心慌、气短、胸痛、呼吸困难等不适感，或相应部位器官堵塞的临床表现。术后新发生的心律失常（如频发室性期前收缩、室性心动过速、心房颤动、高度房室传导阻滞、窦性心动过缓伴低血压等）是发生封堵器栓塞的报警信号[6]。

预防及处理：① 严格掌握适应证，对于 ASD 应选择继发孔中央型 ASD 为宜，缺损边缘要足够支撑封堵器，VSD 则以膜周部和≥5 mm 的肌部 VSD 适宜，干下型 VSD 则不适合；② 封堵前应结合超声、造影测量缺损直径结果来准确判断病变特点后选择合适的封堵器；③ 输送及放置封堵器的过程中，不可旋转输送钢丝，若反复收放封堵器 3～5 次后，应将封堵器取出，重新与输送钢丝旋紧再继续操作，尤其在使用偏心 VSD 封堵器行 VSD 封堵时更是如此；④ 释放前应结合经胸超声（transthoracic echocardiography，TTE）或（和）造影准确判断封堵器后盘伞是否已到达右心房（ASD）或右心室（VSD），若 TTE 不能判断时，可采用经食道超声（TEE）清楚显示，ASD 封堵还可通过牵拉试验来进行判断；⑤ 封堵术后 1 个月内患者应避免剧烈运动。一旦发生封堵器脱落，对于较小的封堵器，如尚无明显生命体征异常，可立即用圈套器或异物钳抓取，若不成功或栓堵于重要脏器者，应紧急行外科手术取出后再行外科修补术。

二、心律失常

先心病介入封堵治疗发生心律失常以 VSD 最多见，ASD 较少，PDA 罕见发生。VSD 封堵术中或术后发生心律失常包括：室性早搏、室性心动过速、束支传导阻滞及房室传导阻滞。术中发生多由导丝、导管或鞘管等刺激心室壁所致，术后与封堵器压迫致周围室间隔组织水肿或纤维瘢痕形成波及心脏传导系统有关。李寰等[7]认为 VSD 术后发生房室传导阻滞的危险因素为：① 年龄＜5 岁；② 室间隔缺损距离三尖瓣侧边缘＜1 mm；

③ 术中导管、鞘管通过缺损困难,反复摩擦刺激;④ 术中发生右束支+左前分支阻滞或房室传导阻滞;⑤ 术后发生右束支+左前分支阻滞有进一步加重者。

ASD 封堵术以房性心律失常多见,极少数术后出现束支传导阻滞或房室传导阻滞,术中发生可能与导管或封堵器刺激及封堵器完全释放前的牵拉刺激有关,术后可能由于封堵器成为电屏障或作为异物引起局部炎性反应或由于封堵器压迫房室结,局部损伤、缺血或进行性的瘢痕形成导致传导系统损伤所致[6]。ASD 患者在放置封堵器时发生的房性心律失常,在暂停操作、减少刺激及释放封堵器后大多可缓解消失。

预防及处理:对术中导管或鞘管刺激心室壁引起的室性早搏或短阵室速不需要特殊处理,后撤或调整导管位置后多即可消失。如 15~20 秒内恢复正常则继续操作,若出现传导阻滞应立即给予糖皮质激素、阿托品静脉注射等相应处理。如术中发生持续性室性心动过速或心室颤动常为致命性心律失常,应立即停止对心脏的任何刺激,酌情给予抗心律失常药物,必要时立即电除颤。传导阻滞的预防及处理:① 操作必须轻柔、精确,切忌粗暴,防止过度刺激及压迫传导束,减少局部组织水肿;② 选用封堵器不宜过大,原则上以尽量小的封堵器进行封堵;③ 对 ASD、VSD 患者,术中、术后常规心电监护及心电图检查;④ VSD 封堵术后常规应用激素 3~5 d,防止水肿压迫传导系统,住院观察时间也应适当延长至 5~7 d;⑤ VSD 封堵术后发生三度房室传导阻滞,除继续应用激素外,酌情置入心脏临时起搏器,对于置入临时起搏器 2 周仍不能转为窦性心律者应考虑心脏外科手术,取出封堵器并修补缺损;⑥ 介入治疗后 1 个月内应注意避免剧烈咳嗽和活动,减少封堵器对周围组织的刺激。

三、血栓形成及栓塞

先心病介入封堵治疗后血栓形成以 ASD 封堵术多见,其发生率为 1.2%[8]。术后封堵器未完全内皮化、感染、不充分的抗血栓治疗、血管内膜损伤及阿司匹林抵抗等可促进血栓形成。ASD 介入封堵术后并发心房血栓形成往往无临床症状,血栓脱落可引起体循环栓塞而出现相应的缺血症状。Krumsdorf 等[8]认为术后阵发性心房颤动和持续性房间隔瘤是血栓形成的重要预示。

预防及处理:① 术中充分肝素化,尽量缩短手术时间;② 术后 24 h 后鼓励患者下床活动及给予抗凝治疗,尤其对采用较大的封堵器、伴有左心房扩大、合并心房颤动等高危患者应强化抗凝治疗,同时定期复查心脏超声,监测凝血功能;③ 如发生封堵器血栓形成、外周血栓栓塞,大多可通过华法林、肝素等内科治疗溶栓,少数患者可通过行外科手术取栓治疗[9]。

四、主动脉瓣关闭不全

常见于 VSD 封堵术,国外文献报道发生率为 3.3%[10],国内报道一般不超过 2.0%[11-12]。产生原因:① 建立轨道时损伤主动脉瓣;② 缺损上缘距主动脉右冠状瓣的距离太近或封堵器选择过大;③ 封堵术后封堵器移位;④ 封堵器影响室间隔与主动脉根部结构的顺应性[13]。患者可有头部动脉搏动感、脉压差较大等表现,超声心动图检查或升主动脉造影可确定反流程度。

预防及处理:① 为避免该并发症的发生,除使用超滑导丝引导导管通过室间隔缺损外,尚需注意封堵器直径和类型的选择要适当,释放封堵器时一定要经超声心动图及升主动脉造影证实无主动脉瓣关闭不全和残余分流;② 对于 VSD 伴主动脉瓣脱垂者应选择尽量小的对称或偏心型封堵器封堵治疗;③ 若释放后发生轻度主动脉瓣关闭不全需严密随访观察,中度或中度以上的主动脉瓣关闭不全应行外科手术取出封堵器并修补 VSD。

五、三尖瓣关闭不全

多见于 VSD 封堵术,其发生率一般<3%[14]。也可见于肺动脉瓣球囊成形术,发生率<1%[11]。原因可能有:① 室间隔缺损介入术时导管或导丝通过右心室时穿过三尖瓣腱索或建立轨道时损伤三尖瓣结构;② 三尖瓣隔瓣附着异常;③ 封堵器移位磨损腱索;④ 经皮球囊肺动脉瓣成形术中如

球囊位置过低,可将三尖瓣腱索和乳头肌撕裂。根据三尖瓣关闭不全程度不同,患者可表现为静脉压增高、右心衰竭等,如颈静脉怒张、腹胀、下肢水肿等。

预防及处理:① 在室间隔缺损封堵术中,建立动静脉轨道时,始终注意保持导丝导管运行的顺畅,无阻力,如导管通过三尖瓣困难或成角扭曲则应撤回导丝重新建立轨道;② 释放封堵器时不要将长鞘管后撤太多,释放困难者不可强行旋转钢缆;③ 对距离三尖瓣隔瓣≤3 mm 的室间隔缺损患者均不宜选择介入治疗[15];④ PBPV 术中球囊位置不宜过低。

六、溶血

先心病介入封堵术后溶血发生率在 PDA<1.6%[16],VSD<1.8%[17]。多由于术后存在残余分流,高速血流撞击封堵器的金属网眼造成红细胞机械性的破坏所致。也有 G-6-PD 缺乏症患儿由于术后服用阿司匹林后引起药物性溶血的报道[18]。临床上可见患者小便颜色呈洗肉水样,严重者为酱油色样,可伴发热、黄疸、血色素下降等。

预防及处理:① 先心病介入封堵时应尽量封堵完全,超声心动图检测残余分流速度小于 3 m/秒者,可应用激素、碳酸氢钠碱化尿液、保护肾功能等处理,多数患者溶血在 1 周内消失,如果残余分流量较大,可采用弹簧栓子再次封堵残余分流;② 内科药物治疗无效者,需要外科取出封堵器[19];③ G-6-PD 缺乏症高发地区,术前应详细询问病史,必要时检测 G-6-PD 活性,有助于降低药物性溶血的发生[18]。

七、空气栓塞

常发生于 ASD 封堵术及肺动静脉瘘栓塞术中,其发生率约为 0.53%[11]。通常由于导管及输送鞘管内排气不净或输送封堵器时带入气体,气体随血流冲入脑血管或冠状动脉而造成。冠状动脉气体栓塞最常见,因操作时患者处于仰卧位,右冠状动脉开口朝上,气体一旦从左心房经左心室达升主动脉,极易进入右冠状动脉而发生冠状动脉空气栓塞。此时患者突然感胸闷、气短、烦躁不安等,心电图示 ST 段抬高及心率减慢。

预防及处理:① 为防止空气栓塞,操作过程中要彻底排净导管及输送鞘管内的气体,封堵器在进入人体内前应将其置入含肝素的盐水中充分浸泡排气;② 发生冠状动脉空气栓塞后应立即停止操作,吸氧、酌情使用阿托品及血管扩张药,必要时立即穿刺股动脉,将导管置入栓塞发生处推注生理盐水冲洗。

八、心脏压塞

心脏压塞为先心病介入治疗最严重的并发症。最常见于 ASD 封堵术,发生率为 0.12%~0.47%[2, 11],罕见于 PDA 及 VSD 封堵术。急性心脏压塞多数与术者缺乏介入治疗经验或操作不当有关。由于导管质地较硬,在左心房内反复插送,而左心耳处较脆弱,易捅破;当 ASD 过大,左侧盘在左心房内近左上肺静脉处突然弹开呈盘状时撑破左心房后壁;偶尔因造影时导管顶在室壁,压力过大穿破心肌造成[18, 20]。术后发生穿孔多因缺损大,选择封堵器较大,部位多在心房前上壁与主动脉根部毗邻处。因为封堵器与房间隔前上缘接触密切,封堵器置入后早期尚未完全固定时由于心脏搏动导致封堵器边缘与心脏或动脉壁反复摩擦所致[9]。发生心脏压塞时,患者可出现胸痛、气短、呼吸困难、恶心、出冷汗等症状,严重者休克甚至猝死。

预防及处理:① 多数心脏压塞的发生与手术操作不当有关,故要求操作者技术熟练、动作轻柔、遇阻力时不可强力置入导管,尤其当导丝及导管试图进入左上肺静脉时,必须保证"J"头超滑导丝在前探查左肺静脉,导管在后,在钢丝引导下进入左肺静脉,从而防止发生导管顶破左心房或左心耳[7];② 初学者或介入治疗经验不足者应慎用肺静脉法封堵 ASD,以防操作不当引起心脏压塞;③ 术中及术后应严密观察病情,超声心动图可明确"心包积液"量的多少,以酌情选择心包引流还是外科手术。Sarris 等[21]回顾性研究表明房间隔封堵术发生心脏穿孔等并发症患者直接行外科手术可明显降低病死率。

九、血管并发症

最常见的为股动静脉瘘，常见于 ASD 封堵术，发生率0.22%[11]，主要与输送鞘管较粗、穿刺点不当或局部血管走行异常有关。

预防及处理：① 在穿刺时下肢尽量外展，穿刺点不应过低，需要股动脉、股静脉同时置鞘时先穿刺静脉，再穿刺动脉；② 当穿刺股静脉时，如患者出现剧烈疼痛或有鲜红血液喷出，此时切忌插入扩张管或输送鞘管；③ 对于瘘口小者可局部压迫、热敷、理疗并观察随访，对于瘘口大或经久不愈者行外科修补或带膜支架置入术以闭合瘘口。

其他可见假性动脉瘤、髂总静脉破裂出血等。为预防血管并发症，操作者应熟知血管走向，对年龄偏小的患儿选择适宜大小管径的输送鞘管，送入、撤出导管操作应轻柔。

十、主动脉-左（或右）心房瘘

主动脉-左（或右）心房瘘是 ASD 封堵术后晚期严重并发症之一，发生率一般<0.10%。多发生在封堵术后72 h内，也有晚至术后8个月者[22]。一般认为是由于 ASD 位于前上方以及选择的封堵器偏大、锐利的封堵器边缘机械性摩擦主动脉根部所致。临床多表现为持续性胸痛。

预防及处理：① 封堵器选择不宜过大，国外学者认为球囊测量伸展径时，彩色多普勒超声检查只要无穿隔血流即可，不必有球囊切迹，尤其是位于前上方的 ASD 应格外注意；② 术后超声心动图定期随访有助于确诊，一旦发现通常应行手术治疗，但国外也有施行介入治疗成功的个案报道[23]。

十一、二尖瓣关闭不全

主要见于 ASD 封堵术，偶尔见于 VSD 封堵术，其发生率<0.08%[11]。主要为房间隔缺损的边缘距二尖瓣较近、封堵器的左心房侧的边缘影响二尖瓣的关闭以及封堵器牵拉影响二尖瓣功能或机械性摩擦造成二尖瓣穿孔。

预防及处理：① 释放封堵器前需经超声心动图仔细观察封堵器的边缘是否接触二尖瓣而影响其功能；② 术后应严格随访，注意其关闭不全的程度是否有变化，近期逐渐加重者应行外科处理。

十二、主动脉及肺动脉夹层

为较罕见的严重并发症，发生率仅0.02%[11]。主要为操作不当或导管、导丝及回收封堵器时损伤主动脉及肺动脉内膜。患者表现为劳力性呼吸困难、胸骨后疼痛、向心性发绀等[24]。

预防及处理：① 主、肺动脉夹层如出现血流动力学障碍，不论是否出现临床症状，外科手术是有效治疗措施，对于大龄患儿及成人患者主动脉夹层可行覆膜支架置入术；② 血流动力学稳定的患者可内科保守治疗，并行超声心动图随访[25]；③ 重在预防，术中操作要规范、轻柔，避免导管、导丝损伤动脉内膜。

十三、其他并发症

细菌性心内膜炎、迷走神经亢进综合征、PDA封堵术后左肺动脉和（或）降主动脉狭窄及血小板减少症临床较少见，但也不容忽视。

总之，虽先天性心脏病介入治疗是一种较安全、有效的非开胸手术方法，但其并发症也应该引起临床高度重视，除严格掌握适应证及规范操作以外，对于并发症的发生应重在预防，熟练掌握并发症的早期识别和处理方法，一旦出现并发症应及时处理使其危害降到最低。

参 考 文 献

1. 蒋世良,黄连军,徐仲英等.先天性心脏病介入治疗的严重并发症分析及其防治.中国循环杂志,2005,20：21-24.
2. 王树水,李渝芬,张智伟等.应用 Amplatzer 封堵器封堵小儿房间隔缺损的并发症分析.中国介入心脏病学杂志,2003,11：300-302.
3. Levi DS, Moore JW. Embolization and retrieval of the Amplatzer septal occluder. Catheter Caidiovasc

Interv，2004，61：543-547.

4. 张密林，贾彬，解启莲等.586例先天性心脏病介入治疗并发症分析.临床荟萃,2006,21:1412-1414.

5. 徐争鸣，郑宏，蒋世良等.房间隔缺损封堵器脱落及相关并发症原因分析.中国介入心脏病学杂志,2012,1(20):28-31.

6. DiBardino DJ，McElhinney DB，Kaza AK，et al. Analysis of the US Food and Drug Administration Manufacturer and User Facility Device Experience database foradverse events involving Amplatzer septal occluder devices and comparison with the Society of Thoracic Surgery congenital cardiac surgery database. J Thorac Cardiovasc Surg，2009，137：1334-1341.

7. 李寰，张玉顺，刘建平等.膜周部室间隔缺损介入治疗发生高度房室传导阻滞的特点及处理(附9例报道).心脏杂志,2005,17(2):181,183.

8. Krumsdorf U，Ostermayer S，Billinger K，et al. Incidence and clinical course of thrombus formation on atrial septal defect and patient foramen ovale closure devices in 1,000 consecutive patients. J Am Coll Cardiol，2004，43：302309.

9. 王海勇，金涛，查育新.房间隔缺损介入封堵术后远期并发左房血栓、下肢动脉栓塞一例.中华心血管病杂志,2005,3:278.

10. Carminati M，Butera G，Chessa M，et al. Transcatheter closure of congenital ventricular septal defects：results of the European Registry. Eur Heart J，2007，28(19)：2361-2368.

11. 蒋世良，徐仲英，赵世华等.先天性心脏病介入治疗并发症分析.中华心血管病杂志,2009,37(11):976-980.

12. 张玉顺，李寰，刘建平等.膜周部室间隔缺损介入治疗并发症的分析.中华儿科杂志,2005,43(1):35-38.

13. 华益民，刘瀚，王一斌等.介入治疗室间隔缺损并发症及防治.中国胸心血管外科临床杂志,2007,14:31-32.

14. 张玉顺，代政学，李寰等.室间隔缺损介入治疗后并发三尖瓣反流原因的探讨.心脏杂志,2005,17(2):166-168.

15. 刘君，张密林，王震等.先天性心脏病介入治疗的并发

症分析及其防治.中国循环杂志,2009,4(24):281-284.

16. Parra-Bravo JR，Acosta-Valdez JL，Gir6n-Vargas AL，et al. Transcatheter occlusion of the patent ductus arteriosus with detachable coils：immediate results and inter mediate-term follow-up. Arch Cardiol Mex，2005，75(4)：413-420.

17. 李军，张军，周晓东.超声心动图对不同类型室间隔缺损封堵适应证选择的研究.中华超声影像学杂志,2005,2(14):85-87.

18. 何美娜.1 025例先天性心脏病介入治疗及其主要并发症回顾性分析.南宁：广西医科大学,2010.

19. 孟庆智，徐东进，陈维等.先天性心脏病介入治疗17例并发症的原因及处理.中国介入心脏病学杂志,2012,4(20):207-211.

20. Forauer AR，Dasika NL，Gemmete JJ，et al. Pericardial tamponade complicating central venous interventions. J Thorac Cardiovasc Surg，2003，14：255-259.

21. Sarris GE，Kirvassilis G，Zavaropoulos P，et al. Surgery for complications of trans-catheter closure of atrial septal defects：a multi-institutional study from the European Congenital Heart Surgeons Association. E ur J C ardiothorac Surg，2010，37：1285-1290.

22. Preventeza O，Sampath-Kumar S，Wasnick J，et al. Late cardiac perforation following transcatheter atrial septal defect closure. Am Thorac Surg，2004，77(4)：1435-1437.

23. EI Yaman MM，Ammash NM，Espinosa RE，et al, Successful Transcatheter Closure of an Aorto-Left Atrial Fistula. Congenit Heart Dis，2007，2(6)：446-450.

24. Li Q，Wang A，Li D，et al. Images in cardiovascular medicine. Dissecting aneurysm of the main pulmonary artery：a rare complication ofpulmonary balloon valvuloplasty diagnosed 1 month after the procedure. Circulation，2009，119：761-763.

25. Navas Lobato MA，Martin Reyes R，Luruea Lobo P，et al. Pulmonary artery dissection and conservative medical management. Int J Cardio，2007，119：e25-26.

第二十三章　先天性心脏病的支架治疗

一、血管内支架的发展

血管狭窄和发育不良发生在儿童患者中常伴发于先天性心脏病,或者是先天性心脏病术后的残留问题或并发症。体、肺循环的动脉或静脉均可发生狭窄,其中肺动脉分支狭窄最常见,其他还有主动脉缩窄、腔肺吻合或 Fontan 术后狭窄、术后体静脉或肺静脉狭窄、主-肺动脉分流或侧支血管狭窄以及术后管道狭窄等。血管狭窄如不治疗可导致病死率和病残率增加,严重影响外科手术效果。

虽然传统的外科手术对某些血管狭窄性疾病效果良好,但手术难度大,风险高,有时结果令人失望。需要干预的再狭窄发生率较高,而且某些血管狭窄位于外科手术难以到达的部位。在过去20年,治疗性心导管术已经成为替代外科手术的选择,并取得很多进展。

球囊血管扩张或成形术对很多血管狭窄性疾病有效,通过撕裂血管内膜或部分中层扩张血管以使狭窄血管生长或重塑。尽管术后即刻效果令人满意,但只有部分患者能够获得狭窄持续解除。由于狭窄血管的弹性回缩、以后形成的瘢痕或外部压迫等,术后再狭窄很常见。

早在 1969 年,Dotter 医生提出使用坚硬的框架如金属框架来支撑球囊扩张后的狭窄血管以防止由于血管弹性回缩或瘢痕所致再狭窄的想法,首先应用动脉内管状弹簧圈移植物置入犬腘动脉以缓解梗阻[1]。然而由于一些未解决的技术问题,在以后的 10 年中,进展缓慢。随着技术改进,Palmaz 报道成功应用可扩张金属支架治疗主动脉、颈动脉、髂动脉和肾动脉狭窄,1985 年又将其应用到狗的肝内门腔分流。1987 年来自同一研究组的 Schatz 报道在成年狗应用冠脉内球囊可扩张支架术获得成功。动物实验的成功促使一系列临床试验。1988 年 Palmaz 报道放置腔内支架治疗动脉粥样硬化性髂动脉狭窄的多中心试验结果。此后,应用支架治疗冠状动脉狭窄开始广泛应用。

先天性心脏病治疗方面,1988 年 Mullins 等首次报道在实验模型肺动脉和肺静脉中放置支架成功。紧随其后,1991 年,同一研究组的 O'Laughlin 等首次报道支架在先天性心脏病患者中的成功应用。此后,支架应用于治疗多种先天性心脏病包括复杂先天性心脏病,获得令人鼓舞的结果。

二、支架的种类和置入技术

随着技术的发展,目前有很多种支架可用于治疗先天性心脏病,支架根据制作的材料、形状、大小、特殊的靶器官或用途、支架上是否有覆膜、特殊的表面处理、涂层以及药物洗脱特性等进行分类。最普通的分类是根据输送机制分为球囊扩张支架和自膨性支架。

(一)球囊扩张支架

球囊扩张支架(BES)被置于球囊跨过梗阻部位的位置,通过球囊充气置入。球囊充气后的大小决定了支架的直径。1988 年球囊扩张支架（Palmaz 支架）被用于先天性心脏病的治疗。置入操作在婴幼儿、高危病例以及同时需要手术矫治者可在术中以镶嵌手术方式进行。目前常用的球囊扩张支架见表 23-1。

表 23-1　先天性心脏病介入治疗中常用的球囊扩张支架

支 架	开放单元	闭合单元	直径范围(mm)	长度范围(mm)
中等支架				
Palmaz 4 series		✓	2～4（-11）	10～15
Genesis medium		✓	4～8（-12）	12～24
Genesis large		✓	5～10（-12）	29～79
Jostent peripheral (large)		✓	6～12（-16）	12～58
Jostent Wavemax	✓		4～12（-14）	12～58
Bridge X3	✓		5～7（-14）	10～28
Guidant Omnilink	✓		5～10（-12）	12～18
Guidant Herculink	✓		5～10（-12）	12～18
大型支架				
Palmaz 8 series		✓	4～8（-20）	10～30
Genesis XD		✓	10～12（-18）	19～59
Double Strut LD	✓		5～8（-18）	16～36
Mega LD	✓		5～8（-18）	16～36
CP Stent 6 zig		✓	6～15（-18）	16～45
超大型支架				
Palmaz XL (10 series)		✓	6～25（-28）	30～50
Maxi LD	✓		5～8（-26）	16～36
CP stent 8 zig		✓	6～25（-28）	22～45
Andrastent XL&XXL	✓	✓	14～32	13～57

括号中为支架可扩张的最大直径。

1. 闭合单元设计　Plamaz 支架是一根带有分插槽设计的不锈钢管,管子每行有 7 个由激光切割的分叉槽。由于这种支架具有高径向力、放置位置准确以及可以根据生长发育相应扩大的属性常用于小儿心脏病领域。然而,这种支架也有一些缺点,包括明显缩短、坚硬、边缘锐利可能导致血管损伤、球囊撕裂,以及闭合单元设计导致的柔韧性不理想等。为了克服支架柔韧性差的缺点,Corinthian 系列支架和 GenesisTM 支架通过增加了 U 形、V 形、S 形或者 N 形的原件来使支架在弯曲过程中变形来增加其柔韧性。Genesis 支架可以不安置在球囊上或者预先安置在球囊上。

2. 开放单元设计　闭合单元设计的优势在于尽管弯曲,仍保持最佳的支架结构以及均一的表面。然而,闭合单元设计的结构让其在柔韧性方面不如开放单元设计,后者的几何结构连接不一致。扩张后,个别单元开放以得到更多的空间,因此每个单元并没有固定的几何形状。

这种"现代支架"拥有适于先心病治疗的优点:① 较少缩短;② 易成形;③ 较少引起球囊撕裂;④ 可以到达较难到达的分支血管;⑤ 较闭合单元设计更柔韧;⑥ 边缘光滑不会损伤血管。其缺点包括超过 15 mm 的 DoublestrutTM 支架径向强度减弱,支架之间的内膜组织和斑块突起的发生率较高从而影响长期的治疗效果。

1. Cheatham Platinum (CP)支架　与具有交叉槽设计的支架不同,CP 支架有所改进,用金属丝弯曲焊接在一个圆网上形成支架。这样的结构可以调节弯曲度,并且增加了支架的大小和长度的可选范围,但是这种支架的径向强度小于具有交叉槽设计的支架。CP 支架由 90% 的铂和 10% 的铱组成,并且在每个焊接点上增加了金元素来增加焊接点的强度。支架弯曲的数目影响支架的最终直径、缩短的程度及支架的外形。可用的有 8 弯曲和 6 弯曲,8 弯曲应用更多,因为在同样支架直径的情况下可以使支架缩短少于 6 弯曲,并且 8 弯曲可以使支架扩张至 28 mm（6 弯曲只能扩张到 18 mm）,支架缩短 22%～28%[1,2]。这种支架在 X 线透视下可以更好地显示,即使在大直径时,其径向强度仍好。送入鞘要比球囊大 2F,因为其外形比其他支架更大。使用 CP 支架的患者可以行 MRI 检查,且支架光滑的边缘对血管壁和球囊的损伤较少。

2. 覆膜 CP 支架　即 CP 支架外面覆盖聚四氟乙烯膜。这种支架原始直径为 7 mm,扩张直径拉伸范围为 12～24 mm。当支架扩张时覆膜会紧绷支架。迄今,覆膜 CP 支架在患有先天性心脏病的病例中是应用最为广泛的覆膜支架[1,3,4]。

（二）自膨性支架

用来制作自膨性支架的材料需要有大的弹性应变。最常用的材料为镍钛合金,这种材料从高达 10% 的弹性变形中回复。传统的材料如不锈钢

(Cook "Z 支架")或钴为基础的合金(BSC "Wall 支架")的弹性范围较镍钛合金小，因此其应用范围也有限。在小儿心脏病领域使用较广泛的自膨性支架包括 Wall 支架、SMART 支架、Strecker 支架、Dynamlink，Portégé GPS 支架和 Cook Zilver 支架。

自膨性支架被其覆膜所束缚，可以被放置在较小的导管中，并且由较小的传送系统来递送。自膨性支架的柔韧性较 BES 支架好，可以通过曲折的血管和病变位置，但是其径向强度不如 BES 支架。在放置过程中，撤去轧膜，暴露的支架会自行膨胀至预先设定的直径，从而扩张狭窄的病变位置。由于镍钛合金独特的金属记忆特性，支架会在放置后的第一个月延迟扩张 10%～20%。

自膨性支架的主要缺点为镍钛合金在体外实验中会导致平滑肌细胞坏死，腐蚀产物的细胞毒作用使内膜增生。自膨性支架传统被应用于外周血管狭窄，由于此处的外界压迫会永久地破坏不锈钢支架但是并不会使镍钛合金支架损坏。另一大缺点为自膨性支架并不能进一步扩张以适应生长发育，因此不能应用于生长发育期的儿童[5]。

三、特殊疾病的支架置入

(一)肺动脉分支狭窄或发育不良

肺动脉分支或外周肺动脉狭窄可为原发(先天性)，也可为继发(获得性)病变。先天性肺动脉分支狭窄可以局限性，或弥漫性发育不良，常与法洛四联症、肺动脉闭锁以及其他复杂先天性心脏病伴发，也可出现在 Noonan 综合征、Williams 综合征、Alagille 综合征及先天性风疹综合征。

获得性肺动脉分支狭窄常出现于外科术后，如法洛四联症、共同动脉干、复杂的肺动脉闭锁、右心室流出道梗阻外管道修补术、大动脉转位动脉调转术、腔肺吻合或 Fontan 手术后。也可是以前的主-肺动脉分流术如 Blalock-Taussig 或 Waterston 分流术的并发症。此外，动脉导管自行关闭后收缩或经导管应用装置关闭后可导致左肺动脉狭窄。

外科手术处理肺动脉分支狭窄的结果常令人失望。球囊扩张也仅能使 60% 的病例获得长期的梗阻解除。在很多情况下，尽管狭窄肺血管在即刻可扩张至满意的大小，但组织的自然弹性回缩及之后的瘢痕形成往往导致再狭窄。尽管切割球囊应用在肺动脉分支狭窄获得成功，但是仍会发生再狭窄。为获得长期效果过度扩张狭窄血管经常导致并发症如动脉瘤形成，甚至有时造成血管破裂导致肺出血，偶尔致死[6]。

支架置入可以解决上述问题和避免球囊血管成形术的并发症，因此成为治疗肺动脉分支狭窄的一种新方法。自从 1991 年 O'Laughlin 等首次报道临床应用成功以来，支架置入已经广泛应用于治疗肺动脉分支狭窄[7]。

球囊扩张支架和自膨性支架都有应用，前者的应用更广泛，在儿童更是优先的选择，因为它可进一步扩张以适应生长发育。除了广泛应用的 PalmazTM 髂动脉支架和肝胆管支架外，预先安置的 Genesis 支架、Intra 支架以及 Numed CP 支架也都是现在常用的球囊扩张支架。

支架置入治疗肺动脉分支狭窄的近期及中期效果是令人鼓舞的[7]，手术过程安全而有效。中-长期效果同样令人振奋。长期随访显示，大多数患者在长期随访中可保持血管内径明显增加和跨狭窄段压差下降，右心室压力和肺充盈均明显改善。随访中发现少部分病例仍有较高压差，进一步球囊扩张支架能有效地降低跨支架血管段的平均残余压差。

长期随访结果[8]显示单支肺动脉支架发生明显再狭窄的仅为 1.5%～7%，且这种再狭窄可以通过再扩张进行治疗。肺动脉分叉狭窄病例放置支架后发生再狭窄的比率高达 31%[9]。目前，报道过的肺动脉支架长期并发症包括支架移位或异位、内膜瓣梗阻、分支堵塞、支架破裂[9]、血管夹层、动脉瘤、血管破裂、咯血、支架血栓、同侧肺水肿，甚至出现死亡[8]。目前，技术及材料的发展达到很低的病残率及病死率。上述研究结果证实支架置入治疗肺动脉分支狭窄长期有效，应该成为治疗的选择之一。

(二)主动脉缩窄

主动脉缩窄的理想治疗方法已经争论多年。50 余年来，端端吻合、锁骨下动脉皮瓣主动脉成形术或合成补片主动脉成形术是传统的主动脉缩窄外科治疗方法。在年龄 1～69 岁的患者中,总手术病死率仅 1%～2%,新生儿和小婴儿的病死率稍高。然而,外科手术的并发症较多,包括喉返神经损伤、膈神经麻痹、乳糜胸、出血和高血压,以及可能导致永久性截瘫的脊髓缺血。与儿童相比,青少年和成人上述并发症的风险更高。远期并发症是再缩窄,在多数外科资料中其发生率约为 10%[11]。术后主动脉动脉瘤的形成少见。脊髓梗死可见于术后,预后差但罕见。

球囊血管成形术在尸检或外科切除的主动脉缩窄及动物模型获得实验成功后,最初的临床应用开始于外科术后再缩窄的患者,因为这类患者再次手术的病死率和病残率高而且修补处再发梗阻常见。球囊血管成形术可以成功缓解主动脉再缩窄,现在已成为一种标准的治疗方法,而且已扩展至治疗原发的或未经手术的主动脉缩窄[12]。无论术后再缩窄或未经手术的主动脉缩窄,球囊血管成形术缓解梗阻是相似的,80%～90%的病例可获得成功。目前普遍认为球囊血管成形术在术后再缩窄病例中的应用更安全,因为有周围瘢痕组织的支撑,而在原发病例是没有的。新生儿和小婴儿的球囊血管成形术效果不是很理想[12],可能与导管组织的收缩有关。研究表明在年幼患儿中与外科手术矫治相比再缩窄发生率(57%对14%)和再干预率较高。因此,大多数小儿心内科医生建议新生儿和小婴儿主动脉缩窄的首选治疗方法是外科矫治。

球囊血管成形术主要长期并发症包括动脉瘤形成和再缩窄。5%～11.5%的患者可发生动脉瘤[12-14],存在破裂风险(<1%)。与外科手术相比较,发生率较高是可以预见的,因为球囊扩张有效机制是撕裂血管内膜和部分中层。囊状中层坏死也可见于主动脉缩窄,此病变会使主动脉壁变薄,从而更易形成动脉瘤。有时为了达到理想的内径而过度扩张缩窄段也与夹层和动脉瘤形成有关,甚至急性撕裂造成致命性出血。中期随访发现动脉瘤大多数保持小而稳定,少数变大需要外科手术或置入覆膜支架。

球囊血管成形术后再缩窄通常是由于弹性回缩,持续或复发的主动脉缩窄发生率约 20%,需要再次介入治疗。

考虑到血管成形术的缺点和局限性,20 世纪90 年代早期就将支架引入主动脉缩窄或术后再缩窄的治疗[15,16],最初的成功使其在过去的 20 年中应用规模越来越大[16,17]。支架最大的优点在于其金属框架结构阻止了球囊扩张后的弹性回缩,而且使扩张段的大小通过膨胀球囊的大小达到可控,并且以可控的方式解除主动脉缩窄,即分阶段达到完全解除。这些措施可以避免过度扩张缩窄段进而降低动脉瘤形成、夹层或主动脉撕裂的风险。最近系列报道提示总的动脉瘤发生率仅 5%,且小动脉瘤可以应用弹簧圈闭塞[13,18,19]。

总体来讲,主动脉缩窄治疗需要较大的支架。最早并且最广泛应用的支架是 P8 和 P10 系列的Palmaz 支架[20]。一些新支架也开始运用于主动脉缩窄的治疗。IntraStent Mega 和 Maxi LD 支架柔韧性更好,可以将动脉扩张到成人主动脉直径内径(20～25 mm)。CP 支架,尤其是覆膜 CP支架,应用越来越多且效果令人振奋。在许多中心 CP 支架已成为首选。Genesis XD(Cordis)支架同样适用于主动脉缩窄治疗。最近,有人认为钴铬支架同样适用于主动脉缩窄治疗,但仍需要更多的临床试验进行验证。

值得注意的是覆膜 CP 支架尤其适用于合并动脉瘤形成的年长的主动脉缩窄病例及易于发生动脉瘤的复杂主动脉缩窄病例。复杂主动脉缩窄是指接近闭锁的主动脉缩窄、主动脉弓扭曲以及并发动脉导管未闭[15,21]。使用覆膜支架后,当出现血管破裂或支架相关的并发症时,覆膜支架可以帮助补救。覆膜支架的主要关注问题是可能导致靠近侧支血管的阻断,尤其发生在脊椎动脉时可导致偏瘫。然而,脊椎动脉通常发自第 9 胸椎以下水平主动脉,纵隔以下主动脉缩窄支架置入后不可能导致脊椎动脉的阻断,然而术者必须意识到支架移位时脱位后的覆膜支架固定于远端主动脉可能阻塞重要的分支血管。左锁骨下动脉的阻塞并不会导致上肢缺血,因为附近的侧支血管足以提供上肢血供。

支架置入治疗较单纯球囊扩张的优势还在于

可以扩张管状长段的主动脉缩窄或者发育不良的峡部和主动脉弓横部，可以增加扩张段的内径（尽管会有内膜撕裂），并且减少再狭窄的发生率，还可通过支持薄弱的主动脉壁而降低动脉瘤的形成率。目前，此领域的经验越来越多，成功率接近100%。

超过500例的多中心的研究结果显示，约14%的病例在支架置入过程中出现急性并发症[20]。常见的并发症包括血管破裂、支架移位和动脉瘤形成（5%）。支架移位是最常见的技术问题，发生率高达5%。球囊破裂伴支架扩张不完全[20,22]可以通过避免球囊/支架装置扭结，或者使用具有软头的新支架如Intrastents和CP支架、BIB球囊系统[19,20]来预防发生。介入通道血管如股动脉的损伤和穿刺部位的出血（2.3%）通常是由于选用的鞘过大，在成人或者大龄儿童中可以通过选用血管闭合装置如6F Perclose ProGlide和A-TTM来避免。介入穿刺部位则可以使用14F甚至更大的输送鞘导入大型支架。应用溶栓药物或者重组组织型纤维蛋白酶原激活剂可以减少主动脉血栓的形成。据报道约1%的病例发生脑血管意外。

（三）右心室-肺动脉外管道

右心室-肺动脉外管道用于纠治许多复杂心脏畸形。然而随着时间的推移，许多患者的外管道不可避免地发生失功能，总是需要多次外科手术置换管道。Stark等回顾405例外管道手术病例，5年、10年、15年管道功能完好率分别为84%、58%、31%。管道梗阻造成右心室压力负荷过重是再次外科干预的最主要原因。造成管道失功能的因素包括胸骨外部压迫、钙化、扭结、动脉瘤变和内皮纤维变性等。儿童躯体生长也可造成管道相对梗阻。同种管道和人工管道均可发生上述变化。尽管外管道置换术风险较低，但由于再次手术的粘连和钙化使置换管道很难获得理想的位置与血流特征，因此置换的管道比初始管道的寿命更短。经导管球囊扩张外管道的效果常是暂时的或无效的。

管道内置入支架可以提供坚硬的支撑以克服梗阻，因此是解除管道狭窄和推迟外科置换管道的有效方法[23]。通过有效降低跨狭窄管道压差及扩大狭窄段内径，右心室的血流动力学状态得以改善。Ovaert等证实狭窄管道内置入支架可以免于外科干预的比例在术后1年为86%，2年为72%，4年为47%，且不受体格生长影响。并发症包括支架断裂和冠状动脉受压。最值得关注的是，管道置入支架后导致肺动脉瓣反流，造成右心室长期容量负荷过重。

与右心室流出道置入无瓣支架相比较，新的经皮肺动脉瓣置入术[24]在治疗右心室流出道狭窄和反流方面获得非常令人振奋的近期和远期效果[25]。近年来，广泛应用于成人的经导管主动脉瓣置入术（TAVI）的经皮带瓣支架系统（Edward SAPIEN瓣）用于肺动脉瓣部位后也得到令人欣喜的结果[26]。因此，在部分经选择的病例中，PPVI已经替代右心室流出道支架置入成为治疗右心室流出道管道功能退化的方法。

（四）右心室流出道支架置入的姑息治疗作用

在严重右心室流出道梗阻的婴儿，如伴有肺动脉发育不良的法洛四联症、严重的右心室流出道梗阻和多发体肺侧支血管存在等，一期修补术不可能实现或者必须进行分阶段的手术。早期姑息手术包括中央主肺动脉吻合术、改良Blalock Taussig分流术、右心室流出道管道或补片或者动脉导管支架置入等。另外的选择为置入右心室流出道支架以增加肺动脉血流，改善氧合，促进肺动脉的发育[27,28]。对于肺动脉闭锁已进行射频穿孔或者对于早产儿[29]也可以考虑使用右心室流出道支架[30]。由于儿童较小，可以选用预安置的冠状动脉支架（4～6 mm）或Palmaz Genesis中型支架（最高直径达12 mm）。这些支架在后续手术中可以容易移除。

并发症包括支架破裂，由于右心室流出道肥厚肌肉的压迫作用，支架破裂可能在多部位发生。破裂发生后，支架失去完整性从而导致支撑不足，进而右心室流出道发生再梗阻。这类患者需要在支架内置入支架[10,31]。此外，还可能发生支架碎片栓塞。因此，置入右心室流出道支架后需要进行密切随访。

（五）体静脉和体静脉板障梗阻

涉及上腔或下腔静脉等体静脉梗阻，可以是先天性，也可能是获得性，如体外循环外科插管后、腔肺分流术后、Fontan 术后、先前中央静脉插管或经静脉插入起搏电极、心脏移植后吻合口处梗阻。大动脉转位患者接受 Mustard 或 Senning 术（心房调转术）后，体静脉板障梗阻是常见的并发症。解除腔静脉梗阻对于减轻上腔静脉阻塞综合征的症状非常重要，也为未来的心内操作提供血管径路。

外科解除体静脉梗阻及 Mustard 术后板障梗阻需要在全麻及体外循环下进行，技术上有难度，且不一定获益。同样，单独球囊扩张由于弹性回缩仅能暂时减轻梗阻。

20 世纪 90 年代早期以来支架置入已成为替代的治疗方法。球囊扩张支架和自膨性支架均有应用。大多数研究证实[32-35]可以安全而有效地减轻上腔静脉阻塞和体静脉板障梗阻的症状。长期随访提示置入支架的血管可持续保持畅通，尽管部分患者有轻度内膜增生，没有静脉管道需要再次扩张。长期随访中无明显并发症发生。目前，可以扩张至成人血管直径的球囊扩张支架也可作为儿童体静脉梗阻的治疗选择。CP 支架、Mega 或者 Maxi LD 系列（EV3）等更柔软、创伤性更小的新进产品使用范围更广。

（六）肺静脉梗阻

肺静脉狭窄可作为原发性病变发生于先天性肺静脉狭窄、完全性肺静脉异位引流或发生于其术后。狭窄可能是局限性，也可是多发狭窄或弥漫性狭窄。完全性肺静脉异位引流术后约 10% 患者出现肺静脉梗阻[36]。无缝线袋形缝合术可以避免在肺静脉的切割边缘留下缝线，因此目前认为是最佳的手术方法[37]。但是 5 年免于再次手术或死亡的占 50%。球囊血管成形术效果往往不理想[37]。运用切割球囊有时效果较好[38]。无论在导管室内经皮行介入还是通过手术方法在狭窄的肺静脉内放置支架，均可在短期内得到缓解，但是术后再狭窄仍较普遍[37,39,40]，且再次介入治疗的效果差。在年幼儿童中，需要选用可以扩张至成人血管直径（>12 mm）的支架。因此，预置支架

的 Genesis 中型支架（Cordis）等是很好的选择。先天性肺静脉狭窄的临床预后凶险，手术和介入治疗的效果均不理想[37,41]。因此介入治疗只能作为姑息治疗方法，或者为肺移植做准备[41]。

（七）动脉导管未闭

对于导管依赖性先天性心脏病，应用前列腺素维持动脉导管短期开放可使危重新生儿在进一步干预之前保持病情平稳。然而，这仅作为暂时性的措施，并不能使动脉导管长时间保持开放。

右心梗阻性疾病如复杂型肺动脉闭锁，新生儿时期常需要体肺分流以增加肺血流改善氧合。然而，分流手术相关的并发症包括膈神经损伤、分流狭窄或血栓形成导致闭塞、肺动脉扭曲或狭窄、左右肺动脉不成比例生长、肺动脉高压以及外科粘连等将增加后续手术的复杂程度和风险。在肺动脉严重发育不良或合并其他复杂心脏畸形的病例，分流手术难度大，即使可行手术，在婴儿期亦需要多次分流手术。以可靠的方法避免动脉导管关闭才可能避免新生儿时期的体肺动脉分流手术。在过去 20 年中，人们不断探索经导管技术维持动脉导管开放的技术方法。

球囊扩张动脉导管不可靠或无效，试验已证实支架置入可使动脉导管保持开放数月至 21 个月，置入支架的动脉导管因体格生长或内膜增生发生再狭窄时可再度扩张。新生儿多种先天性心脏病包括严重肺动脉狭窄、肺动脉闭锁伴或不伴有室间隔缺损以及左心发育不良综合征等放置动脉导管支架均有临床成功应用的报道。

球囊扩张支架和冠状动脉支架均有应用。即刻和短期效果令人鼓舞，但由于内膜增生导致的动脉导管支架再狭窄而需要再次球囊扩张也是常见的。其他的操作并发症包括动脉闭塞、急性支架内血栓形成、支架移位、动脉导管不完全开放和致命性的动脉导管痉挛。虽然早期报道、中期随访结果提示支架动脉导管保持开放时间短，操作风险高，长期生存率低，但近期较大样本的研究则提示乐观的结果[42]。在经选择的病例中的手术成功率较高，支架动脉导管维持畅通长达 3 年。尽管支架再狭窄常见（43%），但再次球囊扩张成

功率达 95%。肺动脉可获得生长而没有扭曲，大部分患者可能外科纠治。该组复杂心脏畸形的 6 年生存率为 86%。

随着导管、支架技术和设计的改进，小型化、柔韧性好、预先安装的支架已经用于动脉导管支架。介入治疗已经广泛地成为分流手术以外的一种选择，并且手术效果有明显的改善[42-45]。也可以作为主肺动脉分流手术后出现严重并发症的新生儿的一种再手术替代方法[46]。球囊扩张支架如 Palmaz Genesis 支架可用于此手术。动脉导管支架同样用于左心发育不良综合征的镶嵌手术，需要 6～10 mm 的支架。

（八）建立或保持心房水平交通

在某些复杂先天性心脏病，非限制性房间隔缺损是非常必要的，不仅可以使血液在心房水平充分混合以维持血氧，还可降低右心房或者左心房的压力以维持充足的心输出量。目前存在多种可以建立或扩大房间隔缺损的经导管介入方法，其中包括：经典的球囊或叶片房间隔造口术、跨隔穿刺或者射频穿孔。然而，左心发育不良综合征婴儿和新生儿中，房间隔明显增厚及房间隔回缩特性，使上述技术无法有效地达到和维持充分的心房间交通。

房间隔支架置入已经成功地应用于建立持续性非限制性房间隔缺损[47-52]。由于切割球囊的显微手术刀片可以在房间隔上进行可控制的切割，因此切割球囊也可使用。预先装置的 Palmaz Genesis 支架（Cordis，Johnson & Johnson，Miami，FL，USA）更加常用。利用较大的球囊进行支架的再扩张可以形成铃型的轮廓从而可以固定支架的位置并且避免移位。由于可能形成血栓以及进行性的梗阻，因此对于这部分患者必须进行密切的长期随访[47]。

在 Fontan 循环中，房间隔开口狭窄引起的低心排量综合征可能在手术后立即发生，而 Fontan 循环也会随时间推移发生衰竭。在这种情况下，维持房间隔开口或者建立通道可以改善患者的血流动力学情况。覆膜和不覆膜支架均可以用于维持新建立的血流交通[53-55]。但覆膜支架可能减少术中出血带来的风险[54]。

（九）Fontan 循环中的支架应用

在 Fontan 循环中，维持无梗阻的循环是极其重要的。狭窄可能发生于腔静脉的吻合口、心外管道或肺动脉。球囊扩张经常效果不良，而此时置入支架可以有效地解除梗阻并且长时间地维持循环通畅。在儿童中需要使用可以扩张至成人血管直径的球囊扩张支架。必须强调的是，Fontan 循环中任何的梗阻都需解除以避免循环的衰竭。

Hausdorf 介绍了一种应用支架而不是外科手术来完成单心室全腔肺吻合第二期的方法。这种概念和方法被应用于曾接受前期手术准备的病例，通过行导管介入治疗完成 Fontan 循环。

（十）主肺侧支动脉和分流

对于复杂肺动脉闭锁，即肺动脉闭锁合并室间隔缺损和多发性主肺侧支动脉病例的处理非常复杂且富于挑战。理想的话，患者需经历血管单源化（需要多次手术），最终进行双心室修补。然而部分患者由于肺动脉严重发育不良或合并其他畸形不能进行或完成分期手术。这部分患者的肺血流依赖于主肺动脉侧支血管和外科建立的主肺动脉分流。58%～68% 的侧支血管随着时间的推移自然趋向于发生狭窄甚至闭塞，造成所供应肺段低灌注，严重低氧，运动能力下降。同样，外科主肺动脉分流也会随时间推移出现狭窄，患者的发绀进行性加重。再次外科手术分流可能短期缓解，但难以确定成功分流的肺动脉合适尺寸，加之主肺动脉侧支血管柔软易碎，手术风险大。

与外科手术相同，球囊扩张主肺动脉侧支或分流仅能暂时缓解症状，且由于弹性回缩，手术往往是不成功的。因此支架置入治疗狭窄的主肺动脉侧支或分流成为一种有吸引力的治疗方法[56,57]。球囊扩张支架[56]，例如预先装置的具有高径向力的 Genesis 中型支架（Cordis）和自膨性支架均有成功的报道。前者可再扩张，具有与儿童体格增长保持同步的优点，后者尽管不能再扩张，柔韧性高的特点适合迂曲的侧支血管，可以避免使用多个支架。且并发症发生率低，包括血管撕裂导致肺出血、夹层、血管瘤形成、血管痉挛以及动脉闭锁。可发生支架断裂，需要支架内置入支架。大部分患者血氧饱和度增加，运动耐力提高,临床症状明显改善。如果发生再狭窄,需要再次球囊扩张支架。在某些病例中可观察到支架血管生长。主肺动脉侧支血管支架置入可以为后期的手术创造机会。

四、支架的再狭窄和再扩张

无论再狭窄是由于难治性狭窄、内膜增生或体格增长所造成[58],再次扩张都是有效而安全的[59]。效果可长期保持而无并发症。Morrow 等通过动物实验充分证明支架的再扩张仅有新内膜的变形而无断裂。在新内膜较薄处可见局部的新内膜受损,局部纤维蛋白和血小板黏附于支架。没有中层和外膜的出血或断裂,证实即使是较大直径的支架的再扩张也不会对血管造成额外的损伤。

五、支架的新进展及展望

适用于儿科的理想支架设计应具备以下特点:① 体积小;② 柔韧性可跟踪性佳;③ 良好的辐射不透明度及可见度以准确放置支架;④ 高径向强度;⑤ 坚硬度低且不存在材料疲劳;⑥ 充分的生物适应性;抗血栓形成和腐蚀;⑦ 不会引起内膜增生,边缘光滑柔软减少内膜损伤;⑧ 可以扩张至成人管腔直径以适应生长发育;⑨ 支架支柱宽及可扩张性维持堵塞血管血流;⑩ 可回收并且可以进行位置调整;⑪ 兼容 MRI 检查。目前尚没有任何支架可以满足以上所有要求,对于儿童心脏介入医生,选择正确的支架仍是挑战。在未来,科技的进步有可能会为人们提供更好的支架。

新的理念和想法不断进步克服现有支架的一些缺点。其中,生物可降解支架和生长支架是令人鼓舞的发展。

（一）生物可降解支架（BDS）

对于儿童支架,血管狭窄扩张的主要问题在于直径固定的金属支架不能很好地适应儿童的生长。尽管在年长儿童中运用的一些支架可以再扩张至更大的直径以适应生长发育的需要,然而在新生儿、婴幼儿并不能接受较大的输送鞘,因此限制了此种支架的使用。

在支架置入后的 6 个月内,需要支架的支撑

克服血管回缩,使血管重塑生长达到较大的内径。因此理想的状态为在置入支架后的 9～12 个月支架被吸收或消失,使血管生长,重获其血管反应性,或必要时可再次接受手术或介入治疗[60]。儿科生物可降解支架应该体积小,使用 6F 以下的鞘进行传送。理想的支架直径为 6～9 mm,长度为15～20 mm。生物可降解支架可以兼容 MRI 及CT 检查。在婴幼儿中如果可以应用生物可降解支架,那么许多先天性心脏病的治疗方案会发生翻天覆地的变化。

生物可降解支架的理想特性包括:① 可以防止血管回缩的径向强度;② 发生血栓形成及感染反应的概率极小;③ 可以避免内膜增生;④ 在几个月之内支架材料可以被吸收;⑤ 在分解过程中不产生毒性或栓子物质;⑥ 易于加工和杀菌。基于以上几个特点,2 种 BDS:生物可吸收多聚体支架及生物可降解金属支架应运而生。

1. 生物可吸收多聚体支架

多聚体是由单体聚合而成的高分子物质。机械性能受单体的生物特性、形成多聚体的单体数目及单体排列方式等影响,也影响到多聚体刚度、强度、分解时间等。总之,多聚体的分子量越大(单体链越长),其强度越大、被吸收所需的时间越长。

多聚体在某种程度上都会降解,只有在使用后很快被吸收的多聚体才被认为具有生物可吸收性。吸收过程包括两个阶段:降解和侵蚀。在降解过程中,多聚体被分解为寡聚体及单体。可吸收多聚体存在可水解键,因此水解是降解过程中的最主要方式。侵蚀是指寡聚体和单体在降解过程中通过空隙和裂缝脱离多聚体的过程。多聚体水解的程度取决于连接单体的化学键的强弱,因此不同材料之间的差别很大。生物可吸收多聚体中最常见的 3 类为聚酸酐(polyanhydrides)、聚原酸酯(polyorthoester)和聚酯(polyester)。三者半衰期不同,聚酸酐类最短,为 10 min 以内,聚酯类最长,可达 3.3 年。半衰期可随着改变酸碱度,加入酶、催化剂、亲水或疏水末端基团及加入共聚物而发生变化。多聚体支架体积庞大,需要较大的输送鞘,因此应用于儿童时存在较大的挑战。

左旋聚乳酸是最常用的聚酯类生物可吸收支架材料。这种材料强度高，并且仅通过水解过程便可将其酯键打开分解为乳酸，后者可以通过三羧酸循环分解为水和二氧化碳。目前我们关于生物可吸收多聚体支架的大多数了解和临床经验来自于多聚体冠状动脉支架的临床试验[61-64]。第一个试用于人体的生物可吸收多聚体支架是高分子左旋聚乳酸冠状动脉支架，即 Igaki-Tamai 支架。目前，试用左旋聚乳酸为材料的商用生物可吸收多聚体支架是球囊扩张冠状动脉支架。

目前还有许多其他种类的生物可吸收多聚体支架正在研制过程中，包括酪氨酸聚碳酸酯聚合物（tyrosine polycarbonate polymer）、聚己内酯（polycaprolactone）、聚酐酯水杨酸（polyarhydirde ester salicylic acid），以这些多聚体为材料制造的支架（冠状动脉）仍处于临床试验阶段，其有效性及安全性还未被证实。目前没有适用于儿童的多聚体支架，最大的挑战在于需要增加支架的强度，同时还要减小其体积以便于利用 6F 以下的输送鞘。

2. 生物可降解金属支架

（1）镁合金支架：镁是生物相容的金属，在体内易于侵蚀，与其他元素结合生成氧化镁和有机盐。镁元素对于维持骨骼的强度、人体免疫系统、正常肌肉神经功能和心脏节律非常重要。镁还具有抗血栓形成的作用，并且对于全身血管及冠状动脉具有血管扩张作用。镁的侵蚀易于耐受，产生的感染反应较轻。2003 年首次出现镁合金支架的报道[65]。AMS-1 生物可吸收支架是一种球囊扩张、射线透明支架，由 93% 镁及 7% 稀有金属组成[64]。许多临床研究将其应用于冠状动脉进行研究和验证。

首例将生物可吸收镁合金支架应用于儿童的案例是作为镶嵌治疗早产儿左肺动脉狭窄。支架引起轻度内膜增生，且并没有引起支架相关的感染反应。之后，Schrauz 等利用同样的支架治疗 1 例无法耐受再次手术的术后长段再狭窄危重新生儿。术后早期由于镁支架过早降解而出现了再狭窄情况，因此再次置入了 1 个镁合金支架。在 3 个月龄时，尽管需要再次手术补片扩大主动脉管

腔，但是此时主动脉是通畅的。同样，肺动脉闭锁的 2 个月龄女孩在狭窄的体肺侧支动脉内置入此支架后第 4 个月出现了再狭窄情况。

因此，镁合金支架的主要缺点为降解时间过短，从而导致过早失去径向强度而出现再狭窄。另一个缺点在于镁合金支架为放射透明，在其定位和扩张过程中无法观察，并且很难确定栓塞。近几年，人们通过在镁合金支架上加用携带有西罗莫司（sirolimus）的左旋聚乳酸材料以加强支架的机械强度，延长其降解时间从而减少再狭窄发生率。

这种药物洗脱的生物可吸收金属支架有可能解决金属支架的缺点，使其之后的临床应用更加广泛。

（2）铁支架：生物可吸收铁支架可以解决慢性感染和过早回缩等生物可吸收多聚体支架与镁合金支架所具有的缺点。事实上，铁是最早被应用于生物可降解支架的金属。有人将铁支架置入动物体内，但这些研究都未能达到进行临床研究的标准。NOR-I 支架（Devon Medical, Hamburg, Germany）是一种完全由铁组成的球囊扩张支架，曾被置于新西兰白兔的降主动脉内[66]。此支架很少诱发血栓及明显的内皮增生，并且持续开放，降解时间可长达数年。其还较其他支架可减少血管平滑肌的增生，从而有一定的抗再狭窄特性。目前，只有激光切割的铁冠状动脉支架（3～6 mm）应用于临床。有人还发明了将其他金属与铁支架结合的支架，可以达到更大的支架直径，这种支架有可能应用于儿童患者。这种支架被置入天鹅的降主动脉内，一年后的效果与 NOR-1 支架类似。

铁作为生物可降解支架材料的主要优势在于：① 机械特性与传统的不锈钢支架相似；② 辐射下可见，不需要添加额外的标记物；③ 简单的激光切割即可得到较薄的支架；④ 生物适应性好；⑤ 不会引起局部及全身的毒性反应；⑥ 不会诱发严重的内皮增生；⑦ 不会造成严重的再狭窄。然而，铁支架的主要劣势在于其降解时间非常长，从而影响儿童血管的正常发育。因此，为了适应儿童患者群体的需要，科学家们需要研究可

以加速铁降解过程的设计修正方法。一种可行的修正方法为选用铁与其他元素的合金,例如铁锰合金,其降解速度较铁快。另一种修正方法为使用铸铁,即将铁原子一层一层地电沉积到一起,这种支架壁薄且尺寸精度好,强度与不锈钢类似,并且降解速度快。

(二)生长支架

生长支架[67]是为了解决传统支架置入后儿童生长发育问题的一种新概念。生长支架由两块独立纵向的由激光切割、电抛光的直径为0.16 mm的不锈钢部件组成。两个部件与生物可降解材料的结构进行连接形成圆形的支架。这种可吸收支架可在置入后6个月内完全吸收。这种支架被预先安置在直径为4~8 mm的扩张球囊上。整个装置可以通过规格为5F的输送鞘。这种"开放环"支架在动物实验中显示可行性后,临床上首次应用于主动脉再缩窄和Norwood I期手术后主动脉吻合的8例患者。只有1例在置入后3个月需要再扩张,6例在19~34个月后需要置入更大的支架。这些试验结果表明治疗婴儿原发的主动脉缩窄是可能的,不再必须进行手术。生长支架可以使患儿过渡到体重达到12~14 kg可以接受置入可扩张至成人直径的更大的支架时,但是置入支架部位的发育情况必须进行长期随访。

参 考 文 献

1. Ewert P, Schubert S, Peters B, et al. The CP stent — short, long, covered — for the treatment of aortic coarctation, stenosis of pulmonary arteries and caval veins, and Fontan anastomosis in children and adults: An evaluation of 60 stents in 53 patients. Heart, 2005, 91: 948 - 953.

2. Cheatham JP. Stenting of coarctation of the aorta. Catheter Cardiovasc Interv, 2001, 54: 112 - 25.

3. Eicken A, Kaemmerer H, Ewert P. Treatment of aortic isthmus atresia with a covered stent. Catheter Cardiovasc Interv, 2008, 72: 844 - 846.

4. Dragulescu A, Sidibe N, Aubert F, et al. Successful use of covered stent to treat superior systemic baffle obstruction and leak after atrial switch procedure. Pediatr Cardiol, 2008, 29: 954 - 956.

5. Cheung YF, Sanatani S, Leung MP, et al. Early and intermediate-term complications of self-expanding stents limit its potential application in children with congenital heart disease. J Am Coll Cardiol, 2000, 35: 1007 - 1015.

6. Baker CM, McGowan FX Jr, Keane JF, et al. Pulmonary artery trauma due to balloon dilation: recognition, avoidance and management. J Am Coll Cardiol, 2000, 36: 1684 - 1690.

7. Chau AKT, Leung MP. Management of branch pulmonary artery stenosis: balloon angioplasty or endovascular stenting. Clin Exp Pharmacol Physiol, 1997, 24: 960 - 2.

8. McMahon CJ, El Said HG, Vincent JA, et al. Refinements in the implantation of pulmonary arterial stents: Impact on morbidity and mortality of the procedure over the last two decades. Cardiol Young, 2002, 12: 445 - 452.

9. Stapleton GE, Hamzeh R, Mullins CE, et al. Simultaneous stent implantation to treat bifurcation stenoses in the pulmonary arteries: Initial results and long-term follow up. Catheter Cardiovasc Interv, 2009, 73: 557 - 563.

10. Breinholt JP, Nugent AW, Law MA, et al. Stent fractures in congenital heart disease. Catheter Cardiovasc Interv, 2008, 72: 977 - 982.

11. Gibbs JL. Treatment options for coarctation of the aorta. Heart, 2000, 84: 11 - 13.

12. Fletcher SE, Nihill MR, Grifka RG, et al. Balloon angioplasty of native coarctation of the aorta: midterm follow-up and prognostic factors. J Am Coll Cardiol, 1995, 25: 730 - 4.

13. Ovaert C, Benson LN, Nykanen D, et al. Transcatheter treatment of coarctation of the aorta: A review. Pediatr Cardiol, 1998, 19: 27 - 44. discussion 45 - 47.

14. Marshall AC, Perry SB, Keane JF, et al. Early results and medium-term follow-up of stent implantation for mild residual or recurrent aortic coarctation. Am Heart J, 2000, 139: 1054 - 1060.

15. Sadiq M, Malick NH, Qureshi SA. Simultaneous treatment of native coarctation of the aorta combined with patent ductus arteriosus using a covered stent. Catheter Cardiovasc Interv, 2003, 59: 387 - 390.

16. Shah L, Hijazi Z, Sandhu S, et al. Use of endovascular stents for the treatment of coarctation

of the aorta in children and adults: Immediate and midterm results. J Invasive Cardiol, 2005, 17: 614 – 648.

17. Thanopoulos BD, Hadjinikolaou L, Konstadopoulou GN, et al. Stent treatment for coarctation of the aorta: intermediate term follow up and technical considerations. Heart, 2000, 84: 65 – 70.

18. Varma C, Benson LN, Butany J, et al. Aortic dissection after stent dilatation for coarctation of the aorta: A case report and literature review. Catheter Cardiovasc Interv, 2003, 59: 528 – 535.

19. Taylor PR, Gaines PA, McGuinness CL, et al. Thoracic aortic stent grafts-early experience from two centres using commercially available devices. Eur J Vasc Endovasc Surg, 2001, 22: 70 – 76.

20. Forbes TJ, Garekar S, Amin Z, et al. Procedural results and acute complications in stenting native and recurrent coarctation of the aorta in patients over 4 years of age: A multi-institutional study. Catheter Cardiovasc Interv, 2007, 70: 276 – 285.

21. Holzer RJ, Chisolm JL, Hill SL, et al. Stenting complex aortic arch obstructions. Catheter Cardiovasc Interv, 2008, 71: 375 – 382.

22. Hamdan MA, Maheshwari S, Fahey JT, et al. Endovascular stents for coarctation of the aorta: Initial results and intermediate-term follow-up. J Am Coll Cardiol, 2001, 38: 1518 – 1523.

23. Pedra CA, Justino H, Nykanen DG, et al. Percutaneous stent implantation to stenotic bioprosthetic valves in the pulmonary position. J Thorac Cardiovasc Surg, 2002, 124: 82 – 87.

24. Bonhoeffer P, Boudjemline Y, Qureshi SA, et al. Percutaneous insertion of the pulmonary valve. J Am Coll Cardiol, 2002, 39: 1664 – 1669.

25. Lurz P, Coats L, Khambadkone S, et al. Percutaneous pulmonary valve implantation: Impact of evolving technology and learning curve on clinical outcome. Circulation, 2008, 117: 1964 – 1972.

26. Faza N, Kenny D, Kavinsky C, et al. Single-center comparative outcomes of the Edwards SAPIEN and Medtronic Melody transcatheter heart valves in the pulmonary position. Catheter Cardiovasc Interv, 2013, 82(4): E535 – 541.

27. Dohlen G, Chaturvedi RR, Benson LN, et al. Stenting of the right ventricular outflow tract in the symptomatic infant with tetralogy of Fallot. Heart, 2009, 95: 142 – 147.

28. Zeidenweber CM, Kim DW, Vincent RN. Right ventricular outflow tract and pulmonary artery stents in children under 18 months of age. Catheter Cardiovasc Interv, 2007, 69: 23 – 27.

29. Laudito A, Bandisode VM, Lucas JF, et al. Right ventricular outflow tract stent as a bridge to surgery in a premature infant with tetralogy of Fallot. Ann Thorac Surg, 2006, 81: 744 – 746.

30. Walsh MA, Lee KJ, Chaturvedi R, et al. Radiofrequency perforation of the right ventricular outflow tract as a palliative strategy for pulmonary atresia with ventricular septal defect. Catheter Cardiovasc Interv, 2007, 69: 1015 – 1020.

31. Peng LF, McElhinney DB, Nugent AW, et al. Endovascular stenting of obstructed right ventricle-to-pulmonary artery conduits: A 15 – year experience. Circulation, 2006, 113: 2598 – 2605.

32. Ebeid MR, Gaymes CH, McMullan MR, et al. Catheter management of occluded superior baffle after atrial switch procedures for transposition of great vessels. Am J Cardiol, 2005, 95: 782 – 786.

33. Asgar AW, Mirò J, Ibrahim R. Recanalization of systemic venous baffles by radiofrequency perforation and stent implantation. Catheter Cardiovasc Interv, 2007, 70: 591 – 594.

34. Schneider DJ, Moore JW. Transcatheter treatment of IVC channel obstruction and baffle leak after Mustard procedure for d-transposition of the great arteries using Amplatzer ASD device and multiple stents. J Invasive Cardiol, 2001, 13: 306 – 309.

35. Daehnert I, Hennig B, Wiener M, et al. Interventions in leaks and obstructions of the interatrial baffle late after Mustard and Senning correction for transposition of the great arteries. Catheter Cardiovasc Interv, 2005, 66: 400 – 407.

36. Hancock Friesen CL, Zurakowski D, Thiagarajan RR, et al. Total anomalous pulmonary venous connection: An analysis of current management strategies in a single institution. Ann Thorac Surg, 2005, 79: 596 – 606.

37. Devaney EJ, Chang AC, Ohye RG, et al. Management of congenital and acquired pulmonary vein stenosis. Ann Thorac Surg, 2006, 81: 992 – 5. discussion 95 – 96.

38. Seale AN, Daubeney PE, Magee AG, et al. Pulmonary vein stenosis: Initial experience with cutting balloon angioplasty. Heart, 2006, 92: 815 – 820.

39. Michel-Behnke I, Luedemann M, Hagel KJ, et al. Serial stent implantation to relieve in-stent stenosis in obstructed total anomalous pulmonary venous return. Pediatr Cardiol, 2002, 23: 221 – 223.

40. Ungerleider RM, Johnston TA, O'Laughlin MP, et

al. Intraoperative stents to rehabilitate severely stenotic pulmonary vessels. Ann Thorac Surg，2001，71：476－481.

41. Mendeloff EN，Spray TL，Huddleston CB，et al. Jr Lung transplantation for congenital pulmonary vein stenosis. Ann Thorac Surg，1995，60：903－906.

42. Michel-Behnke I，Akintuerk H，Thul J，et al. Stent implantation in the ductus arteriosus for pulmonary blood supply in congenital heart disease. Catheter Cardiovasc Interv，2004，61：242－252.

43. Alwi M，Choo KK，Latiff HA，et al. Initial results and medium-term follow-up of stent implantation of patent ductus arteriosus in duct-dependent pulmonary circulation. J Am Coll Cardiol，2004，44：438－445.

44. Boshoff DE，Michel-Behnke I，Schranz D，Gewillig M. Stenting the neonatal arterial duct. Expert Rev Cardiovasc Ther，2007，5：893－901.

45. Gewillig M，Boshoff DE，Dens J，et al. Stenting the neonatal arterial duct in duct-dependent pulmonary circulation：New techniques，better results. J Am Coll Cardiol，2004，43：107－112.

46. Kaestner M，Handke RP，Photiadis J，et al. Implantation of stents as an alternative to reoperation in neonates and infants with acute complications after surgical creation of a systemic-to-pulmonary arterial shunt. Cardiol Young，2008，18：177－184.

47. Pedra CA，Neves JR，Pedra SR，et al. New transcatheter techniques for creation or enlargement of atrial septal defects in infants with complex congenital heart disease. Catheter Cardiovasc Interv，2007，70：731－739.

48. Hill SL，Mizelle KM，Vellucci SM，et al. Radiofrequency perforation and cutting balloon septoplasty of intact atrial septum in a newborn with hypoplastic left heart syndrome using transesophageal ICE probe guidance. Catheter Cardiovasc Interv，2005，64：214－217.

49. Leonard GT，Jr，Justino H，Carlson KM，et al. Atrial septal stent implant：Atrial septal defect creation in the management of complex congenital heart defects in infants. Congenit Heart Dis，2006，1：129－135.

50. Javois AJ，Van Bergen AH，Cuneo BF，et al. Novel approach to the newborn with hypoplastic left heart syndrome and intact atrial septum. Catheter Cardiovasc Interv，2005，66：268－272.

51. Holzer RJ，Wood A，Chisolm JL，et al. Atrial septal interventions in patients with hypoplastic left heart syndrome. Catheter Cardiovasc Interv，2008，72：696－704.

52. Cheatham JP. Intervention in the critically ill neonate and infant with hypoplastic left heart syndrome and intact atrial septum. J Interv Cardiol，2001，14：357－366.

53. Wilson J，Russell J，Williams W，et al. Fenestration of the Fontan circuit as treatment for plastic bronchitis. Pediatr Cardiol，2005，26：717－719.

54. Michel-Behnke I，Luedemann M，Bauer J，et al. Fenestration in extracardiac conduits in children after modified Fontan operation by implantation of stent grafts. Pediatr Cardiol，2005，26：93－96.

55. Bar-Cohen Y，Perry SB，Keane JF，et al. Use of stents to maintain atrial defects and fontan fenestrations in congenital heart disease. J Interv Cardiol，2005，18：111－118.

56. El-Said HG，Clapp S，Fagan TE，Conwell J，et al. Stenting of stenosed aortopulmonary collaterals and shunts for palliation of pulmonary atresia/ventricular septal defect. Catheter Cardiovasc Interv，2000，49：430－436.

57. Vimala J，Kulkarni S. Stenting stenosed aortopulmonary collateral arteries in pulmonary atresia with ventricular septal defect. Indian Heart J，2004，56：242－244.

58. Mertens L，Dens J，Gewillig M. Use of a cutting balloon catheter to dilate resistant stenoses in major aortic-to-pulmonary collateral arteries. Cardiol Young，2001，11：574－547.

59. Law MA，Shamszad P，Nugent AW，et al. Pulmonary artery stents：long-term follow-up. Catheter Cardiovasc Interv，2010，75(5)：757－764.

60. Zartner P，Buettner M，Singer H，et al. First biodegradable metal stent in a child with congenital heart disease：evaluation of macro and histopathology. Catheterization and Cardiovascular Interventions，2007，69：443－446.

61. Ormiston JA，Serruys PW，Regar E，et al. A bioabsorbable everolimus-eluting coronary stent system for patients with single de-novo coronary artery lesions（ABSORB）：A prospective open-label trial. Lancet，2008，371：899－907.

62. Tanimoto S，Bruining N，van Domburg RT，et al. Late stent recoil of the bioabsorbable everolimus-eluting coronary stent and its relationship with plaque morphology. J Am Coll Cardiol，2008，52：1616－1620.

63. Gonzalo N. and Macaya C. absorbable stent：focus on clinical applications and benefits. Journal of Vascular Health and Risk Management，2012，8：

125 - 132.

64. Onuma Y，Ormiston J，Serruys PW. Bioresorbable scaffold technologies，Circulation Journal，2011，75：509 - 520.

65. Li Z，Gu X，Lou S，et al. The development of binary Mg - Ca alloys for use as biodegradable materials within bone. Biomaterials，2008，29：1329 - 1344.

66. Peuster M，Wohlsein P，Brügmann，et al. A novel approach to temporary stenting：degradable cardiovascular stents produced from corrodible metal-Results 6 - 18 months after implantation into New Zealand white rabbits. Heart，2001，86：563 - 569.

67. Ewert P，Riesenkampff E，Neuss M，et al. Novel growth stent for the permanent treatment of vessel stenosis in growing children：An experimental study. Catheter Cardiovasc Interv，2004，62：506 - 510.

武育容 （翻译）

第二十四章 经皮肺动脉瓣置入的应用

>>>>>> 高 伟

一、概述

经皮球囊扩张或外科实施的瓣膜切开术治疗单纯肺动脉瓣狭窄的长期效果已被临床证实,其术后出现的肺动脉反流程度一般较轻,临床意义较小。合并右心室流出道狭窄的发绀型先天性心脏病患者常需要在婴幼儿或儿童早期施行体外循环下开胸心脏纠治术,但会遗留右心室流出道和(或)肺动脉狭窄和肺动脉反流。上海儿童医学中心资料显示法洛四联症手术病例中6个月至3岁年龄组占总手术人数的74%。经典手术包括VSD修补、右心室流出道梗阻和肺动脉(瓣环与瓣膜)狭窄解除。大部分法洛四联症合并肺动脉瓣上狭窄(肺动脉主干与左、右肺动脉分支狭窄)通常采用自右心室流出道(RVOT)跨肺动脉瓣至肺动脉主干(MPA)和左肺动脉(LPA)、右肺动脉(RPA)补片扩大成形术。在1999年4月至2011年12月期间统计9年TOF手术病例1851例,其中做了此类补片扩大成形术的有1569例(占总数84.76%)。该类手术术后会并发严重的肺动脉反流(PR)(无瓣膜所致)。虽然也有采用带瓣同种移植管道(homograft conduit)处理右心室流出道梗阻,但也会由于同种移植管道与瓣膜进行性的钙化导致带瓣同种移植管道狭窄和瓣膜功能失效,以致严重肺动脉瓣关闭不全与反流。肺动脉瓣缺如、永存动脉干、马方综合征和心脏肿瘤侵犯到肺动脉瓣等也会出现肺动脉反流。重度PR会导致右心室容量负荷大大增加,造成右心室腔扩大,随之右心室收缩功能下降,运动耐量明显下降,甚至出现心律失常。国外研究资料提示当右心室舒张末期容量/体表面积(RV EDV Index)＞150 mL/m^{2}时,猝死发生风险增高。因此患者需要再次接受开胸手术置入新的人工肺动脉瓣。但是2次(或以上)手术不但手术难度大,且有较高的危险性和病死率。近10年来,欧美国家已在临床使用经皮穿刺经心导管球囊扩张人工肺动脉瓣置入(PPVI)。应用介入治疗方式不仅有效终止肺动脉的大量反流,改善肺组织血液循环与右心室功能,既达到了治疗目的,又避免了再次开胸手术。

PPVI是最早应用于临床的经导管瓣膜置入技术,它除了可纠治肺动脉反流,同时也可解决肺动脉狭窄。2000年,Bonhoeffer等首次报道该技术的动物试验[1]。他们将一段含有完整静脉瓣的牛静脉缝合在一个被球囊扩张的铂铱合金支架上,然后将此支架和球囊捏合成一系统装置,经羊颈静脉途径将带瓣膜的支架置入到羊的肺动脉处。实验结果显示在11只羊中,有5只被成功置入。术后即刻和术后2个月的肺动脉造影、血流动力学检测及心脏超声检查显示被置入的瓣膜有良好的功能。同年10月,Bonhoeffer报道了首例应用于临床的PPVI,他们对1例12岁的TOF外科术后同时有肺动脉狭窄和反流的患者成功进行了PPVI术[2]。随后他的团队在国际会议上又报道了对100例16~35岁肺动脉反流和(或)RVOT狭窄病例成功实施的PPVI术。最长随访时间 5 年。术后右心室压力下降，患者运动耐量明显提高。除了 1 例移植物破裂、2 例装置移位并通过外科手术补救解决外，无一例死亡。

二、瓣膜支架和输送系统

目前临床应用的经皮肺动脉瓣膜支架有两种：

（1）Medtronic 公司的 Melody 瓣膜支架（图 24-1,24-2）及输送系统（Esemble 系统）

Melody 瓣膜支架是在铂铱合金支架上缝制三叶式牛静脉瓣膜而成，共有 18 mm、20 mm 和 22 mm 三种规格，扩张时瓣膜的内径范围在 10～22 mm。Esemble 系统为球囊内球囊导管，一般尺寸为 18～22 mm。将瓣膜支架装载在其上，并共同置入在 22F 的可伸缩鞘内。球囊有内球囊（先扩）及外球囊（后扩）。

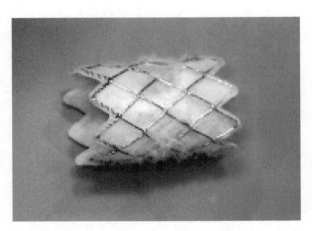

图 24-1　Medtronic 公司的 Melody 瓣膜支架 1

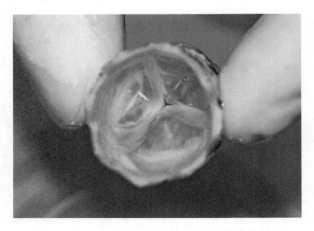

图 24-2　Medtronic 公司的 Melody 瓣膜支架 2

（2）Edwards Life sciences 公司的 Sapien 瓣膜支架（图 24-3,图 24-4）及输送系统（Retroflex 系统）

该瓣膜支架目前正在进行 FDA 批准的 Ⅱ 期 Compassion 临床研究。Edwards Sapien 瓣膜支架最初为主动脉瓣的置入而设计，由牛心包所制成的瓣膜缝制在高 14 mm、直径 23 mm 和高 16 mm、直径 26 mm 的不锈钢支架上。目前有 23 mm 和 26 mm 两种规格，分别需要 22F 和 24F 的输送系统。Retroflex 系统由球囊导管和偏转指引导管组成，更容易使得带膜支架通过右心室到肺动脉处。使用前需用专门的人工压缩工具将其压缩在球囊上。

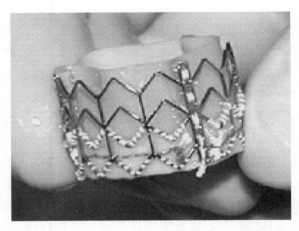

图24-3　Edwards lifesciences 公司的 Sapien 瓣膜支架 1

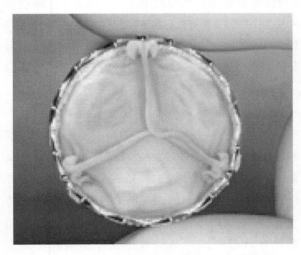

图24-4　Edwards lifesciences 公司的 Sapien 瓣膜支架 2

三、PPVI 的适应证

目前尚无明确的 PPVI 适应证定义，明确需治疗对象是目前有明显右心功能不全的患者,符合外科再次手术指征者或进行外科手术风险较大,或不愿进行外科手术者。以下为适合 PPVI 的一致意见:

(1) 重度的 PR(CMR 测量反流分数≥30% 和(或)超声心动图测量肺动脉瓣反流≥3+,及 RV 扩大,RVEDV Index≥150 mL/m²)。

(2) 进行性右心室收缩功能障碍,RV EF 下降。

(3) 合并右心室流出道梗阻(右心室收缩压 >80 mmHg)。

(4) CMR 测量肺动脉瓣环直径为 16～22 mm。

(5) 进行性 TR(至少中度)。

(6) 持续房性或室性心律失常。

(7) 患者无症状,中、重度 PR,存在其他需进行介入治疗的病变,如残留室间隔缺损、肺动脉分支狭窄、TR 等。

(8) 患者年龄≥5 岁。

(9) 患者体重≥20 kg。

由于目前现有的两种带瓣支架规格有限,RVOT 直径超过 24 mm 的患者一般无法应用[3,4,5]。由于外科术式的不一,部分患者会有 RVOT 和肺动脉瘤样扩张的改变,这部分患者无法应用这种技术。尽管目前有人[6]在这部分病例中先在宽大的 RVOT 中置入漏斗状减压支架,然后再在此支架中置入瓣膜支架获得成功,但却提高了手术时间和风险,医疗费用也明显增加。另有为此类病例设计的中部为直筒型、上下部为"喇叭形"扩张的支架,目前尚在动物试验[7]或小样本临床试验中。

由于瓣膜支架需要 22F 以上的输送系统进行置入,故在小年龄患者中通过经皮股静脉途径使用受到限制。但目前已有报道通过颈静脉途径,成功地在 2.5 岁的患者置入瓣膜支架的个例事件。

四、术前评估

术前需要对心功能进行评估(NYHA 分级)。体表心电图和 24 h 动态心电图监测右心室肥厚证据及是否存在无症状性的室性或室上性心律失常,X 线胸片检查评价 RVOT 钙化情况。

目前辅助检查主要通过 CMR 进行 RVOT 和肺动脉总干的成像,然后通过精确测量 PR 的程度,计算反流分数和 RVEDV 指数以评价右心室扩张的程度。在长轴和短轴双平面测量肺动脉总干的最大舒张直径,同时可以预计瓣膜支架置入的最佳位置。对合并 RVOT 或肺动脉瘤样扩张的病例可评估瓣膜支架置入的可能性,同时对瓣膜支架置入方法或技巧的选择将有很大帮助。CMR 检查可以观察冠状动脉与 RVOT、肺动脉总干之间的位置关系,估计瓣膜支架置入后是否会对冠状动脉近端形成压迫。

超声心动图可评估右心室、右心房扩大的程度和右心室的压力,确定 RVOT 和肺动脉总干是否伴有狭窄,有无伴发的病变,如严重的 TR 或残留的室间隔缺损等。同时可通过肺动脉反流束的宽度和压力减半时间等对肺动脉反流程度进行半定量评估。

五、PPVI 实施过程

在心导管室全身麻醉和双平面 X 线成像引导下进行手术。5F 短鞘置入左股动脉,12F 鞘置入右侧股静脉或颈内静脉,静脉注射肝素以维持术中 ACT>250 秒。经右侧股静脉置入 7F Arrow 球囊导管分别至右心室和肺动脉主干及其分支,先测定心腔各部位压力,后选择不同投照体位行右心室和肺动脉主干造影以评估右心室收缩功能及肺动脉反流严重程度,测量 RVOT 与 MPA 内径,确定肺动脉瓣环位置。使用 0.035,300 mm Amplatzer 超硬导丝经右股静脉-下腔静脉-右心房-右心室-肺动脉以达左肺动脉远端(建立轨道)。经导丝送入测量球囊导管至 RVOT-MPA 部位。并经左股动脉 5F 短鞘置入 5F 猪尾导管至升主动脉窦部行同步肺动脉测量球囊与冠状动脉造影,可以测量 MPA 内径,选择合适尺寸的瓣膜支架,并可以检查是否有冠状动脉受压迫。然后将准备好的已装置瓣膜的输送系统自右侧股静脉沿导丝轨道送至肺动脉主干,通过输送鞘管的侧管造影以确定瓣膜支架是否处于正确位置,之后撤除外鞘管，依次扩张内球囊和外球囊。瓣膜支架释放后术后经右股静脉鞘送入多通道（multitrack）导管（或猪尾导管）至 RVOT－MPA 检测右心房、右心室、主肺动脉瓣上、瓣下压力及跨瓣压差。最后行右心室和肺动脉造影以评价新瓣膜的位置及瓣膜开放情况、有无新瓣膜狭窄和瓣周漏等。如瓣膜膨胀不足，可再置入高压球囊扩张新的瓣膜支架，使其更贴紧肺动脉壁。如肺动脉有狭窄或同种移植管道有钙化狭窄，可先用高压球囊扩张或先置入裸支架，这样既可解决狭窄和钙化的问题，又有助于瓣膜支架置入后的稳固性，减少瓣膜支架断裂出现的概率。

心导管室床旁心脏超声检查记录术前、术后所需切面图像，重复测量 RVOT、瓣环内径、MPA 内径与长度及血流动力学资料，术中监测引导进程并于术后即时记录手术效果。术后服用阿司匹林 3～6 个月。

六、结果与随访

目前全世界完成 PPVI 的病例数已超过 1 000 余例。多位作者报道[8,9,10,11,12] PPVI 的短期疗效良好，右心室压力和右心室与肺动脉之间的压力阶差明显降低，肺动脉反流明显好转，肺动脉压力也有提高。大部分病例临床症状好转，运动能力提高，这说明新的瓣膜功能良好。新瓣膜支架与 RVOT 和肺动脉内壁贴合良好，很少有瓣周漏。2008 年 Lurz 等[8] 对 2000～2007 年间 155 例 PPVI（均使用 Melody 瓣膜支架）的患者进行随访研究，随访时间为 0～83.7 个月（中位数 28.4 个月）。结果显示所有患者临床症状好转，运动耐力明显提高。术后右心室收缩压由 63 ± 18 mmHg 降至 45 ± 13 mmHg（$P<0.01$），RVOT 压差由 37 ± 20 mmHg 降至 17 ± 10 mmHg（$P<0.01$），没有中度以上的肺动脉反流。在术后第 10、30、50 及 70 个月时，不需要再次进行干预如支架再置入或球囊扩张者分别占 95%（±2）、87%（±3）、73%（±6）及 73%（±6），免于外科再次开胸手术者分别占 93%（±2）、86%（±3）、84%（±4）及 70%（±13）。155 病例中 4 例死亡，第 83 个月的存活率是 96.9%。手术并发症有 2 例瓣膜支架移位，3

例装置破裂，1 例右肺动脉起始部被堵塞，1 例瓣膜支架置入后冠状动脉左主干被压迫，2 例三尖瓣受损致中度 TR 等。随访中共有 23 例因有不同并发症于 PPVI 后外科取出瓣膜支架。Lurz 等认为 PPVI 可以让大多数患者推迟再次外科开胸手术的时间，可减少外科手术的次数。2009 年，Lurz 等[13] 再次对既往的 500 余例病例进行分析报道，其中大多数为 TOF 患者，95% 的患者经历了外科右心室到肺动脉带瓣人工血管手术，只有少部分患者采用右心室跨瓣补片方法。随访表明，PPVI 相关的手术死亡仅有 1 例，与瓣膜支架置入后压迫冠状动脉有关，总病死率低于 0.2%。新的瓣膜置入后除少数患者合并心内膜炎出现肺动脉瓣反流外，大部分患者无此现象。再次需要外科手术干预或经皮置入支架者多数是因为瓣膜的再狭窄，这与装置的合并症有关，即支架断裂和吊床效应[13,14]（指初期产品设计是牛静脉壁仅在末端缝合在支架上，瓣膜支架置入后血液能够进入静脉壁和支架之间的空隙里，从而发生阻塞，出现症状及体征的复发）。吊床效应在瓣膜支架改进后已经很少见。支架断裂发生率约 20%，大多数没有症状，也没有造成压力阶差的上升，这可通过再次瓣膜支架的置入（瓣中瓣技术）来解决。

Edwards Sapien 瓣膜支架首次应用于 2005 年。2011 年，Kenny 等[15] 报道一项多中心研究结果，共有 36 例，其中 33 例符合 PPVI 指征，共置入 34 个 Edwards Sapien 瓣膜支架，成功率 97.1%。3 例出现瓣膜支架移位，2 例外科取出，1 例成功地再次经下腔静脉置入 1 个支架。其余术中并发症有 2 例肺动脉出血，后出血自行停止，1 例出现两次室颤，予心脏电复律恢复。术后右心室收缩压和 RVOT 压差明显下降。2012 年，Haas 等[16] 报道 Edwards Sapien 瓣膜支架的使用结果，在 22 例病例中 21 例手术成功。平均随访时间 5.7 个月，疗效较好。该结果显示 Edwards Sapien 瓣膜支架可在不同的 RVOT 形态的病例中安全置入，适用于成人有较大直径的 RVOT 患者。

Scott 等[17] 分析 PPVI（使用 Melody 瓣膜支架）与外科换瓣手术的费用比较，尽管 Melody 瓣膜支架比外科瓣膜昂贵，但考虑到住院天数、监护、药物使用及体外循环等费用,首次住院费用大致相等。而5年内PPVI组免于再次干预率为53%,外科换瓣组免于再次干预率为90%。由于介入微创治疗对生活质量的改善和PPVI还处于发展改进阶段,目前PPVI的费用还是相对合理的。Vergales[18]等也提出了类似的观点。

七、PPVI并发症

1. 支架移位和支架断裂　支架移位一般都在早期应用时或操作不熟练时发生。一般可通过球囊精确测量肺动脉和RVOT的直径,并结合CMR结果,合理选择病例和瓣膜支架,通常可避免发生。支架断裂主要原因是由于RVOT及肺动脉总干在心脏周期中活动度较大,在心室收缩时RVOT被牵拉并发生扭转,此时对支架产生较高张力。为减少支架断裂的发生,可先在肺动脉内置入一裸支架,这样可减少瓣膜支架断裂出现概率。如支架断裂导致再狭窄,此时可在原位置再置入另一瓣膜支架。

2. 左冠状动脉主干被瓣膜支架压迫　会出现术中死亡。术前CMR必须对冠状动脉和RVOT、肺动脉总干之间的位置关系仔细了解。同时同步肺动脉测量球囊扩张肺动脉与冠状动脉造影也很重要,它能直接了解冠脉在瓣膜支架释放后是否会被压迫。

3. 肺动脉夹层　通常发生在管壁有钙化病变时。肺动脉夹层或剥离如处理不及时将会危及生命,因此在PPVI前必须做好应急准备,如外科急诊手术,血胸时紧急放置胸腔引流管等,也可采取快速使用带瓣膜支架置入以隔离破裂的肺动脉。LurzP[8]报道Melody瓣膜支架应用中肺动脉夹层的发生率是1.9%(3/155)。McElhinney[19]等报道该并发症发生率为1.5%(2/136)。

4. 其他并发症　有肺动脉穿孔、左肺动脉起始部被堵塞、三尖瓣受损等。这些并发症只要通过仔细操作和术中心脏超声等监测及意外发生时有紧急补救措施,一般都能安全解决。支架扩张不均匀时,可导致支架形状呈金字塔形,只要快速选用小的高压球囊来扩张瓣膜支架的狭窄部

分,然后再用合适球囊将其充分扩张即可。

八、PPVI在中国的发展

2011年杭州启明医疗器械有限公司生产的实验性Venus P-Valve经皮介入人工心脏瓣膜系统(图24-5)是一种新型的自膨胀性的心脏瓣膜,设计用于经皮穿刺经心导管置入右心室流出道和肺动脉。该瓣膜由异源性猪心包膜组织安装和缝合于自膨胀式镍钛记忆合金框架(支架)上,为三叶式瓣膜结构。支架中部呈直筒形,上、下部呈喇叭形扩张。该型支架设计可使瓣膜自膨置入后不会发生移动。支架中部(肺动脉部分)与下部(位于RVOT内)采用全程覆膜(猪心包膜)以加强手术补片的薄弱环节。经过2年的动物实验评价后,这种新型瓣膜可作为PPVI应用于接受RVOT及跨瓣补片扩大纠治术后的右心室流出道狭窄的发绀型先天性心脏病患者。使用Venus P-Valve经皮介入人工心脏瓣膜系统不需预先置入支架,不需BIB双球囊导管释放瓣膜(自膨),因此可大大减轻患者的经济负担。2013年在上海中山医院已完成3例临床试验病例,经过10个月的随访,患者临床症状好转,运动耐量明显提高,肺动脉反流轻微。随着该产品临床试验数量的增加和产品的进一步改进,Venus P-Valve经皮介入人工心脏瓣膜系统的产品将有望填补我国医学科学在此领域的空白。

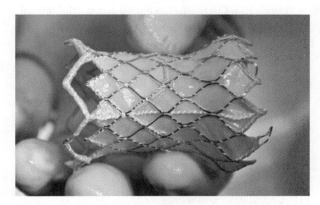

图24-5　杭州启明医疗器械有限公司生产的实验性Venus P-Valve经皮介入人工心脏瓣膜系统

PPVI还在改进和发展中,有望成为合并右心室流出道狭窄的发绀型先天性心脏病患者术后右

心室流出道和(或)肺动脉总干的功能不良的最好治疗方法。还希望该产品的改进能使适应证更扩大,在小年龄的患者中也能使用,而且人工瓣膜的寿命能更长。由于每个病例的右心室流出道和(或)肺动脉总干的形态各异,所以更需要个体化的瓣膜支架与其相适应。

参 考 文 献

1. Bonhoeffer P, Boudjemline Y, Saliba Z, et al. Transcatheter implantation of a bovine valve in pulmonary position: a lamb study. Circulation, 2000, 102: 813 - 816.
2. Bonhoeffer P, Boudjemline Y, Saliba Z, et al. Percutaneous replacement of pulmonary valve in a right-ventricle to pulmonary artery prosthetic conduit with valve dysfunctuon. Lancet, 2000, 356: 1403 - 1405.
3. Bonhoeffer P, Boudjemline Y, Qureshi SA, et al. Percutaneous insertion of the pulmonary valve. J Am Coll Cardiol, 2002, 39: 1664 - 1669.
4. Eicken A, Ewert P, Hager A, et al. Percutaneous pulmonary valve implantation: two-centre exoerience with more than 100 patients. Eur Heart J, 2011, 32 (10): 1260 - 1265.
5. Frigiola A, Nordmeyer J, Bonhoeffer P. Percutaneous pulmonary valve replacement. Coronary Artery Disease, 2009, 20: 189 - 191.
6. Boudjemline Y, Schievano S, Bonnet C, et al. Off-pump replacement of the pulmonary valve in large right ventricular outflow tracts: a hybrid approach. J Thorac Cardiovasc Surg, 2005, 129: 831 - 837.
7. Boudjemline Y, Cabriella A, Damien B, et al. Percutaneous pulmonary valve replacement In a large right ventricular outflow tract: an experimental study. J Am Coll Cardiol, 2004, 43: 1082 - 1087.
8. Lurz P, Coats L, Khambadkone S, et al. Percutaneous pulmonary valve implantation: Impact of evolving technology and learning curve on clinical outcome. Circulation, 2008, 117: 1964 - 1972.
9. Asoh K, Walsh M, Hickey E, et al. Percutaneous pulmonary valve implantation within bioprosthetic valves. Eur Heart J, 2010, 31: 1404 - 1409.
10. Vezmar M, Chaturvedi R, Leek J, et al. Percutaneous pulmonary valve implantation In the Young: 2 - Year Follow-up. J Am Coll Cardiol, 2010, 3: 439 - 448.
11. Boudjemline Y, Rugada G, Aerschotl V, et al. Outcomes and safety of Transcatheter pulmonary valve replacement in patients with large patched right ventricular outflow tracts. Archives of Cardiovascular Disease, 2012, 105: 404 - 413.
12. Batra AS, McElhinney DB, Wang W, et al. Cardiopulmonary exercise function among patients undergoing transcatheter pulmonary valve implantation In the US Melody valve investigational trial. American Heart Journal, 2012, 163: 280 - 287.
13. Lurz P, Gaudin R, Taylor A, et al. Percutaneous pulmonary valve implantation. Seminars in Thoracic and Cardiovascular Surgery: Pediatric Cardiac Surgery Annual, 2009, 12: 112 - 117.
14. Khambadkone S, Coats L, Taylor A, et al. Percutaneous pulmonary valve implantation in humans: results in 59 consecutive patients. Circulation, 2005, 112: 1189 - 1197.
15. Kenny D, Hijazi D, Kar S, et al. Percutaneous implantation of the Edwards SAPIEN Transcatheter Heart Valve for Conduit Failure in the pulmonary position: early phase 1 results from an international multicenter clinical trial. Journal American College Cardiology, 2011, 58: 2248 - 2256.
16. Haas NA, Moysich A, Neudorf U, et al. Percutaneous implantation of the Edwards SAPIEN pulmonic valve: initial results in the first 22 patients. Clin Res Cardiol, 2012, Published online: 30 August.
17. Scott W, Dennis W, William T, et al. Cost analysis of Percutaneous pulmonary valve replacement, The American Journal of Cardiology, 2011, 108: 572 - 574.
18. Vergales J, Wanchek T, Novicoff W, et al. Cost-effectiveness of Percutaneous pulmonary valve implantation on compared to the standard surgical approach. J Am Coll Cardiol, 2012, 59: issue 13.
19. McElhinney DB, Hellenbrand WE, Zahn EM, et al. Short-and-medium-term outcomes after transcatheter pulmonary valve placement in the expanded multicenter US melody valve trial. Circulation, 2010, 112: 507 - 516.

第二十五章　先天性心脏病镶嵌治疗进展

>>>>>> 张海波　胡仁杰

自 1938 年 Gross 等首先成功地结扎动脉导管以来，外科手术一直是先天性心脏病的传统治疗方式。1966 年，Rashkind 等首先应用头端带有可扩张球囊的特种导管进行球囊房间隔造口术（BAS），自此，介入治疗成为先心病治疗的重要辅助手段。1972 年 Bhati 等在动脉导管未闭缝合手术中利用球囊导管暂时性堵闭动脉导管内血流为导管介入治疗和外科手术技术的首次联合应用。2002 年 Hjortdal 等提出结合影像学技术和常规介入器材联合外科技术治疗复杂性先天性心脏病的理念[1]，即镶嵌治疗（hybrid therapy）概念。

所谓"镶嵌"，即是两个不同物种的杂交。先心病镶嵌治疗即是在外科手术中或经外科切开途径进行介入治疗的一种新方法，是近十多年来迅速发展的一门整合心脏内、外科治疗元素的新兴先心病治疗技术。镶嵌治疗同时吸取了心脏外科手术和介入治疗的优势，并将各自缺陷最小化，以团队合作的方式为患者服务。在实时影像学支持下，可以缩短体外循环时间或避免人工心肺机应用，具有创伤小，治疗及时，准确度高的特点，尤其适合心导管介入或外科技术单独无法取得满意结果的复杂病种和困难解剖。

正规的镶嵌手术需要在独立的镶嵌手术室内进行。镶嵌手术室的建立需要得到医院行政部门的认可和财力支持，其成本要明显高于传统的手术室或心导管室（目前需 3 000 万～5 000 万人民币）。对于心脏外科团队而言，除麻醉机和人工心肺机外，注重的是手术台的灵活性，要求操作台能左、右侧转动或调节成垂头仰卧位，而传统的心导管室操作台不能达到这种要求。对于心内科介入团队而言，更注重的是数字化成像系统，C 臂机吊臂的可操作性等。所以，镶嵌手术室是同时基于心脏外科医生、心脏内科医生、麻醉师、灌注师、影像医生、护士的不同需求而整合、共同建立的。需要满足不同科室成员的需求，同时要求所有人员在同一个空间里相互协调合作，从而完成镶嵌手术。

在镶嵌治疗发展的近十多年里，国内外不同单位将镶嵌技术运用于不同的先心病中。除了公认的镶嵌技术在肌部室间隔缺损（VSD）以及球囊支架等方面的独特优势外，在西方国家，较多的儿科机构运用 I 期镶嵌技术来治疗新生儿期的左心发育不良综合征，在某些主动脉弓发育良好的解剖亚型中逐渐替代了传统的 I 期 Norwood 手术；而在国内，通过镶嵌技术纠治新生儿期室间隔完整型肺动脉闭锁较多。

一、肌部室间隔缺损的镶嵌治疗

尽管有关肌部 VSD 的外科修补方法和技巧报道众多[2,3]，但残余分流率和再手术率仍未降至满意的程度。左或右心室切口、术中切断肌小梁、长时间体外循环更是术后心功能不全和心律失常的危险因素。对于特殊类型（如瑞士干酪型）或极低体重、营养不良、心功能不全的婴幼儿常需要先行环缩肺动脉，手术次数和随后的手术、麻醉风险同步增加。肌部 VSD 更是某些复杂畸形如大血管错位、右心室双出口早期死亡的高危因素。

传统心导管介入关闭肌部 VSD 成为最近受到重视的主要干预方法[4,5]，但适应证受患儿体重、缺损部位和缺损大小的限制。如合并其他复杂畸形，外科手术仍无法避免。

在实时影像学监测下，肌部 VSD 镶嵌治疗可以避免上述缺点，几乎没有绝对禁忌证，尤其适用于需要同时纠治其他伴发畸形的病例。肌部 VSD 镶嵌治疗包括经心室不停跳封堵及心内直视下封堵。心内直视下封堵由于应用体外循环，适用于有心功能不全的合并其他畸形患者，可避免经右心室镶嵌封堵对心功能进一步影响的缺点，同时可纠治其他畸形。而对于单纯的肌部室间隔缺损，首选经心室不停跳封堵，较心内直视封堵更直接，术后残余分流率更低。所以，镶嵌治疗是目前肌部 VSD 的首选治疗方法，也是较为成熟的一种镶嵌技术。术中操作需在食管超声心动图（transesophageal echocardiography，TEE）介导下完成。心室不停跳镶嵌封堵肌部 VSD 的操作方法如下：剑突下小切口（或胸骨正中小切口），暴露右心室流出道，在右心室近膈面处取冠状血管裸区，带垫 5-0 Prolene 线荷包缝线，18 号或 20 号穿刺针，在 TEE 导引下，导入 0.025 英寸或 0.035 英寸导引钢丝，经 VSD 进入左心室腔，退出穿刺针，沿导丝导入动脉止血鞘过 VSD 进入左心室腔，TEE 证实后，取动脉止血鞘装载肌部 VSD 封堵器插入动脉鞘，送出封堵器左盘面，回撤整个鞘管使左盘面紧贴室间隔左心室面，再释放封堵器腰部和右盘面，使右盘面紧贴室间隔右心室面，TEE 证实封堵位置。对于 TEE 无法单独准确定位的肌部 VSD，可以在 X 线透视和 TEE 指引下共同完成操作。

心内直视下镶嵌封堵操作如下：需在体外循环下进行。胸骨正中切口，升主动脉及上、下腔静脉插管，浅低温体外循环（肛温 32～34℃），阻断主动脉，心肌保护液顺行灌注主动脉根部。心脏停搏后，右心房平行房室沟切口，经由房间隔径路探及肌部 VSD，经肌部缺损右心室面过 10 号导引钢丝及鞘管，封堵器在淡肝素生理盐水内反复漂洗排除气泡后导入鞘管，通过房间隔-二尖瓣径路检

查左心室腔内无二尖瓣腱索、乳头肌阻挡后，先释放封堵器左侧盘面，然后释放右侧盘面。为防止心脏复跳后封堵器移位，可以在右心室面间断固定封堵器 2～3 针。心脏复跳后 TEE 检查有无残余分流。停体外循环，在正常通气情况下测右心室和肺动脉压力，肺动脉/体循环压力比（PP：PS）在 0.5 以下，结合 TEE 无明显残余分流，可撤体外循环。如 PP：PS 在 0.5 以上，TEE 复测残余分流大小，并检测右心房、肺动脉和体循环血气，估算肺循环和体循环流量比（Qp：Qs），如在 1.5：1 以上，需再次转流以调整封堵器位置。

Bacha 等报道一组多中心 12 例病例[6]，其中单纯肌部 VSD 2 例，合并主动脉缩窄 3 例，合并其他复杂畸形 2 例，做过肺动脉环缩 5 例。如合并畸形需要体外循环。术后随访 12 个月，所有患儿都无症状。2 例术后轻微残余分流。Okubo 等报道 14 例小婴儿病例（平均年龄 5.5 月，体重 3～11 kg）[7]。其中 9 例合并其他复杂畸形，4 例做过肺动脉环缩。术后 2 例早期死亡，1 例因肺动脉高压和左心衰竭，1 例为左心发育不良综合征。8 例无残余畸形，3 例有残余分流。1 例术后 9 年因进行性心衰需要心脏移植。1 例晚期死亡。

上海儿童医学中心 2006～2009 年开展的心内直视下肌部 VSD 镶嵌手术共 21 例，18 例置入封堵器 1 枚，3 例置入封堵器 2 枚。1 例应用 3 枚肌部封堵伞，术中 TEE 显示二尖瓣前瓣腱索受封堵伞影响，再次体外循环取出，自身心包补片修补缺损。1 例 TEE 提示封堵器下缘残余分流 3 mm 以上，再次转流将封堵器由 8 mm 更换成 10 mm 后分流消失。无手术死亡。1 例术后即刻发生肺动脉高压危象。术后随访，14 例无明显残余分流，7 例封堵器边缘残留少量左向右分流，其中 2 例术后心尖部出现 1～2 个 1～4 mm 左右缺损，考虑为大肌部室缺封堵术后肺动脉压力下降，致心尖缺损重新开放，2 例二尖瓣整形残留轻度反流。术后 12～24 个月随访 16 例，1 例封堵器边缘残留少量分流者分流关闭。术后 24～36 个月随访 12 例，2 例术后心尖部出现缺损开放者有肺充血，肺动脉压力再次增高迹象，估测为中度肺动脉高压，准备再次手术干预。经 3 次集中随访，全组

患儿封堵器无偏移及和封堵器相关的恶性心律失常发生。

目前肌部 VSD 的镶嵌技术相对成熟,术后残余分流很少出现,再手术的主要原因是由于术后肺动脉压力下降导致术前的小型肌部 VSD 或术前未检测出的 VSD 重新开放。我们认为,若术后残余分流小于 3～4 mm,同时未出现肺充血的临床表现时,可不予以手术处理。若术后残余分流大于 3～4 mm,同时患儿有明显的肺充血或肺动脉高压的临床表现时,必须再次封堵肌部 VSD。

二、室间隔完整型肺动脉闭锁的镶嵌治疗

对于依赖动脉导管的病种如室间隔完整型肺动脉闭锁(PA/IVS),由于在新生儿期即需要开通右心室流出道或置入动脉导管支架以提供肺循环血流,所以往往在出生后不久需进行急诊手术。国外心脏中心有 80% 以上新生儿期 PA/IVS 患儿采用射频＋PDA 支架治疗,但国内由于射频器械准入及导管发展水平、风险等问题,无法开展新生儿期的介入治疗。为了解决这一矛盾,目前国内心脏中心多采用镶嵌方法来治疗新生儿期 PA/IVS 的患儿。

PA/IVS 的镶嵌治疗是应用导引钢丝硬头、射频消融或激光等方法进行肺动脉瓣膜打孔,重建肺动脉与右心室的连接,进而应用球囊导管扩张肺动脉瓣孔。尤其适用于肺动脉瓣膜为纤维膜性闭锁的病例。

PA/IVS 的显著特点是其解剖畸形的多样性,术前需要考虑的因素众多,包括肺动脉瓣膜性或肌性闭锁、三尖瓣发育、右心室发育、冠状动脉循环、左心室功能、肺动脉大小等。所以,根据患儿不同的形态学特征,术前需制定个体化的治疗方案。目前,常用右心室发育及三尖瓣环大小来区分患儿一期姑息和二期根治的手术方式。右心室发育的评价方法主要有:① 右心室 3 部分形态学分类法;② 三尖瓣环 Z 值;③ 右心室舒张末期容量;④ 右心室指数;⑤ 三尖瓣与二尖瓣环直径的比值;⑥ 右心室发育指数和右心室-三尖瓣指数等。由于右心室特殊解剖形态和方法学上的限制,以上各种参数都不能完全准确反映右心室腔

的形态、大小和生理功能。

在 PA/IVS 手术方案设计中,不同学者采用的标准并不一致。De Leval 等依据右心室 3 部分形态学分类法、Hanley 等根据三尖瓣 Z 值、Pawade 等依据漏斗部大小、Giglia 和 Jahangiri 等依据是否存在右心室依赖的冠状动脉循环、Mainwaring 等依据心室大小和冠状动脉解剖、Odim 等依据右心室发育不良三级评分系统来设计手术策略。对于轻度右心室发育不良、三尖瓣 Z 值大于-2 的患儿,一期选择肺动脉瓣交界切口,二期进行双心室修补;对于中度右心室发育不良、三尖瓣 Z 值介于-2 和-4 之间的患儿,右心室具有潜在的双心室修补的可能,新生儿或小婴儿可施行跨瓣补片(或肺动脉瓣切开)进行右心室减压手术,患儿需同时加体肺分流(改良 Blalock-Taussig 分流术)才能提供稳定、充分的肺血流;对于重度右心室发育不良、三尖瓣 Z 值小于-4 的患儿,可能无法进行双心室修补,一般选择分期的单心室修补。如果患儿具有右心室依赖的冠状动脉循环无法进行右心室减压时,所有患儿必须进行单心室修补手术。

PA/IVS 的镶嵌治疗主要运用于可以进行右心室减压的患儿,尤其适用于肺动脉瓣环发育正常、右心室及三尖瓣发育良好、无长段的肌性闭锁或右心室依赖的冠状动脉循环的新生儿或者小婴儿,术中避免了体外循环,同时无须右心室流出道切口,最大程度减少了手术对于新生儿期患儿的伤害。

患儿均在胸部正中切口,心脏不停跳及非体外循环下,经右心室流出道距肺动脉瓣口 1～1.5 cm 处荷包缝线,使用 16 号静脉穿刺针,经 TEE 引导下穿过闭锁的肺动脉瓣,导入导引钢丝及鞘管,从而扩张球囊,TEE 指导下反复扩张数次,退出球囊,TEE 检查过瓣前向血流情况。

根据术中动脉血氧饱和度的高低来决定是否结扎或旷置动脉导管,如果动脉血氧饱和度不满意,可以经肺总动脉放置动脉导管支架或行改良 B-T 分流术,提供额外肺血流。如果合并粗大的动脉导管且术中血氧饱和度高于 90%,可同期环缩动脉导管直径至 3～4 mm 或同时结扎动脉导管。如果血氧饱和度维持在 85% 左右,原则上可不处理动

脉导管,术后予以前列腺素维持动脉导管开放。

术后所有患儿需定期复查(每3月复查一次),超声观察右心室减压程度及右心室和三尖瓣的发育情况。对于PA/IVS的患儿而言,越早进行右心室减压手术,右心室发育的概率也就越高,所以需要在新生儿期就完成一期的姑息手术。术后需密切监测患儿的血氧饱和度来观察肺循环的血流量,肺循环缺血的患儿可能需再次行体肺分流术或放置动脉导管支架以提供肺循环血流量。同时根据室间隔位置、三尖瓣反流情况、肺动脉前向血流流速来观察右心室减压程度,减压不完全的患儿可能需再次行球囊扩张。

上海儿童医学中心自2008年以来共开展PA/IVS镶嵌手术20例,其中16例为新生儿期手术。术中TEE提示存在肺动脉瓣前向血流,血流流速低于3 m/s,三尖瓣反流较术前明显减轻。手术死亡2例(1例因低心排出量综合征,1例因右心功能衰竭)。再次手术2例,1例因右心室减压不完全再次行肺动脉瓣跨瓣补片术,1例因术后PDA趋于关闭,导管置入PDA支架。10例患儿右心室发育良好完成二期双心室修补手术,4例患儿行一又二分之一心室修补术,其余4例患儿等待接受二期手术。二期手术后再次手术患儿2例,1例术后随访发现三尖瓣重度反流,再次行三尖瓣整形+腔肺吻合术后改为一又二分之一心室修补;另1例患儿因肺动脉分支狭窄再次行肺动脉成形术。

三、单心室的镶嵌治疗

国外镶嵌治疗开展最多的是左心发育不良综合征(HLHS),最早由Konertz和Hausdorf提出。经逐步完善,现已形成比较规范的方案。由于国内左心发育不良病例数较少,所以对于此类疾病的镶嵌治疗国内尚无系统报道。上海儿童医学中心近期实施了第一例通过Ⅰ期镶嵌技术来纠治左心发育不良的患儿,手术疗效值得肯定,但仍需近、远期的随访观察。

Ⅰ期处理应用在新生儿期,胸中正中切口,以合适自膨胀性支架(8×20 mm)经肺总动脉送入保持动脉导管开放,支架远端保证突入降主动脉,

近端正对分支开口。然后环缩左、右肺动脉,一般选用3.5 mm的Gore-Tex管道,裁剪成1.5 mm宽作环缩带,环缩至近端肺动脉的30%～40%。如果没有房间隔缺损或为限制性房间隔缺损,以球囊扩大或支架保持房间隔非限制性开放。

Ⅱ期在6月时取出支架,拆除环缩带,完成双向腔肺吻合术和主动脉重建。双向腔肺吻合术采用半Fontan形式,上腔静脉与右心房连接处以心包片封顶,同时作标记以利于Fontan手术的操作。

Ⅲ期在2岁左右完成Fontan术(全腔肺吻合术)。完全可以通过介入方法完成。经右颈内静脉、上腔静脉,将心包片球囊造孔并完全扩开。经下腔静脉将可膨胀性的支架(一般选18～20 mm)送入右心房,连接上、下腔静脉,固定。造影证实Fontan连接。对于高危的病例,也可以选择有开窗(2 mm,2～3个)的支架。

目前病例数最多、方案最成熟的是Columbus儿童医院。Galatowicz等报道经上述镶嵌治疗HLHS病例组[9],29例(1.8～4.2 kg)行Ⅰ期镶嵌,5例院内死亡,3例随访期死亡。18例完成Ⅱ期镶嵌,4例死亡。5例完成Ⅲ期镶嵌,无死亡,术后24 h出院。

镶嵌治疗较传统的Norwood手术而言,能避免新生儿期体外循环手术,减少神经系统等并发症,并且创伤性更小,能最大程度保护心功能,使患儿能够更安全的渡过新生儿期。但并非所有左心发育不良患儿都适合镶嵌治疗,对于升主动脉发育欠佳的患儿,Ⅰ期Norwood手术疗效更彻底。如果存在导管前主动脉狭窄、闭锁或中断,动脉导管支架的置入会影响脑血流和冠状动脉灌注,是Ⅰ期手术的相对禁忌证[10],通过动脉导管的逆向血流也将反流入左心室,形成无效循环。另外在Ⅱ期手术时,动脉导管支架的取出以及拆除肺动脉环缩带会增加手术难度和时间。

镶嵌治疗方案也可以应用到其他单心室病例,如三尖瓣闭锁。在新生儿期,无论是肺缺血型或肺充血型,可以置入动脉导管支架,环缩或结扎肺总动脉,以球囊扩大或支架保持房间隔非限制性开放。后期处理同上述。

四、术中球囊或支架血管成形术

球囊或支架血管成形术主要适用于主动脉狭窄术后再狭窄及局限性未经外科手术治疗的主动脉缩窄、肺动脉分支狭窄、肺静脉狭窄、体肺分流术后吻合口狭窄、完全性大动脉转位进行Mustard或Senning术后发生体肺静脉板障梗阻及其他周围血管狭窄[11]。

在新生儿或婴儿期有严重症状的肺动脉瓣狭窄或主动脉缩窄，经皮介入治疗因径路和血管太小常有心脏或目标血管破裂、穿孔和乳头肌或腱索损伤，甚至器械脱落等并发症发生[12]。采用术中经心室流出道球囊扩张或支架成形可避免上述不利因素，同时也避免体外循环的影响。

肺动脉分支狭窄是术中镶嵌治疗的主要适应证[13]。术中目标血管不必过于分离，以免扩张或置入支架时血管壁撕裂。可以在心脏停搏或非停搏时操作。在X线透视指引下，经右心室流出道或直接经肺总动脉，将导引线导入目标血管，选用合适的支架，球囊扩张固定位置。冠状动脉支架的进展使得各种直径大小的血管支架都可以选用。

Bökenkamp等报道11例[14]年龄为1周~12岁，体重2.5~20 kg，均为手术后肺动脉或分支狭窄。术中在X线透视指引下放置支架或支架重置。共应用16个支架，平均直径5 mm(3.5~8 mm)。肺动脉极端发育不良或外周的肺血管采用冠状动脉支架。没有发生与支架放置有关的并发症。1例因出血在术后3周死亡。随访3周~7.5年，6例支架通畅，4例需再扩张，其中1例再手术将支架取出和重置。

对于肺静脉异位引流、完全性大血管转位手术后肺静脉梗阻，由于再狭窄率较高，是否应用支架扩张仍需进一步研究。

五、其他

对于主动脉瓣或肺动脉瓣狭窄及严重反流的患者，可通过置入带瓣支架来减轻瓣膜反流，同时解除梗阻。但带瓣支架费用较高，总支出可能超过50万~60万，近期国内难以广泛开展。

建立或扩大房间隔缺损也可应用于室间隔完整的大血管错位手术前，以增加体肺静脉血混合，改善血流动力学和临床症状。

室间隔缺损型肺动脉闭锁合并粗大侧支血管形成患者，大的主肺侧支血管直接起源于体动脉，可以直接单独供应某一肺段，也可以与中央肺动脉共同供应同一肺段。术前通过介入弹簧圈(coil)填塞，有利于手术进行和术后恢复。

Fontan手术后并发症的处理。外管道Fontan患者，术后如果渗出多，肺血管阻力偏高可通过镶嵌方法在板障上开窗，即在右心房及管道处开窗并置入4 mm支架，通过心房内交通来降低肺循环阻力并增加心输出量。而内管道Fontan患者，如果术后肺循环阻力不高，开窗孔以左向右分流为主时，可采用Clamshell、CardioSEAL、Amplatizer房间隔关闭器或动脉导管关闭器或弹簧圈关闭板障开窗孔。并发的侧支血管可以通过堵塞器或弹簧圈填塞。

镶嵌治疗的提出和应用改变了先心病外科手术或内科介入的传统纠治模式。在我国，镶嵌治疗目前处于迅速发展阶段，部分中心已拥有独立的镶嵌手术室及专门的医护人员以保障镶嵌治疗的开展。但在硬件设备完善的同时，软件方面仍处于相对薄弱阶段，尚没有严格意义上的组织和合作，也没有严格的可遵循的手术适应证及禁忌证，对疾病和病例的选择尚没有统一的标准。虽然，镶嵌治疗有其特有的优势，能弥补传统内、外科技术的不足，但过度依赖镶嵌治疗并不有利于其长期发展，需要一定的准则来规范镶嵌治疗的开展和应用。相信在心脏外科、心脏内科以及麻醉、监护等团队的共同协作之下，镶嵌治疗一定会造福更多的先心病患儿。

参 考 文 献

1. Hjortdal VE, Redington AN, de Leval MR, et al. Hybrid approaches to complex congenital cardiac surgery. Eur J Cardio Thorac Surg, 2002, 22: 885-890.

2. Myhre U，Duncan BW，Mee RBB. Apical right ventriculotomy for closure of apical ventricular septal defects. Ann Thorac Surg，2004，78：204‑208.

3. Stellin G，Padalino M，Milanesi O. Surgical closure of apical ventricular septal defects through a right ventricular apical infundibulotomy. Ann Thorac Surg，2000，69：597‑601.

4. Holzer R，Balzer D，Cao QL. Device closure of muscular ventricular septal defects using the Amplatzer muscular ventricular septal defect occluder：immediate and mid-term results of a U. S. registry. J Am Coll Cardiol，2004，43：1257‑1263.

5. Hijazi ZM，Hakim F，Al Fadley F. Transcatheter closure of single muscular ventricular septal defects using the Amplatzer muscular VSD occluder：initial results and technical considerations. Cathet Cardiovasc Interv，2000，49：167‑172.

6. Bacha EA，Cao QL，Galantowicz ME，et al. Multicenter experience with perventricular device closure of muscular ventricular septal defects. Pediatr Cardiol，2005，26(2)：169‑175.

7. Okubo M，Benson LN，Nykanen D，et al. Outcomes of intraoperative device closure of muscular ventricular septal defects. Ann Thorac Surg，2001，72(2)：416‑423.

8. Odim J，Laks H，Plunkett MD，et al. Successful management of patients with pulmonary atresia with intact ventricular septum using a three tier grading system for right ventricular hypoplasia. Ann Thorac Surg，2006，81：678‑684.

9. Galatowicz M，Cheatham JP. Lessons learned from the development of a new hybrid strategy for the management of hypoplastic left heart syndrome，Pediatr Cardiol，2005，26(1)：190‑199.

10. Bacha EA，Daves S，Hardin J，et al. Single-ventricle palliation for high-risk neoeates：The emergency of an alternative hybrid stage I strategy. J Thorac Cardiovasc Surg，2006，131：163‑171.

11. Ungerleider RM，Johnston TA，O'Laughlin MP. Intraoperative stents to rehabilitate severely stenotic pulmonary vessels. Ann Thorac Surg，2001，71：476‑481.

12. Pass RH，Hsu DT，Garabedian CP，et al. Endovascular stent implantation in the pulmonary arteries of infants and children without use of a long vascular sheath. Catheter Cardiovasc Interv，2002，55：505‑509.

13. Rosales AM，Lock JE，Perry SB，et al. Interventional catheterization management of perioperative peripheral pulmonary stenosis：balloon angioplasty or endovascular stenting. Cardiovasc Interv，2002，56：272‑277.

14. Bökenkamp R，Nico A. Blom NA，Daniel De Wolf DD，et al. Intraoperative stenting of pulmonary arteries. Eur J Cardiothorac Surg，2005，27：544‑547.

第二十六章 先天性心脏病微创手术治疗

现代心脏外科是在 20 世纪 50 年代末,随着体外循环和心肌保护技术的确立才基本成形的,目前直视下心脏外科技术日趋成熟。绝大多数先天性心脏病可以通过外科手术得以矫治或达到缓解症状的目的。但在外科治疗过程中都会对患者带来一定损伤,可表现在宏观和微观多个层面上,并不仅限于切口的大小,体外循环本身也是损伤性的。因此,为了减少心胸外科手术损伤应体现在手术过程的多个环节:更小的或避免肌肉损伤的切口、内窥镜手术、改良体外循环管路以减少炎性反应、改良体外循环及心肌保护的方法、有些手术甚至可以避免使用体外循环等。在保证手术安全和手术效果的前提下,追求手术的微创性和美学效果已成为心脏外科的一种发展趋势[1]。随现代腔镜外科的快速发展,内窥镜也应用于心脏外科手术以期最大程度上减少切口造成的损伤,特别是在心外病变的纠治方面。但大多数先天性心脏病需要在体外循环下手术,这也限制了腔镜手术在心脏外科的广泛应用。

一、小切口心脏外科手术

传统心脏外科的概念是"大手术大切口",胸骨正中切口是建立体外循环的标准切口。微创心脏外科就是从尽可能缩短手术切口长度即所谓的微小切口开始的。经过多年的实践,一些小切口术式逐渐被摒弃,而胸骨上段或中下段小切口由于术野显露好,可以建立标准的体外循环且易于转变成标准的正中切口仍被多数医生所认可,而

以往横断胸骨切口基本弃用。右胸外侧小切口相比正中切口更隐蔽,从美容角度更适合女性患者。近年来,右胸外侧小切口矫治单纯先心病的手术在国内广泛开展,小切口手术的适应证也逐步被规范。但是对手术切口的缩短或右外侧小切口必须要有正确认识。小切口并不一定是创伤小,主要是着眼于美观,而不一定减少心脏手术的创伤。决不能单纯追求手术切口的美观,而冒着术野显露差的风险,否则最终给患者带来的创伤是巨大的。

右外侧小切口矫治先天性心脏病:左侧卧位,左腋下垫高 8~10 cm,右臂外展并固定于头架。取右侧腋后线与第 3 肋间的交点及腋前线与第 6 肋间的交点间作长 6~8 cm 的弧形切口(或右腋中线直切口),肌肉可钝性分开,避免损伤胸大肌,经第 4 肋间隙进胸。沿膈神经前 2 cm 纵行切开心包,上至主动脉与心包反折,下至下腔静脉与心包反折。升主动脉及上、下腔静脉插管,建立体外循环。心内畸形矫治的过程与正中切口相同。随着经验的积累,经该入路的手术适应证明显扩大。目前一般认为对于合并动脉导管未闭、左上腔静脉残存、右心室流出道梗阻的心脏畸形患儿,甚至某些法洛四联症的患儿也可经右外侧小切口剖胸行矫治术。对 2~5 岁患儿经该入路手术显露最好,为最佳年龄。术前诊断不明确、X线提示存在右侧胸膜严重粘连、法洛四联症肺血管发育极差或更复杂的先天性心脏畸形矫治则不宜采用。此外,合并肺发育不良、重度肺动脉高

压、近期合并感染和小于6个月合并肺动脉高压的先心病患儿也被认为是手术禁忌证[2]。

尽管右外侧小切口剖胸入路可安全有效地施行小儿常见先心病矫治手术，对于富有经验的外科医生操作并不十分困难，但对术者的操作技巧有更高的要求。应特别强调的是术者在开展该项技术之前，应具有正中剖胸矫治先心病的经验。

二、腔镜和机器人辅助先心病手术

国外将胸腔镜应用于心脏外科始于20世纪90年代初，特别是机器人辅助系统的应用，使其能完成多种心脏外科手术。国内胸腔镜心脏外科起步较晚，于2000年初将胸腔镜应用于心脏外科，且大多不用机器人辅助系统。胸腔镜应用于心脏外科，被认为是心脏外科领域的一次技术性革命，是微创心脏外科时代的开始。

目前达·芬奇机器人外科辅助系统是应用最广的一种。它的内镜系统由两个平行的摄像机组成，分别传送图像至外科医生的双眼，形成逼真的3D图像。此时在机器人控制台的外科医生可以用两个操控手柄直接对两个机器人手臂进行实时操作，能够完成一系列剪、切、电灼、缝合的外科步骤，而且操作的稳定性及精确度相当高。推动"全腔镜"下心脏手术发展的一大因素就是层出不穷的新型微创器械的临床推广应用。在这方面，成人心脏手术以冠脉搭桥为代表的机器人辅助技术已经开始步入"全腔镜"外科时代。目前全球范围开展的全腔镜冠脉搭桥手术已经超过数千例，使其成为微创心脏外科发展的主流。腔镜和机器人辅助技术将很可能成为未来微创心脏外科的基本技术平台[3]。

在儿童心外科手术方面，因为空间限制和缺少合适的设备，以及婴幼儿股动、静脉插管建立体外循环受到限制，腔镜微创技术发展缓慢。利用腔镜辅助微创途径治疗简单的心外疾病首先获得发展。用于纠治的心外病变包括动脉导管未闭、血管环切断、心包开窗、主-肺动脉侧支血管结扎、心外膜起搏器置入等。此后有人尝试利用腔镜辅助建立体外循环下对简单的心内畸形进行修补，并已逐步发展到"全腔镜"下体外循环手术。尽管

如此，由于腔镜设备昂贵、掌握技术需要较长时间、不能避免体外循环反而往往延长了体外循环及心脏停搏的时间及不适合复杂先心病的矫治等，目前开展这项工作的单位并不多。

（一）动脉导管未闭（PDA）闭合手术

全麻右侧卧位，单腔气管插管或左胸充气使左肺塌陷，胸壁后外侧作3～4个小切口，通过管鞘插入一个2.7 mm抓镊、一个可扩张肺牵开器及一个4 mm 30°角视镜（小于4 kg体重用2.7 mm 30°角视镜）。后方插入电灼分离钳及施夹器。向中下方牵引膨胀的左上肺，即可暴露覆盖导管的壁层胸膜，夹闭横跨的静脉并切断。游离动脉导管上下角，注意保护迷走神经和喉返神经。机械臂握持并固定视镜，使图像稳定并减少视野阻挡。内窥镜血管施夹器夹闭动脉导管。也可以用胸腔内结扎代替血管夹（在胸腔外打结应用推结器）。粗大的动脉导管可先结扎使其变小，然后再用血管夹完全夹闭。胸膜边缘予以电灼减少乳糜渗出。通过其中一个切口置入胸腔引流管，其他切口关闭。将肺复张，在手术室将胸腔引流管拔除。对选择性动脉导管未闭结扎术，患儿大小不是电视辅助胸腔镜手术（video-assisted thoracic surgery, VATS）的禁忌证。VATS的禁忌证包括动脉导管钙化、严重的胸膜粘连、粗短或窗型的PDA，均可能需在体外循环下切断[4]。

（二）血管环切断术

Burke报道的腔镜辅助下血管环切断术病例最多。采用的器械和手术方法与腔镜辅助下PDA结扎相似。但腔镜辅助下血管环切断术尚未应用于那些由粗大血管结构形成的血管环病例。Burke报道14例腔镜辅助下血管环切断术病例，年龄从42 d～5.5岁，体重中值9.35 kg。血管环包括双主动脉弓合并左弓闭锁和动脉韧带（6例），右位主动脉弓合并迷走左锁骨下动脉和左侧动脉韧带（8例）。无手术死亡，有2例出现并发症。1例出现乳糜胸需要再次腔镜手术找到淋巴液渗漏的位置予以电灼。另1例因为腔镜术中没有发现动脉韧带而造成持续存在的气道梗阻，随后用小切口手术成功切断。腔镜辅助血管环切断术后住院1～26 d，中位住院天数为3 d[4]。

（三）房间隔缺损（ASD）修补术

目前国外运用机器人辅助系统已经能够完成 ASD 的直接缝合及补片修补。手术在体外循环下完成，需先行股动、静脉插管建立周围体外循环。通常可以完成继发孔型 ASD 和卵圆孔未闭的修补，还可用于静脉窦型 ASD 的修补。如果必要可以辅助右胸的小切口。通过此途径亦可完成对伴有或者不伴有二尖瓣裂的原发孔型 ASD 的修补。不做小切口的全腔镜手术也已经出现。巨大 ASD 亦能在全腔镜下完成修补。国内首例全腔镜 ASD 修补术于 2000 年在西京医院完成，据报道至今已完成数百例。与国外不同之处在于不应用机器人辅助，以一些独特的方法建立周围体外循环（股动、静脉插管），以特制的长器械进行外科操作，进行各类继发孔型 ASD 及原发孔型 ASD 的修补，包括补片修补。其体外循环时间及阻断时间比常规开胸手术稍长，但无显著差异。301 医院高长青等则首次在国内将机器人辅助系统应用于心胸外科，完成了 3 例继发孔型 ASD 修补术，均予以直接缝合[5,6,7]。

（四）室间隔缺损（VSD）修补术

首例全腔镜 VSD 修补术于 2000 年在西京医院完成，据报道至今共完成数百例。与 ASD 修补相同，亦不使用机器人系统，建立周围体外循环。使用 30°内镜，并需使用一些特殊的拉钩，暴露右心室流出道进行 VSD 的修补。但由于 VSD 暴露较困难（特别是位置靠近流出道的 VSD）以及缝合有时也比较困难，常由于缝合不确切造成残余漏，体外循环时间及阻断时间比常规开胸要长，但亦无显著差异[3]。

胸腔镜辅助的心脏外科手术与传统手术相比优点明显，包括减少外科创伤、减缓疼痛、失血少、恢复快、美容效果好、视野清晰，患者在心理上也更能接受。但目前腔镜手术也存在很多不足，如手术时间及体外循环时间过长，而且随着心内科介入手术的发展，愈来愈多的心脏疾病如 ASD、VSD、部分二尖瓣疾病、冠脉疾病都可以通过内科介入手术进行治疗，其创伤及手术的风险比腔镜手术要小得多。但在整个外科领域向微创发展的趋势下，胸腔镜心脏外科也是发展的趋势之一。随着经济和科技的发展及手术医生的技术进步，胸腔镜心脏外科手术必将会有进一步的发展。

上述所有的技术都会带来一些优点也伴随一些缺点。需改变插管方法、心肌保护技术及排气方法。尽管有些微创 ASD 修补术可通过非常小的皮肤切口完成，但仍需要股血管或头臂血管插管。已经证实这种插管方法存在短期或长期的风险。腹股沟插管的并发症包括血管分离的风险、肢体缺血、间隙综合征以及肢体发育障碍。这些替代插管的方法对幼儿全面的长期影响尚不明确。许多微创 ASD 修补应用诱导室颤停搏，而不是主动脉阻断下心脏停搏液停跳。在内窥镜下阻断主动脉、注入心脏停搏液的技术尚未充分开展，要想对更复杂的心脏畸形实施安全的全腔镜手术，这些技术将是必需的。

三、避免体外循环的先心病手术

相对手术切口的创伤，体外循环带来的创伤更为明显。因此如何减少体外循环的损伤是微创心脏外科的一个重要环节。非体外循环冠脉搭桥已成为冠脉搭桥的标准术式并得到广泛开展。大多数先心病手术需要在体外循环下进行，这方面少有突破。在单心室腔肺分流术上已做了很多尝试。因为体外循环可增加肺阻力，对腔肺分流术后恢复尤为不利，所以这类手术避免体外循环所带来的好处更明显。腔肺分流是治疗单心室的标准术式，目前大多在体外循环下完成。上腔静脉-肺动脉分流术（Glenn 术）完全可以在非体外循环下完成[8,9]，而外管道全腔肺分流（Fontan 术）理论上也可以在非体外循环下进行。手术的技术要点是分别建立上腔静脉-右心房以及下腔静脉-右心房的自身转流，术中应持续监测腔静脉压力，避免腔静脉压力过高造成脑损伤。自从 1997 年 Burke 介绍了非体外循环下全腔肺分流手术以来，在全球范围内已有很多单位尝试非体外循环下进行外管道 Fontan 手术，但对术中麻醉和监护提出非常高的要求[10,11]。2014 年美国心胸外科年会上 Reddy 总结了 218 例非体外循环下全腔肺分流术的经验，与体外循环手术相比，术后肺动脉压力及跨肺压均明显降低。提示避免体外循环对术后早期Fontan循环的稳定有益，并对肺功能保护有好处。

四、杂交（hybrid）技术微创治疗先心病

经典的先心病治疗中"杂交"技术主要指外科治疗前后的经皮介入治疗的应用。由于血管径路和体重的限制，很难对一些低龄婴幼儿实施经皮介入治疗。为了减少多次手术的创伤，克服介入器械难以输送的缺点，在开胸后通过经心房或经右心室流出道径路置入封堵器或扩张球囊，同时对合并的心脏其他畸形进行"一站式"外科矫正。这种"一站式"杂交手术的核心理念就是由外科医生在开胸后在实时影像学的引导下使用介入器械在心脏跳动情况下进行心内畸形的矫正，同时使用传统心脏外科技术进行其他附加手术。目前已经开展的"一站式"杂交手术中包括婴儿重度肺动脉瓣狭窄、室间隔完整型肺动脉闭锁、动脉导管未闭、房间隔缺损、室间隔缺损外科封堵、左心发育不良的Ⅰ期手术等。许多医院也建立了专用的"杂交"手术室。

1. 重度肺动脉狭窄、肺动脉闭锁的杂交手术 胸骨正中切口，经食管超声监测或X线透视下，右心室流出道缝荷包，穿刺置入导丝，选择合适的球囊进行扩张。这类患儿"杂交"手术的好处在于既避免了体外循环，保持了介入治疗的优点，又可以避免经血管径路介入治疗对小婴儿及新生儿动、静脉穿刺的影响，而且手术更安全，可方便地转用外科手术，更适合早产及低体重患儿。

2. 房间隔缺损和室间隔缺损的外科封堵 胸骨下段小切口或前胸经肋间小切口暴露右心房或右心室，经食管或经胸实时超声监测，确定缺损的大小及部位。超声指导下定位穿刺点，穿刺使导丝经过缺损部位，利用特制的输送装置将封堵器输入，释放封堵器封堵缺损。经胸径路外科封堵原理与经血管介入相同，封堵器设计也是从内科介入治疗发展而来，相当于拓展了内科封堵的适应证。因其操作比较简单、疗效肯定，且不受年龄限制，近年来在全国范围内广泛开展，并引起了

世界的关注，欧美一些国家也开始实施这一技术。随病例的增多，其并发症问题也逐渐显现出来。盲目扩大适应证、封堵器脱落、三度房室传导阻滞等是值得注意的问题。与内科封堵相比，其具有避免X线辐射、不受体重和血管径路条件的限制、瓣下VSD偏心伞更容易放置且可以实时监测对瓣膜的影响、轨道路径更短、可以一站式转外科开胸手术等优势。但经胸封堵应作为内科封堵的补充，应制订规范，严格掌握适应证[12,13,14]。

3. 左心发育不良Ⅰ期杂交手术 Norwood手术是治疗左心发育不良（HLH）的经典术式，因Ⅰ期手术需在新生儿期进行，手术操作复杂，体外循环时间长，目前手术病死率仍较高。特别是对低体重患儿，往往不能耐受体外循环的损伤。对这些患儿可采取内外科"杂交"Ⅰ期手术，避免体外循环，提高成功率。手术要点为开胸后经肺动脉置入动脉导管支架，同时进行左、右肺动脉环缩，如果房间隔缺损不够大，可以行球囊房间隔造口术。近年有人对其进行改良，由正中切口该为胸外侧切口完成手术，使手术更加微创[15,16]。

先心病外科微创手术领域仍在继续发展，设备和技术的进步使外科医生成功地对很多心外疾病施行创新性治疗，而心内疾病治疗发展仍较缓慢。进一步的创新和发展将需要更多的技术、设备和方法学的突破。最近正在研究的机器人、三维成像、经血管成像、经皮或内窥镜、体外循环和主动脉阻断技术等将为进一步发展提供动力。所有新的微创技术都必须经过严格验证，如果这些新技术用于临床，必须与传统技术进行严格比较，必须表现有同等的安全性和效果。先心病外科"微创"手术治疗决不仅限于手术环节，外科微创化应成为指导我们整个外科治疗的理念。从接诊开始直至出院，微创观念应贯彻始终，其中包括尽可能为患者提供无创性辅助检查，给患者更多的人文关怀，依据循证医学原则施行个体化的医疗方案等。目前，微创心脏外科仍然存在一些争论，但"微创"的理念已经为广大心脏外科医生所接受，先心病微创手术将不断发展和完善。

参 考 文 献

1. 胡盛寿,张浩.微创心脏外科学的概念和发展.中国微创外科杂志,2006,6：404‐406.

2. 刘迎龙,闫军,李守军等.右外侧小切口剖胸在先天性心脏病手术中的应用.中国微创外科杂志,2003,3：382‐383.

3. 程云阁.胸腔镜心脏外科手术的实践与思考.实用医学杂志,2008,24：497‐498.

4. Jacobs JP. Minimally invasive congenital cardiothoracic surgery, In Mavroudis C, ed：Pediatric cardiac surgery, Philadelphia, 2003.

5. 杨明,高长青,肖仓松等.机器人微创房间隔缺损修补术54例.中国体外循环杂志,2011,9：214‐216.

6. Chu MWA, Losenno KL, Fox SA, et al. Clinical outcomes of minimally invasive endoscopic and conventional sternotomy approaches for atrial septal defect repair. Can J Surg, 2014, 57：E75‐E81.

7. Argenziano, M, Oz, MC, Jr, DeRose, JJ. Totally endoscopic atrial septal defect repair with robotic assistance. The Heart Surgery Forum, 2002.

8. 刘锦纷,鲁亚南,陈惠文等.非体外循环下行改良腔肺分流术.中华胸心血管外科杂志,2004,20：50‐51.

9. Liu J, Lu Y, Chen H, et al. Bidirectional Glenn Procedure Without Cardiopulmonary Bypass. Ann Thorac Surg, 2004, 77：1349‐1352.

10. 梅举,张宝仁,杨小龙等.非体外循环下改良全腔静脉‐肺动脉连接术.中华胸心血管外科杂志,2002,18：325‐327.

11. Burke RP, Jacobs JP, Ashraf, MH, et al. Extracardiac Fontan operation without cardiopulmonary bypass. Ann Thorac Surg, 1997, 63：1175‐1177.

12. 邢泉生,任悦义,段书华等.经胸微创非体外循环下封堵膜部室间隔缺损.中国胸心血管外科临床杂志,2010,7：365‐370.

13. Xing QS, Pan SL, Zhuang ZY, et al. Minimally invasive perventricular device closure of an isolated perimembranous ventricular septal defect with a newly designed delivery system：preliminary experience. J Thorac Cardiovasc Surg, 2009, 137：556‐559.

14. 王顺民,徐志伟,刘锦纷等.采用国产同心伞片经胸小切口封堵膜部室间隔缺损的研究.中华临床医生杂志,2012,6：7082‐7085.

15. Galantowicz M, Cheatham JP. Lessons learned from the development of a new hybrid strategy for the management of hypoplastic left heart syndrome. Pediatric Cardiology, 2005, 26：190‐199.

16. Bockeria L, Alekyan B, Berishvili D, et al. A modified hybrid stage I procedure for treatment of hypoplastic left heart syndrome：an original surgical approach. Int Cardiovasc Thorac Surg, 2010, 11：142‐145.

第二十七章　完全性大动脉转位的外科治疗

>>>>>> 徐志伟　杜欣为

一、完全性大动脉转位的外科治疗

完全性大动脉转位（complete transposition of the great arteries，TGA）为常见的发绀型先天性心脏病，其发病率仅次于法洛四联症，在先心病中占 7%～9%。TGA 定义为心房与心室连接一致，而心室与大动脉连接不一致，即指主动脉发自右心室，而肺动脉发自左心室，主动脉接受的是体循环静脉血，而肺动脉接受的是来自肺静脉的动脉血。有别于正常人体循环和肺循环的串联状态，TGA 的体循环与肺循环呈并联状态。因此，患儿体循环和肺循环间血液的混合程度决定了其手术的急迫性。如缺乏混合，患儿一般在出生后 1 个月内死亡。

1975 年，Jatene 提出大动脉转换术（arterial switch operation），简称 Switch 手术，具有里程碑意义。目前，Switch 手术已在临床上普遍开展，并成为解剖纠治不伴有左心室流出道狭窄的 TGA 的标准式式。随着对 TGA 病理生理和 Switch 手术的深入认识，临床医生发现手术的成功与以下两点密切相关：① 手术前需保持解剖左心室功能不退化，使之足以胜任体循环的负荷；② 手术中对冠状动脉进行合理地移植，确保术后心脏良好的灌注。

TGA 如合并室间隔缺损和肺动脉狭窄（左心室流出道狭窄）则是另一类复杂的心脏畸形。因为肺动脉狭窄的存在，此类患儿无法行 Switch 手术。可采用以 Rastelli 手术为代表的心内隧道重建手术和以 Nikaidoh 手术为代表的完全解剖纠治术来进行治疗[1]。

（一）从大动脉转换术的手术适应证看早期手术的重要性

除了某些患儿因体循环和肺循环间血液混合不足而需要急诊手术之外，Switch 手术的手术指征也决定了手术治疗的紧迫性，主要归纳为以下两种情况：

（1）在室间隔完整型的完全性大动脉转位（transposition of the great arteries with intact ventricular septum，TGA/IVS），Switch 手术必须早期进行，以保证左心室足以能承担体循环的负荷。TGA/IVS 的左心室心肌厚度在出生时正常，但随着出生后肺血管阻力的下降而迅速减小。一旦左心室心肌出现退化，则在行 Switch 手术后将会出现心力衰竭。因此手术宜在出生 2 周内进行，最迟不应超过 1 个月。而对于左心室心肌已经退化的患儿，则需先行肺动脉环缩手术，使左心室压力负荷增加，左心室心肌功能得到锻炼，然后再行二期 Switch 纠治术。

（2）在伴有室间隔缺损的完全性大动脉转位（transposition of the great arteries with ventricular septal defect，TGA/VSD），由于心内分流量大，较早即会出现严重的心功能不全，并可出现肺血管阻塞性病变导致的肺动脉高压。故手术年龄应控制在 3 个月以内为宜，最多不超过 6 个月。

（二）冠状动脉移植是大动脉转换术的关键

大动脉转换术将主动脉和肺动脉横断后换

位,同时将原来的左、右冠状动脉分别取下移植至新的主动脉(原肺动脉根部)上,这样,使完全性大动脉转位在解剖上彻底纠治。

手术在体外循环下进行,对新生儿可采用深低温停循环的方法或深低温低流量转流方法。首先建立体外循环,在转流降温时,解剖游离动脉导管,缝扎切断动脉导管后彻底游离升主动脉、肺动脉干和左、右肺动脉。阻断主动脉后,主动脉根部注入心肌保护液。右心房切口,缝合房间隔缺损或修补室间隔缺损,然后行大动脉转换术。

将升主动脉距瓣上 1 cm 处横断,注意探查左、右冠状动脉开口,检查开口处是否有小侧支或行走于主动脉壁内的(intramural)冠状动脉,沿冠状动脉开口 1～2 mm 外缘剪下主动脉壁,同时向心肌壁处游离 0.5 mm 左右,便于向后移植。肺动脉干在位于左、右肺动脉分叉处横断,仔细检查肺动脉瓣,将左、右冠状动脉向后移植至肺动脉根部,在相应位置剪去小片肺动脉壁,然后采用 Prolene 线连续缝合。缝合后仔细检查冠状动脉是否有扭曲、牵拉,保证通畅。此时远端主动脉与肺动脉换位,将左、右肺动脉提起,主动脉从肺动脉下穿出,用镊子夹住主动脉开口后,将主动脉阻断钳换至肺动脉前方再阻断。升主动脉与肺动脉根部连续缝合,形成新的主动脉;采用心包补片修补原主动脉根部取冠状动脉后遗留的缺损,最后与肺动脉干吻合形成新的肺动脉干。

手术缝合要仔细严密,否则术后出血是致命的。手术成功的关键在于冠状动脉的移植,而熟悉冠状动脉解剖相当重要。

完全性大动脉转位的冠状动脉分布:正常类型约占 60%,左冠状动脉回旋支起源于右冠状动脉占 20%,单根右冠状动脉占 4%,单根左冠状动脉占 3%,其他类型包括冠状动脉行走于主动脉壁内约占 13%[2]。

冠状动脉移植术中对冠状动脉必须充分游离,使移植后张力低,无扭曲,任何轻微的原因将导致冠状动脉灌注不足,影响术后心功能。特别是不要损伤小分支,往往右冠状动脉开口附近有小分支供应右心室流出道或右心室前壁。

在大动脉转换术中,根据冠状动脉畸形的不同类型采用不同的方法。

(1)将冠状动脉开口的瓣窦沿瓣窦边缘剪下,上翻 90°,上缘与新的主动脉壁近端缝合,下缘与主动脉的上缘采用心包补片覆盖缝合。

(2)单根冠状动脉移植至新的主动脉距离较长,在新的主动脉上作 L 型切口,形成门状的主动脉壁,插入冠状动脉缝合,减少张力。

(3)单根冠状动脉沿瓣窦剪下成条状为管道后壁,同时从新的主动脉边切下条状为管道的前壁,随后将这两条组织的边缘缝合形成管道连接冠状动脉至新的主动脉。

总之在处理畸形冠状动脉时,尽量充分游离冠状动脉的起始部,减少移植后的冠状动脉的张力,避免直接缝于冠状动脉开口,影响冠状动脉血流的灌注。采用 7-0 Prolene 线缝合,针距均匀,防止术后针眼和缝合缘的出血。

虽然国内外文献报道的临床死亡和冠状动脉畸形的数据有一定的差距,但是都持同样的观点,即大动脉转换术的手术成功关键是冠状动脉畸形的恰当处理。手术难度较高的是单根冠状动脉、走行于壁内的冠状动脉和行走于主肺动脉间的冠状动脉[3]。Switch 手术中,如何使冠状动脉移植后保持血管通畅,不发生扭曲及张力过高是现今手术成功的关键。国内外的术后生存率还存在比较大的差异[3,4,5],随着国内麻醉、体外循环、ICU及手术技术的提高和完善,完全性大动脉转换术的成功率必将进一步提高。

(三)快速二期大动脉转位术

对于 TGA/IVS 患儿,如明确诊断时已存在解剖左心室的退化,过去只能行心房内转位术(Mustard 或 Senning 手术),达到生理上的纠正。虽然手术成功率可达 95% 以上,但远期易并发解剖右心室功能衰竭和三尖瓣反流,导致功能性体循环心室衰竭[6]。快速二期大动脉转位术使失去最佳手术时机的 TGA/IVS 患儿可以获得解剖纠治的机会。

1. 手术指征　目前认为,TGA/IVS 行一期 Switch 手术的安全年龄为 4 周[7]。对于年龄大于 4 周的患儿,需结合术前心脏超声测定左心室质量(LV mass)和室间隔位置。若无心导管检查所提供的左、右心室压力比,则应通过术中直接测压评价患儿术前左心功能,决定对已错过最佳手术时机的患儿是否可以直接行一期 Switch 手术[8]。

快速二期大动脉转位术的手术指征包括:

(1) 患儿年龄>4 周;

(2) 室间隔突向左心室面;

(3) 左心室质量指数<35 g/m²;

(4) 左、右心室压力比(P_{LV}/P_{RV})<0.5。

2. 左心室功能锻炼方法 目前采用同时行体肺分流术(改良 B-T 分流术)和肺动脉环缩术(PAB 术)的方法来进行左心室锻炼。通过改良 B-T 分流术改善缺氧,PAB 术提高左心室流出道压力,达到锻炼左心室功能的效果。

3. 左心室功能锻炼效果的评价 间隔期内需经常行心脏超声检查,评价左心室锻炼情况。心脏超声检查对左心射血分数、肺动脉环缩处压差、左心室质量、容量、室隔厚度及位置进行正确评估。心尖四腔切面、胸骨旁左心室短轴切面判断室间隔位置,应用 M 型超声在胸骨旁左心室短轴切面测量左心室舒张期内径(LVDD)、左心室后壁舒张期厚度(LVPWT)、舒张期室间隔厚度(IVST),根据 Devereux 公式:$LVM(g)=1.04\times[(LVDD+LVPWT+IVST)^3-LVDD^3]$ 计算,然后根据体表面积计算左心室质量指数(g/m²)。若左、右心室压力比大于65%～75%、左心室质量指数大于50 g/m² 则行大动脉转位术。

4. 左心室功能锻炼术后并发症 在左心室功能锻炼中,PAB 术可造成解剖左心室压力超负荷,而改良 B-T 术则可造成解剖右心室容量超负荷,导致双心室均超负荷工作,使得患儿在快速二期 Switch 术前的间隔期内可持续出现低氧、心动过速、低血压、少尿、末梢灌注差的低心排状态。此时除了通过应用正性肌力药物和钙剂加强心脏收缩力、米力农改善心脏舒张功能外,可采取小潮气量(6～8 mL/kg)、高呼吸频率(25～40 次/min)、短吸气时间(0.55～0.65 秒)的通气策略,同时保持 B-T 分流处血流通畅以及 PAB 处压力阶差变化,使患儿能平稳渡过间隔期。

肺动脉环缩术后,由于环缩近端的肺动脉管壁张力增加,剪切力作用在菲薄的解剖肺动脉壁

上,导致其出现结构异常,如弹性纤维断裂及缩短,引起近端肺动脉瓣窦和瓣环的扩张,可增加二期 Switch 术后新主动脉瓣反流的发生率[9,10]。另外,在新主动脉瓣瓣窦范围内的外科操作技术也是引起术后新主动脉瓣反流的一个相关因素。故操作时应避免引起新主动脉根部形态的改变[10]。

(四)完全性大动脉转位合并室间隔缺损和肺动脉狭窄的治疗

完全性大动脉转位伴室间隔缺损和肺动脉狭窄(transposition of the great arteries with ventricular septal defect and pulmonary stenosis, TGA/VSD,PS)是一种在完全性大动脉转位的病理基础上伴有圆锥隔(conal septum)后移,室间隔对位不良从而造成肺动脉瓣和(或)瓣下狭窄的复杂的心脏圆锥动脉干畸形。由于存在左心室流出道梗阻(left ventricular outlet tract obstruction,LVOTO),此类患者一般不能行传统的大动脉转换术。目前比较有代表性的根治手术方法有 Rastelli 手术和 Nikaidoh 手术等。

1. 手术方法

(1) Rastelli 手术:术中将肺总动脉横断,经右心室流出道纵切口,在室间隔缺损和升主动脉开口之间用补片建立心内隧道以重建 LVOT,并用同种带瓣管道连接右心室切口和远端肺总动脉以重建 RVOT。

(2) Nikaidoh 手术:手术时在主动脉瓣下切开,取下整个主动脉瓣。将主动脉瓣环连同自体冠状动脉作为一个整体移植到原来肺动脉瓣环所在的位置。剪开圆锥隔扩大室间隔缺损,采用补片连续缝合关闭 VSD 和主动脉瓣下的空间,从而同时扩大了 LVOT 和 RVOT。最后把肺总动脉近端开口与主动脉的侧壁进行缝合,前壁用心包补片扩大。

2. 手术指征 Rastelli 手术,因其手术操作对心脏的损伤相对较小,手术时间相对较短,故适用于术前心功能较差的患儿。Rastelli 手术心内操作较多,右心室流出道重建时又多采用心外管道,故一般适合年龄在 3 岁以上患儿,以避免发生术后心室流出道梗阻及反复更换管道。Rastelli 手术的禁忌证多与不适合建立心内隧道

有关,包括限制性室间隔缺损或流入道室间隔缺损的患儿,术后发生心内隧道的梗阻的可能性大大增加;在三尖瓣腱索骑跨到左心室面的患儿,通过右心室切口建立心内隧道非常困难,且可能影响术后三尖瓣的功能;由于 Rastelli 手术在建立心内隧道时需要牺牲右心室的部分容量,故右心室腔偏小的患儿也不适合该术式。最后,冠状动脉跨过右心室流出道心肌表面的患儿,无法行右心室切口,故也是 Rastelli 手术的禁忌证。

相比之下,Nikaidoh 手术摒弃了建立心内隧道,解剖纠治较为彻底,所以特别适用于流入道或限制性室间隔缺损、三尖瓣骑跨、右心室腔偏小的患儿。但是 Nikaidoh 手术对心肌的损伤要比 Rastelli 手术大得多,故一般提倡手术在 1 岁以后进行。1 岁以前发绀较严重的患儿,应先行体肺分流术改善缺氧,等待合适时机再行 Nikaidoh 手术。术前应该充分谨慎地评估患儿的心功能状态,对于一般情况较差的患儿不宜行 Nikaidoh 手术。此外,由于手术需要在大动脉瓣环周围做切口,故对于冠状动脉走行于瓣环周围的病例应视为手术的禁忌证[11]。

3. 手术效果及方法改良　Rastelli 手术在 1969 年提出,已有 40 多年的历史,随访观察发现早期的病例存在左、右心室流出道梗阻的风险。随访 25 年左心室流出道梗阻的发生率在 16%;而 5 年右心室流出道的梗阻率达 22%,至 10 年时梗阻率则高达 57%。尤其需要指出的是,在术后左心室流出道梗阻的病例中,有极大比例发生心律失常,甚至因此引起猝死。因此,针对 Rastelli 手术方法的改良主要针对预防术后左、右心室流出道的梗阻。对于限制性 VSD 的患儿,可采用向前上方切除部分圆锥隔扩大 VSD 的方法预防左心室流出道梗阻。而采用主、肺动脉交叉换位后,肺动脉后壁直接下拉缝合于右心室切口,前壁再用心包补片扩大的方法(又称 REV 手术)可明显降低术后右心室流出道梗阻的概率。

Nikaidoh 手术于 1984 年提出,中期随访的效果令人满意,所有术后生存的患儿均无左心室流出道梗阻的发生。故术式的改良主要集中在提高手术的早期生存率。随着近年来体外循环技术的

不断进步,体外循环的安全时间也不断延长。所以目前倾向于在合理延长体外循环时间的前提下使患儿达到更加完善的解剖纠治,以保全术后的心功能,有利于术后早期的恢复。目前手术方法的改良包括:术中对冠状动脉进行移植,使主动脉移位后冠状动脉的位置更加合理,保证心肌的灌注;尽可能地保留发育欠佳但尚未完全丧失功能的自体肺动脉瓣,以改善术后右心室的功能[12]。

二、纠正型大动脉转位的外科治疗

先天性纠正型大动脉转位(congenital corrected transposition of the great arteries, ccTGA)约占先天性心脏病的 0.5%,是一种心房与心室连接不一致和心室与大动脉连接不一致的复杂心脏畸形。本病常伴有室间隔缺损、肺动脉狭窄或闭锁、三尖瓣下移畸形、心尖位置异常以及传导系统异常等心脏畸形。1990 年和 1992 年 Ilbawi 和 Donato 分别报道对 ccTGA 患儿行 Senning-Rastelli 术和 Mustard-Rastelli 术获得成功,目前此类手术被统称为 Double Switch 手术(双调转术),现已较普遍地被应用于解剖纠治 ccTGA。

(一)Double Switch 手术的适应证

Double Switch 手术中通过心房内转换(Senning 或 Mustard 手术),使右心房和解剖右心室相连,左心房和解剖左心室相连。同时,对于不伴肺动脉狭窄的患儿,再行大动脉转换术(Switch 术),同时矫正 VSD 等伴随畸形;对于合并肺动脉狭窄者,再行心室内隧道手术(Rastelli 术),最终使左心室与主动脉相连,右心室与肺动脉相连[13]。

临床上应根据 ccTGA 患儿的年龄、心脏病理解剖和其所处的临床阶段来决定 Double Switch 手术的时间和方法。

单纯 ccTGA 不伴其他心内畸形的患儿,当出现三尖瓣反流或原有三尖瓣反流加重时,无论有无解剖右心室功能衰竭,建议先行肺动脉环缩术,锻炼解剖左心室功能,随后行 Senning-Switch 手术。当患儿年龄≥15 岁时,通过肺动脉环缩很难使左心室功能恢复,而且不能充分减轻三尖瓣反流,无法改善临床症状,应考虑三尖瓣移植或置

换、心脏移植等[14]。

ccTGA合并室间隔缺损（VSD）但无肺动脉狭窄的患儿应根据VSD的大小决定手术时机。对于非限制性VSD，手术时间的选择关键在于其心房-心尖位置是否一致。心房-心尖位置不一致（situs-apex discordance）指心房的位置与心尖的位置不一致。例如有些L-TGA呈S，L，L位，但心尖却是向右（或中）的。心房-心尖位置不一致的患儿3月龄内行Senning手术难度较大，可先行肺动脉环缩术，3月龄后择期行Senning-Switch手术；当心房-心尖位置一致时，为避免患儿发生由于充血性心力衰竭引起的并发症及不可逆转的肺血管梗阻性病变，应在出生后3个月内行Senning-Switch手术。对于限制性VSD，出现三尖瓣反流时几乎所有患儿均有左心室退化，应先行肺动脉环缩术锻炼左心室功能，在左心室压>70%主动脉压后行Double Switch手术[15]。

ccTGA合并室间隔缺损且伴有肺动脉狭窄的患儿，应在婴幼儿期先行体-肺动脉分流术，再择期行Senning-Rastelli手术，最好在出生18个月后手术。部分患儿肺动脉狭窄的程度恰好抵消VSD造成的解剖右心室向解剖左心室的分流，肺血流可基本正常，同时由于肺动脉狭窄，患儿解剖左心室的功能得到保护。对这部分患儿应定期复查，如体循环血氧饱和度在80%以上，患儿相对无症状，可以等待至4~5岁再行Senning-Rastelli手术，以减少将来带瓣管道的更换和因心脏传导阻滞而安装起搏器的危险性。

采用Senning-Rastelli手术时，心室功能必须能耐受双心室修补，左、右肺动脉分支发育可，肺血管阻力不高；采用Senning-Switch手术时，肺动脉流出道无或轻微梗阻，无肺动脉瓣狭窄，解剖左心室收缩压大于体循环压力的70%。

一般来说，ccTGA患儿均可行Double Switch手术，该手术没有严格禁忌证。但有文献报道，并不是所有ccTGA患儿都适合行Double Switch手术，如某些肺动脉流出道梗阻性病变、VSD位置和大小不理想（无法建立主动脉至左心室内隧道）、大动脉位置异常（影响冠脉移植）和房室瓣结构异常（影响心室内板障的建立）。

（二）Double Switch手术中需要考虑的因素

心房内调转手术常用的方法有Senning手术和Mustard手术。一般认为，当ccTGA患儿右心房较小特别是合并心耳并置时，可采用Mustard手术增加心房容量。但Mustard术易损伤供应窦房结的动脉，术后交界性及房性心律失常的发生率较高。Senning术后虽然有发生腔静脉和肺静脉回流梗阻的可能，但是发生率较低，且并发症少，远期疗效较Mustard手术好。近年来有报道对Senning手术进行改良，利用心包腔右侧壁原位带蒂的心包与右心房切口前缘吻合，扩大肺静脉回流通路，预防肺静脉回流障碍，手术效果好于Mustard手术[16]。ccTGA患儿术前解剖右心室承受体循环压力，右心室心腔扩大，三尖瓣关闭不全发生率高。但即使术前存在重度三尖瓣反流，也很少需要在行Double Switch手术同时进行三尖瓣修补[17]。Double Switch术后，解剖右心室和三尖瓣回到肺循环工作，右心室功能得到改善，右心室缩小，同时室间隔向左侧移位，使三尖瓣反流明显减少。目前普遍认为轻度的三尖瓣反流一般不需处理，但对于Double Switch手术后仍存在中、重度三尖瓣反流伴明显临床症状的患儿，最终仍需要行三尖瓣修复或置换，甚至接受心脏移植。

ccTGA患儿的传导组织往往走行异常，完全性房室传导阻滞的发生率为26%～33%[18]，Double Switch手术后发生完全性房室传导阻滞的原因较多，包括手术所致的心室切口、肺动脉瓣下狭窄的解除、VSD的修补、术中牵拉损伤等。Senning-Rastelli术中，若VSD和主动脉的位置不利于建立心内隧道，可以切除突出的圆锥隔，如果没有足够大的圆锥隔，则需在后下方扩大限制性VSD，但是扩大VSD过程中也可能损伤传导组织[19]。

Senning-Switch手术的一个特有问题是新的主动脉瓣反流，患儿大部分都有不同程度的新主动脉瓣关闭不全，但通常是轻微的。如手术后发生较严重的解剖左心室功能障碍，需要排除与新的主动脉瓣反流有关，少数患儿甚至需要主动脉瓣置换。

Double Switch手术作为对ccTGA的解剖纠治方法，其远期疗效虽好，但手术操作难度大，且手术和其导致的心肌缺血的时间长,这都会影响到患儿手术后早期的预后[20]。故对于 ccTGA 的患儿,术前应审慎地评估其心功能的状态是否能够耐受手术。对于术前一般情况较差,存在中度以上的三尖瓣反流,心室存在严重的向心性肥大,或存在冠状动脉畸形等危险因素的患儿,放弃解剖纠治而采取单心室生理纠治的手术策略可能更有利于提高患者的术后生存率[21]。

(三) Hemi-Mustard 技术在 Double Switch 手术中的应用

传统 Double Switch 手术的难点和术后的并发症主要集中于以下几点:首先是与心房内调转手术相关的并发症,包括体静脉回流梗阻,肺静脉回流梗阻和窦房结损伤相关性心律失常;其次是三尖瓣反流和右心室功能不全;再次是 Rastelli 手术后远期的心外管道丧失功能;最后是因 ccTGA 患儿固有的房室结功能障碍所引起的房室传导阻滞。

有鉴于此,近年来国外报道提出 Hemi-Mustard 技术。该技术的核心在于简化心房内调转的手术操作,只将下腔静脉血通过心内板障隔至三尖瓣,而将上腔静脉血通过建立双向 Glenn 分流的方法直接连接至肺动脉,而心室大动脉水平依然根据解剖畸形的差异行 Switch 或 Rastelli 手术,最后形成一又二分之一心室的解剖纠治。

上述方法的好处主要有如下几点:其一,由于消除了上腔静脉回流的因素,心房内的板障只需将下腔静脉回流和肺静脉回流的血液隔离开来,从而降低了心房水平体静脉和肺静脉回流梗阻的风险,同时减少了对心房容量的要求,故对于心房反位(I. D. D)的 ccTGA 以及中位心的 ccTGA 患儿特别适用。其二,心房内板障的缝合无需经过窦房结区域,减少了术后房性心律失常和远期窦房结功能障碍引起猝死的风险。其三,该方法减少了术后右心室的容量负荷,故可减轻三尖瓣反流的程度,消除 Rastelli 手术心室内隧道对右心室减容的影响,并可增加 Rastelli 手术心外管道的寿命。最后,该方法的操作简单,明显缩短了主动脉阻断时间,可能改善术后患儿的心功能[22]。

需要指出的是,由于上腔静脉 Glenn 分流的建立,该手术对术前肺血管发育有比较严格的要求。一般要求手术年龄在 4 个月以上,否则术后易出现上腔静脉回流不畅,引起顽固性乳糜胸和心包积液。此外,如肺动脉发育较差或肺血管阻力高者也是此类手术的禁忌证[23]。

参 考 文 献

1. Thomas B, de Sousa L, Jalles Tavares N. Three different surgical approaches for transposition of the great arteries. Rev Port Cardiol, 2013, 32(12): 1047-1050.

2. Yu FF, Lu B, Gao Y, Hou ZH, et al. Congenital anomalies of coronary arteries in complex congenital heart disease: diagnosis and analysis with dual-source CT. J Cardiovasc Comput Tomogr, 2013, 7(6): 383-390.

3. Rodríguez Puras MJ, Cabeza-Letrán L, Romero-Vazquianez M, et al. Mid-term Morbidity and Mortality of Patients After Arterial Switch Operation in Infancy for Transposition of the Great Arteries. Rev Esp Cardiol, 2014, 67(3): 181-188.

4. Liu CH, Su JW, Li ZQ, et al. Comparative analysis of early and middle outcomes of the arterial switch operation in children with complete transposition of the great arteries with ventricular septal defect and severe pulmonary artery hypertension. Chin Med J (Engl), 2013, 126(11): 2074-2078.

5. Ruys TP, van der Bosch AE, Cuypers JA, et al. Long-term outcome and quality of life after arterial switch operation: a prospective study with a historical comparison. Congenit Heart Dis, 2013, 8(3): 203-210.

6. Junge C, Westhoff-Bleck M, Schoof S, et al. Comparison of late results of arterial switch versus atrial switch (mustard procedure) operation for transposition of the great arteries. Am J Cardiol, 2013, 111(10): 1505-1509.

7. Karamlou T. Optimal timing for arterial switch in neonates with transposition of the great arteries: an elusive target. J Am Coll Cardiol, 2014, 63(5): 488-489.

8. Ma K, Hua Z, Yang K, et al. Arterial switch for transposed great vessels with intact ventricular

septum beyond one month of age. Ann Thorac Surg, 2014, 97(1): 189 - 195.

9. Michalak KW, Moll JA, Moll M, et al. The neoaortic root in children with transposition of the great arteries after an arterial switch operation. Eur J Cardiothorac Surg, 2013, 43(6): 1101 - 1108.

10. Co-Vu JG, Ginde S, Bartz PJ, et al. Long-term outcomes of the neoaorta after arterial switch operation for transposition of the great arteries. Ann Thorac Surg, 2013, 95(5): 1654 - 1659.

11. Honjo O, Kotani Y, Bharucha T, et al. Anatomical factors determining surgical decision-making in patients with transposition of the great arteries with left ventricular outflow tract obstruction. Eur J Cardiothorac Surg, 2013, 44(6): 1085 - 1094.

12. Kalfa DM, Lambert V, Baruteau AE, et al. Belli E. Arterial switch for transposition with left outflow tract obstruction: outcomes and risk analysis. Ann Thorac Surg, 2013, 95(6): 2097 - 2103.

13. Hoashi T, Kagisaki K, Miyazaki A, et al. Anatomic repair for corrected transposition with left ventricular outflow tract obstruction. Ann Thorac Surg, 2013, 96(2): 611 - 620.

14. Myers PO, del Nido PJ, Geva T, et al. Impact of age and duration of banding on left ventricular preparation before anatomic repair for congenitally corrected transposition of the great arteries. Ann Thorac Surg, 2013, 96(2): 603 - 610.

15. Ma K, Gao H, Hua Z, et al. Palliative pulmonary artery banding versus anatomic correction for congenitally corrected transposition of the great arteries with regressed morphologic left ventricle: Long-term results from a single center. J Thorac Cardiovasc Surg, 2014, 148(4): 1566 - 1571.

16. Barron DJ, Jones TJ, Brawn WJ. The Senning procedure as part of the double-switch operations for congenitally corrected transposition of the great arteries. Semin Thorac Cardiovasc Surg Pediatr Card Surg Annu, 2011, 14(1): 109 - 115.

17. Myers PO, Bautista-Hernandez V, Baird CW, et al. Tricuspid regurgitation or Ebsteinoid dysplasia of the tricuspid valve in congenitally corrected transposition: is valvuloplasty necessary at anatomic repair? J Thorac Cardiovasc Surg, 2014, 147(2): 576 - 580.

18. Yeo WT, Jarman JW, Li W, et al. Adverse impact of chronic subpulmonary left ventricular pacing on systemic right ventricular function in patients with congenitally corrected transposition of the great arteries. Int J Cardiol, 2014, 171(2): 184 - 191.

19. Mavroudis C, Stewart RD, Prieto LR, et al. Management of the ventricular septal defect during double switch operation for atrioventricular discordant connections. Semin Thorac Cardiovasc Surg Pediatr Card Surg Annu, 2011, 14(1): 29 - 34.

20. Hiramatsu T, Matsumura G, Konuma T, et al. Long-term prognosis of double-switch operation for congenitally corrected transposition of the great arteries. Eur J Cardiothorac Surg, 2012, 42(6): 1004 - 1008.

21. Brawn WJ, Barron DJ, Jones TJ, et al. The fate of the retrained left ventricle after double switch procedure for congenitally corrected transposition of the great arteries. Semin Thorac Cardiovasc Surg Pediatr Card Surg Annu, 2008, 69 - 73.

22. Malhotra SP, Reddy VM, Qiu M, et al. The hemi-Mustard/bidirectional Glenn atrial switch procedure in the double-switch operation for congenitally corrected transposition of the great arteries: rationale and midterm results. J Thorac Cardiovasc Surg, 2011, 141(1): 162 - 170.

23. Sojak V, Kuipers I, Koolbergen D, et al. Mid-term results of bidirectional cavopulmonary anastomosis and hemi-Mustard procedure in anatomical correction of congenitally corrected transposition of the great arteries. Eur J Cardiothorac Surg, 2012, 42(4): 680 - 684.

第二十八章 肺动脉闭锁的外科治疗

>>>>>> 郑景浩

一、肺动脉闭锁伴室间隔完整

肺动脉闭锁伴室间隔完整(PA/IVS)是少见的发绀型先天性心脏病,占先天性心脏病的1%~3%[1]。其基本特征为心室与肺动脉间不存在管道连接,也无血液流通,右心室发育不良,两个心室之间不存在交通,心脏血管连接大多正常。45%~71%的患者存在心肌窦状间隙的开放,严重者伴冠状动脉近端狭窄和冠状动脉瘘,冠状动脉的供血来源于右心室。因此任何对右心室减压的努力将引起左心室的大面积梗死并导致死亡。该类患者右心室的发育程度差异极大,三尖瓣亦存在不同程度的发育不良,外科治疗必须遵循个体化原则,以使患者得到最佳的治疗效果。

(一)病理特点

PA/IVS患者多数心房正位,心房-心室及心室-大动脉关系正常,肺动脉干的大小、位置接近正常,肺动脉的解剖变异较小,然而右心室以及三尖瓣的解剖变异大。肺动脉闭锁有膜性闭锁及肌性闭锁2种[2]。三尖瓣通常有一定程度的发育不良,可能存在Ebstein畸形样的畸形。三尖瓣的发育程度和右心室发育程度高度一致,因此,可以通过超声测得的三尖瓣环直径作为衡量、预测右心室发育情况的可靠指标。右心室在形态学上分成3个部分即流入道、小梁心尖部和漏斗部流出道。右心室轻、中度发育不良时,心尖小梁部最可能为发育很差,甚至缺如。重度发育不良时,漏斗部也可能缺如。发育不良的右心室内膜常有弹力纤维

增生,使心室顺应性进一步降低。肺总动脉通常发育正常。肺动脉分支通常大多数是连续的,且发育正常。外周肺动脉狭窄是极其罕见的。通常合并大型的动脉导管未闭。约10%的患者伴有1支或多支冠状动脉狭窄或闭锁。在狭窄远端的冠状血管床通过与右心室的瘘管样的交通接受血供。Calder和Sage发现,超过60%的尸检病例中有这种瘘管。Satou等发现,超声心动图测得三尖瓣Z值<2.5是预测冠状动脉瘘和右心室依赖性冠脉循环的有用的指标[3]。

(二)术前评估

术前必须明确:① 右心室发育情况;② 三尖瓣发育情况及有无反流;③ 肺动脉闭锁的形态学特征;④ 肺动脉干发育情况;⑤ 心肌窦状间隙与冠脉循环的关系;⑥ 有无冠状动脉分布异常及其他合并畸形。

二维超声心动图检查可显示肺动脉瓣和右心室流出道闭锁以及右心室和三尖瓣的形态学,也能显示右心室的组成和大小、室壁厚度,三尖瓣的形态及功能,瓣环的Z值。几乎在所有的肺动脉闭锁合并室间隔完整的患者,均可通过彩色多普勒超声识别心肌窦状间隙及其与冠状动脉的关系,并确定是否有必要进行冠状动脉造影。

冠状动脉造影可确定是否有近端冠状动脉狭窄及左心室与室间隔心肌依赖右心室供血的程度[4]。如果3支冠状动脉中有2支为依赖右心室供血,就没有右心室减压的适应证。

近年来,随着胎儿心脏超声技术以及诊断水

平的提高，PA/IVS 在胎儿期即可得到明确诊断，通过测量胎儿三尖瓣环大小可以评估肺动脉狭窄严重程度和制定 PA/IVS 的干预策略。当 TV/MV＞0.63 时，提示出生后患儿的三尖瓣 Z 值良好。同时大量的肺动脉瓣反流以及中度以上的三尖瓣反流也提示出生后患儿具有较好的手术耐受性。

（三）药物和介入治疗

PA/IVS 患儿出生后的肺循环依赖前列腺素维持动脉导管开放的，可行支架置入维持动脉导管开放。与其他新生儿发绀型先心病相比，因心房水平分流限制需行球囊房间隔造口术者极少。近年来，有学者提出在心房两侧保持 6～7 mmHg 的压力阶差是有益的[5]，可使分流入右心室的血流增多，在右心室减压或不减压的情况下，来改善右心室和三尖瓣的生长发育。

近年来，对于不存在右心室依赖性冠脉循环的患儿可使用介入方法进行肺动脉瓣打孔及球囊扩张来纠治 PA/IVS。该方法已被证明安全有效，可以避免外科手术，少数患儿在婴幼儿时期需要反复的球囊扩张，术后肺动脉瓣中度反流是早期随访的常见并发症。

需要指出的是，20 多年前传统的手术方法是肺动脉瓣切开或切除。在术后近期随访中（2～3 个月内），还是存在右心室流出道的再梗阻。然而出生后及时进行手术干预，使右心室成为低压腔状态，同时保持足够的肺血流，对于三尖瓣功能和右心室的生长是极其关键的[6]。

（四）外科手术

本病的外科手术治疗可分为双心室纠治、一又二分之一心室纠治、一又四分之一心室纠治以及单心室纠治。由于患儿在新生儿期病情危重，在进行终级手术前常需要首先进行姑息性手术，使得患儿在新生儿期存活，为后期手术创造条件。

1. 双心室纠治

（1）适应证：不到 10％ 的 PA/IVS 患儿存在发育良好的三尖瓣（瓣环 Z 值介于 −2～−3）以及 3 部分发育良好的右心室，这样只需要进行右心室减压手术即可[7]。30％～60％ 的患儿三尖瓣和右心室存在足够的生长潜能，他们将最终能保持

双心室循环，而无须心房水平或动脉水平的分流。但是，在新生儿时期的右心室顺应性通常很差，因此在出生后初数周或数月内，右心室无法维持足够的肺血流，患儿将处于严重缺氧（PO_2＜30～35 mmHg）的状态。因此需要建立体肺分流作为新生儿期右心室减压的辅助措施[8]。如果患儿的右心室顺应性迅速改善，出现充血性心力衰竭时，可以采用介入方法封堵管道或行体肺分流管道的环缩或者夹闭。

（2）手术方式

1）右心室流出道跨瓣补片术：肺总动脉纵行切口，向下延伸到瓣膜基部的水平。然后将切口向下延伸过瓣膜肌部，并进入右心室的漏斗部腔。因为漏斗部可能非常肥厚，将切口从上向下逐渐切开不是直接切入漏斗部的心室腔。离断一些位于右心室内的肌束可能是有用的，并切除一些心尖部区域的紧密的小梁，以便促进右心室生长。但是不可弄断三尖瓣在室间隔上的支持腱索。自体心包缝到肺动脉切口和右心室切口上。

2）右心室流出道补片扩大术及右侧改良 Blalock - Taussig 分流术：最好结扎未闭的动脉导管，并同时进行 B - T 分流和右心室流出道补片扩大术。首先建立体肺动脉分流。构建分流时，在右锁骨下动脉起始部做纵行切口作为近端吻合口，在右肺动脉近端做纵行动脉切口作为远端吻合口。近端吻合口不应该做在近端的无名动脉上，因为几乎肯定会引起肺血流过量。右心室流出道补片扩大方法同前。

（3）术后随访：在患儿 6～18 月龄期间评估右心室和三尖瓣的生长和发育。如果三尖瓣环在正常范围内（Z＞−2），动脉氧饱和度保持稳定或患儿成长伴随氧饱和度有所上升者实施心导管检查，用球囊临时性封堵分流管道和 ASD，以确定此时右心室功能是否适当。如果封堵分流管道和 ASD 后，右心房压力仍＜12～15 mmHg，心输出量无明显降低，说明患儿的右心室发育尚可[9]。可以用弹簧圈堵闭分流管道，用封堵装置来堵闭 ASD。如果 ASD 太大而无法用封堵装置关闭，可通过外科手术来关闭 ASD，同时结扎并离断分流管道。如果右心室发育不良，可能要转向一又二

分之一心室修补或改良 Fontan 术。

2. 一又二分之一心室纠治 一又二分之一心室纠治是介于双心室纠治和 Fontan 手术之间的过渡状态。不仅能让右心室向肺动脉供应部分搏动血流,同时有使右心室完全减压的优点,提供右心室和三尖瓣持续生长的可能性。手术包括 3 部分:双向 Glenn 分流术或半 Fontan 手术、右心室腔扩大及右心室流出道成形术和建立可控制性心房内分流[10]。

(1)适应证:通常在 6～18 月龄之间进行一又二分之一心室修补。常见的适应证是患儿在心导管检查时没有通过双心室纠治对右心室要求的测试,包括临时堵闭 B-T 分流和 ASD[11]。虽然右心室无法承担全部回心血量并输出到肺循环,但可能承担从下腔静脉回流的静脉血。

(2)手术方式

1)双向 Glenn 分流术:结扎右侧 B-T 分流管道。拆除分流的远端吻合口,小心地将右肺动脉切口向两侧延伸扩大,不要损伤右上肺动脉的起始部。上腔静脉在右肺动脉水平上离断,近心端缝闭。奇静脉双道结扎并离断。离断的 SVC 的头端和右肺动脉进行端侧吻合。

2)可控性心房内分流:有些右心室可能在部分关闭 ASD 后使右心室继续生长。继发孔 ASD 上缝一块 Gortex 补片并打孔开窗,通常直径为 4 mm。在之后的数年中可评估能否完全关闭房间隔。对于开窗的 ASD 补片,假设使用球囊临时性堵闭后有满意的血流动力学,通常都可以使用堵闭装置来关闭开窗处。但是,右心房压力超过 17～20 mmHg,且心指数低于 $2～2.5 \ L/(min \cdot m^2)$ 时,则建议应保留房间隔开放[12]。

3. 一又四分之一心室纠治 对那些右心室和三尖瓣足够大,实施标准的心房内侧隧道 Fontan 手术可能使右心房处于高压状态,引起潜在的恶性心律失常的患儿[13],一又四分之一心室纠治不失为一个选择。但是也存在 Fontan 手术的缺点,右心房可能会变得过度膨胀。

(1)适应证:6～18 个月龄患儿心导管检查显示三尖瓣和右心室发育不良,无法实施一又二分之一心室修补时,则在建立双向 Glenn 分流的

同时,可实施一又四分之一心室纠治术。在一又二分之一心室纠治术后初期,尽管保留大型 ASD 开放,患儿症状仍无好转,且在进一步观察后,明确不可能关闭 ASD 者,也可选择这一手术[14]。

(2)手术方式:使用一块开窗(4 mm)的 Gortex 补片关闭 ASD。此外,在右心房顶部和正对着双向 Glenn 吻合口的右肺动脉血管下表面之间建立心房-肺动脉吻合。

(3)术后随访:术后 1～2 年内应接受心导管检查,包括用球囊临时性堵闭开窗处。使用与一又二分之一心室纠治的相同标准,评估是否合适用封堵装置堵闭开窗处。因此,患儿的循环方式类似完全的 Fontan 循环,来自下腔静脉和上腔静脉的血能直接进入肺循环,但持续有来自上、下腔静脉的血液通过三尖瓣并被射入肺总动脉。这种改良方法可能引起循环性分流,因此,建议在右心室非常小,且不可能给肺循环提供许多前向血流时,才能使用这种改良方法。再者,在肺血管阻力高、肺动脉发育不良或左心室顺应性不佳的情况下,应该考虑是否能实施标准的侧隧道 Fontan 手术[15]。因为一又四分之一心室纠治修补的方法使右心房暴露于高压环境下,可能会引起晚期并发症风险升高,如室上性心律失常、血栓形成和右肺静脉梗阻。

4. 单心室纠治

(1)适应证:选择单心室纠治的适应证有:① 冠状血管造影确定存在右心室依赖性冠脉循环;② 三尖瓣环直径极小,三尖瓣 Z 值介于 -4～-5,而且右心室漏斗部缺如[16]。

(2)手术方式:在单心室纠治手术方式中,各医学中心对动脉导管结扎存在不同意见。通常对体重 2.5～4 kg 的新生儿可选择 3.5 mm 管道做右侧 B-T 分流。此时 B-T 分流是肺血流的唯一来源。婴儿约 6 个月龄时超过 B-T 分流术的适用范围。

1 岁以前应该进行心导管检查,以便了解肺动脉解剖和血流动力学。合适者可行双向 Glenn 术。

根据患儿生长发育情况,在 2～4 岁时完成全腔静脉-肺动脉连接术。改良开窗 Fontan 手术是

用于任何单心室患儿的标准术式。除了用 Gortex 材料建立开窗（4 mm）的侧隧道以外，切除残余的房间隔也可能是有用的。这将确保在有右心室依赖性冠脉循环时，氧合的肺静脉血能进入原来的右心房，并经过三尖瓣和进入右心室灌注心肌。

二、肺动脉闭锁伴室间隔缺损

肺动脉闭锁伴室间隔缺损（PA/VSD）是一组少见的先天性心脏畸形，约占先心病的 2%。过去将其归入法洛四联症的病理范畴，但其胚胎发生机制与法洛四联症不同[17]，亦有学者将本症归纳为动脉单干的第Ⅳ型。

PA/VSD 患儿肺血供来源复杂、多样，直接影响手术方式和手术结果。本症与完全性大动脉转位、肺动脉闭锁伴室间隔完整以及完全性肺静脉异位连接同为新生儿期常见发绀型先心病。本症的预后欠佳，随着对 PA/VSD 肺循环病理以及血流动力学的深入研究，手术方法进展很多，效果也有明显提高。

（一）病理特点

多数 PA/VSD 腔静脉与肺静脉连接正常，心房-心室及心室-大动脉连接正常。右心室与肺动脉间不存在管道连接，也无血液流通。肺动脉系统发育程度差异性大，在严重的病例中，自身的肺动脉部分或完全缺如。室间隔漏斗部极度前移导致右心室流出道至肺动脉瓣下呈现肌性闭锁，约75%的病例中可见条索状闭锁动脉段。极少数病例漏斗部通畅，肺动脉闭锁呈膜性闭锁[18]，此类患者的肺动脉系统发育尚可。可有左、右肺动脉连接通畅汇合的中央肺动脉，也可能不存在中央肺动脉。室间隔缺损多位于膜周部位或漏斗部位，呈对位不良。

重要主-肺动脉侧支动脉（major aortopulmonary collateral arteries，MAPCA）为心外供应肺血的必要途径。约 2/3 病例存在较粗大的 MAPCA，直接的 MAPCA 来源于降主动脉，间接的 MAPCA 来源于主动脉弓的分支动脉如锁骨下动脉，MAPCA 也有来源于冠状动脉、第 5 对主动脉弓、支气管动脉或胸膜动脉丛。其中前两者为临床上多能行手术治疗的 MAPCA，来源于支气管

动脉及冠状动脉者由于比较细小及解剖部位特殊，无法行肺动脉汇集手术治疗。

MAPCA 是体循环动脉，具有肌性中层，进入肺实质后变成没有肌层的典型肺动脉。受体循环的影响，靠侧支供应的肺血管在后期会出现不同程度的狭窄或者闭锁，可以使所支配的支气管肺段区域内出现无效通气。同时，随着时间的延长，将近 60% 病例中的 MAPCA 的近端会发生明显的狭窄，体肺血流量减少，阻止肺动脉高压的形成[19]。PA/VSD 的肺实质内肺动脉分支异常，并可形成获得性的侧支血管，但在出生后 3 月内少见。

鉴于肺循环的解剖对手术方案的选择有着极大的影响，可根据自身肺动脉和 MAPCA 存在与否，将 PA/VSD 分为 3 种类型：① A 型：自身肺动脉存在，肺血由未闭的动脉导管供应；② B 型：自身肺动脉和 MAPCA 同时存在；③ C 型：自身肺动脉不存在，肺血由 MAPCA 供应。

（二）术前评估

超声心动图可以提供肺动脉闭锁及室间隔缺损的诊断，中央肺动脉形态、肺循环血流供应的诊断及合并畸形等。

CT 和 MRI 对 PA/VSD 诊断有重要价值。它们能准确地判断肺动脉及其分支的发育状况、冠状动脉解剖及通过后期的三维重建可以明确 MAPCA 的情况。CT 和 MRI 对于判断和区别真正的肺动脉要比心血管造影更直观[20]。

由于超声、CT 以及 MRI 已经能对 PA/VSD 提供足够的诊断信息，因此在新生儿期病例严重发绀需行体肺分流术者，不必行心导管检查。较大的患儿行心导管检查目的为准确测量肺动脉内径，查看肺动脉分布及肺的侧支供应；在单根体动脉支供应肺动脉时估计其分流量和肺动脉阻力。

（三）自然病程

本病的自然病程取决于肺血流量的多少，这与不同的解剖类型关系极大。A 型 PA/VSD 患儿主要依靠动脉导管供应肺血流，如不手术治疗，50%的患儿在 6 月内将死于严重缺氧，1 年内病死率为 90%。B 型 PA/VSD 患儿左、右肺动脉存在共汇，部分肺血流通过 MAPCA 供应，随着年龄的

增长,发绀呈渐进性加重,10%的患儿在 2 岁内死亡,50%的患儿可存活 3～5 年,90%的患儿在 10 岁内死亡。C 型 PA/VSD 患儿左、右肺动脉不存在共汇,肺血流由粗大的侧支血管供应,本组患儿发绀较轻,15 岁以前仅有轻微症状,然后发绀逐渐加重,大多数在 30 岁内死亡[21]。

（四）外科治疗

手术方式的选择涉及许多问题,包括肺动脉发育程度、有无动脉导管未闭、有无中央肺动脉及左右肺动脉共汇、有无 MAPCA 及其类型、各级肺段血管的供应及是否存在局部肺高压等。上述情况不同采取的治疗策略也不同,手术适应证也不相同。

1. 手术方式　手术方式的选择手术方式分为 3 大类:姑息性手术、肺动脉汇集术（肺动脉单源化手术）和根治性手术。

（1）姑息性手术:适用于病理解剖不适合根治手术者,以此作为减轻症状的治疗。

常用的手术方式有:中央分流术、改良 Blalock-Taussig 分流术、右心室流出道重建术、肺动脉狭窄解除术[22]。

近年来,也有医学中心应用心导管在新生儿期行 PDA 支架介入术、肺动脉球囊扩张术（肺动脉瓣膜性闭锁者）等,改善患儿缺氧症状,同时避免后期手术时手术区域粘连等问题。

如患儿术前因肺血过多而反复出现心衰症状,可行动脉导管结扎或 MAPCA 结扎术。如患儿肺血来源过多,可在行体肺分流术的同时,行肺动脉汇集术为二期根治术准备。

（2）肺动脉汇集术:适用于 B 型和 C 型 PA/VSD 患者。肺动脉汇集术是指将所有的 MAPCA 均与中央肺动脉共汇相吻合,使所有的肺段均接受来自中央肺动脉的血液供应。对于无中央肺动脉的 C 型患者,则再造中央“共汇”。肺动脉汇集术可一期也可分期完成[23]。

① 一期肺动脉汇集术:一期肺动脉汇集术的好处是在 MAPCA 发生狭窄之前就并入肺循环,避免发生肺动脉高压。手术年龄宜在 4～8 月,此年龄阶段的患儿能更好地耐受手术时间,而且多数情况下尚未发生肺动脉高压和 MAPCA 狭窄。

但如果血氧饱和度低于 70%或肺血流来源不可靠则宜更早期手术。

② 分期肺动脉汇集术:如中央肺动脉发育细小,无法一期行汇集术,需先行体肺分流术或者右心室流出道重建术,促进肺动脉的发育[24],然后行肺动脉汇集术和室间隔缺损修补术,肺动脉汇集术还可以分多期进行。C 型 PA/VSD 或者中央肺动脉极细小的 B 型 PA/VSD 患者,先行胸外侧切口汇集同侧 MAPCA,形成一侧“共汇”,并用 1 根体循环到肺动脉共汇的分流血管供血。两侧肺动脉汇集术可分侧、分次进行,将尽可能多的肺段血管汇集到一起,最后连接两侧肺门的肺动脉共汇,重建中央肺动脉,修补室间隔缺损,并用外管道连接右心室和肺动脉。

分期手术要充分考虑个体化,具体情况具体分析。对于分流术后中央肺动脉发育良好的患儿,可用介入方法封堵多余的 MAPCA,或在行汇集术时结扎之。对于重要的 MAPCA,则经胸外侧切口或胸骨正中切口进行自身汇集,与相应的肺动脉汇集。

（3）根治性手术:根治性手术包括阻断 MAPCA、完成肺动脉汇集、修补室间隔缺损及重建右室-肺动脉通路[25]。适用于 A 型 PA/VSD,肺血流为单一来源者;已完成肺动脉汇集术的 B 型、C 型 PA/VSD 患者,适合关闭室间隔缺损;右心室、三尖瓣和肺血管发育较好,左、右肺动脉 Z>−3,主肺动脉侧支可直接阻断或已导管介入封堵,估计术后右心室/左心室压力比值<0.8 的患者。

A 型 PA/VSD,若肺动脉分支发育良好以及有充足肺血管床贮备时,可考虑行一期根治术。但对于多数的 A 型 PA/VSD 患儿行一期根治术的风险很大,目前对于分支发育欠佳,考虑 PDA 存在关闭倾向的患儿,可先行体肺分流术（改良 B－T 分流术）,在半年后进行根治术;或进行右心室流出道补片扩大或右室肺动脉管道重建,保留心内分流（保留 VSD 或 ASD 留孔）,后期再行根治术。

对于伴有 MAPCA 的 PA/VSD 患儿,手术方案的选择比较复杂。一般主张完成肺动脉单源化处理以及肺动脉发育改善后再进行 VSD 的修补[26]。

目前对于 PA/VSD 合并 MAPCA 的患儿中 MAPCA 的单源化处理存在着较大的争议。某些学者以及医学中心认为 MAPCA 自然倾向为逐渐狭窄，而血流的长期改变依赖于自身肺动脉的大小和顺应性。单源化的 MAPCA 通常不会进一步生长，MAPCA 的移植一定程度上会限制肺血管的发育。重建的肺血管很脆弱，术后肺动脉管道的反流常见。同时也提出，关于 MAPCA 单源化转归的评估标准还是依靠术后患者的右心室压力及肺动脉压力，肺血流、肺动脉反流程度。

2. 肺循环发育的评估指标 早期建立右心室与肺动脉连接以及合适的姑息性手术能提供良好的肺动脉血流，促进肺血管发育。再进一步手术取决于肺血管发育情况。目前有多种方法评估肺动脉大小，常用的指标如下。

(1) McGoon 指数：此值为左肺动脉直径＋右肺动脉直径与横隔水平降主动脉直径的比值。一般认为，当该值<1.2 时可诊断肺动脉发育不良，而当该值>1.4 时可考虑修补 VSD 行根治术[27]。

(2) Nakata 指数(PAI)：此值为左肺动脉接近第一分支横截面积＋右肺动脉接近第一分支横截面积(mm²)/体表面积(m²)，正常值为 330±30 mm²/m²，当该值<150 mm²/m² 时为肺动脉发育不良，<70 mm²/m² 为严重肺动脉发育不良，而当该值≥150 mm²/m² 时可考虑根治术。近期也有文献指出应用磁共振成像技术计算 Qp/Qs，该指标与 PAI 有着良好的正相关，与右心室收缩力成负相关[28]。

(3) 右心室/左心室压力比值(RVP/LVP)：RVP/LVP=0.484×(右肺动脉直径/主动脉直径＋左肺动脉直径/主动脉直径)＋0.2007，左、右肺动脉直径取肺门处测量，当比值大于 0.7 时，证明供应远端的肺血流尚可[29]，可进行室间隔缺损的修补。

(4) 临床指标：VSD 左向右分流，氧饱和度维持在 85%～95%，胸部平片出现肺血流增多明显或者心衰表现，均提示肺循环尚可。

(5) 术中检测：Reddy 和 Herry 介绍闭合室

间隔缺损的术中预测指标，即当侧支单源化结束，右心室流出道至肺动脉通道建立，尚未停止体外循环时心排量可达 2.5 L/min，说明肺血管床通畅，右心室压力一般不会超过 30 mmHg，可尝试关闭室间隔缺损。

3. 术后并发症 术后患儿多采用机械通气，药物持续镇静，同时辅助正性肌力药物的应用，直至血流动力学稳定后再撤离呼吸机。早期并发症有：

(1) 低心排血量综合征(low cardiac output syndrome, LCOS)：LCOS 的发生率约占所有复杂先心病手术的 25%，术后早期 LCOS 的原因有心肌收缩和舒张功能受损，心室负荷改变，手术致体、肺血管阻力增高及残余解剖问题[29]。

(2) 心律失常：小儿先心病术后早期的心律失常可高达 48%，复杂先心病术后常见心律失常有：室上性心动过速、交界性异位心动过速、完全性房室传导阻滞等。

(3) 急性肾衰竭(acute renal failure, ARF)：小儿术后 ARF 发生率为 1.6%～5%。其发生的主要原因是肾灌注量减少，多继发于低血压和低心排出量[30]。

4. 治疗结果

(1) 姑息性手术：经体肺分流术、右心室流出道补片扩大术以及管道连接术后，肺血流增多，肺动脉可进一步发育，患儿的发绀症状得到明显改善。从血流动力学上来说，右心室流出道补片扩大术或管道连接术对于肺动脉发育的影响比体肺分流术要大[31]。行姑息性手术的病死率为 5%，对于仅适合行体肺分流术，未行根治术的患儿，术后 5 年的生存率为 75%。

(2) 根治性手术：多个医学中心统计根治术后的早期病死率在 5%～10%，术后因管道梗阻、瓣膜钙化等需要再手术者占 5%～8%，5 年存活率在 85%左右[32]。

(五) 我院的经验

我院 2006 年 1 月～2010 年 3 月间施行单纯 PA/VSD 一期根治手术 89 例及行姑息治疗的 80 例患儿。

1. PA/VSD 一期手术方式选择 12 例患

儿 McGoon 指数<1.2,其中院内死亡 3 例,病死率 25%;而 McGoon 指数≥1.2 的 77 例患儿院内死亡 4 例,病死率 5.2%,明显低于 McGoon 指数较低患儿。一期根治组中>18 月的患儿院内死亡仅 1 例,病死率 3.5%,低于一期根治组的总病死率(7.8%)。>18 月的患儿院内并发症发生率 45%,较之总并发症率(50.6%)无明显差别。因此只要选择正确的手术方法,年龄偏大的患儿同样可以施行一期根治术。术前 SpO$_2$≥75% 的患儿病死率及并发症发生率均远低于 SpO$_2$<75% 的患儿。在不存在其他复杂心内结构异常的情况下,术前 McGoon 指数≥1.2,SpO$_2$≥75% 可视为一期根治术的适应证,而年龄较大患儿在肺动脉发育情况良好的情况下也可施行一期根治术。

2. 二期根治术的时机选择　有文献报道姑息手术最初 2 年内是肺动脉发育扩张最明显的时期。McGoon 指数是评价肺动脉发育常用指标,也是决定二期根治手术时机的重要依据。McGoon 指数≥1.4 被认为可以考虑根治手术。本组病例平均间隔时间 20.7±12.2 月,术后情况较满意,因此可认为姑息手术 2 年内是二期根治手术的适宜时机,同时二期手术前应保证患儿 SpO$_2$≥75%、心室水平双向分流(左向右分流为主)、McGoon 指数≥1.4。

3. RVP/LVP 测量及 VSD 补片开窗　根治术毕 RVP/LVP 大于 0.8 是早期病死率高的一个重要影响因素,如 RVP/LVP 比值大于 0.8,需再

次打开修补好的室间隔缺损。术毕 RVP/LVP<0.8 是安全的,<0.65 病死率明显降低。有国外学者认为,对于 PA/VSD 患者,若肺血管床发育不良,室缺补片预开窗处理可以有效降低右心室的压力。本组一期根治组中 17 例术中测量 RVP/LVP,13 例<0.8,4 例≥0.8,在平行循环下,VSD 补片上开窗 2~4 mm 后 RVP/LVP 降至 0.5~0.7。窗口直径一般为 4 mm,根据右心室压力的高低,窗口大小略作调整。本院开窗 4 例患儿术后均存活,远期生存质量有待进一步随访。

4. MAPCA 的处理　MAPCA 的外科处理原则是单独支配肺段的侧支应进行单源化以避免肺梗死,双重供应的侧支予以关闭避免肺充血。我们对单独支配肺段粗大侧支进行单源化,而对较小侧支单源化困难者则保持其开放。本组一期手术患儿中,共 8 例患儿实施一期单源化。另外,围手术期的镶嵌治疗技术近年也得到开展,该技术不仅可以简化、完善手术程序,还可提高总体治疗效果。

近年有作者通过影像分析认为 MAPCA 属于扩张的支气管动脉。移植后的 MAPCA 不能很好地生长发育,因而肺动脉汇集术后远期效果不理想。MAPCA 移植后不能良好生长发育有多种原因,可能是移植时外科操作问题、汇集术时机太晚以及未同时解除 MAPCA 狭窄有关。所以在尚未得到进一步临床及实验验证之前,早期进行一期单源化对患儿术后恢复有积极意义的。

参 考 文 献

1. Yoshimura N, Yamaguchi M. Surgical strategy for pulmonary atresia with intact ventricular septum: initial management and definitive surgery. Gen Thorac Cardiovasc Surg, 2009, 57(7): 338-346.
2. Lowenthal A, Lemley B, Prenatal tricuspid valve size as a predictor of postnatal outcome in patients with severe pulmonary stenosis or pulmonary atresia with intact ventricular septum. Fetal Diagn Ther, 2014, 35(2): 101-107.
3. Hu R, Zhang H. Transventricular valvotomy for pulmonary atresia with intact ventricular septum in neonates: a single-centre experience in mid-term

follow-up. Eur J Cardiothorac Surg, 2014, 17, 123-127.
4. Kleinman CS. The echocardiographic assessment of pulmonary atresia with intact ventricular septum. Catheter Cardiovasc Interv, 2006, 68(1): 131-135.
5. Karamlou T1, Poynter JA. Long-term functional health status and exercise test variables for patients with pulmonary atresia with intact ventricular septum: a Congenital Heart Surgeons Society study. J Thorac Cardiovasc Surg, 2013, 145(4): 1018-1025.
6. Li H, Li YF. Short-and mid-term outcomes of transcatheter intervention for critical pulmonary

stenosis and pulmonary atresia with intact ventricular septum in neonates. Zhonghua Er Ke Za Zhi, 2012, 50(12): 925 - 928.

7. Cho MJ1, Ban KH. Catheter-based treatment in patients with critical pulmonary stenosis or pulmonary atresia with intact ventricular septum: a single institute experience with comparison between patients with and without additional procedure for pulmonary flow. Congenit Heart Dis, 2013, 8(5): 440 - 449.

8. Hoashi T, Kagisaki K. Late clinical features of patients with pulmonary atresia or critical pulmonary stenosis with intact ventricular septum after biventricular repair. Ann Thorac Surg, 2012, 94(3): 833 - 841.

9. Cools B, Brown SC. When coronary arteries need systolic pressure: surgical considerations. Eur J Cardiothorac Surg, 2013, 43(4): 737 - 742.

10. Xu WZ, Xia CS. Efficacy of arterial duct stenting in neonatal pulmonary atresia with intact ventricular septum. Zhonghua Xin Xue Guan Bing Za Zhi, 2011, 39(7): 621 - 624.

11. Kipps AK1, Powell AJ. Muscular infundibular atresia is associated with coronary ostial atresia in pulmonary atresia with intact ventricular septum. Congenit Heart Dis, 2011, 6(5): 444 - 450.

12. Maluf MA, Carvalho AC. One and a half ventricular repair as an alternative for hypoplastic right ventricle. Rev Bras Cir Cardiovasc, 2010, 25(4): 466 - 473.

13. Amin P, Levi DS. Pulmonary atresia with intact ventricular septum causing severe left ventricular outflow tract obstruction. Pediatr Cardiol, 2009, 30(6): 851 - 854.

14. Chubb H, Pesonen E. Long-term outcome following catheter valvotomy for pulmonary atresia with intact ventricular septum. J Am Coll Cardiol, 2012, 59(16): 1468 - 1476.

15. Shinebourne EA, Rigby ML. Pulmonary atresia with intact ventricular septum: from fetus to adult: congenital heart disease. Heart, 2008, 94(10): 1350 - 1357.

16. Bryant R, Nowicki ER. Success and limitations of right ventricular sinus myectomy for pulmonary atresia with intact ventricular septum. J Thorac Cardiovasc Surg, 2008, 136(3): 735 - 742, 742.

17. Watanabe N, Mainwaring RD. Early complete repair of pulmonary atresia with ventricular septal defect and major aortopulmonary collaterals. Ann Thorac Surg, 2014, 97(3): 909 - 915.

18. Mainwaring RD, Reddy VM. Hemodynamic assessment after complete repair of pulmonary atresia with major aortopulmonary collaterals. Ann Thorac Surg, 2013, 95(4): 1397 - 1402.

19. Grosse-Wortmann L1, Yoo SJ. Preoperative total pulmonary blood flow predicts right ventricular pressure in patients early after complete repair of tetralogy of Fallot and pulmonary atresia with major aortopulmonary collateral arteries. J Thorac Cardiovasc Surg, 2013, 146(5): 1185 - 1190.

20. Honjo OL, Al-Radi OO. The functional intraoperative pulmonary blood flow study is a more sensitive predictor than preoperative anatomy for right ventricular pressure and physiologic tolerance of ventricular septal defect closure after complete unifocalization in patients with pulmonary atresia, ventricular septal defect, and major aortopulmonary collaterals. Circulation, 2009, 120(11): S46 - S52.

21. Zheng S, Yang K. Establishment of right ventricle-pulmonary artery continuity as the first-stage palliation in older infants with pulmonary atresia with ventricular septal defect may be preferable to use of an arterial shunt. Interact Cardiovasc Thorac Surg, 2014.

22. Zhu ZQ, Liu JF. Staged surgical treatment of pulmonary atresia with ventricular septal defect. Zhonghua Yi Xue Za Zhi, 2010, 90(13): 898 - 901.

23. Nakano T. Surgical strategy for pulmonary atresia with ventricular septal defect associated with severely hypoplastic or absent central pulmonary artery. Kyobu Geka, 2012, 65(8): 676 - 81.

24. Hugues N, Abadir S. Transcatheter perforation followed by pulmonary valvuloplasty in neonates with pulmonary atresia and ventricular septal defect. Arch Cardiovasc Dis, 2009, 102(5): 427 - 432.

25. Malhotra SP, Hanley FL. Surgical management of pulmonary atresia with ventricular septal defect and major aortopulmonary collaterals: a protocol-based approach. Semin Thorac Cardiovasc Surg Pediatr Card Surg Annu, 2009: 145 - 151.

26. Dragulescu A, Kammache I. Long-term results of pulmonary artery rehabilitation in patients with pulmonary atresia, ventricular septal defect, pulmonary artery hypoplasia, and major aortopulmonary collaterals. J Thorac Cardiovasc Surg, 2011, 142(6): 1374 - 1380.

27. Lee CL, Park CS. Durability of bioprosthetic valves in the pulmonary position: long-term follow-up of 181 implants in patients with congenital heart disease. J Thorac Cardiovasc Surg, 2011, 142(2):

351-358.

28. Lenzi AM，Miyague NI. Hospital mortality in surgery for reconstruction outflow right ventricle with pulmonary homograft. Rev Bras Cir Cardiovasc，2010，25(1)：25-31.

29. Durongpisitkul K，Saiviroonporn P. Pre-operative evaluation with magnetic resonance imaging in tetralogy of fallot and pulmonary atresia with ventricular septal defect. J Med Assoc Thai，2008，91(3)：350-355.

30. Siddiqui MT，Hasan A. Contegra valved conduit in the paediatric population：an exciting prospect for right ventricle to pulmonary artery reconstruction；experience and outcomes at Aga Khan University. J Pak Med Assoc，2012，62(10)：1113-1117.

31. Corno AF，Qanadli SD. Bovine valved xenograft in pulmonary position：medium-term follow-up with excellent hemodynamics and freedom from calcification. Ann Thorac Surg，2004，78(4)：1382-1388.

32. Amark KM，Karamlou T. Independent factors associated with mortality，reintervention，and achievement of complete repair in children with pulmonary atresia with ventricular septal defect. J Am Coll Cardiol，2006，47(7)：1448-1456.

第二十九章　Ebstein畸形外科治疗进展

>>>>>> 刘锦纷

三尖瓣下移畸形(Ebstein anomaly)是一种少见的先天性心脏病，占所有先天性心脏病的不到1%，性别差异不大。三尖瓣下移畸形的病理解剖包括以下特征：① 三尖瓣瓣叶黏附在其下方的心肌壁，瓣叶分化障碍；② 瓣叶附着部位向心尖方向移位，移位程度隔瓣甚于后瓣，后瓣甚于前瓣；③ "房化"心室部分扩张，并有不同程度的肥大和心室壁变薄；④ 前瓣冗长、穿孔和活动障碍；⑤ 三尖瓣瓣环扩张。根据病理解剖的严重程度，可以分成4型(Carpentier分型)：A型：三尖瓣下移不明显，房化心室扩张不明显；B型：三尖瓣明显下移，房化心室明显扩张；C型：三尖瓣明显下移，三尖瓣前瓣冗长并造成右心室流出道梗阻，右心室明显扩张；D型：三尖瓣明显下移，三尖瓣前瓣冗长和活动障碍并造成右心室流出道梗阻，右心室几乎完全被房化心室所占据[1]。

一、病理生理[1,2]

三尖瓣下移畸形患者因右心室功能损害且三尖瓣畸形关闭不全，心脏右侧前向血流迟滞。右心房收缩时，右心室的房化部分作为被动储血器造成血液潴留，降低了右心室的射血量。心室收缩时，房化右心室收缩又妨碍了右心房在舒张期的充盈。在大多数病例中，存在卵圆孔未闭或继发孔ASD。ASD部位通常是右向左分流，但也可为双向分流。这些结构畸形使右心房明显扩张，即使在婴幼儿期就表现十分明显。右心房扩大又加重三尖瓣反流，心房间右向左分流加重，出现发绀。

二、症状和诊断[1]

由于三尖瓣下移畸形病理变异较大，血流动力学变化差异也大。临床症状取决于三尖瓣反流的程度、心房水平分流状况、右心室功能损害程度和其他合并心脏畸形。新生儿期，由于肺动脉阻力高加重三尖瓣反流，因此可以出现严重发绀、心力衰竭和低心排量。如果能够度过这个危重阶段，随着肺阻力的下降，发绀及临床症状可以减轻。较大年龄患儿主要表现为容易疲劳、活动后呼吸困难和发绀。突发性房性和室性心律失常可引起心悸。晚期病例出现腹水和外周水肿。死亡的主要原因是心力衰竭、缺氧、心律失常和猝死。

超声心动图检查是诊断三尖瓣下移的最佳方法[3]。有经验的超声心动图医生可以提供足够的解剖和血流动力学资料(表29-1)，因此一般不需要进行心导管和造影检查。超声心动图可以精确评估三尖瓣瓣叶的病理解剖，右心房大小(包括房化心室)，左、右心室大小和功能。彩色多普勒超声可以发现房间隔缺损和血流方向。三尖瓣下移诊断特点之一是三尖瓣隔瓣向心尖下移，即附着位置在心交叉以下大于$0.8\ cm/m^2$。另外，国内外学者一致认为判断三尖瓣下移畸形中右心室严重受损的标准是在四腔心切面中房化心室占到右心室面积的一半以上。

220

表 29-1　手术所需的超声心动图信息

超声心动图变量	描述
三尖瓣反流	三尖瓣反流的程度及部位
三尖瓣瓣叶解剖	瓣叶抬起的程度：从房室沟到心尖的黏连位置 瓣叶上的开孔 瓣缘的状态，是否存在直线附着 隔瓣等下移程度 无支撑的瓣叶区段
三尖瓣瓣环	瓣环的大小
右心室和房化右心室	大小和功能
室间隔	位置和运动
左心室	大小、功能和形态
右心房	大小
房间隔	是否存在房间隔缺损及分流方向
其他心脏结构	排除右心室流出道梗阻和左侧瓣膜病变

三、手术适应证[4]

如果患儿无临床表现、发绀不明显、心脏轻度增大，可临床随访观察。手术适应证包括：① 临床症状明显（包括严重的心律失常）；② 心功能不全（超过Ⅱ级）；③ 发绀加重；④ 胸片提示心脏增大明显；⑤ 超声心动图提示三尖瓣反流超过中度和右心室扩张明显（分型大于或等于 Carpentier B 型）。

四、手术策略[5]

三尖瓣下移畸形的外科处理需根据患儿年龄、病理解剖的严重程度及合并症等确定不同策略。

（一）新生儿三尖瓣下移畸形的处理[6]

有严重症状的新生儿 Ebstein 畸形的外科处理是一个巨大的挑战。一般的处理原则是先应用前列腺素降低肺动脉压力和保持动脉导管开放。如果不使用前列腺素，任何诸如关闭房间隔开孔和 B-T 分流等姑息性手术几乎都是不成功的。在前列腺素使用的前提下，外科处理策略是选择单心室或双心室纠治。

1. 双心室纠治策略　部分关闭 ASD 并修补三尖瓣。有许多种三尖瓣修补的方法，目的是提高瓣膜闭合的成功率，但其取决于要有发育良好的前瓣。Knott-Craig 技术是以令人满意的前瓣为基础的单瓣叶修补。部分性关闭 ASD，保持右向左分流可能在术后早期是有帮助的。术后早期存在右心室功能障碍和肺血管阻力升高的高风险。为了使心脏缩小，并利于肺发育，常规实施大范围的右心房减容。

2. 单心室纠治修补策略　Starnes 率先使用右心室旷置策略。在该策略中，三尖瓣瓣口用补片关闭，扩大心房间交通，并构建一个体肺动脉分流。该策略特别适用于有解剖性右心室流出道梗阻或无法成功进行畸形前瓣整形的病例。通过在三尖瓣补片上开一个小窗（用 4～5 mm 打孔器），对右心室的静脉回流进行减压。同时也能使扩大且功能障碍的右心室能逐渐恢复，这有助于最终接受 Fontan 手术。在右心室流出道通畅的病例中，需要有一个关闭良好的肺动脉瓣来防止肺血流反流入右心室，肺血流反流会造成右心室扩张。如果有肺动脉瓣反流，则应结扎或缝闭肺总动脉，这对避免右心室持续扩张是十分重要的。右心室持续扩张会在建立 Fontan 循环时累及并损害左心室功能。同时需常规实施右心房减容，以便让肺有生长发育的空间。

Sano 提出对 Starnes 单心室方案的改良。对右心室实施完全旷置，将右心室游离壁切除掉，并直接关闭或用聚四氟乙烯补片关闭。这个手术就像一个大型的右心室折叠手术。这种改良可能会改善左心室的充盈，并为肺和左心室提供了减压。

（二）三尖瓣整形技术的选择

三尖瓣整形技术是三尖瓣下移畸形外科处理的核心。从 1958 年 Hunter 和 Lillehei 首次施行三尖瓣整形术以来，三尖瓣整形技术百花齐放。经典的 Daneilson 技术和 Carpentier 技术处理的重心是下移程度不重的前瓣，即将前瓣移位至正常的三尖瓣前瓣位置形成功能性单瓣。我国吴清玉提出的"三尖瓣解剖整形技术"是将下移的隔瓣和后瓣充分游离和心包补片扩大，再种植至三尖瓣正常瓣环位置。但自从 Da Silva2004 年报道三尖瓣锥形重建术以来[7]，目前国际三尖瓣下移畸形中三尖瓣整形技术主流为三尖瓣锥形重建术。其技术要点包括：① 将三尖瓣前瓣和后瓣从瓣根处剪离；② 充分游离前瓣和后瓣的乳头肌和腱索;③ 顺时针旋转后瓣和前瓣,将后瓣一部分和发育不良的隔瓣对合缝合成新的隔瓣,形成锥形结构;④ 缩小扩大的三尖瓣瓣环,房化心室做部分纵向折叠;⑤ 将形成的新三尖瓣种植在三尖瓣正常瓣环处。中、长期的随访研究报道和我院的应用经验证实三尖瓣锥形重建术因为更符合生理,可以取得非常良好的整形效果。对于Carpentier 分型是 A 型或 B 型的患儿,术后三尖瓣反流程度基本都在轻度之内,极少需要做一又二分之一心室矫治或再次手术干预[8]。

（三）"房化"心室的处理[9]

"房化"心室的处理是三尖瓣下移外科处理中的另一难点并存在争议。折叠的优点包括:① 缩减了右心室的无功能部分,改善右心室血流的通过;② 降低对左心室的压迫,改善左心室功能;③ 降低三尖瓣修补缝合线所承受的张力(尤其是锥形修补时),为肺循环提供了更多的空间(在婴儿中尤其重要)。但所有类型的右心室腔内折叠,不可避免地会使一些到达右心室心肌的冠状动脉血供发生中断,且常存在右冠状动脉扭曲的潜在风险,可能会产生室性心律失常并损害左、右心室功能。"房化"右心室是否需要折叠及折叠多少是以所见的解剖及外科医生个人的经验为基础的。折叠的方式有横行折叠、纵行折叠、不折叠或部分折叠。吴清玉则主张将房化心室部分切除缝合。因为房化心室的外壁即是右冠状动脉,横行折叠、切除、纵行折叠都有可能导致冠状动脉受损,从而发生术后右心功能不全,甚至致死性的室性心律失常。所以目前越来越多的外科医生提倡不折叠或部分纵向折叠"房化"心室。

（四）一又二分之一心室纠治术的应用[10]

对于 Carpentier 分型是 A 型或 B 型的三尖瓣下移畸形患儿可以行双室纠治。但是对Carpentier 分型是 C 型或 D 型的患儿,因为术前已经存在右心功能严重不全而不能承担双心室修补,或在脱离心肺转流后右心房和左心房的压力比值大于 1.5,也提示右心室功能差。对于这些患儿需要施行一又二分之一心室纠治,即在完成心内畸形纠治后再加上腔静脉-肺动脉分流术。一又二分之一心室纠治的益处在于:① 减轻右心负

担;② 右心负担减轻,室间隔居中,保证左心负荷;③ 右心容量减少,保证整形之后三尖瓣的功能;④ 避免整形术后医源性的三尖瓣狭窄。

但是 Carpentier 分型只是一个非常笼统的分型,需要医生主观去判断。特别是 B 型和 C 型之间的过渡类型,属于临床比较难以辨别的类型。因此,我们中心在三尖瓣下移外科治疗中使用一又二分之一心室修补术的指征是:① 超声心动图四腔心切面中"房化"心室占到右心室面积的一半以上;② 术中探查三尖瓣隔瓣明显发育不良、几乎不发育或呈薄膜状;③ 撤离体外循环后血流动力学不稳定,右心房和左心房压力比值大于 1.5。

从 2004 年以来,我们中心应用三尖瓣锥形重建和一又二分之一心室纠治术综合治疗三尖瓣下移畸形 80 余例[11]。发现对 Carpentier 分型是 C 型或 D 型的患儿,联合三尖瓣锥形重建和一又二分之一心室纠治术综合治疗后,其三尖瓣反流程度明显轻于单纯使用三尖瓣锥形重建的患儿。

（五）三尖瓣置换[12]

当瓣膜修补不可行时,用瓣膜替代物进行三尖瓣置换仍是 Ebstein 畸形治疗中的一个好方法。生物合成(猪)瓣置换普遍为首选,因为猪瓣放在三尖瓣位置上的耐久性相对良好,且无需用华法林抗凝。生物瓣存在钙化和耐久性问题,特别是小年龄患儿,因为体格生长和瓣膜的结构性衰退而需要再次手术更换瓣膜。但与心脏其他部位的机械瓣相比,三尖瓣部位的机械瓣发生瓣膜功能不良和血栓并发症的频度更高,尤其在右心室功能差的时候。

当三尖瓣无法进行重建并必须换瓣时,应切除朝向右心室流出道的瓣叶组织(在置入生物瓣膜时会造成右心室流出道梗阻)。重要的是将瓣膜替代物固定在右心房内避开房室沟。缝合线要偏向房室结和膜部室间隔的心房侧以免损伤传导系统。

（六）房间隔缺损是否保持开放

如果术前患儿的右心功能处于临界数值,分型处于 Carpentier 分型的 B 型或 C 型,术中也可以考虑保留房间隔缺损或房间隔开窗,从而减轻右心负荷,并完成双心室修补。如果体外循环后

血流动力学不稳定或术后再发生右心功能不全，可以二次手术行一又二分之一心室纠治。但缺点是术后存在一定程度的发绀以及长期的右心功能不全加重了术后三尖瓣反流，从而增加了再手术的概率。

（七）心律失常的处理[13]

心律失常是导致三尖瓣下移患儿远期死亡的首要原因，因此对于伴有严重心律失常的患儿需要进行心律失常外科手术。房颤和房扑是在 Ebstein 畸形中最多见的房性快速型心律失常。对于大多数病例，对病灶实施 Cox Ⅲ 型右侧迷宫手术是成功的。有了更新型的设备（射频消融和冷消融），显著缩短了完成双心房 Cox Ⅲ 型迷宫手术的时间。因此，有报道对所有合并房性心律失常的病例更多地实施双心房迷宫手术。如果持续存在房颤、左心房扩张或同时合并二尖瓣反流时，这就尤其重要。此外，如果存在房扑则在右心房峡部再增加一个病变处理点，即三尖瓣瓣环-冠状静脉窦-下腔静脉的后外圈。也有尝试关闭左心耳作为迷宫手术的一部分。

对于术前未能在电生理实验室成功进行消融的房室结折返性心动过速病例，在建立心肺转流，右心房做切口并关闭房间隔缺损后，实施房室结周围冷消融。在冠状静脉窦周围和冠状静脉窦内多点使用冷消融（冷冻），然后向前朝向房室结近端进行消融，直到观察到出现一过性完全性心脏传导阻滞，这时立刻开始复温。之后很快就会恢复正常的房室传导。在有些病例还需要对房室结上方和前方及希氏束进行消融。

五、手术结果和风险因素[14]

新生儿期即出现明显症状需要治疗的 Ebstein 畸形患儿预后不佳，近远期病死率高达 40%。而较大年龄 Ebstein 畸形患儿治疗效果较为满意。术后早期病死率在 2% 以内，术后远期病死率在 7% 左右，大多与三尖瓣反流加重、心房扩大、严重心律失常有关。92% 的患儿心功能分级在 Ⅰ 和 Ⅱ 级之间，16% 的患儿需要再次手术行换瓣或瓣膜整形。

在一项研究中，在出生时到 2 岁之间诊断的

病例，其存活率只有 68%。超声心动图判定 Ebstein 畸形新生儿预期结果的重要特征包括评估右心室流出道的通畅性和 GOSE 评分。GOSE 评分等级最严重的病例（3 级和 4 级），其预后非常差。

虽然在有症状的新生儿中，手术的早期病死率高（双心室修补为 25%），但双心室方案的中期结果则显得是有前景的。2007 年 Knott-Craig 发表关于 27 例新生儿和小婴儿 Ebstein 畸形的治疗经验[6]。这些病例同时合并解剖性或功能性的肺动脉闭锁（$n=18$）、室间隔缺损（$n=3$）、左心室小（$n=3$）和肺动脉分支发育不良（$n=3$）。23 例接受三尖瓣修补的双心室纠治，2 例接受瓣膜置换。出院前的院内存活率为 74%，且没有晚期死亡（随访时间中位数为 5.4 年，最长 12 年）。所有病例的心功能分级都为 Ⅰ 级。虽然与在出生后 1 个月内进行纠治的其他新生儿心脏畸形（如大动脉转换术，Norwood 一期手术）相比，Ebstein 畸形修补手术的早期结果是差的，但这一结果已在原有基础上有很大提高。

新生儿 Ebstein 畸形的单心室纠治手术的早期结果也相似（手术病死率为 25%），目前手术结果也有所改善。有报道在 16 例新生儿病例中，2 例接受三尖瓣修补，1 例接受心脏移植，10 例接受右心室旷置手术和三尖瓣补片开窗，3 例接受右心室旷置手术和三尖瓣补片不开窗。三尖瓣补片开窗病例的手术存活率为 80%，而三尖瓣补片不开窗病例的手术存活率为 33%，因此推荐补片进行开窗。在 9 例右心室旷置手术后存活者中，3 例最终完成 Fontan 手术，且所有 9 例均成功实施了双向腔肺分流（二期手术）。

根据 Mayo Clinic 的经验[15]，曾报道儿童和成人 Ebstein 畸形手术后的早期和晚期（随访超过 25 年）结果。在接受三尖瓣修补的儿童（平均年龄 7.1 ± 3.9 岁）病例中，出院时超声心动图显示中度及以上三尖瓣反流是晚期再手术的唯一风险因素。总体病死率为 6%（52 例中有 3 例），但自 1984 年起就没有再出现死亡。术后 10 年时的总体存活率为 90%，15 年为 90%。在一项 539 例儿童和成人 Ebstein 畸形手术治疗研究中，二尖瓣反

流、右心室流出道梗阻、更高的红细胞压积（发绀）、中度以上的右心室功能障碍和中度及以上的左心室功能障碍均独立与晚期病死率相关。

2007 年 D Silva[7]报道 40 例接受三尖瓣锥形修补的病例研究。平均年龄为 16.8±12.3 岁，在平均随访 4 年（3 个月～12 年）后，仅有 1 例死亡，2 例需要晚期再进行三尖瓣修补。虽然在这个初期组中没有发生三尖瓣狭窄，但锥形修补技术有可能造成这种并发症。需要更长的随访来判定这种修补方法是否具有长期耐久性。

最近的 Mayo Clinic 研究证明[16]，Ebstein 畸形手术后的功能性结果是好的，患者的运动耐力与同龄人相当。在一个接受运动试验的小型病例组中，术后的运动耐力有改善，相信这种改善是消除了心房水平的右向左分流所致，而不是由于心室功能的改善造成的。晚期再手术、再住院和房性快速型心律失常会继续造成问题，由于上述情况导致再次住院的发生率在 1、5、10、15 和 20 年时，分别为 91％、79％、68％、53％和 35％。因此，Ebstein 畸形手术治疗应该着重提高三尖瓣修补和置换的耐久性，并更好地控制房性心律失常以改善 Ebstein 畸形患者的生活质量。

参 考 文 献

1. Constantine MavRoudis，Carl L. Backer. Pediatric Cardiac Surgery. Fourth Edition. UK. Wiley-Blackwell，2013，571－587.

2. Anderson KR，Lie JT. The right ventricular myocardium in Ebstein's anomaly：a morphometric histopathologic study. Mayo Clin Proc，1979，54，181－184.

3. Seward JB. Ebstein's anomaly：ultrasound imaging and hemodynamic evaluation. Echocardiography，1993，10，641－664.

4. Brown ML，Dearani JA. Ebstein malformation of the tricuspid valve：current concepts in management and outcomes. Curr Treat Options Cardiovasc，2009，Med 11，396－402.

5. Brown ML，Dearani JA，Danielson GK，et al. The outcomes of operations for 539 patients with Ebstein Anomaly. J Thorac Cardiovasc Surg，2008，135，1120－1136.

6. Knott-Craig CJ，Goldberg SP，Overholt ED，et al. Repair of neonates and young infants with Ebstein's anomaly and related disorders. Ann Thorac Surg，2007，84，587－592；discussion 592－593.

7. Da Sliva JP，Baumgratz JF，da Fonseca L，et al. The cone reconstruction of the tricuspid valve in Ebstein's anomaly. The operation：early and midterm results. J Thorac Cardiovasc Surg，2007，133，215－233.

8. Dearani JA，Bacha E，da Sliva JP. Cone reconstruction of the tricuspid valve for Ebsten's anomaly：anatomie repair. Oper Tech Thorac Cardiovasc Surg，2008，13，109－125.

9. Hancock Friesen CL，Chen R，Howlett JG，et al. Posterior annular plication：tricuspid valve repair in Ebstein's anomaly. Ann Thorac Surg，2004，77，2167－2171.

10. Quinonez LG，Dearani JA，Puga FJ，et al. Results of the 1.5－ventricle repair for Ebstein Anomaly and the failing right ventricle. J Thorac Cardiovasc Surg，2007，133，1303－1310.

11. Jinfen Liu，Lisheng Qiu，Zhongqun Zhu，et al. Cone reconstruction of the tricuspid valve in Ebstein anomaly with or without one and a half ventricle repair. J Thorac Cardiovasc Surg，2011，1178－1183.

12. Kiziltan HT，Theodoro DA，Warnes CA，et al. Late results of bioprosthetic tricuspid valve replacement in Ebstein's anomaly. Ann Thorac Surg，1998，66，1539－1545.

13. Cox JL，Jaquiss RD，Schuessler RB，et al. Modification of the maze procedure for atrial flutter and atrial fibrillation. II. Surgical technique of the maze III procedure. J Thorac Cardiovasc Surg，1995，110，485－495.

14. Sarris GE，Giannopoulos NM，Tsoutsinos AJ，et al. Results of surgery for Ebstein anomaly：a multicenter study from the European Congenital Heart Surgeons Association. J Thorac Cardiovasc Surg，2006，132，50－57.

15. Dearani JA，Mavroudis C，Quintessenza J，et al. Surgical advances in the treatment of adults with congenital heart disease. Curr Opin Pediatr，2009，21，565－572.

16. Brown ML，Dearani JA，Danielson GK，et al. Functional status after operation for Ebstein anomaly：the Mayo Clinic experience. J Am Coll Cardiol，2008，52，460－466.

第三十章 先天性心脏病合并主动脉病

>>>>>> 张耀辉

目前被人们所熟知的合并主动脉根部扩张的遗传综合征有 Marfan 综合征、Loeys-Dietz 综合征、Turner 综合征及 Ehlers-Danlos 综合征。然而在过去的十几年中,已矫治或未矫治的先天性心脏病患者主动脉根部扩张并进展的资料越来越多。这其中的原因可能有很多,包括青少年及成年先天性心脏病患者人群增长、心血管成像技术的进展,另外重要的是对主动脉根部扩张概念表达从简单"狭窄后扩张"转变为"主动脉病(aortopathy)"。本章对主动脉扩张及主动脉病、主动脉病的功能影响及先天性心脏畸形合并的主动脉根部扩张的处理都将进行讨论。

一、表述转变:从"狭窄后扩张"到"主动脉病"

术语"狭窄后扩张"是 Holman 等于 1954 年描述见于二叶瓣型主动脉瓣患者的升主动脉扩张时提出的[1]。然而,不论血流动力学是否发生改变,主动脉扩张发生率的增高提示可能存在发育缺陷[2,3]。除主动脉根部扩张外,二叶瓣型主动脉瓣还与胸主动脉瘤的发生相关[4]。临床报道提示,二叶瓣型主动脉瓣患者中主动脉夹层的发生率是三叶瓣主动脉瓣人群的 9 倍之多[5]。组织学上,二叶瓣型主动脉瓣与以囊性中层坏死为特征的异常相关。随着时间推移,命名改变为"主动脉病",不仅反映解剖改变也反映基本的病理过程。Niwa 等于 2001 年首次报道主动脉中层异常普遍存在于合并主动脉根部扩张的不同先天性心脏畸形中。

二、伴有主动脉病的结构性先天性心脏病

(一)法洛四联症

越来越多的证据显示,法洛四联症患者存在组织学基础导致主动脉根部扩张,即使手术后仍持续进展。儿童及成年法洛四联症患者中均发现升主动脉中层存在不同程度的异常[6,7]。这些固有的组织病理改变包括动脉中层坏死、纤维化、中层囊性坏死和弹性片层破坏,即使在新生儿病例中也能被发现[7]。值得一提的是,在马方综合征患者也存在着类似的组织学病变及进行性主动脉根部扩张。因此,即使术后主动脉血流恢复正常,固有的主动脉病仍可能参与了法洛四联症患者术后的主动脉进行性扩张。

术后法洛四联症患者越来越多被发现伴有主动脉扩张,成人病例的随访资料也提示术后法洛四联症患者主动脉扩张具有进展性。Niwa 等报道在 216 例成年法洛四联症术后患者队列中有 15% 的患者出现主动脉扩张,进行性扩张速度为 17 mm/年[8]。在这项研究中,主动脉根部扩张定义为窦管连接处观测内径与标准曲线预期内径比>1.5。除此之外,Chong 根据体表面积标化的 Z 值表达主动脉根部内径,并将 $Z>2$ 定义为主动脉扩张,在主动脉瓣环水平和主动脉窦水平存在扩张的比例分别为 88% 和 87%[9]。最近的一项多中心横截面研究,在 474 例伴肺动脉狭窄或闭锁的成人法洛四联症术后患者中,主动脉根部内

径≥40 mm 约占 29%[10]。然而，如果根据实测内径和预期内径的比值定义，主动脉扩张的发生率仅为 7%[10]。

主动脉进行性扩张的危险因素包括：男性、肺动脉闭锁、右位主动脉弓、体肺动脉分流手术史、姑息性分流与根治手术之间隔时间过长、染色体 22q11 缺失及随访时间等[8,9]。

虽然罕见，但仍有 5 例法洛四联症术后病例被报道发生主动脉夹层，这些患者主动脉根部明显扩张，内径>60 mm[11~15]。如上所述，血流动力学应力以及主动脉中层异常可能与此严重结果有关。

（二）完全性大动脉转位

大动脉转换术（ASO）是完全性大动脉转位（TGA）的首选术式。病死率低及体循环心室功能的保留提示良好的中期和长期预后[16]。随着 ASO 术后青少年和成年人患者人群的增加，新主动脉根部的进行性扩张成为关注的问题[17]。

这种新主动脉根部存在着固有的结构改变[8,18,19]。包括 TGA 在内的不同先天性心脏病患者的升主动脉活检和尸检标本发现，存在弹性纤维丢失及基底介质的增加[6]。在未进行手术的大动脉转位患者的心脏发现肺动脉及将成为新主动脉根部的肺动脉窦小肌细胞去分化[18]，胶原及动脉根部锚定到心肌的成分减少。

Schwartz 等报道 335 例 ASO 术后的 TGA 患者，1、2、5 和 10 年内不发生主动脉根部扩张的概率分别为 97%、92%、82% 和 51%[20]。可独立预测主动脉根部扩张的因素包括先前的肺动脉环缩术及 ASO 手术时机过晚。Kempny 等最近报道在 145 例中位年龄为 25 岁的成年患者中，主动脉根部扩张的比例为 56%[21]。他们发现主动脉根部极少会扩张至大于 45 mm，而且这种扩张不表现为进展性。显著主动脉根部扩张伴发冠状动脉扭曲和梗阻从而引起心肌缺血的情况则罕见报道[22]。

（三）其他心脏畸形

主动脉根部扩张也见于术后共同动脉干患者。Carlo 等报道在一个单中心的回顾性研究中，永存动脉干根部扩张（Z≥2）发生率高达 96%[23]。

Cohen 等报道在接受分期重建手术后，并经

随访 9 年（中位数）的左心发育不良综合征患者中发现新主动脉根部扩张（Z≥2）发生率可达到 98%[24]。曾有报道主动脉夹层见于 1 例 26 岁左心发育不良综合征 Fontan 术后患者，新主动脉根部内径达 78 mm[25]。

三、主动脉病的功能影响

（一）动脉力学的改变

主动脉的结构改变在功能上可导致动脉力学的改变。在法洛四联症术后的儿童和成年患者中已有主动脉变硬的报道。值得一提的是，有证据显示，累及中央动脉比外周动脉多见[9,26]，升主动脉比降主动脉多见[27]。而且，主动脉硬变的严重程度与主动脉根部扩张的程度呈正相关[9,26]。

已经发现，ASO 术后晚期 TGA 患者中，不论静息状态还是运动状态均存在中央动脉硬度增加，弹性降低[28]。起初发现进行肺动脉环缩的二期 ASO 手术可能成为危险因素，以后研究发现，即使一期手术的患儿也会发生新主动脉变硬[29,30]。ASO 术后中央动脉容易受累，并伴有增加动脉血压的增幅和收缩压。另外，主动脉变硬也是新主动脉窦扩张的决定因素[28]。ASO 术后，主动脉弓角度较小也可与较早脉搏波反射及升主动脉扩张有关[31]。

因此，TOF 术后及 TGA 的 ASO 术后病例，由于动脉变硬所导致反射的动脉脉搏波发生提前到达可导致中央动脉收缩压增加、血管壁应力增加及促使新主动脉根部扩张[31]。

动脉壁应力的增加可能会进一步刺激血管平滑肌细胞合成胶原蛋白，加速弹性蛋白破坏，造成主动脉变硬和扩张的恶性循环。

（二）心室功能不全

动脉系统与体循环心室之间最佳的相互作用是心血管系统有效运转的重要保障。在 TOF 术后病例中，Senzaki H 等通过测量升主动脉输入阻抗发现，相对于正常人，存在较高的阻抗、脉波流速及较低的总外周动脉顺应性[32]。需要重视的是，主动脉变硬将增加动脉脉搏波反射，加剧左心室搏动负荷，从而引起心搏出量降低[32]。对于 ASO 术后的 TGA 患者，Voges 等认为主动脉扩

张可能参与导致左心室舒张功能的减低[30]。Chen 等研究发现,相当比例的病例在运动过程中出现主动脉僵硬持续加重[28]。曾报道,ASO 术后病例运动试验中存在左心室收缩储备减低[33],运动时出现异常的心室-动脉相互作用。

四、主动脉根部扩张的病理生理机制

有一些机制可能参与先天性心脏畸形中的主动脉根部扩张。在法洛四联症合并肺动脉闭锁或狭窄的患者中,左向右分流导致主动脉容量负荷过重及主动脉与肺动脉血流分布不平衡可能为其机制[8,34]。然而值得注意的是,尽管术后这种血流动力学影响被纠正后,进展性主动脉扩张仍会发生[8],这表明还有其他因素在发挥作用。主动脉壁结构异常和功能改变可能导致正反馈环路的形成。人们还发现在伴主动脉扩张的 TOF 病例中,原纤蛋白-1 基因多态性发生率明显增高,提示在主动脉根部扩张中存在着潜在的遗传因素作用[35]。甚至在没有合并圆锥动脉干缺陷的情况下,染色体 22q11.2 缺失患者主动脉扩张的发生率可达 11%[36]。TOF 术后患者,染色体 22q11.2 缺失也是主动脉根部扩张的危险因素之一[8]。

五、内科处理

先天性心脏病患者合并主动脉根部扩张的发病率、病程、危险因素及可能的潜在致病机制的资料不断增多,然而适宜的治疗策略仍存在争议。虽然 β 受体阻滞剂已用于与先心病相似的主动脉组织学异常的马方综合征患者,以降低主动脉根部扩张的速度,但对伴发主动脉根部扩张的先心病患者的作用效果迄今仍然未知。

对于马方综合征及非马方综合征合并主动脉根部扩张的理解发生转变。在马方综合征小鼠模型中,正常原纤蛋白数量的减低会引起转化生长因子-β1 的释放增加和活性增强[37]。先天性心脏

缺陷中血管基质的破坏也可能导致原纤蛋白片段产生增多,从而刺激转化生长因子-β1 生成[38]。异常的转化生长因子-β 信号通路已经在胸主动脉瘤小鼠动物模型中被诱导[39]。血管紧张素转换酶抑制剂已被证实可以降低转化生长因子-β 的水平,同时减低主动脉僵硬和主动脉根部内径[40]。在 TOF 和 TGA 术后并发主动脉根部扩张和主动脉僵硬的发现,或许可以提供使用血管紧张素转换酶抑制剂的依据。

六、外科手术

主动脉根部扩张的外科手术干预指征的讨论较少。圆锥动脉干畸形患者更换主动脉根部的资料也同样匮乏[41]。ASO 术后的 TGA 患者再行主动脉根部手术是相当罕见的[20]。而对于共同动脉干病例,大多数涉及左心室流出道手术,聚焦于共同动脉干瓣膜的修补和替换[42]。目前对于成年先天性心脏病患者的建议,主动脉根部内径扩张超过 55 mm 时需要进行外科手术[43,44]。

七、总结

组织病理学、血流动力学及力学异常可能协同作用导致主动脉根部的进行性扩张及少见的主动脉夹层可发生在先天性心脏病,尤其是圆锥动脉干畸形患者。升主动脉病的功能影响包括主动脉僵硬和对左心室功能的负性影响。虽然 β 受体阻滞剂和血管紧张素受体阻滞剂已用于处理马方综合征患者的主动脉根部的扩张,但对于先天性心脏病患者主动脉扩张的临床处理仍存在争议。尽管一些青少年和成年先天性心脏病患者经历主动脉根部替换和瓣膜手术,目前仍然缺乏明确的手术再干预指南。鉴于目前对先天性心脏病合并主动脉病的认识逐渐加深,青少年以及成年先天性心脏病患者人群基数也不断增大,亟需更多的研究工作建立有循证医学基础的治疗策略。

参 考 文 献

1. Holman E. The obscure physiology of poststenotic dilatation; its relation to the development of aneurysms. J Thorac Surg, 1954, 28: 109-133.
2. Gurvitz M, Chang RK, Drant S, et al. Frequency of

aortic root dilation in children with a bicuspid aortic valve. Am J Cardiol, 2004, 94: 1337 - 1340.

3. Beroukhim RS, Kruzick TL, Taylor AL, et al. Progression of aortic dilation in children with a functionally normal bicuspid aortic valve. Am J Cardiol, 2006, 98: 828 - 830.

4. Siu SC, Silversides CK. Bicuspid aortic valve disease. J Am Coll Cardiol, 2010, 55: 2789 - 2800.

5. Larson EW, Edwards WD. Risk factors for aortic dissection: a necropsy study of 161 cases. Am J Cardiol, 1984, 53: 849 - 855.

6. Niwa K, Perloff JK, Bhuta SM, et al. Structural abnormalities of great arterial walls in congenital heart disease: light and electron microscopic analyses. Circulation, 2001, 103: 393 - 400.

7. Tan JL, Davlouros PA, McCarthy KP, et al. Intrinsic histological abnormalities of aortic root and ascending aorta in tetralogy of Fallot: evidence of causative mechanism for aortic dilatation and aortopathy. Circulation, 2005, 112: 961 - 968.

8. Niwa K, Siu SC, Webb GD, et al. Progressive aortic root dilatation in adults late after repair of tetralogy of Fallot. Circulation, 2002, 106: 1374 - 1378.

9. Chong WY, Wong WH, Chiu CS, et al. Aortic root dilation and aortic elastic properties in children after repair of tetralogy of Fallot. Am J Cardiol, 2006, 97: 905 - 909.

10. Mongeon FP, Gurvitz MZ, Broberg CS, et al. Aortic root dilatation in adults with surgically repaired tetralogy of Fallot: a multicenter cross-sectional study. Circulation, 2013, 127: 172 - 179.

11. Kim WH, Seo JW, Kim SJ, et al. Aortic dissection late after repair of tetralogy of Fallot. Int J Cardiol, 2005, 101: 515 - 516.

12. Rathi VK, Doyle M, Williams RB, et al. Massive aortic aneurysm and dissection in repaired tetralogy of Fallot: diagnosis by cardiovascular magnetic resonance imaging. Int J Cardiol, 2005, 101: 169 - 170.

13. Konstantinov IE, Fricke TA, d'Udekem Y, et al. Aortic dissection and rupture in adolescents after tetralogy of Fallot repair. J Thorac Cardiovasc Surg, 2010, 140: e71 - 73.

14. Stulak JM, Dearani JA, Burkhart HM, et al. Does the dilated ascending aorta in an adult with congenital heart disease require intervention? J Thorac Cardiovasc Surg, 2010, 140: S52 - 57; discussion S86 - S91.

15. Dearani JA, Burkhart HM, Stulak JM, et al. Management of the aortic root in adult patients with conotruncal anomalies. Semin Thorac Cardiovasc Surg Pediatr Card Surg Annu, 2009: 122 - 129.

16. Losay J, Touchot A, Serraf A, et al. Late outcome after arterial switch operation for transposition of the great arteries. Circulation, 2001, 104: I121 - 126.

17. Losay J, Touchot A, Capderou A, et al. Aortic valve regurgitation after arterial switch operation for transposition of the great arteries: incidence, risk factors, and outcome. J Am Coll Cardiol, 2006, 47: 2057 - 2062.

18. Lalezari S, Hazekamp MG, Bartelings MM, et al. Pulmonary artery remodeling in transposition of the great arteries: relevance for neoaortic root dilatation. J Thorac Cardiovasc Surg, 2003, 126: 1053 - 1060.

19. Lalezari S, Mahtab EA, Bartelings MM, et al. The outflow tract in transposition of the great arteries: an anatomic and morphologic study. Ann Thorac Surg, 2009, 88: 1300 - 1305.

20. Schwartz ML, Gauvreau K, del Nido P, et al. Long-term predictors of aortic root dilation and aortic regurgitation after arterial switch operation. Circulation, 2004, 110: II128 - 132.

21. Kempny A, Wustmann K, Borgia F, et al. Outcome in adult patients after arterial switch operation for transposition of the great arteries. Int J Cardiol, 2013, 167: 2588 - 2593.

22. McMahon CJ, Nihill MR, Denfield S. Neoaortic root dilation associated with left coronary artery stenosis following arterial switch procedure. Pediatr Cardiol, 2003, 24: 43 - 46.

23. Carlo WF, McKenzie ED, Slesnick TC. Root dilation in patients with truncus arteriosus. Congenit Heart Dis, 2011, 6: 228 - 233.

24. Cohen MS, Marino BS, McElhinney DB, et al. Neo-aortic root dilation and valve regurgitation up to 21 years after staged reconstruction for hypoplastic left heart syndrome. J Am Coll Cardiol, 2003, 42: 533 - 540.

25. Egan M, Phillips A, Cook SC. Aortic dissection in the adult Fontan with aortic root enlargement. Pediatr Cardiol, 2009, 30: 562 - 563.

26. Cheung YF, Ou X, Wong SJ. Central and peripheral arterial stiffness in patients after surgical repair of tetralogy of Fallot: implications for aortic root dilatation. Heart, 2006, 92: 1827 - 1830.

27. Saiki H, Kojima T, Seki M, et al. Marked disparity in mechanical wall properties between ascending and descending aorta in patients with tetralogy of Fallot. Eur J Cardiothorac Surg, 2012, 41: 570 - 573.

28. Chen RH，Wong SJ，Wong WH，et al. Arterial mechanics at rest and during exercise in adolescents and young adults after arterial switch operation for complete transposition of the great arteries. Am J Cardiol，2014，113：713-718.

29. Grotenhuis HB，Ottenkamp J，Fontein D，et al. Aortic elasticity and left ventricular function after arterial switch operation：MR imaging-initial experience. Radiology，2008，249：801-809.

30. Voges I，Jerosch-Herold M，Hedderich J，et al. Implications of early aortic stiffening in patients with transposition of the great arteries after arterial switch operation. Circ Cardiovasc Imaging，2013，6：245-253.

31. Agnoletti G，Ou P，Celermajer DS，et al. Acute angulation of the aortic arch predisposes a patient to ascending aortic dilatation and aortic regurgitation late after the arterial switch operation for transposition of the great arteries. J Thorac Cardiovasc Surg，2008，135：568-572.

32. Senzaki H，Iwamoto Y，Ishido H，et al. Arterial haemodynamics in patients after repair of tetralogy of Fallot：influence on left ventricular after load and aortic dilatation. Heart，2008，94：70-74.

33. Chen RH，Wong SJ，Wong WH，et al. Left ventricular contractile reserve after arterial switch operation for complete transposition of the great arteries：an exercise echocardiographic study. Eur Heart J Cardiovasc Imaging，2013，14：480-486.

34. Bhat AH，Smith CJ，Hawker RE. Late aortic root dilatation in tetralogy of Fallot may be prevented by early repair in infancy. Pediatr Cardiol，2004，25：654-659.

35. Chowdhury UK，Mishra AK，Balakrishnan P，et al. Role of fibrillin - 1 genetic mutations and polymorphism in aortic dilatation in patients undergoing intracardiac repair of tetralogy of Fallot. J Thorac Cardiovasc Surg，2008，136：757-766，766

e751-710.

36. John AS，McDonald-McGinn DM，Zackai EH，et al. Aortic root dilation in patients with 22q11. 2 deletion syndrome. Am J Med Genet A，2009，149A：939-942.

37. Habashi JP，Judge DP，Holm TM，et al. Losartan，an AT1 antagonist，prevents aortic aneurysm in a mouse model of Marfan syndrome. Science，2006，312：117-121.

38. Chaudhry SS，Cain SA，Morgan A，et al. Fibrillin-1 regulates the bioavailability of TGFbeta1. J Cell Biol，2007，176：355-367.

39. Jones JA，Barbour JR，Stroud RE，et al. Altered transforming growth factor-beta signaling in a murine model of thoracic aortic aneurysm. J Vasc Res，2008，45：457-468.

40. Ahimastos AA，Aggarwal A，D'Orsa KM，et al. Effect of perindopril on large artery stiffness and aortic root diameter in patients with Marfan syndrome：a randomized controlled trial. JAMA，2007，298：1539-1547.

41. Alghamdi AA，Van Arsdell GS. Replacement of aortic root and ascending aorta in adult congenital heart disease. Expert Rev Cardiovasc Ther，2007，5：1087-1094.

42. Mavroudis C，Backer CL. Surgical management of severe truncal insufficiency：experience with truncal valve remodeling techniques. Ann Thorac Surg，2001，72：396-400.

43. Baumgartner H，Bonhoeffer P，De Groot NM，et al. ESC Guidelines for the management of grown-up congenital heart disease（new version 2010）. Eur Heart J，2010，31：2915-2957.

44. Silversides CK，Salehian O，Oechslin E，et al. Canadian Cardiovascular Society 2009 Consensus Conference on the management of adults with congenital heart disease：complex congenital cardiac lesions. Can J Cardiol，2010，26：e98-117.

（郭倩倩　陈　笋　翻译）

第三十一章 冠状动脉瘘的诊断与治疗

>>>>>> 刘 芳

一、概述

冠状动脉瘘（coronary artery fistula，CAF）也称为冠状动静脉瘘（coronary arterio-venous fistula），由 Krause 在 1865 年首次报道。冠状动脉瘘是一种少见的心血管畸形，约占心导管及造影检查患者的 0.1%～0.2%，总体人群发病率约 0.002%[1-3]。由于小的冠状动脉瘘无临床表现而不被发现，因此发病率可能被低估。

冠状动脉瘘表现形式有两种。一种是由发自冠状动脉的分支按正常解剖分布走形（即"真正的"冠状动-静脉瘘），仅 7% 患者是这种类型。在大部分（超过 90%）患者中，冠状动脉瘘是因为冠状动脉迷走（冠状动脉瘘），而不是动静脉瘘。冠状动脉瘘多为单发（80%），少数为多发，可来自 3 支不同的冠状动脉，多数来源于右冠状动脉和左前降支，很少源于左回旋支。来源于右冠状动脉及其分支的瘘占 55%，来自左冠状动脉的瘘占 35%，来自双侧冠状动脉者仅占 5%；而小的冠状动脉瘘多数来源于左冠状动脉[4,5]。报道病例中超过 90% 的瘘分流至低压的右心系统，包括右心室（40%）、右心房（30%）、肺动脉（20%）以及上腔静脉、冠状静脉窦、肝静脉等；很少至心脏左侧。冠状动脉瘘时，冠状动脉开口较正常粗大，管壁多扩张、扭曲或变薄，有时形成梭形扩张或囊状动脉瘤。冠状动脉瘘可单独发生，也可合并法洛四联症、房间隔缺损、卵圆孔未闭、动脉导管未闭、室间隔缺损、肺动脉狭窄等其他先天性心脏畸形。

冠状动脉瘘的血流动力学根据交通部位可分为两大类：① 动-静脉瘘：指与右心房、右心室或肺动脉、腔静脉交通者；② 体循环的内瘘：指与左心房、左心室或肺静脉交通者。冠状动脉瘘的血流动力学影响取决于瘘口大小和部位。瘘口小则分流量小，对血流动力学影响不大，临床症状不明显。瘘口大时，若分流进入右心系统，相当于左向右分流型先心病的血流动力学改变，而且为收缩期和舒张期的连续性分流；若瘘口开口于左心系统，如分流进入左心室者，一般只在舒张期出现分流，分流进入左心房者则出现连续性左向左分流，二者均可形成类似于主动脉瓣关闭不全的病理生理变化，分流明显者加重左心室负担造成左心室扩张和心力衰竭。冠状动脉内的血流量经瘘管分流而减少，尤其在舒张期，导致灌注压下降，造成"窃血"现象，影响局部血液供应，引起心肌缺血。若同时合并冠状动脉粥样硬化、冠状动脉瘘局部的附壁血栓、赘生物脱落栓塞冠状动脉分支等均是导致心肌缺血的原因。短暂的心肌缺血可产生心绞痛，持续严重的心肌缺血将出现心肌坏死，长期反复的心肌缺血可引起心肌破坏和心功能降低，慢性容量负荷增加，最终出现心力衰竭。

二、诊断

症状轻重取决于分流部位、分流程度及是否合并其他心脏畸形。单纯小至中等大小冠状动脉瘘多数无症状，分流量大者可表现为乏力、呼吸困难、胸痛、心律失常、心源性休克、心肌缺血和心肌梗死。婴儿患者可在喂奶时出现烦躁不安、面色苍白、出汗等。可发生肺动脉高压和感染性心内膜炎。听诊在心前区闻及连续性杂音或收缩期和舒张期双期杂音，舒张期显著，这与其他连续性杂音在闻及第二心音时达到最强相反。血流通过瘘口而产生杂音，其响度与冠状动脉及瘘入部位处的压力阶差成正比。杂音位置因瘘口位置不同而异，通常在瘘口处最响。

多种影像学诊断技术有助于诊断。心电图无特异性表现，可以出现缺血、心脏负荷过重、心肌梗死和心律失常等。胸片可显示由左向右分流引起的肺血增多以及心腔扩大。超声心动图可显示扩张的冠状动脉及瘘口的位置和类型，但常常无法显示冠状动脉的全貌[6]。近年来多层螺旋CT和MR的重建技术对该病诊断帮助较大[7]，如不考虑介入治疗有时可避免冠脉造影，在随访过程中亦可选择应用。

冠状动脉造影可明确诊断，更重要的是显示冠状动脉的走向及引流部位、瘘口大小、瘘口近心端冠状动脉分支的分布情况（图31-1）。分流量小的瘘口近端冠状动脉正常或轻度扩张，分流量大的瘘口近心端冠状动脉显著增粗，而瘘口远端冠脉变细或不显影（窃血现象），而瘘入的心腔显影。大多左心室和主动脉根部造影可清楚显示，有时需选择性冠状动脉造影，尤其当瘘的远端冠状动脉显示不清时。有作者根据瘘管起始部位将冠状动脉瘘分为近端型和远端型[8]（图31-2）。近端型指瘘管起自冠脉主干的前三分之一，即冠状动脉起始部附近，滋养血管的近端可扩张，但瘘远端的冠状动脉管径正常，瘘管本身不发出供应心肌的冠状动脉分支（图31-2A）；远端型指瘘管起自一冠状动脉分支的末端，瘘管近端的滋养血管发出供应心肌的冠状动脉分支，瘘管的血流以及供应心肌的血流使瘘口近端冠状动脉扩张、扭曲（图31-2B）。

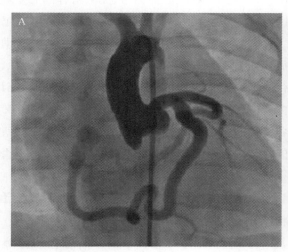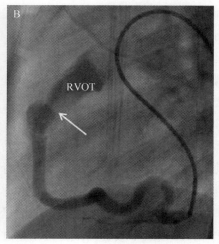

图31-1 左回旋支-右室瘘造影

主动脉根部(A)及左回旋支选择性造影(B)显示左回旋支末端瘘入右室流出道(箭头)，左回旋支增粗、扭曲，左前降支主干亦增粗。手术证实，并于瘘口前结扎

三、治疗

由于担心至成人期会引起心室容量负荷增加、心肌缺血、感染性心内膜炎、瘘破裂及猝死等并发症，以往建议冠状动脉瘘患儿即使没有明显临床症状亦应在儿童期关闭瘘管[9,10]。小的冠状动脉瘘在年幼时无症状，随着年龄增长，主动脉压力以及主动脉顺应性降低，瘘管可能会逐渐增粗。但是随着超声心动图发展和广泛应用，很多无临床症状及体征的小的冠状动脉瘘患者也能被检查出来。Sherwood MC 等[5]系统随访31例无临床表现的冠状动脉瘘（silent CAF）患者，诊断时年龄为7.2±8.4岁(0.01～39.9岁)，随访至9.3±9.1岁(4月～42岁)，随访时间1.8±1.2年(0.3～

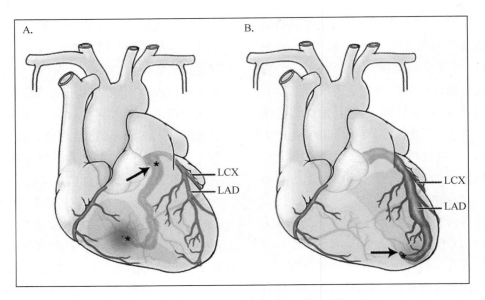

图 31 - 2 冠状动脉瘘近端型和远端型分类示意图

A：近端型，起自左冠脉主干（箭头），左冠脉主干近端很短一段扩张。B：远端型，起自心脏表面冠脉远端（箭头），近端的冠脉扩张扭曲（LAD），并发出供应心肌的正常冠脉分支。＊为可以选择的导管堵闭部位或手术结扎部位。LAD，左前降支；LCX，左回旋支（引自：Gowda ST，Latson LA，Kutty S，et al. Intermediate to Long-Term Outcome Following Congenital Coronary Artery Fistulae Closure With Focus on Thrombus Formation. Am J Cardiol 2011；107：302 - 308）

6.3 年）。在随访过程中，所有患者均无症状，未出现并发症，而且有 7 例（23％）患者在随访过程中瘘管自动闭合。

由于冠状动脉瘘的大小与临床症状和并发症直接相关，影响治疗方案的制定，因此有必要进行冠状动脉瘘大小分级，但目前尚无系统定义。由于患者年龄差异，不能单纯用直径去区分，有学者建议用以下方法进行分级[11]：① 小型：瘘起始的近端冠状动脉无扩张或仅有轻度扩张，瘘管（行径的任何部位）的最粗直径不超过其正常冠状动脉的两倍；② 中型：瘘管的最粗直径为其正常冠状动脉的 2～3 倍；③ 大型：瘘管的最粗直径超过其正常冠状动脉的 3 倍。

冠状动脉瘘治疗宗旨是尽最大可能使患者一生中无事件生存。因此治疗措施的制定需综合考虑多方面的因素，包括瘘管的大小、临床症状和并发症、患者年龄、瘘管的解剖、是否存在其他需要治疗的畸形等。综合最近美国 ACC/AHA 关于成人和小儿先天性冠状动脉瘘的处理指南为[12,13]：① 有症状的冠状动脉瘘建议关闭瘘管（I/B）；② 大的冠状动脉瘘，无论有无症状均应关闭（I/C）；③ 小至中等大小冠状动脉瘘，如果存在

心肌缺血、心律失常、无法解释的心室收缩或舒张功能降低、心脏增大或心内膜炎，均应关闭瘘管（I/C）；④ 能听到连续性杂音的冠状动脉瘘患者均需行心导管造影检查明确瘘管行径、瘘口位置以及冠状动脉形态（I/C）；⑤ 小的无临床意义（如房室内径正常）的冠状动脉瘘不建议关闭瘘管（III/C），但需随访超声心动图，并观察是否有症状，如心律失常；是否有瘘管增粗；是否有心腔扩大等。

关闭瘘管的方法包括经导管封堵治疗和外科手术治疗。

1. 手术治疗 首例冠状动脉瘘矫治术报道于 1958 年。目前手术方式主要有瘘管直接心外结扎术、经冠状动脉直视修复术和经心腔或肺动脉内修补瘘口术等。手术目的为关闭瘘口而不影响正常冠状动脉血流，手术方式视瘘的类型和部位而定，手术安全、疗效好，病死率很低（＜1％）[14,15]。有个例报道术后出现 ST - T 改变、心肌梗死、心律失常、脑卒中等，残余漏发生率近 10％[15]。对多发性瘘或合并其他心脏畸形的冠状动脉瘘的病例手术治疗是首选。

2. 导管封堵治疗　　介入封堵术自 1983 年首例报道成功以来发展迅速，近十年来得以广泛应用，随访疗效良好[16-18]。常用封堵器包括各种类型弹簧圈、Amplatzer 封堵器、血管塞等[16]，根据瘘管直径、瘘口大小及形状进行选择。介入封堵和手术治疗在安全性、有效性、病死率方面没有显著差异[15-17]。因此对合适患儿介入堵闭应作为首选治疗方法。

封堵器放置部位应根据瘘管走形、形态、分型慎重选择。近端型冠状动脉瘘可堵闭瘘管起始处，亦可堵闭瘘口（图 31-3）。如果可能的话，对近端型冠状动脉瘘也可同时堵闭瘘管的入口和出口（图 31-4），使扩张扭曲的瘘管与正常冠状动脉完全分离，避免后期血栓形成[8]。远端型冠状动脉瘘需非常小心堵闭地远端瘘口，尽可能避免影响正常冠状动脉血流（图 31-5）。

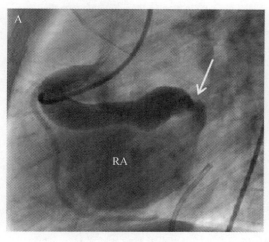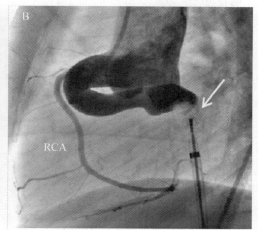

图 31-3　右冠状动脉右房瘘（近端型）经 Amplatzer PDA 封堵器堵闭成功

A：堵闭前选择性右冠状动脉造影，显示瘘管发自右冠起始处，滋养血管扩张，瘘入右心房，瘘口直径 3.2 mm（箭头），右冠状动脉直径及行径均正常；B：Amplatzer PDA 封堵器（6/8 mm）堵闭右房瘘口（箭头），无残余分流

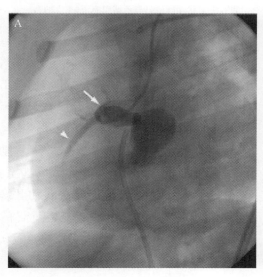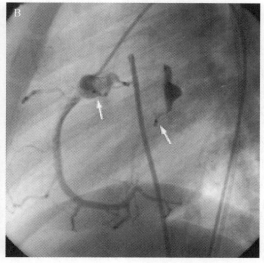

图 31-4　右冠状动脉右房瘘（近端型）同时封堵瘘管近端和远端

A：选择性右冠造影显示近端型右冠瘘起自右冠（箭头帽）开口，瘘入右心房（箭头）。B：血管塞（箭头）同时堵闭瘘管入口和出口，使扩张扭曲的瘘管与正常右冠完全分离，避免血栓形成（引自：Gowda ST, Latson LA, Kutty S, et al. Intermediate to Long-Term Outcome Following Congenital Coronary Artery Fistulae Closure With Focus on Thrombus Formation. Am J Cardiol 2011；107：302-308）

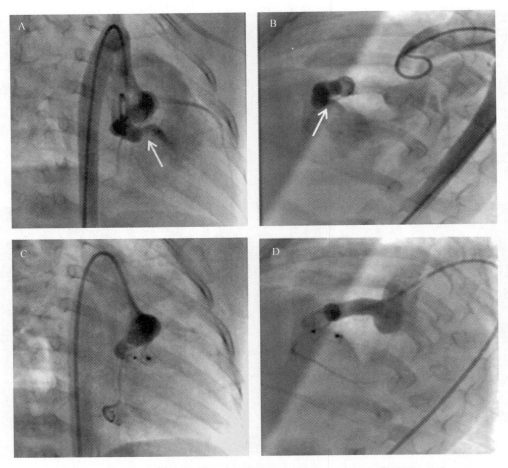

图 31-5 右冠状动脉右室瘘（远端型）经 Amplatzer PDA 封堵器堵闭成功

上排为堵闭前主动脉根部造影，显示右冠状动脉显著扩张，近端发出供应心肌的右冠分支；粗大扭曲的右冠-右室瘘管走行于房室沟，于右室前侧壁（三尖瓣环上方）汇入右心室，瘘口直径 2.5 mm（箭头）。下排为选用 Amplatzer PDA 封堵器（4/6 mm）堵闭右室瘘口后，右冠状动脉造影显示堵闭完全，正常的右冠分支不受影响。堵闭后心电图无 ST-T 改变，患儿长期服用阿司匹林，随访中未见心电图异常，超声心动图右冠仍扩张，但无血栓形成等

介入堵闭或手术治疗后均有报道发生心肌缺血、心肌梗死等并发症，可发生于近期或远期，多见于成人尤其是老年人，小儿少见。因此术后的抗凝治疗是近年关注的热点，但目前尚无统一指南。有学者建议对小至中等冠状动脉扩张者长期口服至少一种抗血小板凝集药物，而对于持续存在的中等以上冠状动脉扩张，建议华法林抗凝治疗[8,11]。

四、预后

冠状动脉瘘的远期预后资料有限。小的无症状冠状动脉瘘有自行闭合可能。不管是经导管堵闭还是外科手术，成功关闭冠状动脉瘘的患儿预后良好，但有报道术后发生心肌缺血、心肌梗死、心律失常等并发症，远期随访经超声心动图以及冠状动脉造影检查大部分扩张的冠状动脉内径不能恢复正常，部分发生血栓形成甚至狭窄、闭塞。不管治疗还是未治疗的冠状动脉瘘均需长期随访，超声心动图和心电图是重要的随访手段，必要时可进行冠状动脉 CT 或者冠状动脉造影检查。

参 考 文 献

1. Angelini P，Velasco JA，Flamm S，et al. Coronary anomalies — Incidence，pathophysiology，and clinical relevance. Circulation，2002，105(20)：2449 - 2454.

2. Yamanaka O，Hobbs RE. Coronary artery anomalies

in 126,595 patients undergoing coronary arteriography. Cathet Cardiovasc Diagn,1990，21：28-40.

3. Luo L，Kebede S，Wu S，Stouffer GA. Coronary artery fistulae. Am J Med Sci，2006，332：79-84.

4. Holzer R，Johnson R，Ciotti G，Pozzi M，Kitchiner D. Review of an institutional experience of coronary arterial fistulas in childhood set in context of review of the literature. Cardiol Young，2004，14：380-385.

5. Sherwood MC，Rockenmacher S，Colan AD，et al. Prognostic Significance of Clinically Silent Coronary Artery Fistulas. Am J Cardiolo，1999，83：407-411.

6. Okwuosa TM，Gundeck EL，Ward RP，et al. Coronary to pulmonary artery fistula — Diagnosis by transesophageal echocardiography. Echocardiography，2006，23(1)：62-64.

7. Tan KT，Chamberlain-Webber R，McGann G，et al. Characterisation of coronary artery fistula by multi-slice computed tomography. International Journal of Cardiology，2006，111(2)：311-312.

8. Gowda ST，Latson LA，Kutty S，et al. Intermediate to Long-Term Outcome Following Congenital Coronary Artery Fistulae Closure With Focus on Thrombus Formation. Am J Cardiol，2011，107：302-308.

9. Gowda RM，Vasavada BC，Khan IA，et al. Coronary artery fistulas：Clinical and therapeutic considerations. International Journal of Cardiology，2006，107(1)：7-10.

10. Hsieh KS，Huang TC，Lee CL，et al. Coronary artery fistulas in neonates，infants，and children：Clinical findings and outcome. Pediatric Cardiology，2002，23(4)：415-419.

11. Latson LA. Coronary artery fistulas：how to manage them. Catheter Cardiovasc Interv，2007，70（1）：110-116.

12. Warnes CA，Williams RG，Bashore TM，et al. ACC/AHA 2008 guidelines for the management of adults with congenital heart disease：a report of the American College of Cardiology/American Heart Association Task Force on Practice Guidelines（Writing Committee toDevelop Guidelines for the Management of Adults with Congenital Heart Disease）. J Am Coll Cardiol，2008，52：e1-121.

13. Feltes TF，Bacha E，Beekman RH，et al. Indications for Cardiac Catheterization and Intervention in Pediatric Cardiac Disease：A Scientific Statement From the American Heart Association. Circulation，2011，123：2607-2652.

14. Cheung DL，Au WK，Cheung HH，et al. Coronary artery fistulas：long-term results of surgical correction. Ann Thorac Surg，2001，71：190-195.

15. Loo B，Cox ID，Morgan-Hughes GJ，et al. Thrombotic occlusion of giant circumflex artery aneurysm after ligation of arteriovenous fistula. Circulation，2010，122：e447-e448.

16. Armsby LR，Keane JF，Sherwood MC，et al. Management of Coronary Artery Fistulae. Patient Selection and Results of Transcatheter Closure. J Am Coll Cardiol，2002，39：1026-1032.

17. Liang，C. D，S. F. Ko. Midterm outcome of percutaneous transcatheter coil occlusion of coronary artery fistula. Pediatric Cardiology，2006，27（5）：557-563.

18. Zhu XY，Zhang DZ，Han XM，et al. Transcatheter closure of congenital coronary artery fistulae：immediate and long-term follow-up results. Clin Cardiol，2009，32：506-512.

第三十二章 小儿心肌桥的诊断和治疗

>>>>>> 周 雪 易岂建

心肌桥（myocardial bridges）是由于冠状动脉走行于心肌下方而形成的一种解剖变异，下方走行的冠状动脉称为壁冠状动脉，其上的心肌称为心肌桥。心肌桥可引起壁冠状动脉在收缩期受压，是否出现相应的临床症状受心肌桥的长度、深度等因素影响。心肌桥在儿科很少见，几乎所有的心肌桥均见于肥厚性心肌病或左心室肥厚的患儿，很少见于心脏结构正常的患者。研究发现与肥厚性心肌病相关的心肌桥是小儿心肌缺血和心源性猝死的独立危险因素。因此对于有症状的小儿心肌桥的早期诊断和治疗尤其重要。

一、分类

心肌桥大多位于左前降支中段，偶见于对角支、右后降支、缘支[1]，它的深度通常为 1～10 mm，典型的长度为 10～30 mm。Ferreira AG Jr 等将心肌桥分为两种类型：① 表浅心肌桥，有 75％属于此种类型，主要是由于冠状动脉垂直或以直角指向心尖；② 深部心肌桥，肌束起源于右心室心尖肌小梁，在终止于室间隔之前横形、斜行或螺旋状跨过左冠状动脉前降支[2]。

二、病理生理改变

正常情况下，只有 15％的冠状动脉血流发生在收缩期，而心肌桥主要使冠状动脉在收缩期受压，因此心肌桥的临床意义仍需进一步探讨。然而心动过速的存在进一步揭示了心肌桥通过缩短舒张期以及增加收缩期血流在心肌缺血中的作用。并且心肌桥可以通过减少舒张期心室充盈及冠状动脉血流储备进一步加重心肌缺血。心肌桥引起心肌缺血可能的机制有：① 壁冠状动脉在收缩期甚至在舒张早期受压引起冠状动脉血流减少；② 内皮功能紊乱以及心肌桥处血栓形成，壁冠状动脉在收缩期受压，引起局部剪切应力增加，并进一步使肌桥段血管活性物质如内皮型 NO 合酶、内皮素-1、血管紧张素转换酶减少[3]，因此剪切应力的增加以及肌桥段血管内压力增高影响内皮依赖性血管舒张[4]；③ 冠状动脉血管痉挛，大量的研究显示心脏缺血性事件中，心肌桥与冠状动脉痉挛有显著的相关性，Teragawa 等[5]发现心肌桥可以增加冠状动脉痉挛的风险，而冠状动脉痉挛可能是心肌桥引起心脏缺血改变的原因。

三、诊断

心肌桥是一种先天性解剖异常，以往认为心肌桥是一种良性病变，但是其可能出现心肌缺血、急性冠状动脉综合征、心律失常甚至猝死等并发症。因此对于有症状的心肌桥患者早期诊断显得尤其重要。常见的诊断方法有：

（一）冠状动脉造影

目前诊断心肌桥的金标准是冠状动脉造影，其典型的表现是"挤奶"效应。但是通过冠状动脉造影，心肌桥的发现率仅在 0.5％～16％[6]，可见冠状动脉造影诊断心肌桥的特异性较高，而敏感性较低。出现典型的血管造影表现取决于以下几个方面：① 心肌桥的长度和深度；② 冠状动脉与心肌纤维的相互走行；③ 心肌桥周围的疏松结缔组织或脂肪组织；④ 冠状动脉壁的固有张力；⑤ 心肌收缩状态等。冠状动脉造影因其有创性，敏感度较低，且其相应的造影表现受多方面因素的影响，故在儿科中运用受限。

（二）冠状动脉血管内超声检查

冠状动脉血管内超声检查作为一种新技术，可以详细观察冠状动脉管壁和血流特点，正在逐渐取代冠状动脉造影。Ge J 等[7]首先发现心肌桥在血管超声中的典型的形态学表现为"半月"现象，该典型表现仅存在于心肌桥节段，而不存在于近端、远端或其他冠状动脉，具有较高的特异性。血管内超声还可以有效地检测出冠状动脉造影没有典型表现的心肌桥。心肌桥在冠状动脉内多普勒超声检查中的典型表现为：①"指尖"血流模型，即舒张早期的血流急剧加速，然后出现舒张中晚期的急剧减速，最后达到平衡；② 舒张期与收缩期血流速度比值增加[7]。小儿心肌桥多为隐匿性，无临床症状，而血管内超声/冠状动脉多普勒检查作为有创检查不能常规用于心肌桥可疑的患儿，因此需要更加有效的、无创的检查用于心肌桥的筛查与诊断。

（三）多排螺旋 CT

多排螺旋 CT 可以有效地检测出冠状动脉斑块、冠状动脉狭窄等，并可以观察到邻近心肌与心腔之间的相关性，其在心肌桥的诊断中也运用广泛。通过多排螺旋 CT 检查，文献报道心肌桥的发现率存在差异。Leschka S 等[8]发现运用 64 排螺旋 CT 检查的心肌桥发现率明显高于冠状动脉造影。KimP 等[9]研究发现，传统冠状动脉造影心肌桥的发现率为 13.3%，而通过 64 排螺旋 CT 检查，心肌桥的发现率为 58%。Lu GM 等[10]发现相对于冠状动脉造影，多排螺旋 CT 可以更加有效地观察到冠状动脉、心肌以及两者之间的空间关系，可见在心肌桥的诊断中多排螺旋 CT 优于冠状动脉造影。多排螺旋 CT 为无创技术，而且对心肌桥的诊断有较高的敏感性，为小儿心肌桥的筛查和诊断提供了更好的方法。

四、治疗

尽管很难获得可靠的数据证实心肌桥的发病率及病死率，但对于有症状的心肌桥患者应及早进行治疗。

1. 药物治疗　　药物治疗应当是心肌桥的一线治疗。药物治疗包括 β 受体阻滞剂、钙通道阻滞剂以及抗血小板药物。负性肌力及负性时效药物尤其是 β 受体阻滞剂可以通过降低血管内压力从而减少血管受压，并且可通过延长舒张期而改善冠状动脉血流灌注。Schwarz 等研究发现冠状动脉内使用短效 β 受体阻滞剂可以改善血管受压以及舒张早期血流速度，进而使收缩期与舒张期血流比例恢复正常，使心绞痛症状得到缓解。因此这类药物被认为是有效的，但是其远期效果需进一步进行研究。

2. 支架置入术　　1995 年，Stables RH 等首次报道冠状动脉支架置入用于药物难治性心肌桥的治疗。Kurtoglu N 等[11]对由心肌桥引起的严重的左前降支狭窄的患者进行支架置入，术后冠状动脉血流恢复正常，逆转了心肌缺血及冠脉血流动力学的紊乱。Haager PK 等[12]对 11 例有症状的心肌桥患者进行冠状动脉支架置入术，术后随访狭窄段管腔直径由原来的 0.6 mm 增加到 1.9 mm，血管超声显示管腔横截面积明显增加（由 3.3 mm² 增加到 6.8 mm²），但术后 7 周行血管造影发现有 46% 的患者发生轻中度或重度的支架内再狭窄。Kursaklioglu H 等[13]也发现心肌桥支架置入的患者发生支架内再狭窄的风险明显增高。尽管支架置入可以明显地改善心肌缺血及冠状动脉血流动力学紊乱，但有较高的风险发生支架内再狭窄，因此支架置入术不能有效地用于心肌桥的治疗。

3. 肌桥松解术　　尽管 β 受体阻滞剂、冠脉搭桥手术或支架置入术可以有效地缓解心肌桥引起的不稳定性心绞痛、心律失常等症状，但肌桥松解术可以从根本上纠正解剖变异，使患者不需要长期使用 β 受体阻滞剂或者重新进行冠状动脉搭桥手术。Hillman ND 等对 1 例确诊为心肌桥的 10 岁患儿进行肌桥松解术，术后随访冠状动脉造影检查发现收缩期冠状动脉受压情况较术前明显缓解。Baryalei MM[14]等和Crespo A[15]等先后证实肌桥松解术可以有效缓解因冠状动脉受压而引起的相应临床症状。因此对于药物难以控制症状的心肌桥患者，肌桥松解术可以有效逆转局部心肌缺血和增加冠状动脉血流量，并且可以纠正先天性解剖异常。但肌桥松解术创伤大，可能带来严重的术后并发症，且壁冠状动脉可能位于较深的位置，需切除较多的心室壁，最终可能导致室壁瘤形成。因此肌桥松解术对于心肌桥的治疗需充分评估利弊后实施。

4. 冠状动脉搭桥术　　Sun X 等[16]研究证实冠状动脉搭桥术能更有效缓解心肌桥引起的临

床症状，而且具有较高的安全性。Bockeria LA 等[17]也进一步证实了冠状动脉搭桥术在心肌桥治疗中的有效性。因此冠状动脉搭桥术可用于难治性心肌桥的治疗。

冠状动脉造影、冠状动脉血管内超声检查的研究进一步明确心肌桥引起的血流动力学的改变为：① 收缩期血管受压；② 持续性舒张期血管直径减少；③ 血流速度增加；④ 冠脉血流储备减少等[1]。这些改变尤其在心率增快、冠脉痉挛等情况下更加明显。虽然通常心肌桥被认为是一种良性病变，但可以引起急性冠脉综合征、心律失常甚至死亡的严重并发症，因此对有症状的心肌桥患者应早期诊断治疗。

参 考 文 献

1. Bourassa MG，Butriaru A，Lesperance J，Tardif JC. Symptomatic myocardial bridges：overview of ischemic mechanism and current diagnostic and treatment strategies. JACC，2003，41：351－359.

2. Ferreira AG Jr，Trotter SE，König B，et al. Myocardial bridges：morphological and functional aspects. Br Heart J，1991，66：364－367.

3. Masuda T，Ishikawa Y，Akasaka Y，et al. The effect of myocardial bridging of the coronary artery on vasoactive agents and atherosclerosis localization. J Pathol，2001，193：408－414.

4. Ungvari Z，Csiszar A，Huang A，et al. High pressure induces superoxide production in isolated arteries via protein kinase C-dependent activation of NAD（P）H oxidase. Circulation，2003，108：1253－1258.

5. Teragawa H，Fukuda Y，Matsuda K，et al. Myocardial bridging increases the risk of coronary spasm. Clin Cardiol，2003，26：377－383.

6. Soran O，Pamir G，Erol C，et al. The incidence and significance of myocardial bridge in a prospectively defined population of patients undergoing coronary angiography for chest pain. Tokai J Exp Clin Med，2000，25：57－60.

7. Ge J，Jeremias A，Rupp A，et al. New signs characteristic of myocardial bridging demonstrated by intracoronary ultrasound and Doppler. Eur Heart J，1999，20：1707－1716.

8. Leschka S，Koepfli P，Husmann L，et al. Alkadhi H：Myocardial bridging：depiction rate and morphology at CT coronary angiography — comparison with conventional coronary angiography. Radiology，2008，246：754－762.

9. Kim PJ，Hur G，Kim SY，et al. Frequency of myocardial bridges and dynamic compression of epicardial coronary arteries：a comparison between computed tomography and invasive coronary angiography. Circulation，2009，119：1408－1416.

10. Lu GM，Zhang LJ，Guo H，et al. Comparison of myocardial bridging by dual-source CT with conventional coronary angiography. Circ J，2008，72：1079－1085.

11. Kurtoglu N，Mutlu B，Soydinc S，et al. Normalization of coronary fractional flow reserve with successful intracoronary stent placement to a myocardialbridge. J Interv Cardiol，2004，17：33－36.

12. Haager PK，Schwarz ER，vom Dahl J，et al. Long term angiographic and clinical follow up in patients with stent implantation for symptomatic myocardial bridging. Heart，2000，84：403－408.

13. Kursaklioglu H，Barcin C，Iyisoy A，et al. Angiographic restenosis after myocardial bridge stenting. Jpn Heart J，2004，45：581－589.

14. Baryalei MM，Tirilomis T，Buhre W，et al. Off-pump supraarterial decompression myotomy for myocardial bridging. Heart Surg Forum，2005，8：E49－54.

15. Crespo A，Aramendi JI，Hamzeh G，et al. Off-pump supra-arterial myotomy for myocardial

bridging. Eur J Cardiothorac Surg，2008，34：682-684.

16. Sun X，Chen H，Xia L，et al. Coronary artery bypass grafting for myocardial bridges of the left anterior descending artery. J Card Surg, 2012，27：405-407.

17. Bockeria LA，Sukhanov SG，Orekhova EN，et al. Results of coronary artery bypass grafting in myocardial bridging of left anterior descending artery. J Card Surg，2013，28：218-221.

第三十三章　Fontan 手术的临床结果

>>>>>> 陈树宝　赵鹏军

1971 年，Fontan 和 Baudet 报道成功施行右心旁路手术将腔静脉血流完全绕开右心室引入肺动脉治疗三尖瓣闭锁患者。40 余年来在 Fontan 循环生理的研究及大量临床经验总结的基础上，Fontan 手术方法、病例选择及围术期处理有了很多改进。这些改进使得 Fontan 手术早期和远期生存率有了明显提高，手术适应范围也有了很大的扩展。原先 Fontan 手术用于矫治三尖瓣闭锁，以后用于左心发育不良及单心室等不能适应双心室纠治手术的复杂型先心病。目前 Fontan 手术已成为治疗复杂型先心病最常用的手术方法之一。长期随访研究对于优化病例选择及手术方法的重要性在 Fontan 手术是非常突出的。40 余年的经历可以反映 Fontan 手术的成就及本身的不足。

一、Fontan 手术演变[1-3]

1968 年，Fontan 及 Baudet 成功完成全部右心旁路（complete bypass of the right heart）手术治疗三尖瓣闭锁患者。全部右心旁路手术即以后称为 Fontan 手术，包括上腔静脉与右肺动脉吻合、用同种管道连接右心房与肺动脉、完全关闭房间通道、下腔静脉口处置瓣。1973 年，Kreutzer 等对原 Fontan 手术进行改良。随着临床应用增多，发现改良 Fontan 手术后不可避免存在右心房扩大及中央静脉压增高，这些改变与心律失常等合并症有关。1988 年 de Leval 等进行动物实验研究发现 Fontan 手术后右心房收缩产生涡流，对

前向血流形成阻力，并使后面静脉压升高，存在明显的血流能量丧失不利于 Fontan 循环，同时证明线形血流的重要性及腔静脉压力足以承担肺循环动力。1988 年，de Leval 等及 Jonas 等分别报道心房内隧道的手术方式，利用右心房后侧壁与 Gore-tex 片建立心房侧隧道（lateral atrial tunnel，LT）连接下腔静脉与肺动脉，上腔静脉直接与右肺动脉连接。在 Fontan 手术早期临床应用过程中发现术后低心排及胸腔积液发生率高，而且病死率及病残率均较高。20 世纪 80 年代末及 90 年代初出现分期手术概念，先进行双向 Glenn 手术，以后完成 Fontan 手术。1989 年，Norwood 等报道以 hemi-Fontan 手术作为第一期手术，替代双向 Glenn 手术。1992 年，Bridges 等报道在建立心房侧隧道的 Gore-tex 板障上留孔（fenestration），虽然右向左分流可以使动脉血氧饱和度下降，但可增加左心容量，从而降低低心排的发生率。1990 年，Marcelletti 等报道心外管道（extra cardiac conduit）手术方式即以管道连接下腔静脉与肺动脉。以后也有改良为下腔静脉与肺动脉直接连接的方式。Vargas 等（1987 年）和 Michielon 等（1993 年）报道心内/心外（intra/extra）Fontan 手术方式，即管道在心内与下腔静脉连接，然后穿过心房壁，再与肺动脉连接。用于合并多发静脉异常的内脏异位症。

二、Fontan 循环的特点[4]

所有 Fontan 手术均具有相似的循环生理，即

以一个有效的心室驱动氧合血入体循环,体循环与肺循环顺序连接,依靠中央静脉与左心房压差驱动含氧低的血流进入肺动脉,通过肺血管床进入左心房,不存在心腔的驱动。自肺血管床回流血流受到限制,导致心室容量储备降低。

许多实验及临床研究证明由单心室驱动的循环对心室收缩、舒张功能的协调,静脉和动脉的血流动力学和心室动脉耦合均有明确的影响。体循环后负荷明显增高,而心肌收缩力与之不相适应。体循环静脉回流研究显示静脉顺应性降低,微血管滤压增高,静脉张力增高及内脏血流动力学异常。这些变化可能是维持静脉回流适应机制所致,但限制血液流动及前负荷的增加。肺血管阻力不仅影响心室的后负荷,也是影响前负荷的关键因素。肺血管床受到缺乏搏动的血流、肺血流分布异常以及通气-灌注不匹配的影响。肺血管床的回流受到限制导致心室容量储备降低。静息状态 Fontan 循环心排出量可减低至正常体表面积的 70%(50%~80%)。Fontan 手术后维持循环的关键因素仍不清楚。体循环心室功能主要取决于静息前负荷极限,而正常双心室循环的排出量通常取决于心肌收缩力。临床实践中,对 Fontan 术后病例调节心排出量与双心室者不同,十分复杂,直接影响治疗的策略,如降低体循环阻力药物的应用。

三、Fontan 手术病例选择标准及危险因素[5]

由于 Fontan 循环存在的不足,1977 年 Fontan 及 Choussa 提出 10 条选择适合 Fontan 手术病例的标准,包括:① 年龄>4 岁;② 窦性心律;③ 体循环连接正常;④ 右心房容量正常;⑤ 肺动脉平均压<15 mmHg;⑥ 肺小动脉阻力<4wood 单位;⑦ 肺动脉与主动脉直径比值>0.75;⑧ 左心室 EF>0.60;⑨ 房室瓣功能正常;⑩ 肺动脉无变形。多年来这些标准有助于优化病例选择,并提高手术成功率。随着心导管技术进展、围手术期处理改善、镶嵌治疗的应用,这些标准条件已经多次修改,标准条件减少至 4 条、2 条,甚至 1 条。

由于手术技术及围手术期处理的进展,在多数儿科心脏中心已开展早期干预,年龄的限制已有改变,目前往往在 4 岁以前实施手术治疗。由于起搏技术的发展,正常窦性心律及正常右心房容量也不是强制的条件。因为右心房可以不被包含在 Fontan 循环,也不需要右心房收缩力。异常体静脉连接及肺动脉变形均可通过手术及介入方法处理。房室瓣功能异常也可在 Fontan 术前纠治。

在 Fontan 循环中,低跨肺压是维持足够的前向肺血流并保持可接受的体静脉压所必需的。所有上述异常的纠治均为了达到低左心房压及低跨肺压。

虽然 Fontan 手术病例选择标准已有修改,但有些不明显的残余缺陷仍可影响 Fontan 循环,必须引起注意。左心发育不良者,Norwood 一期手术后常有主动脉弓梗阻,压差峰值≥20 mmHg 为干预处理指征,而在单心室任何主动脉弓压差均是有害的。体循环房室瓣反流超过轻度也是不利的。持续心室容量超负荷最终导致 Fontan 循环功能不全。体肺侧支血管存在也是关键问题。尽可能早地消除所有慢性容量负荷及竞争血流的来源是重要的。

四、手术病死率及远期生存率

经过 40 年的发展,Fontan 手术的应用范围较以前有明显的扩大,手术早期及中期结果相当好。手术病死率稳步下降,在有些心脏中心手术病死率<2%,并不高于许多双心室矫治手术。这些进展与病例选择改进、手术方案改进(如分期手术)以及围术期处理改善等有关。由于手术方法和病例病种的差异,文献资料结果的比较存在一定的困难。

Mayo Clinic 报道,1973～1986 年期间 Fontan 手术 500 例,病死率 16%,1 年存活率为 79%,5 年为 73%;1987～1992 年期间 Fontan 手术 339 例,病死率 8%,1 年存活率 88%,5 年存活率 81%[6]。Boston 儿童医院 1997 年报道,最初 500 例 Fontan 手术,早期失败在初阶段为 27%,后阶段为 7.5%;2001 年报道 220 例 Fontan 手

术,5年生存率93%,10年为91%[7]。

Alphonso N 等[8](2005,Guy's 医院)报道1991～2002 年期间 122 例 Fontan 手术的结果。64 例(52%)曾接受双向腔肺吻合术(BCPS)。早期病死率5%,随访54个月,晚期病死率6%,无死亡或需手术干预的,术后1、5、7及9年分别为93%、88%、86%及69%。

Gaynor W 等[9](2002 年,Boston 儿童医院)和 Mitchell ME 等[10](2006 年)报道1992～1999年期间 Fontan 手术 332 例,单心室和左心发育不良患者,年龄中位值 22 月。术后存活 310 例(93.4%),1994年以后仅2例死亡。无死亡或心脏移植,术后1、5及8年分别为98%、94.9%及93.9%。

Hosein RBM 等[11](2007 年,Birmingham 儿童医院)报道1988～2004 年期间 406 例 Fontan 手术结果,平均手术年龄4.7岁,单心室占99%,早期病死率4.4%,另外4例需要拆除 Fontan 循环。5、10 及 15 年生存率分别为 90%±2%、86%±2%及82%±3%。

d'Udekem Y 等[12](2007 年,墨尔本儿童医院)报道1980～2000 年期间 Fontan 手术 305 例结果,手术早期病死率3%,1990 年后无死亡。20年生存率84%。

Florida 先心病研究所于 1990～2005 年完成 Fontan 手术 237 例,30 d 内总病死率5.1%,最初5 年较高为 8.3%,近年低于5%。胸外科医生协会的资料,2002～2003 年 374 例全腔肺吻合手术,院内病死率为 3.5%。

Khairy P 等[13](2008 年,Boston 儿童医院)报道 261 例 Fontan 手术随访结果。手术病死率逐年下降,围术期死亡占总死亡病例的68%。5、10、15、20 及 25 年无死亡或心脏移植生存率分别为93.7%、89.9%、87.3%、82.6% 及 69.6%。

Rogers LS 等[14](2012 年,费城儿童医院)报道1992～2009 年期间 771 例 Fontan 手术结果,总手术病死率 3.5%,1996 年后为 1%。2003～2009 年与 1992～1997 年比较,分期手术年龄分别为 5.9 月及 7.1 月,Fontan 手术年龄分别为 2.8岁及 1.7岁。

Diller GP 等[15](2010 年)报道多中心资料,1997～2008 年 321 例 Fontan 术后5年无心脏移植生存率86%,心肺运动试验指标与住院风险有关,与死亡及心脏移植风险无关。

Wolff D 等[16](2013 年,荷兰)报道1975～2011 年 203 例 Fontan 手术结果,一期手术占58%,手术年龄 4.5 岁,随访 12 年,总病死率15%,最初 10 年为 26%,近年为 5%。5 年生存率1975～1984 年 71%,2005～2011 年 89%。

Valente AM 等[17](2013 年)报道1973～2007年青少年及成人病例(>15 岁,最大 40 岁)Fontan手术结果。术后5、10、15 年生存率分别为 83%、71%、66%。

Sterwart RD 等[18]报道多中心资料,2 747 例 Fontan 手术(心外管道占 65%,心房侧隧道占45%)病例分析手术类型与早期结果。心外管道Fontan 组术后 Fontan 循环连接拆除或变更及Fontan 循环失败比例显著较高,心房侧隧道Fontan 早期结果较优。

Bartz PJ 等[19](2006 年,Mayo Clinic)报道1975～2004 年期间 142 例内脏异位症接受Fontan 手术的结果。手术年龄平均 9 岁(2～35岁),早期病死率23%,1975～1984 年 50.6%,1985～1994 年 16.5%,1995～2004 年 9.5%。虽然近年的手术病死率明显降低,仍高于同时期三尖瓣闭锁(2%)及左心室双入口(3%)的 Fontan手术病死率。晚期死亡29例。8年生存率57%。

Naito Y 等[20](2010 年,日本)报道1995～2008 年 24 例(平均4.1岁)内脏异位症 Fontan 手术的结果。院内病死率4%,远期病死率8%,再手术占 21%。12 年生存率 86%,无手术生存率77%。

围手术期病死率主要与术前心室功能、肺动脉高压、共同瓣反流及病种(如左心发育不良,内脏异位症)有关。

五、术后远期问题

在临床开展 Fontan 手术 20 年后,Fontan 等对接受"完美(perfect)"Fontan 手术病例应用多元分析进行研究,认为长期生存病例数的下降与

Fontan 循环固有特点有关[21]。再经过 20 年 Kirklin 等研究结果与早期报道相似,即使优化病例选择、手术及处理方法,Fontan 循环仍有恒定的风险影响[22]。因此随着技术进步 Fontan 手术技术逐渐接近"完美",但其固有的缺陷更为明显。临床资料显示近年来 Fontan 手术早期病死率明显降低,但是远期生存率并没有明显改变。Fontan 术后生存者在长期随访过程中死亡的原因主要有心力衰竭、血栓栓塞及猝死等。Fontan 循环衰竭可能经历数年逐渐明显,可以分为心室功能不全、Fontan 循环合并症及慢性 Fontan 循环衰竭。

(一) 心室功能不全[1,23-26]

心力衰竭是 Fontan 手术后长期随访过程中最常见的问题,也是 Fontan 手术远期死亡的主要原因。Gentll 等报道,Fontan 术后发生中、重度心力衰竭约占长期存活病例的 10%,心室舒张末压升高(>12 mmHg)约占长期存活病例的 50%。因心力衰竭死亡在 Fontan 手术后的最初 10 年不多,以后则生存率不断下降。

现有的研究结果提示单心室病例 Fontan 术后短期心功能状态改善,经过数年后心功能进行性降低。多数病例的运动能力减低,预计最大氧耗量为正常的 55%~65%,心排血量及射血分数均降低。在一项多中心随访研究中[27],546 例儿童接受 Fontan 手术后心室射血分数减低的占 27%,舒张功能不全占 72%。收缩及舒张功能不全的发生率在成人阶段持续增加,特别在形态右心室和(或)曾经分期手术时右心室切口的病例。Fontan 术后 5 年,仅有 34.7% 的病例仍能保持术前高的 NYHA 心功能级别。成人病例中运动能力及射血分数均低于儿童及青少年病例。Fontan 循环的心肌收缩力-后负荷及前负荷-后负荷不匹配是运动能力进行性降低及心力衰竭发生的主要因素。早期的慢性低氧血症及心室容量负荷对晚期心力衰竭的发生也有影响。

Fontan 术后改变循环模式,使体循环血管截面积减低和总的血管长度增加,体循环血管阻力必然增高。术后动脉血氧饱和度显著升高及低心排血量导致血管收缩及神经体液的激活也使体循

环阻力增高。术后心室容量负荷减低。心室后负荷增加及前负荷减低的综合作用结果是心室收缩功能减低,但并不影响心室收缩力。心室舒张末期容量减低而使心肌质量/心室容量比值增高。心肌质量/心室容量比值增高提示会存在类似于高血压或肥厚型心肌病时心室顺应性的降低。Fontan 术后早期等容舒张时间延长提示心肌松弛障碍,松弛减慢是继发于松弛的不协调。Fontan 术后病例中常见心室内和心室间传导障碍,心室收缩不同步,延长激动及恢复的时间,在支持体循环右心室中更明显。Fogel 等在 Fontan 术前及术后应用心脏 MRI 检查区域心肌应变发现术后区域室壁功能异常,心底部强于心尖区,下壁呈矛盾收缩运动,上壁运动强。与正常左心室相反,心内膜应变低于心外膜应变。

多数研究结果认为单心室 Fontan 术后长期的心功能状况与心室的解剖特征有关,解剖右心室支持体循环的耐久性存在问题,左室型单心室 Fontan 术后的预后好于右室型单心室。另外,与 Fontan 手术时年龄有关。在 10 岁前手术者,心室重塑改善包括容量、心肌质量及心壁应力,而晚手术者则得不到改善。

Fontan 术后的循环条件不同于正常循环时,传统的心力衰竭治疗措施常得不到满意的治疗效果。血管紧张素转化酶抑制剂(ACEI)可减低心室后负荷,改善心室功能。据报道,有 17%~42% 单心室病例接受 ACEI 治疗,用药比例较前增多,但效果并不满意。

最近报道应用 β 受体阻滞剂如 Carvedilol 治疗儿科心力衰竭病例(包括单心室)取得改善症状及射血分数的效果。有研究发现 Carvedilol 治疗对体循环左心室有益,而对不是体循环左心室无益。

在一项对照研究中发现 Fontan 术后 Sildenafil 治疗可见心肌工作指数(MPI)、整体心室工作指数、速度-时间积分和心率乘积、超声心动图心排量测值明显改善。实验研究证明,Fontan 术后肺血管阻力对心室后负荷的影响较体循环血管阻力更重要,而且还影响心室的前负荷。术后肺血管阻力增高与内皮素-1 增高有关。

应用体外循环稀释超滤或改良超滤技术可以抑制体外循环后血浆内皮素的增高，而减低肺血管阻力。内皮素拮抗剂及磷酸二酯酶抑制剂治疗尚未经大样本资料评估。

避免心室过度超负荷及负荷不足，最大限度保护心功能。如果存在主动脉-肺动脉侧支血管交通时应用弹簧圈堵闭；存在肺动脉分支狭窄时应用球囊及支架扩大；存在 Fontan 手术血管吻合处狭窄时应用介入治疗或手术解除。心房内板障上留孔也可增加心室的充盈。房室瓣反流不增加肺血流量，但增加心室前负荷。房室瓣反流可见于将近 1/3 的 Fontan 术后病例。单心室病例房室瓣反流可进行性加重，导致或加重心功能不全。必要时进行房室瓣整形或置换。以上措施均不能改善心力衰竭时，可考虑心脏移植。儿科心脏移植病例中，包括单心室在内的复杂型先天性心脏病占很大比例。Bernstein 等报道，Fontan 术失败后心脏移植，1、3 及 5 年存活率分别为 76%、70% 和 68%，较其他先天性心脏病或非先天性心脏病心脏移植者稍低。

（二）运动能力及生长发育[24,28]

Fontan 术后病例的运动能力低于其他先心病术后病例。有报道进入青春期最大氧耗量每年下降 1%~3%。Fontan 患者氧耗量平均峰值为 19~28 mL/(kg·min)，为年龄预期值的 50%~60%。一旦运动能力减低接近预期值 45% 则住院风险明显增加。运动能力检测可以客观反映血流动力学或心律状态。

Fontan 术后人群的身高低于正常人群，体重不能适宜地增加常为心排出量不理想的早期指标。根据调查研究，Fontan 术后病例中存在视觉缺陷（30%）、语言缺陷（27%）、听力缺陷（7%），此外尚有一部分病例伴有注意力（46%）、学习（43%）、发育（24%）、行为（23%）问题及焦虑（17%）、压抑（8%）。

（三）发绀[24]

部分 Fontan 手术时板障留孔受 Fontan 循环体循环压增高影响而存在右向左分流。留孔有助于术后血流动力学平衡，但会有一定程度的低氧血症。在没有留孔的病例也会有轻度的低氧血症，因为存在冠状静脉窦引流至左心房或肺内分流所致。静息状态血氧饱和度<90% 提示存在右向左分流或肺动静脉瘘。Fontan 术后体循环静脉压高于肺静脉及肺静脉心房压，可使胚胎期小的或残余的静脉侧支扩大。体静脉侧支多数起源无名静脉，左、右上腔静脉，奇静脉，半奇静脉及肝静脉。体静脉侧支可与肺静脉、肺静脉心房连接或体静脉与冠状窦连接导致发绀。肺动静脉瘘可见于左心房异构病例，其肝静脉回流血不汇入肺循环。心导管造影检查有助于明确侧支发生的原因，进行封堵留孔或堵塞侧支血管可改善低氧血症。

（四）血栓栓塞[23-24,26,29,30]

血栓栓塞可发生在 Fontan 术后早期和远期，是影响病死率及病残率的重要因素。Khairy 等（2008 年）报道在 Fontan 术后远期死亡原因中血栓栓塞占 7.9%，发生血栓栓塞后预后差，病死率在儿童为 25%，在成人为 38%。血栓栓塞可能无临床症状，因此真实的发生率尚不清楚。Monagle 及 Karl（2002 年）综合 1971~2000 年文献相关研究资料，Fontan 手术后发生血栓形成的比例为 3%~16%，发生栓塞事件的占 3%~19%。Coon 等（2001 年）在 592 例 Fontan 手术后超声心动图检查发现心腔内血栓形成占 8.8%，在术后第 1 年超声心动图检查发现血栓形成占 65%。Seipelt 等（2002 年）报道在 101 例 Fontan 手术后发生血栓形成的占 15.3%。Monagle 等[31]（2011 年）在 Fontan 术后随访研究中发现 Aspirin 组及华法林组中血栓形成发生率分别为 21% 及 24%，血栓形成病例中有临床表现的占 28%，血栓由经胸超声心动图发现者占 52%，经食管超声心动图发现者占 84%，20% 的心腔内血栓经食管超声心动图发现，而经胸超声心动图未发现。近年来血栓形成发生率较早期报道增高，这与生存率提高，随访时间延长及检查方法改进有关。血栓栓塞风险不限于心房与肺动脉吻合的 Fontan 术，血栓栓塞事件在心外管道 Fontan 术的发生率，术后 10 年为 7.1%。大样本资料中，心外管道与心房侧隧道 Fontan 术后血栓栓塞事件发生率无差异。McCrindle 等[32]（2013 年）的资料显示 Fontan 术后最初 6 个月及 2 年后血栓形成发生率高。

　　Fontan 手术后血栓栓塞多数发生在 Fontan 循环板障或管道体静脉侧（48%）及肺静脉心房（44%），也可见于残留心室腔或肺动脉结扎后残端。血栓形成后发生脑血管事件的占 15%。Monagle 等报道的资料中，25 例血栓形成均在静脉内，7 例多发性，20 例发生在 Fontan 吻合处。

　　Fontan 术后病例发生血栓形成与多种因素有关，如低心排量、静脉血流模式异常、板障及管道的人工材料、伴低血流的血管盲端及心腔、心律失常、凝血异常等。现有的文献资料显示 Fontan 手术患者的凝血状态变化既有倾向于凝血，也有倾向于出血。蛋白质 C、蛋白质 S、抗凝血酶Ⅲ浓度明显低于正常提示促凝状态，因子Ⅱ、Ⅴ、Ⅶ、Ⅷ及Ⅹ异常增加出血风险。

　　关于 Fontan 术后预防性抗凝药物的应用尚未达成共识。鉴于 Fontan 术后血栓形成的高风险，目前大多根据经验采用抗血小板（Aspirin，ASA）或抗凝（华法林）药物。对照研究资料显示抗血小板与抗凝药物组中血栓形成发生率无差异。以后研究发现华法林作用与 INR 调节有关。抗凝药物本身有风险，特别对易有肝功能不全的病例。有些经验倾向应用 ASA。这方面还需要进一步的临床试验研究，可能要考虑个体化用药的策略，或许要借鉴成人防治房颤新型抗凝药物的经验。Jacob 等提出宜采用多方面措施预防血栓栓塞，除了预防性应用 Aspirin，应避免直接腔静脉插管和中央静脉置管；避免腔静脉出血、损伤或变形；即使血流动力学平衡，术后使用正性肌力药物 48～72 h 以提高心排出量，避免明显增高静脉压；尽可能减低术后早期血栓栓塞的发生。Fontan 手术病例随访中应包括定期超声心动图检查，有疑似脑血管事件时应作头颅 CT 检查。

　　（五）心律失常[1,23-26,33,34]

　　房性心律失常可见于 25%～75% 的远期 Fontan 术后病例，可导致心力衰竭及明显影响生活质量。房性心律失常的发生率因随访时间而不同。随着 Fontan 手术方式的改良，心律失常发生率降低。窦律丧失或显著窦性心动过缓（静息心率至少减少至年龄正常值的 40%）的窦房结功能

不全发生率在心房-肺动脉连接（APC）Fontan 术病例为 30%～40%，LT-Fontan 术病例中约为 3%～25%，EC-Fontan 术病例中为 7%～23%。Fontan 术病例因窦房结功能不全引起心动过缓程度虽不及 TGA Senning 术后病例，但心动过缓或交界性心律对单心室病例血流动力学影响明显。Fontan 术后室上性心动过速（SVT）中心房折返性心动过速超过 80%，还有局灶性房性心动过速、房室结折返性心动过速、旁路连接介导心动过速。7%～15%Fontan 术后病例发生局灶性房性心动过速，房室结折返性心动过速多见于内脏异位症，旁路连接介导心动过速多见于单心室病例。术后 15 年以上无 SVT 的比例在 APC-Fontan 为 35%～62%，LT-Fontan 为 40%～87%。EC-Fontan 术后 5～12 年无 SVT 约为 85%。房性心律失常发生后，心动过速发作次数逐渐频繁，持续时间也逐渐延长，数年后可发展为心房颤动。据报道远期随访 3%～12% 的病例发生室性心动过速。与其他术后先心病相似，室性心动过速是心室功能减低、或继发于电解质紊乱、或药物副反应的表现。Khairy 等报道远期猝死见于 9%Fontan 病例，年发生率为 0.15%。猝死风险与术后法洛四联症及主动脉缩窄相似，低于术后大动脉转位或主动脉狭窄者。

　　心律失常的发生与手术时损伤窦房结及其血供、心房切开心房内缝合、心房肌受压力增高及心房扩大影响以及原有的心脏畸形有关。Fontan 手术时年龄较大、术前存在心律失常及轻度以上的房室瓣反流等也是心律失常发生的高危因素。心律失常发生率在内脏异位症病例中最高，其次为单心室。30%～50%单心室病例未经心脏手术在 20～30 岁发生房性心律失常。猝死的心脏病因包括心律失常及血栓栓塞事件。抗心律失常药物有促心律失常作用，特别在心功能不全时可导致猝死。

　　单心室患者不能耐受持续心动过速，心动过速持续 12～36 h 可发生心力衰竭。心动过速增加发生心房血栓形成的风险。因此，尽可能在 24～48 h 内终止心动过速非常重要。急性发作时可用药物、经食管或心房内起搏、同步直流电转律

等方法治疗。在血流动力学稳定的患者,可用 β 受体阻滞剂 Sotalol。慢性期可选用 β 受体阻滞剂、地高辛,反复发作时可用普鲁卡因胺、Sotalol、普罗帕酮。与其他先心病不同,房性心动过速消融治疗在 Fontan 病例中成功率较低(43%～78%),早期心动过速复发率较高。据报道,导管消融治疗后第 1 年心动过速复发率达 60%。

因房室传导阻滞或重度心动过缓安置起搏器在 LT - Fontan 病例占 3%～18%,EC - Fontan 病例占 3%～7%。心室转位的病例发生房室传导阻滞风险较高,在手术时预先安置起搏电极有利于以后的处理。

心动过速的发生通常存在电机械问题,药物治疗时血流动力学异常继续进展,导致 Fontan 失败后采用心脏移植,早期病死率高。因此,发生心动过速应及时考虑外科手术治疗。Deal 等报道 117 例 Fontan 变更(conversion)及心律失常手术(峡部消融 9 例,改良右心房迷宫手术 38 例,Cox 迷宫手术Ⅲ 70 例)治疗结果。手术病死率 0.8%,平均随访 56 月,心律失常再发生率 12.8%,大部分患者功能状况改善。

由于 Fontan 术后房性心律失常发生率随术后时间增加而增加,并影响病残率,所以定期 Holter 监测心律及心率非常重要。

(六)肝脏合并症[24-26,28,35]

近年来研究发现 Fontan 循环对肝脏有影响。Fontan 术后心腔充盈减少或肺动脉压力升高、回心血量减少等,造成心输出量下降,导致肠道和肝脏供血不足。腔静脉淤血时,肝静脉回流受阻,肝血窦扩张,中央部位肝细胞水肿,使液体进入淋巴系统,当超过淋巴系统回流能力,则漏出到腹腔,形成腹水。此外,肝淤血时,肝窦扩张使中央小叶萎缩,造成肝小叶损伤,激活纤维化过程,肝脏星状细胞和成纤维细胞分化成肌纤维母细胞并分泌促纤维生长因子如转移生长因子 β,导致肝脏纤维组织增生、细胞坏死,最终形成肝纤维化。Fontan 术后肝静脉压较正常增高 3～4 倍。尸检及活检病例资料显示超过 75% 的病例存在肝充血、胆管扩张、肝纤维化和(或)肝硬化。Camposilvan 等

(2008 年)报道 Fontan 术后肝脏合并症(肝大、脾大、肝酶水平增高、血胆红素增高、凝血障碍)发生率为 53%。Baek 等(2010 年)报道 Fontan 术后(11.5±4.4 年)139 例 CT 检查发现肝合并症 57 例,其中有肝硬化(25.9%)、血胆红素增高(20.9%)、血小板低(7.2%)及肝肿块(2.9%)。Asrani 等(2013 年)报道 4 例 Fontan 术后合并肝细胞癌。肝硬化可发生在 25 岁以下的 Fontan 术后 10～15 年的病例,根据以往研究估计肝癌年发生率为 1.5%～5%。肝静脉楔嵌压检测存在跨肝压差的增高提示为充血性肝病。肝脏病理变化程度与距离 Fontan 手术时间、心排量及中央静脉压相关。肝细胞癌及肝腺瘤也与慢性肝脏被动充血有关,可能在肝硬化基础上发生。随访发现,Fontan 术后长期腔静脉压增高导致肝脏血管局灶性瘤样改变,尤其多见于应用胺碘酮治疗心律失常的患者[36]。

Fontan 术后有合并肝纤维化、肝硬化及肿瘤风险,因此应该予以筛查检测。关于 Fontan 术后肝脏合并症的常规筛查方法有争议,常用的血液标志物诊断价值有限。轻度胆红素增高在 Fontan 术后病例中多见,常发生在肝酶增高之前。瞬时弹性(transient elastography)或肝纤维化检测(fibroscan)对肝炎合并肝功能不全病例诊断肝纤维化有帮助,但在充血性心力衰竭或中央静脉压增高病例中应用还不多。Asrani 等报道合并肝细胞癌的病例均有甲胎蛋白水平的增高。但是甲胎蛋白作为血清标志物应用于 Fontan 循环的价值尚不清楚。虽然活检仍然是评估肝脏病理的金标准,但其潜在的并发症风险受到关注。超声或磁共振检查是合适的筛查技术。综合的检查及随访是有益的。

针对肝静脉压增高尚没有特殊的治疗。降低肺动脉压的治疗如扩大或建立板障开窗及磷酸二酯酶-5 抑制剂、前列腺素(prostacyclin)均可降低肺动脉压,并可能降低体静脉压,减轻肝充血程度。心肝移植曾成功地用于 Fontan 病例,移植物的生存率与单独心脏移植和单独肝脏移植相似。

(七)失蛋白性肠病[24-26,28]

失蛋白性肠病(protein-losing enteropathy,

PLE)是 Fontan 术后十分棘手的并发症,临床表现为体液潴留(水肿、腹水、胸水)、慢性腹泻、低蛋白血症等。严重的 PLE 由于抗凝血蛋白的丧失而易于发生血栓栓塞,由于免疫蛋白丧失而易于感染,并常发生营养不良及发育迟缓。尽管 Fontan 手术方法改良,PLE 的发生率仍有 3%～15%。一项多中心回顾性研究,超过 3 000 例 Fontan 术后患者中 PLE 发生率为 3.7%。PLE 的预后差,病死率在 2 年为 30%,5 年为 50%,10 年为 80%。PLE 的发生可早至术后 1 个月,晚至 20 年,常发生在 Fontan 术后 2～3 年。低蛋白血症等临床症状常在病毒感染后明显,可在 4～6 周内自然消退。血清蛋白或白蛋白水平低而没有其他解释可考虑 PLE 诊断。α1 抗胰蛋白酶(AAT)在肝脏内生成,经粪便排泄,可作为肠道蛋白异常渗漏的标志物。AAT 是一种糖蛋白,分子量为 50 kDa,由肝脏合成,肠道内 AAT 不被水解,也不被重吸收,很少由其他器官分泌,当肠道出现非选择性蛋白漏出时,AAT 明显增加。24 h 粪便内 α1 抗胰蛋白酶清除量可为 PLE 诊断的"金标准",但是水平低不能排除 PLE。

PLE 发生的病理生理尚未完全清楚,据临床观察 PLE 与体静脉、右心房压慢性增高,继而下腔静脉、门脉压慢性增高及低心排量有关。当腔静脉压力>12 mmHg,PLE 发生率明显增加。腔静脉压力增高导致淋巴回流障碍,使肠道对小分子量蛋白吸收减少、漏出增多是导致肠道蛋白丢失、低蛋白血症及腹水的主要原因。但并非所有 Fontan 术后腔静脉压力升高患者均并发 PLE,PLE 也有发生在无体静脉压增高的病例。也有人认为慢性充血性心力衰竭引起的炎症与 PLE 发生有关。Fontan 术后患者干扰素 γ 和 TNFα 均升高,TNFα 升高可造成肠道黏膜对蛋白通透性增加。总之,目前认为 PLE 的发生是多种因素共同作用的结果。

发生 PLE 患者必须详细检查血流动力学情况,包括 Fontan 通路梗阻、房室瓣反流、体循环心室流出道梗阻等。如存在血流动力学问题可采用外科手术或介入方法建立板障上通道。内科治疗主要为提高心排量和降低中央静脉压。Merten

等报道应用减低心室后负荷药物、利尿剂、地高辛及补充白蛋白治疗,达到 PLE 缓解或部分改善的占 54%,其余病例均死亡。肾上腺皮质激素或肝素在有些病例中有效。有些病例报道,螺内酯可减轻肠道蛋白的丧失。新近报道 Budesonide 及 Sildenafil 同时口服治疗,Budesonide 为强效类固醇,可在疾病的靶部位回肠处释放。如果对所有治疗均无效果,心脏移植则为仅有的选择。

（八）纤维素性支气管炎[24-26,28]

纤维素性支气管炎(plastic bronchitis,PB)是 Fontan 术后少见的并发症,发生率<1%～2%。PB 特点为支气管管型(cast)形成,并可能导致堵塞而窒息。管型可由炎症碎片和浸润细胞组成,更常见的为非细胞物质——黏蛋白和纤维蛋白组成。支气管黏膜组织改变为肿胀、淋巴管扩张。PB 形成原因及病理生理可能与 PLE 相似。支气管黏膜的完整性破坏而导致蛋白样物质渗漏至气道。如果不被咳出,少量蛋白质物质可引起阻塞。气道节段阻塞导致区域性肺不张、低氧血症。临床特点为慢性咳嗽,反复咳出气道管型及呼吸困难。

PB 的治疗除了采取提高心排出量及降低中央静脉压的措施外,还要注意支气管管型的排出,防止气管阻塞。支气管镜取出阻塞物可为挽救生命的紧急措施。稀薄黏液的药物如气雾吸入尿激酶、组织纤溶酶原激活物或吸入激素、沙丁胺醇、乙酰半胱氨酸及肺物理治疗也可改善症状。扩张肺血管药物可改善心室充盈,增加心排出量。也有应用泼尼松及高分子肝素治疗 PB 的报道。

（九）肺血管阻力增高

尽管肺动脉压或肺血管阻力在接受 Fontan 手术时不高,术后可出现肺动脉压、肺血管阻力增高而导致低心排量、重度低氧血症或 PLE。其机制尚不清楚,可能与 Fontan 手术后缺乏搏动性血流有关。搏动性血流是切变应力介导内源性 NO 释放,继而调节肺血管张力的必需条件。Khamladkone 等报道 Fontan 术后患者的肺血管阻力指数对外源性 NO 的反应降低,提示存在内皮功能不全。Levy 等也发现在 Fontan 失败患者的肺血管中 NO 合成酶呈过度表达。也有报道内皮素-1 表达增高。Fontan 失败病例应用扩肺血管剂如波生坦、前列腺素或 Sildenafil 对减低肺血管阻力有一定的作用。

六、Fontan 循环衰竭的处理[24-26,37-39]

心房与肺动脉连接的 Fontan 术后病例右心房进行性增大导致房性心律失常如房扑或房颤，均可引起低心排量，严重影响患者生活质量。Laks 等（1994 年）首先报道变更（conversion）手术的治疗策略。Bacher 等（2006 年）报道心房与肺动脉连接 Fontan 手术失败 78 例进行变更手术结果。变更手术包括建立心外管道连接下腔静脉与肺动脉，切除部分扩大的右心房及切开房间隔，心律失常手术（右房迷宫或 Cox 迷宫手术伴低温消融），双向上腔静脉与肺动脉吻合，安置心外膜起搏电极。术后早期死亡 1 例，晚期死亡 3 例。变更手术后，绝大部分患者 NYHA 心功能分级明显改善。近期及远期效果和心律失常复发率均较以往报道好。不包括心律失常处理的变更手术，术后发生心律失常的占 75%。同期，Fontan 循环衰竭患者接受心脏移植处理 8 例，早期死亡 1 例，晚期死亡 2 例，5 年生存率 50%。显然，变更手术的效果明显优于心脏移植。对于 Fontan 手术后心功能明显减低、严重心律失常患者应积极采用变更手术治疗。

对于 Fontan 循环衰竭晚期合并多脏器功能不全，不能通过外科或介入手术恢复者，心脏移植是目前唯一的选择。这类患者心脏移植后的死亡风险在现有的报道中并不一致。多数报道中心脏移植后 60 d 内病死率为 7%～67%，平均 27%，高于其他先心病，也有报道无差异。Fontan 术后患者大多曾接受多次手术，许多患者可能存在未被发现的肺血管阻力增高以及 Fontan 循环的异常生理状况，均影响心脏移植的结果。Fontan 术后患者可能接受血制品、带瓣或不带瓣的同种异体管道，可致血循环中抗 HLA 增高，这是影响移植后生存的危险因素。经过移植后早期阶段，长期生存率与其他先心病比较无差别，10 年生存率均为 54%。

七、展望

Fontan 手术经过 40 年的发展已经有了很多

的改进，近年来单心室类严重先心病患儿的生存率明显提高。虽然生命获得挽救，Fontan 循环对机体生理的影响，随着时间的延长，机体多种器官功能发生改变，并可能发生致命的并发症。现在认为 Fontan 手术并不是满意的长期解决方案。术后长期结果的改善基于手术方法的进一步改进及对 Fontan 循环病理生理的了解。Fontan 循环通路的几何形状对于防止能量丧失，维持循环效能极为重要。近年来应用计算机血流模拟，建立患者特别的模型以达到完美的循环通路设计，维持在静息或运动时较高的血流动力学效能。下腔静脉在与右肺动脉连接前的 Y 形设计可以改善 Fontan 循环的压力、效能及血流的分布。

Fontan 手术的长期临床效果主要受到 Fontan 循环特点的影响。今后的进展主要在于对 Fontan 循环病理生理的了解。对 Fontan 术后患者长期随访，不仅要监测血流动力学等指标，也要包括血液、内分泌、肺及消化系统器官功能的监测，希望更多地了解 Fontan 循环影响的特点及规律。

Fontan 循环特点使患者处于慢性心功能不全状态及体循环静脉高压、肺动脉低压，即所谓 Fontan paradox。研究调节体、肺循环策略对将来防治 Fontan 并发症是十分重要的。目前有关干预策略及方法尚无统一意见。Goldbery 等实施的对照临床研究发现，Fontan 术后患者接受西地那非（20 mg，3 次/d）6 周与安慰剂组比较，运动能力及心室功能均得到改善。研究发现在肥厚的右心室心肌中磷酸二酯酶-5 的抑制可改善心肌收缩功能。西地那非不仅有扩张肺血管作用，还有对右心室型单心室的正性肌力作用。除了利尿剂，长期扩张肺血管药物治疗可以作为该类患者的常规治疗[25]。改善血管内皮功能及护肝治疗，如应用多酚（polyphenols）及噻唑烷二酮类（thiazolidinedions，TZDs）也可能为将来研究的内容[24]。

对单心室及 Fontan 循环衰竭的处理，重建肺动脉下心室是一项引人注目的解决方案[1,25]。在过去 10 年已有一些研究开发不同类型的机械泵推动血流进入肺血管。这种机械装置除了优化血流动力学,还要求易植置、足够能源、易移动、血栓形成风险低及有效的红细胞保护。近来血管内经导管旋转式血液泵成为新兴的受青睐的方法。但目前这些研究成果尚未进入临床应用阶段。

参 考 文 献

1. de Leval MR, Deanfield JE. Four decades of Fontan palliation. Nat Rev, Cardiol, 2010,7: 520-527.

2. Said SM, Burkhart HM, Dearani JA. Fontan connections: past, present, and future. World J for pediatr and congenital heart surg, 2012,3: 171-181.

3. Robicsek F, Watts LT. A Preclude to Fontan. Pediatr Cardiol, 2007, 28: 422-425.

4. Gewilling M, Brown SC, Eysken B, et al. The Fontan circulation: who controls cardiac output. Interactive cardiovasc and Thorac Surg, 2010, 10: 428-433.

5. Stern HJ. Fontan "ten commandments" revisited and revised. Pediatr Cardiol, 2010, 31: 1131-1134.

6. Driscoll DJ. Long term results of the Fontan operation. Pediatr Cardiol, 2007, 28: 438-442.

7. Mair D, Puga F, Danielson G. The Fontan procedure for tricuspid atresia: early and late results of a 25 year experience with 216 patients. J Am Coll Cardiol, 2001, 37: 933-939.

8. Alphonso N, Baghai M, Sunders P, et al. Intermediate-term outcome following the Fontan opearteion: a survival, functional and risk factor analysis. Eur J CTS, 2005, 28: 529-533.

9. Gaynor W, Bridges N, Choen M, et al. Predictiors of outcome after the Fontan operation: is hypoplastic left heart syndrome still a factor? J TCS, 2002, 123: 237-245.

10. Mitchell ME, et al. Intermediate outcome after Fontan procedure in the current era. J TCS, 2006, 131: 172.

11. Hosein RBM, Clarke AJB, McGuirk Sp, et al. Factyors influencing early and late outcome following the Fontan procxedure in the current era. The two commandments? Eur JCTS, 2007, 31: 344-353.

12. d'Udekem Y, Iyengar AJ, Cochrane AD, et al. The Fontan procedure. Contemporary techniques have improved long-term outcomes. Circulation, 2007, 116(1): 157-164.

13. Khairy P, Fernandes SM, Mayer Jr JE, et al. Long-term survival, modes of death, and predictors of mortality inpatients with Fontan surgery. Circulation, 2008,117: 85-92.

14. Rogers LS, Glatz AC, Ravishankar C, et al. 18 years of the Fontan operation at a single institution. JACC, 2012,60: 1018-1025.

15. Diller GP, Giardini A, Dimopoulis K, et al. Predictors of morbidity and mortality in contemporary Fontan patients: results from a multicenter study including cardiopulmonary exercise testing in321 patients. Eur Heart J, 2010, 31: 3073-3083.

16. Wolff D, van Melle JP, Eberls T, et al. Trends in mortality (1975-2011) after one-and two-stage Fontan surgery, including bidirectional Glenn through Fontan completion. Eur J Cardio-thoracic Surg, 2013, 2014, 45: 602-609.

17. Valente AM, Lewis M, Vaziri SM, et al. Outcomes of adolescents and adults undergoing primary Fontan procedure. Am J Cardiol, 2013, 112: 1938-1942.

18. Stewart RD, Pasquali SK, Jacobs JP, et al. Contemporary Fontan operation: Association between early outcome and type of cavopulmonary connection. Ann Thorac Surg, 2012, 93: 1254-1261.

19. Bartz PJ, Driscoll DJ, Deavarie JA, et al. Early and late results of the modified Fontan operation for heterotaxy syndrome. 30 years of experience in 142 patients. J Am Coll Cardiol, 2006, 48: 2301-2305.

20. Naito Y, Aoki M, Matsuo K, et al. Intracardiac Fontan procedure for heterotaxy syndrome with complex systemic and pulmonary venous anomalies. Eur Cardio-thorac Surg, 2010, 37: 197-203.

21. Fontan F, Kirklin JW, Fernandez G, et al. Outcome after a "perfect" Fontan operation. Circulation, 1990,81: 1520-1536.

22. Kirklin JK, Brown RN, Bryant AS, et al. Is the "perfect Fontan" operation routinely achievable in the modern era? Cardiol Young, 2008, 18: 238-236.

23. 陈树宝,李小梅. 先天性心脏病术后心功能不全及心律失常//杨思源,陈树宝.小儿心脏病学(第4版).北京:人民卫生出版社,2012.

24. Deal BJ, Jacobs ML. Management of the failing Fontan circulation. Heart, 2011, 98: 1098-1104.

25. Goldberg DJ, Shaddy RE, Ravishankar C, et al. The failing Fontan: etiology, diagnosis and management. Expert Rev Cardiovasc Ther, 2011, 9: 785-793.

26. Mondesert B, Marcitte F, Mongeon FP, et al. Fontan circulation: success or failure? Canadian J

Cardiology, 2013, 29: 811 - 820.

27. Anderson PA, Sleeper LA, Mahony L, et al. Comtemporary outcomes of the Fontan procedures: a Pediatric Heart Network multicenter study. J Am Coll Cardiol, 2008, 52: 85 - 98.

28. Rychik J. Forty years of the Fontan operation: A failed strategy. Semin Thorac Cardiovasc Surg Pediatr Cardiac Surg Annu, 2011, 14: 96 - 100.

29. Goldburg DJ, Dodds K, Rychik J. Rare problems associated with the Fontan circulation. Cardiol Young, 2010, 20(3): 113 - 119 .

30. Canter CE. Preventing thrombosis after the Fontan procedure. J Am Coll Cardiol, 2011, 58: 652 - 653.

31. Monagle P, Cochrane A, Roberts R, et al. A Multicenter, randomized trial comparing heparin/warfarin and acetylsalicylic acid as primary thromboprophylaxis for 2 years after the Fontan procedure in children. J Am Coll Cardiol, 2011, 58: 645 - 651.

32. McCrindle BW, Manlhiot C, Cochrane A, et al. Factors associated with thrombotic complications after the Fontan procedure. J Am Coll Cardiol, 2013, 61: 346 - 353.

33. Deal BJ. Late arrhythmias following Fontan surgery. World J for pediatr congenital heart surg, 2012, 3: 194 - 200.

34. Deal BJ, Mavroudis C, Backer CL. Arrhythmia management in the Fontan patient. Pediatr Cardiol, 2007, 28: 448 - 456.

35. Kiesewetter CH, Sheron N, Vettukattill JJ, et al. Hepatic changes in the failing Fontan circulation. Heart, 2007, 93: 579 - 584.

36. Weisberg IS, Jacobson IM. Cardiovascular diseases and the liver. Clin Liver Dis, 2011, 15(1): 1 - 20.

37. Backer CL, Deal BJ, Mavroudis C, et al. Conversion of the failed Fontan circulation. Cardiol Young, 2006, 16(1): 85 - 91.

38. Ghanayem NS, Berger S, Tweddell JS. Medical management of the Failling Fontan. Pediatr Cardiol, 2007, 28: 465 - 471.

39. Huddleston CB. The failing Fontan: options for surgical therapy. Pediatr Cardiol, 2007, 28: 472 - 476.

第三十四章 先天性心脏病术后监护治疗进展

>>>>>> 徐卓明

先天性心脏术后监护治疗是危重病治疗医学的分支,对降低先心病手术病死率和病残率起到至关重要的作用。随着人们对先心病血流动力学和心功能认识的不断深入,各种先进的监测设备和技术广泛应用于临床实践,对术后并发症早期诊断和及时处理提供了可靠依据。本章从术后低心排量综合征、呼吸管理策略和术后反应性肺高压及肺高压危象的处理等方面介绍先心病术后监护治疗的进展。

一、先心病术后低心排量综合征

先心病术后低心排量综合征(LCOS)是指心脏手术后早期心输出量暂时性的降低,常发生于心室前、后负荷,心肌收缩力和心率、心律异常时。LCOS是术后最为常见且致命的并发症。术后循环监测包括有创、无创,持续或间断,直接或间接测定方法等。常规监测项目如:ECG、动脉血压、经皮氧饱和度(SpO_2)、中心静脉压(central venous pressure,CVP),已经在几乎所有的心脏重症监护室开展,对LCOS的诊断有一定帮助,但不够敏感,直接监测心排血量有助于早期发现LCOS、及时干预并避免心脏骤停的发生。

(一)循环监测

1. 脉搏指示持续心输出量监测(PiCCO)
传统的血流动力学监测通常应用 Swan-Ganz 导管,通过热稀释法测定心输出量。PiCCO 结合热稀释法和脉搏波形轮廓分析技术,在中心静脉快速注射温度指示剂(大多为 $0\sim4℃$ 的冷生理盐水),血液温度随之发生变化,在动脉导管监测段的热敏电阻测量温度的变化,通过分析热稀释曲线,从而得出心输出量。

(1)监测方法:在监测前需放置中心静脉导管(颈内静脉导管)及股动脉导管,PiCCO 监护仪和 PiCCO 心输出量插件和压力插件。其中,压力插件连接股动脉导管,心输出量插件分别连接动脉导管热敏电阻和静脉端水温探头。测量开始从中心静脉注入 $6\sim8$ mL 的冷生理盐水,匀速,4 秒内注射完毕,通过肺循环、体循环达到 PiCCO 动脉导管接收端。按照监护仪屏幕提示操作,将整个热稀释过程绘制成热稀释曲线,自动对该曲线进行分析,得到一系列重要的临床参数。

(2)监测指标

1)心脏前负荷相关指标:胸腔内血容量指数(intrathoracic blood volume index,ITBVI)、全心舒张末期容积指数(global end-diastolic volume index,GEDVI)是反应心脏前负荷的重要指标,其敏感性和特异性较 CVP、PCWP 更强[1,2]。每搏量变异(stroke volume variation,SVV)和脉搏压变异(pulse pressure variation,PPV)表明单位时间内心脏搏动的变异程度,可以更准确地评估心脏前负荷及心血管系统对液体负荷的反应[3,4]。对于术后机械通气的患儿,SVV 和 PPV 作为心脏前负荷的动态参数更优于静态参数。

2)心脏后负荷相关指标:通过脉搏轮廓分析动脉压力波形的形成可以获得每搏输出量参数,经过热稀释法校正后可以得出体循环血管阻力指数（systemic vascular resistance index，SVRI）。肺血管通透性指数（pulmonary vascular permeability index，PVPI）提示右心室后负荷。

3）心肌收缩力监测指标：通过 PiCCO 监测可得出全心射血分数（global ejection fraction，GEF）、心指数（cardiac index，CI）、左心室收缩指数（dp/dt max），用于对心输出量的评估。

4）其他指标：PiCCO 可监测血管外肺水（extravascular lung water，EVLW），相对于采用 PAWP 和胸片，对于肺水肿的判断更为敏感、可靠。若 EVLW 升高伴有 PVPI 升高则表明肺部渗出与炎性反应有关，反之，若 EVLW 升高而 PVPI 正常，提示心源性肺水肿[5]。因此 EVLW 的变化与肺水肿发展密切相关，是目前监测肺水肿的特异性量化指标。

（3）临床意义：婴幼儿复杂型先心病，特别是操作时间较长的手术常合并术后严重 LCOs、全身炎性反应，从而造成多脏器功能不全，甚至死亡。有效的血流动力学监测有助于迅速作出临床决策，是手术成功的重要保障。对于婴幼儿而言，放置 Swan-Ganz 导管创伤大、并发症高，且小婴儿往往没有合适的导管。PiCCO 可以提供患儿的前后负荷、心输出量、肺水等重要监测指标，明显改善预后。但 PiCCO 也有缺点，在婴幼儿存在心内分流的病例中容易出现测量偏差。所以 PiCCO 适用于双心室根治手术患儿的监测。

2. 心阻抗血流图

心阻抗血流图（ICG）是根据心动周期中胸部电生物阻抗（TEB）的变化测定左心室收缩时间和计算心搏出量。其基本原理是欧姆定律（电阻＝电压/电流）。分别在颈部和胸部两侧各贴一对电极，即可同步连续显示 HR、CO 等参数的变化。因此这是一种无创的血流动力学监测方法。

（1）监测指标：通过心阻抗血流图可以测得胸水成分（TFC）、心室加速指数（ACI）、射血前间期（PEP）、左心室射血时间（LVET），通过计算可得出 CO、SV、CI、SVR。

（2）临床意义：ICG 最大的优点是无创、安全、简便，可以快速得出患儿心输出量，及时判断药物的治疗反应，对于休克较为严重、有创动脉监

测实施困难的患儿来说有其独特的优势。由于抗干扰能力差，尤其是不能鉴别异常结果是病情变化引起，还是由于机器本身的因素所致，其绝对值有时变化较大，故在一定程度上限制了其在临床上的广泛使用。

3. 超声监测 心脏超声在心脏重症监护室的应用非常广泛，对于术后解剖状态、心脏收缩及舒张功能的评估十分重要。近年来心脏超声还能评估患儿的容量状态和容量反应性，是传统有创血流动力学监测评估的有益补充。

（1）监测指标：包括静态指标如心脏、大血管内径、流速、容积等以及动态指标即心肺相互关系引导的指标如主动脉流速、上腔静脉塌陷率、下腔静脉扩张指数等。机械通气的患儿，左心室每搏输出量的呼吸变化率可作为容量反应性的指标[6]。在机械通气的患儿中，经胸超声评估的主动脉峰流速呼吸变化率在评估容量负荷时优于 SVV 和 PPV[7]。此外，腔静脉变异度也是指导容量反应性的动态指标，由于机械通气对于胸内压的影响，腔静脉形态会在呼吸周期发生变异，常用的指标是上腔静脉呼吸塌陷率和下腔静脉呼吸扩张率[8,9]。

（2）临床意义：在管理心脏手术术后早期的患儿中，对于容量反应性的评估尤其重要，有效地容量复苏可显著改善心排血量，改善血流动力学。心脏超声对于容量的评估优于心阻抗血流图，但需要操作者经过培训且具有一定的临床经验。若患儿有自主呼吸或存在心律失常，则上述动态指标可能存在一定误差。

4. BNP 和 NT-proBNP BNP 或 NT-proBNP 已成为众多心脏重症监护室常规监测项目，其升高可反映心力衰竭的严重程度[10,11]。术后 BNP 或 NT-proBNP 持续增高提示心脏负荷重，预后不良。根据 BNP 的作用，人工合成的 BNP（hnBNP）已在临床上使用。PRECEDENT 试验[12]比较了静脉应用 hnBNP 和多巴酚丁胺对于急性心力衰竭的作用，结果提示两者均可以改善血流动力学，且不增加心率。

（二）治疗策略

由于心输出量取决于心率和每搏量，每搏量取决于前负荷、后负荷和心肌收缩力，因此 LCOS

治疗集中于优化前、后负荷，尽快诊断残余心脏缺损，预防低氧血症、贫血、酸中毒、电解质失衡，及合理应用改善心肌收缩功能的药物。此外，LCOS的治疗必须明确是左心功能不全还是右心功能不全。

1. 左心功能不全

（1）提高心肌收缩力：左心功能不全的患儿常存在不同程度的心肌收缩功能障碍，正性肌力药物和血管扩张剂有助于重建足够的心肌功能。为达到发挥药物的最大效应且副反应最小的目的，推荐使用多种药物小剂量联合使用。药物选择包括儿茶酚胺类药物（多巴胺、多巴酚丁胺、肾上腺素等）、磷酸二酯酶抑制剂（米力农、氨力农等）、钙剂等（图 34 - 1）[13]。

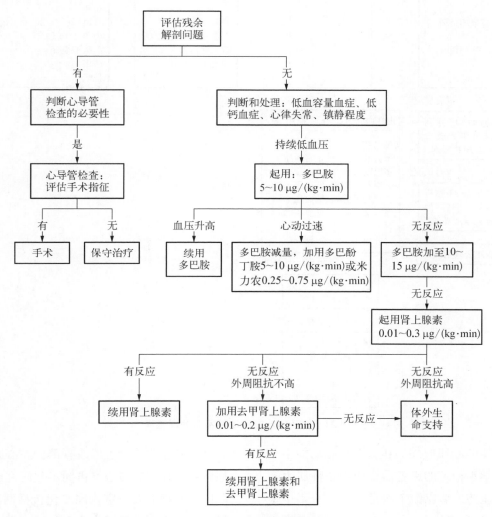

图 34 - 1　LCOS 左心功能不全处理流程

（2）确保足够的前负荷：左心房压反映左心室前负荷，为有效血容量的最可靠指标。先心病术后适宜的左心房压是 8～12 mm Hg。心脏手术后为维持心脏功能常需高于正常的心室充盈压（前负荷），这与术后心室顺应性下降有关。如左心肌梗死阻型先心病（如主动脉缩窄、二尖瓣狭窄、主动脉弓中断、左心发育不良综合征等）或左心室肥厚顺应性较差的患儿需要稍高的左心

房压。TAPVC 纠治术后容易发生呼吸功能不全，故应在维持足够心排出量的同时尽可能保持较低的心房压。新生儿大动脉转位术、二尖瓣整形、完全性肺静脉异位引流术后补充容量切忌过快。

（3）降低后负荷：左心后负荷升高对先心病术后的心脏极其不利，若高剂量儿茶酚胺类药物无法避免，降低后负荷或血管扩张剂治疗可对抗

儿茶酚胺类药物的血管收缩作用。临床多选用硝普钠、米力农、硝酸甘油及卡托普利等。

2. 右心功能不全

（1）最佳的右心室前、后负荷：临床正确评估右心室衰竭时最佳的前负荷仍具有挑战性。一般

来说，右心室衰竭患者和明显容量超负荷情况下，积极应用利尿剂是有益的。规范处理术后反应性肺动脉高压能够改善右心室功能，肺血管靶向性扩张剂可以选择性扩张肺血管、降低右心室后负荷，从而改善右心室的功能（图 34 - 2）[14]。

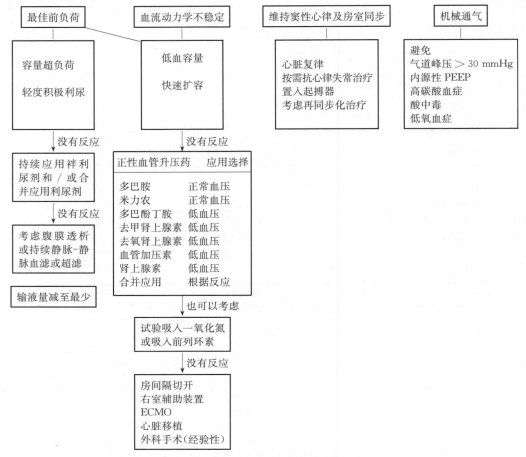

图 34 - 2 LCOS 右心功能不全处理流程

（2）最佳的心肌收缩力：急性右心功能不全伴血流动力学不稳定的患者需要使用正性肌力药物和血管加压药。多巴酚丁胺是右心室衰竭中最常用的正性肌力药物[15]。对于肺动脉高压的患者，2～5 μg/(kg·min)剂量的多巴酚丁胺可以提高心排出量并降低肺血管阻力。当多巴酚丁胺引起心动过速或使用β受体阻滞剂的患者应首选米力农。

（3）维持窦性节律：右心衰竭时维持窦性心律并控制心率非常重要。高度房室传导阻滞影响血流动力学的稳定性，必要时应立即使用房室顺序起搏并复律不稳定的心动过速。双心室起搏或

心脏再同步化治疗可以改善部分左心衰竭患者的症状和生存率。右心室再同步化研究还处于起始阶段。衰竭的右心室再同步化包括两种类型：体循环型右心室的再同步化和肺循环型右心室的再同步化。Dubin 等[16]报道一项多中心的研究，结果表明心脏再同步化治疗既可以提高体循环型右心室的射血分数，也可以提高肺循环型右心室的射血分数。一个小样本的研究也提示急性右心室再同步化可以改善血流动力学[17]。今后的研究将有助于明确再同步化的长期效果、最佳起搏部位和最佳的预后指标。

（4）右心室辅助装置：常规治疗无效的急性

右心室衰竭患者,采用右心室辅助装置机械支持可作为心脏移植的过渡治疗。右心室辅助装置最常见的指征是严重右心室衰竭、心脏移植或大面积肺栓塞。

二、先心病术后呼吸支持进展

机械通气是先心病术后必不可缺少的治疗手段。近年来机械通气理念及设备不断进步和更新,给予心脏术后机械通气策略提供了新的思路。

(一)保持自主呼吸在长期机械通气中的重要性

先心病术后机械通气的管理源于对心肺交互关系的深入认识。由于负压机械通气不增加胸内压的特点,对右心功能不全病例而言优于正压机械通气,这些观点已经在较早期的研究中得到证实[18,19]。

1. 机械通气时胸内压对心肺关系的影响

由于负压机械通气不建立人工气道,而且受到胸腔表面的管道、设备等影响,在先心病术后的应用有一定的局限性,所以正压机械通气仍为先心病术后治疗中的主流。从正压机械通气的发展历程来看,呼吸模式经历了从控制通气向辅助呼吸演变的过程,随着对机械通气的认识不断深入,在治疗过程中保持患儿自主呼吸并提供一定的呼吸支持,可以尽可能降低正压通气时的胸内压,其重要意义已被越来越多的临床医生认可。

在一项急性呼吸窘迫综合征(acute respiratory distress syndrome, ARDS)的研究中显示[20],机械通气时保持患者自主呼吸能够提供尽可能高水平的 PEEP 使肺泡复张,同时限制胸内压以减少对右心功能的影响。保持患者自主呼吸的气道压力释放通气(airway pressure release ventilation, APRV)模式时,由于肺血管阻力降低,可以使 ARDS 患者的右心室舒张末期容积、每搏输出量、心脏指数、动脉血氧分压、氧供和混合静脉血氧饱和度得到改善[21]。Walsh 等[22]对 TOF 和 Fontan 术后右心功能不全为主要表现的病例在机械通气时保持自主呼吸,结果显示 APRV 可以降低胸内压,改善肺灌注,基于心肺交互关系,可能进一步改善胸内压相关的其他血流动力学指标如心脏指数。

2. 机械通气时保持良好人机关系的重要性

虽然保持自主呼吸为先心病术后机械通气提出了新思路,但是保持自主呼吸相应产生的人机对抗或者人机不协调需要临床医生密切关注。提供合适的通气支持,并保持良好的人机协调是对机械通气的挑战。传统的辅助通气模式,通过监测呼吸回路中压力、流速和容量等气动信号,控制呼吸机完成触发、切换等过程。随着呼吸机支持程度的增加,气动信号逐步减小,可能导致人机不同步和患者呼吸做功增加[23,24]。过度地增加辅助水平,可因过度扩张而使呼气切换延迟,使机械通气的吸气相一直持续到患者的神经呼气相,也可以使神经呼气相延迟,从而导致神经呼吸形态变得缓慢[25,26]。在梗阻性肺疾病患者低水平压力支持通气流速切换时,可能发生明显的呼气切换延迟导致内源性 PEEP 的增加,从而发生触发延迟和无效触发[27],使机械通气频率低于患者的实际神经呼吸频率。

最近研究显示,人机不同步现象无论在成人[28,29]还是婴幼儿[30]的机械通气中都是相当普遍的现象。人机不同步可因跨肺压增高导致肺损伤的风险增大[31],并导致对镇静剂或肌松剂的需求增加,甚至延长机械通气的时间[29]。由于人机不协调导致患儿的躁动不安,可能增加意外拔管率,至血流动力学波动[32,33]。小婴儿对于镇静剂的代谢存在个体差异,有效剂量也存在个体差异[33]。密切观察病情变化和呼吸指标,对疾病做出正确地评价后选择合理的通气方式十分重要。

3. 长时间机械通气不容忽视的问题

虽然机械通气被认为是一项拯救生命的治疗措施,但是长时间的机械通气可以导致膈肌细胞的凋亡和功能减弱,也称为机械通气导致的膈肌功能不全(ventilator-induced diaphragm dysfunction, VIDD)。Levine 等[34]通过胸腹部手术志愿者和器官捐献者之间的比较发现,器官捐献者机械通气 18~69 h 与短时间机械通气相比存在明显的膈肌纤维凋亡的证据。在接受机械通气者中的超声检查证实[35],机械通气病例在通气 48 h 内出现膈肌变薄。有研究证明[36],膈肌"训练"可以给撤离呼吸机困难的病例提供成功撤离的机会。近年已经有动物实验结果提示 VIDD 发生的信号转导途径，并且为膈肌功能恢复提供实验研究依据[37,38]。

（二）机械通气新模式给 ICU 治疗带来的变革

随着计算机技术的进步，现阶段新的闭环通气模式主要包括适应性支持通气（adaptive-support ventilation，ASV）、比例辅助通气（proportional assist ventilation，PAV）、SMART CARE 以及神经调节辅助通气（nuerally adjusted ventilator assist，NAVA）。传统控制模式中，随着患者呼吸努力的增加，呼吸机提供的支持下降或者不变会造成患者呼吸做功增加，呼吸肌疲劳。在新的闭环通气模式中，随着患者呼吸努力的增加，呼吸机提供的支持亦增加。有作者认为[39]，闭环通气模式可以减少在 ICU 工作中因为人力不足造成的错误。

ASV 通气模式时呼吸机通过频率和潮气量与分钟通气量之间的关系为患者提供最佳的肺泡通气，减少死腔量。Gruber 等[40]的研究显示，ASV 模式可以缩短冠状动脉手术后的插管时间。但是随机对照研究结果显示[41]，ASV 和压力支持通气相比，在机械通气时间上没有明显的差异。SMART CARE/PS 系统是德尔格呼吸机提供的新工具，增加了呼气末二氧化碳监测，并可以根据患者的肺部情况给予最低、最合适的压力支持。但是随机对照研究显示，SMART CARE 并没有显示出脱机和减少使用镇静剂的优势[42]。比例辅助通气使辅助程度直接与患者的肺部情况相关，所以在顺应性突然变化的时候比压力支持通气更能够合理地为患者减负。

在神经调节辅助通气问世以前，从理论上讲，人机不协调问题无法避免。1999 年 Sinderby 等[43]在 Nature 杂志上发表了关于呼吸衰竭时通过神经调节来控制机械通气的报道，标志着利用鼻胃管上的感知电极，监测膈肌电信号（diaphragm electrical activity，EAdi）来提供机械通气的技术趋于成熟，为改变机械通气现状提供值得期待的前景。NAVA 通过 EAdi 感知患者呼吸中枢的冲动，了解实际通气需要并触发呼吸机，

根据 EAdi 的强度，呼吸机按一定比例（NAVA 水平）为患者提供合适的通气支持，从而实现由患者的神经冲动直接控制呼吸机工作的目标[44,45]。

Sinderby 等[28]在健康志愿者中的 NAVA 研究显示，最大努力吸气时 NAVA 可以安全有效地减轻呼吸肌负荷，并且不存在呼气切换失败，也不会发生肺过度扩张。高水平 NAVA 时，除了最大限度地为膈肌去负荷以外，EAdi 仍然存在并且可以控制呼吸机。NAVA 模式具有防止过度辅助及有效避免因过度辅助而出现的相应风险的优势。最近几项关于 NAVA 和压力支持通气（pressure support ventilation，PSV）在机械通气成人患者中的研究均显示，不管何种水平的辅助，患者的动脉血气分析均类似。但是在 PSV 通气时，为患者提供较高的支持水平会使患者 EAdi 峰值明显受抑制，表现为大潮气量和低呼吸频率的呼吸状态，而 NAVA 可以避免这种过度辅助现象的发生[46,47]。Piquilloud 等[48]在慢性梗阻性肺疾病的患者中进行 PSV 和 NAVA 的比较研究显示，在 PSV 通气模式时，患者的呼吸形态会因提高支持水平而发生呼气切换延迟，有的患者可能出现触发失败，NAVA 模式可减少触发延迟和呼气切换延迟的发生，并使触发失败现象消失。Colombo 等[49]关于成人急性肺损伤患者的研究证明，NAVA 在人机同步方面具有十分明显的优势，非同步指数（asynchrony index，AI）超过 10% 的患者，PSV 模式时有 36%，而在 NAVA 模式时为 0。Terzi 等[50]在 ARDS 患者恢复自主呼吸时比较 PSV 和 NAVA 发现，PSV 随着支持水平的增高 AI 明显增高，而不同的触发方式和不同的支持水平并不影响 NAVA 模式为患者提供稳定的潮气量，也不会增加 AI，神经触发可能有利于降低人-机不同步的发生，改善人机关系。近期国内的研究[51]也显示，NAVA 在呼吸机触发、呼气切换及防止过度通气方面较 PSV 更具优势。

在婴幼儿和儿童中的研究证明，应用 NAVA 模式进行机械通气是安全有效的。大部分患儿以神经触发和切换为主，神经触发优先占 68%（中位数），神经切换优先占 88%（中位数）[52]。Breatnach 等[53]在儿童中应用 NAVA 研究显示，

65%±21%为神经触发而35%为气动触发,85%±8%为神经切换而15%为气动切换,人机同步性在NAVA时优于PSV。以上两项研究均显示,NAVA时气道压力明显降低,证实NAVA在保持良好的人机关系的同时,还能通过保持更低的气道压力从而减少机械通气的相关肺损伤。另一项关于新生儿急性肺损伤(ALI)中应用NAVA的研究显示[54],NAVA模式在仰卧位和俯卧位均能安全有效地实施,NAVA模式时的人机同步性均优于PSV模式。Beck等[55]在低出生体重儿中应用NAVA的研究显示,NAVA时神经呼气时间较长并且呼吸频率相应较低,传统的机械通气模式时呼气切换比NAVA提前,呼吸机为患儿提供的压力和患儿的EAdi之间不具备相关性,表现出明显的人机不同步现象。Alander M等[56]在鼠的脓毒血症模型的研究发现,为了达到同样的动脉二氧化碳水平,在PSV模式时需要更高的分钟通气量,吸气时间较短而呼吸频率较高,并仅在PSV时发生无效呼吸,该研究结果将是对极低出生体重儿等危重症早产儿机械通气的启发。

由于无创通气时存在不同程度的泄漏,将会影响控制触发或者切换的气动信号,使得人机关系恶化甚至可能导致无创通气失败。这样的问题在使用不带套囊的气管插管有明显漏气的时候同样存在。由于NAVA触发、辅助和切换均依赖于EAdi的特点,可以在存在明显漏气的时候仍保持人机同步性。Beck J等[57]在兔的模型中先后使用有创插管和无创鼻塞NAVA通气,虽然无创通气时EAdi的水平较有创时增高,但是可以通过NAVA支持水平的调整使EAdi恢复到有创通气时的水平,并且触发延迟和呼气切换延迟的现象并没有恶化。Moerer O等[58]通过健康志愿者的头盔无创通气时气动触发和神经触发的比较显示,得到与有创通气时相类似的结果,神经触发和呼气切换可以减小因增加支持水平和增加呼吸频率时对人机同步性的影响,呼吸舒适度在神经触发时明显优于气动触发时。在随后的极低出生体重儿的研究中显示[55],呼气切换延迟在有创NAVA通气和无创鼻塞NAVA通气时没有差异,即使是存在严重漏气,NAVA仍可以改善极

低出生体重儿的人机关系。

(三)机械通气时呼吸功能监测和呼吸机撤离预示指标

1. 无创实时呼吸功能监测

在电阻抗断层成像(electrical impedance tomography,EIT)技术面世之前,机械通气患者呼吸功能的临床监测均依赖呼吸机提供的参数,如气道压力、顺应性等,这些指标会受较多因素影响。EIT技术通过皮肤上的电极片监测胸腔内电阻的变化,在床边实时提供肺内通气状况和区域/全肺容积变化[59-61]。Bikker等[62]通过EIT技术接受机械通气患者提供在不同呼气末正压(positive end expiratory pressure,PEEP)时不同肺区域的容量变化。另一项研究显示[63],EIT技术可以对ICU机械通气患者,在PEEP标准化递减时为患者肺部的重力依赖区和非依赖区的肺泡通气情况变化提供客观依据。这些研究结果说明EIT可以作为接受机械通气患者特别是ARDS患者合理设定PEEP和动态选择的参考依据。Krause等[64]报道EIT用于评价儿童和青少年心脏手术后不同区域肺通气状态。胸腔引流管、起搏导线和重症监护的环境不会干扰EIT的监测。EIT技术也可以用于新生儿呼吸窘迫综合征治疗的监测[65]。

2. 呼吸机撤离的预示指标

机械通气的成功撤离是心脏重症监护治疗成功的重要组成部分。

(1)传统的撤机预示指标:浅快呼吸指数(rapid shallow breathing index,RSBI)和气道闭合压(occlusion pressure,P0.1)是较早被用于预测能否成功撤离呼吸机的指标。Capdevila XJ等[66]研究显示,撤离呼吸机失败患者,P0.1和P0.1/最大吸气流速比值及浅快呼吸指数都明显高于成功撤离组。在成人呼吸衰竭患者研究中[67],P0.1可随病情好转而下降,P0.1可用作判定呼衰病情发展,并预测能否成功撤机的参考指标。由于儿童呼吸频率和潮气量范围变化大以及呼吸肌力量弱等特点,P0.1或RSBI等指标在儿科病例中的应用报道较少。Thiagarajan RR等[68]就浅快呼吸指数和顺应性、阻力、氧合、压力

指数（compliance，resistance，oxygenation，and pressure index，CROP index）在儿童中对撤离呼吸机预判价值的研究中显示，撤离呼吸机失败的儿童 RSBI 明显高于成功撤离组，而相应的 CROP 指数较低。

（2）心脏多普勒超声在撤机预判中的意义：近年来的研究显示，经胸心脏多普勒超声检查能够为心源性原因接受机械通气的患者提供撤离呼吸机的预示指标。Moschietto S 等[69]研究显示，通过经胸多普勒超声评价二尖瓣多普勒 E 峰血流速/瓣环组织多普勒 Ea 波速比值能够预示撤离呼吸机失败，舒张功能不全与撤离呼吸机失败明显相关。自主呼吸试验（spontaneous breath test，SBT）时左心室舒张功能无相应的上升是撤离呼吸机失败的危险因素。相反，收缩功能不全并不能提示撤离呼吸机的结局。Gerbaud 等[70]在心力衰竭的患者中的研究显示，成功撤离呼吸机患者在 SBT 末的心脏指数明显增高，而撤机失败的患者则保持不变。E/Ea 比例在撤离呼吸机失败患者中明显增高，而成功撤离呼吸机患者中则保持不变。

（3）血浆生物标记物对撤离呼吸机的预示作用

Ma 等[71]关于成人手术后呼吸衰竭的研究中显示，撤离呼吸机失败患者 SBT 末血浆 NT-proBNP 水平明显高于成功撤离组，可以作为预判的辅助指标。Gerbaud 等[70]也发现 NT-proBNP 在撤离呼吸机失败患者中明显增高，而成功撤离呼吸机的患者中则保持稳定。Lara 等[72]在成人体外循环下冠状动脉移植术后研究显示，撤离呼吸机失败患者的 BNP 水平无论是在刚入 ICU 时还是 SBT 末期都明显高于成功撤离呼吸机组，多因素分析显示，SBT 末高 BNP 水平是撤离呼吸机失败的独立危险因素。

三、先心病术后肺动脉高压管理策略

由于术前肺血管阻力（PVR）已经升高及体外循环引起的肺血管内皮细胞损伤、肺血管收缩等原因引起术后早期（<30 d）肺动脉压力仍高于正常即为术后反应性肺高压（reactive pulmonary

hypertension，RPH）。当肺动脉压力迅速上升、达到或超过体循环压力，体循环压力下降，中心静脉压上升，临床出现发绀、心率增快、肝脏增大、尿量减少、高碳酸血症、代谢性酸中毒等现象时称为 PH 危象（pulmonary hypertensive crisis，PHC）。PHC 时通过心室间的相互作用，扩张的右心室使室间隔左移而影响左心室前负荷，继而导致体循环心排出量的降低而危及患儿生命。术后 RPH 及 PHC 是先心病术后早期常见的并发症及死亡原因。各类先心病患儿在外科根治术后有 15%～18%的患儿 PVR 仍有持续升高。术后迟发性 PH 是指这类患儿在术后远期（>6 月）仍存在或再次出现的 PH。国外随访资料表明，相对于艾森曼格综合征保守治疗的患儿，此类患儿的预后要差得多。对于这类患儿，在术后应毫不犹豫地将其视为特发性肺动脉高压（IPAH）来治疗，目前报道较少[73]。

（一）支持治疗

在儿童和新生儿各种疾病合并 PH 中，发生 PHC 往往是致命的。治疗包括持续的肌松和镇静；机械通气保证中度过度通气和适宜的氧合，维持 $PaCO_2$ 30～35 mmHg，PaO_2 90～100 mmHg；维持中度的碱血症，pH 维持在 7.50～7.55，予 5%碳酸氢钠 2 mL/kg 静脉滴注；维持适宜血细胞比容（35%～40%）；正性肌力药物维持良好心功能，静脉滴注米力农[0.5～0.75 μg/（kg·min）]；应用特异性的肺血管扩张剂，吸入一氧化氮（10～80 ppm），以最低有效剂量达到最佳治疗效果，同时监测二氧化氮（<3 ppm）和高铁血红蛋白浓度（<3%），或使用吸入伊洛前列素，每次 300～800 μg/kg 注射用水稀释至 2 mL，雾化吸入 10 min。

当 PH 患儿出现心脏骤停时，除了实施标准的传统复苏以外，更需要考虑纠正高碳酸血症，给予充分的液体复苏，吸入 NO、伊洛前列素或静脉使用前列环素类药物。如果在复苏早期在高质量的高级生命支持治疗基础上予以体外膜肺氧合（extracorporeal membrane oxygenation，ECMO）加以衔接，可逆性 PH 的患儿可能从中获益。

（二）肺血管扩张剂

1. 前列环素类 静脉注射用依前列醇是

首先在欧美上市的前列环素类药物,研究显示该药能改善 PH 患者的血流动力学、活动耐量以及生活质量,但是必须留置中心静脉输液通道,因而增加栓塞概率和脓毒血症的危险[73,74],国内尚未广泛应用。贝前列素是唯一能口服的前列环素类药物,在一项随机试验中[75],特发性肺动脉高压患儿在服用贝前列环素 3 个月后活动耐量明显增加。

伊洛前列素是一类相对稳定的前列环素衍生物[76],目前作为吸入性药物在国内广泛应用于小儿 PH。研究证实[77]伊洛前列素能增加 cAMP,有效降低 PVR,吸入伊洛前列素可替代 NO 治疗,与传统的 NO 吸入相比,通过呼吸机雾化吸入伊洛前列素更加方便,易于控制剂量,毒副反应小,不容易出现反跳,改善心输出量的作用更加显著。然而有研究显示,仅 35% 患儿吸入伊洛前列素后可以改善 WHO 功能分级[78]。吸入伊洛前列素可能会出现急性支气管收缩副反应,且由于需要频繁的雾化吸入(6～9 次/d),导致治疗的依从性差。推荐吸入伊洛前列素的剂量为:每次 300～800 μg/kg 注射用水稀释至 2 mL,雾化吸入 10 min,每天 6～9 次。

2. 内皮素受体拮抗剂　内皮素(ET-1)是由内皮细胞产生的强效血管收缩肽,通过两种受体亚型(ET$_A$、ET$_B$)发挥作用。ETA、ETB 受体均介导血管平滑肌的收缩,但是 ETB 受体还可以诱导 NO 及前列环素的释放而舒张血管。

波生坦为口服的 ET-1 受体拮抗剂(ETRA),广泛应用于小儿 PH 患者。BREATHE-5[79]试验证实波生坦能有效降低 PVR、肺动脉压力,增加活动耐量。波生坦的主要副反应是肝功能损伤[80]。美国 FDA 规定应用波生坦的患儿至

少每月检测一次肝功能,肝功能明显异常的患儿不能应用波生坦。口服波生坦的目标剂量为:<10 kg 7.8125 mg bid po;10～15 kg 15.625 mg bid po;15～20 kg 31.25 mg bid po;20～40 kg 31.25～62.5 mg bid po;40～60 kg 62.5～125 mg bid po。具体给药方法:最初 2～4 周剂量为目标剂量的一半,如果患儿耐受良好,增加至目标剂量[78]。安立生坦可选择性阻断 ETA 受体,改善成人 PH 患者的运动耐量及功能分级,但目前对于安立生坦用于小儿 PH 的临床研究资料较少[79]。

3. 磷酸二酯酶-5 抑制剂(PDE-5)　磷酸二酯酶-5 抑制剂西地那非经 FDA 批准用于治疗成人中、重度 PH,以往广泛应用于小儿 PH 治疗。近期研究[81]表明长期使用西地那非会明显增加死亡风险,美国 FDA 已发出警告,对 1～17 岁的患者不推荐使用西地那非。

(三)靶向治疗

PH 的基因治疗是许多实验中心目前和今后的研究热点。将与 PH 发病相关的调节基因通过重组 DNA 技术使其在体内表达为 PH 的治疗开辟一条新的途径。近期 PH 病理学深入的研究为靶向治疗提供了广阔的前景,尤其是针对血管的舒缩因子,细胞生长、增殖及凋亡相关的细胞因子[82]。研究表明,采用基因工程技术将 NOS 基因导入体内,使其过度表达可减轻和改善 PH 的病变程度[83]。相关的治疗方法还包括血小板源性生长因子受体阻断剂、可溶性鸟苷酸环化酶活化剂及激活剂、Rho 激酶、他汀类制剂、5-羟色胺信号因子等[84]。然而这些研究目前大多处于动物实验和临床试验的初期阶段,能否广泛用于小儿 PH 的治疗还有待进一步的研究。

参 考 文 献

1. Bindels AJ, van der Hoeven JG, Graafland AD, et al. Relationships between volume and pressure measurements and stroke volume in critically ill patients. Crit Care, 2000, 4(3): 193-199.

2. Küntscher MV, Czermak C, Blome-Eberwein S, et al. Transcardiopulmonary thermal dye versus single thermodilution methods for assessment of intrathoracic blood volume and extravascular lung water in major burn resuscitation. J Burn Care Rehabil, 2003, 24(3): 142-147.

3. Wiesenack C, Fiegl C, Keyser A, et al. Assessment of fluid responsiveness in mechanically ventilated

cardiac surgical patients. Eur J Anaesthesiol，2005，22(9)：658-665.

4. Preisman S，Kogan S，Berkenstadt H，et al. Predicting fluid responsiveness in patients undergoing cardiac surgery：functional haemodynamic parameters including the Respiratory Systolic Variation Test and static preload indicators. Br J Anaesth，2005，95(6)：746-755.

5. Fernández-Mondéjar E，Rivera-Fernández R，García-Delgado M，et al. Small increases in extravascular lung water are accurately detected by transpulmonary thermodilution. J Trauma，2005，59(6)：1420-1423.

6. Gerstle J，Shahul S，Mahmood F. Echocardiographically derived parameters of fluid responsiveness. Int Anesthesiol Clin，2010，48(1)：37-44.

7. Durand P，Chevret L，Essouri S，et al. Respiratoryvariations in aortic blood flow predict fluid responsiveness in ventilated children. Intensive Care Med，2008，34：888-894.

8. Feissel M，Michard F，Faller J-P，et al. The respiratory variation in inferior vena cava diameter as a guide to fluid therapy. Intensive Care Med，2004，30：1834-1837.

9. Vieillard-Baron A，Chergui K，Rabiller A，et al. Superior vena cava collapsibility as a gauge of volume status in ventilated septic patients. Intensive Care Med，2004，30：1734-1739.

10. Wahlander H，Westerlind A，Lindstedt G，et al. Increaaased levels of brain and atrial natriuretic peptide in control children from the neonatal to adolescent period and in children with congestive heart failure. Pediatrics，2002，110：e76.

11. 武育蓉，陈树宝，孙锟等. 现有儿科心力衰竭诊断标准及脑利钠肽对先天性心脏病合并心力衰竭的诊断价值. 中华儿科杂志，2006，44(10)：728-732.

12. Catsuragi N，Morishita R，Nakamura N，et al. Periostin as a novel factor responsible for ventricular dilation. Circulation，2004，110：1806-1813.

13. 丁文祥，苏肇伉，史珍英等. 小儿心脏外科重症监护手册. 上海. 上海世界图书出版公司，2009.

14. Haddad FL，Doyle R，Murphy DJ，Hunt SA. Right ventricular function in cardiovascular disease，part II：pathophysiology，clinical importance，and management of right ventricular failure. Circulation，2008，117(13)：1717-1731.

15. Vizza CD，Rocca GD，Roma AD，et al. Acute hemodynamic effects of inhaled nitric oxide，dobutamine and a combination of the two in patients with mild to moderate secondary pulmonary hypertension. Crit Care，2001，5：355-361.

16. Dubin AM，Janousek J，Rhee E，et al. Resynchronization therapy in pediatric and congenital heart disease patients：an international multicenter study. J Am Coll Cardiol，2005，46：2277-2283.

17. Dubin AM，Feinstein JA，Reddy VM，et al. Electrical resynchronization：a novel therapy for the failing right ventricle. Circulation，2003，107：2287-2289.

18. Shekerdemian LS，Shore DF，Lincoln C，et al. Negative-pressure ventilation improves cardiac output after right heart surgery. Circulation，1996，94(9)：II49-55.

19. Shekerdemian LS，Bush A，Shore DF，et al. Cardiorespiratory responses to negative pressure ventilation after tetralogy of fallot repair：a hemodynamic tool for patients with a low-output state. J Am Coll Cardiol，1999，33(2)：549-555.

20. Pichot C，Picoche A，Saboya-Steinbach MI，et al. Combination of clonidine sedation and spontaneous breathing-pressure support upon acute respiratory distress syndrome：a feasibility study in four patients. Acta anaesthesiologica Belgica，2012，63(3)：127-133.

21. Putensen CL，Mutz NJ，Putensen-Himmer G，et al. Spontaneous breathing during ventilatory support improves ventilation-perfusion distributions in patients with acute respiratory distress syndrome. American journal of respiratory and critical care medicine，1999，159(4 Pt 1)：1241-1248.

22. Walsh MA，Merat M，La Rotta G，et al. Airway pressure release ventilation improves pulmonary blood flow in infants after cardiac surgery. Crit Care Med，2011，39(12)：2599-2604.

23. Beck J，Campoccia F，Allo JC，et al. Improved synchrony and respiratory unloading by neurally adjusted ventilatory assist（NAVA）in lung-injured rabbits. Pediatr Res，2007，61：289-294.

24. Tassaux D，Gainnier M，Battisti A，et al. Impact of expiratory trigger setting on delayed cycling and inspiratory muscle workload. Am J Respir Crit Care Med，2005，172：1283-1289.

25. Beck J，Gottfried SB，Navalesi P，et al. Electrical activity of the diaphragm during pressure support ventilation in acute respiratory failure. Am J Respir Crit Care Med，2001，164：419-424.

26. Kondili E，Prinianakis G，Anastasaki M，et al. Acute effects of ventilator settings on respiratory motor output in patients with acute lung injury.

Intensive Care Med, 2001, 27: 1147-1157.

27. Younes M, Kun J, Webster K, et al. Response of ventilator-dependent patients to delayed opening of exhalation valve. Am J Respir Crit Care Med, 2002, 166: 21-30.

28. Beck J, Gottfried SB, Navalesi P, et al. Electrical activity of the diaphragm during pressure support ventilation in acute respiratory failure. Am J Respir Crit Care Med, 2001, 164: 419-424.

29. Thille AW, Rodriguez P, Cabello B, et al. Patient-ventilator asynchrony during assisted mechanical ventilation. Intensive Care Med, 2006, 32: 1515-1522.

30. Beck J, Tucci M, Emeriaud G, et al. Prolonged neural expiratory time induced by mechanical ventilation in infants. Pediatr Res, 2004, 55: 747-754.

31. Tremblay LN, Slutsky AS. Ventilator-induced injury: from barotraumas to biotrauma. Proc Assoc Am Physicians, 1998, 110: 482-488.

32. Treggiari MM, Romand JA, Yanez ND, et al. Randomized trial of light versus deep sedation on mental health after critical illness. Crit Care Med, 2009, 37: 2527-2534.

33. Martin PH, Murthy BV, Petros AJ. Metabolic, biochemical and haemodynamic effects of infusion of propofol for long-term sedation of children undergoing intensive care. Br J Anaesth, 1997, 79: 276-279.

34. Levine S, Nguyen T, Taylor N, et al. Rapid disuse atrophy of diaphragm fibers in mechanically ventilated humans. N Engl J Med, 2008, 358(13): 1327-1335.

35. Grosu HB, Lee YI, Lee J, et al. Diaphragm muscle thinning in patients who are mechanically ventilated. Chest, 2012, 142(6): 1455-1460.

36. Daniel Martin A, Smith BK, Gabrielli A. Mechanical ventilation, diaphragm weakness and weaning: a rehabilitation perspective. Respir Physiol Neurobiol, 2013, 189(2): 377-383.

37. Bruells CS, Maes K, Rossaint R, et al. Prolonged mechanical ventilation alters the expression pattern of angio-neogenetic factors in a pre-clinical rat model. PLoS One, 2013, 8(8): e70524.

38. Bruells CS, Bergs I1, Rossaint R1, et al. Recovery of diaphragm function following mechanical ventilation in a rodent model. PLoS One, 2014, 9(1): e87460.

39. Tehrani FT. Automatic control of mechanical ventilation. Part 1: theory and history of the

technology. J Clin Monit Comput, 2008, 22(6): 409-415.

40. Gruber PC, Gomersall CD, Leung P, et al. Randomized controlled trial comparing adaptive-support ventilation with pressure-regulated volume-controlled ventilation with automode in weaning patients after cardiac surgery. Anesthesiology, 2008, 109(1): 81-87.

41. Dongelmans DA, Veelo DP, Paulus F, et al. Weaning automation with adaptive support ventilation: a randomized controlled trial in cardiothoracic surgery patients. Anesth Analg, 2009, 108(2): 565-571.

42. Rose L, Presneill JJ, Johnston L, et al. A randomised, controlled trial of conventional versus automated weaning from mechanical ventilation using SmartCare/PS. Intensive Care Med, 2008, 34(10): 1788-1795.

43. Sinderby C, Navalesi P, Beck J, et al. Neural control of mechanical ventilation in respiratory failure. Nat Med, 1999, 5: 1433-1436.

44. Sinderby C, Beck J. Proportional assist ventilation and neurally adjusted ventilatory assist-better approaches to patient ventilator synchrony. Clin Chest Med, 2008, 29: 329-342.

45. Sinderby C, Beck J, Spahija J, et al. Inspiratory muscle unloading by neurally adjusted ventilatory assist during maximal inspiratory efforts in healthy subjects. Chest, 2007, 131: 711-717.

46. Verbrugghe W, Jorens PG. Neurally adjusted ventilatory assist: a ventilation tool or a ventilation toy? Respir Care, 2011, 56: 327-335.

47. Spahija J, de Marchie M, Albert M, et al. Patient-ventilator interaction during pressure support ventilation and neurally adjusted ventilatory assist. Crit Care Med, 2010, 38: 518-526.

48. Piquilloud L, Vignaux L, Bialais E, et al. Neurally adjusted ventilatory assist improves patient-ventilator interaction. Intensive Care Med, 2011, 37: 263-271.

49. Colombo D, Cammarota G, Bergamaschi V, et al. Physiologic response to varying levels of pressure support and neurally adjusted ventilatory assist in patients with acute respiratory failure. Intensive Care Med, 2008, 34: 2010-2018.

50. Terzi N, Pelieu I, Guittet I, et al. Neurally adjusted ventilatory assist in patients recovering spontaneous breathing after acute respiratory distress syndrome: Physiological evaluation. Crit Care Med, 2010, 38: 1830-1837.

51. 吴晓燕,黄英姿,杨毅等.神经电活动辅助通气对急性呼吸窘迫综合征患者人机同步性的影响.中华结核和呼吸杂志,2009,7：508-512.

52. Bengtsson JA，Edberg KE. Neurally adjusted ventilatory assist in children：An observational study. Pediatr Crit Care Med, 2010, 11：253-257.

53. Breatnach C，Conlon NP，Stack M，et al. A prospective crossover comparison of neurally adjusted ventilatory assist and pressure-support ventilation in a pediatric and neonatal intensive care unit population. Pediatr Crit Care Med, 2010, 11：7-11.

54. 朱丽敏,徐卓明,季罡等.不同体位下不同模式机械通气对新生儿心脏直视术后急性肺损伤的影响.中华医学杂志,2010,18：1260-1263.

55. Beck J，Reilly M，Grasselli G，et al. Patient-ventilator interaction during neurally adjusted ventilatory assist in low birth weight infants. Pediatr Res, 2009, 65：663-668.

56. Alander M，Peltoniemi O，Pokka T，et al. Comparison of pressure-，flow-，and NAVA-triggering in pediatric and neonatal ventilatory care. Pediatr Pulmonol, 2012, 47：76-83.

57. Beck J，Brander L，Slutsky AS，et al. Non-invasive neurally adjusted ventilatory assist in rabbits with acute lung injury. Intensive Care Med, 2008, 34(2)：316-323.

58. Moerer O，Beck J，Brander L，et al. Subject-ventilator synchrony during neural versus pneumatically triggered non-invasive helmet ventilation. Intensive Care Med, 2008, 34：1615-1623.

59. Frerichs I，Dargaville PA，Dudykevych T，et al. Electrical impedance tomography：a method for monitoring regional lung aeration and tidal volume distribution？ Intensive Care Med, 2003, 29：2312-2316.

60. Putensen C，Wrigge H，Zinserling J. Electrical impedance tomography guided ventilation therapy. Curr Opin Crit Care, 2007, 13：344-350.

61. Zhao Z，Steinmann D，Frerichs I，et al. PEEP titration guided by ventilation homogeneity：a feasibility study using electrical impedance tomography. Crit Care, 2010, 14：R8.

62. Bikker IG，Preis C，Egal M，et al. Electrical impedance tomography measured at two thoracic levels can visualize the ventilation distribution changes at the bedside during a decremental positive end-expiratory lung pressure trial. Crit Care, 2011, 15(4)：R193.

63. Bikker IG，Leonhardt S，Reis Miranda D，et al. Bedside measurement of changes in lung impedance to monitor alveolar ventilation in dependent and non-dependent parts by electrical impedance tomography during a positive end-expiratory pressure trial in mechanically ventilated intensive care unit patients. Crit Care, 2010, 14(3)：R100.

64. Krause U，Becker K，Hahn G，et al. Monitoring of Regional Lung Ventilation Using Electrical Impedance Tomography After Cardiac Surgery in Infants and Children. Pediatr Cardiol, 2014.

65. Chatziioannidis I，Samaras T，Nikolaidis N. Electrical Impedance Tomography：a new study method for neonatal Respiratory Distress Syndrome？ Hippokratia, 2011, 15(3)：211-215.

66. Capdevila XJ，Perrigault PF，Perey PJ，et al. Occlusion pressure and its ratio to maximum inspiratory pressure are useful predictors for successful extubation following T-piece weaning trial. Chest, 1995, 108(2)：482-489.

67. 徐风平,钮善福,蔡映云等.口腔闭合压用于脱离呼吸机的预估.上海医科大学学报,1993,20(2)：134-137.

68. Thiagarajan RR，Bratton SL，Martin LD，et al. Predictors of successful extubation in children. Am J Respir Crit Care Med, 1999, 160：1562-1566.

69. Moschietto S，Doyen D，Grech L，et al. Transthoracic Echocardiography with Doppler Tissue Imaging predicts weaning failure from mechanical ventilation：evolution of the left ventricle relaxation rate during a spontaneous breathing trial is the key factor in weaning outcome. Crit Care, 2012, 16(3)：R81.

70. Gerbaud E，Erickson M，Grenouillet-Delacre M，et al. Echocardiographic evaluation and N-terminal pro-brain natriuretic peptide measurement of patients hospitalized for heart failure during weaning from mechanical ventilation. Minerva Anestesiol, 2012, 78(4)：415-425.

71. Ma G，Liao W，Qiu J，et al. N-terminal prohormone B-type natriuretic peptide and weaning outcome in postoperative patients with pulmonary complications. J Int Med Res, 2013, 41(5)：1612-1621.

72. Lara TM，Hajjar LA，de Almeida JP，et al. High levels of B-type natriuretic peptide predict weaning failure from mechanical ventilation in adult patients after cardiac surgery. Clinics（Sao Paulo），2013, 68(1)：33-38.

73. Barst R. How has epoprostenol changed the outcome for patients with pulmonary arterial hypertension？ Int J Clin Pract Suppl, 2010, 168：23-32.

74. Yung D，Widlitz AC，Rosenzweig EB，et al. Outcomes in children with IPAH. Circulation, 2004, 110：660-665.

75. Doran AK，Ivy DD，Barst RJ，et al. Guidelines for the prevention of central venous catheter-related blood stream infections with prostanoid therapy for pulmonary arterial hypertension. Int J Clin Pract，2008，62(160)：5-9.

76. Tissot C，Ivy DD，Beghetti M. Medical therapy for pediatric pulmonary arterial hypertension. J Pediatr，2010，157：528-532.

77. Ivy DD，Doran AK，Smith KJ，et al. Short-and long-term effects of inhaled iloprost therapy in children with pulmonary arterial hypertension. J Am Coll Cardiol，2008，51：161-169.

78. Beghetti M，Galiè N. Eisenmenger syndrome：a clinical perspective in a new therapeutic era of pulmonary arterial hypertension. J Am Coll Cardiol，2009，53(9)：733-740.

79. Galie N，Beghetti M，Gatzoulis MA，et al. Bosentan therapy in patients with Eisenmenger's syndrome：a multicenter, double-blind, randomized, placebo-controlled study. Circulation，2006，114 (1)：48-54.

80. Suntharalingam J，Hodgkins D，Cafferty FH，et al. Does rapid dose titration affect the hepatic safety profile of Bosentan? Vascular Pharmacol. 2006；44 (6)：508-512.

81. http：//www. fda. gov/Drugs/DrugSafety/ucm317123. htm.

82. Erzurum S，Rounds SI，Stevens T，et al. Strategic plan for lung vascular research：an NHLBIORDR workshop report. Am J Respir Crit Care Med，2010，182：1554-1562.

83. Leyen HE，Dzau VJ. Therapeutic potential of nitric oxide synthase gene manipulation. Circulation，2001，103：2760-2765.

84. Galiè N，Hoeper MM，Humbert M，et al. Guidelines for the diagnosis and treatment of pulmonary hypertension. Task Force for Diagnosis and Treatment of Pulmonary Hypertension of European Society of Cardiology (ESC)；European Respiratory Society (ERS)；International Society of Heart and Lung Transplantation (ISHLT)，Eur Respir J，2009，34：1219-1263.

第三部分
心肌疾病及心力衰竭

第三十五章　心肌炎发病机制研究进展

>>>>>> 孙景辉　于　侠

心肌炎是各种感染及非感染性因素引发的心肌炎性反应，以心肌细胞的坏死和间质炎性细胞浸润为主要表现，可以累及心肌细胞、间质及血管成分、心瓣膜、心包，最终导致心脏结构损害。多种感染及非感染因素都可以引起心肌炎，如病毒、细菌、螺旋体、立克次体、真菌、寄生虫、药物等，病毒感染是引起心肌炎最常见的原因。由于心肌炎的病因不同，发病机制各有差异。

一、病毒性心肌炎

（一）常见病毒

病毒性心肌炎（viral myocarditis，VMC）是病毒感染所致的心肌细胞的变性或坏死。可表现为心肌局灶性或弥漫性病变。引起病毒性心肌炎的病毒有几十种，常见有柯萨奇病毒、腺病毒、埃可病毒、巨细胞病毒、EB病毒、疱疹病毒、流感病毒、脊髓灰质炎病毒、麻疹病毒、风疹病毒、流行性腮腺炎病毒、乙肝病毒、丙肝病毒、细小病毒B19、人类疱疹病毒6型（human herpers viruses，HHV6）、人类免疫缺陷病毒（human immunodeficiency virus，HIV）等。过去人们认为柯萨奇病毒是引起病毒性心肌炎的主要病毒，但2003年Bowles等[1]对1988~2000年间死于心肌炎的624名患者进行尸检，结果显示腺病毒检出率最高，尤其是儿童病例。近几年更有研究证明细小病毒B19是心肌炎的常见病原体，尤其是急性病毒性心肌炎。在急性心肌炎患者的心肌血管内皮细胞中细小病毒B19的病毒载量是慢性心肌炎或对照组的1万倍，由此可见细小病毒B19与急性心肌炎具有相关性[2]。欧洲学者研究报道心肌炎患者以细小病毒B19感染为主[3]。HHV6也是心肌炎常见病原体。尸检结果显示，HIV感染患者超过半数曾患有心肌炎[4]，随着全球HIV感染率的增加，HIV也是心肌炎的重要病原体之一。

（二）发病机制

在病毒感染的初期，病毒通过复制直接裂解心肌细胞，从而激活自然杀伤（natural killer，NK）细胞、IFN-γ及NO参与天然免疫反应，抗原提呈细胞随之吞噬释放的病毒颗粒及心肌蛋白，并从心脏迁移到淋巴结，心肌炎急性期持续数天，大部分的患者在这个阶段恢复而没有后遗症。部分患者进入第二阶段，该阶段T细胞和抗体直接对抗病毒和一些心肌抗原，如肌球蛋白和β₁受体等，细胞因子如TNF、IL-1、IL-6，病毒抗体及心肌蛋白激活，加速心肌损伤，导致更强大的炎性反应，此期可持续数周到数月。在此阶段，大部分患者病毒被清除，免疫反应被下调，病情恢复。然而仍然有小部分患者病毒或炎性反应持续存在，心肌持续性炎症引起心肌重构，机体免疫反应导致细胞因子释放引起炎性反应，最终发展成炎症性心肌病[2,4]。

1. 病毒的直接作用　病毒感染可直接引起心肌细胞的变性、坏死或功能失调。嗜心肌病毒通过呼吸道或消化道进入机体，通过细胞膜上特异性受体侵入心肌细胞，如柯萨奇B组病毒（coxsackievirus B，CVB）和腺病毒作用于柯萨奇病毒-腺病毒受体(coxsackievirus and adenovirus receptor，CAR)。CAR是一种细胞膜上的受体，为免疫球蛋白超家族成员，其功能类似黏附因子，为CVB及腺病毒等多种肠道病毒的共同多功能受体，是CVB所有6个血清型感染心肌细胞的主要受体。CAR在感染宿主细胞过程中起着抗原识别和介导作用，其表达水平和分布在VMC易感性上起决定性作用[5]。CAR在幼年大鼠心脏中表达很丰富，而且分布于整个心肌细胞表面.这可能是新生儿和儿童对VMC易感性高的主要原因[6]。

衰变加速因子(deflecting decay accelerating factor，DAF)是靶细胞膜上存在的另一类具有黏附功能的分子，是增强CVB与CAR-DAF受体复合物结合效率的辅助受体，有助于CVB通过CAR介导的吞噬作用及其后发生的病毒复制。CAR的表达升高出现在炎性细胞浸润之前，随着疾病慢性化，CAR表达逐渐下降。DAF与CAR形成复合体，可增加CVB感染效率，且可能使病毒毒性增强，但DAF单独不能导致CVB感染，因为其不能介导黏附后事件的发生。

腺病毒与特异性整合素($\alpha_{\gamma\beta}3$和$\alpha_{\gamma\beta}5$)形成受体复合物[7]。整合素$\alpha_{\gamma\beta}5$可使得腺病毒更易侵入细胞。病毒与受体结合后，黏附于细胞膜上，然后脱去蛋白衣壳，病毒核酸进入细胞内，并逐步将其RNA转入细胞核内，进行病毒复制破坏心肌细胞。

病毒感染心肌细胞后，可产生病毒蛋白，导致心肌细胞功能障碍和细胞凋亡，CVB3蛋白酶2A在被感染的心肌细胞中可以裂解抗肌萎缩糖蛋白，进而损伤心肌细胞的骨架结构的完整性，导致细胞通透性增加，肌膜易破裂，从而导致心肌细胞变性坏死。在炎症细胞浸润前即可发现由CVB直接介导的细胞溶解，这一机制在暴发性心肌炎中可能起关键作用。病毒感染除直接导致心肌细胞结构破坏、功能损害外，还可激活Fas/FasL通路、Bcl22家族、Caspase家族启动心肌细胞凋亡，导致心肌细胞损伤、细胞丢失、心功能减退，尤其是VMC炎症早期，并且和病毒毒力有关[8]。

病毒在心肌内持续存在是VMC由急性发展为慢性阶段的重要原因之一。心肌内存在一部分可以保持DNA的复制状态而不分裂的心肌细胞，病毒可以感染成纤维细胞、内皮细胞等有分裂能力的细胞，也可以感染这些尚未分裂的心肌细胞。日后此类细胞的分裂使得病毒持续存在。病毒的直接损伤还可导致炎性细胞大量浸润，心肌细胞肥大、变性、坏死、溶解，心肌损伤后的纤维化可导致不可逆的左心功能障碍和传导系统病变，进一步诱发心肌重构，最终进展为心肌病。

2. 免疫机制 在VMC的演变过程中，细胞免疫反应、体液免疫反应、自身免疫反应等多种因素都参与心肌细胞的损伤及修复过程。

(1) 细胞免疫：大量研究表明，在VMC的早期细胞介导的免疫反应在VMC的发生发展中起重要作用。参与VMC细胞免疫过程的主要包括NK细胞、T淋巴细胞和巨噬细胞等。病毒感染后第1周以NK细胞反应为主，第2周以T细胞反应为主。

① NK细胞：NK细胞和巨噬细胞是VMC感染早期主要的浸润细胞。在VMC感染后3 d内NK细胞即被活化并达到高峰，通过释放颗粒酶、穿孔素和表达FasL直接杀死病毒感染的心肌细胞，清除病毒，使患者康复。因此病毒感染心肌细胞后，NK细胞是机体免疫系统清除病毒、保护宿主的第一道防线。

NK细胞是不同于T、B细胞的大颗粒淋巴细胞。来源于骨髓，属于固有免疫细胞。主要分布于外周淋巴器官及循环系统，无须抗原的预先刺激与活化即可发挥细胞毒效应，并可分泌多种细胞因子及趋化因子。干扰素及巨噬细胞来源的细胞因子如：IL-12、IL-15、IL-18等均是NK细胞极强的活化因子，NK细胞活化过程迅速，在趋化介质的作用下离开血液循环系统进入到外周组织部位，在病毒感染后2~3 d NK细胞即可聚集于感染灶，杀伤被感染细胞。同时通过其分泌的可溶性因子如IFN、TNF、IL-3、GM-CSF、M-CSF等招募活化中性粒细胞、巨噬细胞、树突状细胞及触发获得性免疫应答[9]。

NK细胞杀伤靶细胞体现MHC非限制性，以

"丢失自我"识别模式来识别病毒感染的靶细胞和突变细胞。如 NK 细胞表面抑制性受体可识别正常体细胞表面 MHC I 类分子,此种识别启动对其细胞毒活性的抑制作用[10]。当 NK 细胞与病毒感染细胞接触时,被病毒感染的细胞 MHC I 类分子表达减弱,NK 细胞认为"丢失自我",则激活 NK 细胞的细胞毒作用,释放穿孔素、颗粒酶等到细胞间隙,并在钙离子的存在下迅速附着于靶细胞膜,穿孔素单体插入靶细胞膜,并多聚化形成跨膜孔道,使细胞膜的渗透性增加,最后导致靶细胞发生渗透性溶解或凋亡。同时,与穿孔素共存于效应细胞胞质颗粒中的颗粒酶等,也可经穿孔素孔道进入靶细胞,并激活细胞内切酶系统,使 DNA 降解而致细胞凋亡[11]。NK 细胞还可表达 FasL 等诱导病毒感染的心肌细胞凋亡。VMC 时由于心肌细胞受到病毒的攻击,这时机体的 NK 细胞识别被病毒感染的心肌细胞,发挥非特异性杀伤作用,同时清除病毒。穿孔素是 NK 细胞杀伤病毒感染的心肌细胞的主要效应蛋白。因此,穿孔素在杀灭、清除受病毒感染的心肌细胞、抑制病毒的复制方面起积极作用。

②T 细胞:病毒的直接损伤和 NK 细胞浸润导致病毒感染的心肌细胞溶解和凋亡,随着 NK 细胞浸润达到高潮,炎症逐渐减轻,大部分患者经过短暂的炎性反应后可以痊愈。只有约 30% 的患者进入到第二阶段的免疫细胞浸润,开始出现 T 细胞浸润(包括辅助 T 细胞和细胞毒 T 细胞等)[12]。在病毒感染的第 2 周,T 淋巴细胞代替 NK 细胞和巨噬细胞成为主要的心肌浸润细胞。

CD8+ T 细胞(CTL)被激活后,通过释放穿孔素/颗粒酶介导杀伤靶细胞;还可通过 Fas/FasL 作用诱导细胞凋亡,产生细胞毒性细胞因子如 TNF - α。穿孔素诱导靶细胞溶解坏死或凋亡,适量表达对心肌有保护作用,过量表达则表现为非特异性杀伤,广泛而严重地损伤心肌[5]。Fas/FasL 向细胞传递程序性死亡信号,使心肌细胞在数小时内发生凋亡。CD4+ T 细胞是一种辅助 T 淋巴细胞,在不同的细胞因子环境下,初始 CD4+ T 细胞可分化为 4 类 T 细胞亚群,即:Th1、Th2、调节性 T 细胞(Treg)和辅助性 T 淋巴细胞 17(Th17)。

T 细胞的大部分效应功能是通过细胞因子介导的,所以分泌不同细胞因子的细胞就有不同的功能,如 Th1 细胞产生炎症细胞因子如 IL - 2、TNF - α、INF - γ,在 VMC 早期占优势,而 Th2 细胞产生 IL - 4、IL - 5、IL - 10、IL - 13 等细胞因子,在 VMC 恢复期比例升高。这些细胞因子在心肌炎不同阶段起不同作用。当 CVB 等致心肌炎病毒感染心脏后,Th1 和 Th2 细胞平衡失调,诱导多种细胞因子产生。在 VMC 早期由于 Th1 占优势,总的趋势是促进炎症发展。TNF - α 可直接抑制心肌细胞的收缩,促进细胞的凋亡,上调黏附分子,增强淋巴细胞与内皮细胞的结合,导致相应炎症介质的合成和释放,趋化和激活中性粒细胞,活化淋巴细胞,激发针对细菌和病毒的炎性反应,过度表达的 TNF - α 可以引起心肌炎和充血性心力衰竭。INF - γ 主要由浸润的 NK 细胞在急性心肌炎早期阶段合成,除了具有抑制病毒复制作用外,还具有免疫调节作用。INF - γ 可激活 NK 细胞发挥抗病毒作用,也可以通过诱导产生诱导型的 NO 合成酶(iNOS),使 NO 增加来发挥抗病毒作用。IL - 10 由 Th2 细胞产生,一般在感染后 5 d 开始表达,7 d 达高峰[13],IL - 10 可拮抗 Th1 细胞分泌的促炎因子的过度释放,限制炎性反应,避免过度免疫反应导致的组织损伤,在免疫调节方面起重要作用。

Th17 是新近发现的一种以分泌 IL - 17 为特征的新型的 CD4+ T 细胞亚群,可以介导自身免疫。在 VMC 的急性期,Th17 细胞对 VMC 体内 B 细胞介导的体液免疫应答可能有调控作用,其机制可能与通过 IL - 17 和 IL - 17R 特异性结合而导致 B 细胞在淋巴器官生发中心中的迁移减慢有关[14]。同时 Th17 又参与了 VMC 的慢性反应过程。Yamashita 等[15]研究指出:在 VMC 的发展过程中,Th17 可能通过分泌 IL - 17 产生持续的炎性反应而参与了病毒性心肌炎的慢性过程。在 VMC 小鼠模型中观察到,病毒感染后 2 周,Th17 明显升高,IL - 17 和 Th17 特异性转录因子 RORγt 也同时增加。IL - 17 可以诱导 TNF - α 表达,TNF - α 的释放可增加 CAR 在心肌细胞的表达,进一步加强慢性感染和炎性反应以及抗体的产生,这又延长了炎性反应过程。

调节性 T 细胞(Treg)通过分泌 IL - 10 和 TGF - β 减轻 VMC 炎性反应,这些细胞不但表达 CD4,也表达 IL - 2 受体 α 亚单位 CD25。Hubert 等[16]研究报道,移植 CD4+、CD25+ 调节性 T 细胞到感染 CVB3 的 VMC 小鼠模型中,可使小鼠病毒滴度下降,免疫细胞浸润减轻。病毒滴度下降与 TNF - α 减少和 CAR 表达减少有关。因此 Treg 在 VMC 心肌损伤过程中起保护作用。

(2) 体液免疫:病毒感染数天后,机体抗原提呈细胞能识别、摄取病毒释放的物质和某些心脏蛋白,从而活化适应性免疫反应,产生针对病毒的中和抗体以进一步清除病毒。病毒 RNA 也可以产生具有抗原特异性的病毒颗粒,诱导心肌特异性免疫反应导致心肌损伤[17]。另外,心肌细胞损伤后,作为隐蔽抗原的肌凝蛋白、肌球蛋白、抗心肌 G 蛋白耦联抗体等心肌抗体就会被释放出来与免疫系统接触,诱导机体产生自身免疫反应,发生自身免疫损伤。嗜心肌病毒表面与肌凝蛋白等具有相似的抗原表位发生分子模拟机制,T 细胞通过识别宿主和微生物的抗原表位而促进自身免疫反应的发生和发展。激活对它有交叉反应的 T 细胞从而引发自身免疫反应。持久的免疫反应可最终演变为慢性心肌炎及心力衰竭。

细胞内抗原暴露可激活 Toll 样受体(Toll-like receptors,TLRs),后者是近几年来发现的宿主抗病原微生物的免疫应答中起重要作用的一种模式识别受体,是连接天然免疫和获得性免疫的桥梁,是机体维持自身稳定的一条重要调控途径。TLR 家族有 11 个成员,与病毒性心肌炎关系密切的有 TLR3 及 TLR4。TLR4 通过一系列中间信号转导分子,可进一步激活核因子 κB(nuclear factor kappa B,NF - κB),后者可引起一系列炎性应答包括炎性细胞因子释放和细胞黏附分子产生,尤其是 TNF - α、IL - 1 等原发性促炎介质的增加,导致相应炎症介质的合成和释放,趋化和激活中性粒细胞,活化淋巴细胞,激发针对细菌和病毒的炎性反应。反过来,促炎介质又进一步激活 NF - κB,形成正反馈的级联放大效应,最终导致不可恢复的心肌损伤[18]。但 TLR3 与其他 TLRs

信号转导的不同之处在于不依赖转接蛋白髓样分化因子 88(myeloid differentiation factor 88,MyD88),而是依赖能诱导产生 TRIF,即所谓的 TRIF 途径,通过识别病毒双链 RNA(double stranded RNA,dsRNA),后者是病毒复制过程中普遍存在的中间产物,TLR3 与 dsRNA 结合后通过上调干扰素抑制病毒复制,在宿主抗病毒免疫反应中发挥重要作用[19]。TLR3 识别病原体后激活先天性免疫应答,上调刺激分子的表达,诱导细胞因子释放介导炎性反应、诱导 I 型干扰素释放介导抗病毒天然免疫,另外它还以一种极端的方式保护宿主,即诱导细胞凋亡。

(3) 生化损伤:CVB 感染心肌后,中性粒细胞吞噬病毒以及免疫反应产生抗体复合物、补体等可产生大量超氧阴离子自由基而损伤心肌。心肌缺血、缺氧时能量代谢障碍,可产生氧自由基,可导致细胞内活性氧增多引起细胞核断裂、多糖解聚、不饱和脂肪酸过氧化而损伤心肌[20]。在自身免疫反应中过量产生的 NO 可损伤心肌细胞和抑制心肌收缩力。同时 CVB 感染后心肌细胞钙负荷超载,诱导心肌细胞凋亡,亦是引起 VMC 心肌损害的发病机制之一[21]。

(4) 心肌纤维化:经过数周至数月的免疫损伤阶段,大部分患者免疫反应逐渐下调,逐渐恢复。仍有部分患者转至慢性炎症阶段,发生心肌纤维化、心室重构,致使病毒性心肌炎发展成炎症性心肌病。并不是只有发展到慢性期才有心肌纤维化,而是 VMC 各期心脏间质都可见到胶原纤维增生,但急性期、恢复期、慢性期胶原增生的机制及性质不同,对机体的作用也各不相同。急性期少量修复性纤维化,主要为 Ⅲ 型胶原纤维增生,有利于机体恢复。恢复期则有修复性大量纤维化和反应性纤维化,Ⅰ 型、Ⅲ 型胶原纤维增生并存。慢性期由于慢性炎症引起的大量单纯反应性纤维化,间质胶原网络中主要为 Ⅰ 型、Ⅱ 型胶原大量增生性重建,增生的胶原纤维顺应性差,导致心功能减低。

病毒性心肌炎病程中基质蛋白的沉积导致了心脏的重塑并最终引起心脏纤维化,此过程中多种因子及蛋白参与其中。吴岚[22]等研究报道,在小鼠病毒性心肌炎模型中,随着心肌纤维化的逐渐加重,骨膜蛋白 mRNA 的表达量也逐渐增加,两者呈线性正相关,提示骨膜蛋白可能参与了病毒性心肌炎心肌纤维化过程。

基质金属蛋白酶(MMPs)是一组蛋白水解酶类,可广泛降解细胞外基质中的各种成分,在组织纤维化和重构的发生过程中起极其重要的作用。MMPs 和基质金属蛋白酶组织抑制剂(TIMPs)主要维持分解和合成心肌胶原的动态平衡。当 MMPs 表达一过性升高和 TIMPs 延缓的持续高表达,可使 MMPs/TIMPs 的平衡遭到破坏,心肌胶原合成增多,心肌纤维化发生[6]。

另外,血管紧张素 Ⅱ(angiotensin Ⅱ,Ang Ⅱ)、转化生长因子-β(TGF-β)、结缔组织生长因子(connective tissue growth factor,CTGF)、TNF-α、IL-1、IL-17 等因子也参与了心肌纤维化过程。

二、细菌性心肌炎

任何类型细菌都可能引起心肌炎,导致心肌炎的常见的细菌有葡萄球菌、链球菌、肺炎球菌、脑膜炎球菌、白喉杆菌、沙门菌属、流感嗜血杆菌、布氏杆菌、李斯特菌等,但相对少见。细菌感染可导致局部组织化脓坏死,产毒细菌例如白喉杆菌,可通过毒素作用直接引起心脏严重损伤。细菌产物可导致免疫反应进而引起心肌损伤。

1. 链球菌　典型的是 A 组乙型溶血性链球菌感染引起的风湿性心肌炎,其机制主要是细菌细胞壁外层蛋白质中 M 蛋白和 M 相关蛋白与人体心肌有共同抗原,链球菌感染后,机体产生抗链球菌抗体,可与心肌产生交叉反应导致心肌损害。链球菌抗原还可与抗链球菌抗体形成循环免疫复合物沉积在心肌,激活补体产生免疫损伤引起心肌炎。

2. 白喉杆菌　白喉性心肌炎是白喉杆菌释放的外毒素引起的,可阻止氨基酸形成肽链,进而抑制蛋白质合成,传导系统受累尤为明显。患者最终多死于严重的传导阻滞。

3. 布氏杆菌　布氏杆菌可直接侵犯心血管组织造成心肌损害及血管病变,主要表现为Ⅳ型变态反应,还可通过其内毒素的作用造成心肌损伤。布氏杆菌侵入机体后,使心肌细胞发生改变成为异种物质抗原,刺激机体产生相应的抗体,这种抗体通过免疫复合物的沉淀引起损害。

4. 结核分枝杆菌　结核分枝杆菌累及心脏极为少见,多于尸检中发现。结核杆菌可以通过血液循环、淋巴途径和直接从相邻的组织扩散,造成心肌组织结节状、粟粒状或弥漫性的炎症浸润,可导致心律失常、心力衰竭、室壁瘤等。

三、非典型病原体

1. 支原体　支原体是介于细菌和病毒之间的一种微生物,是迄今人类已经发现的能够独立生活的没有细胞壁结构的最小个体。临床常见肺炎支原体的感染,肺炎支原体除引起下呼吸道感染外,经常伴有肺外并发症,可累及几乎所有重要器官,其中包括心脏,主要累及心包和心肌,但在儿科的发生率较成人低。其主要致病机制为病原体的直接侵入和自身免疫反应所致的损害[23]。病原体从下呼吸道入侵后,通过淋巴系统和循环系统感染心脏,导致心肌炎和心包炎的发生。

2. 衣原体　肺炎衣原体感染可以引起急性心肌炎,其临床表现有轻有重,常见症状为胸闷、气短、乏力、心前区不适、心悸、心律失常、心肌酶增高等,重者可表现为暴发性心肌炎,尤其是当合并鹦鹉热衣原体感染时还可引起心包炎。国外有个例报道为大量出血性心包炎[24]。

3. 立克次体

(1) 丛林斑疹伤寒:又称恙虫病,是由恙虫立克次体引起的一种自然疫源性疾病。立克次体释放的毒素可致心肌间质炎症,引起局灶性或弥漫性心肌炎。心脏病变多为暂时性,可随原发病的恢复而好转,表现亦相对较轻。

(2) 落基山斑疹热:是由蜱传播的疾病,主要在南美洲等地流行,由立克氏立克次体引起。虱为自然宿主。表现为突然发热、头痛、肌痛及皮疹。侵入人体后,常在小血管内皮细胞及单核吞噬细胞系统中繁殖,引起细胞肿胀、增生、坏死,微循环障碍及血栓形成,导致血管破裂与坏死而引起血管炎,并引起血管周围炎性浸润。心肌炎发生率很高。超声可显示持续的左心室功能异常。

四、寄生虫性心肌炎

1. 克氏锥虫病 克氏锥虫（trypanosoma cruzi）是一种热带寄生虫，引起美洲锥虫病（American trypanosomiasis）又称 Chagas 病（Chagas disease），主要累及心脏，为美洲扩张型心肌病的最常见病因。克氏锥虫可定植于任何有核细胞，可引起心肌灶状或弥散性坏死，周围有淋巴细胞、单核细胞浸润，可导致心腔扩张，心室壁（心尖区多见）变薄，常形成室壁瘤伴附壁血栓。急性期病理改变为锥虫侵入处单核细胞浸润，间质水肿，皮下组织肌肉细胞中无鞭毛体聚集，假囊形成等。慢性期的发病机制目前认为是克氏锥虫持续存在导致慢性炎症所致，另有人认为是自身免疫损伤所致，包括交叉反应，细胞介导的细胞毒作用等[25]。

2. 弓形虫病 弓形虫进入人体后经回肠或通过淋巴液至淋巴结，经血行播散至全身，并迅速进入单核-巨噬细胞使其胀破，散出的弓形虫再次侵入新的细胞。如此反复发展形成局部组织的坏死病灶，同时伴有以单核细胞浸润为主的急性炎性反应，炎症主要是渗出性而非化脓性的。在此期间，机体产生抗体，血清呈特异性的感染反应，弓形虫在组织内形成包囊，炎性反应消失，形成坏死灶或钙化灶等。包囊可在宿主体内长期生存，一般不引起炎性反应。一旦宿主免疫力下降，包囊破裂，弓形虫再次逸出而形成新的播散，并造成前述基本病变。在慢性感染时，包囊最多见于脑和眼，其次为心肌和骨骼，而肝、脾及肺内较少见[26]。

3. 旋毛虫病 旋毛虫病是由旋毛线虫寄生于人体骨骼肌所引起的人畜共患的寄生虫病。新生幼虫入肠黏膜侵入血循环中移行时，可穿破各脏器的毛细血管，其毒性代谢产物可引起全身中毒症状与过敏反应。如幼虫侵入心脏，即可导致心脏毛细血管损伤而产生心肌急性炎症和间质水肿而出现心肌炎的临床表现。随着人们卫生水平的提高，本病已较少发生。

五、真菌性心肌炎

深部真菌感染多发生在免疫功能低下的患者，近年由于现代诊疗技术的提高，器官移植、侵入性操作的增多也使真菌感染的机会较前增加。近 20 年深部真菌性感染呈明显上升趋势。真菌性心肌炎最常见由白色念珠菌引起。正常寄居的白色念珠菌呈酵母相，只存在于角质细胞表层，并不穿入其中。白色念珠菌感染时，首先形成芽管，并借助于胞壁最外层的黏附素等结构黏附于宿主细胞表面，之后芽管逐渐向菌丝相转变，并穿入细胞内生长，导致宿主组织器官的损伤，包括心肌[27]。隐球菌感染可通过荚膜、黑素等逃避宿主防御系统，菌体在机体内繁殖及其代谢产物如甘露醇可引起机体正常结构和功能遭到破坏。

六、自身免疫性心肌炎

1. 系统性红斑狼疮（SLE） SLE 由于体内一系列免疫紊乱，自身反应性 T 细胞活化以及 Th 细胞辅助的自身反应 B 细胞多克隆激活，导致大量自身抗体产生，自身抗体与抗原结合沉积在靶器官，造成多脏器的损害，尸检发现系统性红斑狼疮患者心肌炎和心包炎检出率大于 50%[28]。

2. 幼年特发性关节炎（JIA） JIA 是儿童常见的风湿性疾病，以慢性滑膜炎和多种关节外表现为特征。JIA 患儿存在着明显的细胞免疫和体液免疫紊乱，心脏损害常见心包炎、心肌炎和瓣膜病等[29]，为自身抗原抗体在补体参与下引起自身免疫反应所致心脏非特异性损害。

3. 川崎病（KD） KD 急性期发生心肌炎很常见，核素显像表明，50%～70% 的患者存在心肌炎。心肌炎的发生甚至早于冠状动脉炎，心肌炎早期呈弥漫性，10 d 后多局限在基底段及心外膜。在发病第 10 日左右最重，20 d 后逐渐消退，通常为一过性，很少发展为重症心肌炎[30]。

七、药物性心肌炎

中毒及各种药物反应包括抗生素、多种药物可直接作用于心肌和（或）产生超敏反应而导致药物性心肌炎，如蒽环类抗肿瘤药物、抗寄生虫药物、抗癫痫药物、抗精神病类药物、抗生素、利尿剂等。药物诱发的心肌炎以嗜酸性心肌炎为主[31]。

1. 超敏反应 常见药物有甲基多巴、磺胺类、青霉素类等,特点为外周血嗜酸性粒细胞增多,病理可见嗜酸性粒细胞、多核巨细胞、白细胞浸润心肌组织,发生坏死的心肌内可见嗜酸颗粒为主的碱性蛋白,提示机制为嗜酸粒细胞颗粒的毒性作用。

2. 抗寄生虫药物 依米丁、去氧依米丁、氯喹、锑剂等抗寄生虫药物可通过抑制心肌细胞的氧化磷酸化过程,引起线粒体损坏,导致心肌炎症或出现小血管周围淋巴细胞浸润。

3. 抗肿瘤药物 多柔比星、环磷酰胺、柔红霉素等药物会对心肌和微血管产生直接毒性作用,导致心肌细胞炎症变性、坏死、间质水肿等,其毒性作用和药物剂量、用药时间相关。

4. 抗精神病类药 氯氮平引起的心肌炎中,大部分患者可见嗜酸细胞增多症表现,嗜酸细胞以及它的炎症介体,如嗜酸颗粒蛋白,可产生对

心肌的损害。另一种可能是氯氮平对心肌细胞的直接损害[32]。

八、特发性巨细胞心肌炎

特发性巨细胞心肌炎是病理学诊断,近年国外报道的较多。临床表现为罕见的预后极差的爆发性心肌炎,表现为突然的、进行性恶化的心力衰竭,顽固的室性心律失常,心源性休克[33]。

弥漫性心肌坏死伴多核巨细胞及淋巴细胞浸润,嗜酸性粒细胞及中性粒细胞浸润,可有心肌间质纤维化,心肌细胞肥大,但较少有肉芽肿形成。其发病机制尚不清楚,目前认为与自身免疫反应有关,因部分患者伴有炎症性肠病、系统性红斑狼疮、肾病综合征、风湿性关节炎、自身免疫性肝炎等疾病。动物试验证实 T 淋巴细胞介导的针对抗心肌肌球蛋白抗体的免疫反应可能参与了巨细胞心肌炎的发病机制[34],部分患者发病前有发热、腹泻等感染表现,分析可能与感染有一定关系。

参 考 文 献

1. Bowles NE, Ni J, Kearney DL, et al. Detection of viruses in myocardial tissues by polymerase chain reaction. Evidence of adenovirus as a common cause of myocarditis in children and adults. J Am Coll Cardiol, 2003, 42: 466-472.

2. Shauer A, Gotsman L, KerenA, et al. Acute viral myocarditis: current concepts in diagnosis and treatment. Isr Med Assoc, 2013, 15(3): 180-185.

3. Bock CT, Klingel K, Kandolf R. Human parvovirus B19 associated myocarditis. N Engl J Med, 2010, 362(13): 1248-1249.

4. 张辉,卢新政. 心肌炎的研究进展. 国际心血管病杂志,2013,40(2):103-107.

5. 陈雪娇,朱红枫. 病毒性心肌炎发病机制的研究进展. 西南军医,2012,14(2):2012-2013.

6. 孙景辉,翟淑波. 病毒性心肌炎发病机制的研究进展. 临床儿科杂志,2012,30(7):607-612.

7. 黄婧娟,段俊丽. 心肌炎发病机制与诊断方法研究进展. 国际老年医学杂志,2013,34(2):84-87.

8. 于侠,孙景辉,刘英等. 穿孔素在重组 IL-12 治疗小鼠病毒性心肌炎过程中的表达. 实用儿科临床杂志, 2009,23(22):1772-1774.

9. 田志刚,陈永艳. NK 细胞的发育、分化与识别机制. 中国免疫学杂志,2009,25(1):31-34.

10. 于侠,孙景辉,刘英等. 穿孔素在重组 IL-12 治疗小鼠病毒性心肌炎过程中的表达. 实用儿科临床杂志, 2008,23(22):1772-1774.

11. 陈瑞珍,陈萍. 心肌炎的免疫学作用机制. 临床儿科杂志,2007,25(10):805-807.

12. David J. Marchant, John H. Boyd, David C. Lin. Inflammation in Myocardial Diseases. Circ Res, 2012, 110: 126-144.

13. 于侠,周岩,孙景辉等. 重组 IL-12 对病毒性心肌炎小鼠血清细胞因子的影响. 中国妇幼保健杂志,2009,24(36):5202-5205.

14. 袁璟,曹爱林,余娴等. 急性病毒性心肌炎患者 Th17 细胞作用初步研究. 临床心血管病杂志,2009,25(1): 9-12.

15. Yamashita T, Iwakura T, Matsui K, et. al. Il-6-mediated th17 differentiation through ror is essential for the initiation of experimental autoimmune myocarditis. Cardiovasc Res, 2011, 91: 640-648.

16. Huber SA, Feldman AM, Sartini D. Coxsackievirus b3 induces regulatory cells, which inhibit cardiomyopathy

in tumor necrosis factor-alpha transgenic mice. Circ Res, 2006, 99: 1109 - 1116.

17. 田青,周恒,唐其柱等.Toll 样受体 3 在自身免疫性心肌炎小鼠心肌组织中的表达及意义[J].中国病理生理杂志,2009,25(12):2323 - 2328.

18. 王朝,陈金水.TLR - NF - kB 信号通路与病毒性心肌炎的研究进展.医学综述,2011,17(1):41 - 43.

19. 刘婧,刘水平,古力娜尔·库尔班.Toll 样受体 3 信号通路在人类病毒性心肌炎心肌细胞凋亡及炎性反应中的作用.中国病理生理杂志,2013,29(3):404 - 407.

20. 陈桂喜,陈金水,吴天敏.病毒性心肌炎发病机制及治疗进展.医学综述,2009,15(23):3636 - 3639.

21. 孙永梅,孙景辉,于侠等.苦参碱对柯萨奇 B3 诱导的心肌细胞凋亡及钙超载影响的研究.中华儿科杂志,2008,46(8):625 - 627.

22. 吴岚,宋丽君,孙景辉等.骨膜蛋白在实验性病毒性心肌炎小鼠的表达及意义.临床儿科杂志,2011,29(7):661 - 664.

23. In Ho Park, Du Young Choi, Yeon Kyun Oh, et al. A Case of Acute Myopericarditis Associated With Mycoplasma Pneumoniae Infection in a Child. Korean Circulation Journal, 2012,42(10):709 - 713.

24. 农光民.衣原体肺炎临床表现及衣原体感染肺外表现.实用儿科临床杂志.2009,24(16):1222 - 1224.

25. 陈军,卢洪洲.美洲锥虫病的研究进展.热带医学杂志,2008,8(12):1294 - 1296.

26. 林军,武建国.人体弓形虫病.医学研究生学报,2001,

11(2):57 - 59.

27. 廖万清,顾菊林.医学真菌学研究进展.自然杂志,2011,33(1):1 - 5.

28. Appenzeller S, Pineau CA, Clarke AE. Acute lupus myocarditis: Clinical features and outcome. Lupus, 2011, 20(9):981 - 988.

29. Ramsay ES, Saulsbury FT. The referral pattern and evaluation of children prior to the diagnosis of pauciarticular juvenile rheumatoid arthritis. Clin Pediatr(Phila), 2011.

30. Harada M, Yokouchi Y, Oharaseki T, et al. Histopathological characteristics of myocarditis in acute-phase Kawasaki disease. Histopathology, 2012, 61: 1156 - 1167.

31. 李欣,杨作成.非病毒感染性心肌炎.实用儿科临床杂志,2012,27(13):1025 - 1028.

32. 王飚,江开达.嗜酸细胞增多、心肌炎、心肌病和氯氮平的关系. 国外医学精神病学分册,2002,29(4):223 - 225.

33. Kim Anderson, Michel Carrier, Philippe Romeo, et. al. An unusual case of giant cell myocarditis missed in a Heartmate - 2 left ventricle apical-wedge section: a case report and review of the literature. Journal of Cardiothoracic Surgery, 2013, 8: 12.

34. Brandon T. Larsen, MD, PhD; Joseph J. Atrial Giant Cell Myocarditis A Distinctive Clinicopathologic Entity. Circulation, 2013, 127: 39 - 47.

第三十六章　暴发性心肌炎诊治进展

>>>>>> 黄　敏　黄玉娟

暴发性心肌炎(fulminant myocarditis，FM)是病毒性心肌炎的危重阶段，其发病率约占急性心肌炎总数的 11%，往往起病急骤，病情进展迅速，常伴有严重的心律失常或(和)血流动力学紊乱，预后较差，病死率可高达 20% 左右。如早期准确诊断和及时有效地进行药物、机械性循环辅助装置治疗，大多数患者可恢复。部分患者(约21%)可发展成扩张型心肌病[1-3]。

一、诊断方法学进展

心肌活检是公认的诊断急性心肌炎的金标准，但由于其为创伤性检查手段，而且心肌病灶有局灶性等特点，诊断敏感性较低[4]，在儿科临床应用受限。其他检查方法有：心电图、超声心动图、肌钙蛋白、心肌酶谱、胸片、心脏计算机 X 射线断层扫描、心肌核素扫描、心脏磁共振等，其中心肌磁共振成像技术已成为急性心肌炎的一个重要的诊断技术[5]。

1. 血清标志物　　肌钙蛋白 I、肌钙蛋白 T、肌红蛋白、肌酸激酶 CK－MB、IL－10 和 TNF－α 等血清标志物在爆发性心肌炎时可以持续性升高，但缺乏诊断特异性。近年来研究显示，爆发性心肌炎时血 IL－10 和 TNF－α 会显著升高，且升高水平超过急性心肌梗死。但血清标记物正常并不能排除急性心肌炎诊断，需动态随访[6]。

2. 病毒学检测　　随着 PCR 技术及原位免疫杂交技术的开展，心肌活检的病毒检出率明显增高，常见病毒有柯萨奇 B 组病毒、微小病毒 B19、腺病毒、疱疹病毒和人类免疫缺陷病毒等，其中腺病毒在儿童中检出率明显高于成人患者[7-10]。

3. 心电图改变　　爆发性心肌炎的心电图典型表现为 ST 段改变和 T 波异常[11]。ST 段改变可表现为 ST 段上抬或压低，由心肌受损的部位决定。T 波异常表现为 T 波低平或倒置。心电图还可呈现窦性停搏、窦性心动过缓、窦性心动过速、房性心律失常、房室传导阻滞、束支传导阻滞、室内传导阻滞、室性心律失常、早期复极异常、QRS 时限延长、QT 间期延长等。有研究证实，QTc 间期延长≥120 ms 被认为是心肌炎患者心脏猝死及需要心脏移植的独立预测指标[12]。部分患者早期心电图可以无任何异常表现，需动态随访。

4. 超声心动图　　超声心动图可发现心肌炎的改变，但缺乏特异性。以往超声心动图主要用来评估心功能。心内膜活检前常规的超声心动图检查可以排除心包积液和心室内血栓等[13]。近来随着超声技术的发展，超声心动图可以检测到由于心肌水肿所致的室壁增厚及室间隔增厚，心室腔大小可在正常范围内。超声心动图应变和应变率成像可以探测左心室纵向局部心肌的功能，牛眼图可直观显示心肌收缩期应变率峰值是否降低，组织多普勒超声心动图成像可以提示心肌炎时的心肌瘢痕的存在，结果与心脏磁共振成像相符。实时三维超声心动图能更好地评估左心室收缩及舒张功能，以及探测双心室血栓的存在。

5. 心脏计算机 X 射线断层扫描(CT)　　心电

图介导的多排 CT 可用于急性心肌炎的早期诊断，可显示炎症部位的心肌碘对比剂的延迟强化，且与磁共振钆对比剂的延迟强化一致。但由于 CT 的放射暴露，限制其临床应用。

6. 心脏磁共振(CMR) CMR 不仅可提供相关的心脏功能参数，如左心室功能、特定区域室壁运动或范围，而且还能分析心肌炎症、水肿和坏死等。CMR T1、T2 加权成像诊断心肌炎的敏感性、准确性较低，但特异性可达 80%。钆对比剂延迟强化技术和 T2 Mapping 技术使诊断心肌炎的准确性提高。

2009 年 CMR 心肌炎诊断专家共识提出了心肌炎症指标水肿、充血及心肌细胞不可逆损害的 MRI 表现定义及心肌炎诊断支持指标(左心室功能不全及心包积液)。在 T2 加权图像心肌信号强度增高提示心肌水肿，钆对比剂注射前后 T1 加权图像心肌早期显影增强提示心肌充血，心肌延迟钆增强(LGE)提示心肌坏死和(或)纤维化。符合以上 3 条中 2 条或以上时心肌炎诊断成立。若符合 3 条中 1 条或虽均不符合，但如临床有证据高度疑似心肌炎，应在初次检查 1～2 周后，复查心脏 CMR[14]。

研究表明，局灶性心肌增强显影结合节段性室壁运动异常(运动功能减弱、无运动或运动障碍)是心肌炎的较为可靠的诊断依据，其中 T2 加权图像信号强度在全心心肌增高，有更高的敏感性及特异性，T2 Mapping 成像可能比 T2 加权图像有更高的诊断价值[15]。

7. 心肌活检 心内膜心肌活检是心肌炎诊断的金标准。近年来，随着免疫组化、巢式 PCR 及实时定量 PCR、原位杂交等分子生物学检测方法的运用，心内膜活检阳性率及相关病毒的检出率显著提高。

8. 核医学技术 在过去的 20 多年里，抗肌凝蛋白扫描是心肌炎诊断的一个重要基石，但铟-111 抗肌凝蛋白抗体成像技术诊断敏感性 100%，特异性仅为 58%。^{99}锝、^{201}铊成像技术对心肌炎所致的心肌炎症及坏死有一定的诊断价值，而放射性^{67}镓成像技术缺乏诊断特异性而逐渐被临床废用。

二、治疗学研究进展

爆发性心肌炎起病急骤，病情进展快，常并发严重血流动力学改变，需要临床早期诊断及有效的治疗。

(一)机械辅助支持治疗

对于难治性心力衰竭患者，目前建议可进行机械辅助支持，包括：经主动脉内球囊反搏(intra-aortic balloon pump，IABP)、经皮心肺支持系统(percutaneous cardiopulmonary support system，PCPS)、心室辅助装置[包括左心室辅助装置(left ventricular assist device，LVAD)或双心室辅助装置(biventricular assist device，Bi－VAD)]，体外膜肺氧合(extracorporeal membrane oxygenation，ECMO)。对于并发严重心律失常的患者需要应用抗心律失常药物或置入起搏器、埋入式心脏复律除颤器等。对于合并迅速进展的心力衰竭和心源性休克的患者往往需要应用机械性的心肺辅助装置。大多数爆发性心肌炎患者的左心室功能恢复往往需要几天的时间，短期应用经主动脉内球囊反搏支持、经皮心肺支持系统、左心室辅助装置支持、双心室辅助装置支持以及体外膜肺氧和辅助支持，对最终的康复或过渡到心脏移植阶段起到重要作用[16-17]。

1. 经主动脉内球囊反搏支持，简称 IABP。其通过气囊导管连接反搏仪，在心脏舒张期和收缩期分别予以排气和充气辅助，使心肌在严重缺血或者功能被抑制时能较快恢复功能。

适应证为左心室泵衰竭、急性心肌梗死、不稳定型心绞痛和一些高危手术过程中发生的心脏意外。禁忌证为主动脉瓣关闭不全、有出血倾向、动脉部分破裂者。

2. 经皮心肺支持系统，简称 PCPS。其经皮穿刺建立通路，使用氧合器替代肺的功能，使用离心泵替代左心室的收缩功能。多脏器功能衰竭、心肝脑肾病变末期患者禁用。

3. 左心室辅助装置和双心室辅助装置支持，在暴发性心肌炎患者中能有效地减少心室负荷和舒张压力，恢复心肌功能[18]。

4. 体外膜肺氧合辅助支持，简称 ECMO。是一种体外生命支持治疗,能够代替心肺功能,为患者心肺功能的恢复争取时间。ECMO 自 20 世纪 80 年代进入心肺治疗领域以来,其安全性和有效性逐渐得到临床证实,是一种较好的治疗方式。多脏器功能衰竭、重度肺部疾病、脓毒血症休克、代谢性酸中毒等禁用。

（二）非机械辅助支持治疗

1. 抗病毒治疗　研究证实某些中药(如黄芪)可能有抗病毒、调节免疫的作用。急性心肌炎的抗病毒治疗有时因心肌炎诊断的延迟而未及时应用。

2. 丙种球蛋白或免疫球蛋白　丙种球蛋白或免疫球蛋白治疗对儿童暴发性心肌炎有效。静脉滴注丙种球蛋白或免疫球蛋白可降低对心肌炎急性期血清 IL-10、可溶性的 TNF 及抗炎细胞因子水平,对急性重症心肌炎半年内心功能改善有益,但其远期疗效、年龄相关的有效性尚不清楚。

3. 免疫抑制剂治疗(糖皮质激素)　对合并心源性休克、致死性心律失常(三度房室传导阻滞、室性心动过速)和心肌活检证实为慢性自身免疫性心肌炎患者建议足量、早期使用[19]。

4. 其他治疗　如血浆置换、抗细胞因子、T 细胞受体疫苗等方法,近年来在临床运用也逐渐增加,疗效有待于大样本随机对照研究。

儿童暴发性心肌炎临床表现多样,病情进展迅速,常伴发严重心律失常、心源性休克或(和)心力衰竭等血流动力学紊乱,病死率高。早期准确识别、诊断及恰当治疗,多数患者预后较好。故而,有效、准确的诊断和治疗方法仍是未来研究的重点。

参 考 文 献

1. Ginsberg F, Parrillo JE. Fulminant myocarditis. Crit Care Clin, 2013, 29(3): 465-483.

2. Kühl U, Schultheiss HP. Myocarditis in children. Heart Fail Clin, 2010, 6(4): 483-496.

3. Sagar S, Liu PP, Cooper LT Jr. Myocarditis. Lancet, 2012, 25(379): 738-747.

4. Kindermann I1, Barth C, Mahfoud F, et al. Update on myocarditis. J Am Coll Cardiol, 2012, 59(9): 779-792.

5. Shauer A, Gotsman I, Keren A, et al. Acute viral myocarditis: current concepts in diagnosis and treatment. Isr Med Assoc J, 2013, 15(3): 180-185.

6. Mahfoud F, Gartner B, Kindermann M, et al. Virus serology in patients with suspected myocarditis: utility or futility? Eur Heart J, 2011, 32(7): 897-903.

7. Bock CT, Klingel K, Kandolf R. Human parvovirus B19-associated myocarditis. N Engl J Med, 2010, 362(11): 1248-1249.

8. Cooper LT Jr. Myocarditis. N Engl J Med, 2009, 360(15): 1526-1538.

9. Schultz JC, Hilliard AA, Cooper LT Jr., Rihal CS. Diagnosis and treatment of viral myocarditis. Mayo Clin Proc, 2009, 84(11): 1001-1009.

10. Breinholt JP, Moulik M, Dreyer WJ, et al. Viral epidemiologic shift in inflammatory heart disease: the increasing involvement of parvovirus B19 in the myocardium of pediatric cardiac transplant patients. J Heart Lung Transplant, 2010, 29(7): 739-746.

11. Punja M, Mark DG, McCoy JV, et al. Electrocardiographic manifestations of cardiac infectious-inflammatory disorders. Am J Emerg Med, 2010, 28(3): 364-377.

12. Ukena C, Mahfoud F, Kindermann I, et al. Prognostic electrocardiographic parameters in patients with suspected myocarditis. Eur J Heart Fail, 2011, 13(4): 398-405.

13. Blauwet LA, Cooper LT. Myocarditis. Prog Cardiovasc Dis, 2010, 52(4): 274-288.

14. Friedrich MG, Sechtem U, Schulz-Menger J, et al. Cardiovascular magnetic resonance in myocarditis: a JACC white paper. J Am Coll Cardiol, 2009, 53(17): 1475-1487.

15. Baccouche H, Mahrholdt H, Meinhardt G, et al. Diagnostic synergy of non-invasive cardiovascular magnetic resonance and invasive endomyocardial biopsy in troponin-positive patients without coronary artery disease. Eur Heart J, 2009, 30(23): 2869-2879.

16. Mirabel M, Luyt CE, Leprince P, et al. Outcomes, long-term quality of life, and psychologic assessment of fulminant myocarditis patients rescued by mechanical circulatory support. Crit Care Med,

2011，39（5）：1029－1035.

17. Rajagopal SK，Almond CS，Laussen PC，et al. Extracorporeal membrane oxygenation for the support of infants，children，and young adults with acute myocarditis：a review of the Extracorporeal Life Support Organization Registry. Crit Care Med，2010，38：382－387.

18. Unosawa SL，Hata M，Sezai A，et al. Successful management of fulminant myocarditis with left ventricular assist device：report of a severe case. Ann Thorac Cardiovasc Surg，2010，16（1）：48－51.

19. Nakashima HL，Umeyama Y，Minami K. Successive immunosuppressive treatment of fulminant myocarditis that is refractory to mechanical circulatory support. Am J Case Rep，2013，23（14）：116－119.

第三十七章 小儿心肌病的基因学研究

>>>>>> 杨世伟 陈树宝

心肌病（cardiomyopathy）是除外高血压、冠心病、瓣膜病和先天性心脏病等原因所引起的心肌结构和功能异常，可表现为心脏机械活动或电活动的异常。目前临床沿用的仍是 1995 年世界卫生组织和国际心脏病学会（WHO/ISFC）工作组的定义及分类方法，将心肌病分为肥厚型心肌病（HCM）、扩张型心肌病（DCM）、限制型心肌病（RCM）、致心律失常型右心室心肌病及左心室心肌致密化不全等非分类型心肌病。近 20 年来，随着心脏分子遗传学的迅速发展，对心肌病的遗传学研究取得了很大进展，发现了多种心肌病相关的致病基因和突变。2006 年美国心脏病协会（AHA）和 2008 年欧洲心脏病协会（ESC）均提出了心肌病新的分类建议，强调从遗传学角度对心肌病分类。2011 年，美国心律学会/欧洲心脏节律学会和中华医学会心血管病学分会均发表了心肌病基因检测专家共识[1,2]，鼓励在临床开展心肌病的基因筛查，以推动心肌病的早期遗传诊断。

原发性心肌病具有临床表型和遗传异质性的特点，部分患者心肌病的临床表型存在重叠性，不同类型的心肌病可能由同一基因不同功能区域突变引起，而同一突变可引起不同类型心肌病[3]。如肌钙蛋白基因突变，可导致 HCM、DCM 和 RCM，研究发现肌钙蛋白基因突变主要通过影响心肌纤维对 Ca^{2+} 的敏感性、损害心肌舒缩功能而造成心肌病变，如对 Ca^{2+} 的敏感性增加可导致 HCM 和 RCM，对 Ca^{2+} 的敏感性减低则可导致 DCM[4]。由于 RCM 和 HCM 具有一些共同的临床特征，如均表现为心室舒张功能障碍，心肌收缩力正常或增强，且少数患者可同时出现 RCM 和 HCM 特征，提示二者可能具有共同的遗传基础。针对改善心肌细胞 Ca^{2+} 敏感性来研发药物或基因靶向治疗将可能成为心肌病治疗的重要策略。

虽然小儿心肌病与成人心肌病在病因、发病及临床表现等方面不尽相同，但具有共同的分子遗传基础。国外流行病学研究发现，小儿心肌病的发生率为（1.1～1.2）/10 万，在婴儿中的发生率要高于年长儿童 8～12 倍，经过检查能够明确病因的占 30%～40%[5,6]。在明确的病因中，单纯家族性心肌病约占 26%，神经肌病约占 29%，先天性代谢缺陷约占 15%，畸形综合征占 11.5%，心肌炎占 27%（仅见于扩张型心肌病）[6]。尽管目前心肌病的临床诊断和治疗出现了一些重要进展，但要做到从根本上改善预后，还必须从分子遗传学的角度探讨患儿的治疗方法。临床基因筛查作为遗传性疾病诊断的一个重要手段，在协助确诊心肌病、发现亚临床病例和筛查先证者的家属方面有重要作用，但仍面临着很多问题。现对目前遗传性心肌病的基因检测研究进行概述。

一、开展心肌病基因检测的意义及策略

开展心肌病患者及其家族成员的基因检测（genetic testing），对心肌病的诊断、预后判断及治

疗有重要影响。先证者致病基因突变的发现将为其家族成员是否存在致病基因突变的诊断提供依据。对先证者家族成员进行基因检测具有重要意义：基因检测阴性的家族成员可以排除该病，免于长期的临床评估和随访观察，特别是儿童；基因检测阳性可以发现早期无症状的家族成员，有利于预后判断和早期干预。

虽然分子遗传学检测对心肌病病因诊断及临床处理有重要帮助，但其局限性不容忽视。特定基因检测阴性不能排除其他新的致病基因突变可能。目前分子遗传检测技术尚不能在所有家族性或散发性心肌病患者中发现致病基因。有些检测阳性结果可能为无遗传信息的 DNA 变异，不能明确与心肌病的关系，基因突变是否致病需要慎重确定。对心肌病的处理不应仅依据基因检测结果，而应该依据全面综合的临床评估。

心肌病涉及多种基因缺陷，其数量还在不断增加，另外受到心肌病基因突变检出率较低、检测费用较高等影响，开展分子遗传检测诊断存在一定困难，目前尚不普遍。在心肌病基因检测过程中，心脏科医生与临床遗传学及分子遗传学专业人员合作非常重要，应共同商讨确定检测策略，分析结果，提供遗传咨询。

对临床诊断的原发性心肌病，病因学上均应考虑遗传因素。对此 2009 年的美国心衰协会（HFSA）提出了相关指南建议[7]。该指南提出对可能是特发性/遗传性心肌病患者的遗传检测建议，主要包括：① 根据家族史建立家系图；② 对无症状家族成员进行心肌病筛查；③ 专业人员进行遗传学评估与处理；④ 对明确受累的家族成员进行分子遗传检测；⑤ 提供遗传咨询。儿童心肌病的病因复杂，建立统一的分子遗传检测流程比较困难，需要结合病例特点参照流程（图 37-1）进行基因检测诊断[8]。首先应在明确诊断的患者中进行基因缺陷筛查，明确致病基因后再考虑在家族成员中进行基因缺陷筛查，以明确是否存在致病基因突变。通常认为有家族史的患者中基因突变检出率较高，但也有研究显示散发性病例突变检出率与之无显著差异。

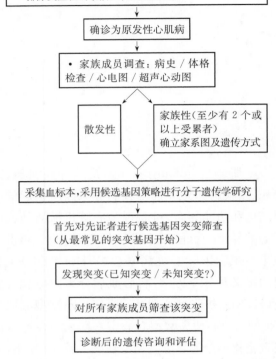

图 37-1　心肌病基因诊断路线图

家族史是遗传病因的重要线索。遗传性心肌病外显率较低，应详细询问至少三代家族史，家族成员中有无相关心肌病患者，或曾发生心力衰竭、心律失常、猝死等心脏事件者。家族性心肌病定义为先证者的三代亲属中有两个或以上的相同临床表型，或与先证者有相同基因同一位点突变而无心脏表现的家庭成员。根据家族史可以确定是否为家族性心肌病，并了解遗传方式。询问家族史简便，但不够敏感、可靠。研究发现，通过家族史而发现的家族性扩张型心肌病仅占 5%，通过体格检查及心电图、超声心动图检查发现的比例可提高至 20%。由于一些心肌病患者起病较晚，或无明显临床症状（如肥厚型心肌病），因此对临床新发现的心肌病患者的一级亲属均应进行心电图和心脏超声检查。某些家族性肥厚型心肌病的外显率变异较大，心肌肥厚大多在青春期后进展较快，因此对家族中即使心电图、心脏超声筛查"正常"的成员也应定期复查。考虑到绝大多数心肌病是单基因病,对家族成员进行遗传检测具有重要意义。因为无心脏表现的家庭成员一旦排除携带致病突变基因的可能,将彻底消除长期的心理负担。

从家族史中可以了解遗传方式(如伴性遗传),且对选择检测候选基因有帮助。其次可根据文献资料选择不同类型心肌病突变率较高的相关基因,或根据临床特点(如合并传导障碍等)选择相关候选基因进行检测,多种相关基因同时检测可得到更多信息。有些合并心肌病变的遗传代谢病有明确的基因缺陷,如 Barth 综合征(TAZ/G 4.5 基因)、Fabry 病(GLA 基因)、PRKAG2 心脏综合征(PRKAG2 基因)、Danon 病(LAMP2 基因)及 Noonan 综合征(PTPNII 基因)等,考虑临床诊断后可以进行基因检测。

目前对心肌病进行基因检测大多采用传统的 Sanger 测序法,虽然结果可靠性强,但因检测过程费时费力,且费用较高,大大限制了其在临床的开展应用。随着新一代测序技术的发展,既可以对单个心肌病患者进行全外显子组的测序,也可以根据需要设计心肌病候选基因检测芯片,同时对上百例患儿进行快速基因检测,大大降低了人均测序费用。目前国内已有不少生物公司开展心肌病基因检测服务项目,提供快捷的基因测序检测,其费用也能为部分患者接受。随着今后儿科医生对心肌病基因诊断认识的增加和测序费用的进一步下降,将大大促进我国小儿心肌病的早期诊断及改善临床治疗效果。

二、常见小儿心肌病的基因检测

(一)肥厚型心肌病

1. 研究概况 肥厚型心肌病(hypertrophic cardiomyopathy,HCM)是以不对称性左心室肥厚为特征的常见的遗传性心肌病,是青少年和运动员心源性猝死的最常见原因之一。HCM 在成人人群中的发病率约为 1:500,男性多于女性,在儿科心肌病中占 26%～42%[5,9]。HCM 可在婴儿到成年人的任何年龄阶段发病,临床表现差异较大,从无症状、胸闷、心悸到晕厥,大部分患者预后良好,部分患者后期出现心房颤动、栓塞、恶性室性心律失常、心力衰竭等不良事件。组织学特征表现为心肌肥厚、心肌细胞排列紊乱和间质纤维化。

HCM 以常染色体显性遗传为主,大部分成人病例有家族史,呈常染色体显性遗传。在儿科特发性 HCM 病例中有家族史的占 50%～60%[10,11],也有不足 20%[13]。HCM 遗传异质性强,可以存在不完全外显(携带突变个体未出现临床表型),但外显率随年龄增长而增加。自 1990 年首先发现 HCM 致病基因——编码 β 肌球蛋白重链基因(MYH7)以来,相继发现了 20 个致病基因,约 1 000 多个突变位点(表 37-1)。其中绝大部分突变位于编码肌小节蛋白(粗肌丝和细肌丝组分)的基因,因此 HCM 也被称作"肌小节病"[14-16]。最近有报道在散发性 HCM 患者中发现了 Z 蛋白相关基因和钙离子相关蛋白基因突变,但在人群中的突变频率低。

表 37-1 目前已报道的心肌病相关致病基因

基 因	染色体	蛋 白	功 能	HCM	ARVC	DCM	RCM	LVNC
MYH7	14q11.2～q12	肌球蛋白重链 7	粗肌丝	+		+	+	+
MYH6	14q11.2～q12	肌球蛋白重链 6	粗肌丝	+		+		
MYL2	12q23～q24.3	肌球蛋白轻链 2	粗肌丝	+				
MYL3	3p21.2～p21.3	肌球蛋白轻链 3	粗肌丝	+				
TNNT2	1q32	肌钙蛋白 T	细肌丝	+		+	+	+
TNNI3	19p13.4	肌钙蛋白 I	细肌丝	+		+	+	
TPM1	15q22.1	原肌球蛋白 1	细肌丝	+		+		+
ACTC	15q14	肌动蛋白 α	细肌丝	+		+		+
TNNCl	3p21.1	肌钙蛋白 C	细肌丝	+		+		

续　表

基　因	染色体	蛋　白	功　能	HCM	ARVC	DCM	RCM	LVNC
TTN	2q3l	肌联蛋白,titin	组装蛋白	+	+	+		
MYBPC3	llpll.2	肌球蛋白结合蛋白C	组装蛋白	+		+		+
LBD3	10q22.2~q23.3	LIM domain binding 3	Z盘	+				
CSRP3	11p15.1	半胱氨酸和甘氨酸丰富蛋白3	Z盘	+		+		
TCAP	17q12~q21.1	肌联蛋白帽,titin-cap	Z盘	+		+		
VCL	10q22.1~q23	黏着斑蛋白,vinculin	Z盘	+				+
ACTN2	lq42~q43	辅肌动蛋白,α2 actinin	Z盘	+				
MYOZ2	4q26~q27	myozenin 2	Z盘	+				
ANKRD1	l0q23.31	ankyrin repeat domain 1	Z盘	+				
JPH2	20q13.12	亲联蛋白2,junctophilin 2	钙调节蛋白	+				
CASQ2	lpl3.3~pll	肌集钙蛋白2,calsequestrin 2	钙调节蛋白	+				+
PLN	6q22.1	受磷蛋白,phospholamban	钙调节蛋白	+		+		
CALR3	19p13.1l	钙网蛋白3,calreticulin 3	钙调节蛋白	+				
RYR2	1q42.1~q43	ryanodine 受体2	钙调节蛋白	+	+			
DSP	l0q22	桥粒斑蛋白,desmoplakin	桥粒蛋白		+			
PKP2	12p11	血小板亲和蛋白2	桥粒蛋白		+			
DSG2	18q12	桥粒芯蛋白2,desmoglein 2	桥粒蛋白		+			
DSC2	18q12.1	桥粒胶蛋白2,desmocollin 2	桥粒蛋白		+			
JUP	17q21	连接桥粒斑珠蛋白	桥粒蛋白		+			
TGFb-3	14q23~q24	TGFb-3	转化生长因子		+			
TMEM43	3p23	跨膜蛋白43	跨膜蛋白		+			
telethonin	17q12	telethonin	肌小节			+		
DMD	Xp21	肌营养不良蛋白,dystrophin	细胞骨架蛋白			+		
LDB3	10q22-23	LIM域结合3	细胞骨架蛋白					+
TAZ	Xq28	tafazzin	线粒体			+		+
LMNA	1q2l	核纤层蛋白A/C,lamin A/C	中间丝			+		+
DES	2q35	结蛋白,desmin	中间丝			+	+	
β-sarcoglycan	4ql2	β-肌聚多糖	DMD相关蛋白			+		
delta-SG	5q33	delta-肌聚糖,delta-sarcoglycan	DMD相关蛋白			+		
DTNA	18q12	异连蛋白α,dystrobrevin	钙离子结合					+
SCN5A	3p21	钠通道蛋白	钠通道			+		
FKBP-12	20p13	钙释放通道稳定蛋白						+

　　散发性和家族性 HCM 具有相同的遗传因素。成人 HCM 中肌节蛋白基因突变检出率为 40%～60%。MYH7、MYBPC3、TNNT2、TNNI3 基因为常见致病基因,尤以 MYH7、MYBPC3 最为常见,占 40%～45%(占可检出基因突变病例的 80%～90%)。HCM 其他的致病基因中,每个基因占 1%～5%甚至更少。少数 (2%～5%)病例在肌节蛋白基因有 2 个突变,病情严重,并早发[16]。最近我国发现一个新的 HCM 致病基因 NEXN[17]。儿科原发性 HCM 病例肌节蛋白基因突变检出率为 50% 左右,如 Morita 等[11]对 84 例儿童原发性 HCM 患者研究发现致病突变大多发生在 MYBPC3、MHY7 和 TNNT2 基因,这与成人 HCM 患者基因检测结果是一致的。MYH7 突变引起的 HCM 通常表现为发病早、心肌肥厚程度重、外显率高以及猝死率高等恶性表型;MYBPC3 基因突变的 HCM 临床特点为发病年龄晚、心肌肥厚程度轻、心源性猝死少、心律失常发生率低,临床预后较好。MYBPC3 错义突变在儿童发生率显著多于成人。TNNT2

突变所致 HCM 心肌肥厚程度较轻,疾病外显率差别大,但猝死率高。15% 的西方高加索人群 HCM 是由 TNNT2 基因突变所致,仅有 2% 的中国人群 HCM 与 TNNT2 突变有关。

2. 基因检测 对已经临床确诊为原发性 HCM 的患者推荐进行 MYBPC3、MYH7、TNNI3、TNNT2、TPM1 基因检测,对临床表现不典型病例或者疑似其他遗传性疾病的患者也可进行上述基因筛查,以协助诊断。在发现先证者特异性基因突变的基础上,对其家族成员及其他相关亲属进行基因筛查,明确家族中是否存在潜在的患者,以便进行进一步的随访和干预。

(二)扩张型心肌病

1. 研究概况 扩张型心肌病(dilated cardiomyopathy,DCM)以单侧或双侧心室扩大和心室收缩功能障碍为主要特征,约占儿科诊断心肌病的 50%。其组织学特征表现为心肌坏死和部分纤维化。与 HCM 相比,DCM 的病因更复杂,在诊断原发性遗传性 DCM 前,必须首先排除炎症性心肌病、心动过速性心脏病及各种继发性(系统性疾病)因素。儿童 DCM 以散发为主,既往研究认为多数儿科 DCM 继发于持续性病毒感染和自身免疫反应。对原发性 DCM 患者进行家系研究发现 5%～10% 呈家族性,近年随着增加心电图及超声心动图检查发现有家族史的占 20%～50%[15],提示遗传因素是其重要病因。

扩张型心肌病有多种遗传方式,包括常染色体显性遗传、常染色体隐性遗传、X 连锁和线粒体遗传等方式,其中以常染色体显性遗传为主。目前,通过对家族性 DCM 连锁分析定位了 26 个连锁染色体区段,发现了 30 多个致病基因,主要包括心肌肌节蛋白基因、Z 盘蛋白基因、细胞骨架蛋白基因、钙调控蛋白基因及其他基因[18](表 37-1)。最新研究发现 18% 的散发性 DCM 和 25% 的家族性 DCM 是由肌联蛋白(TTN)基因突变引起的,认为 TTN 是扩张型心肌病最常见的突变基因[19]。其他发现的致病基因按突变率为 LMNA、MYH7、TNNT2、SCN5A、DES、MYBPC3、TNNI3、TPM1、ACTC、PLN、LDB3 和 TAZ 等基因。DCM 的某些特定的表型和特定的基因突

变相关联,如伴有传导障碍的多数与核纤蛋白基因(LMNA)或 SCN5A 基因突变有关[20];伴随骨骼肌病变的通常表现为 X 染色体连锁遗传,大多与肌营养不良蛋白(DMD)基因和 TAZ 基因变异有关。与 HCM 不同,DCM 病例中基因突变检出率较低。Hersberger 等[21] 报道对大样本成人特发性或家族性 DCM 分别进行 14 个 DCM 相关基因检测,总的基因突变检出率将近 27%,每种基因突变检出率在 0.3%～5.9%,其中 LMNA 最高(5.9%),大部分均<1%,在同一或不同基因有多处突变的占 3%。在儿科 DCM 病例尚无基因突变发生率的资料,可能与成人 DCM 病例相似。

2. 基因检测 由于 DCM 致病基因多,突变率低,基因筛查的效率低、费用高,对家族性 DCM 不推荐常规做基因筛查。但对于有些特殊的表型,伴有典型或进行性心脏传导阻滞(包括不同程度房室传导阻滞或窦房结功能障碍)和(或)具有早期心源性猝死(SCD)家族史的 DCM 患者,推荐全面或选择性(LMNA 和 SCN5A)DCM 基因检测。

基因检测可能有益于家族性 DCM 患者的明确诊断,识别心律失常和综合征表型高风险成员及开展家族成员筛查,帮助制定家族成员管理方案。在先证者发现特异性基因突变后,对其家族成员及其他相关亲属,推荐特定基因突变检测。对于散发性 DCM,遗传因素是否为主要发病机制以及基因检测的作用价值目前尚不清楚。

(三)限制型心肌病

1. 研究概况 原发性限制型心肌病(restrictive cardiomyopathy,RCM)仅占儿童心肌病的 3%～5%,临床主要表现为心室充盈受限、心房扩大为主的舒张功能障碍。组织学主要表现为心内膜心肌纤维化,心肌细胞溶解、变性。Nugent 等[22] 研究发现,在澳大利亚 1 岁以下诊断为心肌病的患儿中,RCM 约占 2.5%。这与一项对美国部分地区性的研究结果相似,Lipshultz 等[23] 报道 18 岁以下心肌病患儿中 RCM 约 3%。而另外 3 个美国不同研究机构报道心肌病患儿中 RCM 发病为 5%[24]。原发性 RCM 诊断较为困难,需排除限制性心包炎、瓣膜疾病、心肌炎症浸

润、糖原代谢病、弹力纤维增生症、淀粉样变性等各种继发性疾病。与 DCM 和 HCM 相比，原发性 RCM 发病率最低，但进展快、预后最差，尤其是儿童 RCM，确诊后平均生存周期仅为 2 年。Peddy 等[25]报道 1 例 12 个月女婴 RCM，发病后迅速进展，出现严重心力衰竭，先后接受 ECMO、双心室辅助装置（VAD）治疗，并最终于起病半年后接受心脏移植，遗传学检测发现了 TNNI3 基因突变。笔者报道的 3 例儿童 RCM 患者，均以气促、体力活动受限起病，进行性加重，迅速出现心力衰竭[26]。

目前 RCM 发病机制仍不清楚，散发性 RCM 和家族性 RCM 均有报道。在已报道的排除心肌纤维化导致的 RCM 患者中，30% 有家族史，提示遗传因素在原发性 RCM 发病中发挥重要作用，遗传方式以常染色体显性遗传为主，也可表现为常染色体隐性遗传。近年来，在散发性 RCM 患儿中发现心肌肌节蛋白基因（MYH7、TNNT2、TNNI3）和 DES 基因突变[1,2,27-30]（见表 37-1）。对 RCM 患者遗传分析的报道提示肌节蛋白基因突变所致 RCM 进展快、预后差。DES 基因突变导致的 RCM，多伴有高度房室传导阻滞或骨骼肌疾病。因此，在排除了炎症浸润、糖原代谢病、弹力纤维增生症、淀粉样变性等继发性因素后，可以对 RCM 开展上述肌节蛋白基因突变筛查。

2. 基因检测 已经临床确诊为原发性 RCM 患者，可以进行 MYH7、TNNI3、TNNT2、DES 等基因检测。在发现先证者特异性基因突变的基础上，对其家族成员及其他相关亲属可进行特异性基因突变筛查。

（四）致心律失常型右心室心肌病

1. 研究概况 致心律失常型右心室心肌病（arrhythmogenic right ventricular cardiomyopathy，ARVC）特征为右心室心肌被进行性纤维脂肪组织所替代，临床常表现为右心室扩大、心律失常，随着疾病的进展会出现形态学改变甚至出现心力衰竭。致心律失常型右心室心肌病心律失常以左束支传导阻滞的室性心动过速为特征，是导致晕厥和猝死的直接原因。ARVC 发病与遗传关系密切，多呈常染色体显性遗传，目前已明确 ARVC 致病基因有编码桥粒蛋白（JUP、DSP、PKP2、

DSG2 及 DSC2），也有非桥粒蛋白（TMEM43 和 TGFβ3）基因突变[1,2]（表 37-1）。30%～70% 的 ARVC 患者存在桥粒蛋白基因突变，大多数基因具有显著等位基因异质性。我国 ARVC 研究中，已报道 6 个 PKP2 突变（R158K、Q211X、L419S、A793D、N852fsX930 和 c.145_148delGACA）。其中 Qiu[30]等报道 18 例 ARCV 中 7 例（30%）检出 PKP2 突变，并提出 N852fsX930 为国人突变的热点，但基因型与表型无明显相关性。目前，ARVC 最新诊断标准已将致病基因有意义突变的检出列为诊断的主要条件之一[31]。

2. 基因检测建议 在符合 ARVV 2010 国际专家共识诊断标准的患者中可以进行选择性或综合性 ARVC 基因（DSC2，DSG2，DSP，JUP，PKP2，TMEM43 及 TGFβ3）检测。在先证者发现 ARVC 致病基因突变后，建议在家族成员及其他相关亲属中进行特定突变检测。

（五）左心室心肌致密化不全

1. 研究概况 左心室心肌致密化不全（left ventricular noncompaction，LVNC）是由于在胚胎发育过程中心肌致密化过程停滞所造成，其解剖学的特征是受累的心腔内有很多突起的粗大肌小梁及小梁间深陷的隐窝。LVNC 病情轻重悬殊，重者预后不良，死亡原因多为严重的心力衰竭或心律失常导致的猝死。近 50% 的 LVNC 有家族史，其遗传方式多样化，包括常染色体显性或隐性遗传、X 连锁、线粒体基因遗传等。目前发现约有 15 个基因参与 LVNC 发生，包括 TAZ、ZASP/LBD3、LMNA、DTNA，还与 MYH7、ACTC、TPM1、MYBPC、TNNT2 及 FKBP-12，SCN5A 基因突变有关[1-2]（表 37-1）。

2. 基因检测 目前缺乏 LVNC 相关的基因-表型研究资料，基因检测对治疗和预后判断无明确意义。如有条件，可对临床诊断 LVNC 患者开展相关基因突变检测，以积累数据资料。在先证者发现 LVNC 致病基因突变后，建议在家族成员及其他相关亲属中进行特定突变基因检测。

三、展望

基因筛查可对心肌病的临床预后提供一定的

指导,但由于心肌病具有遗传异质性,包括环境、修饰基因、感染和免疫等多种因素会影响疾病的预后。即使在同一家系中携带同一突变基因的个体也可能出现不同的临床表现和预后。随着对心肌病遗传学研究的深入,已发现了大量的心肌病相关的基因和变异,但一些突变仅发现于散发患者中,缺乏大样本人群的遗传支持;同时,在正常人群中有时也存在上述基因的变异,很难确定该突变是致病的或为正常变异。因此,如何通过基因型对个体的临床预后进行预测、如何区分正常变异和致病性突变以提供准确的遗传咨询是目前心肌病遗传学研究的重要方向。积极开展心肌病的分子遗传学诊断,进行多中心联合研究,努力建立国内儿童心肌病基因缺陷数据库,对将来建立适合中国人群心肌病基因突变快速检测芯片,全面提高我国小儿心肌病的诊治水平,预测疾病发展,开发预防措施,改善心肌病患儿的预后具有重要意义。

参 考 文 献

1. Ackerman MJ, Priori SG, Willems S, et al. HRS/EHRA expert consensus statement on the state of genetic testing for the channelopathies and cardiomyopathies. Heart Rhythm, 2011, 8: 1308-1339.

2. 中华医学会心血管病学分会,中华心血管病杂志编辑委员会.遗传性心脏离子通道病与心肌病基因检测中国专家共识,2011, 39: 1073-1082.

3. Willott RH, Gomes AV, Chang AN, et al. Mutations in Troponin that cause HCM, DCM AND RCM: What can we learn about thin filament function?. J Mol Cell Cardiol, 2010, 48: 882-892.

4. Parvatiyar MS, Pinto JR, Dweck D, Potter JD. Cardiac troponin mutations and restrictive cardiomyopathy. J Biomed Biotechnol, 2010, 2010: 350706.

5. Nugent TW Daubeney PE, Chondros P, et al. The epidemiology of childhood cardiomyopathy in Australia. N Engl J Med, 2003, 348(17): 1639-1646.

6. Lipshultz SE, Sleeper LA, Towbin JA, et al. The incidence of pediatric cardfiomyopathy in two region of the US. New Engl J M, 2003, 348: 1647-1655.

7. Hershberger RE, Lindenfeld J, Mestroni L, et al. Heart Failure Society of America. Genetic evaluation of cardiomyopathy-a Heart Failure Society of America practice guideline. J Card Fail, 2009, 15(2): 83-97.

8. 中华医学会儿科学分会心血管病学组.中华儿科杂志编委会.儿童心肌病基因检测建议.中华儿科杂志, 2013, 51: 591-597.

9. Lipshultz SE, Sleeper L, Towbin JA, et al. The incidence of pediatric cardiomyopathy in two region of the united states. N Engl J Med, 2003, 348: 1647-1655.

10. Kaski JP, Syrris P, Esteben MTT, et al. Prevalence of sarcomere protein gene mutation in preadolescent children with HCM. Circ cardiovasc Genet, 2009, 2: 436-441.

11. Morita H, Rehm H, Menesses A, et al. Shared genetic causes of cardiac hypertrophy in children and adults. N Engl J Med, 2008, 358: 1899-1908.

12. Colan SD, Lipshultz SE, Lowe AM, et al. Epidemiology and cause-specific outcome of hypertrophic cardiomyopathy in children. Circulation, 2007, 115: 773-781.

13. Wheeler M, Pavlovic A, DeGoma E, et al. A new era in clinical genetic testing for hypertrophic cardiomyopathy. J Cardiovasc Transl Res, 2009, 2(4): 381-391.

14. Ghosh N, Haddad H. Recent progress in the genetics of cardiomyopathy and its role in the clinical evaluation of patients with cardiomyopathy. Curr Opin Cardiol, 2011, 26(2): 155-164.

15. Marian AJ. Hypertrophic cardiomyopathy: from genetics to treatment. Eur J Clin Invest, 2010, 40(4): 360-369.

16. Hersberger RE, Cowan J, Morales A, et al. Progress with genetic cardiomyoapthies. Circ Heart fail, 2009, 2: 253-261.

17. Wang H, Li Z, Wang J, et al. Mutations in NEXN, a Z-discgene, are associated with hypertrophic cardiomyopathy. Am J Hum Genet, 2010, 87: 687-693.

18. Hershberger RE, Siegfried JD. Update 2011: clinical and genetic issues in familial dilated cardiomyopathy. J Am Coll Cardiol, 2011, 57(16): 1641-1649.

19. Herman DS, Lam L, Taylor MR, et al. Truncations of titin causing dilated cardiomyopathy. N Engl J, 2012, 366(7): 619-628.

20. Van Spaendonck-Zwarts K, van Hessem L,

Jongbloed JD，et al. Desmin-related myopathy：a review and meta-analysis. Clin Genet，2011，80，354 - 366.

21. Hersberger RE，Norton N，Morales A，et al. Coding sequence rare variants identified in MYAPC3，MYH6，TPM1，TNNC1，and TNN13 from 312 patients with familial or idiopathic dilated cardiomyopathy. Circ cardiovasc genet，2010，3：115 - 161.

22. Nugent AW，Daubeney P，Chondros P，et al. The epidemiology of childhood cardiomyopathy in Australia. N Engl J Med，2003，348：1639 - 1646.

23. Lipshultz SE，Sleeper LA，Towbin JA，et al. The incidence of pediatric cardiomyopathy in two regions of the United States. N Engl J Med，2003，348：1647 - 1655.

24. Malcic' I，Jelusic' M，Kneiwald H，et al. Epidemiology of cardiomyopathies in children and adolescents：a retrospective study over the last 10 years. Cardiol Young，2002，12：253 - 259.

25. Peddy SB，Vricella LA，Crosson JE，et al. Infantile restrictive cardiomyopathy resulting from a mutation in the cardiac troponin T gene. Pediatrics，2006，117：1830 - 1833.

26. 杨世伟,陈彦,李军等. 儿童原发性限制型心肌病三例的临床特征及遗传分析. 中华心血管病杂志,2013,41(4)：304 - 309.

27. 陈树宝,邱文娟,杨世伟. 重视儿童心肌病的病因诊断. 中华儿科杂志,2010,48(12)：889 - 891.

28. Yang SW，Hitz MP，Andelfinger G. Ventricular septal defect and restrictive cardiomyopathy in a paediatric TNNI3 mutation carrier. Cardiol Young，2010，23：1 - 3.

29. Pinto JR，Yang SW，Hitz MP，et al. Fetal cardiac troponin isoforms rescue the increased Ca^{2+} sensitivity produced by a novel double deletion in cardiac troponin T linked to restrictive cardiomyopathy. A clinical，genetic and functional approach. J Biol Chem，2011，286(23)：20901 - 20912.

30. Qiu X，Liu W，Hu D，et al. Mutations of plakophilin - 2 in Chinese with arrhythmogenic right ventricular dysplasia/cardiomyopathy. Am J Cardiol，2009，103：1439 - 1444.

31. Marcus FI，Mckenna WJ，Sherrill D，et al. Diagnosis of arrhythmogenic right ventricular cardiomyopathy/dysplasia. Proposed modification of the task force criteria. Circulation，2010，121：1533 - 1541.

第三十八章 小儿扩张型心脏病的特点

>>>>>> 陈树宝

扩张型心肌病（DCM）是一组以左心室扩大，收缩功能减低为特征的心肌疾病，在心肌病中最常见，占小儿心肌病的 51%～59%[1-2]。DCM 预后差，诊断后 5 年内死亡或接受心脏移植者约占 40%[2]。小儿 DCM 的病因及临床经过与成人 DCM 不尽相同，研究及掌握小儿 DCM 的特点有助于提高小儿 DCM 的诊治水平。

一、发病情况

Nugent 等[1]报道在澳大利亚 1987～1996 年期间 10 岁以下人群中 DCM 年发生率为 0.73/10 万。土著人群中 DCM 发生率较非土著人群高 3 倍。Towbin 等[3]报道根据美国 2 个地区 1996～2002 年期间诊断 DCM 1 426 例，年发生率为 0.57/10 万，男性（0.66/10 万）高于女性（0.47/10 万）；黑人（0.98/10 万～1.05/10 万）高于白人（0.33/10 万～0.46/10 万）；<1 岁（4.40/10 万）高于年长儿（0.34/10 万）。≤1 岁确诊 DCM 的占 41%。国外报道，成人 DCM 年发生率为（5～8）/10 万，患病率为（36～40）/10 万[4]，男性发病多于女性。国内采用超声心动图方法调查 8 080 例患者发现成人 DCM 患病率为 19/10 万[5]。

小儿扩张型心肌病的发生率为成人的 1/10。与小儿较少受慢性卫生相关危险因素影响，遗传及环境因素对心脏影响需较长时间及成人年龄跨度较小儿大有关。现有的资料显示小儿心肌病发生率在 1 岁内较高，较年长儿高 8～12 倍，第 2 个

发生率高峰在青春期。回顾性研究不可避免存在资料不全的缺陷，无临床表现及遗传性心肌病有可能被遗漏，因此目前的小儿心肌病发生率可能存在低估。

二、病因

目前在大部分 DCM 病例中病因尚不明确，即为特发性 DCM。在成人 DCM 病例中，冠状动脉病是常见的病因，而在小儿中很少。

Nugent 等[1]报道小儿 DCM 病例中能明确病因的占 35.9%，其中先天性代谢缺陷（inborn errors metabolism，IEM）占 6.5%，心肌活检证实为淋巴细胞心肌炎的占 35.7%，如果在起病 2 个月内检查，则占 40.3%。

Towbin 等[3]报道小儿 DCM 1 426 例中能明确病因的占 34%，依次为心肌炎（在明确病因病例中占 46%）、神经肌肉疾病（26%）、家族性（14%）、先天性代谢缺陷（11%）及畸形综合征（3%）。由于遗传、感染及代谢病诊断技术的发展过程也会影响不同时期的心肌病病因诊断。

1. 家族遗传性/基因缺陷　很多研究发现 DCM 有家族发病倾向。在过去 20 年，由于临床检查方法（超声心动图）进步及广泛应用，DCM 家族发病的比例显著增加。在 1982 年和 1985 年，家族性扩张型心肌病（FDC）分别占 2% 和 6.5%。近年随着增加心电图及超声心动图检查发现有家族史的占 20%～50%[6]，提示遗传因素是其重要病因。小儿 DCM 以散发为主，有家族史的占

14%～20%，遗传方式有常染色体显性遗传（约占79%）、常染色体隐性遗传（少见）、X染色体连锁遗传（占5%～10%）及线粒体遗传（少见）。

目前，通过对家族性DCM连锁分析已定位了33个基因突变（31个常染色体，2个X连锁）与非综合征DCM有关。主要致病基因为编码骨架蛋白及肌小节蛋白基因。编码骨架蛋白基因包括抗肌萎缩蛋白（dystrophin，*DMD*）、结蛋白（desmin，*DES*）、膜蛋白（laminA/C，*LMNA*）、sarcoglycan（*SGCD*）基因等；肌小节蛋白基因包括肌球蛋白重链（*MYH*）、肌球结合蛋白C（*MYBPC*）、肌动蛋白C（*ACTC*）、肌钙蛋白T（*TNNT*）、肌钙蛋白C（*TNNC*）、原肌球蛋白（*TPMI*），Z盘蛋白基因等[7]。此外，在家族性DCM中肌浆网受磷蛋白（phospholamban）、tafazzin（*TAZ*）及钠离子通道（*SCN5A*）基因突变也有报道。常见致病基因按突变率依次为*LMNA*、*MYH7*、*TNNT2*、*SCN5A*、*DES*、*MYBPC3*、*TNNI3*、*TPMI*、*ACTC*、*PLN*、*LDB3*和*TAZ*等基因。在常染色体显性遗传的家族性DCM有单纯性及合并心脏传导障碍2种类型。编码核膜蛋白基因（laminA/C，*LMNA*）突变与合并心脏传导障碍的家族性DCM有关，约占家族性DCM的5%。X染色体连锁遗传家族性DCM与抗肌萎缩蛋白（dystrophin）及tafazzin蛋白基因突变有关。与HCM不同，DCM病例中基因突变检出率较低。Hersberger等[8]报道对大样本成人特发性或家族性DCM分别进行14个DCM相关基因检测，总的基因突变检出率将近27%，每种基因突变检出率在0.3%～5.9%，其中*LMNA*最高（5.9%），大部分均<1%，在同一或不同基因有多处突变的占3%。在儿科DCM病例尚无基因突变发生率的资料，可能与成人DCM病例相似。

常染色体显性遗传DCM的外显率在20岁为10%，20～30岁为34%，30～40岁为60%，>40岁为90%[9]。在家族中不同受累成员临床表现差异很大，从无或轻度临床表现至非常严重的临床表现，这种临床表现的差异与多种基因和（或）环境因素影响致病突变基因的表达有关。

2. 心肌炎 已有许多资料证明，炎症是DCM发病机制的重要组成部分。在成人左心室功能不全病例中，淋巴细胞性心肌炎约占10%。心肌炎导致DCM并持续进展发生心衰者约占30%，心肌炎是40岁以下成人突然意外死亡的重要原因，约占心血管病死因的20%[10]。在儿科能够明确病因的DCM病例中心肌炎将近占1/2。心肌炎可由病毒、细菌、螺旋体、衣原体、原虫等引起，以病毒（如细小病毒B19、肠道病毒、腺病毒、巨细胞病毒等）为主。Kuhl等[11]在245例特发性左心室心功能不全病例中，心肌心内膜活检经PCR检查存在病毒基因组的占67.4%，其中细小病毒B19 51.4%，肠道病毒9.4%，腺病毒1.6%，人疱疹病毒21.6%，EB病毒2%，巨细胞病毒0.8%，多重感染27.3%。Edmonds等报道，36例（平均年龄7.4岁）心脏移植，心脏组织学检查发现有炎症表现的占1/3。

目前认为，心肌炎与炎症性DCM是一个疾病的不同阶段。心肌炎可经历3个阶段，即急性病毒感染、自身免疫反应及心肌重塑阶段。急性期病毒直接导致心肌损伤，大多病程隐匿而无心功能不全，通过体内有效的免疫反应清除病毒，也无后续的自身免疫反应而获得恢复。正常情况下病毒繁殖控制后，免疫反应则下调至基础状态，如果病毒消失，免疫反应持续则进展到自身免疫反应阶段，激活抗原特异性的T细胞及产生抗体的B细胞，进而出现自然杀伤细胞及细胞因子等炎症浸润。持续发展则导致心肌重塑，心腔扩大最终形成DCM。各阶段可重叠[10-12]。也有研究认为病毒可直接激活心肌中蛋白分解系统破坏心肌骨架，该机制可参与各阶段的发病过程[13]。

心肌炎进展为DCM仅在部分人群中发生，可能存在遗传因素的影响。目前对是遗传因素影响易感病毒感染还是对病毒感染易发生心肌病尚不清楚。

3. 先天性代谢缺陷 Towbin等[3]报道1426例小儿DCM中，IEM占4%，在明确病因病例中占11%。线粒体疾病常见（46%），其次为Barth综合征、肉碱缺乏等。

（1）线粒体疾病：线粒体疾病是一种涉及神经、骨骼肌及心脏等多系统疾病，种类繁多，患病率较低,合计约为 1‰。Scaglia 等[14]在 113 例儿童线粒体疾病的研究中发现,合并心肌病的占40%,其中 HCM 占 58%,DCM 占 29%,左心室心肌致密化不全占 13%,出现临床表现平均 33 个月,合并心肌病者 16 岁时生存率(18%)明显低于无心肌病者(95%)。Helengren 等[15]在 101 例儿童线粒体疾病中发现心肌病 17 例,均为 HCM,病死率高。线粒体心肌病可见于线粒体病不同亚型,以线粒体脑肌病伴高乳酸血症和卒中样发作(MELAS)综合征最常见,多在新生儿期或儿童早期发病,以 6 个月~2 岁期间较多,绝大多数在 6 岁前。心肌病常与多系统疾病合并存在,心肌受累晚于神经系统,少数以心肌病为首发症状。有些线粒体疾病合并心脏传导阻滞(11%~43%),传导阻滞多逐渐进展。心脏传导障碍更多见于Kearns-Sayre 综合征。Kearns-Sayre 综合征伴有心脏表现(晕厥、心搏骤停、心衰)占 57%,因房室传导阻滞而死亡者占 20%。呼吸链酶缺陷引起的心肌病多伴有其他临床表现,如生长发育障碍、耳聋、肌无力及乳酸酸中毒等。

(2) Barth 综合征:Barth 综合征是 X 连锁遗传病,临床特点为肌无力、周期性中性粒细胞减少、生长迟缓及心肌病等。现已证明 Barth 综合征与编码 tafazzin 蛋白的 G4.5 基因突变(位于染色体 Xq283)有关。基因突变导致心肌磷脂缺乏,而心肌磷脂在线粒体能量代谢中起重要作用[16]。

Spencer 等[17]报道 Barth 综合征 34 例(1.2~22.6 岁),有心肌病史占 90%,诊断时平均年龄5.5 月,超声心动图检查左心室 EF 50%±10%(29%~67%),53% 病例 EF>51%,左心室舒张末期容量增大,Z 值 1.9±1.8,53% 病例合并左心室心肌致密化不全,在超过 11 岁的病例(11 例)中,有室性心律失常者占 43%,但不是死亡危险因素,1 例表现为肥厚型心肌病。Barth 综合征病例中血白细胞<4 000 占 25%,低胆固醇血症占24%,低密度脂蛋白降低占 56%,前白蛋白降低占79%,CK 增高占 15%。尿中可测到 3-甲基戊二酸增多。

Barth 综合征临床表现差异很大,严重者在婴儿期出现心力衰竭及严重感染而导致死亡,大多

可为肌无力等不典型表现[18]。Barth 综合征合并心肌病的发生率难以确定。虽然心肌病是婴儿时Barth 综合征常见临床表现,但明确诊断往往延迟。目前发现,基因型与临床表现如心脏扩大的程度及功能状态没有关联。

(3) 肉碱缺乏症[20]:肉碱缺乏可见于肉碱循环缺陷如肉碱转运体缺陷(carnitine transport defect,CTD)即原发性肉碱缺乏症以及脂肪酸或氨基酸代谢缺陷。脂肪酸必须由肉碱转运经浆膜至线粒体内进行 β-氧化代谢。如果细胞膜上功能肉碱转运体缺陷,90%~95% 肾小球滤过的肉碱不能再吸收而随尿排出,以致心肌、骨骼肌、脑及其他组织细胞内肉碱贮存减少,影响脂肪酸代谢,并引起多器官功能不全。肉碱水平常低于正常值的 10%。肉碱棕榈酰基转移酶Ⅰ(CPTⅠ)及肉碱棕榈酰基转移酶Ⅱ(CPTⅡ)位于线粒体膜并参与脂肪酸转运,CPTⅠ缺乏症无心血管征象,而 CTPⅡ缺乏症均伴心血管征象。综合文献报道[21],24 例 CTD 病例中,DCM 占 58%,HCM占 29%,心内膜弹力纤维增生症占 13%。临床表现多在 2 岁以前出现,新生儿及婴儿病例症状严重,临床表现为低酮性低糖血症、肝脑综合征、昏迷、心脏增大、心力衰竭、心律失常等。年长儿童及青年病例常表现为骨骼肌病、肌肉痛、肌无力、肌红蛋白尿等,心血管征象少见。心肌病常因心力衰竭而被发现。ECG 显示左心室肥厚、T 波高尖。超声心动图中可见左心室、左心房扩大,收缩功能减低,也有见到心内膜弹力纤维增生者。

4. 神经肌肉疾病[22,23] Towbin 等[3]报道1 426 例小儿 DCM 中,神经肌肉疾病占 0.8%,在明确病因病例中占 26%,Duchenne 肌营养不良(DMD)占 80%,Becker 肌营养不良(BMD)占10%,Emery-Dreifuss 肌病占 2%。

由编码抗肌萎缩蛋白的 dystrophin 基因(位于染色体 Xp21)突变引起。抗肌萎缩蛋白相关蛋白复合物尚包括肌糖蛋白、dystroglycam、dystrobrevins、syntrophins、sarcospan 等连接骨架蛋白与肌质膜及细胞外基质,维持肌纤维膜的稳定。应用抗肌萎缩蛋白抗体免疫组化方法检测,DMD 患者心肌活检组织中,在肌纤维膜处抗

肌萎缩蛋白几乎完全丧失，BMD 患者肌组织中抗肌萎缩蛋白含量减低。随着抗肌萎缩蛋白的减少及再生机制的限制，骨骼肌肌纤维进行性萎缩而被脂肪纤维替代，肌肉收缩无力。该种现象同样发生在心肌，目前很少有心肌再生的证据，故而发生心腔扩大及收缩力减低。

肌营养不良在男性新生儿的发生率为 1/3 500。几乎所有 DMD 男性患儿在 20 岁前存在心脏受累的表现，约 70%BMD 男孩在 20 多岁前出现心脏受累表现。在 6 岁以前亚临床的心脏受累表现检出率可高达 26%，6～10 岁期间可达 62%。在早期，心电图改变为 PQ 段缩短，QT 间期延长，QT/PT 比值增高，或出现 V1 导联 R 波高，下侧壁导联 Q 波。DMD/BMD 患者的心脏受累表现随年龄增长而增加，超声心动图检查心室射血分数减低。应用敏感的检查方法及指标，心脏受累检出的比例可能更高一些。有报道，出现缩短分数（FS）<25% 的平均年龄在 DMD 患者为 16.8±1.0 岁，BMD 患者为 30.4±3.4 岁。Connuck 等[24] 根据美国儿科心肌病注册资料（PCMR），肌营养不良患者合并心肌病诊断时平均年龄在 DMD 患者为 14.4 岁，BMD 患者为 14.6 岁，发生心力衰竭分别占 30% 及 33%。DMD 患者在 5 岁以前可出现运动发育障碍，肌无力而运动受限制，由此可能掩盖心功能不全时活动能力下降的症状。随着年龄增长，心律失常［如窦房结、房室结功能不全，房颤，室性心动过速（颤动）］增多。

肌营养不良患者死亡原因中，呼吸衰竭占 75%，心力衰竭占 25%。由于呼吸管理和技术的进步，肌营养不良患者的生存时间延长，心肌病及心力衰竭成为影响病死率及病残率的重要因素。

5. 其他——低钙性佝偻病[25-27]

单纯低钙血症引起扩张型心肌病在成人曾有报道。婴儿低钙性佝偻病合并扩张型心肌病最初由 Price 等于 2003 年报道。在北美及澳大利亚报道的大样本小儿扩张型心肌病资料中，病因分析未涉及低钙性佝偻病。

Maiya 等报道英国伦敦地区 2000～2006 年期间有 16 例婴儿（平均 5.3 月）低钙性佝偻病合并左心室增大（Z 值中位数 4.1），收缩功能减低

（FS 平均 10%）。10 例心力衰竭，6 例有心脏停跳，12 例需正性肌力药物，2 例 ECMO 治疗，8 例需机械通气支持，死亡 3 例，存活者经治疗，左心室 FS 恢复正常平均时间 12.4 月。Brown 等报道小于 2 岁 DCM 47 例，其中 4 例为低钙性佝偻病，均有心衰表现。经过治疗 LVEF 均恢复正常（7 例需 1～5 个月，1 例需 33 个月）。

低钙性佝偻病所致心力衰竭而死亡的病例尸检发现，左心室扩大并有向心性心肌肥厚但无心肌纤维排列紊乱，心内膜增厚，弹力纤维增生。

Uysal 等[33] 观察 27 例婴儿低钙性佝偻病的心电图及超声心动图指标，发现心电图异常者将近占 1/2，超声心动图指标 ET、EDV、SV 及 EF 在治疗前后均有显著差别，室间隔厚度与后壁厚度比值增高，在佝偻病第 3 期病例中占 80%，异常改变在治疗后均恢复。所有病例均无心力衰竭表现。

佝偻病在经济不发达地区仍较多见。文献报道，佝偻病合并心肌病病例中大多为非裔，全母乳喂养婴儿。深色皮肤影响 VitD 合成。鉴于佝偻病可预防、可治疗，在婴儿 DCM 病例中需要注意鉴别诊断。

三、临床特点

小儿 DCM 病因与成人不尽相同，特别是可见于部分 IEM。因此往往同时有多系统的临床表现，如生长发育迟缓、昏迷、惊厥及肌无力等。有时会掩盖心肌病的临床表现，如合并肌营养不良，其肌无力表现易与心功能不全活动能力减低混淆。

成人 DCM 常发生心力衰竭和心律失常，猝死率高，5 年病死率为 15%～50%。儿童时期 DCM 大多见于婴儿期，婴儿期 DCM 发生率较年长儿高 13 倍。Towbin 等[3] 报道 1 426 例儿童 DCM，诊断时年龄中位数为 1.5 岁，<1 岁占 41%，诊断时有心力衰竭者占 71%，其中心功能Ⅳ级占 27%。成人 DCM 年病死率为 5%～10%，心源性猝死约占 50%。儿童 DCM 年病死率 14%，猝死约占 10%～25%，70% 在第 1 年内发生。Friedman 等（1991 年）报道儿童 DCM，有心律失常 29 例，死亡 4 例（14%），1 例猝死；无心律失常 34 例，6 例

（17.6％）死亡。Muller 等（1999 年）对 28 例儿童 DCM 进行随访研究（平均 2.8 年），7 例（25％）有心律失常，其中 5 例为室性心律失常，猝死 4 例（14％），其中 3 例有心律失常。Dimas 等[28] 对 85 例儿童特发性 DCM 进行随访研究，有心律失常占 25％，室性心律失常 11 例，室上性心律失常 7 例，房性及室性心律失常 3 例，心源性猝死 1 例（持续性心律失常），约占 1％。目前认为，儿童 DCM 伴心律失常比较常见（可达 46％），但房性心律失常占 1/2，不能作为预后的预测因素，且儿童 DCM 发生猝死少见。

儿童 DCM 预后仍差，与数十年前相似。无死亡或心脏移植事件的生存率，1 年为 69％～72％，5 年为 54％～63％。在 1 426 例儿童 DCM 资料中，1 年生存率为 87％，2 年为 83％，5 年为 77％，10 年为 70％，无死亡或心脏移植事件的生存率，1 年 69％，2 年 61％，5 年 54％，10 年 46％。预后与病因有关，伴神经肌肉疾病者 5 年生存率为 57％，家族性 DCM 5 年生存率为 94％，伴心肌炎者 1 年生存率 92％，2、5 年生存率均为 90％，伴代谢病患者 1、2 年生存率均为 86％，5 年生存率 83％[6]。

文献资料显示病理证明为心肌炎的，最终恢复的＞50％。PCMR 资料中[29]，心肌活检证实心肌炎的 DCM 119 例，可能心肌炎的 DCM 253 例，经过随访观察，3 年内超声心动图检查心脏恢复正常分别占 54％及 52％，儿童特发性 DCM（1 123 例）组则为 21％。心肌炎组 LVFS Z 值＜2，无左心室扩大者恢复率（72％）较左心室扩大者（46％）高，而且恢复较快。心肌炎组病例左心室扩大程度及 FS 减低程度均轻于特发性 DCM 组。成人病例中心肌炎诊断常依靠前驱病毒感染病史，而在儿童 DCM 诊断中则困难。PCMR 资料中提示临床诊断可能心肌炎的病例的预后同样好于特发性 DCM。以往有报道特发性 DCM 病例中也有心脏恢复者。但以后的研究证明特发性 DCM 心肌活检也可能存在心肌炎改变或病毒基因组，及心肌内病毒基因组消失与左心室恢复的关系。特发性 DCM 的恢复与治疗也有关系。

McNamara 等[30] 报道成人新近发生的 DCM（心脏症状出现短于 6 个月）373 例，经过 ACEI 或血管紧张素受体阻断剂、β 受体阻断剂治疗 6 个月，LVEF 平均增加 17±13 单位（0.24±0.08/0.40±0.12），初期左心室扩大程度与恢复有关。

儿童 DCM 的预后除了与病因有关外，尚与诊断时的年龄以及心力衰竭的程度有关。诊断时年龄＞2 岁者的预后较＜2 岁者差。Towbin 等[6] 报道的资料中，6 岁以后诊断者的事件风险增加 2 倍。Lewis 等报道儿童特发性 DCM 63 例，其中 16 例（25％）恢复，随访 4.5±3.0 年，恢复组诊断时年龄（2.1±1.8 岁）低于未恢复组（4.5±5.9 岁）。

儿童 DCM 临床表现与心内膜弹力纤维增生症及左心室心肌致密化不全相似，后者病理与临床经过有一定的特点。

心内膜弹力纤维增生症（endocardial fibroelastosis, EFE）多见于 1 岁以内的婴儿，临床主要表现为左心室扩大、收缩功能减低，与扩张型心肌病很相似。主要病理改变为心内膜胶原和弹力纤维层增厚，右心室心内膜厚超过 10 μm，左心室心内膜层超过 20 μm，可达＜1 mm 或数毫米，心内膜呈珍珠色或白色，多见于左心室，也可见于其他心腔，均匀分布或局限增厚。在 1940 年代首先在尸检时发现 EFE，以后引起临床注意，并且总结 EFE 的临床特点[31]：① ＜2 岁婴儿，心力衰竭伴胸片心影扩大；② 心电图左心室肥厚，V_5、V_6 T 波倒置；③ 超声心电动图或心血管造影显示左心室扩大及收缩差；④ 无先天性心脏病。依据临床特点诊断与组织学检查对照诊断敏感性为 89％，特异性为 100％。EFE 总的转归为：约 1/3 患儿在 2 岁以内因心衰死亡，1/3 患儿恢复，尚余 1/3 患儿临床症状改善，但心电图、胸片或超声心动图异常仍存在。1988 年 Ino 等[31]（多伦多儿童医院）报告 52 例随访 47±57 月结果，死亡 15 例（29％），恢复并且心电图、胸片正常 8 例（15％），心电图及胸片仍然异常的有 29 例（56％）。2010 年韩玲等[32]（北京安贞医院）报告 69 例 EFE，随访平均 5.7 年结果，死亡 6 例（8.7％），治愈 32 例（46.4％），好转 28 例（40.6％），治疗中加用糖皮质激素及免疫调节剂等。EFE 病因尚不明确，目前多数认为与胎儿时期病毒（如柯萨奇、腮腺炎等病毒）感染导致心肌炎有关，其他如胎儿期缺氧、淋巴管阻塞、自身免疫、代谢异常可能与 EFE 发生有关。早在 1980 年代 Lurie 就指出，EFE 不是一种疾病而是受多种因素影响而产生心内膜增厚的反应，所有 EFE 均为继发性[33]。这一观点已逐渐被多数学者接受。

左心室心肌致密化不全（LVNC）的病理特点是成熟的左心室过度小梁化，小梁间为深凹的隐窝，窦隙与左心室交通，心尖及侧壁部位明显。多数左心室腔扩大，收缩功能减低，临床表现为心力衰竭，与扩张型心肌病相似。多见于小儿，也可见于成人。单纯型 LVNC 可合并心肌电生理异常、心律失常，也有 LVNC 合并先天性心脏病，如室间隔缺损、房间隔缺损、肺动脉狭窄、左心发育不良。原认为 LVNC 少见，随着临床认知度及警惕性提高，LVNC 并不是非常罕见。影像学检查是发现 LVNC 的主要手段，心壁过度小梁化如海绵，左心室扩大，收缩功能减低，类似扩张型心肌病，但也可呈心肌肥厚型、限制型、肥厚及扩张型、双侧心室过度小梁化及心室大小、厚度、功能正常以心律失常为临床突出表现等不同类型。扩张或肥厚型 LVNC 与 DCM 或 HCM 不同的是 LVNC 可能存在心肌形态的改变，即原来呈现肥厚或正常厚度，最后转变为扩张型，或原来呈现扩张或正常心腔最后转变为肥厚型。不同类型 LVNC 的预后不同，肥厚及扩张型 LVNC 预后最差，多数合并神经肌肉疾病。通常 LVNC 临床症状发生愈早，预后愈差[34,35]。

目前认为 LVNC 是由于心脏胚胎发育时正常致密化过程停滞所致。确切病因尚不清楚，经研究发现与 LVNC 有关的突变基因有 *G4.5/TAZ*、*ZASP*、编码肌节蛋白基因、细胞支架蛋白基因、钠离子通道基因（*SCN5A*）等。LVNC 常见于 Barth 综合征、线粒体心肌病、神经肌肉疾病等。部分 LVNC 发病有家族聚集现象。Ichida 等报道 LVNC 病例中 44% 为遗传性，其中 30% 为 X 连锁遗传，70% 为常染色体显性遗传。

四、诊断

（一）超声心动图诊断

临床上主要以超声心动图作为诊断依据：

① 左心室舒张末期内径增大超过正常平均值＋2SD（按体表面积）；② 左心室收缩功能减低，如缩短分数或射血分数减低超过正常平均值－2SD（按年龄），或射血分数＜45%，缩短分数＜25%[36]。

超声心动图检查时要注意排除冠状动脉起源异常及其他先天性心脏病（如主动脉缩窄等）、心脏瓣膜病、川崎病冠状动脉病变。检查时也要注意心内膜增厚回声增强及心肌过度小梁化的特征性表现，这有助于 EFE 及 LVNC 的诊断。

（二）病因诊断

扩张型心肌病的病因诊断十分重要，有些病例如能明确病因，经过治疗有恢复正常或获得明显改善的希望。小儿心肌病特别是年幼发病的患儿往往病因复杂，临床表现不仅限于心血管系统，还可以表现为神经肌肉疾病、IEM 及生长发育等方面的症状和体征。有时需要会同神经及遗传代谢专业医生讨论诊断。

注意病史、临床表现及体征检查和分析可以区分及确诊心动过速性心肌病（慢性心动过速发作时间超过每天总时间的 12%～15% 以上，室上性心律失常多见）、神经母细胞瘤、蒽环类药物、维生素 D 缺乏性佝偻病等导致的 DCM。

1. 家族遗传性/基因缺陷 家族史是遗传病因的重要线索。遗传性心肌病外显率较低，应详细询问至少三代家族史，家族成员中有无相关心肌病患者，或曾发生心力衰竭、心律失常、猝死等心脏事件者。家族性心肌病定义为先证者的三代亲属中有两个或以上的相同临床表型，或与先证者有相同基因同一位点突变而无心脏表现的家庭成员。根据家族史可以确定是否为家族性心肌病，并了解遗传方式。询问家族史简便，但不够敏感、可靠。通过体格检查及心电图、超声心动图检查可提高发现比例。对家族成员进行基因检测具有重要意义。因为无心脏表现的家庭成员一旦排除携带致病突变基因的可能，将彻底消除长期的心理负担。也可发现心脏以外表型的高危患者。DCM 的基因检测对治疗及预后估测也有意义。

通常认为有家族史患者中基因突变检出率较高，但也有研究显示散发性病例基因突变检出率与之无显著差异。从家族史中可以了解遗传方式

（如伴性遗传），对选择检测候选基因有帮助。根据文献资料，选择突变率高的常见致病基因（前述），也可根据临床特点选择相关候选基因，伴有传导障碍的绝大多数与核纤蛋白基因（LMNA）突变有关，伴随骨骼肌病变的通常表现为X染色体连锁遗传，大多与抗肌萎缩蛋白基因（DMD）和TAZ基因变异有关，或多种相关基因同时检测可得到更多信息。如怀疑其他遗传病因，有些遗传代谢病、遗传综合征也涉及基因缺陷，如Barth综合征（TAZ/G4.5基因），也可以选择同时进行检测。

首先应在明确诊断的患者中进行基因缺陷筛查，明确致病基因后再考虑在其家族成员中进行基因缺陷筛查以明确是否为致病基因携带者。

虽然分子遗传检测对心肌病病因诊断及临床处理方面有重要帮助，但其局限性不容忽视。DCM病例中基因突变检出率较低。目前分子遗传检测技术尚不能在所有家族性或散发性DCM患者中发现致病基因，有些检测结果可能不能明确与心肌病的关系，基因突变是否致病需要慎重确定。

2. 炎症性心肌病　炎症性DCM与特发性DCM在临床表现方面很难区分，也很难确定急性心肌炎阶段。Navarro等[37]回顾分析因DCM行心脏移植的161例病例中发现心肌组织存在炎症17例与特发性DCM的144例比较，炎症性DCM病例比较年轻，女性较多，左心室内径扩大程度明显轻，临床状况更差，更依赖正性肌力药物。

心肌心内膜活检（EMB）为心肌炎诊断的金标准。在心肌炎的诊断中，1个心肌样本检查的诊断敏感度仅25%，5个样本达66%，因此，通常要求至少5个心肌样本供检查。虽然EMB的重要并发症可<0.4%，但EMB组织学检查受到取标本部位及量，以及检查者之间的差异的影响，可影响诊断的敏感性。EMB仅能在少部分患者（5%～20%）中发现心肌炎。目前EMB结合免疫组化、分子学技术如PCR、基因测序及实时PCR，可以快速、敏感及特异性检测感染源，区分病毒性及自身免疫性心肌炎。PCR方法可以检测肠道病毒、EB病毒、细小病毒B19、腺病毒、巨细胞病毒、

人疱疹病毒、肝炎病毒等亲心脏病毒。根据病毒基因可以确定病毒基因型，同时可以发现潜在的病毒及病毒的数量等，对诊断及治疗均有参考价值[10,38]。例如Kuhl等[39]报道151例DCM EMB心肌中发现B19病毒基因型1（占28.5%）病例的LVEF（24.5%±10.4%）明显低于基因型2（占71.5%）病例的LVEF（31.0%±9.5%）。

非损伤性诊断方法如检测心肌损伤标志物及抗心脏自身抗体如抗肌球蛋白抗体、抗线粒体抗体、抗β1受体抗体等受到关注。心肌损伤时的生物标志物如CK、CK-MB及心肌肌钙蛋白依据病情严重程度及病程阶段可以升高，其升高程度及持续时间存在差异。EMB证实的心肌炎中肌钙蛋白（cTnT）增高者仅占35%～45%。

心脏磁共振（CMR）用于诊断心肌炎始于20世纪90年代初。近年来CMR技术进展迅速，CMR可显示心肌组织特征的改变，包括心肌炎时的组织水肿、充血、心肌细胞坏死及纤维化等[40,41]。T2加权图像可显示高信号强度的水肿组织，心肌充血可呈现心肌早期钆增强现象，心肌延迟钆增强（LGE）则特异性地反映不可逆的心肌损伤如坏死及纤维化。心肌炎症时的LGE常位于侧壁心外膜部分，而心肌缺血时LGE常位于心内膜下。心肌损伤时LGE的表现与病毒类型也有关。大多数细小病毒B19心肌炎患者LGE位于游离侧壁，HHV6心肌炎LGE位于室间隔中层。根据病例的选择，LGE检测心肌炎症（急性或慢性）的敏感性不同。De Cobelli等依照Dallas标准，临界性心肌炎LGE敏感性（44%）低于活动性心肌炎（84%）。也有报道44%～95%心肌炎病例存在心肌LGE。综合心肌水肿、充血及坏死（纤维化）3项指标，符合≥2项时诊断心肌炎的准确性为78%，仅检查LGE诊断准确性为68%。心肌水肿时、心壁增厚、心包积液（心肌炎时32%～57%）、心功能减低等也可支持诊断。

EMB在儿科病例中应用不多。Towbin等发现在急性病毒感染患儿伴左心室功能受损及心肌样本PCR阳性的，常常并没有呈现Dallas标准的心肌炎病理改变，特别是腺病毒感染。心肌炎的病理改变可随时间消退，所以心肌活检的时间对

诊断也有影响。近年来心脏 MRI 诊断心肌炎研究较前增多,这些诊断方法对小儿炎症性心肌病的诊断价值还需要进一步研究。

3. 先天性代谢缺陷[42]　先天性代谢缺陷(IEM)的临床表现多种多样,IEM 的发现有赖于临床医生对 IEM 的认识及高度警惕。病史中有多系统功能障碍症状,如昏迷、惊厥、发育迟缓、喂养困难、肌病、肝病、反复感染等要怀疑 IEM。患者病情突然恶化可能为心肌病导致心力衰竭引起,也可能为 IEM 急性发作所致。IEM 可在疾病、感染、手术、饥饿或运动后诱发代谢失代偿急性发作。疑似 IEM 时可选择相关的实验室检查包括血乳酸、血游离肉碱和酰基肉碱谱(串联质谱技术)、尿有机酸分析(气相质谱技术)、血氨、肝功能、肾功能、血糖、丙酮酸、酮体等测定。

脂肪酸氧化障碍常表现为明显肌无力、肝大、肝功能异常、脂肪肝和空腹血糖低。伴有神经系统异常(智力发育落后、矮小、惊厥、共济失调或急慢性脑病)要考虑线粒体病,需注意血乳酸是否升高以及是否母系遗传,如同时发现血中性白细胞减少和生长迟缓,需除外 Barth 综合征。低血糖症、阴离子间隙升高的代谢性酸中毒、高氨血症、酮症、肝功能异常、转氨酶增高、肌酸激酶增高均提示可疑合并 IEM。有些 IEM 合并乳酸性酸中毒、低血糖症可为间歇性出现。

心肌病伴有低血糖,常为脂肪代谢障碍所致。酮体阳性与否对后续评估至关重要。低酮性低血糖常提示三酰甘油不能被分解为脂肪酸或脂肪酸氧化为酮体通路障碍。脂肪酸氧化障碍常伴有血胰岛素降低、特异性酰基肉碱升高和二羧酸尿症或肉碱水平降低。无二羧酸尿提示脂肪酸不能通过细胞膜进入细胞内(原发性肉碱缺乏症)或线粒体内(CPT Ⅱ)。肉碱水平明显降低见于原发性肉碱缺乏症。在急性期或间歇期,串联质谱均可检出特异性酰基肉碱升高或降低,而二羧酸尿可在发作期出现而在间歇期消失,进一步的确诊需进行皮肤成纤维细胞或肌肉的脂肪酸氧化流量分析、组织活检、酶活性测定和基因突变检测。若低血糖伴有酮体则需考虑糖原累积病Ⅲ型或有机酸血症。

心肌病伴有阴离子间隙升高的代谢性酸中毒时,如单纯性乳酸水平升高需考虑线粒体病,70%的线粒体病患者乳酸水平升高。测定乳酸/丙酮酸比值,如比值正常或降低常提示丙酮酸脱氢酶缺乏症,比值升高提示线粒体氧化磷酸化障碍。进一步的确诊检查包括肌肉活检、肌肉呼吸链复合物酶活性分析以及基因突变分析。肌肉活检对线粒体肌病诊断很重要,在光镜下可见破碎肌红纤维,电镜下可见线粒体数量增加、结构异常、体积增大及排列异常。

4. 神经肌病　临床表现有先天性肌张力减低(松软婴儿综合征),1 岁以后出现肌无力、共济失调、肌强直、血 CK 明显增高等常提示神经肌病。进一步确诊需进行肌电图、肌肉活检及 *dystrophin* 基因的缺失、重复及点突变检测。

五、治疗

由于大部分 DCM 患者的病因尚不清楚,临床处理仅限于针对临床症状,如心功能不全、心律失常等的治疗。随着对心肌病病因及发病机制认识的进展,针对病因治疗的研究已取得一定的进展。

(一)心功能不全的治疗[43]

成人心衰处理指南根据心衰发生和发展提出心衰分期处理原则。对第 1 期即有心衰高风险,但无心功能不全,也无症状,及第 2 期即有心功能不全证据,但无症状的病例就应该进行干预。第 1 期患者如应用心脏毒性药物如蒽环类抗肿瘤药物,DMD 患者,有遗传性心肌病家族史者等,第 2 期患者如已有左心室功能减低,但无症状的蒽环类药物使用者及心肌病患者等。多中心研究发现血管紧张素转换酶抑制剂(ACEI)药物依那普利对儿童肿瘤患者有益于减低左心室收缩末期应力,但对运动能力及左心室 FS 没有影响。目前是否推荐预防应用尚不确定。有些研究发现 DMD 患者接受 Perindopril 治疗 5 年后有益于心室功能;也有发现 ACEI 及 β 肾上腺素能受体(AR)阻滞剂治疗有益。

绝大部分心肌病患者被诊断时已有心功能不全,并有继续进展加重的趋势。地高辛、利尿剂、ACEI 及醛固酮拮抗剂的综合治疗可以缓解一部分 DCM 患者的心功能不全。近年来,根据心力衰竭时体内神经体液的变化应用 β-AR 阻滞剂治疗心力衰竭(包括 DCM 所致的心力衰竭)取得较好的治疗效果。第三代 β-AR 阻滞剂卡维地洛为非选择 β-AR 及 α-AR 阻滞剂,明显降低全身及心脏交感神经活性,尚有抗氧化剂作用,对抗氧自由基保护心脏。成人大样本(2 289 例)随机对照研究发现[44],卡维地洛治疗平均 10.4 月后随访病死率降低 35%,1 年累积死亡风险为 11.4%(对照组 18.5%),住院天数明显减少。随机双盲对照研究也发现在降低病死率方面卡维地洛效果优于美托洛尔。

通常在原有的抗心衰治疗(如地高辛、ACEI 等)的基础上加用卡维地洛,从小剂量[0.05 mg/(kg·次),2 次/d]开始,每周或隔周逐渐增加至最大耐受剂量。卡维地洛的药代动力学研究结果显示,婴儿和儿童药物清除半衰期较健康成人短 50%。儿科病例适宜用药剂量的研究尚在进行。目前文献报道的初次剂量不一,从 0.01 mg/(kg·d) 至 0.18 mg/(kg·d),最高计量从 0.2 mg/(kg·d) 至 0.98±0.3 mg/(kg·d),均获得临床症状及 EF 或 ES 改善。目前还没有在儿科病例中进行不同类型 β-AR 阻滞剂比较的研究报道。最近 Shaddy 等[45](2007 年)报道卡维地洛治疗小儿心力衰竭的多中心、前瞻性随机对照研究结果。结果显示低剂量、高剂量组与对照组在综合评估心力衰竭恶化、改善及无改变的比例方面无显著差异。国内多中心研究发现[46],40 例小儿 DCM 病例卡维地络治疗 6 个月后与对照组(37 例)比较 Ross 评分下降明显(11.94%/2.81%),LVDD 减小明显(3.2%/0.4%),LVEF 增加明显(21.5%/12.9%),试验组获得好转的比例(40%)高于对照组(35%),然而 2 组的差异尚未达到统计学差异标准。针对 β-AR 阻滞剂治疗成人与儿科心力衰竭病例效果不同,有研究发现在成人及儿童特发性 DCM 心脏移植取得的心脏标本中,儿童病例心肌中 β1 与 β2-AR 表达均下调,而成人病例心肌中 β1-AR 表达下调,β2-AR 仍维持,说明儿童与成人心力衰竭时 β 肾上腺素能受体适应是不同的,可能与成人与儿童对 β-AR 阻滞剂反应不同有关[47]。

(二)炎症性心肌病的治疗[48,49]

减少心肌负荷,控制心力衰竭及心律失常,消除炎症是基本的治疗原则。实验研究结果提示 β-AR 阻滞剂有对抗炎症的毒性作用,ACEI 可减轻纤维化的分子信号。消除导致炎症的病因及炎症过程是重要的。目前尚没有针对引起心肌炎不同病毒的抗病毒制剂。心肌活检检查有炎症表现(≥14 个淋巴细胞和巨噬细胞/mm²),PCR 检查致心脏病原物呈阳性提示为病毒性心肌炎,可用干扰素;心肌活检有炎症表现(≥14 个淋巴细胞和巨噬细胞/mm²),PCR 检查致心脏病原物呈阴性提示为反应性心肌炎,可用免疫抑制剂(泼尼松或地塞米松,泼尼松加硫唑嘌呤或环孢素 A)或免疫球蛋白;心肌活检无炎症表现(<14 个淋巴细胞和巨噬细胞/mm²),PCR 检查致心脏病原物呈阳性,可用干扰素;心肌活检无炎症表现(<14 个淋巴细胞和巨噬细胞/mm²),PCR 检查致心脏病原物呈阴性,则针对心力衰竭和心律失常治疗。一项前瞻性随机研究证明新发生的心肌病病例应用免疫球蛋白治疗,改善程度与对照组无明显差别。Mason 等报道 111 例按 Dallas 标准诊断心肌炎,泼尼松加环孢素 A 治疗者射血分数增高等结果与对照组相同。临床研究证明,伴 HLA 上调患者对免疫抑制剂治疗反应好,较对照组射血分数增高明显,预后好。其他研究提出,存在心脏抗体、没有病毒持续的患者对免疫抑制剂治疗的反应也好。CMV 心肌炎患者静脉应用免疫球蛋白可有效地消除病毒及炎症。

(三)肉碱的应用[20,50,51]

20 世纪 80 年代,许多学者已注意到有些先天性代谢缺陷与血浆肉碱缺乏的关系。1984 年 Tripp 等报道儿童心肌病病例中血肉碱值异常。心肌能量主要来源于脂肪酸的 β 氧化,肉碱参与游离脂肪酸进入线粒体 β 氧化的转运过程。以后陆续报道应用肉碱治疗肉碱缺乏引起的心肌病及其他心肌病、心功能不全。先天性代谢缺陷中除了原发性肉碱缺乏症外,脂肪酸氧化缺陷如长链酰基辅酶 A 脱氢酶缺乏、中链酰基脱氧酶缺乏、长链 3 羟酰基辅酶 A 脱氢酶缺乏,氨基酸氧化缺陷如甲基丙二酸尿症、丙酸尿症等有机酸尿症均可导致肉碱缺乏(减低程度较原发性肉碱缺乏症轻，为正常值的 25%～50%)。原发性肉碱缺乏症所致心肌病经过肉碱治疗心功能及结构改变可以恢复正常。虽然 CTD 的途径受到限制，肉碱治疗后血液水平升高，但组织内水平很难达到正常，可能通过扩散改善组织内肉碱水平恢复代谢功能。脂肪酸代谢缺陷继发肉碱缺乏，同时由于酶缺陷导致酰基辅酶 A 中间代谢产物积聚，该产物需与肉碱结合形成酰基肉碱及游离 CoA。酰基肉碱移出细胞经尿排出，酰基肉碱抑制肉碱转运体，降低肾脏排出阈值，继而导致排出增加，体内肉碱缺乏。补充肉碱有助于移出线粒体内积聚的有毒代谢产物，恢复线粒体正常能量产生，改善心肌功能。脂肪酸代谢缺陷者还需要避免饥饿、高碳水化合物及低脂肪饮食、补充核黄素等。

Pierpont 等报道 3 例 CTD，其中 2 例(6.5 岁及 5.5 岁)合并 DCM，口服左旋肉碱治疗[100 mg/(kg·d)]，心功能明显改善，6 个月后心脏大小正常，治疗 5 年以上保持 LV 内径接近正常及 LVEF 正常。综合文献报道有心脏表现 CTD 33 例，左旋肉碱治疗后 30 例心功能改善。Winter 等报道 10 例心肌病，左旋肉碱治疗后心功能均改善。Ino 等报道 11 例儿童心肌病，其中 8 例血肉碱异常，6 例经左旋肉碱治疗后心功能改善。Helton 等报道应用左旋肉碱治疗儿童心肌病的结果，传统药物加肉碱治疗 76 例(代谢缺陷病因占 38%)，对照组 145 例(代谢缺陷病因占 10%)，病例年龄 < 18 岁，心肌病中扩张型占 67%。左旋肉碱剂量平均 96 mg/(kg·d)，治疗时间 2 周～1 年以上。肉碱组的效果较好，存活率 74%，心脏移植率 9.6%，而对照组存活率 65%，心脏移植率 15%。

研究发现特发性 DCM 病例的血流动力学、电生理及心功能不全与心肌内脂肪酸代谢障碍有关。Regitz 等发现因心力衰竭而行心脏移植者的心肌中总肉碱及游离肉碱均低于对照者，游离肉碱降低更多。Rizos 报道成人 DCM，心功能Ⅲ～Ⅳ级患者 42 例接受左旋肉碱治疗(2 g/d)，与对照组 38 例随访 33.7±11.8 月比较，肉碱治疗组死亡 1 例，对照组死亡 6 例。2 组比较，生存率有明显差异，肉碱治疗组占优，3 年病死率对照组 18%，肉碱治疗组 3%。

临床用的是左旋肉碱，可以静脉注射或口服。通常有急性代谢失常时静脉给药。剂量 50～300 mg/(kg·d)，用于小儿先天性代谢缺陷治疗是安全及有效的。用药的副反应多为消化道症状，如腹泻、恶心、呕吐、肠痉挛等，减少剂量后常可缓解。

(四)心脏器械治疗[9,43]

成人 DCM 合并心律失常，猝死风险较高，安置埋藏式心脏转律除颤器(ICD)有预防意义。在儿童心衰等待心脏移植的多中心大样本资料中，猝死发生率较低(1.3%)，故而不推荐常规应用 ICD，除非有室性心律失常的等待心脏移植者可安置 ICD。

多数 DCM 儿童心电图 QRS 间期并未达到成人再同步起搏治疗(CRT)标准。有些研究发现双心室或多点起搏可改善心衰儿童的心功能，但目前尚无更多应用报道。

晚期心衰等待心脏移植儿童应用机械辅助装置的机会逐渐增多，成功过渡到心脏移植的病例达到 80%。儿科病例中应用 ECMO 的经验多一些，随着心室辅助装置体积减小，在儿科病例中应用逐渐增多，预后改善，生存率在 60%～85%。应用时要权衡利弊，注意出血及血栓栓塞等风险。McMahon 等报道近年来积极采用 ECMO 19 例(占病例总数的 36%)，5 例恢复，12 例得到心脏移植(均存活)。

(五)二尖瓣反流外科手术

二尖瓣反流常合并于 DCM，严重二尖瓣反流更加重左心室功能不全。Romano 等报道 200 例 DCM 成人病例接受二尖瓣反流手术处理，术后心功能不全、心排量及射血分数改善。也有报道儿科 DCM 病例接受二尖瓣手术改善二尖瓣反流，多数病例左心室功能及形态获得改善，其中 1/3 病例在术后 3 周～3.5 年需要心脏移植。目前尚无足够资料说明二尖瓣手术在处理心衰中的作用[52,53]。

(六)心脏移植

心肌病是导致小儿及成人心力衰竭常见的病因。药物治疗对严重难治性心力衰竭不能奏效时,心脏移植则成为最有效的措施。据国际心肺移植协会(ISHLT)资料,在年龄为11~17岁心脏移植组中,心肌病占75%,年龄1~10岁心脏移植组中,心肌病占50%,婴儿病例组中,近年来心肌病从20%增加至30%。临床应用心脏移植后,小儿扩张型心肌病的预后得到改善。Tsirka 等[54]报道91例DCM,心脏移植20例(22%),总的生存率1年为90%,5年为83%,而无心脏死亡或移植的生存率1年为70%,5年为58%。Kirk 等[55]报道多中心研究分析1 098例DCM心脏移植结果,10年生存率72%。在PCMR资料中,等待心脏移植病例的病死率为11%,接受心脏移植后1、3及5年生存率分别为92%、80%及72%。非白种人群,移植时年龄较大,移植前左心室功能很差及心肌炎者,移植后死亡风险较高。心肌炎患儿心脏移植后1年及3年生存率分别为83%及65%,而非心肌炎者分别为93%及88%。心肌炎患儿心脏移植后高风险可能与原发疾病残留的炎症及免疫影响有关,常合并术后严重排异[56]。儿童心肌病等待心脏移植时的病死率与需要的支持方式有关,使用单纯静脉正性肌力药物者为7.6%,机械通气者为19.6%,ECMO 者为24.3%[43]。PCMR 资料提示扩张型心肌病中,神经肌肉疾病、畸形综合征和先天性代谢缺陷引起者存活率较低,不宜心脏移植;家族性扩张型心肌病的存活率相对较高,更需要心脏移植。

参 考 文 献

1. Nugent AW, Daubeney PEF, Chondros P, et al. The epidemiology of childhood cardiomyopathy in Australia. N Engl J Med, 2003, 348: 1639-1647.
2. Lipshultz SE, Sleeper L, Towbin JA, et al. The incidence of pediatric cardiomyopathy in two region of the United States. N Engl J Med, 2003, 348: 1647-1655.
3. Towbin JA, Lowe AM, Colan SD, et al. Incidence, causes, and outcomes of dilated cardiomyopathy in children. JAMA, 2006, 296: 1867-1876.
4. Hamilton RM, Azevedo ER. Sudden Cardiac Death in Dilated Cardiomyopathies. PACE, 2009, 32: S32-S40.
5. 中华医学会心血管病学会. 心肌病诊断与治疗建议. 中华心血管病杂志, 2007, 35: 5-16.
6. Hershberger RE. Familial dilated cardiomyopathy. Progr Pediatr Cardiol, 2005, 20: 161-168.
7. Hershberger RE, Siegfried JD. Update 2011: clinical and genetic issues in familial dilated cardiomyopathy. J Am Coll Cardiol, 2011, 57(16): 1641-1649.
8. Hersberger RE, Norton N, Morales A, et al. Coding sequence rare variants identified in MYAPC3, MYH6, TPM1, TNNC1, and TNN13 from 312 patients with familial or idiopathic dilated cardiomyopathy. Circ cardiovasc genet, 2010, 3: 115-161.
9. Hsu DT, Canter CE. Dilated cardiomyopathy and heart failure in children Heart Failure Clin, 2010, 6: 415-432.
10. Karatolios K, Pankuwits S, Kisselbach C, et al Inflammatory Cardiomyopathy Hellenic J Cardiol, 2006, 47: 54-65.
11. Kuhl U, Pauschinger N, Noutsias M, et al: High prevalence of viral genomes and multiple viral infections in the myocardium of adults with "idiopathic" left ventricular dysfunction. Circulation, 2005, 111: 887-893.
12. Liu PP, Mason JW. Advances in the Understanding of Myocarditis Circulation, 2001, 104: 1076-1082.
13. Luo H, Wong J, Wong B, et al. Protein degradation systems in viral myocarditis leading to dilated cardiomyopathy Cardiovascular Research, 2010, 85: 347-356.
14. Scaglia F, Towbin JA, Craigen WJ, et al. Clinical spectrum, morbitidy, and mortality in 113 pediatric patients with mitochondrial disease. Pediatrics, 2004, 114: 925-931.
15. Helengren D, Wahlander H, Eriksson BD, et al. Cardiomyoapthy in children with mitochondrial disease. Eur Heart J, 2003, 24: 280-285.
16. Barth PG, Valianpour F, Bowen VM et al. X-linked cardioskeletal myopathy and neutropenia (Barth syndrome): an update. Am J Med Genet A, 2004, 126A: 349-354.
17. Spencer CT, Bryant RM, Day J, et al. Cardiac and Clinical Phenotype in Barth Syndrome Pediatrics, 2006, 118: e337-e346.
18. McCanta AC, Chang AC, Weiner K, et al. Cardiomyopathy in a child with neutropenia and motor delay. Current Opinion in Pediatrics, 2008,

20：605－607.

19. Winter SC，Buist NRM. Cardiomyopathy in childhood，mitochondrial dysfunction，and the role of L-carnitine. Am Heart J，2000，139：s63－s69.

20. Pierpont MEM，Breningstall GN，Stanly CA，et al. Familial carnitine transport defect：A treatable cause of cardiomyopathy in children. Am Heart J，2000，139：s96－s106.

21. Bohles H，Sewell AC et al. Metabolic cardiomyopathy. 2nd edition. Frnkfurt：Medpharm Scientific Publishers Stuttgart，2004.

22. Dellefave LM，McNally EM. Cardiomyopathy in neuromuscular disorders. Progr Perdiatr cardiol，2007，24：35－46.

23. McNally EM. Duchenne muscular dystrophy：how bad is the heart? Heart，2008，94：976－977.

24. Connuck DM，Sleeper LA，Colan SD，et al. Characteristic and outcome of cardiomyopathy un children with Duchenne or Becker muscular dystrophy. Am Heart J，2008，155：998－1005.

25. Brown J，Nunez S，Russell M，et al. Hypocalcemic Rickets and Dilated Cardiomyopathy：Case Reports and Review of Literature. Pediatr Cardiol，2009，30：818－823.

26. Kim BG，Chang SK，Kim SM，et al. Dilated Cardiomyopathy in a 2 Month-Old Infant：A Severe Form of Hypocalcemia With Vitamin D Deficient Rickets Korean Circ J，2010，40：201－203.

27. Maiya S，Sullivan I，Allgrove J，et al. Hypocalcaemia and vitamin D deficiency：an important，but preventable，cause of life-threatening infant heart failure Heart，2008，94：581－584.

28. Dimas VV，Denfield SW，Friedman RA，et al. Frequency of Cardiac Death in Children With Idiopathic Dilated Cardiomyopathy Am J Cardiol，2009，104：1574－1577.

29. Foerster SR，Canter SE，Cinar A，et al. Ventricular Remodeling and Survival Are More Favorable for Myocarditis Than For Idiopathic Dilated Cardiomyopathy in Childhood An Outcomes Study From the Pediatric Cardiomyopathy Registry Circ Heart Fail，2010，3：689－697.

30. McNamara DM，Starling RC，Cooper CT，et al. Clinical and demorgraphic predictiors of outcomes in recent onset dilated cardiomyopathy. J Am Coll Cardiol 2011，58，1112－1118.

31. Ino T，Benson LN，Freedom RM，et al. Natural history and prognostic risk factors in endocardial fibroelastosis. Am J Cardiol，1988，62：431－434.

32. 焦萌，韩玲，王惠玲等. 原发性心内膜弹力纤维增生症

75例远期疗效. 中华儿科杂志，2010，48：603－609.

33. Lurie PR. Changing concepts of endocardioal fibroelastosis. Cardiol Young，2010，20：115－123.

34. Towbin JA，Left Ventricular Noncompaction：A New Form of Heart Failure. Heart Failure Clin，2010，6：453－469.

35. Rosa LV，Salemi VMC，Alexandre LM，et al. Noncompaction Cardiomyopathy —— a Current View，Arq Bras Cardiol，2011，97：e13－e19.

36. Grenier MA，Osganian SK，Cox GF，et al. Design and implementation of the North American Pediatric Cardiomyopathy Registry. Am Heart J，2000，139：S86－S95.

37. Navarro JAJ，Medina MC，Almenar L，et al. Clinical Variables Associated With the Presence of Inflammatory Infiltrates in Patients With Dilated Cardiomyopathy Undergoing Heart Transplantation. Transplantation Proceedings，2008，40：3017－3019.

38. Calabrese F，Rigo E，Milanesi O，et al. Molecular Diagnosis of Myocarditis and Dilated Cardiomyopathy in Children：Clinicopathologic Features and Prognostic Implications. Diagnostic Molecular Pathology，2002，11：212－221.

39. Kuhl U，Lassner D，Pauschinger M，et al. Prevalence of erythrovirus genotypes in the myocardium of patients with dilated cardiomyopathy. J Med Virol 2008，80：1243－1251.

40. Olimulder M. A. G. M.，van Es J，Galjee MA，et al. The importance of cardiac MRI as a diagnostic tool in viral myocarditis-induced cardiomyopathy。Neth Heart J，2009，17：481－486.

41. Friedrich MG，Sechtem U，Schulz-Menger J，et al. Cardiovascular magnetic resonance in myocarditis：A JACC white paper. J Am Coll Cardiol，2009，53：1475－1487.

42. 中华医学会儿科学分会心血管学组，中华儿科杂志编辑委员会. 儿童心肌病遗传代谢性病因的诊断建议. 中华儿科杂志，2013，51：385－388.

43. Silva JNA，Canter CE. Current management of pediatric dilated cardiomyopathy. Curr Opin Cardiol，2010，25：80－87.

44. Doughty RN，White HD. Carvedilol：Use in chronic heart failure. Expert Rew cardiovascular therapy，2007，5：21－31.

45. Shaddy RE，Bouke MM，Hsu DT，et al. Pediatric Carvedilol study group. Carvediololfor children and adolescents with heart failure：a randomized controlled trial. JAMA，2007，298：1171－1179.

46. Huang MR，Zhang X，Chen SB，et al. The effect of carvedilol treatment on chronic heart failure in

pediatric patients with dilated cardiomyopathy: A prospective, randomized-controlled study. Pediatr Cardiol 2013, 34, 680 - 685.

47. Miyamoto SD, Stauffer BL, Nakano S, et al. Beta-adrenergic adaptation in pediatric idiopathic dilated cardiomyopathy. Eur Heart J doi, 2012, 10(1092): 229.

48. Santangeli P, Pieroni M. Immunosuppressive and Antiviral Treatment of Inflammatory Cardiomyopathy. Recent Patents on Cardiovascular Drug Discovery, 2009, 4: 88 - 97.

49. Maisch B, Hufnagel G, Kiesch S, et al. Treatment of Inflammatory Dilated Cardiomyopathy and (Peri) Myocarditis with Immunosuppression and i. v. Immunoglobulins Herz, 2004, 29: 624 - 636.

50. Helton E, Darragh R, Francis P, et al. Metabolic aspects of myocardial disease and a role of L-carnitine in the treatment of dilated cardiomyopathy. Ped, 2000, 105: 1260 - 1270.

51. Rizos I. Three-year survival of patients with heart failure caused by dilated cardiomyopathy and L-carnitine administration. Am Heart J, 2000, 139: s120 - s123.

52. Walsh MA, Benson LN, Dipchand AL, et al. Surgical Repair of the Mitral Valve in Children With Dilated Cardiomyopathy and Mitral Regurgitation. Ann Thorac Surg, 2008, 85: 2085 - 2089.

53. McMahon AM, van Doorn C, Burch M, et al. Improved early outcome for end-stage dilated cardiomyopathy in children. J Thorac Cardiovasc Surg, 2003, 126: 1781 - 1787.

54. Tsirka AE, Trinkaus K, Su-Chiung Chen, et al. Improved Outcomes of Pediatric Dilated Cardiomyopathy With Utilization of Heart Transplantation. J Am Coll Cardiol, 2004, 44: 391 - 397.

55. Kirk R, Naftel D, Hoffman TM, et al. Outcome of pediatric patients with DCM listed for transplant: a multi-institutional study. J Heart Lung Transplant, 2009, 28: 1322 - 1328.

56. Lipshultz SE, Cochran TR, Briston DA, et al. Pediatric cardiomyopathies: causes, epidemiology, clinical course, preventive strategies and therapies. Future Cardiol, 2013, 9: 817 - 848.

第三十九章　小儿肥厚型心肌病的特点

>>>>>>　陈树宝

　　近50年来肥厚型心肌病（HCM）的病因、发病机制、临床诊断及治疗等方面的研究取得许多进展。历来小儿HCM的临床诊断及处理大多根据成人HCM研究经验。但是，已有的小儿HCM临床及流行病学研究资料[1-4]显示，小儿HCM的病因及临床特点与成人HCM不完全相同。在小儿HCM的临床处理中要充分注意小儿HCM的特点，并且要加强小儿HCM的研究，充分了解小儿HCM的特点，才能更有效地提高小儿HCM的诊治水平。

一、发病情况

　　国外许多流行病学研究的结果相似，在成人人群中HCM的发病率约0.2%（以超声心动图检查为基础），然而在门诊的病例中不超过1%。20世纪90年代南京地区调查发现，HCM年人群发病率为1.5/10万，男女比例为1.6∶1，而另一次国内以超声心动图检查为基础的8 080例调查发现，HCM人群患病率为180/10万，至少有100万HCM患者[5]。以上均为成人资料。

　　Nugent等[1]报道在澳大利亚1987~1996年期间10岁以下人群中HCM年发生率为0.32/10万。Colan等[2]报道美国2个地区及加拿大1992~2000年期间在≤18岁人群中HCM年发生率为0.47/10万。HCM发生率在<1岁婴儿（2.4/10万~3.7/10万，3.0/10万）高于1~18岁（0.27/10万~0.38/10万，0.32/10万）。男性（0.59/10万）高于女性（0.34/10万）。在芬兰[3]、

美国[2]及澳大利亚[1]等3项儿科特发性心肌病的流行病学研究中，HCM分别占37%、42%及25.5%。

二、病因

　　HCM多数呈常染色体显性遗传，60%患者有家族史。1990年Ceisterfer-Lowrance等首先报道心脏β肌球蛋白重链（β-MHY）基因错义突变与家族性HCM的关系。迄今在HCM患者及其家族成员中发现至少27个基因中超过1 400种不同的突变，其中绝大部分为编码肌小节蛋白（粗肌丝和细肌丝组分）基因[6]，错义突变占96%。成人HCM中检测有肌节蛋白基因突变的占40%~60%[7-9]。在导致HCM的突变基因中，心脏β肌球蛋白重链（β-MYH）占30%~35%，肌球蛋白结合蛋白C（MYBPC）占20%~30%，心肌肌钙蛋白T（TNNT）占10%~15%，原肌球蛋白（TPM）<5%，心肌肌钙蛋白I（TNNI）<5%[10]。Richard等[17]应用单链构象多态（SSCP）方法在197例成人HCM患者中检查9个肌节蛋白基因，发现124例（63%）存在相关的基因突变，其中MYBPC及MYH突变最常见，分别占41%及40%，而TNNT、TNNI、TPM、肌动蛋白（ACTC）、调节肌球蛋白轻链（MYL2）及必须肌球蛋白轻链（MYL3）突变少见，占1%~6.5%。60%散发病例中也检测到基因突变。Binder等[12]报道心肌肥厚及左心室腔形态与基因突变的检出率有关，室间隔中段突出、不对称肥厚、左

心室腔呈星月形者基因突变比例最高(80%)。基于分子遗传学研究结果，HCM 也被称为肌小节疾病。肌节蛋白基因突变而改变肌节的结构与功能，正常功能蛋白减少，或突变蛋白形成而干扰正常蛋白的功能，或突变蛋白获得新的功能，均导致肌节功能减低。然而心肌肥厚及排列紊乱形成的机制尚不清楚。代偿性肥厚的机制已受到质疑。新近实验研究结果支持 HCM 存在能量不足。肌节中正常蛋白与突变基因编码的蛋白不协调，增加能量消耗，同时存在能量供应不足及能量转运障碍。钙离子调节障碍致使舒张期钙离子浓度增高，与心肌肥厚及心律失常有关[8,13]。

小儿 HCM 与肌节蛋白基因突变的关系报道不多，Morita 等[14]报道在 84 例儿童特发性心肌肥厚患者(<15 岁)中检测 MYH7、MYBPC3、TNNT、TNNI、TPM、MYL3、MYL2 和 ACTC，同时检测编码代谢蛋白基因 PRKAG2 及 LAMP2。有家族史患者阳性率为 49%，散发病例的阳性率为 63.6%。除 1 例 PRKAG2 外，45 例均为肌节蛋白基因突变。家族性 HCM 患者中，MYBPC 占 21.2%、MYH 占 33.3%、TNNT 占 6.1%，散发性 HCM 患者中 MYBPC 占 25.5%、MYH 占 17.6%、TNNT 占 3.9%。MYBPC 或 MYH 突变在家族性 HCM 患者中占 76.2%(16/21)，散发性 HCM 患者中占 80%。小儿散发性 HCM 患者中 MYBPC 及 MHY 突变的较 50 岁以后发病的散发性 HCM 高，而与 50 岁以前发病的家族性 HCM 无明显差别。MYBPC 错义突变在儿童 HCM 显著多于成人发病的 HCM。

Nugent 等[1]报道 80 例小儿 HCM 中，家族性 HCM 占 21.3%，60%患者被确认综合征、代谢性缺陷或遗传病，23 例(28.8%)为 Noonan 综合征。Colan 等[2]报道 885 例 <18 岁 HCM，特发性 HCM 占 74.2%，先天性代谢缺陷占 8.7%，伴畸形综合征占 9%，神经肌肉疾病占 7.5%。在诊断的<1 岁患者中，特发性 HCM 占 69.2%，先天性代谢缺陷占 14.6%，畸形综合征占 15.2%，神经肌肉疾病占 0.9%。在先天性代谢缺陷中 Pompe 病占 33.8%，畸形综合征中 Noonan 综合征占 77.9%，神经肌肉疾病中 Friedreich 运动失调占

87.5%。

在 2006 年 AHA 的心肌病分类[15]中，肥厚型心肌病属原发性心肌病，遗传性亚类，HCM 限于肌节蛋白基因缺陷所致；其他如心肌代谢基因(PRKAG2，LAMP2)缺陷所致糖原贮积病，线粒体肌病等亦属原发性心肌病，遗传性亚类。在临床资料中往往将可以导致心肌显著肥厚的其他疾病如 Pompe 病、Noonan 综合征等亦归属 HCM 的病因。迄今在 HCM 患者中进行肌节蛋白基因检测而未能发现突变的占 1/3，也可能是由于其他基因缺陷导致类似 HCM 的心肌病。可以导致心肌显著肥厚的其他疾病有以下几种。

1. Pompe 病　Pompe 病又称 II 型糖原贮积病，为常染色体隐性遗传疾病，由于编码 α1,4 葡糖苷酶基因突变导致酶缺陷引起。α1,4 葡糖苷酶分解糖原为葡萄糖，酶缺乏而使糖原贮积在溶酶体内。很多器官可被累及，主要是心脏、肌肉和肝脏。糖原贮积破坏肌肉组织，溶酶体破裂后释放的溶酶体酶也使肌肉分解。因 α1,4 葡糖苷酶缺陷程度不同，Pompe 病分为婴儿型、青少年发病型及成年发病型。婴儿型因酶活性完全缺乏以严重心肌病为特征，而其他类型 Pompe 病患者中心脏受累少见[16]。婴儿型 Pompe 病出现症状早(平均 1.6 月)，常见喂养困难、肌无力、运动发育迟缓、呼吸困难等。右心室肥厚中 15%～23%患儿的首发症状为心力衰竭、心律失常。心肌病是婴儿型 Pompe 病的特征，呈进行性心脏肥厚，左心室后壁及室间隔肥厚并随年龄增长而加重，左心室流出道梗阻少见。也有左、右心室壁均肥厚，心室顺应性减低，舒张功能不全。心电图表现为 P-R 间期缩短，QRS 波电压增高及 T 波倒置，ST 段压低等。血液肌酸激酶(CK)、谷丙转氨酶、谷草转氨酶及乳酸脱氢酶水平均增高。傅立军等报道[17]婴儿型 Pompe 病 16 例，首发临床症状为心功能不全占 25%，所有患儿均有左心室后壁及室间隔肥厚，其中 7 例合并右室隔肥厚。婴儿型 Pompe 病预后差，未经治疗绝大多数患儿因严重进行性 HCM 在 1 岁内死亡[18]。

2. PRKAG2 心脏综合征[19]　1986 年 Green 和 Cherry 报道新的家族性心脏综合征，临

床表现包括心室预激、室上性心动过速、进行性传导障碍及心脏肥厚。1995年MacRae等报道应用遗传连锁分析方法，在类似上述临床表现病例中发现致病基因位于染色体7q3，进一步研究确定为编码AMP激活蛋白激酶（AMPK）的γ-2调节亚单位的基因（PRKAG2）异常。AMPK是由α、γ及β亚单位组成的异三体，γ亚单位与调节酶活性有关。亚单位有不同的异构体，并由相应的基因编码。3个γ异构体（PRKAG1，PRKAG2及PRKAG3）中，PRKAG1及PRKAG2高度表达于骨骼肌及心肌，PRKAG3仅限于骨骼肌。AMPK的作用与调节基因表达、离子通道及葡萄糖代谢有关。生化研究支持糖原贮积于心肌是PRKAG2心脏综合征的病理基础。这种代谢性心肌病的心肌病理变化与肌节蛋白基因突变引起的HCM不同，表现为心肌细胞增大，细胞积聚大量糖原，破坏肌节结构，而很少或没有排列紊乱或纤维化。

心电图中的预激表现不同，约50%病例呈典型预激，也有为短P-R间期但无δ波或预激伴正常P-R间期。传导障碍包括窦房结功能不全或高度房室传导阻滞，常伴有慢性房颤或房扑。30%～50%患者在超声心动图检查可见左心室肥厚及功能不全，程度从轻度至重度。早期（<4岁）心脏骤停发生率约10%，年轻患者猝死可能继发于快速室上性心律失常向室颤的变化。PRKAG2心脏综合征呈常染色体显性遗传，临床表现类似于Pompe病，可能是一种新的心脏糖原贮积病。

3. Danon病 Danon等（1981年）首先报道，临床表现类似Pompe病，然而酸性麦芽糖酶正常的男性患者。Nishino等[20]首先确定溶酶体相关膜蛋白2（LAMP2）基因突变是Danon病的病因。LAMP2是糖基化蛋白，为溶酶体膜的重要组成部分，与LAMP1共同构成溶酶体膜蛋白的50%，LAMP2较LAMP1更重要。LAMP1及LAMP2的功能尚不清楚，可能与自噬有关，促使自噬体液泡与核内体/溶酶体液泡融合，后者提供分解所需的酸性分解酶，或有使自噬体向活性消化细胞器成熟转化的功能[21]。Danon病的病理特

点为心脏和骨骼肌细胞中存在含有自噬物质及糖原的胞质内液泡。

Danon病是一种少见的伴性显性遗传肌病，临床特点为早期发生HCM，多数（85%）患者有轻度骨骼肌肌病（肌无力），但男性患者血CK均增高，部分（35%）患者伴WPW综合征，轻度智力障碍占70%，女性患者症状较轻，心肌病晚发。在HCM中Danon病占1%～4%。Charron等[22]报道在197例HCM患者中经过9种肌节蛋白基因检测发现124例（62.9%）存在突变，排除伴性遗传23例后，50例患者进行LAMP2基因检测发现2例（4%）存在突变，LAMP2基因突变占整组（197例）HCM的1%，在无肌节蛋白基因突变的HCM中占3%，而在伴肌病和传导障碍或WPW综合征的HCM中占50%（2/4）。

Arad等[23]报道75例（12～75岁）HCM患者中，肌节蛋白基因突变40例（53.3%），LAMP2基因突变2例（2.6%），在无肌节蛋白基因突变的HCM患者中占5.7%。LAMP2基因突变的患者左心室肥厚显著，心电图中左心室电压明显增高，并高于肌节蛋白基因或PRKAG2基因突变者。有心室预激，血清CK及谷丙转氨酶增高，但均无智力障碍或肌病表现。LAMP2蛋白部分功能缺失也可引起心脏型Danon病，而全身性Danon病，骨骼肌病理检查中LAMP2完全缺失。

Yang等[24]报道50例儿童HCM患者（1～15岁）中发现LAMP2基因突变2例（4%），均伴心室预激、肌病及血清CK、肝酶增高，骨骼肌及心肌切片免疫组化检查证实LAMP2缺失。

Danon病预后差，随病情进展左心室扩大、收缩功能减低。死亡原因多为心力衰竭或猝死。男性起病早，死亡多在20岁内。肌病及智力障碍往往不见进展。

4. Fabry病 Fabry病是一种伴性遗传的溶酶体贮积病，因编码溶酶体α-半乳糖苷酶A基因突变，酶活性缺陷，导致不同器官组织溶酶体内神经糖鞘脂，主要是神经酰胺三己糖苷（Gb3）贮积。虽然男性患者的临床表现可出现在儿童时期，但确诊往往延迟到成年时。常见症状包括肢端感觉异常和疼痛、发热、少汗，热不耐受，胃肠道

功能紊乱,皮肤血管角化瘤等,肾脏、神经及心脏症状多数出现在 20～30 岁时。女性患者的症状轻,出现晚,而且进展慢[25]。

Fabry 病的心脏受累源于 Gb3 贮积于心肌细胞、传导系统细胞、瓣膜成纤维细胞、内皮细胞及血管平滑肌细胞。心肌细胞含有液泡(溶酶体包涵物),肥大但无排列紊乱。随疾病进展,细胞间质纤维化。早期有轻度舒张功能不全,以后出现收缩功能不全和重度舒张功能不全。部分 Fabry 病杂合子患者残留 α-半乳糖苷酶活性(为正常水平的 1%～5%),可呈心脏变异型,即仅有左心室肥厚及传导系统障碍而没有典型 Fabry 病的其他表现[25]。Nakas 等(1995 年)报道 230 例男性左心室肥厚患者中发现 α-半乳糖苷酶水平明显低的(正常对照的 4%～14%)有 7 例(3%),均无其他 Fabry 病症状,其中 58 例原因不明的左心室肥厚患者中有 6 例(10%)α-半乳糖苷酶减低,进一步检查证实均为杂合子 Fabry 病。Sachdev 等[26]报道≥40 岁(40～71 岁)诊断 HCM 患者 79 例中检测 α-半乳糖苷酶低的有 5 例(6.3%),<40 岁(8～39 岁)诊断 HCM 患者 74 例中酶减低者 1 例(1.8%)。6 例中非对称性室间隔肥厚仅 1 例,均无左心室流出道梗阻。心肌活检研究显示 HCM 患者中 Fabry 病占 9%。

Fabry 病引起的左心室肥厚,非对称性室间隔肥厚约占 5%,左心室流出道梗阻少见。心脏瓣膜增厚变形导致轻至中度反应。心电图呈 P-R 间期缩短,随肌病进展可出现束支传导阻滞,房室传导延迟,窦房结功能不全。心律失常可有室上性心动过速、房颤和房扑。

5. 线粒体病　　线粒体是供应能量的重要细胞器。位于其内膜的呼吸链由 5 种酶复合物组成,参与氧化磷酸化供应 ATP。线粒体基因(mtDNA)与核基因(nDNA)控制编码呼吸链蛋白,基因突变导致氧化磷酸化缺陷。脑、心脏及骨骼肌等对能量需求高的组织更易受到能量代谢缺陷的损害。线粒体病的临床表现往往涉及多个器官,多数呈母系遗传,为 mtDNA 变异所致,少数呈常染色体隐性或 X 连锁遗传,或 nDNA 突变所致[27]。

Guenthard 等[28]总结文献报道,线粒体病伴心肌病 54 例中,经过进一步证实的 22 例均有心肌向心性肥厚,无心室流出道梗阻;曾检测收缩功能病例中,减低的占 83%(10/12),预激综合征及其他心律失常(房扑、室速、传导阻滞)多见于年长儿。大多数在婴儿早期被诊断,1 岁内死亡 10 例(45%),心衰占 73%。所有患者均伴有脑病或肌病。呼吸链酶复合物Ⅰ和Ⅳ,单纯或合并缺陷占 77%(17/22)。Anan 等(1995 年)报道 17 例线粒体病(12～54 岁),其中 Kearn-Sayre 综合征 3 例均有心脏传导障碍;眼肌病 6 例均有心电图异常(ST-T 改变、室性早搏);肌痉挛性癫痫伴破碎红色纤维(MERRF)3 例均有室间隔不对称肥厚,其中 1 例发展为扩张型心肌病;线粒体肌病伴脑病、乳酸性酸中毒、卒中样发作(MELAS)5 例,均有对称性左心室肥厚。

Holmgran 等[29]在线粒体病 101 例中发现心肌病 17 例(16.8%),均为非梗阻性肥厚型心肌病,缩短分数 24%±13%。线粒体病诊断时间从出生时至 27 岁,大多数心肌病确诊时间在 6 岁以前,5 例确诊心肌病早于线粒体病。伴心肌病的线粒体病患者的病死率(71%)高于不伴心肌病患者(26%),死亡原因中心力衰竭及猝死占 75%。呼吸链酶的类型中,细胞色素 C 氧化酶呼吸链酶(复合物Ⅳ)缺陷占 50%(7/14)。线粒体病并不如想象中罕见,在儿童中估计患病率为 5/10 万,与成人中的估计值相似。20%～25%线粒体病患者伴心肌病,大部分为肥厚型心肌病,也可为扩张型心肌病。心脏传导障碍更多见于 Kearns-Sayre 综合征,伴有心脏表现(晕厥、心搏骤停、心衰)占 57%,因房室传导阻滞而死亡者占 20%。呼吸链酶缺陷引起的心肌病多伴有其他临床表现,如生长发育障碍、耳聋、肌无力及乳酸性酸中毒等。

6. Noonan 综合征　　Noonan 综合征是儿科最常见的遗传性疾病之一,也是最常见的合并先天性心脏缺陷的综合征,仅次于 21-三体综合征。在 1994 年确定相关基因位于第 12 号染色体长臂,在 2001 年明确为 *PTPN 11* 基因。临床表现为身材矮小、轻度智力障碍、眼距宽、眼睑低垂、内眦赘皮、蹼颈、后发际低、耳位低、下颌小、盾状胸等,患者中合并心脏缺陷的占 50%～90%,其中以右心疾患最常见,如肺动脉瓣狭窄、肺动脉狭窄(50%～62%)、继发型房间隔缺损(5%～15%)等,也可合并法洛四联症、房室间隔缺损、室间隔缺损及主动脉缩窄等。合并肥厚型心肌病者占 20%～30%[30]。在 Noonan 综合征患者中检测有 PTPN 11 基因突变的占 30～60%,而在 LEOPARD 综合征(雀斑样痣、ECG 异常、眼间距宽、肺动脉狭窄、生殖系异常、耳聋)患者 PTPN 11 基因突变>95%。不伴有 PTPN 11 基因突变的 Noonan 综合征患者合并 HCM 较合并 PTPN 11 基因突变的患者常见。

Noonan 综合征合并肥厚型心肌病,呈左心室非对称肥厚,钆增强磁共振显示肥厚的心肌有纤维化改变,类似肌节蛋白基因突变的肥厚型心肌病[31],也有呈双心室肥厚[32]。超过半数 Noonan 综合征患者的 ECG 异常,电轴左偏,左胸导联 R/S 异常(R 波小,电压<50%正常平均值)及异常 Q 波(电压超过正常上限,宽度 0.04 秒)[33]。

7. Friedreich 运动失调[34] Friedreich 运动失调(FRDA)是最常见的遗传性运动失调症,进行性脊髓小脑退行性病变导致步态共济失调,感觉丧失,肌肉软弱,深部腱反射丧失等神经系统症状,其他尚可伴有骨骼病变(脊柱侧凸,弓形足),心脏病变(肥厚型心肌病等)及糖尿病。呈常染色体隐性遗传。

FRDA 基因位于染色体 9q13,FRDA 基因编码一种线粒体蛋白 frataxin。基因缺陷导致细胞钙和铁贮积,继而引起易受损的神经元死亡。

心脏病变常见,有报道见于>90%的病例,有时可发生在神经系统症状出现之前。心肌病是 FRDA 的主要临床表现,据报道 25%～50%的 FRDA 伴 HCM。大多数呈向心性心肌肥厚,少数为非对称性心肌肥厚或扩张型心肌病。心功能减低,舒张功能减低早于收缩功能,约 73%的病例呈现心功能不全或死于心力衰竭。心电图异常表现可见于大多数的 FRDA 患者,常见复极异常 ST－T 改变,其他有异常 Q 波(13%)、左心室肥厚(16%)、P－R 间期短(24%)、电轴右偏等。心律失常(早搏、室上性心动过速、房扑、房颤)不常见。

三、临床特征及病理

HCM 可见于各个年龄阶段。许多成年患者可无临床症状,而在体检时被发现。有症状的成年患者多伴劳力性呼吸困难,并有逐渐加重趋势,主要由于心室舒张功能不全引起。约 1/3 患者有劳力性胸痛。15%～25%患者可有晕厥,与左心室舒张末期容量降低、流出道梗阻及非持续性室性心动过速有关[5]。非对称性室间隔肥厚可导致左心室流出道梗阻,但仅约 30%患者在静息时左心室流出道压差超过 30 mmHg,大多数患者无显著的流出道压差[35]。

HCM 患者易发生心律失常,如早搏、室性心动过速、房颤、房扑等,是青年和运动员猝死的主要原因(占 50%)。以往认为 HCM 预后差,年病死率 3%～6%。近年研究发现成人 HCM 自然病程很长,呈良性进展,>75 岁在 HCM 患者人群中占 25%,在年长患者中心室流出道梗阻常见(约 40%),提示心室流出道梗阻能长期耐受。少数(5%～10%)HCM 患者随病情进展左心室壁变薄,心腔扩大,收缩功能减低而发展为晚期心力衰竭,也可能肥厚室壁缓解而没有临床恶化[35]。因此 HCM 的心脏表型不是静止的。年病死率约 1%。主要死亡原因是心源性猝死(51%)、心力衰竭(36%)、卒中(13%)[5]。

小儿,特别是婴儿 HCM 的临床特征与成人有明显不同。60%婴儿 HCM 有症状,其中心力衰竭占 59%。也有报道婴儿 HCM 以心衰为初诊时表现的占 7.5%[1]及 15%,以心脏杂音被发现的占 50%～70%,也有表现为哭吵后发绀、心律失常等,罕见以猝死为初诊表现。因此,心脏杂音、心功能不全及发绀等表现可酷似先天性心脏病[3]。绝大多数心脏室间隔肥厚超过左心室后壁(70%～100%),左心室向心性肥厚约占 30%[3]。心室流出道梗阻常见,左心室流出道梗阻可见于 40%～86%婴儿 HCM 病例,右心室流出道梗阻可见于 12.5%～75%病例,也有右心室流出道梗阻程度超过左心室流出道者[1]。

小儿 HCM 的病死率较成年患者高,为

11％～17％。有心衰者病死率达41％[2]。Maron等报道20例婴儿HCM，随访1年10例死亡。Nugent等[1]报道10岁以下小儿HCM 80例，年病死率为3.39％，在1岁以后诊断的病例的年病死率为1.52％。Colan等[1]报道的小儿HCM资料中，1岁以内诊断的HCM患儿1年生存率为85.8％，1岁以后诊断者则为99.2％，然而超过1岁后则2组无显著不同。死亡的原因大多数为心力衰竭，心源性猝死不多见，也有报道无猝死病例。Ostman-Smith等[36]分析瑞典地区＜19岁HCM患者年病死率，8～16岁组高于17～30岁组，高峰在9～12岁，15岁以后显示心律失常猝死的男性居多。Shinner等报道有1/3婴儿HCM在病程中心肌肥厚缓解。病程经过较差的危险因素有2岁以前诊断者、畸形综合征、某些代谢缺陷病，如诊断时有多种危险因素则HCM诊断2年死亡或心脏移植可能性增加[37]。PCMR资料分析[38]，Noonan综合征合并HCM患者的病死率高于其他病因引起的HCM。出生后6个月内诊断且诊断有心力衰竭是预测死亡的独立因素。

四、诊断

1. 超声心动图诊断 超声心动图可用于评估心室肥厚程度，心室腔大小及功能，是诊断HCM最常用的方法。成人HCM的超声心动图诊断标准为左心室壁或（和）室间隔厚度超过15 mm，轻度可为13～15 mm（正常＜12 mm），排除可以引起心室肥厚的心脏或全身性疾病[39]。然而小儿心室壁正常厚度因年龄而不同，需要以年龄或体表面积标准化值作为正常参考值。儿科心肌病注册资料（PCMR）提出不同体表面积小儿左心室后壁（舒张期）厚度平均值及超过2SD的界限，并以左心室后壁厚度超过平均值＋2SD或局限性心室壁肥厚，如室间隔厚度超过左心室后壁厚度（至少正常）1.5倍，伴和不伴血流动力学流出道梗阻作为HCM诊断标准[40]。Ostman-Smith等提出计算不同年龄小儿室间隔厚度的第95百分位值公式，0.625＋[年龄（岁）×0.0269]及左心室后壁厚度第95百分位值公式，0.565＋[年龄（岁）×0.030][41]。

HCM中呈对称性心肌肥厚的占13～31％，而高血压引起的左心室肥厚（H-LVH）中呈非对称性室间隔肥厚的占4％～47％，有时难以区别。Kato等[42]应用TDI的应变率显像技术研究发现，HCM患者左心室前、下壁，室间隔及侧壁的基底及心尖节段的收缩期应变、舒张期应变率绝对值明显小于H-LVH患者，以收缩期应变值－10.6％区别HCM与H-LVH的敏感度、特异度及预测准确性分别为85.0％、100％及91.2％，以IVST/PWT＞1.3区别HCM与H-LVH的敏感度、特异度及预测准确性分别为65.0％、100％及79.4％。

HCM患者劳力性呼吸困难的主要原因位心脏舒张功能不全。TDI对评估舒张功能有帮助。有症状的HCM患者二尖瓣环侧壁及间隔处舒张早期（Ea）波速度明显降低，左心室舒张早期充盈速度（E）与间隔舒张早期速度（Ea）比值（E/Ea）在有症状HCM患者组明显高于无症状组，死亡或室性心动过速组明显高于无死亡或室速组[43]。

2. 病因诊断

（1）肌节蛋白基因缺陷：目前已经明确至少27个基因缺陷与HCM有关，其中绝大部分为编码肌小节蛋白基因，MYH7与MYBPC3各占30％～40％，TNNT2占10％～20％[6,10]。大多数（86％）突变是单个核苷酸替代的错义或无义突变，其余（14％）为框架（in-frame）插入或缺失。约3％～5％家族病例为加倍突变呈复合杂合子或纯合子突变，往往病情严重。因此，肌节蛋白基因检测至少包括最常见的5个基因（MYBPC、MYH、TNNT、TNNI和MYL）。经过检查能够确定基因缺陷的占35％～45％的病例，在家族史阳性的病例中可高达60％～65％。目前应用的分子诊断技术包括单链核酸构像分析（SSCP）、变性梯度凝胶电泳（DGGE）、变性高效液相层析（dHPLC），但检测费时，花费大。SSCP应用比较广泛，相对比较价廉及有效，但是敏感度为60％～85％，20％～30％的突变可能被漏检。DNA基因测序微阵列技术可以一次检测多种基因，适合异质性疾病（如HCM）的常规分子诊断。Fokstuen等[44]设计包括与HCM发病有关的12个基因的DNA基因测序微列阵技术检测 38 例 HCM 病例,平均核苷酸检测率（call rate）为 96.92%,发现 *MYH7*、*MYBPC3*、*TNNI* 和 *MYL3* 存在突变（单核苷酸替代）的,在家族性 HCM 病例中占 60%,散发性 HCM 病例中占 10%。研究结果证明该技术为快速、性价比佳的 HCM 分子诊断方法。

心电图检查有助于发现亚临床型 HCM 携带者。Konno 等[45] 以心电图至少 2 个导联（除 aVR）中 Q 波振幅>3 mm 和（或）间期超过 0.04 秒预测基因型阳性的敏感度在青年及成人中分别为 60% 及 29%,特异度分别为 90% 及 97%,准确性分别为 69% 及 52%。

（2）其他病因：小儿 HCM 的病因较成人复杂,特别是在 1 岁以内发病的患儿。Colan 等[2] 报道,<18 岁 855 例 HCM 病例中,明确病因的占 1/4,其中先天性代谢缺陷、畸形综合征及神经肌肉疾病约占 1/3。先天性代谢缺陷及畸形综合征导致 HCM 在 1 岁内诊断均占 64.9%,而神经肌肉疾病多在 6 岁以后明确诊断。代谢性及贮积性心肌病与肌节蛋白基因突变引起的 HCM 比较临床表现不尽相同[8]。虽然均可有相似的心肌肥厚,但收缩功能可减低,心室腔可扩大,很少有心室流出道梗阻。临床表现心力衰竭常见,尚可有其他系统的症状或体征,如肌无力、智力障碍、脑病、全身抽搐或局部痉挛等。心电图多数可见预激综合征或 P－R 间期缩短、进行性传导阻滞等。血 CK、肝酶可明显提高。

血液 α1,4 葡糖苷酶活性测定可以区别 Pompe 病（酶活性减低）及 Danon 病（酶活性正常）。组织（骨骼肌、心肌）病理检查可观察贮积物质性质及贮积部位以明确诊断。代谢缺陷时可伴有乳酸性酸中毒。乳酸增高,乳酸与丙酮酸比值（L：P）>25 提示存在氧化磷酸化缺陷,需进一步进行皮肤、淋巴细胞或肌肉组织线粒体呼吸链检测以明确诊断。乳酸增高,L：P<15,如果葡萄糖负荷试验异常则为丙酮酸脱氢酶缺乏（Leigh 病）[46]。Noonan 综合征的特殊面容及颈蹼等有助诊断。

因此,小儿心肌肥厚如果不存在心脏疾病病因时需仔细分析临床表现、心电图,同时需要进

行代谢物质检查,包括血糖、CK、乳酸、丙酮酸、酮体、氨基酸、游离脂肪酸,尿氨基酸（定量）、黏聚糖或低聚糖、有机酸及酮体。必要时进行肌肉组织病理及分子诊断检查。

3. 猝死危险因素评估 猝死是成人 HCM 难以预测的并发症及最常见的死亡形式。一般的 HCM 人群年病死率约为 1%,高危人群的年病死率至少 5%,约占总的 HCM 人群 10%～20%[34]。猝死可为成人 HCM 的首发表现。在 HCM 人群中识别高危患者是重要而又复杂的问题。成人 HCM 猝死高危因素的无创性临床指标为[6,34]：

（1）曾有心脏骤停或自发性持续性室性心动过速。

（2）未成年猝死的家族史。

（3）晕厥史,与运动有关或与心律失常有关。

（4）Holter 记录中有多次、反复或长时间非持续性室性心动过速。

（5）运动后血压反应异常,收缩压不升高或降低。

（6）左室壁或室间隔厚度≥30 mm。

（7）流出道压差超过 50 mmHg。

小儿 HCM 的临床特点及病程与成人 HCM 不尽相同。婴儿 HCM 病死率高,与病因有关。据估计儿童及青少年心脏猝死发生率达 6.2/10 万。儿科心脏猝死病例中 HCM 占 36%,而 DCM 仅占 3%。成人 HCM 危险因素的评估不适合小儿特发性 HCM 危险因素的评估。虽然家族史对风险评估有帮助,但约 3/5 的小儿 HCM 病例缺乏家族史。运动试验常用于成人 HCM 风险的评估,但不适合幼儿病例。以往曾有研究认为 Holter 记录中 QT 弥散度增加、室性心动过速,冠状动脉造影中有心肌桥是儿童 HCM 猝死的预测因素。小儿 HCM 危险因素评估主要依赖于心电图、超声心动图及 Holter 记录。Ostman-Smith 等[41] 研究结果指出,与猝死相关的危险因素为：① 心电图 6 个肢导联 R 及 S 波幅度总值超过 10 mV,OR 为 8.4（95% CI 为 2.2～33.7）；② 超声心动图中室间隔厚度超过按年龄 95 百分位的 190%,OR 为 6.2（95%CI 为 1.5～25.1）；与心力衰竭死亡有关的危险因素为超声心动图中左心室

壁厚度与腔内径比值超过 3.0,OR 为 36.0(95% CI 为 42~311)。诊断 HCM 时无危险因素病例的年病死率为 0.27%,有 2 项危险因素者为 4.7%,3 项危险因素者为 6.6%。

基因-表型的关系已有很多研究。HCM 的临床表现,如心肌肥厚程度、发病年龄及症状严重程度等与具体基因突变有关。突变在 *TNNT* 猝死发生率较高,特别是年轻患者,即使心肌肥厚程度轻。*MYH* 基因错义突变 *R403Q*、*R453C* 和 *R719W* 患者的临床表现严重,而错义突变 *V606M*、*L908V*、*G256E* 者临床表现呈良性。错义突变 *Arg403Gln* 者存活率低,心肌肥厚严重。突变在 *MYBPC* 发病晚,心肌肥厚程度较轻,存活较好。Zahka 等[47]报道 10 例严重婴儿 HCM 合并 *MYBPC3* 纯合型突变,5 例死亡,5 例心脏移植存活。也有报道,*MYH* 与 *MYBPC* 基因突变患者之间临床表现无差别。所谓"恶性"突变,在 HCM 患者仅占 1%。2 个基因同时受累的 HCM 患者临床表现较单个基因突变者更严重,特别在纯合子患者。HCM 临床表现的多样性也与患者遗传背景(修饰基因如 *ACE*、内皮素和血管紧张素 Ⅱ 受体多态性)及环境因素有关[8,13,48]。

五、处理

HCM 的处理主要包括限制运动,控制症状,预防猝死及家族成员筛查,具体治疗措施的选择需要依据有无症状及危险因素等。小儿 HCM 病因如果能够明确系某些代谢缺陷引起,例如 Pompe 病、Fabry 病,可以采用酶替代治疗,临床资料证明可以延长生存期,心功能能得到改善[49]。Weidemann 等[50]经过长期随访发现无心肌纤维化的 Fabry 病,酶替代治疗后左心室心肌质量明显降低,心功能及运动能力明显改善,而有心肌纤维化者则无改善,因此需要长期治疗。

1. 药物治疗

(1) 无症状 HCM 患者的治疗:对无症状 HCM 患者是否需要用药治疗尚存在分歧。目前尚无资料证明药物可以改变 HCM 的病程。多数学者主张无症状患者不需用药。也有认为 HCM 病程呈心脏重构过程,为了延缓和逆转重构建议

服用小到中等剂量的 β 受体阻滞剂或非二氢吡啶类钙拮抗剂(如地尔硫卓)。一旦诊断 HCM 后,不得参加竞技性体育比赛或训练。

(2) 症状明显 HCM 患者的治疗:出现劳力性呼吸困难,运动受限伴有运动激发出现心室流出道梗阻患者可选择 β 受体阻滞剂[51,52]。β 受体阻滞剂可减慢心率,延长舒张期,改善心室充盈,但不能降低静息时心室流出道压差。常用 β 受体阻滞剂有普萘洛尔及美托洛尔,普萘洛尔开始剂量 1.5~3 mg/(kg·d),逐渐增加至 6 mg/(kg·d)。如有心脏以外原因(如支气管痉挛、低血糖)不适宜用普萘洛尔时可用美托洛尔[6~12 mg/(kg·d)]。Ostman-Smith 等[53]报道普萘洛尔高剂量组[5~23 mg/(kg·d)]HCM 患儿(<19 岁)平均随访 12 年,存活率明显高于一般剂量组[0.8~4 mg/(kg·d)]。

有心室流出道梗阻患者用维拉帕米要谨慎,维拉帕米可能导致周围血管扩张及严重血流动力学异常。症状明显并伴静息时心室流出道梗阻患者可用丙吡胺(Disopyramide),其负性肌力作用可缓解运动激发或静息时的心室流出道梗阻,由于丙吡胺的迷走神经抑制作用而可加速房室传导,可合并用 β 受体阻滞剂。

扩血管药物如硝苯地平(心痛定,Nifedipine),硝酸甘油,血管紧张素转换酶抑制剂及血管紧张素受体阻滞剂也可增加流出道梗阻而不宜用于心室流出道梗阻患者。利尿剂可降低血容量加重流出道梗阻症状或引起电介质紊乱导致心律失常,故一般不用。洋地黄类药物通常禁用。因为可能存在的促心律失常作用,应避免丙吡胺与胺碘酮,丙吡胺与索他洛尔,奎尼丁与维拉帕米,奎尼丁与普鲁卡因胺的联合用药。

合并心室流出道梗阻的 HCM 患者需要预防感染性心内膜炎。

2. 心室流出道梗阻的非药物治疗

(1) 外科手术:切除导致流出道梗阻的肥厚肌肉,解除机械梗阻,修复二尖瓣反流能有效地降低压力阶差,明显缓解心力衰竭,是有效的治疗方法。但约有 10% 儿科 HCM 患者经初次成功治疗后复发流出道梗阻。虽然有经验单位手术病死率

<1％，总的手术治疗病例仍不是很多，严格控制手术指征，流出道压力阶差＞50 mmHg，青少年＞70～100 mmHg，并有明显心功能不全者才予以考虑。

（2）酒精消融：通过冠状动脉导管，进入肥厚间隔相应供血的间隔分支，注入100％酒精，导致间隔心肌坏死，达到减低或消除流出道梗阻的目的。该方法也有严重的并发症，如传导阻滞、室间隔穿孔及死亡。权衡HCM及治疗导致的问题，酒精消融不宜用于小儿HCM病例。

3. 家族成员筛查　家族性HCM（FHCM）

占HCM病例65％以上。HCM先证者的三代直系亲属中有2个或以上的HCM患者，或与先证者具有相同基因同一位点突变而无临床表现的成员时可以诊断为FHCM。详细询问家族成员中合并心脏事件情况，但对获得阳性家族史不敏感。研究发现，通过体格检查、心电图及超声心动图可以明显提高发现阳性家族成员的比例。无HCM临床表现的HCM突变基因携带者，存在发生HCM的风险，并有50％机会将突变传递至子代，需要长期随访，无HCM突变基因者不存在发生HCM的风险，不必长期随访。

参 考 文 献

1. Nugent AW，Daubeney PEF，Chondros P，et al. Clinical features and outcomes of childhood hypertrophic cardiomyopathy. Circulation，2005，112：1332‐1338.

2. Colan SD，Lipshultz SE，Lowe AM，et al. Epidemiology and cause-specific outcomes of hypertrophic cardiomyopathy in children. Circulation，2007，115：773‐781.

3. Arola LC，Jokinen E，Ruuskanen O，et al Epidemiology of idiopathic cardiomyopathies in children and adolescents：a nationwide study in Finland. Am J Epidemiol 1997；146：385‐93.

4. 姚渭清，陈树宝，王荣发等.婴儿肥厚型心肌病7例报告。中华儿科杂志 2000，38：453‐454.

5. 中华医学会心血管病分会，中华心血管病杂志编委会，心肌病诊断与治疗建议. 中华心血管病杂志，2007，35：5‐16.

6. 杨尹鉴，樊朝美.肥厚型心肌病基因突变检测的临床与社会意义　中华心血管病杂志，2013，41：716‐718.

7. Richard P，Villard E，Charron P，et al. The genetic basis of cardiomyopathies. JACC，2006，48：A79‐A89.

8. Alcalai R，Seideman JG，SeidemanCE. Genetic basis of hypertrophic cardiomyoapthy：from bench to the clinics. J Cardiovasc Electrophysiol，2008，19：104‐110.

9. Waltkins H，Ashrafian H，Mckenna WJ. The genetics of hypertrophic cardiomyoapthy：Teare redux. Heart，2008，94：1264‐1268.

10. Chung MW，Tsoutsman T，Semsarian C. hypertrophic cardiomyoapthy from gene defect to clinical disease. Cell Research，2003，13：9‐20.

11. Richard P，Charron P，Carrier L，et al. Hypertrophic cardiomyopathy. Distribution of disease genes，spectrum of mutations and implications for a molecular diagnosis strategy. Circulation，2003，107：2227‐2232.

12. Binder L，OmmenSR，Gersh BL，et al. Echocardiography-guided genetic testing in HCM：septal morphological features predict the presence of myofilament mutations. Mayo Clin Proc，2006，81：459‐467.

13. Ashrafian H，Watkins H. Reviews of translational medicine and genomics in cardiovascular disease：new disease taxonomy and therapeutic implications. J Am Coll Cardiol，2007，49：1251‐1264.

14. Morita H，Rehm HL，Menesses A，et al. Shared genetic causes of cardiac hypertrophy in children and adults. N Engl J Med，2008，358：1899‐1908.

15. Maron BJ，Towbin JA，Thiene G，et al. Contemporary definition and classification of the cardiomyopathies. Circulation，2006，113：1807‐1816.

16. Fayssoil A. Cardiomyopathy in Pompe's disease. Eur J Inter Med，2008，19：57‐59.

17. 傅立军，陈树宝，邱文娟等.婴儿型糖原贮积病Ⅱ型的临床特点及其转归. 中华医学杂志，2013，93：1567‐1570.

18. Van den Hout HMP，Hop W，van Diggelen OP，et al. The natural course of infantile Pompe disease：20 original cases compared with 133 cases from the literature. Pediatr，2003，112：332‐340.

19. Gollob MH，Green MS，Tang ASL，et al. PRKAG2 cardiac syndrome：familial ventricular preexcitation，condiction system disease，and cardiac hypertrophy. Curr Opin Cardiol，2002，17：229‐234.

20. Nashino I，Fu J，Tanji K，et al. Primary LAMP‐2

defficiency causes X-linked vacuolar cardiomyopathy and myopathy (Danon disease). Nature, 2000, 406: 906 - 910.

21. Tanaka Y, Guhde G, Suter A, et al. Accumulation of autophagic vacuoles and cardiomyopathy in LAMP - 2 defficiency mice. Nature, 2000, 406: 902.

22. Charron P, Villard E, Sebillon P, et al. Danon's disease as a cause of hypertrophic cardiomyopathy: a systematic survey. Heart, 2004, 90: 842 - 846.

23. Arad M, Maron BJ, Gorham JM, et al. Glycogen storage disease presenting as hypertrophic cardiomyopathy. N Engl J Med, 2005, 352: 362 - 372.

24. Yang Z, McMahon CJ, Smith LR, et al. Danon disease as an underrecognized cause of hypertrophic cardiomyopathy in children. Circulation, 2005, 112: 1612 - 1617.

25. Linhart A, Elliot PM. The heart in Anderson-Fabry disease and other lysosomal storage disorder. Heart, 2007, 93: 528 - 535.

26. Sachdev B, Takenaka T, Teraguchi H, et al. Prevalence of Anderson-Fabry disease in male patients with late onset hypertrophic cardiomyopathy. Circulation, 2002, 105: 1407 - 1411.

27. Bindoff L. Mitochondria and the heart. Eur Heart J, 2003, 24: 221 - 224.

28. Guenthard J, Wyler F, Fowler B, et al. Cardiomyopathy in respiratory chain disorders. Arch Dis Child, 1995, 72: 223 - 226.

29. Holmgren D, Wahlander H, Eriksson BO, et al. Cardiomyopathy in children with mitochondrial disease. Eur Heart J, 2003, 24: 280 - 288.

30. Sznajer Y, Keren B, Baumann C, et al. The spectrum of cardiac anomalies in Noonan syndrome as a result mutations in the PTPN11 gene. Pediatr, 2007, 119: e1325 - e1331.

31. Hudsmith LE, Petersen SE, Francis JM, et al. Hypertrophic cardiomyopathy in Noonan syndrome closely mimics familial hypertrophic cardiomyopathy due to sarcomeric mutation. Intern J Cardiovascular Imaging, 2006, 22: 493 - 496.

32. Schinkel AFL, Vos J. Biventricular hypertrophic obstructive cardiomyopathy. Intern J Cardiol, 2007, 115: e22 - e23.

33. Croonen EA, van der Burgt, Kapusta L, et al. ECG in Noonan syndrome PTPN11 gene mutation-phenotype characterization. Am J Med Genet 2008, 146A: 350 - 353.

34. Albano LMJ, Nishioka SAD, Mayses RL, et al. Friedreich's ataxia. Cardiac evaluation of 25 patients with clinical diagnosis and literature review. Arq Bras Cardiol, 2002, 78: 448 - 451.

35. Maron BJ Hypertrohic cardiomyopathy. A systematic review. JAMA, 2002, 287: 1308 - 1320.

36. OstmanSmithIWettrell G, KeetonB, et al. Age-and gender-specific mortality rates in childhood hypertrophic cardiomyopathy. Eur Heart J, 2008, 29: 1160 - 67.

37. Lipshultz, JE, Cochran TR, Briston DA, et al. Pediatric cardiomyopathies: causes, epidemiology, clinical course, preventive strategies and therapies. Future Cardiol, 2013, 9: 817 - 848.

38. Wilkinson JD, Lowe AM, Salbert BA, et al. Outcomes in children with Noonan syndrome and hypertrophic cardiomyopathy: A study from the Pediatric Cardiomyopathy Registry. Am Heart J, 2012, 164: 422 - 428.

39. Radhakrishnan R. Hypertrophic cardiomyopathy, etiology, diagnosis and treatment. Cardiology in Review, 2008, 16: 172 - 180.

40. Grenier MA, Osganian SK, Cox GF, et al. Design and implementation of the North American Pediatric Cardiomyopathy Registry. Am Heart J, 2000, 139: s85 - s95.

41. OstmanSmith I, Wettrell G, Keeton B, et al. Echocardiographic and electrocardiographic identification of those children with hypertrophic cardiomyopathy who should be considered at high-risk of dying suddenly. Cardiol Young, 2005, 15: 632 - 642.

42. Kato TS, Noda A, Izawa H, et al. Discrimination of nonobstructive hypertrophic cardiomyopathy from hypertensive left ventricular hypertrophy on the basis of strain rate imaging by tissue Doppler ultrasonography. Circulation, 2004, 110: 3808 - 3814.

43. McMahon CJ, Nagueh SF, Pignatelli RH, et al. Characterization of left ventricular diastolic function by TDI and clinical status in children with hypertrophic cardiomyopathy. Circulation, 2004, 109: 1756 - 1762.

44. Fostuen S, Lyle R, Munoz A, et al. A DNA resequencing array for pathogenic mutation detection in hypertyrophic cardiomyopathy. Human Mutation, 2008, 29: 879 - 885.

45. Konno T, Shimizu M, Ino H, et al. Diagnostic value of abnormal Q waves for identification of preclinical carriers of hypertrophic cardiomyopathy based on a molecular genetic diagnosis. Eur Heart J, 2004, 25: 246 - 251.

46. Cox GF. Diagnostic approaches to pediatric cardiomyoapthy of metabolic genetic etiologies and their relation to therapy. Progr in Pediatr Cardiol, 2007, 24: 15 - 25.

47. Zahka K，Kalidas K，Simpson MA，et al. Homozygous mutation of MYBPC3 associated with severe infantile hypertrophic cardiomyopathy at high frequency among the Amish. Heart，2008，94：1326－1330.

48. Towbin JA. Molecular mechanisms of pediatric cardiomyopaties and new targeted therapies. Progr in pediatric cardiol，2008，25：3－21.

49. Kishnami PS，Wechsler SB Li JS. Enzyme-defficiency metabolic carduimyopathies and the role of enzyme replacement therapy. Progr in Pediatr Cardiol，2007，23：39－48.

50. Weidemann E，et al. Long-term effects of ezyme replacement therapy on Fabry cardiomyoapthy. Circulation，2009，119：524－529.

51. Seggewiss H，Rigpoulos A. Management of hypertrophic cardiomyopathy in children. PediatrDrugs，2003，5：663－671.

52. Yetman AT，McCrindle BW. Management of pediatric hypertrophic cardiomyopathy. Curr Opin Cardiol，2005，20：80－83.

53. Ostman-Smith I，Wettrell G，Riesenfeld T，et al. A cohort study of childhood hypertrophic cardiomyopathy. J Am Coll Cardiol，1999，34：1813－1822.

第四十章 原发性肉碱缺乏症与心肌病

>>>>>> 傅立军 陈树宝

心肌病是以心肌病变为主要表现的一组异质性疾病,是引起儿童心功能不全和心源性猝死的常见原因之一。儿童心肌病的病因繁多,临床表现各异,不同病因的患者预后差异很大。病因诊断对于心肌病的预后判断以及治疗方案的选择具有重要的指导意义,但目前儿童心肌病患者能够获得病因诊断的比例仍然较低,据国外资料统计,仅 1/3 的心肌病患儿能够明确其病因,另外 2/3 的患儿因为病因不明考虑为特发性心肌病[1]。先天性代谢缺陷是引起儿童心肌病的病因之一,据估计,先天性代谢缺陷在全部儿童心肌病中约占 5%,在已经明确病因的儿童心肌病中约占 15%。近年来先天性代谢缺陷在儿童心肌病的诊治中受到高度重视,因为这类患者在明确病因后针对其病因进行治疗可以明显改善心功能状态,甚至完全逆转心肌病变[2]。肉碱缺乏所致心肌病就是一种通过病因治疗后可获得良好效果的代谢性心肌病[3]。

一、肉碱代谢与脂肪酸氧化

肉碱(β-羟基 γ-三甲铵丁酸)是一种天然存在的亲水性氨基酸衍生物,可以从肉类、家禽和乳类食物中摄取,也可以在肝脏、肾脏中依靠赖氨酸和蛋氨酸合成。在正常的杂食者(非素食者)中,大约 75% 的肉碱由动物性食品中摄取,另外 25% 来源于内源性合成。肉碱进入人体后不能被分解,最终以游离肉碱或酰基肉碱的形式通过肾脏排泄,肾脏对于肉碱的重吸收率很高,由肾小球滤过的 95% 以上的肉碱在近端小管中被重吸收再进入血液中,仅有少量肉碱由小便排出体外,从而维持体内肉碱的平衡[4]。

脂肪酸是心肌和骨骼肌重要的能量来源,正常人心肌能量的 60%～90% 来源于脂肪酸氧化。脂肪酸的氧化过程可概括为脂肪酸的活化、转移、β 氧化及最后经三羧酸循环释放出能量等 4 个阶段。体内脂肪酸的 β 氧化代谢是在线粒体中进行的,胞质内的长链脂肪酸不能直接进入线粒体,其活化形式长链脂酰 CoA 在线粒体外膜的肉碱棕榈酰基转移酶Ⅰ(CPTⅠ)的催化下与肉碱结合生成脂酰肉碱,后者在线粒体内膜的肉碱脂酰肉碱转位酶的作用下进入线粒体基质,随后在线粒体内膜内侧的肉碱棕榈酰基转移酶Ⅱ(CPTⅡ)的作用下分解为长链脂酰 CoA 及游离肉碱,长链脂酰 CoA 进一步参与 β 氧化和三羧酸循环,释放出的肉碱则在肉碱脂酰肉碱转位酶的作用下被转运出线粒体,循环再利用(图 40-1)。由此可见,肉碱是长链脂肪酸通过线粒体膜的载体,在脂肪酸氧化过程中起枢纽性作用。当细胞内肉碱缺乏时,长链脂肪酸难以进入线粒体进行 β 氧化,从而造成能量代谢障碍以及细胞内脂质蓄积,继而出现一系列生化异常及脏器损害[5,6]。

二、肉碱缺乏症的分类

肉碱缺乏症可分为原发性和继发性两种,两者的病因不同,在临床表现上也存在很大的差别[7]。

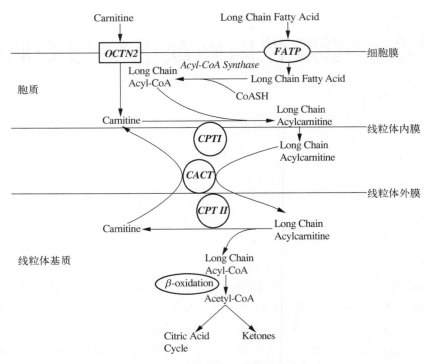

图 40 - 1　肉碱循环及脂肪酸的氧化

原发性肉碱缺乏症（primary carnitine deficiency，PCD，OMIM 212140）是一种常染色体隐性遗传的脂肪酸氧化代谢性疾病。在不同国家或地区，新生儿的患病率为 1/40 000～1/120 000，人群中杂合子的发生率为 0.5%～1%[8]，但在北大西洋的法罗群岛中该病的发生率高达 1/300[9,10]。在白种人中 PCD 患病率仅次于中链酰基辅酶 A 脱氢酶缺乏症，是脂肪酸氧化代谢病中较为常见的病种。目前已经明确，PCD 是由于细胞膜上的肉碱转运蛋白 OCTN2 的功能障碍所致。在正常情况下，细胞内的肉碱浓度是细胞外的 20～50 倍，因此肉碱从细胞外进入细胞内是一个跨膜主动转运过程，转运载体主要是位于细胞膜上的钠离子依赖性高亲和力载体蛋白 OCTN2。编码肉碱转运蛋白 OCTN2 的基因为 SLC22A5，该基因位于染色体 5q31，含 10 个外显子，约 26kb 大小。SLC22A5 基因突变可以导致 OCTN2 的功能障碍，其机制可能与 OCTN2 不能定植于细胞膜上有关[11,12]。OCTN2 在心肌、骨骼肌、肾小管、成纤维细胞、小肠和胎盘等组织中高表达，对于维持细胞内肉碱的高浓度是必须的。OCTN2 功能障碍使得肉碱向细胞内转运减少，肉碱在肾小管中重吸收减少并从尿液中大量排泄，最终导致血浆和细胞内肉碱水平极度降低。当细胞内的肉碱缺乏时，长链脂肪酸难以进入线粒体内进行 β 氧化，一方面造成脂质在胞质中大量贮积，另一方面造成线粒体内的能量生成不足，同时也无法提供足够的酮体供脑部使用，从而导致心肌、骨骼肌和中枢神经系统的病变。在临床上可表现为进行性心肌病、肌无力、低酮低糖性脑病、肝脏肿大等[13]。

继发性肉碱缺乏症（secondary carnitine deficiency，SCD）的病因很多，包括遗传性或获得性病因。可见于膳食中肉碱供给不足（如长期素食、长期静脉营养而不补充肉碱的患者），胃肠道肉碱吸收不良（如囊性纤维化、慢性腹泻患者），肾小管功能障碍而致肉碱重吸收减少（如范可尼综合征），肉碱丢失过多（如血液透析、腹膜透析），此外，某些脂肪酸氧化障碍以及有机酸血症患者，由于肉碱和中间代谢产物结合后通过肾脏排泄过多也可引起 SCD[14]。

三、原发性肉碱缺乏症的心血管表现

1980 年 Chapoy 等首次报道 1 例合并心肌病的 PCD 患者，为 3 岁男性患儿，于出生后 3 个月即出现低酮低糖性脑病、肌无力、肝脏增大和心肌病等表现，但通过口服左旋肉碱治疗后临床症状明显改善，心肌病也明显减轻。此后，越来越多的证据表明，PCD是儿童心肌病的病因之一，通过左旋肉碱治疗可获得良好的效果。

PCD的病情轻重不一，临床表现多样化。部分患者在婴儿早期即出现严重的代谢危象，而另外一部分患者直到成年后都没有明显的临床症状。在PCD众多的临床表现中，以进行性心肌病和心功能不全最为常见。Shibbani等[15]回顾性分析61例文献报道的PCD病例，其中62.3%的病例以心肌病为唯一临床表现，而同时合并有心脏和代谢两方面临床表现的病例很少见。

心肌病多见于儿童PCD患者，可以表现为扩张型心肌病和肥厚型心肌病，也有心内膜弹力纤维增生症的个案报道。Tripp等曾经报道一个PCD家系，表现为家族性心内膜弹力纤维增生症，组织病理学检查显示双侧心室壁大量的脂质沉积与心内膜纤维化。在PCD患儿中，扩张型心肌病发生率要高于肥厚型心肌病。根据我们的资料[16]，有些以扩张型心肌病为主要表现的PCD患儿，同时伴有轻度的心室壁肥厚。心肌病是儿童PCD患者最常见的临床表现，Stanley等[17]综合分析了20例PCD患儿的临床表现，其中4例患者合并肌无力表现，9例患者合并低血糖发作，12例患者合并心肌病，出现心肌病症状的平均年龄为2~4岁。上述结果说明，心肌组织的肉碱缺乏需要经历较长的一段时间后才会出现明显的临床症状，大多数PCD患儿刚出生时心脏功能可能是正常的，开始没有症状，以后才出现明显的心肌病及充血性心力衰竭表现。使用正性肌力药物及利尿剂对PCD患儿改善心功能效果不佳，如不能及时明确诊断及补充肉碱，心力衰竭会逐渐恶化甚至死亡。

与儿童患者不同，成人PCD患者很少合并心肌病。法罗群岛是PCD的高发地区，该地区曾对PCD进行全民普查，共发现76例无症状的成人PCD患者，这些患者的心脏结构及功能基本正常[18]。世界上其他地区报道的未经治疗的成人PCD病例数极少，在以往的文献报道中仅发现1

例成人PCD患者伴有扩张型心肌病[19,20]。此外，有研究发现在成人心肌病者中SLC22A5基因突变率较普通人群无显著增高。

心律失常是PCD患者较少见的临床表现之一。De Biase等[20]曾对42例成人PCD患者进行回顾性分析，其中5例（12%）合并心律失常。PCD患者可出现不同类型的心律失常，既有QT间期延长合并晕厥的报道，也有QT间期缩短合并心室颤动的报道[21,22]。Rijlaarsdam等[23]曾报道1例15岁的女性PCD患者在没有明显心肌病的情况下由于心室颤动出现心脏骤停。此外，PCD患者也有可能合并心动过缓和房性心律失常。因此，PCD可能是某些不明原因的严重心律失常的潜在病因之一，但目前对其电生理机制尚不清楚。

心源性猝死也是PCD患者少见的临床表现之一，可见于无症状的PCD患者。肉碱可通过胎盘转运，出生后不久的新生儿血浆游离肉碱水平可以反映母亲体内的肉碱状态，因此通过新生儿筛查可以发现母亲PCD患者。近年来由于新生儿筛查工作的推广，许多母亲PCD患者得以发现并诊断，但这些患者大多数无明显症状或症状非常轻微[24]。由此可见，无症状的PCD患者并不少见，在临床上容易造成漏诊。不幸的是，这些患者平时虽然没有明显的临床症状，但少数患者可能以心源性猝死为首发临床表现，目前已有多例PCD患者出现猝死和不明原因死亡的文献报道，其死亡原因可能与严重的室性心律失常有关。

PCD的心血管表现还可以被某些影响肉碱代谢的药物所诱发。特戊酸是合成某些β内酰胺类抗生素的原料，如匹美西林、匹氨西林、头孢特仑、头孢妥仑匹酯、头孢卡品酯等。特戊酸可以在体内与肉碱有效结合，促进肉碱从肾脏的排泄，因此使用含有特戊酸的抗生素可以进一步降低PCD患者体内的肉碱水平，加重其病情进展。有研究表明，PCD患者在使用含有特戊酸的抗生素后可以出现致命性的心律失常等严重并发症[25]。

PCD所致的心肌病在心脏超声方面缺乏特异性表现，与其他原因所致的心肌病难以鉴别，但在部分PCD患者中可以发现特异性的心电图改变。早在1981年Tripp等报道了1例PCD合并心肌病的学龄儿童,他们发现在该患者的 V3、V4 导联上可见 T 波异常高尖现象,类似于高钾血症的表现。随后 Waber 和 Matsuishi i 分别在另外 2 例 PCD 合并心肌病患者中发现相同的心电图表现,并且在左旋肉碱治疗后 T 波异常高尖现象消失。Tein 等报道 4 例 PCD 所致心肌病患者中有 3 例患者可见 T 波异常高尖现象,并且在左旋肉碱治疗后心电图恢复正常。由此可见,胸前导联 T 波异常高尖是 PCD 合并心肌病患者较为特征性的心电图改变,如果在心肌病患者中发现胸前导联 T 波异常高尖现象,需要考虑 PCD 的可能。在我们的研究中,6 例儿童心肌病患者被确诊为 PCD,其中 5 例患者的胸前导联存在 T 波异常高尖现象,并且在左旋肉碱治疗后消失。此外,在该研究中我们还发现 6 例患者均有 QT 间期缩短现象,主要表现为 ST 段缩短或消失,在左旋肉碱治疗后所有患者的 QT 间期均恢复至正常范围[25]。QT 间期缩短是否为肉碱缺乏所致心肌病的特异性心电图表现,QT 间期缩短是否会引起室性心律失常并与该病心源性猝死是否有关尚需进一步观察研究。在 PCD 合并心肌病患者中所观察到的 T 波高尖和 ST 段缩短或消失的现象,类似于高钾血症的心电图表现,提示可能与心肌细胞的钾电流异常有关,其具体机制尚不清楚。最近有研究表明长链酰基肉碱可调节快速激活的延迟整流钾通道,可能与 PCD 患者的动作电位的复极异常及心律失常有关[26]。

四、杂合子原发性肉碱缺乏症的心血管表现

实验研究表明,杂合子 PCD 的成纤维细胞肉碱吸收率约为正常人的 50%,其尿液肉碱排泄量为正常人的 2~3 倍,因此杂合子 PCD 的血浆及细胞内肉碱处于低限水平。杂合子 PCD 呈亚临床表现,可能与肉碱水平基本能满足机体正常代谢所需有关,但也有杂合子 PCD 发病的个例报道。Garavaglia 等报道 1 例携带 SLC22A5 杂合突变的 4 月龄男婴,临床表现为生长迟缓、呕吐,8 月龄时心电图及超声心动图提示有左心室肥厚。Sarafoglou 等[27]报道一个家庭中 2 例杂合子 PCD 出现相关的心血管症状,通过左旋肉碱治疗后改善。

虽然绝大多数杂合子 PCD 并没有临床症状,但随着年龄的增长以及在饥饿、长时间运动、疾病等应激情况下,也有可能出现心功能不全、心室肥厚、心律失常等表现。动物模型研究显示,随着年龄增长,杂合子 PCD 小鼠的心肌病发病率增加;在高压力负荷的情况下,杂合子 PCD 小鼠出现心肌肥厚和心功能不全的风险也增加[28,29]。日本的一项遗传流行病学研究显示,杂合子 PCD 的发生率为 1.01%,随着年龄的增长,杂合子 PCD 相对于普通人群更易出现晚发型良性心肌肥厚。然而,最近一项针对 324 例心肌病患者 SLC22A5 杂合子基因携带率的研究证实,在非特定的心肌病患者中杂合子 PCD 发生率并不高,提示 SLC22A5 杂合子突变可能并不是心肌病的重要病因。但是,考虑到人群中高达 1% 的杂合子 PCD 的发生率,并且存在潜在的心血管病风险,因此有必要进行深入的研究。

五、基因型-表现型的关联

在既往的研究中尚未发现 PCD 基因型与表现型之间的相关性[30]。许多研究显示,相同的 SLC22A5 基因突变可能具有不同的发病年龄及临床表现[31],甚至携带同一突变的同胞兄弟,也具有不同的发病年龄及疾病进展过程,提示 SLC22A5 基因突变具有临床表型的多样性。最近一项研究显示,SLC22A5 无义突变和移码突变通常导致肉碱转运功能明显低下,常见于有明显症状的 PCD 患者,而 SLC22A5 错义突变和框内缺失突变往往残留部分肉碱转运功能,多见于无症状的 PCD 患者[32]。另一项研究显示,SLC22A5 基因的 R245X 和 V295X 无义突变可能与心肌病的发生有关,在临床上通常以心肌病为唯一表现[33]。

六、诊断

PCD 的临床诊断标准包括:血浆或组织的肉碱水平严重低下(游离肉碱<5 mM,正常范围 25~50 mM),有证据表明肉碱水平降低影响到脂肪酸的氧化代谢,肉碱补充到正常水平后可获得良好的治疗效果,不存在脂肪酸氧化过程中其他的代谢缺陷。此外,PCD 可以通过检测患者的皮

肤成纤维细胞肉碱摄取率来确诊，也可以通过 SLC22A5 基因突变检测得到进一步的证实。

近年来开展的串联质谱（MS/MS）技术，一次实验可测定外周血中游离肉碱和 30 余种酰基肉碱的水平，可辅助 10 余种脂肪酸氧化代谢病的筛查和诊断，有助于代谢性心肌病的病因学诊断，尤其是 PCD 所致心肌病的筛查和诊断，值得在儿童心肌病患者中进行推广应用。随着串联质谱技术的推广及新生儿筛查范围的扩大，更多症状轻微或者无症状的 PCD 患者被确诊。因此，PCD 在人群中的实际发病率可能比以前预期的更高[34]。

PCD 应该与其他原因引起的继发性肉碱缺乏症相鉴别，如长期素食、长期静脉营养而不补充肉碱、囊性纤维化、慢性腹泻、范可尼综合征、血液透析、腹膜透析等，但这些疾病很少引起心肌病。此外，其他先天性代谢缺陷病也可以引起严重的肉碱缺乏，其中一部分可以表现为心肌病，包括某些有机酸血症、脂肪酸氧化代谢缺陷病及其他肉碱循环障碍的疾病。对于这些先天性代谢缺陷病，通过尿有机酸、血浆氨基酸和酰基肉碱谱分析，同时结合临床表现有助于其病因学诊断[35]。

在儿童心肌病的诊断中，应考虑到所有可能引起心功能障碍的原因，其中包括遗传性及获得性的能量代谢障碍。尽管 PCD 是引起儿童心肌病的少见病因之一，但是采用左旋肉碱治疗可获得良好的效果，因此在儿童心肌病患者中常规进行 PCD 筛查是很有必要的。在我们的研究中，对 75 例扩张型心肌病患儿进行了串联质谱检测，结果筛查出 6 例肉碱缺乏的患者，最终通过 SLC22A5 基因学检测确诊为 PCD 病例[16]。

PCD 也是引起心源性猝死的少见病因之一。虽然 PCD 引起严重心律失常的发生率较低，但通过口服左旋肉碱可以获得良好的效果，因此对于某些不明原因的心律失常也可进行 PCD 的筛查。此外，对于不明原因的儿童心肌病患者，如果心电图的胸前导联提示 T 波异常高尖，同时伴有或者不伴有 QT 间期缩短都应该怀疑 PCD 的可能。

七、治疗和预后

肉碱和许多生物活性分子一样有两种形式：

左旋肉碱和右旋肉碱，只有前者才具有生理活性，1985 年美国食品药品管理局批准左旋肉碱用于 PCD 的治疗。左旋肉碱对 PCD 患者疗效肯定，可显著改善心功能状态甚至完全逆转心肌病变，对于 PCD 所引起的肌无力以及饥饿状态下的酮体生成障碍，左旋肉碱也有良好的治疗效果。口服补充左旋肉碱是 PCD 最主要的治疗方法，通常采用大剂量给药，$100 \sim 400$ mg/（kg·d），分 3 次服用，并需要根据患者血浆肉碱水平的监测来调整左旋肉碱的使用剂量。除了口服左旋肉碱外，还可以根据患者的具体情况选择其他一些对症及支持治疗。左旋肉碱的副反应很少，偶尔可引起腹泻及腥臭的体味，但一般都是自限性的，并可以通过减少药物剂量得到缓解[35]。

对于 PCD 所致的心肌病及肌无力表现，在服用合适剂量的左旋肉碱后短期之内即可获得明显的效果，尽管左旋肉碱治疗只能将肌肉的肉碱浓度提升到正常的 $5\% \sim 10\%$。一般来讲，在服用左旋肉碱数周之内，严重的充血性心力衰竭及肌病即可得到明显的改善。在服用左旋肉碱数月后，心脏的大小和功能可以基本恢复正常。相反，在停用左旋肉碱治疗后，原有的症状和体征会重新出现。我们曾对 6 例以心肌病为主要表现的 PCD 患儿进行了左旋肉碱治疗，治疗后 $10 \sim 30$ d 早期复查，外周血游离肉碱水平显著提高，左心室明显缩小，左心室收缩功能明显改善。6 个月以上的中期随访发现，6 例患儿的左心室收缩功能均恢复至正常水平，左心室舒张末期内径也进一步回缩，其中 3 例完全恢复至正常水平，所有患儿临床症状消失，无心功能不全和肌无力的表现，也无相关的神经系统症状或体征。治疗过程中仅 1 例出现间歇性腹泻，无其他并发症发生。

迄今文献报道的成人 PCD 患者数量很少，因此很难评估成人 PCD 患者的潜在风险。对于无明显症状的成人 PCD 患者，由于缺乏足够的随访资料，目前尚不清楚对于这类患者是否需要长期进行左旋肉碱治疗。

杂合子 PCD 的数量虽然很多，但目前对于其潜在风险知之甚少，是否需要补充左旋肉碱也存在争议。今后有必要进一步研究评估长期肉碱缺乏是否会增加杂合子 PCD 的心血管病风险[29]。

在非 PCD 的心肌病患者中肉碱水平也会降低,因此有人建议对于所有的扩张型心肌病患者加用左旋肉碱治疗。北美地区的一项多中心回顾性研究以及印度的一项小样本前瞻性非对照性研究表明,采用左旋肉碱治疗可以在一定程度上改善儿童扩张型心肌病患者的心功能状态[36,37]。多个成人病例研究也证实,应用左旋肉碱治疗可以改善中、重度心力衰竭患者的心功能状态,对于非 PCD 的成人扩张型心肌病患者安全有效[38]。然而,肉碱缺乏在非 PCD 的心肌病患者中所起的作用以及左旋肉碱对非 PCD 的心肌病患者的长期疗效,目前仍存在争论。

PCD 患者的长期预后取决于诊断时的年龄、临床表现以及症状的严重程度[34],在发生不可逆性损伤前早期诊断和早期治疗可获得更好的治疗效果。

有关 PCD 合并心肌病的长期随访报道极少。有些病例通过长期左旋肉碱治疗已经存活到 30 岁左右,并且各方面状况良好[39,40]。有 2 例患者在停用左旋肉碱后分别在 20 岁和 30 岁左右突发心脏骤停而死亡,从而说明 PCD 患者需要终生采用左旋肉碱治疗[40,41]。

目前对于 PCD 患者还没有统一的随访指南。对于 PCD 患者,需要避免空腹或长时间运动,同时要避免突然停用左旋肉碱。在随访期间,必须定期进行超声心动图、心电图以及血浆肉碱水平的检测。

参 考 文 献

1. Cox GF, Sleeper LA, Lowe AM, et al. Factors associated with establishing a causal diagnosis for children with cardiomyopathy. Pediatrics, 2006, 118: 1519 - 1531.

2. Cox GF. Diagnostic Approaches to Pediatric Cardiomyopathy of Metabolic Genetic Etiologies and Their Relation to Therapy. Prog Pediatr Cardiol, 2007, 24: 15 - 25.

3. Pierpont ME, Breningstall GN, Stanley CA, et al. Familial carnitine transporter defect: A treatable cause of cardiomyopathy in children. Am Heart J, 2000, 139(2 Pt 3): S96 - S106.

4. Glube N, Closs E, Langguth P. OCTN2 - mediated carnitine uptake in a newly discovered human proximal tubule cell line (Caki - 1). Mol Pharm, 2007, 4: 160 - 168.

5. 黄倬, 韩连书. 原发性肉碱缺乏症诊治进展. 临床儿科杂志, 2012, 30: 884 - 886.

6. Fu L, Huang M, Chen S. Primary Carnitine Deficiency and Cardiomyopathy. Korean Circ J, 2013, 43: 785 - 792.

7. Flanagan JL, Simmons PA, Vehige J, et al. Role of carnitine in disease. Nutr Metab (Lond), 2010, 7: 30.

8. Koizumi A, Nozaki J, Ohura T, et al. Genetic epidemiology of the carnitine transporter OCTN2 gene in a Japanese population and phenotypic characterization in Japanese pedigrees with primary systemic carnitine deficiency. Hum Mol Genet, 1999, 8: 2247 - 2254.

9. Lund AM, Joensen F, Hougaard DM et al. Carnitine transporter and holocarboxylase synthetase deficiencies in The Faroe Islands. J Inherit Metab Dis, 2007, 30: 341 - 349.

10. Rasmussen J, Nielsen OW, Janzen N, et al. Carnitine levels in 26, 462 individuals from the nationwide screening program for primary carnitine deficiency in the Faroe Islands. J Inherit Metab Dis, 2014, 37: 215 - 222.

11. Nezu J, Tamai I, Oku A, et al. Primary systemic carnitine deficiency is caused by mutations in a gene encoding sodium ion-dependent carnitine transporter. Nat Genet, 1999, 21: 91 - 94.

12. Wang Y, Ye J, Ganapathy V, et al. Mutations in the organic cation/carnitine transporter OCTN2 in primary carnitine deficiency. Proc Natl Acad Sci USA, 1999, 96: 2356 - 2360.

13. 黄倬, 韩连书. 原发性肉碱缺乏症发病机制及基因突变研究进展. 中国实用儿科杂志, 2012, 27: 393 - 396.

14. Stanley CA, Bennett MJ. Defects in Metabolism of Lipid. In: Kliegman RM, Behrman RE, Stanton BF, St. Geme J, Schor N, editors. Nelson textbook of pediatrics. 19th ed. Philadelphia: W. B. Saunders Company, 2011. 460 - 461.

15. Shibbani K, Fahed A, Al-Shaar L, et al. Primary carnitine deficiency: novel mutations and insights into the cardiac phenotype. Clin Genet, 2013.

16. 傅立军, 陈树宝, 韩连书等. 肉碱缺乏所致心肌病的临床特点及治疗随访. 中华儿科杂志, 2012, 50: 929 - 933.

17. Stanley CA，DeLeeuw S，Coates PM，et al. Chronic cardiomyopathy and weakness or acute coma in children with a defect in carnitine uptake. Ann Neurol，1991，30：709－716.

18. Rasmussen J，Køber L，Lund AM，et al. Primary Carnitine deficiency in the Faroe Islands：health and cardiac status in 76 adult patients diagnosed by screening. J Inherit Metab Dis，2014，37：223－230.

19. Lee NC，Tang NL，Chien YH，et al. Diagnoses of newborns and mothers with carnitine uptake defects through newborn screening. Mol Genet Metab，2010，100：46－50.

20. De Biase I，Champaigne NL，Schroer R，et al. Primary Carnitine Deficiency Presents Atypically with Long QT Syndrome：A Case Report. JIMD Rep，2012，2：87－90.

21. di San A，Filippo C，Taylor MR，et al. Cardiomyopathy and carnitine deficiency. Mol Genet Metab，2008，94：162－166.

22. Labarthe F，Benoist JF，Peralta M，et al. Primary carnitine uptake deficiency is associated with short QT syndrome and ventricular fibrillation. Poster 327 presented at the 11th international congress of inborn error of metabolism. Mol Genet Metab，2009.

23. Rijlaarsdam RS，van Spronsen FJ，Bink-Boelkens MT，et al. Ventricular fibrillation without overt cardiomyopathy as first presentation of organic cation transporter 2 － deficiency in adolescence. Pacing Clin Electrophysiol，2004，27：675－676.

24. El-Hattab AW，Li FY，Shen J，et al. Maternal systemic primary carnitine deficiency uncovered by newborn screening：clinical，biochemical，and molecular aspects. Genet Med，2010，12：19－24.

25. Rasmussen J，Nielsen OW，Lund AM，et al. Primary carnitine deficiency and pivalic acid exposure causing encephalopathy and fatal cardiac events. J Inherit Metab Dis，2013，36：35－41.

26. Ferro F，Ouillé A，Tran TA，et al. Long-chain acylcarnitines regulate the hERG channel. PLoS One，2012，7：e41686.

27. Sarafoglou K，Tridgell AH，Bentler K，et al. Cardiac conduction improvement in two heterozygotes for primary carnitine deficiency on L-carnitine supplementation. Clin Genet，2010，78：191－194.

28. Xiaofei E，Wada Y，Dakeishi M，et al. Age-associated cardiomyopathy in heterozygous carrier mice of a pathological mutation of carnitine transporter gene，OCTN2. J Gerontol A Biol Sci Med Sci，2002，57：B270－B278.

29. Takahashi R，Asai T，Murakami H，et al. Pressure overload-induced cardiomyopathy in heterozygous carrier mice of carnitine transporter gene mutation. Hypertension，2007，50：497－502.

30. Wang Y，Taroni F，Garavaglia B，et al. Functional analysis of mutations in the OCTN2 transporter causing primary carnitine deficiency：lack of genotype-phenotype correlation. Hum Mutat，2000，16：401－407.

31. Spiekerkoetter U，Huener G，Baykal T，et al. Silent and symptomatic primary carnitine deficiency within the same family due to identical mutations in the organic cation/carnitine transporter OCTN2. Journal of inherited metabolic disease，2003，26：613－615.

32. Rose EC，di San Filippo CA，Ndukwe Erlingsson UC，et al. Genotype-phenotype correlation in primary carnitine deficiency. Hum Mutat，2012，33：118－123.

33. Yamak A，Bitar F，Karam P，et al. Exclusive cardiac dysfunction in familial primary carnitine deficiency cases：a genotype-phenotype correlation. Clin Genet，2007，72：59－62.

34. Magoulas PL，El-Hattab AW. Systemic primary carnitine deficiency：an overview of clinical manifestations，diagnosis，and management. Orphanet J Rare Dis，2012，7：68.

35. Longo N，Amat di San Filippo C，Pasquali M. Disorders of carnitine transport and the carnitine cycle. Am J Med Genet C Semin Med Genet，2006，142C：77－85.

36. Helton E，Darragh R，Francis P，et al. Metabolic aspects of myocardial disease and a role for L-carnitine in the treatment of childhood cardiomyopathy. Pediatrics，2000，105：1260－1270.

37. Kothari SS，Sharma M. L-carnitine in children with idiopathic dilated cardiomyopathy. Indian Heart J，1998，50：59－61.

38. Rizos I. Three-year survival of patients with heart failure caused by dilated cardiomyopathy and L-carnitine administration. Am Heart J，2000，139（2 Pt 3）：S120－123.

39. Agnetti A，Bitton L，Tchana B，et al. Primary carnitine deficiency dilated cardiomyopathy：28 years follow-up. Int J Cardiol，2013，162：e34－35.

40. Cederbaum SD，Koo-McCoy S，Tein I，et al. Carnitine membrane transporter deficiency：a long-term follow up and OCTN2 mutation in the first documented case of primary carnitine deficiency. Mol Genet Metab，2002，77：195－201.

41. Stanley CA. Carnitine deficiency disorders in children. Ann N Y Acad Sci，2004，1033：42－51.

第四十一章　炎症性心肌病研究进展

>>>>>> 陈树宝

以往认为心肌病是病因不明的心肌疾病,与病因明确的特定心肌疾病区别。随着对心肌病病因及发病机制认识的增多,原发性心肌病与特定心肌病的界限已变得模糊。早在 1969 年 Wilson 等发现柯萨奇 B 病毒(CVB)感染小鼠后发生心肌炎,以后部分小鼠表现心腔扩大,类似扩张型心肌病。20 世纪 70 年代初 Kawai 等发现部分特发性心肌病患者血中 CVB 病毒中和抗体增高,提出病毒在心肌病发病中的影响[1]。1995 年 WHO/ISFC 心肌病定义及分类中包括特定的心肌病,其中首次提到炎症性心肌病并单列一类,定义为心肌炎合并心功能不全,可有特发性、自身免疫性及感染性亚型,炎症性心肌病与扩张型心肌病(DCM)发病有关[2]。扩张型心肌病合并心肌内病毒持续存在也称为病毒性心肌病或病毒性扩张型心肌病,同时伴有心肌炎症存在称为炎症性病毒性心肌病或病毒性炎症性心肌病[3]。所谓新近发生心肌病主要指炎症发病基础的心脏病。近年来,炎症性心肌病的发病机制、诊断、治疗及病程经过等方面已进行许多研究。已有的资料显示,炎症性心肌病的预后与其他病因引起的扩张型心肌病显著不同,早期诊断及合理治疗颇为重要。

一、发病情况

炎症性心肌病的发病率尚无系统资料。Nugent 等(澳大利亚)报道[4]小儿(<10 岁)心肌病年发生率 1.24/10 万,扩张型心肌病占 58.6%,在经过心脏组织学检查的病例中发现淋巴细胞心肌炎的占 35.7%,而在出现症状 2 个月内检查者中占 40.3%。Towbin 等报道[5]美国及加拿大地区小儿(<18 岁)扩张型心肌病年发生率为 0.57/10 万,1 426 例中 485 例(34%)病因明确,其中心肌炎为最常见,占 46%。Elkilay 等报道成人 DCM 105 例中病毒性心肌炎占 8%,小儿 DCM 90 例中病毒性心肌炎占 68%[6]。Felker 等报道[7] 1 278 例 DCM(15~87 岁),心肌炎占 9.2%(心肌组织学检查诊断)。Hufnagel 等报道[8]欧洲 3 055 例心肌心内膜活检资料,其中 DCM 占 30%,临床怀疑心肌炎占 23.9%,经组织学或免疫组织学诊断为急性或慢性心肌炎 526 例,其中射血分数<45% 182 例(34.6%)。

临床观察中也发现病毒性心肌炎患者中一部分转变为扩张型心肌病。由于病毒性心肌炎患者可能无症状或症状不明显,从病毒性心肌炎转变为扩张型心肌病的确切比例难以判定。根据对病毒性心肌炎患者随访结果,7%~30%患者转变为 DCM,也有高达 50%,国内随访资料显示,37%患者出现早期 DCM 表现,7%患者心脏呈慢性扩大[9]。

二、发病机制[1,9-14]

已有大量资料显示炎症是 DCM 发病机制中的重要组成部分,心肌炎是 DCM 的先驱阶段。然而病毒感染引起 DCM 或病毒性心肌炎转变为 DCM 的机制尚未完全阐明。现有对病毒性心肌炎发病机制的了解大多是从小鼠实验中获得。肠道病毒性心肌炎过程呈现3个阶段。第一阶段病毒通过特殊的受体侵入到心肌细胞内，CVB和腺病毒可通过共同的跨膜受体进入细胞内。病毒复制导致心肌细胞坏死，细胞内抗原(如肌球蛋白)暴露及机体免疫系统被激活出现NK细胞、巨噬细胞、T细胞的侵袭均可引起心肌细胞急性损伤，该阶段为急性期历时仅数日。第二阶段特点为(自身)免疫反应，为亚急性期，可历时数周或数月。该阶段被激活的病毒特定的T细胞，因分子模拟而靶向自身器官。细胞因子的激活及对病毒/心肌蛋白的抗体产生加重心脏损伤及引起心肌收缩障碍。多数随着病毒的消失免疫反应静止，心室功能恢复而无后遗症。如果免疫反应持续则进入慢性期即第三阶段，该阶段特点为心脏重塑，发展为DCM。3个阶段可能重叠或重复。

（一）病毒感染对心肌的损害

在病毒性心肌炎的不同阶段，病毒感染心肌的方式及作用可能不同。在急性和亚急性期，病毒在心肌组织中复制、繁殖和播散，直接导致心肌坏死。慢性期特点为持续病毒存在，呈现低水平复制，可能直接损伤心肌或通过免疫反应间接损伤心肌。也有研究发现肠道病毒的蛋白激酶切割心肌骨架蛋白dystrophin，破坏细胞骨架与外基底膜的连接完整性，减低收缩力及增加细胞通透性，而导致心肌细胞的损伤，也会导致细胞死亡。

（二）自身免疫介导的心肌损伤

细胞损伤后细胞内抗原暴露和释放可能是激活自身反应的重要途径。心肌细胞内肌球蛋白、ADP/ATP载体等与肠道病毒存在分子拟似，经过处理识别T细胞上的特异性受体，激活自身反应性杀伤性T细胞，同时也激活了B细胞产生抗心肌自身抗体。研究证明，T细胞持续激活可损伤心肌细胞，与患者临床症状、心室射血分数、心输出量呈明显负相关性。杀伤性T细胞释放的杀伤靶细胞的主要效应分子穿孔素水平与心肌间质纤维化程度呈正相关。

DCM患者血清中发现多种抗心肌自身抗体包括抗心肌肌球蛋白抗体、抗线粒体ADP/ATP载体(ANT)抗体等。已证明比较肯定可损害心肌结构及功能的自身抗体主要是抗ADP/ATP载

体抗体，该抗体通过抑制核酸转运而影响心肌细胞能量代谢，及促进钙内流致心肌细胞钙超载损伤心肌细胞。

（三）细胞因子介导的心肌损伤

心肌炎时，浸润心肌的巨噬细胞、T淋巴细胞等均可产生促炎症细胞因子如TNF(α和β)、干扰素(α、β和γ)和IL等。这些细胞因子具有调节免疫和炎性反应及抗病毒作用，如过度生成或长期存在于心肌中会对心脏结构及功能产生不利影响。

心肌细胞受病毒侵袭而损伤及细胞内抗原暴露可诱导免疫反应，免疫细胞如肥大细胞和巨噬细胞上Toll样受体(TLR)TLR2和TLR4表达较高，释放TNF-α及IL-1β。心肌炎伴病毒复制患者常有较高水平的TLR4，并伴心肌收缩功能减低。在小鼠急性心肌炎中已知IL-1β和IL-17可引起心脏重塑、心肌纤维化、DCM和心力衰竭。也证明，小鼠急性心肌炎心肌中TNF-α、IL-1β水平最高，并导致心肌细胞肥大、收缩功能减低、心肌细胞凋亡，并参与细胞外基质重塑，这是心肌炎发展为DCM的关键。促纤维化因子如TNF-α、IL-1β、IL-4、IL-17和转化生长因子β1(TGF-β1)被认为与急性心肌炎数周或数月后引起重塑，即出现心肌纤维化/瘢痕组织有关。TNF-α尚可激活心肌树突细胞，继而激活及加剧自身免疫反应。

（四）遗传背景及其他因素

动物实验显示有的小鼠品系如BALB/C和A/J对CVB3感染引起慢性心肌炎或DCM有易感性，有的品系则有抵抗性。临床上也仅见少数急性心肌炎发展为DCM。以上事实提示病毒性心肌炎转变为DCM受到遗传背景或其他因素影响。

Anderson等发现68％DCM患者HLADR4或(和)B12位点阳性，而HLADR6位点出现率降低。也有发现HLADQW8或(和)HLADQW4位点增高现象。但是阐明遗传背景对病毒性心肌炎演变成DCM的资料还不多。现有动物实验资料证明营养不良、运动、性别(雄性)及性激素(睾酮)、年龄等可增加病毒毒性和易感性。心肌炎动

物模型研究显示睾酮促进炎症进展及心肌重塑而演变成 DCM。心肌炎和 DCM 的发生率及严重程度在男性高于女性。遗传背景影响可能与先天免疫反应有关。TLR4 缺陷的鼠实验中病毒性心肌炎发生率降低，心肌内病毒复制减低。在 TLR 中，TLR3、TLR9 降低病毒性心肌炎发生，而 TLR2、TLR4 则增加病毒复制，增强免疫反应损伤自身组织。

伴随于辅助性 T 细胞（Th）2 型免疫反应的细胞因子（如 IL-4）和免疫细胞（激活巨噬细胞）在动物模型中是从心肌炎演变成 DCM 所必须。

硒缺乏和钴过多均可引起心脏扩大，心功能不全，组织改变类似 DCM。硒缺乏可导致免疫功能障碍，病毒毒力增加，使心脏更易受病毒感染影响。最近研究发现在硒缺乏小鼠 CVB3/0 amyocarditic 株可转变为有毒力[15]。

病毒性心肌炎演变为 DCM 的机制涉及病毒持续、自身免疫或自身炎症仍有争议。很多研究认为 DCM 是由于心肌内持续病毒复制，病毒持续存在导致心肌炎症、纤维化和坏死。也有研究发现虽然病毒持续存在于易感和抵抗株的小鼠，仅易感株小鼠发生慢性心肌炎及 DCM，自身免疫引起的心肌炎模型并不需要病毒存在。Kuhl 等在 245 例特发性左心室功能不全患者心肌内膜活检中以 PCR 证明 67.4% 患者存在病毒基因组。

最近研究证明宿主泛素蛋白酶体系统（ubiquitin-proteasome system，UPS）在病毒性心肌炎发生发展过程中对控制病毒感染、免疫及发病起关键作用[16]。UPS 促进快速分解异常蛋白质和短暂调节蛋白控制不同的基础细胞过程。CVB 的复制需要宿主体内的 UPS，UPS 或自噬被抑制可有效地抑制 CVB 的复制。在免疫反应期，病毒感染可引起免疫蛋白酶体形成，从而增加主要组织相容复合物（MHC）Ⅰ类抗原呈现，促进促炎症因子生成，部分通过 UPS 介导 NF-κB 激活。自噬也可通过调节 MHC Ⅱ类抗原呈现参与免疫介导发病过程。异常泛素-蛋白质结合体/聚集体（aggregates）集聚增加和氧化应激增加最终导致 UPS 功能障碍，从而引起收缩装置表达调节异常，触发细胞凋亡和自噬性细胞死亡。心肌细胞丧失，收缩功能降低，左心室扩大。

最近的人群研究结果显示美国黑人较白人 DCM 风险增高，澳大利亚土著儿童较非土著儿童 DCM 风险增高。这种差异可能与遗传背景及环境因素有关。

三、预后

文献资料显示病理证实心肌炎患者中心肌恢复的＞50%。心肌炎可为新近发生（recent onset，new onset）DCM（RODCM）的病因[17]。Bostan 等[18]观察发现儿童 DCM 病例中恢复者占 52.5%，其中有病毒感染史者恢复的比例（81%）高于无病毒感染史者（26%），而且较快（11 个月/22 个月）。PCMR 资料中[19]，心肌活检证实为心肌炎的儿童（<18 岁）DCM 119 例，可能心肌炎的儿童 DCM 253 例包括临床诊断心肌炎未经心肌活检或心肌活检结果为"临界"或非诊断性及特发性 DCM 心肌活检有炎症浸润和心肌坏死（19 例）者，特发性 DCM 1 123 例，经过 3 年随访观察，超声心动图检查心脏恢复正常者分别占 54%、52% 及 21%。心肌炎组 LVFS Z<2 及左心室无增大者超声心动图心脏恢复正常的比例（72%）高于左心室增大者（46%），而且恢复较快。心肌炎组病例左心室扩大程度及 FS 减低程度均轻于特发性 DCM。以往有报道儿童特发性 DCM 病例中有左心室功能恢复者，部分病例经过检查存在心肌炎，因此也有假设不少特发性 DCM 是由心肌炎演变而成。

McNamara 等报道[17]成人新近发生 DCM（心脏症状出现<6 月，LVEF≤40%）373 例，经过 ACEI 或血管紧张素受体阻断剂，β-AR 阻断剂治疗 6 个月，LVEF 恢复正常者占 25%，与以往报道成人病例相似。好转者（LVEF 增加 10 单位）占 70%，以往报道的资料中占 1/3～1/2。4 年无心脏移植率为 88%，无心衰住院率为 78%。炎症发病机制被认为是恢复的基础，随着炎症消除，心肌功能恢复。心肌病理证实为淋巴细胞性心肌炎患者中 6 个月时 LVEF 平均值为 0.49±0.08。根据 6 个月时 LVEF 及无心脏移植生存率，女性患者预后优于男性患者，黑种人预后差于非黑种

人患者。

RODCM 的临床转归不一，LVEF 明显改善的占所有病例的 30%～40%，其余病例预后差，心肌细胞凋亡是限制心肌恢复的重要因素。Sheppard 等[20]观察 20 例 RODCM 临床转归与心肌组织中 Fas、TNFR1、TNF-α 及 Fas 配体表达的关系发现，Fas 及 TNFR1 表达增加者左心室功能恢复的少，TNF-α 及 Fas 配体的表达水平不能预测左心室功能的恢复。

Kuhl 等[20]在心肌活检病毒基因检测及随访复查（5.4～11.9 个月，中位数 6.8 个月）的研究中发现，单一病毒感染基因组自然清除的占 36.2%，2 种病毒感染基因组自然清除的占 42.8%。病毒基因组清除者 LVEF 明显好转，从 50.2%±19.1%增高至 58.1%±15.9%，相反，病毒基因组持续存在者 LVEF 从 54.3%±16.1%减低至 51.4%±16.1%（$P<0.01$）。左心室功能的恢复与心肌内病毒的持续存在有关。

四、诊断

根据定义，炎症性心肌病的诊断应包括心脏收缩功能减低及左心室或双心室扩大，心肌炎症病变，心肌损伤及（或）病原体（病毒）存在的证据。

（一）扩张型心肌病的表现

1. 临床表现　成人 DCM 常发生心力衰竭、心律失常及猝死。儿童 DCM 在诊断时有心力衰竭者占 71%。也有临床症状不明显者，在检查时发现心脏扩大而被确诊。Brandenbury 将 DCM 分为 3 个阶段，第一阶段为无症状阶段，体检可以正常[9]。

2. 超声心动图检查　超声心动图诊断依据：① 左心室舒张末期内径增大超过正常平均值＋2SD（按体表面积）；② 左心室收缩功能减低，如缩短分数或射血分数低于正常平均值-2SD（按年龄），或射血分数<45%，缩短分数<25%。

超声心动图检查时要注意排除可引起左心室扩大及收缩功能减低的其他心脏疾病（如冠状动脉起源异常）及其他先天性心脏病（如主动脉缩窄等）、心脏瓣膜病、川崎病冠状动脉病变等。检查时也要注意心内膜增厚回声增强及心肌过度小梁

化的特征性表现，这有助于 EFE 及 LVNC 的诊断。

（二）心肌炎症的证据

1. 病史　在成人，前驱病毒感染常用于临床鉴别诊断，在儿科则比较困难，通常病毒感染常见。Arola 等[22]报道的特发性 DCM 病例中，47%病例有近期病毒感染史。心肌组织病理检查和病毒检测可能更重要。

2. 心内膜心肌活检　心内膜心肌活检（endomyocardiol biopsy，EMB）的组织病理学证据曾被认为是确诊心肌炎的"金标准"。1986 年，若干病理学家在美国 Dallas 研讨心肌炎的病理形态定义及分类，提出心肌炎组织病理诊断统一标准即 Dallas 诊断标准[23]。按诊断标准，心肌炎需具备炎症浸润和邻近心肌细胞损伤和坏死，而无缺血征象；临界性心肌炎则需轻度炎症浸润，而无光镜下心肌细胞损伤。该诊断标准在过去 20 余年临床应用过程中发现受取样误差、判读差异、心脏病毒感染和免疫激活其他指标差异及治疗转归的差异等影响，诊断敏感性差异很大[24]。Chow 等在心肌炎死亡病例尸检中发现 1 次 EMB 符合 Dallas 诊断标准仅 25%，>5 次取样则可达到 2/3 病例。也有发现对已经组织病理检查诊断心肌炎病例的心肌标本再由病理专家判读诊断心肌炎的仅占 64%。在 7 位病理专家判读 16 例 DCM 患者标本中，对纤维化、肥厚、细胞核改变及淋巴细胞计数等组织病理改变的判读结果差异很大，一致同意心肌炎诊断的仅占 31%。Martin 等发现 34 例儿童临床表现符合心肌炎，其中 26 例 EMB 证明心肌中存在病毒，然而 13 例（50%）组织病理检查无心肌炎证据。

世界心脏联盟（world heart federation，WHF）心肌病委员会组织专家委员会分别讨论炎症性或病毒性心肌病组织病理、免疫组化及分子诊断，并提出诊断标准[25]。在心肌炎诊断中炎症浸润定量为≥14 个淋巴细胞/mm^2，最好是 T 细胞（CD45RD）或激活的 T 细胞，（包含多达 4 个巨噬细胞），急性（活动性）心肌炎必须伴有心肌细胞坏死或退行性改变，慢性心肌炎则不存在心肌细胞坏死。WHF 专家委员会提出慢性心肌炎作为

DCM 的一类（存在弥漫或局灶淋巴细胞浸润或灶性分布，伴心肌细胞肥大，局部或浸润性间质增生）。慢性心肌炎与 DCM 伴炎症或炎症性心肌病可以互用。

从心肌组织中分离出病毒仅可能在感染急性期，在较长病程或慢性感染时这种方法不能获得成功。分子技术则有较高的敏感性，基因扩增较标准的组织化学技术检测病毒蛋白质明显更加敏感。检测心肌中病毒核酸可以作为心肌病毒感染的证据。PCR 技术省时，应用广泛，而且敏感性及特异性较高。

虽然对 EMB 在成人及儿童心脏病诊断治疗方面的作用尚存在争议，但有些预后及治疗独特的心肌疾病尚难以无创性方法替代，EMB 仍为必要的诊断技术。2007 年 AHA/ACC/ESC 推荐 EMB 适应证中新近发生不能解释的心衰病程 <2 周，左心室不大或扩大；新近发生的心衰病程 2 周~3 月，伴左心室扩大和新发生室性心律失常、AVB 或对常规治疗无效者均为最高推荐等级（IB），也包括不能解释的儿童心肌病（Ⅱ aC）等[26]。

3. 病毒检测[15,27]　　目前已知引起心肌炎的重要病毒包括 RNA 病毒（如 CVB3 和丙型肝炎病毒）和 DNA 病毒（如腺病毒、细小病毒 B19、巨细胞病毒、EB 病毒、人疱疹病毒等），均可从新鲜或冷冻心肌组织应用原位杂交、定量 PCR、巢式 PCR、定量反转录 PCR 等方法检测。最新的技术能检测心肌中 1~10 个基因拷贝。采样误差可能导致假阴性，未测到不能排除。EMB 的风险使其不能普遍开展，缺乏心肌组织是最大的问题。间接确定病毒感染的方法必须建立，如血清学、病毒特异 T 细胞活性、细胞因子水平。

有报道，新近发生心衰及 DCM 病例外周血中 PCR 检测亲心脏病毒阳性如细小病毒 B19、CVB3、EB、丙型肝炎病毒，在心肌组织中也能发现相同的病毒基因组。也有报道，疑似心肌炎患者仅少数（4%）血清及 EMB 检测出相同的病毒。外周血中的拷贝数可以反映病毒负荷。Harder 等报道 1 例网状细胞减少贫血，外周血 PCR 检测细小病毒 B19 阳性，血清 IgG 抗体阳性，IgM 抗体阴性，另外 6 例外周血 PCR 细小病毒 B19 阳性，IgG 抗体均阳性，3 例 IgM 抗体阳性，经 IVIG 治疗外周血病毒量减少，最终病毒清除，完全恢复。分析病毒抗体滴度时要考虑病程的影响。IgM 抗体（细小病毒 B19）仅在病毒感染后 2~10 周内可检测，往往在出现心肌炎症状、体征时水平已降低。Fett 提出对新近发生的心衰伴 DCM 病例可先进行外周血相关亲心脏病毒 IgG/IgM 抗体测定，阳性者继而对相关病毒进行 PCR 检测。如果对治疗无反应者仍应进行 EMB 检查。

4. 生物标志物[9,28,29]　　炎症性心肌病的发生发展过程涉及心肌炎症、损伤坏死，且免疫反应都会有相应酶、细胞因子及抗体等物质的改变，心功能改变后也会有酶、体液及相关标志物的改变，这些标志物均可作为诊断及预后判断的参考。

（1）自身抗体：DCM 患者外周血中常可测到多种自身抗体，这些自身抗体可能是心肌损害的标志，也可能参与 DCM 发病过程。大多数自身抗体是针对心脏抗原。实验证明自身抗体可损害心肌功能，如抗心肌细胞膜抗体可溶解离体的鼠心肌细胞；对交感或迷走神经受体抗体可影响心肌功能的调节；对钙通道抗体可抑制心肌功能。抗体结合线粒体蛋白可影响心肌细胞代谢。

在急性期或稳定期 DCM 患者血中均可检测到抗心肌球蛋白抗体、抗心肌细胞膜抗体，后者急性期阳性检出率显著高于稳定期。

抗心肌球蛋白抗体可在心肌中形成免疫复合物导致细胞凋亡。大约 60% DCM 外周血中可测到位于线粒体内膜上的 ADP/ATP 载体抗体。抗 β_1-AR 抗体与死亡或心脏移植风险有关。

（2）心肌损伤指标：心肌损伤生化指标包括肌酸磷酸激酶（CK）及其同工酶（CK-MB）及心肌肌钙蛋白（cTn）。心肌细胞损伤或死亡释放 cTn。cTn 较心肌酶谱的诊断价值更高，cTnI 的特异性较 cTnT 高。多数研究认为单次 cTn 测定对疑似心肌炎诊断敏感度低。Lauer 等在 80 例临床疑似心肌炎中 28 例（35%）cTnT 增高，以 >0.1 μg/mL 为阈值，诊断敏感度为 53%，特异度为 94%。Smith 等发现 cTnI 的诊断敏感度为 34%，特异度为 89%。DCM 和炎症性心肌病血清心肌损伤指标大多正常无诊断价值,但可能有预后意义,即增高者预后差。

已知炎症性心肌病时基质金属蛋白酶参与心肌重塑过程。Seizer 等[30]研究发现主要在心肌细胞表达的细胞外基质金属蛋白酶诱导物 EMMPRIN 及其配体 cyclophilin(CYPA)在炎症性心肌病患者 EMB 中均明显上调,EMMPRIN 在非炎症性心肌病中较正常者稍上调。EMMPRIN 不仅调节基质金属蛋白酶,同时也使炎症通路通过 EMMPRIN 受体激活,单核细胞分泌 IL-6 和 TNF-α。CYPA 也参与炎症过程。非炎症性心肌病中仅有 EMMPRIN 表达增强,但无 CYPA 表达增强。EMMPRIN 为心肌重塑的指标,CYPA 仅在炎症性心肌病中表达增强并伴于白细胞浸润,可以作为心肌炎的指标。

Tenascin C(TNC)是一种细胞外基质糖蛋白,参与组织重塑,不表达在正常成人心脏,在急性心肌梗死、急性心肌炎时高度表达。Tsukada 等[31]在 64 例 DCM 在左心室成形术时获取心肌组织,组织病理诊断急性心肌炎及临床诊断心肌炎分别占 14% 及 33%。TNC 免疫染色检查发现在急性炎症区域高度表现,同时伴细胞集聚,在恢复期瘢痕组织中无表达,在整个心肌组织中 TNC 阳性区比值在活动性和临界心肌炎组中明显高于非炎症组。因此认为 TNC 可作为区别炎症与非炎症心肌病的指标。

5. 心脏磁共振成像[32-35]　超声心动图可以检测心肌声学特征的改变以判断心肌组织病变(如水肿、炎症及纤维化),也可检测心壁厚度改变及心功能等。心肌核素显像如 ^{111}铟抗肌球蛋白单克隆抗体心肌显像及 ^{67}镓心肌显像等可检测心肌坏死及炎症改变。以上无创性影像技术对心肌炎及心肌病的诊断及病情估计均有一定的价值。但是这些方法受到诊断敏感度及特异度限制及射线影响,临床应用价值及范围均不如心脏磁共振成像(CMR)。20 世纪 80 年代 CMR 已用于诊断心脏移植后心肌排斥反应。心肌排斥反应组织学改变与急性心肌炎相似。心脏水肿、淋巴细胞浸润、心肌坏死等改变导致 CMR 心肌区信号的改变可作为临床诊断的依据。以后的研究发现心肌炎在 T2 加权图像主要表现为局灶性信号增强,应用钆对比剂增强与心电门控结合可显著提高 T1 加权图对心肌损伤诊断的敏感度。对比剂显著缩短损伤心肌区的 T1 驰骋时间,提高损伤心肌区的信号强度。1991 年 Galiardi 等首先应用 T2 加权自旋回波 CMR 诊断儿童急性心肌炎并与 EMB 结果比较。

诊断心肌炎常用的 CMR 序列技术有:① T2 加权图用于评估心肌水肿;② 对比剂注射前后 T1 加权图用于评估心肌充血;③ 延迟钆增强(LGE)序列用于检查心肌坏死和(或)纤维化。2005 年 Abdel-Aty 等对 25 例有明显临床症状的急性心肌炎病例比较 T1 加权、T2 加权和对比剂增强的诊断价值,T2 加权阈值为 1.9 的诊断敏感度为 84%,特异度为 74%,正确率 79%。延迟增强的诊断特异度为 100%,敏感度为 44%,总的正确率为 71%,此与延迟增强反映心肌不可逆病变有关。Gutberlet 等对 83 例临床疑似慢性心肌炎进行 CMR T1 加权、T2 加权及钆延迟增强检查并与 EMB 免疫组织学检测炎症结果比较,敏感度、特异度及正确率 T1 加权(对比剂前后)分别为 63%、86% 及 72%,T2 加权分别为 67%、69% 及 68%,钆延迟增强分别为 27%、80% 及 49%,CMR 的表现与心肌病毒检测结果无关。Decobelli 等对照 Dallas 标准,临界心肌炎的 LGE 敏感度(44%)低于活动性心肌炎(84%),也有报道 44%~95% 心肌炎病例存在 LGE。Wagner 等对心肌病病例随访发现心肌强化随时间减少,如发病后早期强化持续 4 周仍有增强可预测随访 3 年后左心室功能减低、增大及相应症状。心肌强化的减低伴随左心室射血分数的增加。Grun 等[36]在 222 例 EMB 证实病毒性心肌炎病例随访研究(中位数 4.7 年)中发现全病因病死率为 19.2%,心脏病因病死率为 15%,猝死为 9.69%,LGE 存在的全病因病死率的风险比(hazard ratio)为 8.4,心脏病因病死率的风险比为 12.8,高于 LVEF、LVEDV 或 NYHA 心功能级别。无 1 例 LGE 阴性病例发生猝死。

也有研究发现 CMR 有助于区别缺血性及非缺血性心肌病,缺血性心肌病心肌钆延迟增强在心内膜下或透壁性强化，分布与相应病变血管一致，DCM 心肌强化呈斑片状或长条状，位于心外膜下或壁间，不在心内膜下，常在左心室侧壁或侧后壁。参照 CMR 结果进行 EMB 可明显提高心肌炎诊断阳性率。

2009 年 CMR 心肌炎诊断专家共识提出心肌炎症指标水肿、充血及心肌细胞不可逆损害的 MRI 表现定义及心肌炎诊断支持指标（左心室功能不全及心包积液）。心肌炎诊断需要符合 T1 加权增强（心肌水肿）、T2 加权增强（心肌充血）及钆延迟增强（心肌坏死或纤维化）3 项中 2 项（Lake Louise 标准）。根据临床或病理对照研究，3 项中 2 项符合的诊断敏感度为 67%，特异度 91%，准确性为 78%，诊断特异度及准确性均高于单项指标。

Lury 等[37] 在 70 例急性心肌炎（≤14 d）、62 例慢性心肌炎（＞14 d）中 EMB 诊断心肌炎占 62.8%，检测到病毒基因组占 30.3%（急性 40.0%，慢性 19.4%），Lake Louise 标准 CMR 诊断敏感度为 76%，特异度 54%，准确性 68%，在急性心肌炎中诊断效果（81%，71%，79%）优于慢性心肌炎（63%，40%，52%）。

CMR 为目前比较有用的检测心肌组织特征的无创影像技术，诊断价值尚需要更多研究证明。关于技术方面尚有改进的空间，如需要发展更好的脉冲序列改善图像质量，需要研究不同磁场强度、对比剂及剂量的应用。新的方法如 T2 及 T1 Mapping 技术，或其他标靶对比剂的应用可能为 CMR 提供新的机遇[38]。

五、治疗[10,39,40]

炎症性心肌病的主要临床表现为心力衰竭、心源性休克、心脏传导阻滞及快速性心律失常，临床表现严重程度差异大，隐匿者常因检查发现心脏扩大而被发现。已有的研究支持病毒性心肌炎发病呈现病毒损伤心肌、自身免疫损伤心肌及心肌重塑而演变为扩张型心肌病 3 个阶段。各个阶段的发病机制不同，故而治疗策略及方法应有不同。然而，3 个阶段的分界并不清晰，甚至重叠，并可重新发生，发展为扩张型心肌病时也可有病毒持续。因此炎症性心肌病的治疗最好能够参照

心肌免疫组化及分子生物学检查，了解心肌病变及病毒结果而定（表 41-1）。

表 41-1　依据心内膜心肌活检的治疗方案

心内膜心肌活检		治 疗 方 案
炎症指标	＞14 个淋巴细胞或单核细胞/mm² PCR 检测抗心肌病毒阳性	抗病毒治疗
炎症指标	＞14 个淋巴细胞或单核细胞/mm² PCR 检测抗心肌病毒阴性	免疫抑制剂或免疫调节剂治疗
炎症指标	＜14 个淋巴细胞或单核细胞/mm² PCR 检测抗心肌病毒阳性	抗病毒治疗
炎症指标	＜14 个淋巴细胞或单核细胞/mm² PCR 检测抗心肌病毒阴性	抗心衰、心律失常治疗

（一）抗病毒治疗

有些研究结果显示病毒持续影响预后。Kuhl 等分析 172 例 DCM 患者 EMB 病毒检查，肠道病毒占 32.6%，细小病毒 B19 占 36.6%。病毒持续合并左心室 EF 进行性恶化，而病毒自然消失则心功能明显改善。急性亲心脏病毒感染并不都引起炎症性心肌病。细小病毒 B19 感染者在老年人中常见，血清抗体阳性达 80%，病毒 DNA 在各种人体组织中长期存在并无临床症状和病毒复制。单纯心肌中存在细小病毒 B19 的临床意义有待观察。

炎症性心肌病合并病毒持续理应抗病毒治疗。Kuhl 等（2009 年）对 22 例活检证实病毒持续（肠道病毒 15 例，腺病毒 7 例）以干扰素 β 18×10⁶ 单位/周，治疗 24 周，病毒完全清除，EF 改善（44.7%±15.5%/53.1%±16.8%），心衰症状改善，以后二期多中心随机对照试验结果也证明干扰素 β 治疗 24 周，病毒清除或负荷减低率均明显高于对照组，肠道病毒或腺病毒组更明显。干扰素治疗安全耐受，无心脏副反应。

免疫球蛋白具有抗微生物及抗炎症作用，阻止促炎症细胞因子形成，静脉注射免疫球蛋白（IVIG）可用于病毒性心肌炎各阶段。但文献报道的结果不一。有些报道应用 IVIG 后心功能及生存率改善，有些随机对照观察中 IVIG（单次 2 g/kg）并不能使心功能明显改善。不同病毒的结果也不尽一致。腺病毒心肌炎 IVIG 治疗后临床症状改善，心肌炎症及病毒消除。细小病毒 B19 心肌炎患者临床症状改善，炎症消除而病毒持续。

（二）免疫抑制剂

已有的报道免疫抑制剂治疗心肌炎的效果不一。1995~1996 年报道的随机双盲试验，对心肌炎（Dallas 标准）患者行环孢霉素 A 与泼尼松治疗6 个月，既无益也无增加病死率。报道的资料中未涉及病毒及自身免疫检查结果。以前免疫抑制剂推荐用于嗜酸细胞性心肌炎，肉芽肿性巨细胞性心肌炎，合并结缔组织病或心脏移植排斥的淋巴细胞性心肌炎。特发性淋巴细胞性心肌炎急性期后自然缓解率高达 40%。存在的问题是心肌炎患者什么时候用免疫抑制剂，适合免疫抑制剂治疗的生物标志物是什么？Wojnicz 等[41]研究发现淋巴细胞心肌炎患者心肌组织 HLA 抗原表达增强者免疫抑制剂治疗（泼尼松及硫唑嘌呤 3 个月）后心功能改善者占 71.8%，而对照组为 20.9%，该组资料未提及病毒类型及持续状况。Frustar 等分析 41 例淋巴细胞心肌病接受泼尼松［1 mg/（kg·d）×4 周，以后 0.33 mg/（kg·d）×5 个月］

及硫唑嘌呤［2 mg/（kg·d）×6 个月］治疗，经过随访复查 EMB 21 例有改善，20 例无反应，无反应者心肌中病毒阳性比例高（85%），血清中未测到心脏自身抗体，有改善者中 70% 有心脏自身抗体，心肌中有病毒颗粒的占 15%。

Perens 等应用对 T 细胞 CD3 受体的单克隆 IgG 抗体（OKT3）治疗 15 例儿童炎症性心肌病，10 例 LVEF 完全恢复，1 例死亡，1 例心脏移植。

（三）免疫吸附

一些研究发现在炎症性心肌病中自身抗体具有重要作用，继而引入免疫吸附移去血浆中自身抗体的新治疗方法。Staudt 等在 25 例炎症性心肌病中 12 例接受吸附，13 例对照，3 个月随访吸附者 EF 及心肌炎症明显改善，CD3+、CD4+、CD8+ 淋巴细胞减低。Schimke 等报道在免疫吸附治疗 DCM 患者中血浆氧化应激标志物明显降低，对照组中无变化。免疫吸附治疗较药物治疗昂贵，每次吸附后需补充 0.5 g/kg IgG 以恢复血浆 IgG 水平。

参 考 文 献

1. Kawai C. From myocarditis to cardiomyopathy： mechanism of inflammation and cell death： learning rom past for future. Circulation, 1999, 99： 1091 - 1100.
2. Richardson P, McKenna W, Bristow M, et al. Report of the 1995 WHO/ISFC Task force on the definition and classification of cardiomyopathies. Crculation, 1996, 93： 841 - 842.
3. Maisch B, Portig I, Ristic AD, et al. Definition of inflammatory cardiomyopathy myocarditis： on the way to consensus-A status report. Herz, 2000, 25： 2000 - 2209.
4. Nugent AW, Daubeney PEF, Chondros P, et al. The epidemiology of childhood cardiomyopathy in Australia. N Engl J Med, 2003, 348： 1639 - 1647.
5. Towbin JA, Lowe AM, Colan SD, et al. Incidence, causes, and outcomes of dilated cardiomyopathy in children. JAMA, 2006, 296： 1867 - 1876.
6. Elkilany GEN, AL-Qbandi MA, Sayed KA, et al. Dilated Cardiomyopathy in Children and Adults： What is New? The Scientific World Journal, 2008, 8： 762 - 775.
7. Felker GM, Hu W, Hare JM, et al. The spectrum of dilated cardiomyopathy. The Johns Hopkins experience with 1, 278 patients. Medicine（Bait）, 1999, 78：
270 - 283.
8. Hufnagel G, Pankuweit S, Richter A, et al. The European study of epidemiology and treatment of cardiac inflammatory disease. Herz, 2000, 25： 279 - 285.
9. 杨英珍.病毒性心脏病.上海：上海科学技术出版社, 2001, 163 - 210.
10. Karatolios K, Pankuweit S, Kisselbach C, et al. Inflammatory cardiomyopathy, Hellenic J of cardiology, 2006, 47： 54 - 65.
11. Elamm C, Fairweather D, Cooper LT. Pathogenesis and diagnosis of myocarditis. Heart, 2012, 98： 835 - 840.
12. Kindermann I, Barth C, Mahfound F, et al. Update on myocarditis. J Am Coll Cardial, 2012, 59： 779 - 792.
13. Sagnar S, Liu PP, Cooper LT. Myocarditis. Lancet, 2012, 379： 738 - 747.
14. Mason JW. Myocarditis and dilated cardiomyopathy： an inflammatory link. Cardiovascular research, 2003, 60： 5 - 10.
15. Cooper LT, Virmani R, Chapman NM, et al. National institutes of health-sponsored workshop on inflammation and immunity in dilated cardiomyopathy.

Mayo Clin proc，2006，81：199－204.

16. Luo H，Wong J，Wong B. Protein degradation system in viral myocarditis leading to dilated cardiomyopathy. Cardiovascular Research，2010，155：1021－1031.

17. McNamara DM，Starling RC，Cooper LT，et al. Clinical and demographic predictors of outcomes in recent onset dilated cardiomyopathy. J Am Coll Cardiol，2011，58：1112－1118.

18. Bostan OM，Cil E. Dilated cardiomyopathy in childhood：Prognostic features and outcome. Acta Cardiol，2006，61：169－174.

19. Foerster SR，Canter SE，Cinar A，et al. Ventricular Remodeling and Survival Are More Favorable for Myocarditis Than For Idiopathic Dilated Cardiomyopathy in Childhood An Outcomes Study From the Pediatric Cardiomyopathy Registry Circ Heart Fail，2010，3：689－697.

20. Sheppard R，Bedi M，Kubou t，et al. Myocardial expression of Fas in recovery of left ventricular function in patients with recent onset cardiomyopathy. J Am Coll Cardial，2005，40：1036－1042.

21. Kuhl U，Pauschinger M，Seeberg B，et al. Viral persistence in the myocardium is associated with progressive cardiac dysfunction. Circulation，2005，112：1965－1970.

22. Arola LC，Jokinen E，Ruuskanen O，et al. Epidemiology of idiopathic cardiomyopathies in children and adolescents：a nationwide study in Finland. Am J Epidemiol，1997，146：385－393.

23. Aretz HT，Billingham ME，Edward WD，et al. Myocarditis-a hispathologic definition and classification. Am J Cardiovasc pathol，1986，1：3－14.

24. Baughman KL. Diagnosis of myocarditis，death of Dallas criteria. Circulation，2006，113：593－595.

25. Maisch B，Bultman，Factor S，et al. World Heart Federation consensus conferences'definition of inflammatory cardiomyoapthy（myocarditis）：report from two expert committees on histology and viral cardiomyoapthy. Heartbeat，1999，4：3－4.

26. Cooper LT，Baughman KL，Feldman AM，et al. The role of EMB in the management of cardiovascular disease. J Am Coll Cardiol，2007，40：1914－1931.

27. Fett JD. Diagnosis of viral cardiomyopathy by analysis of peripheral blood? Expert OpinTherTargets，2008，12：1073－1075.

28. Noutsias M，Pankuweit S，Maisch B. Biomarkers in inflammatory and noninflammatory cardiomyopathy.

Herz，2009，34：614－623.

29. Caforio AL，Mahon NJ，Tona F，et al. Circulating cardiac autoantibodies in dilated cardiomyopathy and myocarditis：pathogenetic and clinical significance. European J of Heart failure，2002，4：411－417.

30. Seizer P，Geisler T，Bigalke B，et al. EMMPRIN and its ligand cyclophilin A as a novel markers in inflammatory cardiomyopathy. Intern J Cardiol，2013，163：299－304.

31. Tsukada B，Tersaki F，Shimomura H，et al. High prevalence of chronic myocarditis in dilated cardiomyopathy referred for left ventriculoplasty：tenascin C as a possible marker for inflammation. Human Pathol，2009，40：1015－1022.

32. Skouri HN，Dec WG，Friedrich MG，et al. Noninvasive imaging in myoacrditis. J Am Coll Cardiol，2006，48：2085－2093.

33. Olimulder MAGM，van ES J，Galjec MA. The importance of cardiac MRI as a diagnostic tool in viral myocarditis-induced cardiomyopathy Neth heartJ，2009，17：481－486.

34. Friedrich MG，Sechtem U，Schulz-Menger J，et al. Cardiovascular magnetic resonance in myocarditis：A JACC white paper. J Am Coll cardiol，2009，53：1475－1487.

35. Vohringer M，Mahrholdt H，Yilmaz A，et al. Significance of late Gadolinium enhancement in cardiovascular MRI，Herz，2007，32：129－137.

36. Grun S，Schumm J，Greulich S，et al. Long-term followup of biopsy-proven viral myocarditis. J Am Coll Cardiol，2012，59：1604－1615.

37. Lurz P，Eitel I，Adams J，et al. Diagnostic performance of CMR imaging compared with EMB in patients with suspected myocarditis. J Am Coll cardiol Img，2012，5：513－524.

38. Holmvang G，Dec W. CMR in myocarditis. J Am Coll cardiol Img，2012，5：525－527.

39. Maisch B，Richter A，Koeisch S，et al. Management of patients with suspected（peri）myocarditis and inflammatory dilated cardiomyopathy. Herz，2006，37：881－890.

40. Santangeli P，Pieroni M. Immunosuppressive and antiviral treatment of inflammatory cardiomyopathy. Recent patents on Cardiovascular Drug Discovery，2009，4：88－97.

41. Wojnicz R，Nowalany-Kozielska E，Wojciechowska C，et al. Randomized，placebo-controlled study for immunosuppressive treatment of inflammatory dilated cardiomyopathy. Circulation，2001，104：39－45.

第四十二章 心肌致密化不全

>>>>>> 韩 玲

心肌致密化不全(non-compaction of ventricular myocardium,NVM)也称为海绵状心肌、蜂窝状心肌、心肌血窦存留、心肌窦状隙持续存在、永存胚胎心肌、持续胚胎心肌、左心室肌小梁增多、孤立性左心室心肌致密化不全、左心室心肌致密化不全(LVNC)。临床并不少见,其发病机制为胚胎期心脏正常发育的心肌致密化过程被异常中断而导致的室壁心肌异常。因是心肌的疾病亦有应用左心室心肌致密化不全心肌病的名称。但是因可与肥厚型、扩张型、限制型心肌病共存,能否以一种独立的心肌病称之,或采用已知的明确分类的心肌病命名但注明伴有心肌致密化不全尚有争论。因此本文仍以"心肌致密化不全"命名。但是无论何种观点,应该强调的是心肌肌小梁增多/心肌致密化不全应是临床医生,尤其心脏超声科医生应给予重视的心肌形态学改变。虽然病因多样,机制不清,但是这些患者及其家族成员中可能存在严重致死性的心脏疾病。

1932 年 Bellet 和 Gouley 通过 1 例主动脉闭锁和冠状动脉心室瘘的新生儿尸检后发现心肌致密化不全,并首先描述。1984 年德国学者 Engberding 和 Bender 首先描述 1 例成年女性未合并其他心脏畸形的左心室心肌致密化不全(也称孤立性致密化不全性心肌病)的超声心动图表现。1985 年德国 Goedel 等提出此类患者病变可能为一新型疾病,从而引起人们关注。1990 年 Chin 等建议使用"孤立性左心室心肌致密化不全"来描述未合并其他畸形的左心室心肌致密化

不全[1]。致密化不全最初是在儿童中发现的,近期在婴幼儿、青少年及成年人中发现越来越多,且表现为家族高聚集。1995 年 WHO/IFSC 将其归类为"未分类心肌病"。2006 年 AHA 提出的新的心肌病定义和分类中将其分类为遗传性原发性心肌病。该病有家族高发倾向,可单独存在,亦可与先天性心脏病、遗传代谢病(线粒体病)、离子通道病同时存在[2]。虽然目前对其发病机制尚未明确,但是对其临床诊断已经提出了不同的观点,并开始引用"心肌肌小梁增多/心肌致密化不全"(hypertrabeculation/non-compaction)形容那些尚未达到 2001 年确定的心肌致密化不全超声心动图诊断标准,但是具有典型临床表现或有家族史的亚临床病例。本文将讨论其发病机制、病理组织学、流行病学、临床特征、诊断方法、鉴别诊断、治疗、筛查及预后。

一、发病机制及病因学

正常胚胎发育早期心脏的心室壁由隐窝分隔开的海绵状、网状组织样的心肌纤维和肌小梁组成,其中的隐窝连接心肌和左心室腔,心腔血液穿过小梁间隙供应心肌层。通常在胚胎发育的 5~8 周为心室心肌致密化过程,伴随小梁间隙转变为毛细血管,同时小梁网状结构的残余空间消失。致密化过程从心外膜向心内膜、从心底部向心尖部进行。左心室心肌致密化不全的病理组织学改变为心肌非致密化,肌小梁持续存在,并且心室腔和深陷小梁间隙(隐窝)之间有血流交通。目前肌

小梁持续存在的确切机制尚不清楚，心肌缺血或心室超负荷被认为与之有关[3]。

左心室心肌致密化不全可以表现为散发或家族聚集。美国心脏病协会 2006 年将其归类于遗传性原发性心肌病。左心室致密化不全患者中发现的基因缺陷是有限的，虽然近年来分子遗传学技术的飞速发展促进了相关致病基因的发现，但是 NVM 的已知相关致病基因仍很少，表明其具有遗传学的异质性[4]。已发现突变的基因，包括 Tafazzin 基因（$TAZ-G4.5$）、α-肌营养蛋白基因（$\alpha-dystrobrevin$，$DTNA$）、LIM 结构域结合蛋白 3 基因（$ZASP/LDP3$）和编码核纤层蛋白 A/C（$LMNA$）基因。

第 1 个发现的与左心室心肌致密化不全（LVNC）的相关致病基因是 $G4.5$，编码 Tafazzin，定位在 Xq28 染色体区域上，并在骨骼和心肌上表达最多[5]。Tafazzin 蛋白的作用主要在线粒体中[6]。Bleyl 等研究 1 个有 6 个孩子的家庭中发现了 $G4.5$ 基因突变的 X 连锁染色体遗传。$G4.5$ 基因突变也导致全身骨骼肌病变，如 Barth 综合征、Emery-Dreifuss 肌营养不良和肌小管性疾病。在 LVNC 中发现另一个基因突变是 α-肌营养蛋白基因（$DTNA$）C→T 突变。这个基因定位于 18q12 染色体区域上，并与肌营养不良相关。这种隐性基因在 1 个日本家庭中被发现，该家系成员中 4 代人受累[4]。

细胞骨架蛋白基因突变（$ZASP/LDP3$）可以导致小鼠心肌病[7]。左心室心肌致密化不全和其他先天性畸形（如室间隔缺损）也在有 $FKBP12$ 基因突变的老鼠中发现。这种基因与将钙从肌质网的释放兰尼碱受体（RyR2）有关。$RyR2$ 基因突变的人群中也有致心律失常性右心心肌病（ARVC）的报道[8]。核纤层蛋白 A/C（$LMNA$）基因突变与左心室心肌致密化不全和扩张型心肌病相关[9]。其他与左心室心肌致密化不全相关的基因突变包括转录因子 $NKX2.5$ 和 $TBX5$。LVNC 的隐性遗传位点定位在人类染色体 11 p15[10]。位于 5q 末端缺失引起心脏特定基因 CSX 的缺失，Pauli 等曾在 1 个左心室心肌致密化不全的儿童发现这种缺失。5q34 的 CSX、

18q12.1-12.2 的 $DTNA$ 基因突变以及 Lq43 的基因缺失、22q11 缺失都可能引起心肌致密化不全，但大多合并先天性心脏畸形。

Sasse-Klaassen 等研究表明，此前发现的可以导致肥厚型心肌病和扩张型心肌病的肌节蛋白突变基因也与 LVNC 相关[10]。$MYH7$ 基因突变所致表型多样化的分子机制尚不明确，可能是多因素的影响。两大家系研究说明 $MYH7$ 是导致 NVM 的一个重要的遗传性病因。诸多研究结果支持不同的心肌病表型可能有类似的分子遗传学病因的观点。

近年来多项研究报道人的心脏钠离子通道 α-亚单位基因（$SCN5A$）与心律失常、心肌病和 LVNC 相关[11,12]。

线粒体功能障碍常与心肌病相关，线粒体基因易于发生突变，大量研究显示多种类型心肌病变与线粒体基因突变相关。Liu 等对病理明确诊断 LVNC 的心脏标本做了线粒体功能、形态、数量、mtDNA 拷贝量及突变的研究，提示线粒体功能缺失与 LVNC 密切相关。一项遗传性线粒体功能障碍的研究中，NVM 的发生率约 13%。尽管如此，仍难以确定单纯线粒体基因突变可能导致原发性心肌病。

一些以家族形式表现的相关基因已经被描述，而散发形式的 LVNC 则尚未确定。在 Chin 等的研究中，约 50% 的家庭成员罹患，显示明显的家族高发倾向。之后，Oechslin 等报道 34 名 LVNC 患者中 6 个有家族性受累。然而，这些结果可能仍然低估，因为针对无症状的患者家属的筛查尚不完整。在家族发病形式中，可以通过 X 连锁遗传、常染色体显性遗传（成人）或线粒体遗传模式（儿童）。其中，常染色体显性遗传相对于 X 染色体连锁或常染色体隐性遗传更常见。

二、病理组织学

心肌致密化不全多见于左心室，少数累及右心室或双心室。病变部位以左心室心尖部最多，依次为左心室侧壁、下壁，极少累及心底部。心肌重量增加，室壁增厚，呈现两层结构，外部为致密心肌层，内层由非致密心肌组成（图 42-1），表现

为突向心腔的肌小梁和深陷的隐窝,隐窝与心室腔相交通。病理组织学表现为非致密心肌纤维短粗,肌束明显粗大并交错紊乱,细胞核异形,肌纤维外面包绕多量胶原纤维,心内膜下广泛纤维化并有明显弹性蛋白沉积,可有间质纤维化及心肌缺血改变,亦可见炎症细胞浸润,冠状动脉正常。因心肌致密化过程同时冠脉微循环形成,因此心肌致密化的中断可能影响心肌微循环灌注导致心肌缺血,影响心肌功能。亦有认为心肌粗大肌小梁代替了心肌微循环系统,导致心内膜下缺血。如果影响乳头肌功能,可导致瓣膜关闭不全。粗大肌小梁使心室壁顺应性下降,心室舒张功能不良。

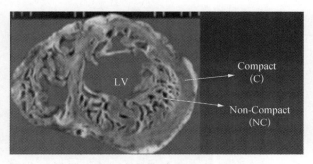

图 42-1 左心室心肌致密化不全心脏病理
C 致密心肌;NC 非致密心肌;LV 左心室

目前尚未在孤立性和非孤立性 LVNC 中发现明显的差异。在 LVNC 的心内膜活检中发现间质纤维化和心内膜弹性纤维增生[13]。在尸检中,发现了多种不同形式的心肌致密化不全,包括广泛交织的肌小梁、粗糙的肌小梁(类似于多个乳头肌)和像海绵一样交错的肌肉束。也许结构良好的正常乳头肌缺失是本病的最佳诊断线索。

三、流行病学

由于对心肌致密化不全缺乏认识,且心肌致密化不全与其他心肌或心内膜疾病有相似性及其临床表现存在很大差异的特点,LVNC 的发病率被低估。

在过去的 25 年中对 LVNC 的诊断关注越来越高,可能是因为诊断能力和诊断技术的不断发展[14,15]。根据儿童原发性心肌病的调查资料,大约 9.2% 病例有 LVNC[16]。多项超声心动图的研究显示,成年人中 LVNC 的发病率可能在 0.01%~0.27%[17-21]。一项瑞士的注册资料 15 年超声心动图检查,发现 LVNC 34 例[14]。根据法国注册中心的研究,2004~2006 年间通过超声心动检查诊断 LVNC 105 例,首次在 12 名心律失常患者、45 名心衰患者及 8 名家族成员中发现 LVNC[22]。美国 Texas 儿童医院回顾 1997~2002 年 26 000 例患儿大约 50 000 次超声检查,从 344 例心肌病中诊断 LVNC 36 例(9.5%)。新生儿期诊断的 LVNC 应注重胎儿期研究,儿童 LVNC 并不少见,更多病例可能在成人期诊断,其流行病学尚不清楚。

LVNC 在白种人中是罕见的。黑人中心肌肌小梁增多发生率(约 30%)很高,而 15% 的研究对象达到超声心动图 LVNC 的诊断标准[23,24]。这种疾病一般人群的发病率是每年 0.05%~0.25%[25,26]。真正的发病率实际上仍不清楚。我中心 2011 年以来的临床观察,以儿童特发性心内膜弹力纤维增生症诊治的患儿大部分存在明显的心肌肌小梁增多,达到 2001 年沿用的诊断标准的亦不在少数,而且存在明确的家族高聚集特点,并从儿童心肌肌小梁增多或心肌致密化不全的患儿中发现了一级亲属、二级亲属的病例,甚至其心功能低于先证者,不伴有心肌结构异常的特发性心内膜弹力纤维增生症患儿反而少数。具体临床分析尚待进行,但是也提示了我国的 NVM 不少见,而且有明显的家族高聚集现象,目前尚缺乏流行病学研究。

在散发的 LVNC 病例中并没有明显性别差异。

四、临床表现

心肌致密化不全的临床表现(表 42-1)[27]轻重各异,转归各异,可以从无症状到充血性心力衰竭、心律失常、血栓栓塞事件和心源性猝死[28]。由于本病临床症状与其他一些常见心脏疾病相似,而且其诊断又很大程度上依赖于超声,所以从出现症状到正确诊断往往延迟,大约平均 3.5 年[19,29]。

表 42-1　左心室心肌致密化不全患者的临床表现

	临床研究								
	Chin 等 (1990 年)	Lofiego 等 (2006 年)	Ichida 等 (2001 年)	Wald 等 (2004 年)	Occhslin 等 (2000 年)	Alehan (2004 年)	Ritter 等 (1997 年)	Murphy 等 (2005 年)	Stollberger 等 (2002 年)
患者例数	8	65	27	22	34	9	17	45	62
确诊时平均年龄（岁）	7	47	5	39	40	9	45	37	50
左心室收缩功能（LVEF%）	63		60	0	82		76	—	58
心力衰竭（%）	63	61	30	54	68	55	53	62	73
肺栓塞（%）	0	—	7	0	9		6	—	—
全身性栓塞（%）	38	—		0	21		24		
心室栓塞（%）	25	—		0	9		6		
WPW（%）	13	32	15	5			0		3
室性心动过速（%）	38		0	15	41		47	0	18
房颤（%）	—			0	26		29		5
束支传导阻滞（%）	25		15	5	56		47		26
面部畸形（%）	38		33	10					

（一）充血性心力衰竭

充血性心力衰竭是 LVNC 患者中最常见的症状，与左心室收缩和舒张功能不全相关，舒张功能不全在 LVNC 常见，且明显早于收缩功能下降，其原因可能是由于显著增多的肌小梁造成舒张异常和充盈限制所致[30]。经正电子发射断层扫描（PET）显示，收缩功能异常可能是由于心内膜下的低灌注和微循环障碍所致[31]。致密心肌与非致密心肌之间的机械运动失调会引起整体的左心室功能失调。临床以心衰的症状，如呼吸急促为最常见的症状。一项 36 例儿童心肌致密化不全的临床研究，年龄 1 d～17 岁，随访中位时间 3.5 年（0.5～12 年），左心功能下降 30 例（83%），中位 EF 值 30%（15%～66%）。其中 9 例 1 岁内心功能不全经治疗后 EF 值恢复至 47%（39%～59%），但是后期出现恶化降至 23%（18%～29%），持续中位时间 6.3 年（3～12 年）。随访时间内，4 例死于心衰，4 例心脏移植。

（二）心律失常

LVNC 患者中心律失常很常见。ECG 多表现不正常，但无特异性。ECG 的 V5 导联 QRS 波下行支终结时骤然增宽。心律失常的发生频率和类型可能因年龄而异。预激综合征和室性心动过速在儿童中更常见，而房颤和室性心律失常在成

年人中的发病率分别为 25% 和 47%[32,33]。其他心律失常包括阵发性室上性心动过速、左和（或）右束支传导阻滞、双心室肥大、T 波倒置、房室传导阻滞和完全性房室传导阻滞。成人 LVNC 的 MRI 延迟增强（LGE）研究分析临床症状、ECG 异常及 Holter 异常 3 项与 LGE 所示心肌纤维化程度的相关性，发现 3 项均异常者，100% LGE 阳性，1 项或 2 项异常患者 57% LGE 阳性。提示心肌纤维化程度和范围与患者的心脏扩大、心功能、心电异常、心律失常密切相关[34]。近年来报道的多种离子通道病的心脏超声表现出心肌肌小梁增多/心肌致密化不全，也提示心肌致密化过程的异常终止可能与离子通道病的基因突变相关，为临床提供了对心肌肌小梁增多/心肌致密化不全多合并心律失常、心源性猝死的遗传学病因。对 LVNC 患者进行遗传学检测可能对其心律失常、心源性猝死的风险评估有一定的临床价值。

（三）血栓栓塞

LVNC 合并血栓栓塞事件常见，达 21%～37.5%，可以继发于布满肌小梁的心室、心房颤动和心室功能减低。这些事件可能会导致脑卒中、短暂性脑缺血发作、肺栓塞、体循环血栓、肠系膜梗死等。但是如何预防血栓栓塞并发症仍然是一个争议的话题。有研究认为，如果排除了左心功

能不全和房颤的因素,单纯的 LVNC 可能不是栓塞的独立危险因子。

(四)心源性猝死

心源性猝死是 LVNC 患者中发生的恶性事件之一。心源性猝死占 LVNC 患者死亡原因的 40%。2009 年 Kiyoshi 等首次报道 2 例同时有心肌致密化不全及 LQTS 的患儿,且分别检测出相关基因 *KCNH2*(LQT2)(A561V)及 *KCN2*(D501N)突变[35]。

儿童时期诊断为 LVNC 的心室功能可以有短期的恢复,然而成年可能再次恶化。这种现象也称为波浪形表型("undulating" phenotype)[44]。婴幼儿 LVNC 症状可见发绀、晕厥、面容异常、癫痫、生长发育不良等。LVNC 的面容异常有额头突出、耳位低、斜视、上颚高拱和小颌畸形[3,44,50]。

五、儿童、青少年心肌致密化不全

由于孤立性心肌致密化不全的临床表现相差很大,大多临床症状不特异,儿童孤立性心肌致密化不全的诊断易延误。多数先天性心血管畸形患儿超声心动图检查时发现心肌致密化不全,因此文献报道多为 LVNC 合并先心病患儿[36]。近年来对 LVNC 诊断的重视,小年龄患儿的报道不断增多,新生儿合并孤立性 LVNC 已不罕见[36]。合并先心病患儿心肌肌小梁增多或达到心肌致密化不全诊断标准的不少见,但是往往因心脏功能正常未给予重视和诊断。

儿童年龄组 LVNC 的患病率约为 0.14%,可以不同的形式表现[38]。在肥厚型、扩张型、限制型心肌病均可伴有肌小梁增多或心肌致密化不全。有些患儿可以表现为胸痛、心脏杂音、异常心音、异常心电图和(或)异常超声心动图。Brescia 等对超声心动图诊断的 242 名 LVNC 儿童(平均年龄 7.2 岁)分析,19% 患者心脏检查异常,16% 患者心电图异常,10% 患者心律失常,9% 患者胸痛,5% 患者有晕厥史,25% 患者发生心力衰竭。LVNC 症状出现的频率可以受到被调查人群的影响[39]。儿童 LVNC 患者中栓塞的发生率从 0% 到 38% 不等,其栓塞的风险与严重收缩功能减低密切相关[40]。孤立 LVNC 的诊断困难。因为常与其他

先心病、遗传代谢病、离子通道病同时存在,如果不及时发现或给予相应的治疗或干预,将有可能导致心源性猝死,特别是在儿童人群[41]。有些病例因非特异性症状,如胸闷、常叹气,心电图非特异改变,或家中有猝死患者等原因就诊,超声心动图显示 LVNC 的不少见。如何评价其临床价值,又不过度诊断,仍是一个有挑战性的问题。

婴儿、儿童心肌致密化不全易在先天性心脏病诊断时发现,以左心室为多,应考虑术后心肌致密化不全对血流动力学改变的适应。

六、诊断

最常用的诊断方法是超声心动图,其他方法有心脏磁共振成像(CMR)、计算机断层扫描(CT)和左心室造影。LVNC 影像学检查主要表现为左心室收缩功能减低,舒张功能异常,心排血量下降,左心室血栓,乳头肌结构异常等。

(一)超声心动图

典型 LVNC 的超声心动图表现为心室多发的显著的心肌肌小梁和深陷的与心室腔交通的小梁间隐窝(图 42-2,42-3)。目前有 3 个非标化的 LVNC 超声心动图诊断标准[1,21,42]。LVNC 的诊断需要排除其他心脏疾病。Chin 等以定量描述方法来判断心肌致密化不全的程度,心外膜面至肌小梁隐窝底部距离(X)与心外膜面至肌小梁顶部距离(Y)的比值(X/Y)≤0.5 为心肌致密化不全诊断标准(图 42-4)。这个标准并未广泛应用于临床实践[1]。

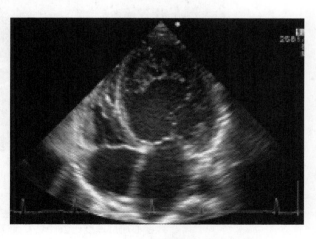

图 42-2　LVNC 二维超声心动图四腔切面

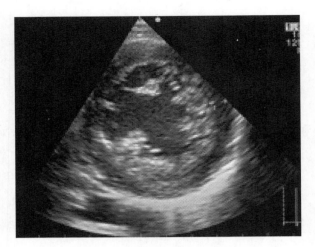

图 42-3　LVNC 二维超声心动图心尖短轴切面

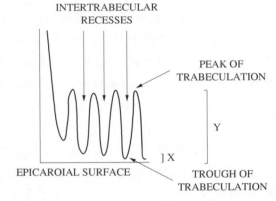

图 42-4　LVNC 超声心动图定量分析
方法（X/Y 比值法）（Chin 等）

X：心外膜表面与肌小梁窦状隙底部间的距离，Y：心外膜表面与肌小梁顶部间的距离；trough of trabeculation：窦状隙底部；peak of trabeculation：肌小梁顶部；intertrabecular recesses：窦状隙；epicardial surdace：心外膜

Jenni 等制定的诊断标准包括：① 明显增厚的左心室壁，心室壁呈 2 层，靠近心外膜为薄的正常致密的致密心肌层（C）与内侧为明显增厚的心内膜及被其包被着的显著增多的肌小梁增厚的小梁层（NC），并伴深的隐窝；② 收缩末期最大非致密化心肌/致密化心肌（NC/C）＞2.0；③ 彩色多普勒显示深陷隐窝内与心室腔有慢速血流交通信号；④ 不存在其他心脏异常[42]（图 42-5）。该诊断标准通过对照研究发现，在 LVNC 患者中心肌 2 层结构和心室壁增厚存在于 100% 的病例，95% 可见深陷隐窝中血流灌注，89% 节段性运动功能减退[43]。

Stollberger 等制定的标准包括：① 在一个切面中可见左心室壁突向心腔粗大肌小梁超过 4 处，位于乳头肌心尖侧；② 彩色多普勒可见从心室腔至小梁间隙的血流灌注信号；③ 肌小梁和心肌回声反射性相同；④ 肌小梁与心室收缩运动同步；⑤ 收缩末期 NC/C≥2[44]。

目前 LVNC 的诊断标准可以概括为：① 多个（至少 4 个）粗大肌小梁或显著的左心室肌小梁层，尤其是在心尖、下壁、左心室壁中部和侧壁、左心室游离壁；② 心室腔和深陷的隐窝有血流交通；③ 除外合并其他心脏异常；④ 心室壁呈双层心肌结构，收缩末期成人 NC/C 大于 2，儿童 NC/C 大于 1.4。若左心室侧壁和心尖部成像不佳，可

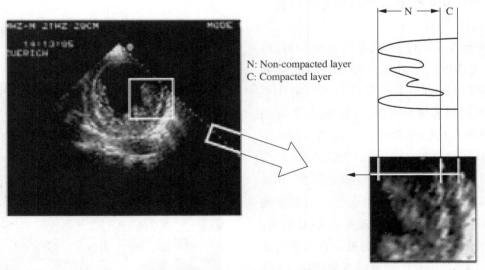

N: Non-compacted layer
C: Compacted layer

图 42-5　LVNC 超声心动图定量分析方法（Jenni 等）心脏收缩期测量非致密心肌层厚度和
致密心肌层厚度比值（NC/C）超声心动图左室短轴切面收缩期最厚心肌层测量

Non-compacted layer：非致密化心肌层；Compacted layer：致密化心肌层

导致 LVNC 的漏诊。Oeschlin 等的研究显示 80%以上的患者中心尖部和心室中段下壁和侧壁受累。因为 LVNC 缺乏特异性症状和体征，且多与其他心脏异常混淆，因此诊断困难。早期超过 89%LVNC 患儿可能被漏诊。目前，对心肌致密化不全超声诊断的认识不统一，值得进一步研究。

新的超声技术也用于 LVNC 的研究，实时 3D 超声心动图可以帮助分辨非致密心肌或小梁化心肌[45,46]。Williams 等对可疑 LVNC 患者用组织多普勒技术论证了心室运动不协调和应变率[47]。Van Dalen 报道斑点追踪技术用于识别 LVNC 的心肌组织结构的特征。在 LVNC 患者中显示心肌的心尖部和基底段的对称运动方式[48]。随着超声技术的发展，影像更趋清晰为 NVM 的超声诊断研究提供了有利条件。

（二）心脏核磁共振（CMR）

CMR 可以显示任何成像平面包括心尖部和侧壁各节段，可以弥补超声心动图的不足。CMR 比超声心动图能够更好显示心室壁两层结构，尤其左心室前壁、下壁、前侧壁和下侧壁节段。Petersen 等提出心脏舒张期非致密心肌厚度/致密心肌厚度>2.3 的诊断价值最佳（敏感性 86%，特异性为 99%）[49]。

用 CMR 定量估测左心室肌小梁的方法是由 Jacquier 等开始使用的，以小梁化左心室心肌质量超过整体左心室心肌质量的 20% 为标准，诊断左心室心肌致密化不全有很高的敏感性（93.7%）和特异性（93.7%）[50]。CMR 的定位和量化非致密心肌的程度与超声心动图相近，同时 CMR 亦可以显示心内膜下灌注不足。Nucifora 等报道左心室射血分数<50% 与左心室射血分数>50% 的 LVNC 患者相比，CMR 有延迟显像现象（LGE）。因此提出，孤立性心肌致密化不全心肌纤维化的程度和范围与 LV 收缩功能和临床严重程度直接相关[51]。但是，CMR 设备要求高，检查用时长，图像质量对心率及成像技术有一定要求，因此在儿科应用受到限制。

（三）CT

增强 CT 可显示左心室壁的异常非致密心肌及心功能的定性和定量评估。此外 CT 在排除冠状动脉畸形或疾病方面比超声心动图和 CMR 有显著优势[52]。舒张末期非致密心肌/致密化心肌比值>2.2 对心肌致密化不全诊断特异性 95%，敏感性 100%。需要两个或多个节段用来区分 LVNC 及其他心肌病或健康人群。目前尚无公认的 CT 对 LVNC 的诊断标准。

（四）左心室造影

左心室造影并不经常用于诊断 LVNC，通常用在已经出现心功能减低的疑似 LVNC 成人患者。左心室造影可排除冠状动脉病变。这种技术对梗阻性冠脉疾病和射血分数减少的患者进行检查比无创性检查方法能提供更多的信息。

七、鉴别诊断

LVNC 需要与其他心肌疾病鉴别的有：HCM，DCM，限制型心肌病，浸润性心肌病，高血压性心脏病，异常粗大腱索，局限性左心室肥厚，左心室血栓，心肌内血肿，心肌内脓肿，心脏转移肿瘤，心肌炎，心包炎，心内膜弹力纤维增生症，嗜酸性心内膜心肌病和 Barth 综合征[53]。

近来的研究已揭示胚胎早期心肌致密化过程异常终止的相关基因突变涉及多种临床疾病如离子通道病、预激综合征、线粒体病、肺动脉高压等。因此，心室内非致密心肌的影像学改变所代表的临床疾病谱可能是广泛的，对其鉴别诊断不仅在于心肌形态学及心室机械动力学的研究，可能也是诊断某些更高风险疾病的一种影像学标志。进一步遗传学研究，可能揭示更多的威胁生命的疾病，尤其儿童、青少年心源性猝死的早诊断、早预防的问题。

由于 LVNC 心内膜亦有增厚，其与婴儿特发性心内膜弹力纤维增生症的鉴别诊断尤为重要。

八、治疗

LVNC 没有特异的治疗，主要针对临床表现给予相应治疗。如伴左心室射血分数（LVEF）减低的治疗与心力衰竭治疗指南和共识相同。心脏再同步治疗在 LVNC 患者研究中表现出左心室功能的明显改善。有研究表明，LVNC 患者相比孤立性 DCM 患者而言，心脏再同步治疗后，前者有更大的左心室重构逆转[54,55]。有症状的室性心律失常和收缩功能受损应使用抗心律失常药物或置入式心脏复律除颤器(ICD)治疗。预激综合征或其他房室折返或房室结折返性心动过速应用射频消融治疗[57]。动态心电图监测被推荐每年检查1次，以便发现无症状的房性和室性心律失常。

建议在有血栓栓塞、心房颤动和(或)左心室射血分数<40%的患者长期应用华法林治疗。Botto分析显示阿司匹林可以作为替代治疗。婴幼儿时期是否加用抗凝治疗，主要考虑心功能。应用华法林需化验检测，阿司匹林需注意小婴儿的肝损伤。

外科治疗包括左心室重建手术及心脏移植，前者对左心室极度增大和左心室收缩功能明显减低的LVNC有效，因可以降低左心室内径及减少血栓生成。心脏移植应考虑药物无法改善心脏功能的LVNC终末期患者。

因文献报道LVNC的心脏常合并炎症改变，在常规强心、利尿、扩血管治疗的基础上加用免疫治疗(丙种球蛋白、糖皮质激素)，可收到较好的临床效果，但缺乏循证医学的支持，有待进一步临床研究和随诊。

九、筛查

建议进行家族成员的超声心动图筛查，基因筛查不作为常规推荐。曾在45例LVNC患者的家系研究中发现，25%的无症状亲属的超声心动图表现异常，例如发现LVNC、LVNC伴收缩功能不全和不伴LVNC的左心室扩大。法国的注册中心资料，在无症状家族筛查中可发现8%LVNC患者[22,58]。2010年以来我们对超声心动图诊断的LVNC患儿进行一级亲属的超声心动图筛查，并对33个家系进行分析，以心肌肌小梁增多，NC/C≥1为异常标准。27例母亲检查超声心动图，其中23例异常，24例父亲检查，22例异常，24例父母双方均检查，其中16例双方均异常(66.7%)。母亲NC/C平均1.2±0.4，父亲NC/C平均2.2±1.1。未来检查的父亲中2例心源性死亡。提示进行家族成员超声心动图筛查的重要性，并且是一项简单易行，性价比很高的筛查方法。

对LVNC患者建议进行神经系统评估。一项临床研究发现，49例LVNC中82%的患者经评估发现存在神经系统疾病。

对LVNC表现出心律失常的患者，建议基因筛查及电生理检查。

十、预后

LVNC在成年人中表现出较高的发病率和病死率。早期诊断，尤其对尚未出现临床症状者早期干预，预后更好。

主要的临床症状如心律失常、血栓栓塞事件和心衰快速进展，LVNC预后不良。一项65例LVNC的系列随访中，48例出现症状，在此期间15例心源性死亡或心脏移植，而17例无症状者，无死亡或心脏移植。在随访(超过6年)17例LVNC患者，8例死亡(47%)，2例(12%)心脏移植。在另一项34例LVNC的44个月的随访研究中，53%患者出现心衰并需要住院治疗，41%有室性心律失常，12%接受置入式心脏除颤器(ICD)，24%有血栓栓塞事件，35%死亡以及12%患者心脏移植。研究表明该类患者5年生存率或心脏移植后存活率可达58%。另一组病例研究中显示，45例成人LVNC 4年间平均存活率(未死亡或未接受心脏移植)达到97%，血栓栓塞事件只有4%[58,59]。在儿童LVNC回顾性研究中提示出现症状时年龄小、左心室高度扩张者预后较差[60]。LVNC预后报道不一，与此病病因复杂，临床医生重视与否，是否早发现早干预有关。

(深切致谢丁文虹，马骁海，霍玉峰，吕震宇，孙楚凡医生对本文供图及工作的大力支持)

参 考 文 献

1. Chin T, Perloff J, Williams R, et al. Isolated noncompaction ofleft ventricular myocardium. A study of eight cases. Circulation, 1990, 82: 507-513.

2. Maron B, Towbin J, Thiene G, et al. Contemporary

definitions and classification of the cardiomyopathies：an American Heart Association Scientific Statement from the Council on Clinical Cardiology，Heart Failure and Transplantation Committee；Qualityof Care and Outcomes Research and Functional Genomics and Translational Biology Interdisciplinary Working Groups；and Council on Epidemiology and Prevention. Circulation，2006，113：1807－1816.

3. Rosa L，Salemi V，Alexandre L. Noncompaction cardiomyopathy：a currentview. Arq Bras Cardiol，2011，97：e13－e19.

4. Ichida F，Tsubata S，Bowles K R，et al. Novelgene mutations in patients with left ventricularnoncompaction or Barth syndrome. Circulation，2001，103：1256－1263.

5. Bissler J，Tsoras M，Goring H，et al. Infantiledilated X-linked cardiomyopathy，G4. 5 mutations，altered lipids，and ultrastructural malformations of mitochondria in heart，liver，and skeletal muscle. Labinvest，2002，82：335－344.

6. Chen R，Tsuji T，Ichida F，et al. Mutation analysis of the G4. 5 gene in patients with isolated left ventricularnoncompaction. Mol Genet Metab，2002，77：319－325.

7. Vatta M，Mohapatra B，Jimenez S，et al. Mutations in Cypher/ZASP in patients with dilated cardiomyopathyand left ventricular non-compaction. J Am Coll Cardiol，2003，42：2014－2027.

8. Milting H，Lukas N，Klauke B，et al. Compositepolymorphisms in the ryanodine receptor 2 geneassociated with arrhythmogenic right ventricularcardiomyopathy. Cardiovasc Res，2006，71：496－505.

9. Hermida-Prieto M，Monserrat L，Castro-Beiras，et al. Familial dilated cardiomyopathy and isolated leftventricular noncompaction associated with lamin A/C gene mutations. Am J Cardiol，2004，94：50－54.

10. Sasse-Klaassen S，Probst S，Gerull B，et al. Novel gene locus for autosomal dominant left ventricularnoncompaction maps to chromosome 11p15. Circulation，2004，109：2720－2723.

11. 张开滋，肖传实，邢福泰.临床心血管遗传学，第一版.北京：科学技术文献出版社，2011.

12. Shan L，Makita N，Xing Y，et al. SCN5A variants in Japanese patients with left ventricular noncompactionand arrhythmia. Mol Genet Metab，2008，93：468－474.

13. Burke A，Mont E，Kutys R，et al. Left ventricular noncompaction：a pathological study of 14 cases. Hum Pathol，2005，36：403－411.

14. Hamamichi Y，Ichida F，Hashimoto I，et al. Isolated noncompaction of the ventricular myocardium：ultrafast computed tomography and magneticresonance imaging. Int J Cardiovasc Imaging，2001，17：305－314.

15. Oechslin E，Attenhofer Jost C，Rojas J，et al. Long-term Follow-up of 34 adults with isolated left ventricular noncompaction：a distinct cardiomyopathy with poor prognosis. J Am Coll Cardiol，2000，36：493－500.

16. Oechslin E，Jenni R. Left ventricularnon-compaction revisited：a distinct phenotype with genetic heterogeneity? Eur Heart J，2011，32：1446－1456.

17. Andrews R，Fenton M，Ridout D，et al. for the British Congenital Cardiac Association New-onset heart failure due to heart muscle disease inchildhood：a prospective study in the United Kingdom and Ireland. Circulation，2008，117：79－84.

18. Benjamin M，Khetan R，Kowal R，et al. Diagnosis of left ventricular noncompaction by computed tomography. Proc（Bayl Univ Med Cent），2012，25：354－356.

19. Ozkutlu S，Ayabakan C，Celiker A，et al. Noncompaction of ventricular myocardium：a study of twelve patients. J Am Soc Echocardiogr，2004，15：1523－1528.

20. Ritter M，Oechslin E，Sutsch G，et al. Isolated noncompaction of the myocardium in adults. MayoClin Proc，1997，72：26－31.

21. Stollberger C，Blazek G，Winkler-Dworak M，et al. Sex differences in left ventricular noncompaction in patients with and withoutneuromuscular disorders. Rev Esp Cardiol，2008，61：130－136.

22. Stollberger C，Finsterer J，Blazek G. Left ventricular hypertrabeculation/noncompaction and association with additional cardiac abnormalitiesand neuromuscular disorders. Am J Cardiol，2002，90：899－902.

23. Habib G，Charron P，Eicher J，et al. for the Working Groups 'Heart Failure and Cardiomyopathies' and 'Echocardiography' of the French Society of Cardiology Isolated left ventricularnon-compaction in adults：clinical and echocardiographic features in 105 patients. Resultsfrom a French registry. Eur J Heart Fail，2011，131：177－185.

24. Lachhab A，Doghmi N，Elfakir Y，et al. Insights from magnetic resonance imaging of left ventricular non-compaction in adults of North African descent. Int Arch Med，2012，5：10.

25. Kohli S，Pantazis A，Shah J，et al. Diagnosis of left-

ventricular non-compaction in patients with left-ventricular systolic dysfunction: time for a reappraisal of diagnostic criteria? Eur Heart J, 2008, 29: 89 - 95.

26. Gati S, Chandra N, Bennett R, et al. Increased left ventricular trabeculation in highly trained athletes: dowe need more stringent criteria for the diagnosis of left ventricular non-compaction in athletes? Heart, 2013, 99: 401 - 408.

27. Engberding R, Stöllberger C, Ong P, et al. Isolated noncompaction cardiomyopathy. Dtsch Arztebl Int1, 2010, 07: 206 - 213.

28. Zaragoza M, Arbustini E, Narula J. Noncompaction of the left ventricle: primary cardiomyopathy with an elusive genetic etiology. Curr Opin Pediatr, 2007, 19: 619 - 627.

29. Dioma U U, Kiran J P, Ryan P M, et al. Left ventricular noncompaction cardiomyopathy: updated review. Ther Adv Cardiovasc Dis, 2013, 7: 260 - 273.

30. Pignatelli R, McMahon C, Dreyer W, et al. Clinical characterization of left ventricular noncompactionin children: a relatively common form of cardiomyopathy. Circulation, 2003, 108: 2672 - 2678.

31. Nikolić A, Jovović L, Ristić V, et al. misinterpretation of the left ventricular non-compaction-adult patient with primarypulmonary hypertension. Med Pregl, 2011, 64: 597 - 599.

32. Soler R., Rodriguez E., Monserrat L., et al. MRI of subendocardial perfusion deficits in isolated left ventricular noncompaction. J ComputAssist Tomogr, 2002, 26: 373 - 375.

33. Pignatelli R, McMahon C, Dreyer W, et al. Clinical characterization of left ventricular noncompactionin children: a relatively common form of cardiomyopathy. Circulation, 2003, 108: 2672 - 2678.

34. Nihei K, Shinomiya N, Kabayama H, et al. Wolff - Parkinson - White (WPW) syndrome in isolated noncompactionof the ventricular myocardium (INVM). Circ J, 2004, 68: 82 - 84.

35. Gaetano Nucifora, Giovanni D. Myocardial fibrosis in isolated left ventricular and its relation to disease severity. European journal of heart failure, 2011, 13: 170 - 176.

36. Rigopoulos A, Rizos I, Aggeli C, et al. Isolated left ventricular noncompaction: anunclassified cardiomyopathy with severe prognosis in adults. Cardiology, 2002, 98: 25 - 32.

37. Masihi Kocharian A, Gamei Khosroshahi A, Malakan-Rad, et al. Association of sudden death and seizure with left ventricle non-compaction in a

family. Iran J Pediatr, 2010, 20: 363 - 366.

38. Sert A, Aypar E, Aslan E, et al. Isolated right ventricular noncompaction in a newborn. Pediatr Cardiol, 2012, 19.

39. McMahon C, Pignatelli R, Nagueh S, et al. Left ventricular non-compaction cardiomyopathy in children: characterisation of clinical status using tissue Doppler-derived indices of left ventricular diastolic relaxation. Heart, 2007, 93: 676 - 681.

40. Brescia S, Rossano J, Pignatelli R, et al. Mortality and sudden death in pediatric left ventricular noncompaction in atertiary referral center. Circulation, 2013, 127: 2202.

41. Chen K, Williams S, Chan A, et al. Thrombosis and embolism in pediatric cardiomyopathy. Blood Coagul Fibrinolysis, 2013, 24: 221 - 230.

42. Madan S, Mandal S, Bost J, et al. Noncompaction cardiomyopathy in children with congenital heartdisease: evaluation using cardiovascular magnetic resonance imaging. Pediatr Cardiol, 2012, 33: 215 - 221.

43. Jenni R, Oechslin E, Schneider J, et al. Echocardiographic and pathoanatomical characteristics of isolatedleft ventricular non-compaction: a step towards classification as a distinct cardiomyopathy. Heart, 2001, 86: 666 - 671.

44. Frischknecht B, Attenhofer Jost C, Oechslin E, et al. Validation of noncompaction criteria in dilatedcardiomyopathy, and valvular and hypertensive heart disease. J Am Soc Echocardiogr, 2005, 18: 865 - 872.

45. Stollberger C, Finsterer J. Left ventricular hypertrabeculation/noncompaction. J Am Soc Echocardiogr, 2004, 17: 91 - 100.

46. Rajdev S, Singh A, Nanda N, et al. Comparison of two-and three-dimensional transthoracic echocardiography in theassessment of trabeculations and trabecular mass in left ventricular noncompaction. Echocardiography 2, 2004, 4: 760 - 767.

47. Baker G, Pereira N, Hlavacek A, et al. Transthoracic real-time three-dimensional echocardiography in the diagnosisand description of noncompaction of ventricular myocardium. Echocardiography, 2006, 23: 490 - 494.

48. Williams R, Masani N, Buchalter M, et al. Abnormal myocardial strain rate in noncompaction of the left ventricle. J Am SocEchocardiogr, 2003, 16: 293 - 296.

49. Van Dalen B, Caliskan K, Soliman O, et al. Left ventricular solid body rotation in non-

compactioncardiomyopathy: A potential new objective and quantitative functional diagnostic criterion? Eur JHeart Failure, 2008, 10: 1088-1893.

50. Petersen S, Selvanayagam J, Wiesmann F, et al. Left ventricular non-compaction: insights from cardiovascular magnetic resonance imaging. J Am Coll Cardiol, 2005, 46: 101-105.

51. Jacquier A, Thuny F, Jop B, et al. Measurementof trabeculated left ventricular mass using cardiacmagnetic resonance imaging in the diagnosis of left ventricular non-compaction. Eur Heart J, 2010, 31: 1098-1104.

52. Nucifora G, Aquaro G, Pingitore A, et al. AndLombardi, M. Myocardial fibrosis in isolated left ventricular non-compaction and its relation todisease severity. Eur J Heart Fail, 2011, 13: 170-176.

53. Fazel P, Peterman M, Schussler J. Three-year outcomes and cost analysis in patients receiving 64-slice computed tomographic coronaryangiography for chest pain. Am J Cardiol, 2009, 104: 498-500.

54. Shenghua Lin, Yuanyuan Bai, Ji Huang, et al. Do mitochondria contribute to left ventricular non-compaction cardiomyopathy. Molecular Genotics and Metabolism, 2013, (109): 100-1-6.

55. Oginosawa Y, Nogami A, Soejima K, et al. Effect of cardiac resynchronization therapy in isolated ventricularnoncompaction in adults: follow-up of four cases. J Cardiovasc Electrophysiol, 2008, 19: 935-938.

56. Bertini M, Ziacchi M, Biffi M, et al. Effects of Cardiac resynchronization therapy on dilated cardiomyopathy with isolated ventricular non-compaction. Heart, 2011, 97: 295-300.

57. Yasukawa K, Terai M, Honda A et al. Isolated noncompaction of ventricular myocardium associated with fatal ventricularfibrillation. Pediatr Cardiol, 2001, 22: 512-514.

58. Murphy R, Thaman R, Blanes J, et al. Natural history and familial characteristics of isolated left ventricularnon-compaction. Eur Heart J, 2005, 26: 187-192.

59. Lofiego C, Biagini E, Pasquale F, et al. Wide spectrum of presentation and variable outcomes of isolated leftventricular non-compaction. Heart, 2007, 3: 65-71.

60. Ozgur S, Senocak F, Orun U, et al. Ventricularnon-compaction in children: clinical characteristicsand course. Interact Cardiovasc Thorac Surg, 2011, 12: 370-373.

第四十三章　儿童蒽环类药物心脏毒性的监测及防治

>>>>>> 陈树宝

随着诊断及治疗技术的进步,目前儿童时期恶性肿瘤经过治疗后的 5 年长期生存率可以达到 83%[1,2]。蒽环类药物用于临床已有半个多世纪,如柔红霉素、表柔比星、多柔比星等已广泛用于儿童白血病、淋巴瘤及其他实体肿瘤的治疗,将近 60% 的儿童恶性肿瘤化疗中包含蒽环类药物。虽然蒽环类药物抗肿瘤疗效确切,但其对心脏及其他器官的损害也受到关注。根据随访资料,儿童恶性肿瘤生存者中与化疗有关的慢性健康问题累积 30 年发生率将近 74%,43% 生存者伴有严重威胁生命的问题[1]。长期生存者的病死率较预期明显增加[3]。在长期生存者中非肿瘤相关的病残或死亡首要病因是心血管相关的疾病。长期生存者与其同胞比较,发生心力衰竭的风险增加 15 倍,发生冠状动脉病的风险增加 10 倍,因心血管相关疾病原因导致的死亡较一般人群增加 8 倍[4]。心血管事件风险是最常见的死亡原因,仅次于二次恶性肿瘤。大量资料提示长期生存者的心血管事件与蒽环类药物的心脏毒性有关。在提高儿童恶性肿瘤治疗效果的同时,积极防治与化疗相关的并发症是临床重要的课题。

一、心脏毒性机制

蒽环类药物心脏毒性的发生机制尚未完全明确。氧化应激机制是最早被广泛研究与心脏毒性有关的细胞机制[1,4-6]。蒽环类药物进入细胞后与铁形成复合物可导致氧自由基的生成,后者引起脂质过氧化及 DNA 损伤。为何心脏特别容易受

到蒽环类药物引起氧化应激损害尚不清楚。心肌细胞富含线粒体,其内层细胞膜上高浓度的心磷脂对蒽环类药物有高亲和力,使得药物更多地进入心肌细胞线粒体。心肌细胞内自由基清除物质如过氧化物酶及谷胱甘肽氧化酶含量低,因此对活性氧簇(reactive oxygen species,ROS)损伤更敏感。自由基及 ROS 损伤线粒体钙的转运及能量的生成,导致细胞死亡。但是临床上采用针对氧化应激的措施并没有取得明显的效果。在接受蒽环类药物后数小时,患者心肌内膜活检电镜观察存在线粒体肿胀、染色质固缩的心肌细胞凋亡的证据。实验研究中还发现蒽环类药物可导致细胞死亡,并与药物浓度有关。药物嵌入核酸,抑制 DNA、RNA 及蛋白质合成。蒽环类药物不仅损害肌丝蛋白的合成,而且加速肌丝的分解导致肌节蛋白负平衡,也称为心脏肌节减少(cardiac sarcopenia)。心肌细胞凋亡及坏死使得心肌细胞数减少。蒽环类药物致使细胞凋亡可能与氧化应激激活调节细胞命运的信号通路有关。有些研究发现蒽环类药物心脏毒性还与毒性代谢产物形成、肌酸激酶活性异常、血管活性胺生成、一氧化氮合成酶上调、电子转运链松解而损害氧化磷酸化减少 ATP 生成等有关[4-7]。目前的研究结果在蒽环类药物心脏毒性中的作用尚有分歧,而且许多结果在临床实践中尚未得到证实。

二、心脏毒性的临床表现

蒽环类药物心脏毒性的临床表现差异很

大[8,9],包括无症状的心电图改变,轻度低血压,心律失常,心肌炎,心包炎,急性心肌梗死,心力衰竭,心肌病等。按发生时间可分为急性(用药后1周内)、早期(用药后1年内)及晚期(用药后≥1年)发生的心脏毒性。急性心脏毒性表现多为心电图改变,如不典型ST-T改变、QRS电压降低、窦性心动过速、期前收缩、QT间期延长,而心肌缺血少见。通常少有症状或完全无症状。多数在停药后心电图自然恢复。很少病例表现为心包炎和急性左心衰竭。急性心脏毒性发生率较低,估计为<1%。早期心脏毒性的临床表现有心电图改变、左心室功能不全、运动能力减低和心力衰竭。晚期发生的心脏毒性特点为急性心肌病或进行性左心室功能不全。晚期者心功能更加恶化并伴有心肌细胞丧失导致左心室壁变薄,有些病例左心室扩大。超声心动图表现为左心室缩短分数、舒张末期后壁厚度及心肌质量减低,左心室后负荷增高,左心室内径正常、增大或缩小。早期发生的心脏毒性发生率为1.6%~2.1%[6],随访时间延长,发生率将会增高。心脏毒性表现为无症状心功能不全的比例可高达57%,心肌病伴心力衰竭者可达16%。蒽环类药物引起的心力衰竭往往难以治疗,病死率高达72%。有报道,在115例儿童时期急性淋巴细胞性白血病生存者中,蒽环类药物治疗后6年,将近65%的病例伴有左心室结构或功能异常[10]。在蒽环类药物治疗后成人发生典型的慢性扩张型心肌病,然而儿童病例发生扩张型心肌病后可进展为限制型心肌病。左心室功能减低更可能由于左心室后负荷增加的缘故。该类病例的心力衰竭往往左心室射血分数不低,已受到关注。

三、心脏毒性的危险因素

蒽环类药物心脏毒性发生的时间、严重程度及进展过程个体差异很大。确定容易发生心脏毒性的危险因素对于指导用药及防治心脏毒性非常重要。已有的研究发现低龄(<4岁)、女性、累积剂量、合并放射治疗或其他抗肿瘤药物、已存在心脏受损(如心肌或瓣膜病变)等均可能增加心脏毒性发生的风险[4,6,8]。很早就发现蒽环类药物心脏

毒性与累积剂量有关,剂量<250 mg/m²时发生心力衰竭的风险是未用蒽环类药物者的2.4倍,剂量≥250 mg/m²时风险为5.2倍[10]。心脏毒性可以在第1次用药后出现,也可能在化疗结束后10~15年出现。实际并不存在所谓的安全剂量。因此,个体遗传因素的差异已受到重视。已经发现一些基因的单核苷酸多态性(SNPs)可改变细胞膜的通透性、抗氧化能力及蒽环类药物代谢途径而增加心脏毒性风险。Visscher等[11]在156例蒽环类药物治疗儿童中分析220种药物生物转化关键酶基因的SNPs,发现一些与蒽环类药物转化和代谢有关的基因(SLC28A3,ABCB1,ABCB4,ABCC1)的SNPs与心脏毒性有关。将这些遗传变异与临床危险因素结合建立预测模型,按风险程度将病例分成3组。在高危组75%的病例被准确预测发生心脏毒性,36%的病例发生在第1年,而在低危组中96%的病例被准确预测不发生心脏毒性。Blanco等[12]研究发现蒽环类药物心脏毒性可发生在低剂量(101~150 mg/m²),CBR3(肽酰还原酶3)基因G等位基因纯合子与低-中剂量蒽环类药物心脏毒性有关,对携带CBR3 V244M G等位基因多态者无安全剂量,需要定向干预。也有报道常合并于遗传性血色病的HFE基因突变C282Y在高危急性淋巴细胞白血病(ALL)用多柔比星治疗儿童中,心肌毒性风险增加9倍[1]。

另外,心脏毒性易发生在21-三体综合征及黑色人种病例,也提示遗传因素的影响。结合临床风险及遗传易感因素,将有助于可靠地筛选出高风险病例。

四、心脏毒性的监测

蒽环类药物慢性心脏毒性主要病理改变为心肌细胞内肌原纤维丧失,空泡形成,线粒体变性及间质纤维化[9]。心肌病变是不可逆的。早期发现药物的心脏毒性作用有助于及早治疗及调整治疗方案。心内膜心肌活检组织的病理分级可以准确判定药物引起的心脏毒性程度,对化疗的安全实施发挥重要作用。但心内膜心肌活检的创伤性使其临床应用受到限制,另外受取材的影响容易发生假阴性,检测者间的差异也影响诊断的准确性。

因此,寻找非创伤性监测蒽环类药物相关的心脏毒性作用,特别是能够早期发现亚临床心脏毒性的方法,一直是临床研究的热点。目前采用的非创伤性方法主要是心脏生物标志物及影像诊断技术(超声心动图,核素心脏造影及心脏磁共振)等。

心脏生物标志物 cTn 及 NT－proBNP 常用于检测心肌细胞损伤及心功能不全。当心肌损伤心肌细胞内的 cTn T 及 cTn I 即被释放入血循环。因此血清中如能测到 cTn 提示存在心肌损伤。动物实验研究发现多柔比星注入后 cTnT 增高,并与剂量及心肌组织病理严重程度相关。临床研究发现化疗后无血清 cTn 升高者预后好,无 LVEF 减低,随访 3 年内心脏事件发生率低(1%),cTn 增高者较 cTn 未增高或暂时增高者心脏事件发生率高,LVEF 降低明显[13]。有研究发现蒽环类药物治疗的最初 90 d 血清 cTnT 水平增高与 4 年后超声心动图测量左心室质量和左心室舒张末期后壁厚度减低显著相关[4]。血清 cTn 检测有助发现易发生心脏毒性的病例,并可早期采取预防措施。化疗后血清 cTn 增高可见于不同时间,需要注意取血的时间及次数[14]。血清 NT－proBNP 水平增高提示心室壁应力增高,伴有心室压力负荷和舒张压增高。研究发现化疗后血清 NT－proBNP 水平暂时增高,72 h 恢复正常者,12 个月后超声心动图指标正常;持续增高者,以后心室收缩、舒张功能减低。化疗后暂时性增高的约占 15%,无心功能不全[13]。也有研究发现蒽环类药物治疗的最初 90 d NT－proBNP 增高与 4 年后左心室壁厚与内径比异常有关[4]。在治疗前、治疗期间及治疗后,NT－proBNP 增高儿童的比例较高于 cTnT 增高的儿童比例,提示 NT－proBNP 检测的心脏应力改变早于不可逆的心肌细胞损害及坏死,有助于在治疗早期发现高危病例。

超声心动图是检测心脏结构及功能的基本方法。化疗前常规超声心动图检查可以发现存在基础心脏疾患的高危病例,并作为基础对照,化疗过程中及完成后的系列检测发现心脏功能减低可以指导治疗方案调整。应用射血分数或缩短分数评估蒽环类药物相关的轻微心脏损害均不够敏感。在运动或多巴酚丁胺负荷下检查可以发现静止状

态未发现的心功能不全。有研究发现心室舒张功能减低是蒽环类药物引起的心功能障碍的早期表现。因此,检测舒张功能指标对早期发现心脏毒性是一种敏感的方法。近年来研究发现,心肌背向散射积分技术、组织多普勒应变率及斑点追踪成像技术可提高检测心肌损伤的敏感性,发现即使心室缩短分数正常时的心肌损伤[1,4]。核素心脏造影也可检测心脏射血分数等心功能指标。近年出现一些新的核素检查技术,如锝99 标记 annexin V,在动物实验中锝99 摄入增多并与多柔比星诱导心肌病的程度有关,在超声心动图发现心脏收缩功能不全前就能够检测到心脏损伤[5]。心脏磁共振也能检测心脏结构及功能,其重复性优于超声心动图,与心脏纤维化相关的延迟钆增强现象少见[15]。Lightfoot 等[16]在动物研究中发现钆对比剂注射后,在 T1 加权序列中心肌内信号增强,与多柔比星心脏毒性相关的 LVEF 减低及心肌细胞内空泡形成有关。虽然非创伤性诊断方法已有许多研究,不少方法尚未得到临床应用证实。随着临床应用蒽环类药物累积剂量减低,亚临床或轻度心脏毒性的筛查及诊断更具有挑战性。

五、心脏毒性的预防

蒽环类药物相关性心肌病预后差。虽经治疗并不能有效地阻止晚期发生的心脏毒性病变的发展。无症状的左心室功能不全者治疗初期可有好转,6～10 年后心脏结构及功能仍回复至治疗前。已有心力衰竭者 3～5 年后几乎所有病例需要心脏移植或死亡[17]。因此,蒽环类药物治疗时预防心脏毒性对于减低药物相关心脏并发症至关重要,也是最有效的措施。鉴于蒽环类药物的心脏毒性与累积剂量呈正比关系,在探索不影响抗肿瘤效果前提下减低累积剂量已进行了许多随机对照研究。减低剂量不仅降低急性心脏毒性,晚期左心室异常的风险也有降低。自从 1995 年,高危 ALL 病例 Dana Farber 肿瘤研究所方案中蒽环类药物累积总量限制不超过 300 mg/m²。虽然在成人病例发现蒽环类药物持续输入方式给药可减少心脏毒性,儿童急性淋巴细胞性白血病病例随机对照研究比较持续输入(大于 48 h)与推注多柔比

星治疗在 1.5 及 8 年后并没有发现持续输入优于推注给药[4]。有些回顾性研究发现 2 种给药方式在超声心动图指标上没有明显差异。

临床期待改变蒽环类药物结构以减低它的心脏毒性并进行了许多研究。研发结构分别类似多柔比星与柔红霉素的表柔比星(epirubicin)与伊达比星(idarubicin)以降低心脏毒性。表柔比星有较高的治疗指数，总的毒性低，疗效与多柔比星相似。有些研究发现表柔比星心脏毒性低。最近 5 项随机试验 Meta 分析不同蒽环类药物在儿童与成人中应用结果，发现表柔比星与多柔比星在心力衰竭发生率上无显著差别[1]。表柔比星的心脏毒性也是剂量依赖性的，较低的剂量也会引起亚临床心脏毒性。脂质体蒽环类药物较传统蒽环类药物安全。目前应用的脂质体蒽环类药物有脂质体柔红霉素、脂质体多柔比星和聚乙二醇包被的脂质体多柔比星。这些药物可以在肿瘤局部保持较高的浓度，减低血浆游离浓度，既提高抗肿瘤疗效又减低心脏毒性[4,6]。接受聚乙二醇包被的脂质体多柔比星治疗病例心内膜心肌活检显示心脏损害较传统蒽环类药物少[1]。有关在儿童病例中应用的效果尚在研究中。

目前认为拮抗氧化应激、保护心脏作用比较肯定的有右丙亚胺(dexrazoxane)。右丙亚胺是一种铁离子螯合剂，可抑制蒽环类药物-铁复合物的形成，从而阻止 ROS 的生成而预防药物心脏毒性，另外也有缓解 DNA 损伤的作用。国内外临床研究结果均提示合用右丙亚胺不会降低抗肿瘤药物的效果，并具有减低 cTnT 水平升高病例的比例及长期心脏保护作用[6,18]。动物及临床研究中，这种心脏保护作用在女性病例中更明显，可能是氧化应激、多种抗药基因表达及身体组成差异的结果。右丙亚胺的副反应，剂量及用药方式还需要进一步研究。其他如卡维地洛、缬沙坦(Valsartan)、西地那非在临床研究或动物实验中显示对蒽环类药物的心脏毒性有减轻作用[6]。

六、心脏毒性的治疗[1]

血管紧张素转换酶(ACE)抑制剂可用于治疗多柔比星引起的左心室后负荷增高，也可改善左心室质量(LV mass)、左心室内径、左心室缩短分数。在儿童病例中，β 受体阻滞剂可短期改善左心室射血分数及左心室缩短分数，可降低病死率及病残率。但是在蒽环类药物治疗的儿童恶性肿瘤存活者中，β 受体阻滞剂防止心力衰竭的作用并没有得到证实。

在有些蒽环类药物治疗的存活者中生长激素水平低。生长激素通过类胰岛素生长因子-1 间接作用于心脏维持足够左心室质量。在蒽环类药物治疗期间替代治疗可增加左心室质量，停止治疗后则逆转，没有长期预防心肌病的作用。

儿童时期恶性肿瘤长期生存者中体重超重、肥胖及不爱体育活动的比例均较一般人群高，而且发生心血管疾病及高血压的风险较高，早期干预及保持健康的生活方式很重要。

心脏移植对于蒽环类药物治疗后心肌病心功能进行性恶化而治疗无效者为最后的选择。心脏移植后存活率几乎与其他心脏移植指征者相同。

儿童时期恶性肿瘤的治疗效果提高，长期生存者人群的扩大是现代医学巨大成就之一。然而在若干年后部分长期生存者将受到抗肿瘤治疗引起的心脏毒性的折磨，严重影响生活质量及寿命。这方面的问题已经受到重视，例如心脏-肿瘤学(cardio-oncology)亚专业已被提出，相关的国际会议也已经召开。但是蒽环类药物心脏毒性的机制、个体差异的遗传基础及心脏毒性的高危因素识别、心肌毒性的早期诊断及干预等尚未完全阐明或获得有效的方法，迫切需要加强基础与临床研究，期待更有效地解决当前防治蒽环类药物心脏毒性的难题，获得恶性肿瘤治疗的最佳效果与减低心脏毒性风险的平衡，最大限度改善儿童时期恶性肿瘤长期生存者的生活质量和延长他们的寿命。

参 考 文 献

1. Lipshultz SE, Karnik R, Sambatakos P, et al. Anthracycline-related cardiotoxicity in childhood. Curr Opin Cardiol, 2014, 29: 103-112.

2. Armenian SH, Robison LL. Childhood cancer

survivorship: an update on evolving paradigms for understanding pathogenesis and screening for therapy-related late effects. Curr Opin Pediatr, 2013, 25: 16 - 22.

3. Oeffinger KC, Mertens AC, Sklar CA, et al. Chronic health conditions in adult survivors of childhood cancer. N Engl J Med, 2006, 355: 1572 - 1582.

4. Franco VI, Henckel JM, Miller TL, et al. Cardiovascular effects in childhood cancer survivors treated with anthracyclines. Cardiol Res and pract, 2011.

5. Octavia Y, Tocchetti CG, Gabrielson KL, et al. Doxorubicin-induced cardiomyopathy: from molecular mechanisms to therapeutic strategies. J of Mol and Cellular Cardiol, 2012, 52: 1213 - 1225.

6. Harake D, Franco VI, Henkle JM, et al. Cardiotoxicity in childhood concer survivors: strategies for prevention and management. Future Cardiol, 2012, 8: 647 - 670.

7. Su YW, Liang C, Jin HF, et al. Hydrogen sulfide regulates cardiac function and structure in adriamycin-induced cardiomyopathy. Circ J, 2009, 73: 741 - 749.

8. Lipshultz SE, Alvarez JA, Scully RE. Anthracycline associated cardiotoxicity in survivors of childhood cancer. Heart, 2008, 94: 525 - 533.

9. Barry E, Alvarez JA, Scully RE, et al. Anthracycline-induced cardiotoxicity: course, pathophysiology, prevention and management. Expert Opin Pharmacother, 2007, 8: 1039 - 1058.

10. Volkova M, Russel R. Anthracyclien cardiotoxicity: prevalence, pathogenesis and treatment. Curr Cardiol Rev, 2011, 7: 214 - 220.

11. Visscher H, Colin JD, Rassekh SR, et al. Pharmacogenomic prediction of anthracyclin-induced cardiotoxicity in children. J Clin Oncol, 2011, 30: 1422 - 1428.

12. Blanco JG, Sun CL, Landier W, et al. Anthracyclin-related cardiomyopathy after childhood cancer: Role of polymorphisms in carbonyl reductase genes-A report from the children's oncology group. J Clin Oncol, 2011, 30: 1415 - 1421.

13. Cardinale D, Sandri MT. Role of biomarkers in chemotherapy-induced cardiotoxicity. Progr Cardiovasc Dis, 2010, 53: 121 - 129.

14. Colombo A, Cardinale D. Using cardiac biomakers and treating cardiotoxicity in cancer. Future Cardiol, 2013, 8: 105 - 118.

15. Neilan TG, Coelho-Filho OR, Pena-Herrera D, et al. Left ventricular mass in patients with a cardiomyopathy after treatment with anthracyclines. Am J Cardiol, 2012, 110: 1679 - 1686.

16. Lightfoot JC, D'Agostino RB, Hamilton CA, et al. Novel approach to early detection of Doxorubicin cardiotoxicity by gadolinium-enhancement cardiovascular MRI in an experimental model. Circ Cardiovascular Imaging, 2010, 3: 550 - 558.

17. Alvarez JA, Scully RE, Miller TL, et al. Long-term effects of treatment for childhood cancer. Curr Opin Pediatr, 2007, 19: 23 - 31.

18. 中国临床肿瘤学会. 中华医学会血液学学会, 哈尔滨血液肿瘤研究所防治蒽环类药物心脏毒性中国专家共识. 临床肿瘤学杂志, 2011, 16: 1122 - 1129.

第四十四章 对比剂延迟增强磁共振成像在心肌病诊断中的价值

>>>>>> 赵世华 万俊义

心脏磁共振（CMR）具有多参数、任意层面且无辐射损害等优势，在临床应用越来越趋于广泛。其良好的空间和时间分辨率以及高度的软组织分辨率，使其具有同时观察心脏形态、室壁运动、瓣膜功能，并能进行血流测定和组织特定性分析等"一站式"检查的特点，因此在心脏病的诊断、鉴别诊断以及随访中具有更多的优势。

对比剂延迟增强磁共振成像（late gadolinium enhancement magnetic resonance imaging，LGE-MRI）能够在体外显示心肌坏死和瘢痕组织，不仅在诊断和鉴别诊断中发挥作用，而且在疾病预后判断和危险分层中发挥着重要的指导作用。

LGE-MRI所采用的对比剂不是心血管造影所采用的碘对比剂，而是一种钆的螯合剂。通常主要为以钆-二乙烯三胺五乙酸（Gd-DTPA）为代表的钆螯合剂，这是一类大分子物质，能够自由地通透血管壁，但不能通过完好无损的细胞膜。Gd-DTPA剂量常为 $0.1\sim0.2$ mmol/kg，延迟增强图像一般在静脉团注对比剂后 $5\sim10$ min 开始采集，15 min 内采集完毕。急性心肌损伤（如急性心肌梗死、急性心肌炎）时心肌细胞膜破裂，Gd-DTPA通过受损的细胞膜弥散入细胞内，加之间质水肿导致细胞外间隙增大，导致局部 Gd-DTPA 的浓度增高。慢性心肌损伤（如慢性心肌梗死、非缺血性心肌病）心肌细胞已被纤维瘢痕组织所取代，胶原纤维间的组织间隙与正常心肌细胞间的组织间隙相比明显增大，Gd-DTPA 在瘢痕区浓集。

本章重点讨论原发性心肌病，依次按肥厚型心肌病、扩张型心肌病、限制性心肌病、致心律失常性右心室心肌病、左心室致密化不全以及心肌炎顺序进行描述。

一、肥厚型心肌病

肥厚型心肌病（HCM）病变可侵犯心室的任何部分，其中室间隔最易受累，常引起不对称性室间隔肥厚，也可单独或同时出现在心室的其他部位，如左心室心尖部（心尖肥厚型心肌病）、左心室中段、左心室游离壁、乳头肌等。当舒张末期室壁厚度 ≥15 mm，或肥厚室壁厚度与正常室壁厚度比值 ≥1.5，可诊断 HCM。

CMR 电影可准确显示心腔大小以及肥厚心肌的位置、范围和程度。大部分患者室间隔和左心室前壁同时受累，基底段尤为明显（图 44-1A）。近三分之一的患者 LGE-MRI 可表现为不同程度的强化。典型 LGE 通常发生在室间隔与右心室游离壁结合部或室间隔最厚区域，表现为片状、多灶状或团块状强化（图 44-1B）。在心脏移植术后组织病理学对比中，延迟强化和心肌纤维化范围具有很好的一致性。

LGE 是 HCM 患者发生心源性死亡的独立预测因子。研究表明，HCM 患者 LGE 的面积与心源性猝死、心脏扩大和心力衰竭的危险度呈正相关，LGE 阳性组患者室性心动过速的发生和频率要明显高于 LGE 阴性组。因此 LGE-MRI 能够预测 HCM 患者发生室性心动过速的风险，可以指导肥厚型心肌病患者是否需要置入式心律转复除颤器。

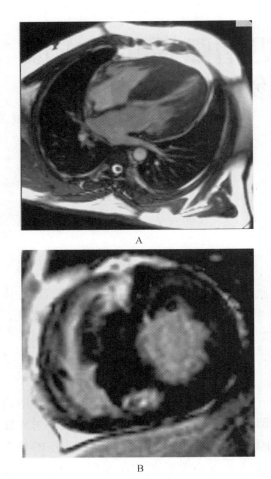

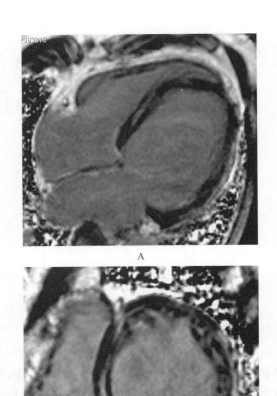

图 44-1 肥厚型心肌病：电影序列四腔位(A)示室间隔非对称性梭形肥厚；LGE-MRI 扫描(B)示室间隔与左室游离壁交界处即前间隔和下间隔壁内团块状强化

图 44-2 扩张型心肌病：四腔心(A)和左室短轴位(B)LGE-MRI 序列可见室间隔壁间线状强化

二、扩张型心肌病

一侧或双侧心室扩大、室壁变薄伴收缩功能减低是扩张型心肌病(DCM)的基本特征，CMR 电影可以清楚地显示。扩张型心肌病典型的非缺血性延迟强化主要表现为室间隔肌壁间强化，以线状强化为主(图 44-2A，44-2B)。

LGE-MRI 有助于鉴别弥漫性缺血性心脏病与 DCM，两者均表现为左心室腔扩大、壁薄和运动减弱，因此仅凭形态学和功能变化有时很难将两者鉴别开来，但不同形式的 LGE 为两者的鉴别诊断提供了重要信息。弥漫性缺血性心脏病患者多有典型的缺血性延迟强化形式，即心内膜下或透壁性延迟强化，且其分布与相应冠状动脉灌注区域相匹配。而 DCM 患者常表现为非缺血性延迟强化形式，即左心室肌壁间线性或斑片状延迟

强化，与冠状动脉灌注区域无关。

LGE 是 DCM 患者预后不良的独立危险因素，LGE 阳性组患者更易于出现室性心动过速，LGE 的范围越大，预后越差。研究还表明 LGE 阳性组患者左心室收缩末期、舒张末期室壁张力及左心室心肌质量指数增加，提示 LGE 在 DCM 患者心力衰竭和恶性心律失常中潜在的预测作用。

三、限制型心肌病

限制型心肌病(RCM)以双侧心室或某一心室充盈受限，舒张期心室容积减小，而室壁厚度和收缩功能正常或几近正常，双心房高度扩大为主要特征。依据受累心室 RCM 分为 3 个亚型：右心室型、左心室型和双心室型。

RCM 和缩窄性心包炎(constrictive pericarditis, CP)的病理生理学和临床表现，甚至形态学改变

也极其相似,但两者的治疗方法及其预后却大相径庭。CMR不仅能全面观察心脏的形态学改变和功能变化,而且能够直接识别增厚的心包组织。通过CMR观察心包的运动模式和对心室充盈的影响,也有助于鉴别诊断。阜外医院1组对照研究结果显示,心包增厚、室间隔"S"状弯曲、室间隔抖动、心房轻中度扩大是CP的特点;心包厚度正常、左右心房高度扩大以及相对较高的房室瓣反流是RCM的特点。通常原发性限制型心肌病无明显强化。

四、致心律不齐性右心室心肌病

致心律不齐性右心室心肌病(ARVC)在病理学上以心肌进行性被脂肪或纤维脂肪组织取代为特征,左心室及右心室均可被累及,但以右心室受累更明显。通常脂肪组织从心外膜向心肌层浸润,严重者可全层替代,导致心肌变薄,呈"羊皮纸样"改变。右心室流出道、心尖部和下壁为其好发部位,称之为"心肌发育不良三角区"。病变晚期可累及左心室,但室间隔较少受累。因在发病初期缺乏特异性的临床表现,所以早期诊断ARVC难度较大。

CMR不仅可以显示右心室形态和功能,而且能够显示纤维脂肪组织浸润,因而成为在体外诊断ARVC的主要方法。但是,CMR旨在提供ARVC患者的形态学变化和组织特征性改变,分别可以通过心脏电影和LGE两种序列扫描方法来实现。诊断ARVC需全面结合临床资料,特别是心电生理的变化。

CMR对ARVC的Ⅱ期和Ⅲ期诊断价值最大,当ARVC发展到Ⅳ期时,极易与扩张型心肌病相混淆。一般来说,左、右心室受累,右心室受累尤甚,需高度警惕ARVC。如能够很好地结合临床,通常能够予以鉴别。值得提出的是,随着年龄的增加,心外膜下脂肪组织随之增多,有时候与菲薄的右心室游离壁难以区分。因此在诊断中,应尽可能地排除假阳性脂肪浸润。

ARVC患者LGE大多位于心外膜下及壁内,以左心室前壁基底段及右心室流出道为最常见的受累部位(图44-3)。病理证实右心室和(或)左心室的LGE区域反映了组织病理学所检测到的心肌纤维化。LGE的范围与心肌电生理检查时可诱导出现的持续室性心动过速的发生率呈正相关。

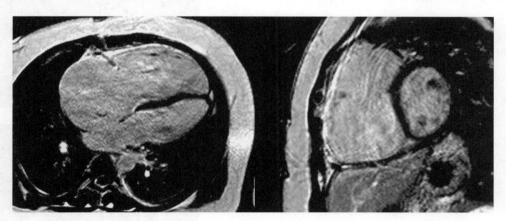

图44-3　致心律失常性右室型心肌病 四腔心(A)和心脏短轴位(B)LGE-MRI序列可见右心室壁游离璧明显强化(箭头)

五、左心室心肌致密化不全

左心室心肌致密化不全(LVNC)是胚胎早期心肌致密化过程失败,心肌小梁间隙持续与心室腔相同,使异常粗大的肌小梁呈海绵状形态,所以又称之为"海绵状心肌",后命名为心肌致密化不

全。根据致密化不全发生的部位不同,可分为:左心室型、右心室型及双心室型。LGE-MRI能够显示更准确非致密化心肌分布特征,尤其是左心室心尖部。不仅如此,还可以同时评价心肌灌注、心肌纤维化程度及心腔内血栓形成等(图44-4A,44-4B)。CMR目前已经发展成为诊断LVNC的"金标准"。

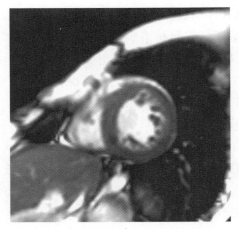

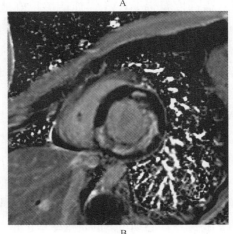

图 44 - 4 左心室致密化不全 电影序列左室短轴(A)示左室游离壁"海绵状"心肌；左室短轴 LGE - MRI 序列(B)相对应的部位呈絮状强化

研究发现，LGE 的有无和范围与临床症状、心电图异常表现及 24 h 动态心电图异常表现等密切相关。进一步研究显示 LGE 与 LVNC 患者室性期前收缩和阵发性室性心动过速密切相关，LGE 阳性组患者非持续性室性心动过速的发生风险约是 LGE 阴性组的 7 倍。因此 LGE 被认为是 LVNC 患者发生非持续性室性心动过速的独立预测因子。

六、心肌炎

心肌炎依据病理学特征及临床表现，其病程可分为急性期及慢性期。急性心肌炎的病理改变包括心肌细胞水肿、坏死及淋巴细胞浸润，而慢性心肌炎则以瘢痕形成为主要组织学特征。由于缺乏特异性症状和体征，临床诊断心肌炎尚有一定的困难。再则，心内膜心肌活检为有创检查且灵敏度低，故目前主要依赖排除性诊断。

越来越多的研究证实心肌炎 LGE - MRI 相对特征性表现能够反映心肌炎的病理组织学演变过程，从而为疾病的诊断提供较为可靠的依据。急性心肌炎延迟强化程度代表着炎症的严重性和局灶性，在急性心肌炎治疗过程中，延迟强化会逐渐减少并有可能完全消失，可以判断治疗效果。

心肌炎患者的 LGE 多位于左心室外侧壁心外膜下，也可表现为不同程度的透壁性强化，呈多灶性或弥漫性分布(图 44 - 5A，44 - 5B)，通常心内膜下不会单独受累，可与缺血导致的 LGE 区别。有研究表明心肌炎患者的临床表现及预后与其 LGE 的分布密切相关，临床表现为急性冠脉综合征的患者为分布于左心室侧壁心外膜下 LGE，此类患者的预后较好，而临床表现为心衰或心律失常的患者多为分布于室间隔的透壁性强化，此类患者的预后很差。

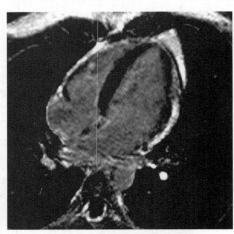

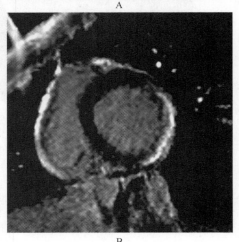

图 44 - 5 心肌炎 四腔心(A)和左室短轴位(B)LGE - MRI 序列可见左室游离壁均匀一致性强化

参 考 文 献

1. Maron BJ, Towbin JA, Thiene G, et al. Contemporary Definitions and Classification of the Cardiomyopathies: An American Heart Association Scientific Statement from the Council on Clinical Cardiology, Heart Failure and Transplantation Committee; Quality of Care and Outcomes Research and Functional Genomics and Translational Biology Interdisciplinary Working Groups; and Council on Epidemiology and Prevention. Circulation, 2006, 113(14): 1807 - 1816.

2. Esposito A, De Cobelli F, Perseghin G, et al. Impaired left ventricular energy metabolism in patients with hypertrophic cardiomyopathy is related to the extension of fibrosis at delayed gadolinium-enhanced magnetic resonance imaging. Heart, 2009, 95(3): 228 - 233.

3. Rudolph A, Abdel-Aty H, Bohl S, et al. Noninvasive detection of fibrosis applying contrast-enhanced cardiac magnetic resonance in different forms of left ventricular hypertrophy relation to remodeling. J Am Coll Cardiol, 2009, 53 (3): 284 - 291.

4. Austin BA, Kwon DH, Smedira NG, et al. Abnormally thickened papillary muscle resulting in dynamic left ventricular outflow tract obstruction: an unusual presentation of hypertrophic cardiomyopathy. J Am Soc Echocardiogr, 2009, 22(1): 105.

5. O'Hanlon R, Grasso A, Roughton M, et al. Prognostic significance of myocardial fibrosis in hypertrophic cardiomyopathy. J Am Coll Cardiol, 2010, 56(11): 867 - 874.

6. Bruder O, Wagner A, Jensen CJ, et al. Myocardial scar visualized by cardiovascular magnetic resonance imaging predicts major adverse events in patients with hypertrophic cardiomyopathy. J Am Coll Cardiol, 2010, 56(11): 875 - 887.

7. Peter Alter, Heinz Rupp, Philipp Adams, et al. Occurrence of late gadolinium enhancement is associated with increased left ventricular wall stress and mass in patients with non-ischaemic dilated cardiomyopathy. Eur J Heart Failure, 2011, 13(9): 937 - 944.

8. Lehrke S, Lossnitzer D, Schob M, et al. Use of cardiovascular magnetic resonance for risk stratification in chronic heart failure: prognostic value of late gadolinium enhancement in patients with non-ischaemic dilated cardiomyopathy. Heart, 2011, 97(9): 727 - 732.

9. Koikkalainen JR, Antila M, Lötjönen JM, et al. Early familial dilated cardiomyopathy: identification with determination of disease state parameter from cine MR image data. Radiology, 2008, 249 (1): 88 - 96.

10. Jerosch-Herold M, Sheridan DC, Kushner JD, et al. Cardiac magnetic resonance imaging of myocardial contrast uptake and blood flow in patients affected with idiopathic or familial dilated cardiomyopathy. Am J Physiol Heart Circ Physiol, 2008, 295 (3): H1234 - H1242.

11. Beer M, Wagner D, Myers J, et al. Effects of exercise training on myocardial energy metabolism and ventricular function assessed by quantitative phosphorus - 31 magnetic resonance spectroscopy and magnetic resonance imaging in dilated cardiomyopathy. J Am Coll Cardiol, 2008, 51(19): 1883 - 1891.

12. Kurita T, Onishi K, Motoyasu M, et al. Two cases of dilated cardiomyopathy with right ventricular wall degeneration demonstrated by late gadolinium enhanced MRI. Int J Cardiol, 2008, 129 (1): e21 - 23.

13. 赵世华, 蒋世良, 程怀兵等. MRI 在限制型心肌病中的诊断价值. 中华放射学杂志, 2009, 43(9): 903 - 907.

14. 赵世华, 蒋世良, 程怀兵等. 限制型心肌病和缩窄性心包炎的磁共振成像对比研究. 中华心血管病学杂志, 2009, 37(4): 330 - 333.

15. Talreja DR, Nishimura RA, Oh JK, et al. Constrictive pericarditis in the modern era: novel criteria for diagnosis in the cardiac catheterization laboratory. J Am Coll Cardiol, 2008, 51 (3): 315 - 319.

16. Basso C, Corrado D, Marcus FI, et al. Arrhythmogenic right ventricular cardiomyopathy. Lancet, 2009, 373 (9671): 1289 - 1300.

17. Marcus FI, McKenna WJ, Sherrill D, et al. Diagnosis of arrhythmogenic right ventricular cardiomyopathy/dysplasia: Proposed Modification of the Task Force Criteria. Eur Heart J, 2010, 31(7): 806 - 814.

18. Dalal D, Tandri H, Judge DP, et al. Morphologic variants of familial arrhythmogenic right ventricular dysplasia/cardiomyopathy a genetics-magnetic resonance imaging correlation study. J Am Coll Cardiol, 2009, 53(15): 1289 - 1299.

19. Fazio G, Visconti C, D'Angelo L, et al. Delayed

MRI hyperenhancement in noncompaction：sign of fibrosis correlated with clinical severity. AJR Am J Roentgenol，2008，190（4）：W273.

20. Alsaileek AA，Syed I，Seward JB，et al. Myocardial fibrosis of left ventricle：magnetic resonance imaging in noncompaction. J Magn Reson Imaging，2008，（3）：621-624.

21. 赵世华.影像学在左室致密化不全诊断中的价值.中华心血管病杂志,2010,38：387-388.

22. Junyi Wan，Shihua Zhao，Huaibing Cheng，et al. Varied distributions of late gadolinium enhancement found among patients meeting cardiovascular magnetic resonance criteria for isolated left ventricular non-compaction. Journal of Cardiovascular Magnetic Resonance，2013，15：20.

23. De Cobelli F，Pieroni M，Esposito A，et al. Delayed gadolinium-enhanced cardiac magnetic resonance in patients with chronic myocarditis presenting with heart failure or recurrent arrhythmias. J Am Coll Cardiol，2006，47（8）：1649-1654.

第四十五章 儿童心血管疾病生化标志物应用的新进展

>>>>>> 严文华

目前随着人们的饮食结构和生活环境的改变，心血管疾病的发病率正在逐年增加，心血管疾病已严重影响着人类的健康和生命，已成为人类疾病的首要死因。世界心脏联盟分析预计，2020年全球心血管病病死率将增加50%。不能早期、快速诊断是导致心血管疾病病死率居高不下的一个主要原因，如果能在心肌损伤、缺血早期的可逆阶段检出相关的生化标志物，将有助于心脏疾病患者早期诊断和及时治疗[1]。

自20世纪80年代以来，心脏生物标志物为心血管疾病的一级和二级预防作出重要贡献。大量研究证实，有100多种分子物质会影响心血管疾病的病理生理机制。根据现有资料提示，有多种有价值的生物标志物可用于临床疾病判断。理想的生物标志物敏感性和特异性要好、方法学可靠、可行性较强，并能提供有价值信息。心脏生物标志物的应用能明确临床诊疗效率，完善日程诊疗常规。迄今，只有为数不多的心脏生物学标志物能满足上述要求。

心肌损伤标记物的生物学特性、分子结构以及组织分布不同，对心血管疾病的估测价值也就不同。临床中使用的心肌损伤标记物应具有很好的诊断及病情预后估计价值。对心肌损伤标记物的分析检测也要注意敏感及快捷。

一、心肌损伤生化标志物

在儿科临床，导致心肌损伤（myocardial injury）的病因繁多，其中包括由病毒、肺炎支原体、细菌等引发的各种感染、缺氧、缺血、免疫反应、药物心脏毒性、中毒及心脏矫治手术等。

心肌细胞损伤后，细胞内的各种成分包括多种酶类、蛋白质及其他大分子被释放入血，其中某些成分能较为特异和敏感地反映心肌损伤，称为心肌损伤标志物。在临床上判断患儿是否存在心肌损伤，除结合临床表现、心电图改变外，检测心肌损伤生物化学标志物（biochemical markers，简称为生化标志物）是常用的诊断方法，也有统称为生物标志物（biomarkers）[2]。

理想的反映心肌损伤的生化标志物应具备以下特点：① 具有高度的心肌特异性，即主要或仅存在于心肌组织，在正常血液中不存在；② 心肌损伤后迅速升高，并且持续时间较长，能在早期被检测出，窗口期长；③ 具有高度敏感性，能评估轻微病变；④ 有助于判定病变范围大小、病情程度及预后；⑤ 检测方法简便、迅速；⑥ 其应用价值已被临床证实[3]。

（一）心肌损伤生化标志物临床应用历程

从20世纪50年代开始，心肌损伤生化标志物的研究取得很多进展，新的标志物和检测分析方法不断问世，并较快应用于临床。1954年Karmen等首先报告测定天门冬氨酸转氨酶（AST）有助于诊断急性心肌梗死（AMI）。1952年从牛心肌提纯乳酸脱氢酶（LDH），1955年用于诊断AMI。1963年发现肌酸激酶（CK）在AMI时快速升高，1966年有人报道CK－MB对诊断AMI的价值，测定CK和LDH同工酶提高诊断

349

的特异性。1979 年 WHO 提出将血清 AST、LDH、CK 及其同工酶组成血清心肌酶谱，作为 AMI 的重要诊断依据。1985 年国外开始应用单抗测定 CK - MB 质量（CK - MB mass）的方法，并成为测定 CK - MB 的首选方法。1989 年心肌肌钙蛋白 T（cardiac troponin T，cTnT）试剂诞生，1992 年 cTnT 首次用于不稳定心绞痛的诊断，同时开始检测心肌肌钙蛋白 I（cardiac troponin I，cTnI）。1996 年大样本的 cTnT 和 cTnI 临床应用报告发表。1998 年美国临床生化科学院提出 cTnT 和 cTnI 是诊断 AMI 和心肌细胞损伤的新标志物，可以替代 CK - MB。目前，心肌肌钙蛋白（cTn）以高度的心肌特异性已成为了诊断心肌损伤的首选生化标志物。

（二）常用的心肌损伤生化标志物

1. 酶标志物

（1）天门冬氨酸氨基转移酶（AST）：简称天门冬氨酸转氨酶，以前又称谷草转氨酶（GOT）。此酶广泛分布于人体各器官组织中，以肝脏、骨骼肌、肾脏、心肌内含量最多，脑、胰、肺等组织中也含有 AST。红细胞含的 AST 量约为血清的 10 倍。体内许多脏器组织受损后，尤其是肝病、肌病、溶血等都可导致 AST 升高，故目前已不把 AST 作为心肌损伤标志物。已知 AST 有两种同工酶：s - AST 存在细胞质中. m - AST 则存在于线粒体中。正常血清中仅有 s - AST，一般无 m - AST。当心肌损伤尤其心肌细胞发生坏死时，血清 m - AST 含量升高。若 m - AST/s - AST 比值＞0.25，并已除外其他组织病变时多提示存在心肌损伤。小儿爆发性心肌炎等如发生大面积心肌损伤时可升高。

（2）乳酸脱氧酶（LDH）：LDH 广泛存在于肝脏、心脏、骨骼肌、肺、脾、脑、肾、红细胞等组织细胞的胞质和线粒体中。能引起各器官组织损伤的许多疾病都可导致血清 LDH 总活性的升高。LDH 由 M、H 两种亚单位（基）按不同比例组成四聚体，形成 5 种不同的同工酶：H4（LDH$_1$）、MH3（LDH$_2$）、M2H2（LDH$_3$）、M3H（LDH$_4$）、M4（LDH$_5$）。这 5 种同工酶在各组织中的分布显著不同。LDH 含 H 亚单位丰富的组织如心脏、肾

脏、红细胞、脑等，其同工酶主要为 LDH$_1$、LDH$_2$；LDH 含 M、H 亚单位大致相同的组织如脾、胰、肺、淋巴结等，其同工酶主要为 LDH$_3$、LDH$_4$、LDH$_2$；LDH 含 M 亚单位丰富的组织如肝脏、皮肤、骨骼肌等，同工酶主要为 LDH$_5$。由于 LDH 同工酶具有较高的组织特异性，不同组织有不同的同工酶形式，故通过检测 LDH 同工酶可帮助临床医生进一步推断病变部位，有利于疾病诊断。

健康小儿血清中 LDH 同工酶以 LDH$_2$ 为最多，其次是 LDH$_1$、LDH$_3$、LDH$_4$、LDH$_5$，呈 LDH$_2$＞LDH$_1$＞LDH$_3$＞LDH$_4$＞LDH$_5$。如前所述，心肌中的 LDH 同工酶主要由 LDH$_1$、LDH$_2$ 构成，且以 LDH$_1$ 占优势。发生心肌损伤时 LDH$_1$、LDH$_2$ 从心肌细胞中逸出，使血清 LDH$_1$、LDH$_2$ 含量明显增高。一般认为 LDH$_1$≥40%，LDH$_1$/LDH$_2$＞1.0 则提示存在心肌损伤。有资料显示在心肌炎时，LDH$_1$≥40% 的敏感度为 33%，LDH$_1$/LDH$_2$＞1.0 的敏感度也为 33%，表明心肌炎时多数病例心肌损伤相对较轻，LDH$_1$ 逸出量较少。LDH 的半衰期为 57～170 h，LDH$_1$ 半衰期为 79 h，LDH$_2$ 半衰期 75 h，经 7～12 d LDH 恢复至正常。重症心肌炎等引起的心肌损伤，LDH 及同工酶检测值的动态变化也可参考上述时程[4]。

目前 LDH 及其同工酶的检测多采用免疫抑制法，也有用琼脂糖电泳法检测，其他方法还有离子交换层析法、免疫法、酶切法等。不同检测方法其参考值也有差异。

（3）肌酸激酶（CK）：又称磷酸肌酸激酶（CPK）。主要存在于需要大量能量供应的组织，如骨骼肌、心肌、脑及肾曲小管等。CK 由 M、B 二个亚单位组成二聚体，进一步形成 3 种异构同工酶：CK - BB（CK$_1$）、CK - MB（CK$_2$）、CK - MM（CK$_3$）。骨骼肌中主要含 CK - MM，占 98%～99%，心肌中 CK 的 80% 为 CK - MM，15%～25% 为 CK - MB，也有人认为心肌中的 CK - MB 含量可达总 CK 的 25%～40%。就 CK - MB 而言，它主要分布在心肌内，在骨骼肌、脑组织中也有少量，仅占 CK 的 1%～2%。

正常人血清中 CK 几乎全是 CK - MM，占 94%～96%。CK - MB 活性＜总 CK 的 5%，

CK-BB含量微乎其微，用一般方法测不出。与CK总活性升高相比，CK-MB升高对判断心肌损伤有较高的特异性和敏感性。目前CK同工酶的检测方法较多，CK-MB参考值上限也各有不同。一般认为CK-MB/CK≥6%多提示心肌损伤，骨骼肌病变时CK-MB活性也可增高，但CK-MB/CK比值多<5%[5]。

1978年开始检测CK-MB亚型用于AMI的诊断。CK-MB虽有4种亚型，但只有3种亚型存在于体内，CK-MB₁为血浆型，CK-MB₂为组织型存在于心肌细胞内，当心肌损伤时释放入血并转变为CK-MB。正常情况下，$CK-MB_2/CK-MB_1 < 1.0$，如比值升至$1.5 \sim 1.7$时，提示存在心肌损伤，检测$CK-MB_1$和$CK-MB_2$亚型对诊断AMI更有敏感性和特异性。CK-MB亚型主要在研究室开展，检测CK-MB亚型用于诊断其他疾病心肌损伤的临床资料甚少。

CK-MB多在AMI起病后$3 \sim 6$ h升高，$12 \sim 24$ h达高峰，$2 \sim 3$d恢复正常。CK及CK-MB升高是AMI早期的敏感指标之一。也有资料显示，心肌炎时CK-MB增高的阳性率为86.3%，CK-MB/CK多>7%。

CK-MB的检测方法有离子交换色谱和电泳法等，目前以免疫抑制法为主（该法所测CK-MB活性为<25 U/L，CK-MB/CK<6%）。新一代的检测方法是用单克隆抗体测定CK-MB的质量（CK-MB mass），用二株抗CK-MB的单抗测定CK-MB蛋白量，检测限为1 μg/L，此法可提高对心肌损伤诊断的敏感度和特异度，较测酶活性更敏感、稳定、迅速（$10 \sim 40$ min），且可自动化检测。

2. 心肌蛋白质标志物

（1）心肌肌钙蛋白（cTn）：肌钙蛋白属心肌结构蛋白，存在于骨骼肌和心肌细胞中，包括3个亚单位：① 肌钙蛋白C（cTnC）；② 肌钙蛋白I（cTnI）；③ 肌钙蛋白T（cTnT）。自1986年开发出cTnT检测试剂以来，已被世界各国广泛应用于心肌损伤（尤其是AMI）的诊断。cTnT在心肌细胞内6%～8%以游离形式存在于胞质中并为可溶性，另80%～94%则以结合形式存在于肌原纤维上（为结构蛋白）。在心肌细胞膜完整情况下，胞质中的cTnT很难逸出，故血清中cTnT含量很少（$0 \sim 0.3$ μg/L，一般低于0.1 μg/L。），几乎检测不到。当发生心肌损伤时，因细胞膜通透性增加或受破坏，胞质中呈游离形式的cTnT首先释放入血，血清cTnT呈迅速而短暂性升高。如损伤严重，发生心肌细胞坏死时，以结合形式存在的cTnT从肌原纤维分解并不断释放入血，导致血清cTnT持续性升高。cTnT在心肌中含量为10.8 mg/g心肌（CK-MB含量约为1.4 mg/g心肌）。心肌中cTnT的半衰期为3.5 d，在血清中半衰期为120 min。当发生严重缺血性心肌损伤（如AMI）时，血清cTnT开始升高时间为$3 \sim 6$ h（也有报告为$2 \sim 3$ h），达峰值时间为$10 \sim 24$ h，恢复正常时间为$10 \sim 15$ d。发生心肌损伤时，心肌中cTnI的释放过程类似cTnT。cTnT、cTnI对心肌损伤的敏感性和特异性都较高，骨骼肌损伤不影响结果的判断，因此在心肌损伤早期和后期可用于明确诊断和判断心肌损伤的程度[6]。

有研究资料表明发生轻微心肌损伤时，检测血清cTnT多有明显升高，而CK-MB活性仍处于正常范围内，提示监测血清cTnT对发现心肌微小损伤的敏感性高于CK-MB[7]。如前所述，cTnT与骨骼肌TnT几乎没有免疫交叉反应，而心肌中的CK-MB与骨骼肌中的CK-MB却有12%同源性，存在一定的交叉反应，所以cTnT的特异性也高于CK-MB。

（2）高敏心肌肌钙蛋白（hs-cTn）：传统的cTn检测方法由于灵敏度相对不高，难以检出血清中低水平的cTn。对轻微心肌损伤可能导致延误诊断、漏诊或误诊。近年来，新的高敏感方法检测cTn的技术在临床上应用逐渐增多[9]，但迄今国内外尚无十分明确的高敏心肌肌钙蛋白（high sensitivity cardiac troponin, hs-cTn）的定义和判断标准。主要依据最低检出限和测定的不精密度两方面在低cTn浓度范围的分析性能判定，用高敏感方法能够检测到目前用传统方法不能发现的低水平cTn（如低至10 ng/L），或把符合要求的检测系统或试剂检测CV≤10%的最小检测值接近第99百分位值的cTn称为hs-cTn；或把能在部分或全部健康人群中检测到 cTn,同时第 99 百分位值 CV≤10% 称为 hs-cTn[10]。

hs-cTn 的检测限是传统的 cTn 检测限的 1/100～1/10,为更早诊断心肌损伤、探测心肌微小损害提供了可能。由于检测限大幅度降低,任何微小的分析干扰因素都可能导致最终检测结果的假阳性或假阴性[11]。因此,在检测 hs-cTn 时,一定要有标准的操作流程,对检测试剂的方法进行必要的评估,注意样品采集和保存对检测结果的影响等。国内外各个实验室用来检测 hs-cTn 的方法有多种,包括化学发光酶联免疫测定法、免疫荧光法、电化学发光法等,市售的诊断试剂种类也较多,因此所测得的 hs-cTn 值可能也有差异。判读化验结果需先了解所采用的检测方法和试剂。

目前国内外检测 hs-cTn 的临床应用主要集中在成人急性冠状动脉综合征(ACS),而对其他心血管疾病(如心肌炎、心肌病及各种原因引发的心肌损伤等)的应用研究开展甚少。迄今尚未见到国内儿科领域关于检测 hs-cTn 应用研究的报告,应与时俱进积极开展广泛、深入的临床应用研究[12]。

3. 在探索中的新的生化标志物 20 世纪 90 年代后为满足临床上对缺血性心肌损伤早期诊断的需要,人们正在探索一批新的心肌损伤生化标志物,已获得一些研究成果,由于检测方法学等还存在一些问题尚未广泛应用于临床。

(1)肌球蛋白重链和肌球蛋白轻链:肌肉收缩的基本结构单位是肌小节,它由粗肌丝和细肌丝组成。肌球蛋白是粗肌丝的主要成分,肌球蛋白有 2 条重链(myosin heavy chains,MHC)和 2 对轻链(myosin light chains, MLC)组成。它是一个很大的可溶性蛋白,平时稳定位于肌小节内。在心肌细胞质中约有 <1% 轻链呈游离状态,但无游离状的重链。

1)MHC:在迄今发现的心脏标志物中,MHC 窗口期最长,检测 MHC 有助于 AMI 回顾性诊断。MHC 变化很少受到再灌注的影响。但方法学存在的问题限制了 MHC 的临床应用。

2)MLC:正常人群血清中 MLC 含量很少,观察表明血清 MLC 升高幅度对诊断 AMI 和估计预后很有价值。不稳定心绞痛患者约有一半患者血 MLC 升高,其敏感性超过 cTnT 和 CK-MB 质量检测。在 MLC 检测方法学改进和标准化后,有可能成为一个有价值的心脏标志物[13]。

(2)糖原磷酸化酶-BB(GP-BB):糖原磷酸化酶是一种二聚体酶,有 3 种同工酶:GP-BB 存在于心脏和脑组织中;GP-MM 存在于骨骼肌内;GP-LL 存在于肝脏。GP-BB 为糖原分解的关键酶。在正常心肌细胞中 GP-BB 和糖原形成复合物附着于内质网。当心肌缺氧时线粒体内氧化磷酸化过程受阻,ATP 生成受抑制。作为代偿反应,GP 分解糖原进行无氧酵解生成葡萄糖,同时 GP 转化为可溶的胞质型。由于缺氧引发心肌细胞膜通透性增加,进一步导致 GP-BB 释放入血,血浆中 GP-BB 水平升高。可用免疫抑制法、免疫酶法和 ELISA 法检测血中 GP-BB。GP-BB 是反映冠心病病理过程中心肌缺血的较好的早期标志物[14]。

(3)心肌型脂肪酸结合蛋白:脂肪酸结合蛋白(fatty acid binding protein,FABP)是一组小分子细胞内蛋白质(胞质蛋白)。心肌型脂肪酸结合蛋白(H-FABP)特异地存在于心肌组织中,在心肌脂代谢中起重要作用。

临床常用 ELISA 法检测,最近研制的单克隆抗体的夹层 ELISA 法测定血浆中 H-FABP,可在 15 min 内完成,且与其他型 FABP 无交叉反应,具有广泛的应用前景。在 AMI 早期,H-FABP 从心肌细胞中迅速释放到血浆中,检测值明显升高,可作为早期诊断的有效标志物。

(4)缺血修饰蛋白(IMA):也称钴结合白蛋白。1999 年 Baror 证实利用白蛋白与钴结合试验检测人类白蛋白氨基酸末端结合外源性钴的能力可用于心肌缺血的早期诊断。临床观察发现,心肌缺血时,血中 IMA 含量增高。IMA 与传统的心肌坏死指标不同,在缺血发生后 5～10 min,血中浓度即可升高,而不需发生心肌细胞不可逆损伤。具有出现时间早、敏感性高、阴性预测值高等优点。

(三)心肌损伤生化标志物检测结果的新认识

在临床上任何一个化验检测结果其临床意义

或诊断价值在很大程度上取决于该检测的方法的敏感性和特异性。敏感性低时易出现假阴性,特异性低时有可能产生假阳性。因此对任何一个检测结果都需要进行正确地判断或解析。

1. 正确解析检查结果 目前心肌酶谱及其同工酶仍是儿科急重症患儿的常规检查项目,对心肌酶谱化验结果的临床意义常发生误判。AST、LDH、CK 不是仅存在于心肌组织内,而在体内不少器官、组织中(如肝、肾、肺、骨骼肌、淋巴结、皮肤、红细胞等)都有广泛的分布。凡是能引起这些脏器、组织受损的疾病都可出现心肌酶不同程度的升高。许多疾病患儿心肌酶谱升高的现象,是否就提示已并发心肌损伤还需要认真分析,而不能一概而论。判读或解析化验结果时应结合患儿的病史、症状、体征以及心电图、心脏超声等检查所见进行综合考虑。

2. 正确评价新的心肌损伤生化标志物 近年来国内外不断有新的心肌损伤生化标志物研发成功并先后相继应用于临床。如何比较和选用这些新指标? 比如 CK - MB 质量和 CK - MB 活性检测,cTnT、cTnI 与 CK - MB 检测等。现有的研究资料显示,CK - MB 质量在灵敏度和特异性方而均优于 CK - MB 活性检测,测定酶质量的免疫分析法是目前提倡的方法。cTnT、cTnI 对心肌损伤诊断的敏感度和特异度均高于 CK - MB,诊断时间窗也长。有文献指出:cTn 对心肌损伤具有很高的敏感性和特异性,已取代 CK - MB 质量成为急性冠脉综合征的首选心肌损伤标志物[15]。2007 年美国临床生化学会关于急性冠脉综合征生化标记物的实践指南推荐 cTn 为 AMI 的首选生物标志物[16]。对其他疾病尤其在儿科尚无相关的评价和建议。

3. 正确认识多种生化标志物联用的重要性 很多生化标志物与心血管风险都有相关性,但目前很难加以量化广泛用于临床。近年来多种标志物联用的策略受到关注,很有可能大大提高诊断效率[17]。冠心病患者体内的炎症指标明显升高,如 TNF、CRP 和 IL - 6 等,提示预后不佳。仅有 TNF 升高,相对危险比(HR)为 1.17;如 TNF 和 CRP 均升高,HR 为 1.22;而上述 3 项指标同时升高,HR 为 2.13。

4. 要加快做健康儿童的检查值的工作 在正确解析儿童心肌损伤生化标志物检测结果时,还可能遇到一个实际问题,那就是应建立检测结果的参考值(即健康儿童的检查值),以便对照、比较,确定患儿的检测结果是否异常。有关我国儿童这方面的研究资料甚少。过去国内曾有人检测过健康儿童心肌酶及其同工酶,提出了参考值区间,但样本较小。目前国内儿科尚缺乏统一的参考值区间。近几年上海儿童医学中心检验科也曾开展过相关工作——肌钙蛋白 I 和肌酸激酶同工酶儿童参考区间的建立[18]。今后需进一步开展多中心、大样本的前瞻性研究,以建立我国儿童不同年龄组的参考值。国外的相关资料也很少[19]。

由于不同实验室检测心肌损伤生化标志物所采用的检测方法及应用的试剂不同,其化验结果参考值也会存在一定的差异。化验过程中的一些干扰因素也可影响结果。临床医生不能只根据 1 家医院单次化验结果就进行判读和诊断。

在儿科临床上有时会见到 CK 总活性在正常范围内而 CK - MB 却明显高于参考值,甚至 CK - MB 活性高于 CK 总活性。实际上该结果并非反映患儿的真实情况,往往是由于实验误差造成的。因为从理论上讲不可能出现上述的化验结果。正如前述,CK - MB 只占心肌 CK 的 20%～30%,另 70%～80% 仍为 CK - MM。当发生心肌损伤时,血中 CK - MB 升高的同时必然 CK - MM 会伴随升高,最终 CK 总活性也应升高。关于 "CK - MB/CK≥6%,多提示心肌损伤" 这一结论,它是依据众多的临床研究结果提出的,本身并无错误,关键是检测时如发生误差可能影响二者的比值,这一点在临床工作中应考虑到,以免发生误判。小儿缺血性心肌损伤很少,除暴发型心肌炎、重度窒息、心脏呼吸骤停外,多数心肌损伤患儿病变较轻,所以心肌损伤标志物升高的程度远低于 AMI。儿科医生应结合临床实际进一步探讨小儿心肌损伤生化标志物的临床意义和诊断价值。

二、心力衰竭时生化标记物应用的价值

（一）脑利钠肽合成、分泌和代谢

脑利钠肽（brain natriuretic peptide，BNP）也称 B 型利钠肽，由日本学者 Sudoh 等[20] 于 1988 年首先从猪脑分离出来而得名，是一种 32 个氨基酸残基构成的多肽类激素。心脏 BNP 的合成及分泌主要在心室，正常状态下心室分泌释放 BNP 较心房多而迅速，而心室的储备量却很少，它在心肌细胞内合成，为含有 134 个氨基酸残基组成的多肽（前脑利钠肽原），然后裂解一段由 26 个氨基酸残基组成的信号肽，另一段为由 108 个氨基酸残基组成的脑利钠肽前体蛋白（precursor protein of BNP，pro BNP）；而 proBNP 则可进一步裂解为含 76 个氨基酸残基的 N‑末端脑钠肽前体（NT‑proBNP）与具有生物活性的 C 端片段含有 32 个氨基酸残基组成的 BNP（脑利钠肽），并同时被分泌至细胞外进入血液循环。BNP 的分泌调节主要基于心房的调节性分泌和心室的结构性分泌，其分泌的调节受多种因素的影响。刺激 BNP 基因表达及分泌增高的因素主要为物理机械牵张，即心房和心室肌细胞感受压力和容量负荷后分泌。近年的研究发现一些内源性物质如内皮素、血管紧张素Ⅱ、去甲肾上腺素和精氨酸加压素等也可引起 BNP 的释放，但机制尚不清楚。BNP 清除有两种途径：结合清除受体或通过中性内肽酶（neutral endopeptidase，NEP）使其灭活。与 BNP 比较，NT‑proBNP 以原始形式从肾脏排出，在外周血中的半衰期更长，约 120 min。有研究表明正常人外周血中 BNP 和 NT‑proBNP 以 1∶1 比例存在，二者之间有明显相关性。但肾功能改变对 NT‑proBNP 影响大，而对 BNP 没有影响[21]。因此均可作为诊断标记物；而 NT‑proBNP 则具有更高的血浆浓度稳定性，因此更适合于临床应用。

（二）脑利钠肽的作用及测定方法

BNP 是由心室分泌的，生理浓度很低。当心肌纤维在受到压力负荷后被牵拉或是在心肌缺血时，会使 BNP 分泌增加。分泌 BNP 是机体的一种保护性机制，亦被称为"心脏负荷应急救援激素"。BNP 具有多种生物活性，其生理功能与心血管系统的动态平衡相关。除了对血压、容量的调节外，也影响血管扩张、利钠利尿、阻断肾素‑血管紧张素‑醛固酮系统及交感神经系统活性。BNP 与受体结合通过跨膜细胞信号转导途径发挥生物学效应，可以诱导尿钠排泄，减轻全身血管阻力和中心静脉压[22]。很多的心血管疾病都会出现 BNP 水平升高，这是机体代偿的结果。BNP 在保护冠状动脉内皮功能和防止炎症损伤方面可能会发挥重要作用，并能促进心外膜血管舒张。在较高浓度下，BNP 能抑制成纤维细胞增殖、胶原蛋白分泌，并能促使细胞凋亡，启动心肌缺血后的心肌重塑机制。BNP 还是心肌细胞的保护因子，并阻止心肌肥厚的出现。

血浆 BNP 的检测方法有放射免疫分析法（RIA）、免疫放射分析法（IRMA）、酶联免疫吸附试验（ELISA），新近应用的 BNP 床旁快速免疫荧光法 15 min 即可出结果，更方便临床实际应用。儿童血浆 BNP 正常参考值目前尚无定论。新生儿出生后因血流动力学改变，血浆 BNP 水平在生后 1 周内迅速下降。生后 2 周～10 岁儿童血 BNP 正常值无年龄及性别差异。而在此之后，女孩血 BNP 水平显著高于同龄男孩，且青春期高于青春前期。

（三）BNP 在小儿心力衰竭中的临床价值及应用

早在 2001 年欧洲心脏协会（ESC）的心力衰竭诊断指南中，已将 BNP 作为实验室检测项目中的唯一指标，用于慢性充血性心力衰竭的早期诊断和严重程度的判断。Auerbach 等[23] 研究表明，心力衰竭患儿的平均 BNP 水平 110 pg/mL，显著高于健康儿童的平均水平 20～40 pg/mL，认为可将 BNP 作为血浆标志物以快速诊断心力衰竭。Maisel 等[24] 报道的多中心、多国家 1 586 例患者的临床实验结果表明，BNP 血浆水平比病史、体检或其他实验室检查更为准确判断呼吸困难是否由心力衰竭所致。若将 BNP＞100 pg/mL 作为诊断慢性心力衰竭的标准，其准确率为 83.4%，BNP＜50 pg/mL 的患儿心力衰竭的阴性预测值达 96%。有学者认为 BNP 对心力衰竭诊断价值高，

可比作控制血糖的"胰岛素"。北京儿童医院张伟令等研究发现,血清 NT‑proBNP 升高与心力衰竭严重程度呈正相关,选取 NT‑proBNP<332.7 mmol/mL 为正常范围对心力衰竭诊断的敏感性和特异性较好,是小儿心力衰竭较好特异性生化指标[25]。

儿童心力衰竭患者循环中的 BNP 浓度与异常的临床表现和超声心动图指标密切相关。BNP 水平越高,心力衰竭程度越严重,预后差的可能性越大。Auerbach[23]等研究表明,心力衰竭患儿的 BNP 水平可以预测病情恶化住院、死亡或需要心脏移植的风险。NT‑proBNP 在外周血中的半衰期更长,冰冻后分析变异性更小,可测定的区域更广。另外,NT‑proBNP 不与外源性 BNP 交互作用,因此可以通过检测 NT‑proBNP 来评估使用外源性 BNP 治疗患者的疗效。Sezgin 等[26]研究发现血清 NT‑proBNP 水平的测量简单、经济、快速,且不受运动和部位的影响。NT‑proBNP 是鉴别心源性和肺源性呼吸困难既可靠又快速的标志物,并能有效地评估心力衰竭患儿的治疗效果及判定儿童心力衰竭的预后情况。李雄等[27]研究发现,检测血浆 NT‑proBNP 对评估先天性心脏病合并心力衰竭患儿病情严重程度及判断预后具有重要临床意义。BNP 可早期检测到法洛四联症修补术后患儿无症状性右心功能失调。

三、血管炎症相关标志物的进展

心血管炎症性疾病在成人及儿童多见。在成人中动脉粥样硬化(AS)是一种炎症性疾病,粥样斑块的发展和破裂导致急性冠脉综合征(ACS)被认为是对损伤的炎性反应。流行病学证实,ACS 患者血清中与炎症有关的生化标志物如 C 反应蛋白(CRP)、金属基质蛋白酶(MMPs)、IL‑6 等升高,在儿童川崎病也很多见已被用作未来心血管事件发生的预测指标。

(一)C 反应蛋白

C 反应蛋白(C‑reactive protein,CRP)是由肝脏产生的急性期反应蛋白。正常情况下在血清、血浆中含量极低,而当炎症或组织损伤时 CRP 含量可成倍增加。粥样斑块内局部的炎性反应产生的细胞因子和炎症介质可以促进肝脏合成急性期反应物,包括 CRP、纤维蛋白原、血清淀粉样蛋白 A 等。CRP 具有激活补体,促进吞噬细胞的活性,刺激单核细胞表面的组织因子表达和其他免疫调控功能,具有调理素作用。炎症细胞具有 CRP 受体,CRP 通过其受体活化细胞,通过直接浸润或产生细胞因子作用而损伤血管。

健康人体的 CRP 水平通常<3 mg/L。使用高敏感方法检测所得为高敏 C 反应蛋白(hs‑CRP)用于心血管病危险性评估时,hs‑CRP<1.0 mg/L 为低危,1.0～3.0 mg/L 为中危,>3.0 mg/L 为高危。hs‑CRP 被认为是心血管危险性最强烈的预测因子,但广泛应用于临床必须解决检测方法和参考值标准化问题[28,29]。

(二)金属基质蛋白酶

炎症细胞是斑块稳定性的重要调节者,可产生金属基质蛋白酶(MMPs)、IL、TNF 等物质,这些物质相互作用可降解细胞外基质。内源性抑制因子称为金属蛋白酶组织抑制因子(TIMPs),连接于 MMPs 的活性部位调节其活性。单核/巨噬细胞可分泌以酶原状态存在的 MMPs,血管平滑肌细胞、T 淋巴细胞、内皮细胞分泌的细胞因子如 IL‑1、TNF‑a 等具有刺激 MMPs 基因表达作用,MMPs 能特异地与细胞外基质各成分结合并降解胞外基质,使斑块纤维帽削弱,同时抑制血管平滑肌细胞增生并促进其凋亡,当斑块脂质核心增大、纤维帽进一步变薄受损时,斑块破裂及继发血栓形成而导致 ACS。Blankenber 等[30]对 1 127 例确诊冠心病的患者进行 4 年余的研究发现,血清 MMPs 水平与患者致命性冠状动脉疾病的发生风险密切相关,其独立于其他传统的 CVD 危险因素。

(三)细胞黏附分子

正常情况下介导血管内皮细胞与白细胞相互作用的黏附分子,如血管细胞黏附分子(VCAM‑1)、细胞间黏附分子(ICAM‑1)、P 选择素、E 选择素等不表达或低表达。在炎性反应中,被激活的白细胞黏附到血管内皮,能通过一系列机制促进内皮细胞损伤、血管内皮功能障碍,使 ICAM‑1 等表达增加。研究显示,黏附分子介导的细胞之间、细胞与细胞外基质之间的黏附作用可能是导致局部炎性反应和血栓形成的重要因素[31]。PRIME 研究[32]对 9 758 例健康男性随访 10 年发现,心绞痛、冠心病死亡、AMI 等事件的发生与 ICAM - 1 和 CRP 的升高有明显相关性。Guray 等[33]研究发现 VCAM - 1 在 ACS 中表达明显增加,更能预测斑块的稳定性。

(四)髓过氧化物酶

髓过氧化物酶(MPO)是中性粒细胞、单核细胞和某些巨噬细胞中含量最多的蛋白质。冠脉粥样斑块中大量单核细胞浸润、活化并脱颗粒,同时释放大量 MPO,造成冠脉粥样斑块病变处和循环中 MPO 水平增高。Zhang 等[34]研究显示在冠状动脉疾病(CAD)患者血和白细胞中 MPO 活性增高,而且其活性与 CAD 程度具有明显的相关性(OR＝11.9)。黎莉等[34]研究发现,在 ACS 患者中冠脉循环和体循环中 MPO 浓度存在梯度,提示中性粒细胞随血液流经冠脉病变处血管床时,将细胞内活性物质分泌出来,参与了病变局部的炎性反应,消耗了 MPO,致使经过冠脉循环血液的 MPO 含量降低,从而提示 MPO 是反应 AS 斑块局部炎症的较好指标。

四、蒽环类药物诱导心脏毒性的生物标记物的临床价值

蒽环类抗肿瘤药物,包括多柔比星、表柔比星、柔红霉素等具有广谱、有效的特点,广泛应用于白血病、淋巴瘤、乳腺癌及软组织肉瘤等的治疗中。在过去的 30 年间,儿童恶性肿瘤的 5 年、10 年生存率得到明显提高,从 20 世纪 70 年代的 50％左右上升到今天的 80％[1-2],很大一部分原因归功于以蒽环类抗肿瘤药物为基础的化疗方案的广泛应用。然而,蒽环类药物的心脏毒性影响化疗长期生存者健康状况和生存质量,成为制约其在临床中广泛应用的瓶颈。蒽环类药物所致的心脏毒性一旦出现,预后极差,病死率高达 48％。因此,化疗中如能有效监测患者的心脏功能,早期发现并积极防治心脏毒性,将有利于提高化疗后的生存率。

(一)拓扑异构酶

TOP2B(topoisomerase II beta,TOPII β)定位于染色体 3p24,其编码产物为拓扑异构酶Ⅱβ,在哺乳动物中与 TOP Ⅱα一起组成 DNA 拓扑异构酶。DNA 拓扑异构酶(DNA topoisomerase)是控制核酸生理功能的关键酶,在 DNA 的复制、转录、链接和姐妹染色体的解聚等方面发挥重要作用。哺乳动物Ⅱ型拓扑异构酶有两种同工酶,TOP Ⅱα 和 TOP Ⅱβ。TOP Ⅱα(170kDa,TOP2A)具有强烈的细胞周期依赖性,并与细胞增殖状态相关联,在快速增殖细胞中表达水平高[35-36]。因此,TOP Ⅱα 被认为是蒽环类药物作用的主要靶点。TOP Ⅱβ(180kDa,TOP2B)[38]主要在静止细胞中分布,与间期细胞核内 DNA 构筑和代谢以及 mRNA 转录有关。最近 Yeh 实验室[38]和 Lee 实验室[39]基于心肌细胞和肿瘤细胞从不同角度提出两种保护或者治疗多柔比星诱导心脏毒性的新方法。Zhang 等[10]证明在心肌细胞中多柔比星介导 DNA 损伤和随后的线粒体障碍依赖于拓扑异构酶,通过剔除小鼠心肌细胞 TOP2B 基因,从而保护心肌细胞免受多柔比星导致的心肌损害,从而证实 TOP Ⅱβ 在多柔比星诱导心脏毒性中起重要作用。

(二)蒽环类药物诱导心脏损害机制

蒽环类化疗药物是一组细胞周期非特异性的细胞毒性药物,对造血系统肿瘤具有高效的抗瘤作用,蒽环类药物介导的心脏毒性的发生机制目前尚未完全明确。导致心肌损害的机制主要包括:① 自由基的作用:蒽环类药物增加自由基的形成,导致心脏内多种亚细胞变化,包括心肌细胞支架结构完整性丧失,降低负责抵抗自由基毒性水平的抗氧化剂的浓度;② 钙超载及能量代谢障碍:蒽环类药物激活肌质网上的 Ca^{2+} 通道,使肌质网释放到胞质的 Ca^{2+} 增加,快速增加的细胞内游离 Ca^{2+} 浓度使心电活动发生改变,从而导致各种心律失常;③ 抑制心肌细胞肌质网膜上的 Ca^{2+}-ATP 酶基因表达,影响 Ca-ATP 的生物合成,使其活性降低,肌质网摄取 Ca^{2+} 的能力下降,线粒体产生 ATP 障碍,加重细胞损伤,甚至导致心肌细胞死亡。此外,还与铁离子代谢紊乱等有关[40]。

(三)拓扑异构酶与心脏损害关系

蒽环类药物的累积剂量与心脏毒性有关,药

物剂量小于 250 mg/m² 时发生心力衰竭风险是未用蒽环类药物者的 2.4 倍,药物剂量大于 250 mg/m² 发生风险是 5.2 倍。多数临床研究报道,接受蒽环类药物治疗的患儿,出现的心脏异常主要包括左心室结构和功能异常,如左心室室壁变薄,左心室后负荷升高,左心室短轴缩短率(FS)和左心室射血分数(EF)值下降。我们对 TOP2B 表达水平较高 ALL 组患儿心脏彩超的分析,左心房内径(LAIDd)、左心室舒张末期内径(LVIDd)均较前

增加,左心室短轴缩短分数(FS)、左心室射血分数(EF)均较前降低。发现心脏损害的标记物如 NT - proBNP 或者 BNP 水平较前增高。ALL 患者外周血中 TOP2B 的表达升高与蒽环类药物导致的心脏毒性呈正相关。因此,外周血 TOP2B 的表达水平可以作为筛选心脏毒性的高风险病例的指标。此外也为临床寻找早期发现亚临床心脏毒性的更准确、更敏感的生物标记物提供一定的依据。

参 考 文 献

1. Chan D, Ng LL. Bio markers in the acute myocardial infarction. BMC Med, 2010, 8: 3445.
2. Lang K, Bomer A, Figulla HR. Comparison of biochemical markers for the detection of mininmal injury: superior sensitivity of cardiac troponin - TELISA. Intern Med, 2000, 247(1): 119 - 123.
3. 王鸿利. 实验诊断学 2 版. 北京: 人民卫生出版社. 2012.
4. Zaninotto M, Mion MM. Novello E, et al. New biochemical markers: From bench to bedside. Clin Chem Acts, 2007, 381(1): 14 - 20.
5. 周凤敏. 心肌损伤诊断标志物的研究进展. 现代保健: 医学创新研究, 2008(24): 31 - 33.
6. Chan D, Ng, LL. Biomarkers in acute myocardial infarction. BMC Med, 2010, 8: 34.
7. Vikenes K, Andersen KS, Melberg T, et al. Long-term prognostic value of cardiac troponin I and T versus creatine kinase - MB mass after cardiac surgery in low-risk patients with stable symptoms. Am J Cardiol, 2010, 106: 780 - 786.
8. Sutidze M, Kajrishvili M, Tsimakuridze M, et al. Factors associated with increased serum levels of specific markers of myocardial injury: cardiac troponins T and I in chronic haemodialysis patients. Georgian Med News, 2009(169): 39 - 43.
9. 张乾忠. 心肌损伤生化标志物应用进展及检测结果解析. 中国实用儿科杂志, 2013, 28(7): 483 - 484.
10. 邬盛恺. 高敏感心肌肌钙蛋白检测的临床应用[J]中国检验医学杂志, 2011, 33(9): 809 - 813.
11. 沈立松. 评析[高敏感心肌肌钙蛋白在冠状动脉综合征中应用中国专家共识]中国检验医学杂志, 2012 35(12): 1142 - 1145.
12. 潘柏中. 迎接高敏感方法检测心肌肌钙蛋白时代的到来. 中华心血管杂志, 2011, 39: 389 - 392.
13. 周新, 涂植光. 临床生物化学和生物化学检验. 3 版. 北京: 人民卫生出版社, 2005.
14. 郑铁生, 樊绮诗, 姜旭. 临床生物化学实验与病例解析. 北京: 中国医药科技出版社, 2010.
15. Fentin M, Hennache B. Hamon M, et al. Usefullness of serial assessment of B type natriuretic peptide, troponin I, and C-reactive protein to predict left ventricular remodeling a acute myocardial infarction (from the REVE - 2 study). Am J cardiol, 2010, 106: 1410 - 1416.
16. Morrow DA, Cannon CP, Jesse RL, et al. National academy of clinical biochemistry laboratory medicine practice guidelines: clinical characteristics and utilization of biochemical markers in acute coronary syndromes. Chin Chem, 2007, 53: 552 - 574.
17. MoCann CJ, Clover BM, Meeown IB, et al. Prognostic value of a maltidmarker appproch for patients presnting to hospital with aute chest pain. Am J Cardiol, 2009, 103: 22 - 28.
18. 李怀远, 蒋黎敏, 郑建新等. 肌钙蛋白 I 和肌酸激酶同工酶儿童参考区间建立. 中华检验医学杂志, 2012, 35(12)1142 - 1145.
19. Sold SJ, Murthy JN, Agarwalla PK, et al. Pediatric reference range For crestine kinase, CK - MB, Troponin I, ron, and cortisol. Clin Biochem, 1999, 32(1): 77 - 80.
20. Sudoh T, Kangawa K, Minamino N, de al. A new natriuretic peptide in porcine brain. Nature, 1988, 332(6159): 78 - 81.
21. NaKayama T. Tne genetic contribution of the natriuretic peptide system to cardiovascular disease. Endocr J, 2005, 52: 11 - 21.
22. Daniels LB, Maisel As. Natriuretic peptides. J Am coll cardiol, 2007, 50: 2357 - 2368.
23. Auerbach SR, Richmond ME, Lamour JM, et al. BNP levels predict out-come in pediatric heart failuie

patients：post-hoc anaiysis of the pediatric canredilol trial. circ Heart Fail, 2010, 3(5)：606 - 611.

24. Maisel As, Krishnaswamy P, Nowak RM, el al. Rapid measurement of B type natriuretic peptide in the emergency diagnosis of hear failuIe. N Engl J Med, 2002, 347(3)：161 - 167.

25. Tobias JD. B-type natriuretic peptide：diagnostic and thempeutic applications in infants and children. J Intensive care Med, 2011, 26(3)：183 - 195.

26. sezgin EM, Ucar B, Kilicz, et al. The value of serum N-terminal pro_brain natriuretic peptide levels in the differential diagnosis and follow-up of congestive cardiac failure and respiratory distress due to pulmonary aetiologies in infants and children. cardiol Young, 2010, 20(5)：495 - 504.

27. 李雄, 阳明玉, 秦静廷等. 先天性心脏病并心力衰竭患儿血浆氨基末端脑利钠肽前体水平变化的临床意义. 实用儿科临床杂志, 2012, 27(1)：19 - 20, 24.

28. simch SC, AndersonJL, CannonRO, et al. CDC/ AHA workshop on marker of the inflammation and cardiovascular disease：application to clinical and public heath practice：report from the clinical practice discussion group Circulation, 2004, 110, e550 - e553.

29. Arroyo-Espliguero R, Avanzes P, Quiles J, et al. C-reactive protein predicts functional status and correlates with left ventricular ejection fraction in patients with chronic stable angina Atherosclerosis, 2009, 205(I)：319 - 324.

30. MoCann CJ, Clover BM, Meeown IB, et al. Prognostic value of a maltidmarker appproch for patients presnting to hospital with aute chest pain. Am J Cardiol, 2009, 103：22 - 28.

31. Malarstig A, Eriksson P, Hamsten A, el al. Raised interleukin - 10 is an indicator of poor outcome and enhanced systemic inflammation in patients with acute coroary syndrome. Heart, 2008, 94（6）：724 - 729.

32. Friess U, Stark M. Cardiac markers：a clear cause for point-of-care testing. Anal Bioanal Chem, 2009, 393(5)：1453 - 1462.

33. Calabro P, Golia E, Yeh ET. CRP and the risk of atherosclerotic events. Semin Immunopathol, 2009, 31(1)：79 - 94.

34. 田杰. 脑利钠肽检测在小儿心血管疾病中的价值. 中国实用儿科杂志, 2013, 28(7)：489 - 492.

35. Jemal A, Siege Rl, Ward E et al. Cancer statistics. Ca-A Cancer Journal for Clinicians, 2010, 60：277 - 300.

36. Silverman LB, Stevenson KE, O´Brienetal JE. ongterm results of dana-farber cancer institute all consortium protocols for children with newly diagnosed acute lymphoblastic leukemia. Leukemia, 2010, 24(2)：320 - 334.

37. Austin CA, Marsh KL. Eukaryotic DNA Topoisomerase II beta. Bioessays, 1998, 20：215 - 226.

38. Zhang S, Liu X, Bawa-Khalfe T, et al. Identification of the molecular basis of doxorubicin-induced cardiotoxicity. Nat Med, 2012, 18：1639 - 1642.

39. Jay SM, Murthy AC, Hawkins JF, et al. An engineered bivalent neuregulin protects against doxorubicin-induced cardiotoxicity with reduced pro-neoplastic potential. Circulation, 2013, 128（2）：152 - 161.

40. 陈树宝, 黄美容, 汤静燕. 积极开展儿童蒽环类药物心脏毒性的多学科研究. 中华儿科杂志, 2013, 51：8565 - 8568.

第四十六章　心肌重塑的发生机制与干预

>>>>>> 汪　翼

心肌重塑是指正常的心肌结构、功能和表型发生变化,包括心肌细胞肥大、凋亡和胚胎基因再表达,以及非心肌细胞成分(尤其是心肌胶原)质量与组成的改变。其主要临床表现为心脏的解剖形态和组织结构发生变化,如心腔扩大、心室变形、心肌肥厚以及心肌纤维化,导致心脏功能减退,严重者会发生心力衰竭。心肌炎症或缺氧缺血、心脏负荷增加、长期心律失常等均可诱发神经-免疫-内分泌轴的紊乱,导致多种信号分子对下游信号转导途径调节产生异常,促使心肌结构改变和心脏功能下降。如何从细胞分子水平认识心肌重塑并阻止其发生发展,是当前心血管领域研究的热点。

一、心肌重塑发生机制

现代研究表明,各种心血管疾病危险因素通过调控血管紧张素Ⅱ(AngⅡ)、胰岛素样生长因子(IGF)、β转化生长因子(transforming growth factor - β)、乙酰胆碱(Ach)等多种信号分子的表达,进而活化一系列重塑相关信号通路,并诱导原癌基因的再表达,在心肌细胞和细胞外基质的重建中发挥重要作用,导致心肌细胞肥大、凋亡和心肌纤维化[1]。

(一)心肌细胞肥大

心肌细胞肥大指胞质蛋白合成增加、细胞体积增大、肌小节数量增多。其发生的分子机制是:肥大刺激信号诱导核内基因的表达发生改变,经由不同的信号开关和信号通路,引起相应的生化

和转录反应[2]。主要通过以下4个环节:

1. 刺激信号出现　包括机械牵拉、神经-内分泌信号[如去甲肾上腺素(NE)、肾素-血管紧张素-醛固酮系统(RAAS)、IGF]、代谢信号(如缺氧/缺血)以及心肌组织释放的局部激素和细胞因子[如内皮素-1(ET-1)、TNF-α、TGF-β、Ach等]。

2. 跨膜信号传递　化学信号通过受体及细胞内信使激活相应的蛋白激酶如蛋白激酶(protein kinase, PK)、磷酸肌醇-3-激酶(phosphatidylinositol - 3 - kinase, PI3K)、丝裂原活化蛋白激酶(mition-activation protein kinase, MAPK)、钙调神经磷酸酶(calcineurin, CaN)等;机械信号则通过刺激释放生长因子如AngⅡ、TGF-β、IL-6等激活应力感受器(牵拉敏感离子通道、整合素超家族等)以及细胞骨架,将信号传递至细胞核内。机械牵张也可以不依赖于AngⅡ而通过p38MAP通路激活细胞自噬,参与心肌细胞肥大过程。

3. 初始应答基因激活　激活的蛋白激酶通过多种细胞内信号转导通路,使某些转录因子磷酸化或细胞内钙离子增高,并移入细胞核,激活初始应答基因,如原癌基因(c-fos、c-myc、ras、c-jun)及热休克基因,再通过表达转录调节因子、生长因子及信号转导途径的蛋白质而调控下游基因表达。

4. 基因表型转化　表达心肌功能或结构蛋白质的基因由"成熟型"向"胚胎型"转化。如肌

球蛋白重链（MHC）改建，其头部 ATP 酶由 V_1 型向 V_3 型转化，肌动蛋白（actin）异构体表达由 α 型转变为 β 型，肌质网 ATP 酶 RNA 转录水平下降，心肌细胞表面 β 受体下降，心房利钠因子（atrial natriuretic factor，ANF）基因表达增强等。

在上述一系列神经-内分泌-细胞因子的激活中，Ang Ⅱ 对 RAAS 系统的调节起着至关重要的作用。Ang Ⅱ 一方面通过 RAAS 增加心脏前后负荷，增强血流动力和机械刺激，经动力传导引起心肌细胞内多种信号通路的激活；另一方面通过 Ang Ⅱ 的 1 型受体（angiotensin type 1 receptor，AT-1R）直接刺激心脏 ANF 基因表达和 ET-1 产生，介导血管收缩和促炎症效应；同时通过 Ang Ⅱ 的 2 型受体（AT-2R）促进原癌基因过度表达，诱导心肌细胞内 mRNA 和蛋白质合成增加、有丝分裂加快，致使心肌细胞增生肥大、肌小节数量增多、心肌肥厚。

体内外研究发现，在 Ang Ⅱ 引起心肌肥厚的同时，伴随有肌纤基因调节因子（myofibrillogenesis regulator1，MR1）表达的增加；而沉默 MR1 基因表达能够抑制 Ang Ⅱ 导致的心肌肥厚效应[3]。沉默 MR1 后钙调神经磷酸酶 Aβ（calcineurin A beta，CnAβ）和肌球蛋白的 mRNA 表达水平均受抑制，推测 MR1 可能通过活化 CnAβ 而导致 Ang Ⅱ 诱导的心肌肥厚[4]。研究还发现，MR1 可以活化心肌 NF-κB 信号通路。NF-κB 属于转录因子蛋白家族，静息状态下与其抑制蛋白 IκB 结合于胞质中，细胞外界刺激诱导 IκBα 发生磷酸化或 IκBα 泛素化，导致 IκBα 分子通过泛素-蛋白酶途径降解，NF-κB 核定位序列暴露，转位入核内发挥作用，调控任何含有 κB 位点的基因转录，包括细胞因子及其受体（IL-1β、IL-6、IL-8、TNF-α、IL-2R）、黏附分子、趋化因子、生长因子、转录因子及一些可诱导的酶等，促进心肌肥厚的发生和发展[5]。

（二）心肌细胞凋亡

凋亡是细胞的程序性死亡。近年研究证实心肌细胞凋亡是心力衰竭发生发展过程中心肌收缩单元不断丧失的主要原因，在心肌由代偿性肥厚向失代偿性心力衰竭的转变过程中产生较大

影响。

心肌细胞凋亡的发生机制尚不完全清楚。目前已知凋亡的大致进程是：刺激经由膜受体通路或线粒体通路激活凋亡调控分子，后者之间相互作用使蛋白水解酶活化，引起连锁反应，最终导致细胞凋亡。细胞凋亡由细胞内的凋亡相关基因直接控制。根据基因表达产物对凋亡过程的影响，可将其分为促凋亡基因（如 Fas/FasL、Bax、caspase 家族等）和抗凋亡基因（如 P35、Bcl-2 家族等）。促凋亡基因 Fas 是一种 Ⅰ 型跨膜糖蛋白，属于 TNF 受体超家族成员；FasL 系 Fas 配体，是 Ⅱ 型膜蛋白，只在激活的 T 淋巴细胞有表达。FasL 与 Fas 相结合形成 Fas/FasL 复合体而被激活，进而诱导神经鞘磷脂酶活化，分解神经鞘磷脂生成神经酰胺，后者又引发一系列生化反应介导心肌细胞凋亡。在心肌缺血损伤、张力超负荷及心力衰竭的动物模型中，均可见到 Fas 水平升高，而抗凋亡基因 Bcl-2 表达下调[7]。Caspase 又称半胱氨酸天冬氨酸特异性蛋白酶（cysteinyl aspartate specific proteinase），Caspase 家族引发的级联反应是细胞凋亡过程的中心环节，其激活主要包括线粒体依赖途径和凋亡受体介导的信号转导途径，激活后的下游 Caspase 通过切割特异性底物，导致细胞凋亡[8]。

心肌细胞凋亡的发生与神经内分泌的激活所引起的一系列神经体液因子升高有关。其中主要有：

1. 交感神经系统激活 交感神经活性升高使血中儿茶酚胺尤其是去甲肾上腺素水平升高，影响血流动力学，导致 G-蛋白偶联受体活性增加，进而招募并激活下游的 MAPK。MAPK 有 4 个主要亚族，其中 JNK（c-jun N-terminal kinase）和 p38MAPK 信号通路在炎症和凋亡等应激反应中发挥重要作用，可促进心肌细胞凋亡、坏死及胚胎基因的表达[9]。β 受体阻滞剂目前被广泛应用于心力衰竭的治疗并取得良好疗效，其作用机制之一可能就是通过抑制心肌细胞凋亡来实现的。

2. RAAS 系统激活 众多实验表明，Ang

Ⅱ可诱导细胞凋亡,其发生机制可能是[10-11]:Ang Ⅱ通过 AT-1R/PLC 途径增加细胞内游离 Ca²⁺浓度,激活内源性核酸内切酶,致使 DNA 断裂,诱导心肌细胞凋亡;或刺激单核细胞、内皮细胞等分泌细胞因子,激活凋亡相关基因的表达。Ang Ⅱ也可通过 AT-2R 激活激酶磷酸化酶 1(MKP-1)和包含 SH2 结构的磷酸化酶(SHP-1),抑制 Bcl-2 的磷酸化,导致抗凋亡蛋白 Bcl-2 失活;或激活 JNK 通路,抑制抗凋亡蛋白 Bcl-2、Bcl-XL。AT-2R 在胎儿发育期表达丰富,在健康成人中较少,但是在组织损伤如心肌梗死、血管损伤等情况下 AT-2R 表达急剧增加,诱导原癌基因如 *c-myc* 表达,促使线粒体释放细胞色素 C,形成凋亡小体,上调促凋亡基因 *Bax* 的表达,加速细胞凋亡,促进心肌重塑和心力衰竭[12]。

3. 内质网应激(endoplasmic reticulum stress, ERS)[13-15] 缺血缺氧、营养物质匮乏、ATP 耗竭、大量氧自由基的产生、Ca²⁺稳态破坏等应激刺激,均可引起内质网功能障碍,导致 ERS。ERS 能直接活化激活 *caspase-12*,诱导细胞凋亡。严重而持续的 ERS 显著上调葡萄糖调节蛋白 78(glucose-regulated protein 78,GRP78)的表达,GRP78 与未折叠蛋白结合后,释放并激活蛋白激酶 R 样内质网激酶(protein kinase R-like ER kinase,PERK),PERK 通过磷酸化真核细胞起始因子 2α(eukaryotic translation initiation factor 2,elF2α)抑制蛋白质的合成,并通过促进 C/EBP 同源蛋白的表达导致细胞凋亡。

(三)心肌纤维化

心肌纤维化是多种心脏疾病发展到一定阶段的共同病理改变,是心肌重塑的主要表现之一。其形成机制涉及 TGF-β、RAAS 系统、氧化应激及炎症因子、结缔组织生长因子(connective tissue growth factor,CTGF)、成纤维细胞生长因子(FGF)、基质金属蛋白酶(MMPs)、血浆纤溶酶(plasmin)等多种因素。近年来一种新发现的金属蛋白酶 ADAMTS-1(a disintegrin-like and metalloprotease with thrombospondin type 1 motifs)也被认为在心肌纤维化的形成中发挥着重要作用。在众多调控因素中,以 TGF-β、Ang Ⅱ、

MMPs 研究最多。

1. TGF-β TGF-β 是由多种细胞分泌的一类具有多重生物学效应的生长因子。在哺乳动物中,Smads 蛋白作为 TGF-β 的下游信号分子之一,介导 TGF-β 的生物学效应。TGF-β1 通过与其受体(TGF-βRⅠ和 TGF-βRⅡ)结合,磷酸化激活受体激活型 Smads(receptor-activated Smads,R-Smads),后者再与共同介导型 Smads(Smad4)结合形成转录复合物,移位入细胞核促进细胞核基因的转录,从而促进前胶原和 CTGF 的基因表达,导致心肌成纤维细胞的增殖与转化,增加Ⅰ、Ⅲ型胶原 mRNA 的表达,促进纤维连结蛋白、蛋白聚糖和胶原蛋白的合成,抑制基质蛋白的降解,导致细胞外基质的沉积[16]。TGF-β1 也可以通过激活丝裂原活化蛋白激酶 3(mitogen-activated protein kinase kinase 3,MKK3)/p38 MAPK 信号瀑诱导Ⅰ型胶原的合成,促进心肌纤维化[17]。

TGF-β 通路非常复杂。Ang Ⅱ 可直接增加 TGF-β1 表达;蛋白激酶 C 可活化 R-Smads,加强 TGF-β 的信号转导;应激信号可通过 p38 和 JNK 途径,促进 TGF-β 的信号转导;TNF-α 和 IL-1 可活化 NF-κB,进而刺激内源性 Smad7 的表达;心脏糜酶可呈浓度依赖性上调 TGF-β1,促进 Smad2/3 蛋白的磷酸化,下调 Smad7 蛋白的表达,促进成纤维细胞的增殖及胶原的合成,诱导心肌纤维化[18]。

2. Ang Ⅱ/RAAS[19-20] Ang Ⅱ 可以直接作用于心肌成纤维细胞表面受体 AT-1R,促进心肌成纤维细胞增殖并向肌成纤维细胞转化,肌成纤维细胞具有很强的胶原合成能力,并进一步诱导成纤维细胞增殖。AT-1R 还能通过上调 IL-6,增加 TGF-β1 mRNA 表达,增加 TGF-β1 所介导的Ⅰ型胶原合成,造成肌细胞外基质Ⅰ/Ⅲ型胶原失衡、加重心肌间质胶原沉积;增加纤溶酶原激活物抑制剂 1(plasminogen activator inhibitor-1,PAI-1)的表达,抑制 MMPs 降解细胞外基质;上调纤连蛋白、层连蛋白 mRNA 表达,增加黏着斑激酶(focal adhesion kinase)活性,增强整合素β1 介导的心肌成纤维细胞与胶原之间的黏附。

361

AT－2R 在心肌纤维化中同样发挥着重要作用。在 AT－2R 基因敲除小鼠中，持续注入 AngⅡ无明显 TGF－β1、Ⅰ型胶原、Ⅲ型胶原及纤连蛋白 mRNA 表达的增加，不发生心肌肥厚，提示 AT－2R 信号通路亦介导了细胞外基质的重塑。

新近研究还发现，AngⅡ通过影响心肌成纤维细胞微小 RNA（miRNA）的表达调控心肌纤维化的进程[21]，AngⅡ可以上调 miR－132、miR－125b－3p 和 miR－146b 的水平，而生物信息学分析表明 miR－132、miR－146b、miR－181b 的靶标基因分别是 MMP9、MMP16 及基质金属蛋白酶抑制剂 TIMP3，MMPs/TIMPs 的表达与活性改变在心肌纤维化的进程中发挥着重要作用（详见后述）。

RAAS 系统中其他因子也参与心肌纤维化的进程。如前肾素（prorenin，PR）和前肾素受体（PRR）结合后，可以上调环氧合酶 2（cyclooxygenase2，COX2）基因的表达，进而促进心肌纤维化。

3. MMPs/TMPs[22-23]　　MMPs 是一组能特异性降解细胞外基质成分的 Zn^{2+} 依赖性蛋白酶家族，主要由成纤维细胞、平滑肌细胞、内皮细胞、中性粒细胞、巨噬细胞等合成与分泌。心肌组织中的 MMPs 主要来源于成纤维细胞，能够降解心肌中所有的基质成分，成为心肌重塑、心脏泵功能减退的直接原因。

大部分 MMPs 以无活性前酶或酶原形式存在于细胞外基质中。体内许多炎症细胞因子、神经激素、化学因素，如 IL－1、IL－6、TNF－α、表皮生长因子（EGF）、成纤维细胞生长因子（FGF）、血小板源性生长因子（PDGF）、AngⅡ、TGF－β、细胞外基质金属蛋白酶诱导物（ECM metalloproteinase inducer，EMMPRIN）等，都可以作用于 MMPs 基因启动子内的转录因子结合位点上调 MMPs mRNA 的表达，并进而使之激活，在细胞外基质降解和胶原蛋白的合成中发挥作用。通过促进基质素的形成或通过释放 IGF、FGF 等生物活性因子而参与纤维化和重构的过程。基质素是一些基质肽的片段，具有调节结缔组织细胞活性的功能。MMPs 在降解各类细胞外基质的同时，使基质素的生成增加，从而刺激新的结缔组织形成，最终的结果常常是 MMPs 表达增高伴随有心肌纤维化的加重。由于 MMPs 活性的增加，一方面降解基质胶原纤维，使正常的胶原蛋白被降解后由缺乏连接结构的纤维性间隔所代替，破坏心肌胶原网络结构；另一方面，通过基质素、IGF、FGF 等刺激新的胶原组织生成，新形成的胶原不能通过胶原交联相互联系，导致胶原的结构和功能紊乱，进一步促成心肌纤维化。此外，MMPs 还可活化多种细胞因子，如 TNF－α、TGF－β 等，这些因子在破坏心肌细胞、增加新胶原合成的基础上，通过触发信号级联反应又能促进 MMPs 的表达，形成恶性循环，加重细胞外基质重塑及心肌纤维化过程[24-25]。

所有 MMPs 的活性均可被相应的基质金属蛋白酶组织抑制剂（TIMPs）所抑制。TIMPs 是 MMPs 的内源性特异性抑制物，以非共价键 1∶1 与 MMPs 活性区产生高亲和力的结合，从而减少 MMPs 与胶原底物的结合，TIMPs 还可以与 MMPs 的氨基末端结合，阻止 MMPs 的自体活化。此外，TIMPs 可以直接刺激心肌成纤维细胞增殖、分化为肌成纤维细胞，促进细胞外基质的合成。有学者通过对急性心肌梗死及左心室功能不全患者血浆中 TIMP－1、2、4 含量测定，发现 TIMP－4 与左心室收缩、舒张末期容积分数均呈正相关，提示在急性心肌梗死早期测定血浆 TIMP－4 含量对于预测左心室重塑及其预后具有重要意义[26]。

MMPs/TIMPs 的表达与活性改变或二者比例失调，皆可引起心肌基质胶原网络的破坏，导致损伤修复和基质重塑。

调节 MMPs/TIMPs 表达的最重要的细胞因子为 TGF－β1、AngⅡ和 TNF 样微弱凋亡诱导剂（tumor necrosis factor-like weak inducer of apoptosis，TWEAK）。TGF－β1 可通过增加 TIMPs 的合成，抑制 MMPs 的合成及分泌而致胶原合成增加、降解减少。AngⅡ可通过直接刺激 JAK/STAT1 信号通路上调 TIMPs 的表达，抑制胶原降解；也可通过上调 TGF－β1 表达，导致胶原增生。TWEAK 是 TNF 超家族的新成员，可通过刺激细胞分泌多种炎症因子，与其受体 Fn14 (fibroblast growth factor-inducible 14)结合,经由 NF-κB 途径上调心肌成纤维细胞 MMP9 mRNA 的表达,或经由 p38/MAPK 途径促进成纤维细胞 MMP₁ 的表达,加速心肌成纤维细胞的增殖和胶原合成,促进心肌纤维化[27]。

4. ADAMTS-1[28] 含 I 型血小板结合蛋白基序的解聚蛋白样金属蛋白酶是有别于 MMPs 的另一类金属蛋白酶,因其蛋白质氨基酸序列与蛇毒金属蛋白酶和血小板反应素相似而得名。

ADAMTS-1 广泛存在于哺乳动物与人体内,正常人体动脉、心脏和肺组织含量最多,心肌组织中主要在细胞胞质内表达。ADAMTS-1 亦具有蛋白质水解功能,其功能蛋白包括 6 个结构域:前金属蛋白酶、金属蛋白酶、解聚素样结构域、含 TSP-I 的血小板反应素同源域、间隔区和 C-末端 TSP 亚基。其中,ADAMTS-1 解聚素样结构域可与细胞外基质(extracelluar matrix, ECM)细胞整合素样受体结合,促进细胞与 ECM 的黏附;ADAMTS-1C-末端的金属蛋白酶结构域具有 Zn²⁺ 结合序列,可以分泌到 ECM 并与之结合,通过降解蛋白聚糖、聚集蛋白聚糖和多能聚糖等参与 ECM 蛋白的调节和代谢。脂多糖和 TNF-α 可诱导心肌和血管内皮细胞 ADAMTS-1 的表达。既往大量研究发现,ADAMTS-1 在慢性肾脏和肺脏疾病的间质纤维化中发挥着重要作用。近年研究证实[29],慢性病毒性心肌炎(CVMC)小鼠血清和心肌组织中 ADAMTS-1mRNA 含量也明显改变,ADAMTS-1 参与了心肌胶原代谢和基质纤维化的发生发展。

二、干预与治疗

(一)血管紧张素转换酶抑制剂(ACEI)、血管紧张素受体拮抗剂(ARB)、ET 受体阻滞剂

ACEI 类药物如依那普利、贝那普利、赖诺普利,ARB 类药物如氯沙坦、缬沙坦等,均可以有效降低病理条件下心肌、骨骼肌的增生肥厚和心肌纤维化,改善心脏功能,一直被视为传统的抗心肌重塑药物。其作用机制包括:① 抑制 RAAS 系统,抑制 AngⅡ;② 降低血中儿茶酚胺和内皮素

含量;③ 调整 MMP/TIMP-1 表达;④ 减少缓激肽降解,促进 NO、血管内皮超极化因子和前列环素(PGI)的合成与分泌;⑤ 清除氧自由基,保护心肌。

大规模临床实验显示,ACEI 联合应用 ARB 或 ET 受体阻滞剂可能更为有效。ET 受体阻滞剂联合 ACEI,能显著干预左心室 ET-1 的升高;长期的联合应用可显著降低心脏胎儿型-肌球蛋白重链(β-MHC)和骨骼型-肌动蛋白(α-skeletal actin) mRNA 的表达水平,并显著干预右心室肥厚和心房利钠肽(ANF)mRNA 的上调。

(二)β 肾上腺素受体阻断剂

β 受体阻滞剂目前被广泛应用于心肌重塑和慢性心力衰竭的治疗,其作用机制可能是保护心脏免于去甲肾上腺素刺激所诱导的心肌细胞凋亡。实验证明,新型非选择性 β 受体阻滞剂卡维地洛可以剂量依赖性降低大鼠心肌细胞凋亡指数、*Fas* 及 *FasL* 的 mRNA 水平,上调 *Bcl-2* 表达,减轻心肌细胞凋亡,改善心功能指标。国内吴强等研究认为,卡维地洛疗效以大剂量[60 mg/(kg·d)]更好[30]。

(三)MMPs 调控剂

通过改变 MMPs 活性的调控因子如 FGF、TGF-β 等,可延缓心肌间质重塑。有研究表明,给猪的心衰模型应用 TIMPs,可直接抑制 MMPs 活性,限制左心室扩大,减轻室壁压力。过氧化物酶体增殖物活化型受体 α(peroxisome proliferator-activated receptor α, PPARα)激动剂非诺贝特,可抑制 TGF-β1 生成,进而阻止 Smad2/3 蛋白磷酸化,减少 MMPs 表达,负性调控心肌纤维化的进程[18]。蛇床子素(osthole)可通过激活 PPARα/γ 抑制 NF-κB 及 TGF-β1 的表达,增强心肌成纤维细胞 MMP2 和 MMP9 表达,减轻心肌细胞间质重塑及心肌纤维化。抑菌剂多西环素也是一种广谱高效的 MMPs 抑制剂,它既可以抑制多柔比星诱导的心肌细胞凋亡,延缓左心室重塑的进展[31];又可降低 MMP2 mRNA 的半衰期,抑制 *MMP2* 表达;并通过降低体内 C-反应蛋白、髓过氧化物酶等炎症因子水平,降低胶原的沉积,减轻心肌纤维化[32]。

（四）抗氧化剂

动物实验表明，在缺血-再灌注过程中，Ang Ⅱ 通过 AT-2R 和 ATP 敏感 K 离子通道（ATP-sensitive K^+ channel，KATP）增加超氧化物歧化酶、过氧化氢酶、血红素氧合酶 1 及 Bcl-2 的表达，降低 Bax、caspase-3 和 caspase-9 的表达，减轻心肌细胞氧化应激和细胞凋亡，延缓心肌重塑的进程[33]。研究还发现使用抗氧化剂聚乙二醇-超氧化物歧化酶和 N-乙酰-L-半胱氨酸干预，可使糖尿病肥大心脏增强的 MMP9 活性显著下降，减少细胞因子如 NO 等的产生并降低其生物活性，减缓心肌重塑的过程。

（五）中药制剂

众多研究表明，某些中药单剂或方剂能有效地调节心肌信号通路，减轻或阻止心肌重塑。中药关白附的体外水煮液中有效成分 $NH_4Al(SO_4)_2-12H_2O$ 通过 Al^{3+} 基团，对 MMPs 有较强的抑制作用[34]。丹参酮 AII 能够通过上调 Smad7 表达，抑制 Smad3 磷酸化，部分阻断 TGF-β 胞内信号转导，抑制心肌纤维化[35]。苦参素（又名氧化苦参碱）可抑制或下调 $TGF-\beta1$ 的表达，进而抑制 CVMC 小鼠心肌成纤维细胞增殖及 Ⅰ 型、Ⅲ 型胶原合成，发挥抗心肌纤维化的作用[36]；同时，苦参素还能直接减少抗心肌肌球蛋白的产生，保护心肌，防止心肌细胞凋亡[37]。强心冲剂能通过下调 Bax 蛋白、上调 Bcl-2 蛋白和肌动蛋白的基因表达，阻止心肌细胞肥大[38]。参附益心颗粒能够通过抑制心力衰竭大鼠心肌中 c-fos、c-myc 表达，抑制心肌细胞凋亡[39]。上述种种表明，传统中医中药在心肌纤维化的临床防治中，具有良好的应用前景。

（六）提高迷走神经兴奋性[1,40-41]

新近研究认为，迷走神经张力减低、交感神经过度激活是诱发包括心肌重塑在内的多种心血管疾病的重要原因。提高迷走神经兴奋性，具有明显的心脏保护作用。动物试验发现，对慢性心力衰竭大鼠采用直接电刺激兴奋迷走神经，可显著提高大鼠存活率。临床观察证实，对心力衰竭患者进行长期迷走神经刺激，能够显著改善心脏功能，提高患者生活质量。而在心肌梗死或缺血-再灌注所致心肌损伤模型中进行迷走神经刺激试验，则发现纤维化胶原的产生受到显著抑制，心肌重塑得以缓解。

提高迷走神经活性的临床方法很多，包括刺激咽后壁诱发恶心、按摩颈动脉窦、压迫眼球、缓慢深呼吸、次级运动、饮食节制、药物干预等。其中，药物干预推荐胆碱酯酶抑制剂，通过抑制胆碱酯酶的活性，增加 Ach 浓度，间接提高迷走神经活性，改善迷走神经/交感神经失衡所诱发的各类心血管疾病。研究证实，可逆性胆碱酯酶抑制剂吡斯的明具有类迷走神经活性的作用，能够显著改善心力衰竭患者的心脏功能，增加心率变异性和压力敏感性反射。胆碱酯酶抑制剂多奈哌齐则通过提高迷走神经活性，抑制炎性反应，防止心室壁破裂，改善心肌重塑[42]。

（七）转基因治疗

有关转基因治疗的研究尚处于初始阶段，但却是防止各种心脏疾病终末期心肌重塑的根本措施。在肌营养素转基因（myotrophin transgenic，Myo-Tg）鼠构建的心肌肥厚模型中，IκKβ 活性增强，导致 IκBα 磷酸化继而被蛋白酶水解，NF-κB 二聚体即转位入核内发挥作用，使炎症细胞因子如 TNF-α、IL-1β、IL-6 和原癌基因 c-myc 水平明显增加，导致心肌肥大；而通过基因敲除技术抑制 NF-κB 信号通路，可显著减少 NF-κB 激活及心房利钠因子表达，逆转心肌肥大，改善心功能[43]。另外，在过度表达 TNF-α 的转基因小鼠，降低 TNF-α 生物活性能使 MMP 活性下降，进而有效地阻止细胞外基质重塑，保护心肌的舒张功能。

参 考 文 献

1. 鲁毅,刘进军,于晓江等.心肌重塑分子机的研究进展.生理科学进展,2013,44(1)：23-26.

2. 戴文建.心肌肥厚分子机制研究进展.心血管病学进展,2009,30(1)：4.

3. Liu X，Li T，Sun S，et al. Role of myofibrillogenesis regulator－1 in myocardial hypertrophy. Am J Physiol Heart Circ Physiol，2006，290（1）：H279－285.

4. 戴文建，张曼，陈金晶.沉默MR－1对血管紧张素Ⅱ诱导小鼠心肌肥厚基因表达谱的影响.生物化学与生物物理进展，2011（07）：633－641.

5. Yang Y，Ago T，Zhai P，et al. Thioredoxin 1 negatively regulates angiotensin II-induced cardiac hypertrophy through upregulation of miR－98/let－7. Circ Res，2011，108（3）：305－313.

6. Li H L，She Z G，Li T B，et al. Overexpression of myofibrillogenesis regulator－1 aggravates cardiac hypertrophy induced by angiotensin II in mice. Hypertension，2007，49（6）：1399－1408.

7. 张光谋，王文锋，王兴平等.心肌缺血损伤大鼠心肌细胞凋亡与Fas、FasL基因表达的变化.解剖科学进展，2009，15（1）：100－102，107.

8. 赵瑞杰，李引乾，王会.Caspase家族与细胞凋亡的关系.中国畜牧杂志，2010，46（17）：a73－78.

9. Johnson G L，Nakamura K. The c-jun kinase/stress-activated pathway：regulation，function and role in human disease. Biochim Biophys Acta，2007，1773（8）：1341－1348.

10. Liu T，Shen D，Xing S，et al. Attenuation of exogenous angiotensin II stress-induced damage and apoptosis in human vascular endothelial cells via miRNA－155 expression. Int J Mol Med，2013，31（1）：188－196.

11. Wang X，Dai Y，Ding Z，et al. Regulation of autophagy and apoptosis in response to angiotensin II in HL－1 cardiomyocytes. Biochem Biophys Res Commun，2013，440（4）：696－700.

12. Xu Y，Hu X，Wang L，et al. Preconditioning via Angiotensin Type 2 Receptor Activation Improves Therapeutic Efficacy of Bone Marrow Mononuclear Cells for Cardiac Repair. PLoS One，2013，8（12）：e82997.

13. Okada K，Minamino T，Tsukamoto Y，et al. Prolonged endoplasmic reticulum stress in hypertrophic and failing heart after aortic constriction：possible contribution of endoplasmic reticulum stress to cardiac myocyte apoptosis. Circulation，2004，110（6）：705－712.

14. 刘秀华，唐朝枢.重视心血管疾病中的内质网应激机制—从细胞应激得基本反应到临床防治的思考.中华医学杂志，2009，89（32）：2233－2234.

15. Kim HJ，Cho HK，Kwon YH. Synergistic induction of ER stress by homocysteine and beta-amyloid in SH－SY5Y cells. J Nutr Biochem，2008，19（11）：754－761.

16. Itoh S，Ten Dijke P. Negative regulation of TGF-beta receptor/Smad signal transduction. Curr Opin Cell Biol，2007，19（2）：176－184.

17. Kim S I，Na H J，Ding Y，et al. Autophagy promotes intracellular degradation of type I collagen induced by transforming growth factor（TGF）-beta1. J Biol Chem，2012，287（15）：11677－11688.

18. 赵晓燕.PPARα激动剂调控心脏糜酶介导大鼠心肌纤维化的作用及信号转导机制的研究.重庆：第四军医大学，2008.

19. Ma F，Li Y，Jia L，et al. Macrophage-stimulated cardiac fibroblast production of IL－6 is essential for TGF beta/Smad activation and cardiac fibrosis induced by angiotensin II. PLoS One，2012，7（5）：e35144.

20. Pei Z，Meng R，Li G，et al. Angiotensin-（1－7）ameliorates myocardial remodeling and interstitial fibrosis in spontaneous hypertension：role of MMPs/TIMPs. Toxicol Lett，2010，199（2）：173－181.

21. Jiang X，Ning Q，Wang J. Angiotensin II induced differentially expressed miRNAs in adult rat cardiac fibroblasts. J Physiol Sci，2013，63（1）：31－38.

22. 王蔚.基质金属蛋白酶及其抑制剂对心肌重构的影响.广东：南方医科大学，2010.

23. 李倩，汪翼，孙书珍等.糖尿病大鼠心肌胶原代谢的变化及与MMP－2/TIMP－2表达的变化.山东大学学报（医学版），2010，48（3）：1－6.

24. Hutchinson KR，Stewart JA，Lucchesi PA. Extracellular matrix remodeling during the progression of volume overload-induced heart failure. J Mol Cell Cardiol，2010，48（3）：564－569.

25. Polyakova V，Loeffler I，Hein S，et al. Fibrosis in endstage human heart failure：severe changes in collagen metabolism and MMP/TIMP profiles. Int J Cardiol，2011，151（1）：18－33.

26. Weir R A，Clements S，Steedman T，et al. Plasma TIMP－4 predicts left ventricular remodeling after acute myocardial infarction. J Card Fail，2011，17（6）：465－471.

27. 王其磊.TWEAK通过P38MAPK途径促进大鼠心肌成纤维细胞Ⅰ型胶原和MMP－1表达.山东：山东大学，2013.

28. 申锷，陈瑞珍，杨英珍等.ADAMTS－1的基础研究与Ⅰ临床意义.中华心血管病杂志，2007，35（9）：854－858.

29. Chunyan Guo，Yi Wang，Hao Liang，et al. ADAMTS－1 contributes to the antifibrotic effect of Captopril by accelerating the degradation of type I collagen in chronic viral myocarditis. European

Journal of Pharmacology. 2010，629：104－110.

30. 吴强,李隆贵,蔡运昌等.不同剂量卡维地洛干预对心肌梗死后心力衰竭大鼠心肌细胞凋亡核凋亡相关基因表达的影响.临床心血管病杂志,2003,19（4）：228－230.

31. Lai HC，Yeh YC，Ting CT，et al. Doxycycline suppresses doxorubicin-induced oxidative stress and cellular apoptosis in mouse hearts. Eur J Pharmacol，2010，644(1－3)：176－187.

32. Frankwich K，Tibble C，Torres-Gonzalez M，et al. Proof of Concept：Matrix metalloproteinase inhibitor decreases inflammation and improves muscle insulin sensitivity in people with type 2 diabetes. J Inflamm (Lond)，2012，9(1)：35.

33. Park BM，Gao S，Cha SA，et al. Cardioprotective effects of angiotensin II against ischemic injury via the AT2 receptor and KATP channels. Physiol Rep，2013，1(6)：e00151.

34. 柳森.中药关白附中新型 MMPs 抑制剂的发现及其作用的初步研究.吉林：吉林大学,2011.

35. 周代星,李智慧,占成业等.丹参酮ⅡA 抑制心肌细胞的纤维化.中国组织工程研究,2013（20）：3715－3722.

36. 郭春艳,汪翼,方艳妮等.苦参素与卡托普利抗慢性病毒性心肌炎心肌纤维化作用比较研究.中华儿科杂志,2010,48(4)：273－278.

37. 方艳妮,郭春艳,汪翼.氧化苦参碱对慢性病毒性心肌炎小鼠心肌的保护作用.实用儿科临床杂志,2010,25(1)：25－27.

38. 张红霞,杜武勋,刘长玉.强心冲剂对心衰家兔细胞凋亡及心室重塑的影响.四川中医,2012,30(3)：32－34.

39. 王永霞,朱明军,朱新峰等.参附益心颗粒对心衰大鼠心肌 c-fos,c-myc 表达的影响.中国实验方剂学杂志,2012,17(3)：145－147.

40. Redleska A，Jankowska EA，Ponikowska B，et al. Changes in autonomic balabce in patients with decompensated chronic heart failure. Clin Auton Res，2011，21：47－54.

41. Liu C，Su D. Nicotinic acetylcholine receptor alpha7 subunit：a novel therapeutic target for cardiovascular diseases. Front Med，2012，6：34－40.

42. Ariskawa M，Kakinuma Y，Handa T，et al. Donepezil，anti-Alzheimer's disease drug，prevents cardiac rupture during acute phase of myocardial infarction in mice. PloS One，2011，6：e20629.

43. Gupta S，Young D，Maitra R K，et al. Prevention of cardiac hypertrophy and heart failure by silencing of NF－kappaB. J Mol Biol，2008，375(3)：637－649.

第四十七章　卡维地洛在小儿心力衰竭治疗中的应用

>>>>>> 黄美蓉

1975 年瑞典学者 Waagstein 首先应用 β 肾上腺素能受体(β-AR)阻滞剂治疗慢性心力衰竭,随着心力衰竭的病理生理研究的深入及新型 β-AR 阻滞剂的研发,β-AR 阻滞剂治疗心力衰竭研究取得很多进展。现在认为心力衰竭时交感神经系统和肾素-血管紧张素-醛固酮系统过度兴奋造成心肌坏死、心室重塑,最终引起心室功能下降。这些研究成果为 β-AR 阻滞剂治疗慢性心力衰竭奠定了理论基础。众多的临床研究已证实 β-AR 阻滞剂通过减少心肌细胞凋亡,阻断心肌重塑及抑制氧化应激反应等生物学效应发挥抗心力衰竭作用。自 20 世纪 80 年代起,成人的 β-AR 阻滞剂治疗心力衰竭多项临床研究都取得了有益的临床结果[1,2]。2003 年美国和欧洲心力衰竭用药指南中均提出,若无禁忌证,β-AR 阻滞剂应常规用于心力衰竭治疗[3]。1998 年 Shaddy 首次报道[4] 美托洛尔治疗儿童扩张型心肌病(DCM),患者心功能和临床症状获得改善。目前对儿童心力衰竭,β-AR 阻滞剂治疗的有效性还缺乏大样本随机双盲对照研究证据的支持。

一、β-AR 阻滞剂作用机制[5-7]

β 受体阻滞剂降低儿茶酚胺浓度,使心率减慢,氧耗量降低,心肌能量储备上升;延长心室舒张期,改善心室舒张功能;降低周围血管阻力,减轻心脏后负荷,改善心脏收缩功能;还可增加冠脉血流量,使心肌供血得以改善。通过阻断 β-AR,减少肾上腺素的过度刺激,有利于减轻心肌增生、

肥厚及重塑和减少氧自由基的产生;此外,随着血浆肾上腺素水平下降,心肌细胞膜内 Ca^{2+} 含量降低,阻止细胞内 Ca^{2+} 超负荷,减轻心肌损伤,有可能延缓心肌细胞的凋亡。β-AR 阻滞剂通过阻断儿茶酚胺的作用,使心肌自律性减弱,传导延长,从而抑制触发活动与折返机制引起的心律失常,预防猝死发生。

卡维地洛(Carvedilol)是第 3 代 β-AR 阻滞剂,与第 2 代的选择性 $β_1$-AR 阻滞剂相比,卡维地洛在治疗剂量下可阻滞 3 类肾上腺素能受体,分别阻断效应等级为 $β_1 > α_1 > β_2$。因为同时具有 α-AR 阻滞作用,在服用卡维地洛早期,其扩血管作用增加了对药物的早期耐受性。卡维地洛阻断肾上腺素引起的心肌重塑,减少神经内分泌系统过度激活的同时有极强的抗氧自由基作用及 NO 样作用。

二、卡维地洛用药剂量及临床效果

Blume 等[8](2006 年)对 20 名心力衰竭儿童(12 例 DCM,8 例先天性心脏病)在血管紧张素转换酶抑制剂(ACEI)治疗至少 3 个月后开始卡维地洛治疗,以 0.1 mg/(kg·d)分两次口服开始,24 h 内严密监测患儿心率、血压及临床表现,无异常情况,每两周剂量翻倍,达最大剂量 0.8 mg/(kg·d),维持治疗 6 个月后,DCM 组患儿 LVEF、LVFS 均有明显提高,同时 LVDD、LVSD 有明显减小。生存分析显示治疗组死亡或心脏移

367

植时间长于对照组。其中 19 例剂量达 3 级水平 [0.4±0.2 mg/(kg·d)]，8 例达 4 级剂量水平 [0.95±0.2 mg/(kg·d)]，11 例没有达到 4 级目标剂量，主要是因为低血压、心动过缓（9 例），少数发现的副反应有低血糖、出汗。25%DCM 病例出现副反应，而在先心病组 75% 出现副反应，提示心脏结构正常患者更适合运用卡维地洛治疗。

Erdoğan 等[9]（2006 年）对 21 例心功能不全患者（原发性 DCM 17 例，蒽环类药物所致 DCM 2 例，肌营养不良病 1 例，ASD 介入术后 1 例）服用地高辛、ACEI、利尿剂以及辅酶 Q_{10} 至少 3 个月后服用卡维地洛 0.05 mg/(kg·d)，监测生命体征无异常，每周剂量翻倍，达最大剂量 0.5 mg/(kg·d)，维持治疗 6 个月后，患者临床 ROSS 评分由治疗前的 5.3 分下降至 1.1 分。治疗前 7 名患者有室性早搏，治疗后 6 名室性早搏消失，另外 1 名 24 h 动态心电图显示室性早搏数量较治疗前明显减少。治疗后患者 LVEF、LVFS 分别平均为 53%±13%、27%±8%，较治疗前的 38%±10%、19%±6% 明显升高，LVDD、LVDS 也较治疗前明显减小。在治疗中 2 例分别因为心力衰竭症状加重和低血压而停药，其余患者未发现副反应。

Askari 等[10]对 2005～2006 年收治的 16 例经常规治疗（地高辛、ACEI、利尿剂）至少 4 个月后症状无明显改善的 DCM 患儿加用卡维地洛治疗，以 0.1 mg/(kg·d)分两次口服开始，无不良反应，每两周剂量翻倍，达最大剂量 0.4 mg/(kg·d)。14 例维持 6 个月（其中 2 例因严重感染死亡），治疗后患者 LVEF、LVFS 分别为 43.1%±11.2%、22.7%±5.1%，较治疗前的 35.2%±10.7%、17.2%±6.1% 明显升高；心率较治疗前的 123.8±30.6 次/min 降低至 98.8±21.1 次/min；临床 ROSS 评分由治疗前的 2.94 降低至 2.50，有统计学意义。完成治疗患者中未发现明显副反应。

Bajcetic 等[11]于 2008 年进行一项多中心研究，21 名 DCM 患儿在常规治疗基础上加用卡维地洛治疗，体重≤62.5 kg 儿童以 0.1 mg/(kg·d)分两次口服起始，每两周剂量翻倍，达 0.8 mg/(kg·d)维持；体重≥62.5 kg 患儿以 3.125 mg 每

天两次口服起始，每两周剂量加倍，达 50 mg/d 维持治疗。治疗 12 个月以后，患儿各项临床评估参数均较治疗前明显改善，收缩期和舒张期血压明显降低，心率明显减慢，80% 患儿心功能 NYHA 评级由治疗前的 Ⅲ～Ⅳ 级降至 Ⅰ～Ⅱ 级，同时发现卡维地洛治疗的患儿红细胞氧化酶水平发生明显改变，超氧化物歧化酶（SOD）、谷胱甘肽还原酶（GR）活性明显减低，过氧化氢酶（CAT）活性明显升高，从而患儿心肌氧化应激减少，临床症状改善。

在另外一项研究中，Blume 对 20 例 LVEF≤40% 的患儿（12 例 DCM，8 例 CHD）给予卡维地洛治疗，结果与历史对照。初始剂量为 0.1 mg/(kg·d)，最大剂量增加至 0.8 mg/(kg·d)，持续治疗至少 6 个月。与对照组比较，治疗 6 个月后 EF 值较治疗前有明显改善。6 例发生副反应，包括心动过缓、低血糖、出汗。

Rusconi 等[12]进行了一项类似的研究，24 例儿童 DCM 患者 LVEF≤40%，初始剂量为 0.15±0.09 mg/(kg·d)，剂量增加至最大为 0.98±0.26 mg/(kg·d)。平均 LVEF 和 NYHA 等级均有改善。此项研究中出现一些副反应，如低血压、心动过缓、呕吐、头痛、反应性呼吸道疾病以及头晕。

Saxena 等[13]（2013 年）报道 35 例中、重度心功能不全的 DCM 患儿在常规抗心力衰竭治疗基础上加用卡维地洛，35 例患儿平均年龄 26±30 个月（7 个月～138 个月）。卡维地洛初始剂量为 0.14±0.03 mg/(kg·d)，维持剂量为 0.46±0.14 mg/(kg·d)。随访 6～90 个月（平均 28±23 个月），ROSS 心功能评分由 2.7 分降至 1.3 分；LVEF 从 22%±7%（10%～40%）增加至 42%±15%（15%～65%）（P<0.000 1），LVFS 从 16%±6%（8%～34%）显著增加至 21%±7%（10%～44%）（P<0.000 1）。1 例患者病情恶化，死于顽固性心力衰竭；2 例呼吸道感染合并支气管痉挛停用卡维地洛。

心律失常是 DCM 常见的心电生理异常。卡维地洛作为非选择性 β-AR 阻滞剂，具有调节心肌离子通道和电流的作用[14]。上述 Erdoğan 等研究中证实卡维地洛对 DCM 患儿室性早搏有治疗

作用。Rhodes 等[15]在研究卡维地洛对肌营养不良并所致 DCM 治疗效果中发现,在治疗前2名患儿存在阵发性室性心动过速(PVT),发作时心室率>140 次/min,卡维地洛治疗6个月后,2名患儿 24 h 动态心电图检查显示 PVT 消失。

儿童卡维地洛代谢与成人比较有明显不同。儿童血浆半衰期接近成人一半(2.9 h vs 5.2 h),药物浓度达峰时间 0.5~2.5 h,剂量间隔 AUC 曲线下面积 43.8%,明显小于成人的 48.4%。上述众多的临床研究中均从极低剂量开始[0.05~0.1 mg/(kg·d)],在无副反应的前提下间隔一定时间(1~2 周)剂量翻倍达最大剂量[0.4~0.8 mg/(kg·d)][16,17]。如前一剂量出现轻症不良反应,可延迟加量直至副反应消失;若不良反应严重则停止治疗。一般在常规 ACEI 等治疗3~4个月后或至少停用静脉血管活性药物的情况下加用卡维地洛治疗。最大剂量≤0.4 mg/(kg·d)时患者耐受性较好,当最大剂量≥0.8 mg/(kg·d)时卡维地洛治疗副反应的发生率占30%左右。在上述临床试验中副反应主要包括低血压、心动过缓以及心力衰竭症状加重等。早期报道的不良反应还包括低血糖、房颤、低心输出量综合征、心痛症候群、病毒性胃肠炎、高张力神经症候群等[18,19]。在卡维地洛治疗剂量已达 0.4~0.8 mg/(kg·d)的过程中,任何原因引起心功能不全加重,可先加用血管活性药物,然后卡维地洛逐渐减量。

三、卡维地洛多中心临床对照研究

Shaddy 等[20](2007 年)将来自 26 个医疗中心的 161 例儿童和青少年心力衰竭患者随机以 1∶1∶1 的比例分为低剂量卡维地洛组(体重<62.5 kg 者 0.2 mg/kg,Bid;体重≥62.5 kg 者 12.5 mg Bid)、大剂量卡维地洛组(体重<62.5 kg 者 0.4 mg/kg,Bid;体重≥62.5 kg 者 25 mg Bid)和安慰剂组。每例患者接受药物治疗 8 个月,观察卡维地洛组(低、高剂量)与安慰剂组患者心力衰竭治疗结果及超声心动图测量指标和血浆 BNP 水平。结果:临床改善、恶化、无变化的比例在卡维地洛治疗组与安慰剂组间无显著统计学差异。

161 例中 54 例患者分配到安慰剂组,30 例改善(56%)、16 例恶化(30%)、8 例无变化(15%);103 例患者分配到卡维地洛组,58 例改善(56%)、25 例恶化(24%)、20 例无变化(19%)。临床恶化的比率均低于预期。卡维地洛组与安慰剂组临床恶化发生率的比值比为 0.79(95%CI,0.36~1.59,P=0.47)。

黄美容等[21](2013 年)报道国内多中心、随机对照研究结果。儿童 DCM77 例,随机分 2 组,其中 36 例在常规抗心衰治疗的基础上加用卡维地洛治疗,初始剂量 0.1 mg/(kg·d),每 2 周剂量加倍,直至最大耐受剂量或 0.8 mg/(kg·d),达到耐受剂量并维持 6 个月。采用 ROSS 心功能评分,超声心动图检测左心室舒张末期直径、左心室收缩末期内径、左心室射血分数及左心室短轴缩短率、血清脑利钠肽(BNP)浓度等指标进行两组之间的比较。卡维地洛组和常规治疗组 ROSS 心功能评分分别下降 11.94% 和 2.81%;血清 BNP 浓度分别下降 30.1% 和 22.2%。此外,卡维地洛组超声心动图参数也分别优于常规治疗组。卡维地洛组临床症状的改善、无变化、恶化分别是 40%、35%、25%,对照组分别是 37.8%、27%、35.2%,差异无显著统计学意义。卡维地洛组有 1 例患儿严重肺部感染、完全性房室传导阻滞,没发现其他与卡维地洛相关的副反应。

综合上述各项临床研究结果,卡维地洛可安全应用于儿童 DCM 心功能不全的治疗,推荐的目标治疗剂量范围为 0.4~0.8 mg/(kg·d),但存在个体差异。从临床对照研究结果显示,卡维地洛组与常规治疗组相比,患儿的临床表现及心功能相关检测指标有一定的改善,病死率和恶化率均有下降的趋势,好转率则有提高的趋势,但统计学上尚无显著性差异,这与成人研究结果存在一定差异。部分可能与儿童 DCM 病因多样性有关,也可能与不同年龄儿童心肌处于不同的发育阶段对 β-AR 阻滞剂的敏感性存在差异有关。需要扩大样本量,延长随访时间,进一步深入研究,才能对卡维地洛治疗儿童心功能不全的临床有效性作出更为客观、明确的评价。

参 考 文 献

1. Waagstein F，Bristow MR，Swedberg K，et al. Beneficial effects of metoprolol in idiopathic dilated cardiomyopathy. Metoprolol in Dilated Cardiomyopathy（MDC）Trial Study Group. Lancet，1993，342（8885）：1441-1446.

2. A randomized trial of beta-blockade in heart failure：The Cardiac Insufficiency Bisoprolol Study（CIBIS）. CIBIS Investigators and Committees. Circulations，1994，90：1765-1773.

3. ELLiott P，Andersson B，Arbustini E，et al. Classification of the cardiomyopathies：a position statement from the euroean society of cardiology working group on myocardial and pericardial diseases. Eur heart J，2008，29（2）：270-276.

4. Shaddy RE. Beta-blocker therapy in young children with congestive heart failure under consideration of heart transplantation. Am Heart J，1998，136：19-21.

5. Bristow MR. Mechanism of action of beta-blocking agents in heart failure. Am J Cardiol，1997，80：26L-46L.

6. Small KM，Wagoner LE，Levin AM，et al. Synergistic polymorphisms of beta 1-and alpha 2C-adrenergic receptors and the risk of congestive heart failure. N Engl J Med，2002，347：1135-1142.

7. 陈树宝,李万镇,马沛然等.小儿心力衰竭.北京：人民卫生出版社,2008.

8. Blume ED，CanterCE，Spicer R，et al. Prospective single-arm protocol of cardvedilol in children with ventricular dysfunction。Pediatr Cardiol，2006，27：336-342.

9. Erdoğan I，Özer S，Karagöz T，et al. Treatment of dilated cardiomyopathy with carvedilol in children. The Turkish Journal of Pediatrics，2009，51：354-360.

10. Askari H，Semizel E，Bostan OM，et al. Carvedilol therapy in pediatric patients with dilated cardiomyopathy. The Turkish Journal of Pediatrics，2009，51：22-27.

11. Bajcetic M，Kokic AN，Djukic M，et al. Effects of Carvedilol on Left Ventricular Function and Oxidative Stress in Infants and Children with Idiopathic Dilated cardiomyopathy：A 12-Month，Two-Center，Open-Label Study. Clinical Therapeutics，2008，30（4）：702-714.

12. Rusconi P，Gomez-Marin O，Rossique-Gonzalez M et al. Carvedilol in children with cardiomyopathy：3 year experience at a single institution。J Heart bLung Transplant，2004，23：823-838.

13. Saxena A，Anil OM，Juneja R，et al. Clinical and Echocardiographic Outcome in Patients Receiving Carvedilol for Treatment of Dilated Cardiomyopathy Indian J Pediatr，2013，80（7）：549-554.

14. Kanoupakis EM，Manios EG，Mavrakis HE，et al. Electrophysiological Effects of Carvedilol Administration in Patients with Dilated Cardiomyopathy. Cardiovasc Drugs Ther，2008，22（3）：169-176.

15. Rhodes J，Margossian R，Darras BT，et al. Safety and Efficacy of Carvedilol Therapy for Patients with Dilated Cardiomyopathy Secondary to Muscular Dystrophy. Pediatr Cardiol，2008，29（2）：343-351.

16. Laër S，Mir TS，Behn BF，et al. Carvedilol therapy in pediatric patients with congestive heart failure：A study investigating clinical and pharmacokinetic parameters. Am Heart J，2002，143：916-922.

17. Bruns LA，Chrisant MK，Lamour JM，et al. Carvedilol as therapy in pediatric heart failure：an initial multicenter experience. J Pediatr，2001，138（4）：505-511.

18. Keating GM，Jarvis B. Carvedilol：A Review of its Use in Chronic Heart Failure. Drugs，2003，63（16）：1697-1741.

19. Nishiyama M，Park IS，Yoshikawa T，et al. Efficacy and safety of carvedilol for heart failure in children and patients with congenital heart disease. Heart Vessels，2009，24（3）：187-192.

20. Shaddy RE，Boucek MM，Hsu DT，et al. Carvedilol for children and adolescents with heart failure：a randomized controlled trial. JAMA，2007，298（10）：1171-179.

21. Huang MR，Zhang X，Chen SB，et al. The Effect of Carvedilol Treatment on Chronic Heart Failurein Pediatric Patients With Dilated cardiomyopathy：AProspective，Randomized Controlled Study Pediatr Cardiol，2013，34：680-685.

第四十八章　儿童心脏再同步化治疗

>>>>>>　曾少颖

充血性心力衰竭（congestive heart failure, CHF）是一项重要的公共健康问题，CHF 患者占世界总人口的 1%～5%[1]，在儿童、青少年中尚没有统计资料。即使在目前最佳的药物治疗下，CHF 患者年病死率仍可达 5%～10%[2]。心功能 NYHA 分级Ⅲ～Ⅳ级患者的预后更差，1 年病死率高达 50% 以上。临床研究表明心脏再同步化治疗（cardiac resynchronization therapy, CRT）作为一种新的非药物疗法，不仅能有效地改善 CHF 患者的症状、运动耐量、生活质量，还能有效地降低患者的住院率和病死率。所以，2005 年美国心脏学院/美国心脏学会（ACC/AHA）[3] 和欧洲心脏病学会（ESC）[4] 指南均将 CRT 治疗 CHF 列为Ⅰ类指征。儿童 CHF 的病因与成人有较大差异，目前 ACC/AHA 制定的 CRT 适应证并未将儿童及先天性心脏病患者纳入。

一、充血性心力衰竭心室不同步机制

心室收缩不同步会造成血流动力学损害。25%～30% 患者体表心电图表现为 QRS 波明显增宽（≥0.12 秒），这是心室间传导异常、左心室收缩功能减低的标志，会增加心力衰竭的发生和死亡的危险[5]。研究发现，有完全性左束支传导阻滞（LBBB）的患者心力衰竭住院率、病死率是 QRS 无增宽患者的 1.5 倍[6]。LBBB 使左心室兴奋收缩明显落后于右心室和室间隔，即当左心室收缩时，室间隔处于复极化状态而不收缩，出现室间隔矛盾运动，使左心排血量下降[7]；同时 LBBB

使左心室收缩不同步致室壁节段性收缩异常，使相当部分的血液不能被射出。而且心力衰竭合并 LBBB 时常伴Ⅰ度房室传导阻滞，即使心电图上无房室阻滞，实际上左心室激动发生在 QRS 宽波后半部分，左心室兴奋延迟，充盈时间减少致充盈不足，使心排血量减少。左心室侧壁收缩延迟使左后乳头肌收缩延迟，会造成二尖瓣反流，也会使心排血量下降[8]。心室收缩不同步时，提前收缩的心肌血流灌注减少，心排血量减少也可致心肌灌注不足而影响心肌收缩力，使得 CHF 患者的病死率增加[9]。另外，CHF 时左心室扩张和左心室舒张末压增高，以及二尖瓣反流致左心室残余血量增加，可导致心肌前负荷增加致心肌耗能增加。总之，心室收缩不同步会通过以上多种原理造成严重的血流动力学损害。

二、治疗机制

目前，确定 CRT 可以治疗 4 种电机械异常：① 房室延迟；② 室间延迟；③ 室内延迟；④ 腔壁延迟[10]。缩短或优化房室间期对于侧壁-间隔壁收缩的再同步化十分必要，并通过消除舒张晚期房室梯度和收缩前期二尖瓣反流现象而改善房室机械同步化及心室充盈时间。左侧壁起搏（特别是在后乳头肌近端）造成后乳头肌的早期激动可以降低收缩期二尖瓣反流[11]。CRT 不仅可以改善心功能，还使得心脏自主神经平衡朝着更有利的方向发展，对交感活性激活依赖更少。这可以通过 CRT 治疗后改善了症状性心力衰竭心率变异性而得到证实[12]。

CRT 治疗可以逆转心室的重构。作用机制可能如下：① 区域心室负荷再分配，减少或消除二尖瓣反流，降低交感神经活性，增加副交感神经活性，从而导致了衰竭左心室的逆转[13]；② CRT 治疗期，功能性二尖瓣反流在急性期和慢性期都有减轻[14]；③ CRT 在逆转心室重构方面的效果在所有随机、对照、前瞻性研究中得到了证实[13]。但需要指出的是，目前还不知道这种逆转作用是否会长期存在。

三、适应证

（一）《2012 年心脏节律异常装置治疗指南》中 CRT/CRT-D 治疗的适应证

Ⅰ类

药物治疗基础上 LVEF≤0.35、窦性心律、LBBB 且 QRS 时限≥0.15 秒、心功能Ⅱ～Ⅳ级（NYHA 分级）的患者（心功能Ⅲ～Ⅳ级者证据级别：A；心功能Ⅱ级者证据级别：B）。强调 LBBB 且 QRS 时限≥0.15 秒，纳入了心功能Ⅱ级症状的患者。

Ⅱa 类

① 药物治疗基础上 LVEF≤0.35、窦性心律、LBBB 且 QRS 时限 0.12～0.149 秒、心功能Ⅱ～Ⅳ级的患者（证据级别：B，为新增适应证）；

② 药物治疗基础上 LVEF≤0.35、窦性心律、非 LBBB 且 QRS 时限≥0.15 秒、心功能Ⅲ～Ⅳ级的患者（证据级别：A，为新增适应证）；

③ 药物治疗基础上 LVEF≤0.35 的心房颤动患者，若需心室起搏或符合 CRT 标准；或者房室结消融/药物治疗后导致近乎 100% 心室起搏（证据级别：B）。标准由基于心功能分级修改为根据 LVEF，证据级别由 C 上升至 B；

④ 药物治疗基础上 LVEF≤0.35、预期心室起搏比例＞40% 的新置入或更换起搏器的患者（证据级别：C）。标准由基于心功能分级修改为根据 LVEF 和是否需要起搏，适应证由Ⅱb 升级至Ⅱa。

Ⅱb 类

① 药物治疗基础上 LVEF＜0.30、窦性心律、LBBB 且 QRS 时限≥0.15 秒、心功能Ⅰ级的缺血性心肌病患者（证据级别：B，为新增适应证）；

② 药物治疗基础上 LVEF≤0.35、窦性心律、非 LBBB 且 QRS 时限 0.12～0.149 秒、心功能Ⅲ～Ⅳ级患者（证据级别：B，为新增适应证）；

③ 药物治疗基础上 LVEF≤0.35、窦性心律、非 LBBB 且 QRS 时限≥0.15 秒、心功能Ⅱ级患者（证据级别：B，为新增适应证）。

Ⅲ类

① CRT 不适合用于心功能Ⅰ～Ⅱ级、非 LBBB、QRS 时限＜0.15 秒的患者（证据级别：B）；

② CRT 不适合用于因合并症或其他原因导致的预期寿命不足 1 年者（证据级别：C）。由此前的心源性死亡导致的预期寿命不足 1 年扩展到任何原因导致的死亡。

（二）2013 年美国 ACC/HRS/AHA 关于心脏再同步化治疗合理使用共识

既往的 CRT 指南均采用Ⅰ、Ⅱ、Ⅲ类推荐，A、B、C 类证据对临床指征是否符合指南进行推荐分级，而该指南是针对临床情景进行分级。由不同学科的编委组纳入 300 余种临床情景，有 17 个技术组专家对这些临床情景进行量化的评分（1～9 分），平均分为 7～9 分评定为"适合置入（appropriate，A）"，平均分为 4～6 分评定为"可能适合置入（may be appropriate，M）"，平均分为 1～3 分的评定为"可能不适合置入（rarely appropriate，R）"。评分越高，获益越多，临床证据越多，而评分越少，即缺乏临床获益的证据，评分居于中间者，表示目前的研究尚不能证实获益，有潜在的获益可能性。这些临床情景中 45% 的临床情景为适合置入，33% 的临床情景为可能适合置入，22% 的临床情景为可能不适合置入。

1. LVEF≤30% 的缺血性心肌病置入建议 不同 QRS 时限临床情景时的建议见表 48-1。

表 48-1 LVEF≤30% 的缺血性心肌病的 CRT 建议

指　　征	NHYA Ⅰ级	NHYA Ⅱ级	NHYA Ⅲ～Ⅳ级
＜120 ms，窦性心律	R	R	R
120 ms～149 ms，窦性心律，LBBB	M	A	A
＞150 ms，窦性心律，LBBB	A	A	A
120～149 ms，无 LBBB，窦性心律	R	R	M
＞150 ms，无 LBBB，窦性心律	M	M	A

2. 任何原因 LVEF＞0.35 的临床情景的建议 不同 QRS 时限临床情景时的建议见表48-2。

表 48-2 LVEF＞35％的 CRT 建议

指 征	NHYA I～II级	NHYA III～IV级
＜120 ms,窦性心律	R	R
120 ms～149 ms,窦性心律,LBBB	R	M
＞150 ms,窦性心律,LBBB	M	M
120～149 ms,无 LBBB,窦性心律	R	R
＞150 ms,无 LBBB,窦性心律	R	M

3. 任何原因在应用正性肌力药物下 NHYA 分级IV级且 LVEF≤0.35 的建议 某些研究[15]认为对于进展性、非 LBBB 的心力衰竭患者,CRT 后 QRS 时限是决定患者心室重构及长期预后效果的重要因素。因此对于在使用正性肌力药物下,心功能仍为IV级的患者,只要 QRS 时限＞0.12 秒,不管是否合并 LBBB,合理的使用标准(AUC)分级均评定为"M"。但是目前相关的研究证据仍较少。

4. 需要右心室起搏患者的建议 下列临床情景时的建议见表 48-3。

表 48-3 需要右心室起搏患者的 CRT 建议

指 征	NHYA I～II级	NHYA III～IV级
LVEF＜35％,窄 QRS		
预期右心室起搏器≤40％	M	M
预期右心室起搏器＞40％	A	A
LVEF＞35％,窄 QRS		
预期右心室起搏器≤40％	R	M
预期右心室起搏器＞40％	M	M

四、CRT 或 CRT-D 的选择

随着心功能分级的升高,心衰的总病死率上升,而其中心脏骤停(SCA)所占的比例呈下降趋势。其中 64％心功能II级的患者和 59％心功能III级的心衰患者是死于心脏性猝死,而非心衰本身,因心衰加重所致的死亡比例在心功能II级和III级患者中只占总死亡的 12％和 6％。心功能IV级患者的死亡主要原因才是心衰,约占总死亡的 56％,而心脏性猝死则占 33％。因此,心衰患者除

了纠正心衰症状之外,防治心脏性猝死已经成为治疗的重要内容之一。单独使用 CRT 可降低死亡风险,改善心功能、使左心室重构逆转,从而减少了恶性心律失常的发生。但 CRT 并非猝死的最佳预防手段,因为发生室性恶性心律失常时,不具备除颤功能的 CRT 无能为力。已发表的一系列 CRT 及 CRT-D(再同步及除颤)临床试验均已表明心衰患者处在心功能恶化及恶性室性心律失常的双重危险中,CRT-D 优于单纯的 CRT,证实了 CRT 联用 ICD(埋藏式心脏除颤)治疗的可行性及合理性。在美国,90％以上的 CRT 适应证患者选择 CRT-D 治疗。由于 CRT 和 CRT-D 治疗适应证相互重叠,在选择 CRT 或 CRT-D 时,必须评估以下几个问题：① 患者的预期生存期；② 医疗保险的限制和患儿家长对医疗费用的承受能力；③ 患儿家长的意愿。

五、置入方法

在儿童置入 CRT/CRT-D 的手术时间较成人长,尤其经胸置入心外膜左心室电极。因此,术前需用药物将心力衰竭控制平稳,术中应及时发现病情变化并及时作出积极的相应处理,必要时终止手术并尽可能优化流程,缩短手术时间。

(一)经静脉置入 CRT 或 CRT-D 起搏器

CRT 或 CRT-D 中的右心房电极导线、右心室电极导线或除颤电极导线的置入与一般心脏起搏器相同。左心室电极导线的置入通常选择左锁骨下远端静脉。取左前斜位 45°下送入冠状窦电极,在冠状静脉窦电极引导下,将长鞘送入到冠状静脉内；后在冠脉导引钢丝的指引下,送入冠状静脉球囊导管,选择在 3 个不同 X 线投照体位即右前斜位(RAO)30°、左前斜位(LAO)40°以及后前位(PA)进行血管造影观察。造影后沿球囊再送入冠脉导引钢丝达冠脉心大静脉中远段,将球囊导管沿导引钢丝送达目标血管开口附近,撤出球囊导管,沿导引钢丝送入左心室电极达目标血管的中部,直到不能前送为止。最佳的靶血管为左心室后侧静脉,其次为前侧静脉。测量左心室电极相关参数,若参数不理想需要调整左心室电极在目标血管中的位置。最后置入右心房、右心室

电极,到位后测量电极相关参数并固定电极。

（二）经胸置入左心室电极

（1）常规左侧小切口开胸置入心外膜左心室电极。

（2）经胸腔镜置入左心室电极：患者右侧卧位,左侧第7肋间腋前线穿刺置入胸腔镜,腋后线或腋中线第5肋间作3cm小切口以送入手术器械。膈神经下方切开心包显露房室沟和左心室侧后壁。将心外膜电极 Medtronic 4965 外固定一小毡垫片以方便夹持操作。胸腔内预留足够长度电极导线后,使用皮下隧道打孔器将左心室电极尾端穿过皮下到左侧锁骨下区域,和已连接两根电极的三腔起搏器连接。持心外膜电极在左心室侧下壁多个位置进行贴附,根据食管超声组织多普勒定量组织速度图和组织示踪结果,选择改善同步化最理想的心外膜位置。取4-0 Prolene 线两针预置在心外膜上,通过打结将左心室电极固定并测定阈值和阻抗。

六、除颤阈值测试（DFT）

患儿置入 CRT-D 均为心脏猝死的一级预防,DFT 测试对心肌有损伤,会出现一过性的左心室功能下降和脑灌注损伤,心肌收缩延迟,无休止性房性或室性心律失常,加重心力衰竭甚至死亡。因此对于置入 CRT-D 患儿不需要 DFT。

七、超声心动图新技术评价心脏机械运动同步性

（一）组织同步化显像

组织同步化显像（TSI）是在组织速度显像（TVI）的基础上经过后处理,用不同的颜色表示组织同步化（Ts）。因此,可以通过不同的颜色定性分析室壁运动的不同步性,也可通过测量室壁各节段的 Ts 及峰值速度（Vs）定量分析。当左、右心室侧壁基底段的 Ts 差值>40毫秒时,则可认为室间运动不同步；当 Ts-SD>33毫秒时,则可认为室内运动不同步。此外,TSI 还可对 CRT 的疗效及左心室重构逆转进行预测。Gorcsan 等[16] 对29例接受 CRT 的患者应用 TSI 预测疗效,结果表明左心室后壁与前间隔的 Ts 差≥65

毫秒预测 CRT 有效的敏感性为87%、特异性为100%。Yu 等研究认为 Ts-SD>34.4毫秒,对预测左心室重构逆转的敏感性为87%、特异性为81%。我科4例起搏器置入术后和1例室缺封堵术后左束支阻滞的慢性心力衰竭患儿,术前均采用 TSI 确定左心室严重不同步后决定 CRT 或 CRT-D 治疗,置入后再次做 TSI 检查预测术后疗效,并指导药物治疗。

（二）组织追踪成像

组织追踪成像是一种超声心动图新技术,能够实时、直观地评价收缩期左心室心肌各节段向心尖方向的运动距离,即显示心肌组织在一定时间内位移大小的成像方式。有学者认为,心肌纵向收缩延迟（DLC）的节段数与左心室总节段数的百分比可以定量分析室内运动不同步的严重程度。Sogaard 的研究[17] 认为 DLC 的节段百分数不仅可以预测 CRT 的短期疗效,还可以预测长期疗效,因此有助于识别最有可能获益的患者。

应变及应变率成像技术通过定量分析局部心肌的变形来反映心肌的局部功能,该技术可以区别心肌是主动收缩还是受邻近节段牵拉的位移,更加准确地判断局部心肌的运动情况。Capasso 等[18] 通过应变率对 CRT 术前及术后进行监测,发现其可作为评估病情和 CRT 疗效的有效手段。Dohi[19] 对38例接受 CRT 的患者应用应变及应变率研究左心室径向运动的不同步性,结果提示在心室短轴切面室间隔-后壁的径向应变达峰时间差≥0.13秒可预测 CRT 的即刻疗效,其敏感性为95%、特异性为88%。

斑点追踪成像通过测定左心室各节段心肌应变达峰时间来评价室壁运动的同步性,该技术可克服组织多普勒技术的角度依赖性。Suffoletto 的研究表明[20] 当应变达峰时间差≥0.13秒,可认为左心室收缩不同步,其预测 CRT 短期疗效的敏感性为91%、特异性为75%。

速度向量成像是在斑点追踪成像的基础上发展起来的新技术,能克服角度的依赖性,更准确地对心肌运动进行自动追踪、定量观察,结合左心室功能的测定,可以对室内运动不同步进行综合评价。可判断左心室收缩最延迟部位和评价 CRT

的短期疗效,根据速度向量成像分析结果,将电极置入收缩最延迟部位,术后患儿短期心功能得到明显改善。研究表明速度向量成像技术预测 CRT 疗效的敏感性为 85%、特异性为 80%。

（三）实时三维超声心动图（RT－3DE）

RT－3DE 能够实时采集心脏立体图像,对心室腔不需做任何几何假设,可以准确估测心室整体和局部的容积变化,其对室内运动不同步的评价是通过计算同一心动周期左心室心肌 16 节段的收缩不同步指数（SDI）。而对于预测 CRT 疗效的 SDI 临界值,目前尚无统一标准。舒先红等研究[21]表明当 SDI>6.55% 时预测 CRT 有效的敏感性为 80.0%、特异性为 81.8%。Soliman 研究[22]将 SDI>10% 作为临界位,预测 CRT 有效的敏感性为 96%、特异性为 88%。相关研究表明,应用 RT－3DE 得出的 SDI>10% 可以较好地预测 CRT 的疗效及左心室重构逆转。此外,RT－3DE 也可对 CRT 术后的疗效进行评价,当 SDI>10% 预测左心室重构逆转的敏感性为 93%、特异性为 91%。置入左心室电极时,在床边进行经食管实时三维超声心动图（RT－3DE）可以有效地确定左心室电极是否置入到心脏收缩最延迟部位。

八、超声心动图在 CRT 中的应用

（一）CRT 术前病例的选择

应用超声心动图技术测量左心室大小、心功能、心脏运动不同步的类型、部位及程度,以确定是否适合置入 CRT。

（二）CRT 电极放置位置的指导

CRT 置入术后的疗效不仅取决于术前合适病例的选择和心室机械不同步程度的判断,也取决于起搏电极放置的位置。在 CRT 置入术前或术中应用超声心动图技术判断室壁运动最延迟的部位,从而确定最佳电极置入位置,可以提高 CRT 的治疗效果。

（三）起搏程序的优化

在超声指导下获得个体化参数优化可以进一步提高 CRT 的疗效。通过超声心动图检测参数的合理优化,反映心室收缩同步化程度的改善与否,从而提高患者心室收缩功能,进一步改善患者

临床症状。它包括房室（A－V）间期优化、室间（V－V）间期优化。

（四）CRT 术后左心功能的评价

研究表明,CRT 术后患者的心功能得到明显改善。超声心动图技术可以通过多项参数的测量对心功能做出综合的评价。

九、左心室电极导线置入新技术

（一）多层螺旋 CT 冠状静脉成像在心脏再同步治疗中的应用[23]

CRT 手术的关键是左心室电极导线的置入,由于冠状静脉系统解剖变异导致冠状静脉窦（CS）插管困难或进入理想靶静脉困难或无理想靶静脉。因此,预览冠状静脉系统有助于在 CRT 置入术前了解 CS 解剖形态,从而指导 CS 插管和理想靶静脉的选择。对于缺少理想靶静脉的患者,还可以直接选择经心外膜置入左心室电极,从而优化治疗策略。64 层 MDCT 可以获得与冠状静脉逆行造影相似的影像信息,对于 CRT 左心室电极的置入具有重要的指导意义。

（二）电生理标测冠状静脉窦分支最延迟电激动处置入左心室导线[24]

左心室导线置入在收缩最延迟部位是 CRT 术后长期生存率的独立预测因素。在 CRT 术前,有多种方法可以对最佳的左心室导线置入部位即最延迟机械收缩部位进行定位,包括 SPECT 相位分析、斑点示踪超声心动图、组织多普勒超声等。但在实施 CRT 左心室导线置入手术中,经冠状静脉窦造影发现部分患者左心室收缩最延迟部位无可置入导线的 CS 分支而无法将左心室导线置入在预定的理想部位。理论上讲,若心脏各部位电机械偶联间期大致相等,那么心室电激动除极最延迟的部位与最延迟的机械收缩部位应该一致,可将左心室导线置入在标测的最延迟电激动位置。梁延春等[24]在 10 例具备 CRT 置入 Ⅰ 或 Ⅱa 类适应证的中、重度心衰患者采用该方法置入左心室导线,随访观察表明患者对 CRT 具有很高的应答反应率（100%）及超反应率（37.5%）。

（三）左心室内膜刺激 CRT 技术[25,26]

左心室内膜刺激 CRT 技术是经房间隔穿刺

技术,使电极由右心房进入左心房,通过二尖瓣到达左心室,将电极安置在左心室内膜。优点:① 符合心室生理激动顺序,由于标准左心室外膜刺激 CRT 的电极是被安放于心外膜,激动顺序由心外膜指向心内膜,使跨壁离散度增大,容易导致室性心律失常的发生。而左心室内膜刺激 CRT 的电极位于心室内膜,除极起源于内膜心肌,符合正常的由内至外的激动顺序,故而降低了心律失常的发生。② 电极置入位置不受限制,不像左心室外膜刺激 CRT 那样受到冠状静脉解剖结构的限制,而且能置于标定最佳刺激部位,优化捕获阈值,另外能避免刺激膈神经,较少出现电极移位或脱落的现象。③ 心功能获益,左心室内膜刺激 CRT 可通过标定最佳刺激部位,使 CRT 取得最佳的疗效。缺点:① 并发症多,容易形成血栓和感染,危害性极其严重;② 需要长期的抗凝治疗;③ 左心室心内膜导线对二尖瓣的影响;④ 手术难度大。

十、CRT 置入并发症及处理

（一）术中并发症

1. 冠状静脉系统损伤　　包括血管壁损伤、夹层、破裂和穿孔,可致心包压塞。一旦发生血管壁撕裂和穿孔,则需要立即终止手术,密切观察生命体征,X 线透视观察心包腔内造影剂的变化或心脏超声观察积液量的多少等。若病情稳定者可继续完成手术;病情不稳定但不需外科处理者可择期再手术;病情发展迅速者,应及时心包穿刺引流,必要时行外科手术。

2. 左心室电极置入失败　　左心室电极导线置入是 CRT 治疗的关键。由于 CRT 患者心腔显著扩张,解剖位置改变使得冠状静脉窦口定位困难,而且冠状静脉分支变异大,可能没有适宜角度、适宜管径的静脉分支可供选择。目前报道的左心室导线置入失败率波动在 5%～13%。因此术前需行多层螺旋 CT 冠状静脉成像,以了解 CS 解剖形态,对于缺少理想靶静脉的患者,直接选择经心外膜置入左心室电极。

3. 心律失常　　导线送入过程中,可能由于机械性刺激室壁引起早搏、心动过速甚至心室颤动,其中以室性心律失常较为常见,要求术者操作

轻柔。接受 CRT 治疗的心功能不全患者多数合并心律失常,包括房性和室性心律失常。由于 CRT 手术难度大,操作时间较长,患儿可出现心衰加重,从而诱发或加重心律失常事件。预防的方法有:① 术前改善患儿的心功能状态,纠正水电解质紊乱,尤其保证正常血钾水平;② 术中操作轻柔,减少对心室肌的刺激;③ 密切观察,一旦出现心律失常事件,及时处理。要求配备抢救药品及相关仪器,尤其是除颤仪和呼吸机。

4. 心肌穿孔、心包填塞　　CRT 患儿大多数为扩张性心肌病,心腔显著扩张,心肌菲薄,容易穿孔。预防的关键在于轻柔操作,遇到阻力时适当回撤导线。大多数穿孔在导线撤出后会自行愈合,较少发生心包填塞。一旦发生心包填塞要立即进行心包穿刺和引流。

5. 术中急性左心室衰竭、死亡　　术前加强药物治疗、保证水电解质平衡;术中出现急性左心室衰竭,需积极抗心衰治疗,病情相对稳定后,继续治疗同时完成 CRT 手术。

6. 膈肌跳动　　把输出电压降低,输出脉宽升高;如果患儿不能耐受,需重新置入左心室电极。我科 1 例左心室电极置入心侧静脉的 CRT - D 患儿,术后 1 年出现膈肌跳动,改变左心室起搏配置,由左心室双极变为左心室环至右心室除颤线圈,膈肌跳动消失。

（二）术后早期并发症——左心室导线脱位

导线脱位是术后早期常见的并发症之一,发生率为 1.7%～13.6%,随着起搏工程技术的不断进展,导线的结构和功能不断改进,导线脱位率明显下降。左心室起搏时心电图特征性的表现为右束支传导阻滞的 QRS 波形,一旦起搏心电图发生改变,需要进行 X 线和起搏器检查,明确起搏、感知和阻抗状况,明确是否有完全脱位或微脱位的发生。完全脱位者只能通过手术方法复位导线,微脱位可通过调整起搏输出的方法解决。

（三）术后晚期并发症

1. 囊袋感染　　囊袋感染药物治疗效果通常不佳,处理较为困难,因此预防尤为重要。术前准备要充分,术中严格无菌观念,囊袋大小、位置合适。如出现囊袋感染,需全身积极抗生素治疗,

甚至取出脉冲发生器,必要时拔除导线。

2. 导线断裂或绝缘层破裂 导线断裂及绝缘层破裂的发生率与导线的柔韧性及导线承受的切应力大小有关。最常见的发生部位位于锁骨下,主要是锁骨与第一肋骨的间隙很窄,导线可因持续受压和局部摩擦而破裂或断裂。临床上出现感知和起搏功能障碍,需要进行 X 线检查和起搏器程控以明确诊断。锁骨下静脉穿刺应尽量靠外。

3. 慢性阈值增高 慢性起搏阈值增高常见于左心室导线,除外导线脱位后可将起搏输出能量提高以保证 100% 夺获心肌。

十一、围手术期的药物治疗和起搏参数优化

术前使用 ACEI、洋地黄、利尿剂等,心功能能耐受者使用 β 受体阻滞剂;术前必要时使用硝普钠维持,调整心功能稳定至足以耐受 CRT 手术时才能开始,否则会因手术创伤,加重心力衰竭,导致死亡。随着心衰症状改善、生存期延长,心律失常性猝死已成为影响预后的主要因素,对室性心动过速、心室扑动高危患者加用胺碘酮和(或)β 受体阻滞剂,可显著提高生存率。对于围手术期发现心内血栓的患者应充分抗凝、抗血小板治疗。严格术后起搏参数的最优化参数设置,包括 A - V 间期、V - V 间期、感知性能、起搏输出、频率应答和起搏/感知极性优化等,确保双心室收缩同步化和寻找最佳房室收缩顺序。对持续性房颤,难以复律或复律后难以维持窦性心律者,药物积极控制心室率。由于受限于成功率及并发症,目前指南尚不推荐导管消融治疗心衰合并房颤。

十二、随访

CRT 置入的患儿在出院前需建立档案,内容包括一般资料(姓名、年龄、住院号、职业、通讯地址及电话等);CRT 治疗的适应证、合并疾病及相关检查资料;起搏器基本资料(起搏器型号及序列号、导线型号及序列号、置入相关参数如左心室电极导线位置、心房及心室起搏阈值);随访资料(随访日期及测试各参数、优化程序的内容、辅助检查结果及下次随访日期,可由电子系统及时提醒)。

嘱咐患儿家长在术后 1、3、6、12、18、24 个月定期进行随访评估,发生突发事件及时随访。每次随访均询问临床症状并体格检查,进行 NYHA 心功能分级并进行 6 分钟步行距离测试,检查体表心电图、肱动脉血压、BNP、X 线正位胸片、心脏彩超及组织多普勒,并在超声指导下进行起搏参数的优化。A - V 间期的优化采用 Ritter 方法,以达到左心室最大舒张期充盈和最少二尖瓣反流。V - V 间期的优化采用组织多普勒,以室间隔和左心室侧壁基底段收缩达峰时间差(TDI)最小及左心室获得最大心排血量为标准。根据临床症状和各项检查结果调整心衰药物的种类和剂量。ACEI 及 β 受体阻滞剂逐渐调整至靶剂量后长期维持,利尿剂于病情稳定后,以最小有效剂量长期维持,定期监测电解质及肾功能。对置入 CRT - D 的患者,嘱咐其一旦发生治疗事件及时就诊并联系随访医生。

CRT 是通过改善心肌整体收缩的协调性而发挥作用。目前尚无临床证据证明它能增强衰竭心肌的收缩性能,所以协调收缩的心肌还需在适当的药物配合下进行。术后合理的药物治疗可一定程度抑制自身的房室传导,减少房性、室性异位心律及其他抑制双心室起搏的各种不利因素,提高起搏器工作效率,同时配合双心室起搏心脏协调化作用,共同改善患者综合临床效应。

十三、CRT 远程监测技术在随访中的应用

随着大规模临床研究的完成,CRT 已经成为中、重度甚至某些轻、中度充血性心力衰竭伴心脏运动不同步患者的重要治疗手段,能够降低患者的病死率,提高生活质量。与普通起搏器一样,CRT 置入后也需要规律随访和程控,且其询问内容和程控参数也更为复杂。CRT 远程监测技术系统的研发成功并在全球广泛应用,解决了术后日益繁重的门诊随访程控工作,可早期发现不良事件从而及时干预,或者用于评估药物或 CRT 的治疗效果。该系统通过无线网络通讯技术,每天以固定的时间间隔发送数据,而且也可以根据临床事件报警设定发送数据,数据被传输到终端,医生可以通过互联网及时了解信息。

家庭监测系统的信息传输包括常规事件每日定点传送（通常为凌晨1时）及特殊事件随时传送，随访医生通过网络进行浏览。传输的信息和事件主要分为：① 疾病相关事件：例如室性早搏、室性心动过速事件，模式转换次数、心房颤动（房颤）负荷，心室率超过上限，心室起搏百分比等；② 起搏系统相关事件：包括电池状态、心房心室导线阻抗、心房心室感知等。

通过互联网对心血管置入型电子器械（CIED）的患者进行远程监测具有里程碑意义。现代的CIED具有各种诊断功能，包括房性和室性心律失常的发生、电极导线的完整性、起搏器的电池状态以及反映心力衰竭状态的参数等。以往常规门诊随访时，这些信息只能在程控时才能调出来，而远程监测的出现极大改变了对起搏器和ICD的随访模式。

心力衰竭监测（heart failure monitor）是CRT远程监测的重要内容。主要包括双心室起搏比例、心室率监测（平均心室率和静息平均心室率）、活动度监测以及心律失常事件监测等。心室率和心律失常发生率等生理参数的变化可以反映心力衰竭的进展情况。心力衰竭好转时平均心室率和静息平均心室率会呈降低趋势，反之则会增加。房性或室性心律失常可使轻度心力衰竭恶化为重度心力衰竭，而心律失常又可导致心肌缺血和心肌重构，特别是房颤可导致双心室起搏比例降低，进一步使心力衰竭恶化。房颤与反复发作的室性心律失常关系也很密切。CRT远程监测的优势是可以监测无症状性房颤的发作。早期发现无症状性房颤有助于及时预防性干预栓塞事件发生，预测血流动力学的恶化，对于CRT置入患者尤为重要，因为房颤发作会导致双心室起搏比例降低，双心室收缩失同步。通过强化心力衰竭治疗或加用抗心律失常药物，降低房性或室性心律失常的发生率，从而避免心力衰竭或死亡事件的发生。

参 考 文 献

1. Cleland JGF, Thackray S, Goodge L, et al. Outcome studies with device therapy in patients with heart failure. J Cardio Electrophysiol, 2002, 13 (1Suppl): 573 - S91.

2. GrimmW, Maisch B. Sudden cardiac death in dilated cardiomyopathy therapeutic options. Herz, 2002, 27(8): 750 - 759.

3. Hunt SA. ACC/AHA 2005 guideline update for the diagnosis and management of chronic heart failure in the adult: a report of the American College of Cardiology/American Heart Association Task Force on Practice Guidelines(Writing Committee to Update the 2001 Guidelines for the Evaluation and Management of Heart Failure). J Am Coil Cardiol, 2005, 46(6): e1 - 82.

4. Swedberg K, Cleland J, Dargie H, et al. Guidelines for the diagnosis and treatment of chronic heart failure: executive summary (update 2005): The Task Force for the Diagnosis and Treatment of Chronic Heart Failure of the European Society of Cardiology. Eur Heart J, 2005, 26(11): 1115 - 11140.

5. Baldasseroni S, DeBiase L, Fresco C. et al. On behalf of the Italian Network on Congestive Heart Failure(IN - CHF) Investigarors. EurHeart J, 2007, 23(2): 1692 - 1698.

6. Dhingra R, Pencina MJ, Wang TJ, et al. Electrocardiographic QRS duration and risk of congestive hea rt failure the Framingham Heart Study[J]. Hypertension, 2006, 47(5): 861 - 867.

7. Curry CW. Nelson GS, Wyman BT, et al. Mechanical dyssynchrony in dilated cardiomyopathy with intraventricular conduction delay as depicted by 3D tagged magnetic resonance imaging. Circulation, 2000, 101(1): E2.

8. Grover M. Engler RL. Acute pulmonary edema induced by left bundle brunch block. AM J Cardiol, 2005, 52(5): 648 - 649.

9. Ukkonen H. Beankinds RSB Burwash IG. et al. Effet of cardiac resynchronization on myocardial efficiency and regional oxidative metabolclism Circulation, 2007, 107(1): 28 - 31.

10. Auricchio A, Fantoni C, Regoli F, et al. Characterization of left Ventricular activation in patients with heart failure and left bundle branch bock. Circulation, 2004, 109: 1133 - 1139.

11. Blanc JJ, Etienne Y, Gilard M, et al. Evaluation of different ventricular pacing sites in patients with severe heart failure: results of acute hemodynamic

study. Circulation，1997，96：3273－3277.

12. Adamson PB，Kleckner KJ，VanHout WL，et al. Cardiac resynchronization therapy improves heart rate variability in patients with symptomatic heart failure. Circulation，2003，108：266－269.

13. Auricchio A，Spinelli JC，Trautmann SI，et al. Effect of resynchronization therapy on ventricular remodeling. J Card Fail，2002，8：S549－S555.

14. St John Sutton MG，Plappert T，Abraham WT，et al. Effect of cardiac resynchronization therapy on left ventricular size and function in chronic heart failure patients. Circulation，2003，107：1985－1990.

15. Rickard J，Bassiouny M，Cronin EM，et al. Predictors of cardiac resynchronization therapy in patients with branch block morphology. Am J Cardiol，2011，108：1576－1580.

16. Gorcsan J 3rd. Kanzaki H，Bazaz R. et al. Usefulness of echocardiographic tissue synchronization imaging to predict acute response to cardiac resynchronization therapy. Am J Cardol，2004，93(97)：1178－1181.

17. Sogaard P，Egeblad H，Pedersen AK. et al. Sequential versus simultaneous biventricular resynchronization for severe heart failure：evaluation by tissue Doppler imaging. Circulation，2002，106(16)：2078－2784.

18. Capasso F，Giunta A，Stabile G，et al. Left ventricular functional recovery during cardiac resynchronization therapy：predictive role of asynchrony measured by strain rate analysis. Pacing Clin Electrophysiol，2005，28（1）：S1－4.

19. Dohi K，Suffoletto MS，Schwartzman D. et al. Utility of echocardiographic radial strain imaging to quantify left ventricular dyssynchrony and predict acute response to cardiac resynchronization therapy. Am J Cardiol. 2005，96(1)：112－116.

20. Suffoletto MS，Dohi K，Cannesson M，et al. Novel speckle-tracking radial strain from routine black-and-white echocardiographic images to quantify dyssynchrony and predict response to cardiac resynchronization therapy. Circulation，2006，113(7)：960－968.

21. 舒先红，巩雪，汪咏莳等.实时三维超声和斑点追踪显像预测心脏再同步化治疗疗效的实验和临床研究.中华超声影像学杂志，2011，8.

22. Soliman OI，van Dalen BM，Nemes A，et al. Quantification of left ventricular systolic dyssynchrony by real-time three-dimensional echocardiography. J Am Soc Echocardiogr，2009，22(3)：232－239.

23. 华伟，丁立钢，张澍等. 多层螺旋CT冠状静脉成像在心脏再同步治疗中的应用.中华心血管病杂志，2010，38(7)：610－613.

24. 梁延春，于海波，孙毅等. 电生理标测冠状静脉窦分支最延迟电激动处置入左室导线行心脏再同步化治疗. 中国心脏起搏与心电生理杂志，2012，26(3)：196－200.

25. 陆铮，汪芳等. 左室内膜刺激心脏再同步化治疗的研究现状. 中国心脏起搏与心电生理杂志，2012，26(1)：81－82.

26. 邱春光. 经房间隔穿刺左心室心内膜起搏心脏再同步治疗的现状及问题.中华心律失常学杂志，2013，17(4)：285－287.

第四十九章　干细胞移植在心血管疾病治疗中的应用

>>>>>> 陈沅 向平 朱高慧 陈露

心血管系统疾病仍是威胁人类健康的主要疾病之一,缺血性心脏病、心肌梗死、心肌病等在临床较为多见。由于心肌组织中干细胞数量有限,当心肌细胞凋亡坏死后,难以满足心肌组织修复的需要,最终可能出现心力衰竭。终末期心力衰竭患者药物疗效欠佳,心脏移植可能是唯一可供选择的治疗手段。但心脏移植花费巨大,且供体的缺乏也使其不可能广泛应用于临床。作为近年来心血管领域研究的热点,人们发现干细胞移植可增加有功能心肌细胞数量,稳定受损心脏结构,改善心肌重塑,减轻心力衰竭,改善心脏功能等,在心血管疾病治疗领域具有广阔的应用前景。

一、干细胞的定义、分类及研究背景

干细胞(stem cells,SC)是一类具有自我复制能力的多潜能细胞。在一定条件下,它可以分化成多种功能细胞。根据干细胞所处的发育阶段分为胚胎干细胞(embryonic stem cells,ESCs)和成体干细胞(somatic stem cell)。根据干细胞的发育潜能分为3类:全能干细胞(totipotent stem cell,TSC)、多能干细胞(pluripotent stem cell)和单能干细胞(unipotent stem cell)。干细胞是一种未充分分化,尚不成熟的细胞,具有再生各种组织、器官和人体的潜在功能,医学界称为"万能细胞"。

干细胞研究最早始于20世纪60年代,几个近亲种系的小鼠睾丸畸胎瘤的研究表明其来源于胚胎生殖细胞(embryonic germ cells,EG),此工作确立了胚胎癌细胞(embryonic carcinoma cells,EC)是一种干细胞。

1981年,Evan、Kaufman和Martin从小鼠胚泡内细胞群分离出小鼠ES细胞,建立了小鼠ES系。由这些细胞产生的细胞系有正常的二倍型,像原生殖细胞一样产生3个胚层的衍生物。1997年,爱丁堡罗斯林研究所的Ian Wilmut及其同事在Nature上发表了实验结果。他们成功地从6岁的母羊乳腺细胞中取得遗传物质,采用体细胞核移植技术,产生出克隆羊"多莉"。

干细胞移植运用于心血管疾病开始于20世纪90年代。1994年,Soonpaa首次发现将小鼠胚胎干细胞移植到成年小鼠发生梗死的心肌中,能够存活并能限制瘢痕发展,预防梗死后心衰的发生。2001年,德国杜赛尔大学医学院首次对急性心肌梗死患者进行自体骨髓干细胞(bone marrow stem cells,BMSC)移植,10周后心功能得到明显改善。2003年,美国FDA批准BMSC实验性治疗急性心肌梗死。目前,全球干细胞移植治疗心肌梗死、扩张型心肌病等已进入临床研究阶段,给心脏疾病的治疗与康复带来了新的方向。

二、移植干细胞的种类

(一)胚胎干细胞

胚胎干细胞是从早期哺乳动物囊胚的内细胞团发育而来,是具有无限增殖和全能分化能力的细胞。1996年,Klug等首次利用转染心肌重链蛋白启动子,在体外成功诱导小鼠ESCs为心肌细胞,并通过免疫组化及超微结构分析证实诱导分化率可超过 99%。近期研究发现,将分化为心肌系的 ESCs 移置入动物心肌梗死模型中,左心室射血分数明显改善[1]。尽管体内外实验均表明 ESCs 移植治疗心肌梗死具有可行性,但由于其存在伦理争议、具有免疫原性、致畸胎瘤性、致心律失常性,阻碍临床应用。然而,由于 ESCs 可在体外重现心脏发育的病理生理过程、明确药物作用靶点、评估药物有效性及安全性等[2],在近几年研究中重新受到关注。

(二)骨骼肌成肌细胞

骨骼肌成肌细胞(skeletal myoblasts,SMs)是成体骨骼肌中位于细胞膜和肌膜之间具有增殖分化潜能的肌源性干细胞。SMs 在体外培养具有自发收缩特性,虽然移植到梗死区或梗死周边后不能完全向心肌细胞方向分化,但能与心肌细胞形成合胞体增强心肌收缩力[3]。然而,有报道指出心肌梗死患者注射自体 SMs 后,发生恶性心律失常的概率增高,且自体 SMs 移植后不能与宿主心肌细胞形成电生理连接,因此容易形成折返环路而诱发心律失常[4]。目前 SMs 已被终止用于治疗心肌梗死的临床试验。但最新研究将干细胞因子基因通过病毒转录整合到 SMs,获得 SMs 多能诱导干细胞,同时发现其能分化为心肌细胞,且不具有致瘤性。利用慢病毒将 Wnt 基因转入 SMs,发现转染后的细胞心肌特异相关基因如 NKx2.5、缝隙蛋白 43(connexin43,Cx43)、肌球蛋白重链、脑钠肽的 mRNA 表达量增高,提示转入基因促进 SMs 向心肌方向分化,进一步扩展了 SMs 的研究范围和利用价值[5]。

(三)骨髓间充质干细胞

骨髓间充质干细胞(bone marrow mesenchymal stem cells,BMMSCs 或 MSCs)是一组来源于骨髓,具有 CD34+、CD45+ 表型的非造血干细胞,具有自我更新和多向分化潜能的成体干细胞。鉴于前期实验结果,且采集方便、能自体移植、无免疫排斥、不存在伦理道德问题等优点,BMMSCs 作为治疗心肌梗死的"种子细胞",已进入 II 期临床试验[6]。随着研究深入,发现 BMMSCs 能够增加缺氧心肌区域的新生血管密度,从而提高移植细胞的存活率,而这一作用被认为与一系列细胞因子相关,如成纤维细胞生长因子、血管内皮生长因子、血小板源性生长因子、IL,即旁分泌作用是改善心功能机制中更为重要的一种形式[7]。尽管以往认为 BMMSCs 不表达人白细胞抗原 II,不会引起排斥反应,但最近观察到同种异源 BMMSCs 移植后可改变机体免疫状态而诱发免疫反应。随着移植的 BMMSCs 被免疫系统逐步清除,移植 5 周时心功能改善程度明显降低[8]。对于 BMMSCs 移植治疗心肌梗死的长期有效性和安全性,还有待后期临床试验验证。

(四)造血干细胞

造血干细胞(hematopoietic stem cells,HSCs)是来源于骨髓,早期表达 c-Kit 和 CD133,后期永久表达 CD33 和 CD34 的一类干细胞,研究发现小鼠 HSCs 与新生心肌细胞共培养时,能表达心肌细胞膜上的内向整流钾通道。在动物急性或慢性心肌梗死模型中,由骨髓单个核细胞中分离出的 HSCs 被证实能够促进血管再生、改善局部心功能[9]。对其改善心功能的机制,有研究观察到将 HSCs 直接注入心肌或经过动员后归巢到心肌组织后,HSCs 能够分化为心肌细胞、内皮细胞或平滑肌细胞。然而,亦有研究报道认为 HSCs 移植后并未向心肌细胞系分化或仅是发生了细胞融合[10]。

(五)心脏干细胞

自首次体外培养纯化大鼠心脏干细胞(cardiac stem cells,CSCs)以来,CSCs 成为新的研究热点。有一部分研究也将心肌中具有自我增殖、分化能力的细胞称为心肌祖细胞。多年来,随着对心肌祖细胞研究的逐渐深入,其标志基因 c-kit+[11]、Sca-1+[12] 和 Flk-1+[13] 逐步被揭示,但是这些标志基因都代表了心脏外不同的细胞群种、经过心脏的细胞或者停留在心脏的细胞,但很明显不是内源性的心肌干细胞(如单核细胞、巨噬细胞或血液来源细胞)[14]。因此,有必要制定另外的标准来鉴别 c-kit+、Sca-1+、Flk-1+ 中具有心肌祖细胞特性的亚型。Laugwitz 等证实了一类表达 LIM 同源转录因子 ISL1 的来源于出生后心脏的祖细胞存在,这种 ISL1+ 的祖细胞在与新生心肌细胞共培养时可以分化为完全成熟的功能心肌细胞。而且更重要的是,细胞谱系追踪分析证实其确实是心脏源性,在体内外均可分化为心脏的 3 种细胞类型(心肌细胞、平滑肌细胞和内皮细胞)[15]。

(六) 多能诱导干细胞

2006 年,Takahashi 等首次采用体外基因转染技术,将 $Oc3/t4$、$Sox2$、$c-Myc$、$Klf4$ 等 4 个转录因子导入胚胎小鼠成纤维细胞或成年小鼠尾部皮肤成纤维细胞,通过体外培养获得细胞形态、生长特性、表面标志物、致畸胎瘤等方面与小鼠 ESCs 非常相似的多能干细胞系,称为多能诱导干细胞。次年,来源于人类皮肤成纤维细胞的多能诱导干细胞也被成功培养获得。多能诱导干细胞能在体外向心肌、血管方向分化,移置入小鼠急性心肌梗死模型后,可观察到心功能提高,表明自体移植多能诱导干细胞治疗心肌梗死具有可行性。比较在相同培养环境下,多能诱导干细胞形成的有收缩功能的细胞达 44.8%,而 ESCs 仅 33.3%,提示多能诱导干细胞可能是用于治疗心血管疾病更有优势的一类干细胞[16]。尽管应用多能诱导干细胞能避免伦理学问题和移植排斥反应问题,但是有关多能诱导干细胞的研究尚处于初级阶段,需要更全面的研究和探索。

(七) 极小胚胎样干细胞

极小胚胎样干细胞是一类定居于骨髓或器官、数量极少的干细胞,这些细胞表达多能干细胞表面标记物,如 Oct-4、Nanog、SSEA-1,在特定培养基中能向 3 个胚层方向分化,当机体发生急性心肌梗死或卒中时,极小胚胎样干细胞迅速被动员至外周血中,参与成体组织的更新和损伤组织的再生修复过程[17]。目前主要利用其细胞体积小、干细胞相关标记物表达阳性、造血系表面标记物阴性的特性,达到富集极小胚胎样干细胞的目的。动物实验中,心肌梗死后在心肌内注射极小胚胎样干细胞,其改善心功能及延缓心肌肥厚的效果均优于移植 HSCs[18]。当前有关极小胚胎样干细胞研究仅仅是初步阶段,需要更多体内、体外实验提供其分化证据及机制。

(八) 脂肪来源的干细胞

研究发现脂肪组织经过分离、培养能得到具有干细胞特性的细胞,即脂肪源性干细胞,经过一定的诱导培养后,可以分化为成骨细胞、软骨细胞、肌细胞、内皮细胞和神经前体细胞,与 BMMSCs 特性相近。Okura 等证实人脂肪源性干细胞可表达心脏干细胞标志物 Islet-1 的 mRNA,应用 0.1%二甲基亚砜诱导后,还可表达肌动蛋白、肌球蛋白重链等,提示脂肪源性干细胞可分化为心肌样细胞。Ii 等将人脂肪源性干细胞移植到裸鼠梗死心肌处,观察到各项心功能指标均优于对照组,梗死面积明显缩小,多种促进血管再生的生长因子如成纤维细胞生长因子、血管内皮生长因子、干细胞相关因子-1 分泌增多,但未见明显证据支持脂肪源性干细胞向心肌细胞或内皮细胞分化。最近,Bayes-Genis 等从心脏脂肪组织中成功获取脂肪源性干细胞,发现这种细胞除了分化能力与 BMMSCs 相近,还能表达心肌细胞和内皮细胞的表面标记物,体外培养时并不分化为脂肪细胞。为干细胞治疗心血管疾病提供了另一种选择。

(九) 其他用于心脏再生的心脏外来源的干细胞

如尿源性干细胞(urine-derived stem cells)、脐血来源干细胞[19]、胎儿足月胎盘膜人间充质干细胞(fetal term placenta membrane human mesenchymal stem cells, FMhMSCs)[20]、羊水源性干细胞(amniotic fluid-derived stem cells, AFSs)[21]、多能成年生殖干细胞(multipotent adult germline stem cells, mGSs)[22]等。

三、干细胞移植改善心脏功能的机制

对于干细胞移植改善心功能的机制尚不完全明确,目前认为主要通过以下几个途径发挥作用:① 干细胞分化为血管内皮细胞和血管平滑肌细胞,直接参与新生血管的生长,缓解局部缺血,对缺血心肌进行及时的再灌注,也称为治疗性血管生成;② 干细胞分化为有功能的心肌细胞,部分弥补缺血区域的死亡心肌细胞,修复坏死的心肌细胞,参与心肌收缩;③ 分泌多种促血管生长因子和细胞生长支持因子,可阻止细胞凋亡,增加细胞存活率,间接促进血管的生长和维持细胞的存活。

（一）干细胞向血管内皮细胞、平滑肌细胞、心肌细胞分化的外在调控因素

胚胎干细胞系统为研究单能或多能干细胞向心肌细胞分化的外在调控因素提供了一个较好的平台,如 Nkx2.5 等作为心肌分化的关键转录调节因子,是调控心肌细胞命运的内在程序的极好标志[23]。在胚体发生过程中,有一个很容易被量化的、具有相对较低自发分化水平的细胞团是研究干细胞向心肌细胞分化过程中一些小分子因素的较理想模型,近年来已取得了显著成效,大部分结果与遗传学动物模型的心脏发育结果一致。其中,WNTs是一个重要的调控途径,胚胎实验证实WNTs通路对胚胎期心脏发育具有特定阶段的双向调控作用,在心肌分化初始过程中正向调控,随后表现为负向调控[24]。如果在胚体培养早期激活 WNT/BETA - CATENIN 信号途径可能扩大中胚层的心脏成分,增强心肌细胞分化;在培养后期激活该信号途径则抑制心肌细胞分化。

其他参与调控胚胎心肌细胞分化的信号途径还包括 NOTCH[25]、FGF[26] 和 TGF-β 家族成员等(包括 ACTIVIN 和 BMPs)[27]。这些信号传导途径在早期胚层及组织的产生和特化过程中发挥广泛作用,其功能实现可能与间接激活未知特化心肌诱导剂相关,目前已有部分人胚胎干细胞系统实验证实这一点。Laflamme[28] 等发现先后用 ACTIVIN - A 和 BMP4 有效诱导后,细胞群中有高达 90% 的心肌细胞可被 Percoll 梯度离心法纯化。Stefanovic[29] 等提出至少有部分心脏诱发因素可能由内胚层产生。例如前内胚层分泌的因子可诱导心肌分化,内胚层转录因子 SOX17 可间接影响胚体中心脏中胚层的发生和随后初始胚层的形成等。亦有研究证实,在胚体发生的过程中 GATA4 的表达明显促进心脏发育过程,GATA4 指引胚体形成内胚层,随后诱导其他细胞分化为心肌细胞[30]。表达 GATA4 的细胞可分泌 WNTs 信号通路抑制剂如 DKK1 和 SFRP5 等,这与 WNTs 抑制心脏形成作用一致,且与胚胎干细胞被 FGF 诱导同时产生肝细胞样细胞和搏动心肌细胞结果一致。

对于干细胞向心肌细胞的定向分化能力,研究者目前没有达成共识,研究结果也并不完全一致。在干细胞与原代心肌细胞体外共培养和体内注射干细胞动物实验中已证实干细胞有分化为心肌细胞的能力;且动物实验中偶然可发现注射入心脏的干细胞分化成心肌细胞的证据,但人体临床试验中没有发现此种现象。

新生鼠心肌原代细胞可诱导血管内皮祖细胞和间充质干细胞向心肌细胞分化。此外,对心肌梗死数天后的羊或猪的梗死区注射间充质干细胞,可使梗死面积减少,心功能改善;并有部分移植细胞可表达心肌细胞、血管内皮细胞和平滑肌细胞蛋白,间接证实干细胞可向心肌细胞分化,至于移植的干细胞是否可在体内分化为搏动的心肌细胞,目前还没有明确的证据。

目前,尽管在临床研究中没有直接证据表明心内注射骨髓干细胞可分化为心肌细胞,但能观察到干细胞向血管内皮细胞分化,且心肌梗死后心脏功能可得到改善[31],这一研究结果表明直接移植干细胞到心肌组织改善心功能的作用机制很可能与干细胞分泌的血管生成因子有关。Tillmanns[32] 等用胰岛素样生长因子-1 和干细胞生长因子诱导后的大鼠心脏干细胞自体移植后,它们可分化成内皮细胞、平滑肌细胞及少量心肌细胞等;大多数分化形成冠状动脉、小动脉和毛细血管,从而增加心肌血流量,改善心脏功能。

（二）干细胞的自分泌作用

引导合适的心肌前体干细胞到需要修复的心肌区域,或是向受损心肌区域的移动,而且在局部附着、灌输,并且不被血流带走,这一过程称之为"归巢"。干细胞从组织到心脏的归巢受多种因素影响。在早期的动物实验中,学者发现干细胞因子(stem cell factors)和粒细胞集落刺激因子(granulocyte-colony stimulating factors,GSF)可促进干细胞向受损心肌的边缘区域归巢,从而减少梗死面积、增加射血分数和改善血流动力学以达到降低心肌梗死动物的病死率。另有研究表明,如果将小鼠心脏干细胞用粒细胞集落刺激因子预处理,可提高其到梗死区域的数量和迁移率。又有研究者提出血管内皮生长因子(vascular endothelial growth factor，VEGF)增加血管生成和骨髓内皮祖细胞的归巢[33]；一些具有生物活性的鞘脂，如鞘氨醇-1-磷酸和神经酰胺-1-磷酸等能动员多能干细胞向心肌梗死区域迁移[34]。上述结果表明，骨髓和心脏干细胞的再生需要和这些生长因子联合作用。

干细胞的旁分泌作用包括血管生成和抗凋亡作用，目前已有多个实验证实，且有研究者提出干细胞移植到心肌梗死区域后，FGF、SDF1-α和血管内皮生长因子表达的增强往往伴随着促凋亡蛋白 Bax 基因的表达下调[35]。

体外培养的骨髓间充质干细胞可分泌大量的血管生成因子、抗细胞凋亡因子、肝细胞生长因子和胰岛素样生长因子-1[36]，这一结果似乎表明骨髓间充质干细胞的有效作用是通过抑制心肌纤维化和增加血管生成来完成的。在啮齿动物的心肌梗死模型中，骨髓间充质干细胞分泌血管内皮生长因子，增加血管生成。特别是被修饰表达 Akt-1 的骨髓间充质干细胞被证实可以保护心肌细胞不被心肌缺血诱导凋亡[37]。

有研究证实骨髓细胞可分泌超过 100 种的可溶性旁分泌因子，这些因子的作用潜能包括心肌保护、血管新生、心肌重塑调节、增加心肌细胞增殖和激活心脏干细胞[38]。

最近研究证实成肌细胞也有旁分泌作用，包括促血管生成、抗细胞凋亡和细胞外基质重塑[39]。总之，非胚胎干细胞的旁分泌和血管生成作用在心脏保护过程中发挥着重要的作用。

四、干细胞移植在治疗心血管疾病的临床应用

(一)缺血性心肌病

缺血性心肌病(ischemic cardiomyopathy，ICM)是指由于长期心肌缺血导致心肌局限性或弥漫性纤维化，从而产生心脏收缩和(或)舒张功能受损，引起心脏扩大或僵硬、充血性心力衰竭、心律失常等一系列临床表现的综合征。其致死主要原因包括进行性充血性心力衰竭、心肌梗死和继发性严重心律失常和猝死等，病死率较高。

目前，国内外对干细胞治疗缺血性心肌病和

心肌梗死病例的报道主要集中在成人。Heldman等[40]开展了一项随机、双盲、安慰剂对照的TAC-HFT试验，选取年龄在 21 岁到 90 岁之间患缺血性心肌病且左心室射血分数小于50%的患者，分为经心内膜注射 MSCs 组(19 人)、骨髓单个核细胞(BMCs)组(19 人)和各自安慰剂组(11人和 10 人)，随访时间为 1 年。结果表明：① 1 年严重不良事件发生率在 MSCs、BMCs 和安慰剂组分别为 31.6%、31.6%和 38.1%；② 1 年后，相比于安慰剂组，MSCs 组和 BMCs 组明尼苏达心衰生活量表得分均得到明显改善，MSCs 组 6 分钟步行距离增加；③ 与术前自身对照相比，MSCs 组梗死面积(占左心室百分比)明显减少，注射局部心功能改善，但 BMCs 组和安慰剂组无好转；各组左心室容积和射血分数均无改变。该研究提示经心内膜注射 MSCs 和 BMCs 治疗缺血性心肌病伴左心功能不全的患者可能安全有效。Bolli 等[41]开展了 SCIPIO 试验，共选择 23 名心肌梗死后左心功能障碍(左心室射血分数≤40%)的缺血性心肌病患者，随机分为冠状动脉内自体心脏干细胞移植治疗组(CSC 组，16 人，患者接受冠状动脉旁路移植术后 4 个月，经冠状动脉注入细胞，注射剂量为 $1×10^6$ 个细胞)和对照组(7 人，不注射细胞)，随访 12 个月，对其安全性及有效性进行分析。结果显示 CSC 组患者未见注射相关不良反应，其左心室射血分数由注射前的 30.3%增加到注射后的 38.5%；对照组左心室射血分数没有变化。尤为重要的是 CSC 组中有 8 例术后 1 年LVEF 值比基线水平增加了 12.3 个射血分数单位(SE=2.1)；7 例心肌梗死面积(注射前 32.6±6.3 g)在术后 4 个月(7.8±1.7 g，23.8%，P=0.000 4)和 1 年(9.8±3.5 g，30.3%，P=0.04)分别明显下降。该研究提示向冠状动脉内输注自体干细胞，或可改善伴有心衰的缺血性心肌病患者左心室收缩功能并减少梗死面积。Makkar 等[42]进行了 CADUCEUS 试验，选取心肌梗死后 2~4周左心室射血分数为 25%~45%的心肌梗死患者，分为经冠状动脉内注射自体心脏干细胞组(CSC 组，17 人)和对照组(8 人)，随访 6 个月。结果表明，CSC 组患者不良事件发生率较之于对照

组无显著差异；MRI检查发现与对照组相比，CSC组患者的瘢痕面积减少，功能心脏面积及区域收缩性、区域收缩期室壁厚度增加，但舒张末期容积、收缩末期容积及左心室射血分数并未改善。Martin-Rendon等[43]总结了13项MSCs治疗急性心肌梗死的随机对照临床试验，采用随机效应模型分析，发现与对照组相比，干细胞治疗可显著改善LVEF 2.99%，降低左心室收缩末期容积（LVESV）4.74 mL，降低心肌病变区3.51%。上述研究表明，目前干细胞治疗缺血性心肌病和心肌梗死虽然存在诸多争议，但大多数临床结果显示干细胞治疗的有利趋势，亟需进一步开展合适剂量、更长疗效评价时间的临床试验，以证实干细胞治疗的效果。

（二）心肌病

心肌病包括原发性和继发性心肌病，原发性心肌病是由于原发心肌病变引起的以心脏功能障碍为主要表现的一组疾病，其类型包括扩张型心肌病、肥厚型心肌病、限制型心肌病、致心律失常型右心室心肌病及未分类心肌病。既往研究表明儿童以扩张型心肌病发病率最高，其次为肥厚型心肌病，限制型心肌病的发病率较低。

近年来有大量学者进行了干细胞移植治疗儿童扩张型心肌病的研究，但对肥厚型心肌病及限制型心肌病的研究却鲜有报道。目前DCM主要采用药物治疗，可在一定程度上缓解患儿的心力衰竭。但Harmon等[44]指出，40%有临床症状的DCM患儿药物治疗并不能提高生存率。目前，心脏移植仍是治疗终末期DCM唯一有效方法，然而供体稀缺及患儿无法等到供体已死亡等原因限制了心脏移植的临床应用。Olgunturk等[45]报道的2例NYHA分级Ⅳ级的DCM患儿（9岁女童和6岁男童），均对常规地高辛、利尿剂、ACE抑制剂及β受体阻滞剂等治疗耐药，经冠状动脉移植单个核细胞后，女童射血分数由16%上升到36%（移植后5周）及39%（移植后8周）；短轴缩短率（FS）由16%上升到23%（移植后5周）及26%（移植后8周）；心胸比（CTR）由0.77下降到0.64；NYHA分级由Ⅳ级提高到Ⅱ～Ⅲ级。男童EF由34%上升到47%（移植后5周）及51%（移植后8

周）；FS由7.3%上升到17%（移植后5周）及18%（移植后8周）；CTR由0.68下降到0.62；NYHA分级由Ⅳ级提高到Ⅰ级。Rupp等[46]报道1例2岁DCM男童，因临床症状不断恶化而纳入心脏移植等待列表，在心脏移植前行经冠状动脉途径的骨髓干细胞移植治疗，随访6个月。结果显示，术后患儿EF从24%（1个月）上升到41%（3个月）及45%（6个月）；BNP值由787pg/mL下降到了191pg/mL；心功能从术前的NYHA分级Ⅳ级改善到Ⅲ级（3个月）和Ⅰ级（6个月）。Lacis等[47]报道1例4月龄DCM危重患儿在接受心肌内注射自体骨髓单个核细胞治疗后，其LVEF由移植前的20%增加到41%（术后4个月）。以上研究表明，干细胞治疗可能成为终末期DCM患儿的有效治疗方式或在延长其存活时间以等待移植供体过程中发挥作用。

（三）心肌炎

心肌炎是指各种原因所引起的心肌炎症性病变，原因包括感染、免疫及理化等因素。病毒感染是心肌炎的重要原因，尤以柯萨奇病毒多见。心肌炎临床表现轻重程度差别很大，轻者可以无任何症状，重症患者可以引起心力衰竭、心源性休克及猝死等。

最近的动物实验研究已经证实，多种类型干细胞移植在恢复心肌炎的心脏功能时具有重要作用，但还没有相关的临床实验数据。Okada等[48]使用雄性Levis大鼠建立自身免疫性心肌炎模型，分别在模型建立的2、3、4周注射同种MSCs。结果发现MSCs治疗组大鼠较对照组心脏功能显著改善，组织学检查其心肌受损面积明显减少，毛细血管密度明显增加，肝细胞生长因子蛋白水平上升，IL-2、IL-6、IL-10的水平明显下降。故作者提出MSCs改善心脏功能、减轻心肌受损可能与诱导血管生成和抑制炎症的细胞因子的产生相关。Weener等[49]建立炎症介导的大鼠心肌炎模型，分别在模型建立的2周和4周于股静脉注射移植脾脏来源的血管内皮祖细胞（EPC）2×10^7个，结果显示心肌炎组可明显动员骨髓EPC到外周血并黏附到纤连蛋白，而对照组正常心肌细胞的EPC动员能力较低；超声心动图观察心肌炎移植 EPC 组大鼠 FS 增加 15%，组织学观察发现瘢痕形成减少，室壁厚度增加，表明 EPC 移植能改善大鼠心脏功能。Wang 等[50]使用雄性 BALB/c 小鼠建立心肌炎模型，尾静脉注射小鼠胚胎干细胞，观察小鼠病死率、炎症细胞浸润、心肌组织病变情况及胚胎干细胞的迁移、分化。发现干细胞移植组小鼠存活率为 80%，较对照组存活率（64%）明显提高，炎症细胞浸润及心肌组织病变发生率较对照组明显降低；且可观察到 ESCs 细胞迁移到心脏和可能向心肌细胞分化，提示 ESCs 移植后可以明显增加心肌炎小鼠的存活率，减轻炎症细胞浸润及组织坏死。Van Linthout 等[51]通过体外实验发现 MSC 感染柯萨奇病毒 4、12、24、48 h 后其细胞本身没有受损，同时病毒拷贝数降低，提示没有病毒复制发生，推测 MSC 本身不被病毒感染；另外 MSC 与柯萨奇感染的心肌细胞共培养，可减轻心肌细胞凋亡，降低氧化应激反应。体内实验发现 MSC 移植可以改善心肌炎小鼠心脏血流动力学状态，减轻心肌组织纤维化及坏死，减少心肌细胞凋亡，改善心脏收缩及舒张功能，推测其可能的机制为：① MSC 不被病毒感染；② 具有抗凋亡，抗病毒的特性；③ 减轻病毒所致的氧化应激反应。现有的动物试验表明干细胞对心肌炎心脏功能改善有积极作用，但仍需临床试验进一步证实。

（四）心律失常

心律失常是由于窦房结激动异常或激动产生于窦房结以外，激动的传导缓慢、阻滞或经异常通道传导，即心脏活动的起源和（或）传导障碍导致心脏搏动的频率和（或）节律异常。心律失常的临床表现主要取决于心律失常的性质、类型、心功能及对血流动力学影响的程度。对血流动力学影响小的心律失常可无明显的临床表现，较严重的心律失常，可引起心悸、胸闷、头晕、低血压、出汗等，严重者可出现晕厥、阿-斯综合征，甚至猝死。

从目前的研究来看，干细胞移植能否改善心律失常尚存争议。部分学者认为干细胞对心律失常的治疗有积极作用。Shiba 等[52]进行了给豚鼠心肌梗死模型移置入胚胎干细胞分化的心肌细胞的实验，发现通过人全着丝粒探针原位杂交方法

证实超过 99% 的细胞被心肌标志物 β 肌球蛋白重链免疫标记，且大多数位于瘢痕的中心。同时这些细胞受到宿主来源的包含红细胞的新生血管供给，表明其受到宿主冠脉循环的灌注。同时，研究者发现移植后细胞与宿主心肌可同步收缩，改善心肌收缩功能。最为重要的是移植组在移植后 3~28 d 发生室性心动过速的数量较对照组少减少 78.5%，同时移植组未发生持续性室速。为进一步测试电活动稳定性，以程序化电刺激（PES）诱导心律失常发作，发现移植组 6.7% 的豚鼠发生室速，而对照组有 50% 发生室速，两组相比有统计学意义。由此作者提出干细胞移植可能达到心脏再生的生理学标准，改善受损心肌机械生理及电生理特性。但更多学者对干细胞能否改善心律失常持不同意见。首先 Draper 等[53]对人胚胎干细胞分别经维甲酸、六亚甲基二乙酰胺和二甲基亚砜诱导分化研究其表面抗原表型的变化，发现在未分化干细胞中可表达阶段特异性胚胎抗原-3（SSEA3）、SSEA4、TRA-1-60 和 TRA-1-8，但没有 SSEA1，这些细胞特性与人类胚胎癌细胞（EC）非常类似。另外在未分化的细胞也表达了抗体 TRA-2-54，第 1 类主要组织相容性抗原及其他抗原。这种分化抗原的多样性使得其分化的细胞与人类白细胞抗原（HLA）不完全一致，将增加与宿主发生免疫反应的风险。Blum 认为胚胎干细胞具多向分化潜能，在体内及体外都能分化为内、中、外胚层细胞。当其移置入体内后，未分化胚胎干细胞可能增殖迅速而导致畸胎瘤形成，有时甚至可发展为畸胎癌，这些恶性未分化的细胞被称为胚胎癌细胞。故作者提出胚胎干细胞移植有发生畸胎瘤或癌的潜在风险[54]。另有部分学者认为，尽管胚胎干细胞已显示出可分化为人类心肌细胞，但未发现其可分化到特定心肌细胞类型，或许各类型心肌细胞均可产生。由于这些细胞的离子通道类型、形态和动作电位持续时间均不相同，使得由胚胎干细胞分化而来的心肌细胞致心律失常的风险明显增加[55]。另有数据显示干细胞分化的心肌细胞为未成熟心肌细胞，根据大多数研究表明，这些细胞缺乏成熟的缝隙连接、闰盘和 T 小管[56]。因此，需要更多试验包括

临床试验来证实干细胞移植对心律失常的有效性及安全性。

五、总结及展望

干细胞是具有很强的自我更新能力及多向分化潜能的原始细胞，可分化为心肌细胞和内皮细胞，能增加有效心肌细胞数量，增强心肌收缩力，促使局部新生血管形成，降低缺血心肌的细胞凋亡，减少胶原形成等，是干细胞应用于临床治疗心血管系统疾病的基础。

理想的干细胞应具有以下特点：① 具有较高的存活率和增殖能力，能够到达病变部位生存并增殖；② 具有较强的分化能力，能够分化为成熟的细胞，帮助心肌功能的修复；③ 能够很好地移植和整合到原心肌细胞中，与周围心肌细胞形成稳定的细胞缝隙连接和电生理连接，产生与原心肌细胞具有相同的电机械特征，使它们舒张期和收缩期活动同步。

目前胚胎干细胞和非胚胎干细胞移植的基础试验都在进行中，但仅非胚胎干细胞移植运用于临床，包括骨髓干细胞、骨骼肌成肌细胞、心肌干细胞等，其中骨髓干细胞中的内皮祖细胞不仅具有分化成心肌细胞的能力，还有明显促进血管生成的作用，因此研究较多。由于每种细胞都有其特有的生物学特性、移植应用的适应范围和疗效，因此选择最适合的干细胞成为改善长期预后的关键之一。同时，基础及临床研究发现干细胞的分化效率及分化程度上难以稳定控制，导致了实验结果的不稳定，各项研究对于干细胞治疗的有效性存在分歧，一定程度上限制了干细胞在临床广泛应用。目前开展的临床实验对于各种细胞的适应范围及疗效等虽然已有初步的认识，但并未建立规范化的治疗标准（包括细胞类型、移植细胞量、移植时间、移植途径等等），有待今后各种干细胞治疗的临床大样本研究，进一步建立规范化的干细胞治疗标准，为干细胞治疗的临床推广打下坚实的基础。

目前干细胞移植在心血管疾病中的应用还有几个关键问题需要解决：① 根据患者临床特征选取最合适的干细胞；② 移植细胞改善心功能的机制；③ 最佳的细胞存活量；④ 微创的细胞移植技术的发展；⑤ 细胞移植在非缺血性心力衰竭中的潜在作用。

干细胞心脏移植技术经历了从基础研究到临床应用的转变过程，尽管仍有许多问题尚待进一步解决，但无论基础试验及临床研究均已证实其可能的有效性。作为心血管系统疾病一种新的治疗手段，干细胞移植技术展示了其强大的生机及广阔的应用前景。随着干细胞移植技术一些关键问题的深入研究以及更多大规模、多中心、随机双盲对照临床实验的开展，干细胞移植有望成为治疗心血管系统疾病一种新的治疗手段。

参 考 文 献

1. Moon SH, Kang SW, Park SJ, et al. The use of aggregates of purified cardiomyocytes derived from human ESCs for functional engraftment after myocardial infarction. Biomaterials, 2013, 34(16): 4013 - 4026.

2. Zimmermann WH. Embryonic and embryonic-like stem cells in heart muscle engineering. J Mol Cell Cardiol, 2011, 50(2): 320 - 326.

3. Zhu H, Song X, Jin LJ, et al. Comparison of intra-coronary cell transplantation after myocardial infarction: Autologous skeletal myoblasts versus bone marrow mesenchymal stem cells. J Int Med Res, 2009, 37(2): 298 - 307.

4. Fernandes S1, van Rijen HV, Forest V, et al. Cardiac cell therapy: overexpression of connexin43 in skeletal myoblasts and prevention of ventricular arrhythmias. J Cell Mol Med, 2009, 13 (9B): 3703 - 12.

5. Xiang G1, Yang Q, Wang B, et al. Lentivirus-mediated Wnt11 gene transfer enhances Cardiomyogenic differentiation of skeletal muscle-derived stem cells. Mol Ther, 2011, 19(4): 790 - 796.

6. Wang T, Tang W, Sun S, et al. Improved outcomes of cardiopulmonary resuscitation in rats with myocardial infarction treated with allogenic bone marrow mesenchymal stem cells. Crit Care Med,

2009，37(3)：833 - 839.

7. Sharif F，Bartunek J，Vanderheyden M. Adult stem cells in the treatment of acute myocardial infarction. Catheter Cardiovasc Interv，2011，77(1)：72 - 83.

8. Vassalli G1，Moccetti T. Cardiac repair with allogeneic mesenchymal stem cells after myocardial infarction. Swiss Med Wkly，2011，141：w13209.

9. Soejitno A，Wihandani DM，Kuswardhani RA. Clinical applications of stem cell therapy for regenerating the heart. Acta Med Indones，2010，42(4)：243 - 257.

10. Collins JM，Russell B. Stem cell therapy for cardiac repair. J Cardiovasc Nurs，2009，24(2)：93 - 97.

11. Tillmanns J，Rota M，Hosoda T，et al. Formation of large coronary arteries by cardiac progenitor cells. Proc Natl Acad Sci U S A，2008，105 (5)：1668 - 1673.

12. Takamiya M，Haider KH，Ashraf M. Identification and characterization of a novel multipotent sub-population of Sca - 1 + cardiac progenitor cells for myocardial regeneration. PLoS One，2011，6(9)：e25265.

13. Nelson TJ，Chiriac A，Terzic A，et al. Lineage specification of Flk - 1 + progenitors is associated with divergent Sox7 expression in cardiopoiesis. Differentiation，2009，77(3)：248 - 255.

14. Ale A，Siebenhaar F，Wildgruber M，et al. Cardioprotective c-kit (+) bone marrow cells attenuate apoptosis after acute myocardial infarction in mice-in-vivo assessment with fluorescence molecular imaging. Theranostics，2013，3 (11)：903 - 913.

15. Di Felice V，Zummo G. Stem cell populations in the heart and the role of Isl1 positive cells. Eur J Histochem，2013，57(2)：e14.

16. So KH，Han YJ，Park HY，et al. Generation of functional cardiomyocytes from mouse induced pluripotent stem cells. Int J Cardiol，2011，153(3)：277 - 285.

17. Wu JH，Wang HJ，Tan YZ，Li ZH. Characterization of rat very small embryonic-like stem cells and cardiac repair after cell transplantation for myocardial infarction. Stem Cells Dev，2012，21(8)：1367 - 1379.

18. Wang H，Yang YJ，Qian HY，et al. Statin administration does not improve the mobilization of very small embryonic-like stem cells (VSELs) in contrast to resveratrol treatment in a murine model of acute myocardial infarction. Physiol Res，2012，61(5)：543 - 549.

19. Pinho-Ribeiro V，Maia AC，Werneck-de-Castro JP，et al. Human umbilical cord blood cells in infarcted rats. Braz J Med Biol Res，2010，43(3)：290 - 296.

20. Jaramillo- Ferrada PA1，Wolvetang EJ，Cooper-White JJ. Differential mesengenic potential and expression of stem cell-fate modulators in mesenchymal stromal cells from human-term placenta and bone marrow. J Cell Physiol，2012，227 (9)：3234 - 3242.

21. Walther G，Gekas J，Bertrand OF. Amniotic stem cells for cellular cardiomyoplasty：promises and premises. Catheter Cardiovasc Interv，2009，73(7)：917 - 924.

22. Cheng IF，Kaiser D，Huebscher D，et al. Differentiation of multipotent adult germline stem cells derived from mouse testis into functional endothelial cells. J Vasc Res，2012，49 (3)：207 - 220.

23. Zhang L，Nomura-Kitabayashi A，Sultana N，et al. Mesodermal Nkx2. 5 is necessary and sufficient for early second heart field development. Dev Biol，2014，1606(14)：118 - 123.

24. Prinz RD，Willis CM，van Kuppevelt TH，Klüppel M. Biphasic Role of Chondroitin Sulfate in Cardiac Differentiation of Embryonic Stem Cells through Inhibition of Wnt/β-Catenin Signaling. PLoS One，2014，9(3)：e92381.

25. Matsuda T，Miyagawa S，Fukushima S，et al. Human cardiac stem cells with reduced notch signaling show enhanced therapeutic potential in a rat acute infarction model. Circ J，2013，78(1)：222 - 231.

26. Zhang J1，Liu J，Huang Y，et al. FRS2α - mediated FGF signals suppress premature differentiation of cardiac stem cells through regulating autophagy activity. Circ Res，2012，110(4)：e29 - 39.

27. Singla DK，Singla RD，Lamm S，Glass C. TGF - β2 treatment enhances cytoprotective factors released from embryonic stem cells and inhibits apoptosis in infarcted myocardium. Am J Physiol Heart Circ Physiol，2011，300(4)：H1442 - 1450.

28. Laflamme MA，Chen KY，Naumova AV，et al. Cardiomyocytes derived from human embryonic stem cells in pro-survival factors enhance function of infarcted rat hearts. Nat Biotechnol，2007，25(9)：1015 - 1024.

29. Stefanovic S，Abboud N，Désilets S，et al. Interplay of Oct4 with Sox2 and Sox17：a molecular switch from stem cell pluripotency to specifying a cardiac fate. J Cell Biol，2009，186(5)：665 - 673.

30. Holtzinger A1, Rosenfeld GE, Evans T. Gata4 directs development of cardiac-inducing endoderm from ES cells. Dev Biol, 2010, 337(1): 63-73.

31. Xiao N, Qi XY, Tang LN, et al. VEGF promotes cardiac stem cells differentiation into vascular endothelial cells via the PI3K/Akt signaling pathway. Artif Cells Nanomed Biotechnol, 2013.

32. Tillmanns J, Rota M, Hosoda T, et al. G, Gonzalez A, Vitale S, Parolin C, Yasuzawa-Amano S, Muraski J, De Angelis A, Lecapitaine N, Siggins RW, Loredo M, Bearzi C, Bolli R, Urbanek K, Leri A, Kajstura J, Anversa P. Formation of large coronary arteries by cardiac progenitor cells. Proc Natl Acad Sci U.S.A, 2008, 105(5): 1668-73.

33. Messadi E, Aloui Z, Belaidi E, et al. Cardioprotective Effect of VEGF and Venom VEGF-like Protein in Acute Myocardial Ischemia in Mice: Effect on Mitochondrial Function. J Cardiovasc Pharmacol, 2014, 63(3): 274-81.

34. Nagareddy PR1, Asfour A, Klyachkin YM, Abdel-Latif A. A novel role for bioactive lipids in stem cell mobilization during cardiac ischemia: new paradigms in thrombosis: novel mediators and biomarkers. J Thromb Thrombolysis, 2014, 37(1): 24-31.

35. Di Scipio F, Sprio AE, Folino A, et al. Injured cardiomyocytes promote dental pulp mesenchymal stem cell homing. Biochim Biophys Acta, 2014, S0304-4165(14)00109-3.

36. Codina M1, Elser J, Margulies KB. Current status of stem cell therapy in heart failure. Curr Cardiol Rep, 2010, 12(3): 199-208.

37. Yao Y, Sheng Z, Li Y, et al. Tissue kallikrein-modified human endothelial progenitor cell implantation improves cardiac function via enhanced activation of akt and increased angiogenesis. Lab Invest, 2013, 93(5): 577-591.

38. Zannad F, Agrinier N, Alla F. Heart failure burden and therapy. Europace, 2009, 11(5): v1-9.

39. Menasche P. Cardiac cell therapy: lessons from clinical trials. J Mol Cell Cardiol, 2011, 50(2): 258-265.

40. Heldman AW, Difede DL, Fishman JE, Zambrano JP. Transendocardial Mesenchymal Stem Cells and Mononuclear Bone Marrow Cells for Ischemic Cardiomyopathy The TAC-HFT Randomized Trial. JAMA, 2014, 311(1): 67-73.

41. Bolli R, Chugh AR, D'Amario D, et al. Effect of Cardiac Stem Cells in Patients with Ischemic Cardiomyopathy: Initial Results of the SCIPIO Trial. Lancet, 2011, 378(9806): 1847-1857.

42. Makkar RR, Smith RR, Cheng K, et al. Intracoronary cardiosphere-derived cells for heart regeneration after myocardial infarction (CADUCEUS): a prospective, randomised phase 1 trial. Lancet, 2012, 379(9819): 895-904.

43. Martin-Rendon E, Brunskill SJ, Hyde CJ, et al. Autologous bone marrow stem cells to treat acute myocardial infarction: a systematic review. Eur Heart J, 2008, 29(15): 1807-1818.

44. Harmon WG, Sleeper LA, Cuniberti L, et al. Treating children with idiopathic dilated cardiomyopathy (from the Pediatric Cardiomyopathy Registry). Am J Cardiol, 2009, 104: 281-285.

45. Olguntürk R, Kula S, Sucak GT, et al. Peripheric stem cell transplantation in children with dilated cardiomyopathy: preliminary report of first two cases. Pediatr Transplant, 2010, 14(2): 257-260.

46. Rupp S, Bauer J, Tonn T, et al. In tracoronary administration of autologous bone marrow-derived progenitor cells in a critically ill two-yr-old child with dilated cardiomyopathy. Pediatr Transplant, 2009, 13(5): 620-623.

47. Lacis A, Erglis A. Cardiol Young. Intramyocardial administration of autologous bone marrow mononuclear cells in a critically ill child with dilated cardiomyopathy. Cardiol Young, 2011, 21(1): 110-112.

48. Okada H, Suzuki J, Futamatsu H, et al. Attenuation of autoimmune myocarditis in rats by mesenchymalstem cell transplantation through enhanced expression of hepatocyte growth factor. Int Heart J, 2007, 48: 649-661.

49. Werner L, Deutsch V, Barshack I, et al. Transfer of endothelial progenitor cells improves myocardial performance in rats with dilated cardiomyopathy induced following experimental myocarditis. J Mol Cell Cardiol, 2005, 39: 691-697.

50. Wang JF, Yang Y, Wang G, et al. Embryonic stem cells attenuate viral myocarditis in murine model. Cell Transplant, 2002, 11: 753-758.

51. van Linthout S., Savvatis K., Miteva K., et al. Mesenchymal stem cells improve murine acutecoxsackievirus B3-induced myocarditis. Eur. Heart J, 2011, 32: 2168-2178.

52. Shiba, Fernandes S, Zhu WZ. Human ES-cell-derived cardiomyocytes electrically couple and suppress arrhythmias in injured hearts. Nature, 2012, 489(7415): 322-325.

53. Draper JS, Pigott C, Thomson JA, et al. Surface antigens of human embryonic stem cells: changes upon differentiation in culture. J Anat, 2002, 200: 249-258.

54. Blum B, Benvenisty N. The tumorigenicity of human embryonic stem cells. Adv Cancer Res, 2008, 100: 133 - 158.

55. Moore JC, Fu J, Chan YC, et al. Distinct cardiogenic preferences of two human embryonic stem cell (hESC) lines are imprinted in their proteomes in the pluripotent state. BBRC, 2008, 372: 553 - 558.

56. Gherghiceanu M, et al. Cardiomyocytes derived from human embryonic and induced pluripotent stem cells: comparative ultrastructure. J Cell Mol Med, 2011, 15(11): 2539 - 2551.

第五十章 儿童机械辅助循环

>>>>>> 伦建成

机械辅助循环（mechanical circulatory support，MCS)是针对药物治疗无效的心或肺功能衰竭患儿的一项重要的治疗方法。MCS可能是挽救患儿生命的唯一抢救措施。在儿科中，MCS有两种常用的装置，分别为体外膜肺氧合（extracorporeal membrane oxygenator，ECMO）和心室辅助装置（ventricular assist device，VAD)。我们将概述该技术的最新研究进展和装置应用的适应证。本文不再赘述装置的循环通道和操作方法，详细内容请参阅相关教科书。

一、ECMO 和 VAD 的区别

图 50-1 示 ECMO 和 VAD 循环的区别。静脉-动脉模式的 ECMO 可同时支持心脏和肺的功能。如图 50-1 所示 VAD 只提供循环支持。ECMO 提供双心室循环辅助，而左心室辅助装置（LVAD）将只提供左心室辅助。双心室循环辅助可通过左心室及右心室辅助装置获得（BiVAD）。表 50-1 示 ECMO 和 VAD 的比较。如今在复杂情况下，ECMO 和 VAD 之间的精确的区别不是很清楚。例如，在婴儿气道重建术后，外科医生在右心室辅助装置下结合安装氧合器，为患儿提供了右心室和肺循环辅助。也有在单心室生理的患者中安装单个 VAD 来辅助肺循环和体循环的案例报道。

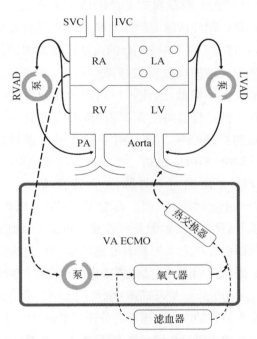

图 50-1 体外膜肺氧合（ECMO)和心室辅助装置（VAD)区别的示意图

LVAD：左心室辅助装置；RVAD：右心室辅助装置；IVC：下腔静脉；SVC：上腔静脉；RA：右心房；RV：右心室；LA：左心房；LV：左心室

表 50-1 ECMO 和 VAD 的比较

	ECMO	VAD
心脏支持	双心室	左心室（LVAD）右心室（RVAD）或双心室（BiVAD）
肺支持	有	无
迅速应用	可能	不可能
循环设置	相对简单	更加复杂
导管	可以外周或中央置管（如：颈部、腹股沟、胸骨)	需要胸骨切开

续 表

	ECMO	VAD
使用时间	数天至数周	数周至数月
作为恢复前的过渡支持	可以	可以
作为移植前的过渡支持	可以使用,但不是最理想的装置,增加移植后死亡的风险	使用增加,不影响移植后的病死率
儿科的应用经验	丰富	相对较少

二、体外膜肺氧合

(一)模式

1. 静脉-静脉模式 ECMO(VVECMO) 该模式将体循环回流的静脉血泵入体外氧合器中氧合,并移去 CO_2,再将氧合的血液重新泵回到静脉循环中。该模式仅提供肺循环辅助,而没有直接的心脏循环辅助,因此可以用于治疗原发性呼吸衰竭。但是目前尚没有 VVECMO 用于儿童呼吸衰竭的严格指征。目前用于指导患儿选择使用 VVECMO 的指征包括:氧合指数(OI)>40 持续 2 h 以上,肺泡气-动脉血氧分压差>605~620 mmHg 持续 4~12 h。尽管 VVECMO 不能直接提供心脏循环支持,但是可以通过纠正低氧血症和降低肺血管压力来提高右心室功能和促进血液循环。因此 VVECMO 已经成功应用于缺氧和肺动脉高压的患儿[1]。VVECMO 也可用于 B-T 分流管道发生阻塞的患者。当再行分流手术时,VVECMO 可以在术中提供气体交换支持,避免体外循环[2]。

目前 VVECMO 技术进展之一是开发单根双腔插管,通过单支颈静脉建立通道提供静脉-静脉循环支持。我们自 2013 年开始在儿童患者中使用 Avalon 插管(Rancho Dominguez,CA)。VVECMO 主要用于支持肺功能。本文将不再详细讨论 VVECMO 的临床管理。

2. 静脉-动脉模式 ECMO(VAECMO) 需要心脏或心肺功能辅助的患儿需要通过静脉和动脉插管来建立 VAECMO。随着治疗非心源性适应证获得成功的案例越来越多,VAECMO 也有了更多的使用指征。表 50-2 列举在儿童中可以采用 VAECMO 的各种适应证。

表 50-2 心脏 ECMO 的适应证

1 心功能不全——恢复前的过渡支持
　　1.1 急性暴发性心肌炎
　　　1.1.1 大剂量强心剂治疗后心功能无改善
　　　　■ 肾上腺素≥0.2 μg/(kg·min)
　　　　■ 多巴胺或多巴酚丁胺≥20 μg/(kg·min)
　　　1.1.2 抗心律失常治疗无效的持续性室性心动过速和低血压
　　　1.1.3 增加强心治疗,血流动力学状态依然快速下降
　　　1.1.4 增加强心治疗,灌注量以及毛细血管充盈量仍降低
　　　1.1.5 持续的尿量减少[<1 mL/(kg·hr)]
　　　1.1.6 持续的代谢性酸中毒
治疗决策应该注重个体化和更加积极主动＊＊
　　1.2 心脏手术后的患儿
　　　● 体外循环无法撤机
　　　● 心脏手术后发生严重的心功能不全
　　　1.2.1 大剂量的强心剂治疗无效
　　　　■ 肾上腺素≥0.2 μg/(kg·min)
　　　1.2.2 低心排出量引起的继发性器官功能衰竭
　　　1.2.3 血流动力学状态持续降低
　　　1.2.4 血清乳酸值>0.75 mmol/(L·h)
＊＊手术中残留的显著病灶应该经过检查后排除(心脏超声,±经食道心脏超声,±心导管检查)
2 心功能不全——移植前的过渡支持
3 恶性心律失常
4 术前稳定状况
　　4.1 严重的低氧血症
　　4.2 肺动脉高压危象
5 高风险手术过程或运输过程中的心肺支持
6 传统的心肺复苏术失败(E-CPR)
7 脓毒症传统治疗方法无效

(二)病例选择

随着 ECMO 用于心脏病患者的增多,也有一些禁忌证(表 50-3)。一些以前认为是绝对禁忌的,例如感染性休克,现在已经可以采用 ECMO 治疗,并获得一定的成效。如果患者的基础疾病是不可逆的,则不应该使用 ECMO 治疗。显著的肝肾功能不全或弥散性血管内凝血不是严格的禁忌证,经过 ECMO 的成功应用后大部分患者都可以得到恢复。不是等待心脏移植的患者只有经过仔细地评估才考虑使用 ECMO。每例准备接受 VAECMO 治疗的患者都需经 ECMO 团队作出个体化的临床评估。

表 50-3 心脏 ECMO 的禁忌证

1 体重<1.5 kg
2 严重的颅内或腹腔内出血
3 进行性的多系统器官功能衰竭
4 多发的先天性畸形/染色体异常
5 艾森曼格综合征
6 无手术适应证的心脏损伤(移植前的准备除外)
7 处于疾病晚期
8 患儿或患儿家属拒绝

（三）插管

插管可以采用中央插管或者外周插管。中央插管通常是通过开胸从右心房和主动脉插管。外周插管可以通过右颈内静脉和右颈总动脉插入，也可以从股静脉和股动脉插入。股动脉插管可能引起下肢缺血，因此应在较大的儿童中使用（体重＞15 kg），而且必须加强对下肢循环的监测。在我们采取股动脉插管的 VAECMO 治疗中发生过严重的肢体缺血的案例，即使患儿体重大于50 kg，而且在使用了股动脉再灌注导管的情况下仍发生了肢体缺血。这可能与进行 ECMO 前，使用了大剂量的正性肌力药物导致严重的血管痉挛有关。中央插管最适用于心脏手术后无法停止体外循环或者发生严重低心排量综合征的患者。中央插管的优势是静脉引流和动脉灌注通畅。其缺点是增加了出血和感染的危险。

不同的 ECMO 治疗中心在不同的临床情况下选择的插管方法也不同。一些中心对新生儿多采用颈内静脉和颈动脉插管。在我们中心则更多地采用中央插管。

（四）ECMO 径路的技术发展

标准的 ECMO 径路主要包括血泵、膜式氧合器、热交换器、静脉和动脉插管。随着技术进展，ECMO 径路不同的组件具有更多的生物相容性和紧密性。

1. 泵　大部分 ECMO 中心都用离心泵取代了"旧的"转子泵。离心泵的优点是动脉侧的血液流出发生阻塞时不会使环路动脉压力升高，降低了环路动脉分支发生破裂的危险。然而高负压的缺点是在静脉侧可能引起溶血或气栓形成。新型泵头的设计已经减少了离心泵头停滞和产热引起的气穴或血栓形成以及进入管道堵塞时发生溶血的问题。目前我们中心使用的泵是 Maquet Rotaflow 泵（Maquet，Hirrlingen，德国）和 Levitronix CentriMag 泵（Thoratec，Pleasanton，CA）。

2. 氧合器　这是一种增加血液中的氧并去除二氧化碳的气体交换装置。目前有很多不同的生物材料应用于氧合器，包括硅橡胶、聚丙烯（微孔中空纤维）、新型压缩的聚甲基戊烯（PMP）、聚氯乙烯和聚氨酯。硅橡胶氧合器具有较高的血流阻力，不适合离心泵的使用。聚丙烯氧合器由于血浆泄漏问题而使用寿命有限。新型 PMP 氧合器具有血流阻力较低、血浆渗漏极少的优点，非常适合于离心泵的使用。有证据表明新型 PMP 氧合器可以在使用长达 1 个月以上的时间内极少发生炎性反应。我们中心目前在 ECMO 中使用的泵是 Quadrox-ID 儿童装置和 Quadrox-ID 成人装置。

3. 集成系统　体外心肺支持系统通过整合多个器件，结构更加紧凑。Maquet Cardiohelp 系统将 3 大组成部分（气体交换器、泵、热交换器）组合成单个器件。这个系统容易建立，使患者运送方便、安全，其缺点是 1 个部件发生故障便需要更换整个系统。如今这些集成系统在监护病房被广泛用于体外心肺支持。对于年龄较大的儿童，我们使用 Cardiohelp 系统而不是单独的 Rotaflow 泵和 Quadrox 氧合器。目前这在婴儿中仍然是不可行的。

（五）采用静脉-动脉模式 ECMO 的病例管理原则

1. 流量及血压　ECMO 的流量应满足患者适当的灌注。一般情况下，患儿体重＜10 kg，流量应为 120～150 mL/(kg·min)。患儿体重≥10 kg，推荐流量为 2.4 L/(min·m²)。血流量的大小是由血管通路、管道的阻力和泵的性能决定的。因此，放置的静脉和动脉插管内径尽可能粗，相隔距离应尽可能远。插管后，血流量逐渐增加，使预充液与循环血液混合，直到最大流量的实现。在确定了可能的最大流量，血流量将减少到能够提供足够灌注的最低水平。在静脉-动脉模式的支持下，尤其是在患有严重心力衰竭的患者中，因为心排量降低，脉压较低，平均压会比正常压力略低。在 VAECMO 中，新生儿最适宜的平均血压为 30～50 mmHg，儿童或青少年为 50～75 mmHg。全身灌注充足与否需要通过临床指标进行连续评估，如尿量、四肢的毛细血管充盈情况、混合静脉血氧饱和度、酸碱状态、血清乳酸水平，及肝肾功能。连续监测静脉血氧饱和度非常重要，当静脉血氧饱和度大于75%时，代表氧供充足；若静脉血氧饱和度小于70%，则应该增加泵的流量,直到充分灌注。流量足够时应停止使用正性肌力药物。在必要的时候应该使用血管扩张药物来减轻心脏后负荷。当患者的外周血管阻力降低导致全身血流灌注不足时,应使用低剂量的升压药物。这种情况在感染性休克的患者中常见。应该通过超声心动图评估左心房引流是否充分,尤其在严重心力衰竭患者。

2. 呼吸机设置 呼吸机设置应减低和优化,以防止肺损伤,但应避免发生肺不张。一般情况下,保持呼吸频率 5~15 次/min,使吸气时间长,吸气压峰值小于 20 cm H_2O,PEEP 通常为5~10 cm H_2O,FiO_2维持在 0.21~0.4 之间。采用股动脉和静脉插管的 VAECMO 患者,需要增加 FiO_2,以便在左心室仍然有一些收缩功能时,有更多含氧的血液供应冠状动脉和头臂血管。只要血流量低于氧合器的额定流量(氧合器入口处的血氧饱和度≥70%),出口处的血氧饱和度就要大于95%。如果氧合不足的原因是低流量、贫血或氧合器故障,应马上采取适当的措施。二氧化碳通过氧合器的转移超过对氧的转移。二氧化碳的清除受扫气控制。最初的气体-血流比率为 1∶1,调节保持二氧化碳分压在所需范围内。

3. 利尿及支持治疗 通常大部分患者都会发生毛细血管渗漏,因此应使用呋塞米利尿。一些中心采用持续低剂量多巴胺[2.5~5 μg/(kg·min)]泵注增加肾灌注量。对不能进行利尿治疗但血容量过多的患者应考虑采取血液滤过或血液透析。在肾脏支持治疗过程中,滤血器包含在 ECMO 循环通路中(图 50-1),一些中心则倾向于使用分开插管的滤血器,也可以考虑使用腹膜透析。需要仔细监测患儿神经系统状况,但由于大多数患儿需要镇静和止痛,因此实际操作较困难。应尽量避免使用神经肌肉阻滞剂,然而神经肌肉阻滞剂在小年龄患儿中的使用是必要的,因有发生插管脱出或扭结的风险。患者采用 ECMO 支持治疗不是肠内营养的禁忌,应当适时地采用肠内营养。如果需要肠外营养,应仔细监测患者体液平衡,注意是否发生显著的液体超负荷。大多数中心通常采用培养来监测感染,各个中心用于脓毒症筛查的方案不同。虽然很少有文献报道支持常规预防性应用抗生素,但是大多数中心使用抗生素预防感染。有些中心对 ECMO 治疗时间超过两周或开胸患者进行预防性抗真菌治疗。

4. 抗凝 连续静脉输注普通肝素是 ECMO 循环中最常用的抗凝方法。大多数 ECMO 中心采用全血活化凝血时间(ACT)进行监测。维持 ACT 在 180~220 秒,血小板应高于 $100×10^9$/L。维持纤维蛋白原水平在 1 g/L 以上,必要时需要输注新鲜冰冻血浆或冷沉淀物。如果发生急性出血或需进行侵入性操作,目标 ACT 值可以低于 150~180 秒[3]。有显著出血的手术后患者,可以将肝素使用时间推迟数小时。新一代肝素的应用也可以推迟肝素输注时间,还会降低所需肝素剂量。

每位患者肝素的需求量不同,不同患者之间出血的风险也不同。中心插管或手术后患者发生出血的风险较高。各 ECMO 中心建立各自抗凝及监测肝素抗凝的策略。

有些成人 ECMO 治疗中心采用 APTT 代替 ACT 监测肝素治疗。然而这在儿童患者中可能难以应用,由于止血功能的发育过程,APTT 的基线值也随着年龄增长发生明显改变,而且有证据表明 APTT 与抗 Xa 因子水平相关性较差[4,5]。

血栓弹力描记图(TEG)是一种用于评估止血与纤溶功能的方法。近年来,TEG 已被应用于 ECMO 治疗的管理中。在儿童应用的缺点是婴幼儿和成人患者的正常值范围存在差异[4]。研究表明 TEG 检测与标准的抗凝检查结果相比,TEG 与 APTT 的相关性较差,APTT 与 ACT 有中度的相关性。在许多 ECMO 中心,TEG 不是常规检测项目。2007 年体外生命支持组织(ELSO)的一项统计调查显示,只有 37% 的中心可以检测 TEG[5]。直接凝血酶抑制剂(如 Argatroban、Bivalirudin 和 Lepirudin)已被用于体外循环支持的患儿,其中大部分患儿有肝素诱导血小板减少症(HIT)。然而由于这些药物应用于儿童的药代动力学和药效学数据不足,儿科 MCS 仍不能常规使用这些药物。

5. 左心室或体循环心室减压 体循环心

室减压不足会影响恢复甚至导致出血性肺水肿。气管插管时发现血性分泌物或胸片检测可以发现肺瘀血和肺水肿。可以通过中央 ECMO 插管经左心耳或者经右上肺静脉的左心房插管进行左心房减压。通过体循环左心室心尖插管也是可能的。左心房解压也可以通过导管行房间隔造口术进行[2]。减压不足的超声心动图征象包括左心房和左心室扩张、二尖瓣反流、重度肺动脉高压和左心室内自然对比征象。

（六）并发症

1. 机械并发症

（1）血栓形成：血栓形成是 ECMO 循环中最常见的机械问题[2]。大多数的血凝块较小，对患者造成损害的概率较低。血凝块可以在循环中的任何部位发现，但是最常见的是血流滞流或者发生湍流的部位。血凝块常发生在环路的静脉侧（氧合器前）。环路中的血栓更容易发生在低流速或低抗凝治疗水平时期。如果血凝块形成造成严重溶血、组件功能障碍或者有造成栓塞的风险，则应该尽快部分或者全部更换 ECMO 的组件。

（2）空气栓塞：这种情况的发生可以是小气泡栓塞，也可以是大量的空气栓塞。气泡探测器的应用可以预防这类事件的发生。尽管空气栓塞是一种罕见的并发症，但是 ECMO 团队应该学会处理此类紧急事件。

（3）泵或氧合器故障：新一代的离心泵很少发生故障。泵头形成血凝块可导致溶血增加或消耗性凝血性疾病。血浆渗漏导致聚丙烯氧合器的使用寿命有限。新一代的 PMP 氧合器发生的并发症显著减少，可运行的时间也更长[6]。

（4）导管和插管的问题：环路中的每个连接都应该捆绑加固以防止泄漏或导管移位[2]。应用伺服调节系统可以防止压力突然升高引起管道破裂。即使原先在最合适的位置，导管也可能发生扭曲。静脉插管位置不佳或插管扭曲也可获得满意的血流量。动脉端测得高压意味着动脉导管的位置不佳或者发生扭曲。可以利用 X 线或者超声心动图来评估插管的位置。导管意外滑脱十分罕见，但是一旦发生就是灾难性的。因此为了防止导管脱落，小年龄的患儿应该适当镇静、约束身

体，甚至应用神经肌肉阻滞剂。在患者的运输过程中也应该格外小心。

2. 患者并发症

（1）出血：轻微出血是比较常见的，大多数患者可以通过血液制品的输注或局部物理治疗进行止血。严重的出血多见于胸骨切开术后采用中央 ECMO 治疗的患者，特别是在延长体外循环的情况下。内脏器官的显著出血是比较少见的，一旦发生必须立即处理。血胸或大量心包积血伴有血流动力学改变时有必要进行手术探查止血。超声心动图和胸部 X 线检查可以检测这些并发症。应给予血液制品，患儿的 ACT 值必须低于 $150\sim170$ 秒[3]。然而少量的胸腔积液或气胸，无血流动力学障碍的不需要处理，因为这可能会导致无法控制的出血。侵入性操作应由有经验的人员来执行。已有报道使用重组Ⅶ因子成功治疗 ECMO 患者的出血并发症[7]，但是急性环路血栓形成和死亡也有报道[18]。

（2）感染：ECMO 支持时间长及原先存在免疫功能低下是发生感染的危险因素。胸骨切开的患者是发生感染的高危人群。患者在 ECMO 治疗时发生感染具有较高的病死率，也增加了发生多脏器功能衰竭的风险[8]。因此，严格的无菌预防措施在 ECMO 循环的管理中是非常重要的。虽然没有很好的证据支持，但是大多数中心在 ECMO 治疗期间仍持续给予预防性抗生素。

（3）神经系统并发症：脑梗死或出血仍然是儿童患者采用 ECMO 支持治疗潜在的并发症。预防血栓栓塞及避免过度抗凝可以将发生神经系统并发症的风险降到最低。在发生心脏骤停、低血压或低氧血症之前尽早开始 ECMO 可以减少神经系统并发症的发生[2]。

（4）溶血：轻度溶血较常见，无需任何治疗；然而中度至重度溶血会导致多器官功能衰竭。防止环路中形成血凝块是预防溶血的方法[2]。

（七）VAECMO 的脱机技术

当终末器官的功能改善时可以考虑撤离 ECMO。对于静脉-动脉模式的 ECMO 治疗，预期 1 周内可以撤机。动脉血压搏动波形改善和超声心动图显示心室收缩功能改善是好转的现象。

在撤机前1天开始米力农及左西孟坦的治疗。将ECMO流量慢慢减少到心排出量的25%～50%,夹紧左心室减压管。为了防止血栓形成,对1/4或3/8英寸的环路要保持泵的流量不低于200 mL/min和对1/2英寸的环路保持流量不低于500 mL/min[2]。增加抗凝治疗可能是需要的。在脱机期间增加的呼吸机支持十分重要。测试脱机是拔管前的最后程序。我们中心在撤机当日开始使用低剂量肾上腺素或多巴酚丁胺。在测试脱机期间检测患者的氧合状态、心率和血压,经胸或食管超声心动图来评估心室扩张或收缩程度。动脉血气分析是否存在酸中毒。如果患者耐受好,应迅速完成拔管。一般来说,应该尽可能修复血管,除非有感染的迹象。

（八）VAECMO 的治疗结果及死亡危险因素

根据2012年ELSO的统计数据,使用心脏ECMO总的生存率为44%,比1990～2000年(38%)有所提高。心肌炎使用ECMO支持治疗的生存率最高,除了新生儿年龄组,生存率为66%～74%[9]。Meliones等研究表明,持续的心力衰竭和中枢神经系统损害是死亡最常见的原因,因此提示应早期安装ECMO,以防止患者长期持续低心输出量,这可能导致不可逆的终末器官的损害。ECMO支持治疗时发生感染会导致多系统器官功能衰竭,因此应该加强护理。心脏手术后48～72 h患者的心室功能没有改善通常提示预后不良,应考虑移植或终止支持。其他患者在VAECMO辅助支持开始后5～7 d,心室功能没有好转应考虑改用VAD,作为心功能恢复或移植前的过渡治疗[10]。

（九）儿科应用 VAECMO 的特殊情况

1. 急性暴发性心肌炎 急性暴发性心肌炎患儿由于容易发生难治性心源性休克和(或)致命性心律失常,病死率高达50%～70%。但如果能够生存,长期预后较好。McCarthy等比较了暴发性心肌炎与急性非暴发性心肌炎的长期预后,发现暴发性心肌炎患儿活检后11年的生存率为93%,急性非暴发性心肌炎患儿的生存率只有45%[11]。因此,儿童急性暴发性心肌炎是使用MSC(主要是ECMO)积极抢救治疗的适应证。

许多儿童和成人案例证明在过去的20年,MSC是急性暴发性心肌炎有效的抢救治疗措施(表50-4)[12-25]。在我们中心,采用ECMO支持治疗的生存率为86%。幸存者在随访过程中心功能均正常。为了进一步提高生存率,我们认为应该积极采取ECMO治疗,而不是将ECMO作为"最后的疗法"。如尽管加强正性肌力药物治疗,仍显示血流动力学状态迅速下滑或发生严重危及生命的心律失常,应该考虑采取ECMO支持治疗。充足的左心房和左心室减压对这些患者心肌功能的恢复十分重要。

表 50-5 急性心肌炎应用 ECMO 的总结

研　究　(年)	年龄组	病例数	存活率(%)
Grundi et al (1993)	Ped	1	100
Duncan et al (2001)[12]	Ped	15	87
Asaumi et al (2005)[13]	Ad	14	71
Chen et al (2005)[14]	Ad+Ped	15	73
Lin et al (2005)[15]	Ped	6	50
Wu et al (2006)[16]	Ped	9	67
Pages et al (2009)[17]	Ad	11	82
Mani et al (2010)[18]	Ped	8	63
Nahum et al (2010)[19]	Ped	12	83
Rajagopal et al (2010) ESLO registry[20]	Ped	255	61
Hsu et al (2011)[21]	Ad+Ped	75	64
Madden et al (2011) ESLO registry[22]	Ped (Neo)	24	33
Mirabel et al (2011)[23]	Ad	41	68
Teele et al (2011)[24]	Ped	10	70
Wilmot et al (2009)[25]	Ped	16	75

(年)=杂志发表年份,Ad=成人,Ped=儿童,Neo=新生儿

2. 脓毒血症 以往使用ECMO治疗败血症有较高的病死率。随着新技术的发展以及更好地选择患者,现在这个观点正在发生变化[26]。现在生存率在47%～93%[27,28]。澳大利亚墨尔本皇家儿童医院主张在严重感染性休克患儿ECMO支持治疗中采取中央插管。他们报告称采用这种治疗措施后患儿的生存率与以往对照组相比有所提高(73% vs 38%)[28]。其原理是大的中央置管可以获得更大的血流量,而大部分感染性休克患者需要很高的血流量以实现对终末器官的充分灌注。通常没有证据表明感染性休克患者需要左心室减压,除非心室扩张并有严重的收缩力受损。

3. ECMO 心肺复苏技术(E-CPR) 由于

新型设备的开发及 ECMO 使用经验的增加,出现了很多新的适应证,包括紧急复苏,这也称为 E-心肺复苏。Del Nido 等首次报道在 ICU 内对心脏手术后患者进行心肺复苏时采用 VAECMO 的经验。出院存活率为 64%。随后许多儿童和成人病例已经证实 E-CPR 的可行性。报道的生存率为 33%~75%[29,31]。显然,ECMO 治疗开始前心肺复苏的时间越长,生存率越低。因此一些中心先预充环路来克服使用时需要长时间进行设置的问题[31]。但是使用先预充环路会使感染的危险性增加,产生的费用也会增加。实施 E-CPR 成功的最重要的因素是建立一个专注的团队和系统,以确保高质量的结局。所以我们的目标是在 30 min 内建立完整的流程,并且尽可能减少中断胸部按压的时间。E-CPR 后幸存者的神经损伤仍然是一个问题,这可以通过缩短插管时间得到改善。

4. 功能性单心室循环的患者　　以前认为功能性单心室循环是 ECMO 治疗的禁忌证。随着近来治疗结果的改善,MSC 可以应用在无法脱离体外循环,内科治疗无效的低心排量综合征,或在分流管道中有血栓的患儿。应该根据这些患者的心脏解剖修改氧合器的设置。有证据表明只要调整流量,保持足够的血压、组织灌注及气体交换,可以保留主-肺动脉分流。因此,这些患者需要增加流量在 150~200 mL/(kg·min) 的范围内[10]。一些患者甚至不需要环路中的氧合器,仅将泵作为心室辅助装置,气体交换可通过呼吸机支持。

MSC 在潜在可逆的情况下十分有用,如短暂心室功能受损或分流中急性血栓形成。Ungerleider 等报道 Norwood 手术后常规采用 VAD 支持的方案。支持的平均时间为 3 d,能获得提高生存率以及改善早期神经受损的结果[32]。

腔-肺分流患者采用 MCS 治疗预后不良,ELSO 报道存活率 25%。腔-肺分流患者很难复苏,在复苏过程中,增加胸腔内压力会限制肺血流量,同时增加脑静脉压力,从而限制脑灌注。对双向腔-肺分流术的患者,插管十分具有挑战性,需要多个静脉插管。对 Fontan 患者采取 MSC 在技术上是可行的,技术改良取决于患者的心脏解剖和支持的指征。不幸的是,ELSO 统计表明 Fontan 患者实施 ECMO 辅助治疗的病死率较高(65%)[33]。

5. 难治性心律失常　　心律失常是 ECMO 治疗中一种较少见的适应证。在恶性心动过速和心动过缓伴循环衰竭的患者,ECMO 提供血流动力学支持,抗心律失常治疗可能发挥作用。导管射频消融治疗也可以在 ECMO 辅助下进行,目前成功的案例包括顽固性室上性心动过速、室性心动过速和交界性异位心动过速(JET)。

（十）长期随访

采用 ECMO 辅助治疗的存活者多数有正常到轻度的神经发育障碍,大部分在随访过程中有所改善[34]。Costello 等已经证明,采用 ECMO 辅助治疗患儿生活质量相关的体能比一般人群低,而心理活动质量与一般人群及心脏病患儿相似[35]。

（十一）香港儿科采用 ECMO 的经验

从 2000 年 11 月至 2014 年 2 月,在我们中心有 40 例患儿采取 ECMO 支持治疗。其中 30 例采用 VAECMO 治疗,急性暴发性心肌炎的数量最多,其次是心脏手术患者。我们从 2011 年 5 月开始安装了 11 例 VVECMO,最常见的适应证是肺炎。2011 年 5 月之前,因为缺乏资源,我们只实行心脏 VAECMO 治疗。患者的平均年龄为 6.5±5.2 年(1 d~16 岁)。

ECMO 支持治疗的平均时间为 7±7.8 d (8 h~44 d)。VV ECMO 支持治疗的患者持续时间显著较长,为 17.2±13 d(2~44 d)。VAECMO 治疗的平均时间为 5.2±3.3 d(8 h~18 d)。总的出院生存率为 62.5%,其中 1 例因急性心肌炎后心功能没有恢复而采取了心脏移植。VAECMO 治疗的存活率为 65.5%,而 VVECMO 存活率为 54.5%。急性暴发性心肌炎患者采取 VAECMO 支持治疗的预后最好。存活率为 86.7%,幸存者心脏功能都恢复正常,无需心脏药物治疗。5 例患者在 ECMO 治疗开始前有心肺复苏的历史,其中 4 例幸存。因此我们认为在急性暴发性心肌炎患者中,在加强正性肌力药物治疗情况下仍有血流动力学状态下滑时,应尽早使用 ECMO 支持治疗。我们心脏手术患者采用 ECMO 治疗的存活率只有 40%,与其他中心的结果相符。

ECMO 支持的需求会日益增加,适应证也在不断扩大,如败血症和 E-CPR。病例和干预时机的选择仍然充满挑战。

三、儿童心室辅助装置(VAD)

1966 年 DeBakey 报道首例成人 VAD 安装成功[72]。由于装置开发的不断进步,现在终末期心脏衰竭的成年患者受益于各种类型的 VAD。相比之下,儿童中 VAD 的应用则大大落后于成人。但是在过去的几年中,儿科 VAD 已经取得了实质性的进展。VAD 多用于内科治疗无效的心力衰竭患儿,作为心功能恢复或移植前长期过渡支持的方法[36,37]。Berlin Heart XCOR(Berlin Heart AG,Berlin,Germany)是一种儿童型 VAD,已经在世界各地广泛应用,目前已有 1 200 多名儿童置入该类型的 VAD。ECMO 因不能移动,需 ICU 监护,出血风险更大,血栓形成和多器官功能衰竭的缺点,只能短期应用。VAD 与 ECMO 相比,优点是对血细胞创伤少(没有膜式氧合器)和感染的风险相对较小。VAD 在心脏康复中允许更大的移动性,因此更适合于作为心脏移植前的过渡支持治疗。

(一)VAD 的类型

VAD 可根据血流的模式,即搏动或持续模式进行分类。持续性血液流动的类型可以是轴流泵或离心泵。VAD 也可按照患者安装泵的位置进行分类,即体内或体外。短期装置的定义为泵使用时间<30 d,而长期装置的定义为使用时间>30 d[36]。

1. 搏动泵 两种搏动系统可以在各年龄阶段的儿童中使用:Berlin Heart XCOR(Berlin Heart AG)和 Medos HIA(Medos Medizintechnik AG,斯托尔伯格,德国)。这两种系统都是体外应用的,是一种气动型的搏动泵,有瓣膜结构控制血流方向。目前全球最广泛使用的是 Berlin Heart XCOR。我们医院使用该种设备的经验有限。

(1)Berlin Heart XCOR:根据泵内血液容积有几种规格,分别为 10 mL、25 mL、30 mL、50 mL、60 mL 和 80 mL。因此,这些泵的适用年龄较广,适用于新生儿和婴幼儿(3～8 kg)到接近成人的青少年患者。管道是由组织相容性较好的硅材料制成,可以长期使用。对于左心系统的支持,插管首选在左心室的心尖,这比左心房插管更容易减压。左心室心尖插管与心房插管相比发生血栓并发症的可能性更小[36]。但是对于左心室舒张功能差的限制型心肌病患者,则需要进行左心房插管。对于右心系统的支持,应从右心房或右心室心尖部插管至肺动脉,然后插管从上腹壁穿出,将涤纶绒覆盖在出口部位,促进组织生长并提供一道生物屏障防止皮肤感染。瓣膜(三叶聚氨酯瓣或机械倾斜碟瓣在血液容积≥50 mL 的泵)安装在泵的流入端和流出端的位置,从而确保单向血流。驱动管连接到名为"IKUS"系统的搏动性电动气压固定驱动装置上。IKUS 驱动系统有 3 个独立运作的驱动单位,2 个用来运行泵,第 3 个驱动单位紧急备用。在紧急情况下,可以将手动泵安装在 IKUS 用来短期驱动血液。可以在安装有 IKUS 的笔记本电脑上监测及调控脉率、收缩压、舒张压和调节收缩的持续时间。必须设置好这些参数使泵的充盈和排空达到最佳状态。

事实证明,Berlin Heart XCOR 可以长期安全使用,可以早期拔管和转移,终末器官功能在 VAD 支持下得以恢复,所有这些都增加了心脏移植的成功率。欧洲的经验表明,XCOR 可以提供稳定的循环支持长达 2 年。世界各地的研究表明安装 VAD 可以获得令人满意的生存率及可以作为移植前的过渡支持[38-40]。过渡支持后心脏移植的存活率在 74%～91%。近期美国 1 项前瞻性单中心研究表明 XCOR VAD 的长期支持效果比 ECMO 更佳[41]。

我们中心有 3 例患儿使用 XCOR。1 例为 9 岁的扩张型心肌病患儿,VAD 支持 13 d 后死于脑出血。1 例为 7 岁急性心肌炎男孩,ECMO 支持治疗 5 d 后改用 XCOR。XCOR VAD 支持治疗 15 d 后,患儿完全恢复。另 1 例为 14 岁的扩张型心肌病男孩,XCOR VAD 支持治疗 29 d 后行心脏移植。

2. 轴流泵　　与搏动泵相比,由于持续性血流泵只有 1 个运动部件,具有体积小,功耗低,无人工瓣膜,静音操作和磨损少的优点,因此持续流动泵可以设计为置入式血泵[36,42]。

（1）DeBakey 心室辅助装置/Heart Assist 5：儿童 DeBakey VAD Child(MicroMed Technology, Houston,TX)是成年 DeBakey VAD 的缩小版。该装置可以在大龄儿童中使用(BSA>0.7 m²)。血栓栓塞的发生率较高是主要问题。这种 VAD 的新版本 Heart Assist 5,有 1 个新设计的叶轮以改善血液处理的特性。目前有 1 项前瞻性的多中心随机临床试验计划评估该设备的安全性和有效性。

（2）HeartMate Ⅱ 心室辅助装置：The HeaertMate Ⅱ(Thoratec,Pleasanton,CA)是最广泛使用的置入式 VAD,在全球置入超过 10 000 例。此设备是美国 FDA 批准的作为心脏移植过渡支持和替代疗法。HeartMate Ⅱ 体积相对较小,可以用在年龄较大的儿童或体重>45 kg 或 BSA>1.3 m²的青少年(图 50-2)。在成人的 1 项多中心临床试验中,2005～2008 年期间,将 HeartMate Ⅱ 作为移植前的支持治疗,统计数据表明 6 个月和 1 年的生存率分别为 75%和 68%。Cabrera 等报道采用 HeartMate Ⅱ 左心室 VAD 支持治疗患儿(28 例,年龄 11～18 岁)的预后情况。在 6 个月随访过程中,生存率(移植或恢复)为 96%,这与年轻成人组无显著差异(96%,$P=0.33$)[43]。因此,本研究认为,HeartMate Ⅱ 是较大年龄患儿终末期心力衰竭的一个治疗选项。

3. 离心泵　　尽管 ECMO 仍为儿童常用的短期机械循环支持,离心泵系统如 CentriMag 或 PediMag(Thoratec)可用于不需氧合器支持肺功能的情况。其优点是预充量低,左心室减压足够,肝素的需求降低,溶血少和成本相对低廉。与轴流泵相比,离心泵在低转速下运行,很少引起红细胞损伤。因此新一代的体内 VAD 都采用离心式设计。

（1）Levitronix CentriMag 和 PediMag：CentriMag 系统,可用于成人和儿童的左心室、右心室和双心室支持。CentriMag 泵的流量可达 10 L/min。PediMag 是 CentriMag 的缩小型版,可用于体重小于 10 kg 的儿童。这些泵的主要特点是无轴承磁悬浮叶轮,这消除了运动部件的磨损和摩擦产热。这些装置一般用于短期或中期的支持,多为过渡至恢复或为了心脏移植前过渡应用长期的 VAD。

（2）HeartWare HVAD：HeartWare HVAD (HeartWave,Framingham,MA)比大多数左心室 VAD(图 50-3)更小。泵的重量只有 140 g,并

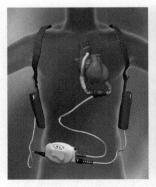
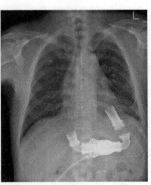

图 50-2　左图为 HeartMate Ⅱ LVAD（Thoratec Corporation,Pleasanton,CA）。右图为置入 HeartMate Ⅱ LVAD 患者的 X 线表现

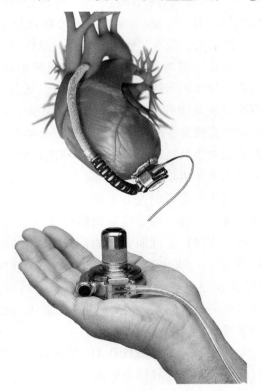

图 50-3　HeartWare HVAD,相关资料可从 www.heartware.com 获取

能提供 10 L/min 的流量。它被置入到左心室的心尖部，连接至升主动脉，是心包内置入。柏林心脏中心的 Miera 等报道了他们第 1 次在儿童患者中使用该系统的经验。7 名患儿（年龄 6～16 岁，体表面积 0.7～2 m²，体重 17～79 kg）使用该系统作为移植前的过渡支持。6 名患儿已成功过渡到移植。支持治疗的中位数时间为 75 d。其中 1 名患儿在截稿之前仍处于支持状态。没有患者出现血栓栓塞或感染并发症。也有将该设备作为过渡疗法，有 1 例患儿发生脑栓塞的报道。因此 BSA＞0.7 m² 的患儿可以采用该装置进行长期支持治疗。

（二）VAD 置入的总体考虑

1. 瓣膜功能障碍的患者　置入 VAD 前必须进行经胸或经食管超声心动图检查，以排除心内分流、瓣膜功能不全、升主动脉瘤或心内血栓。虽然严重的瓣膜功能不全在儿童患者少见，但该问题要在置入 VAD 前予以处理[42]。

2. 左心室辅助装置（LVAD）的置入　LVAD 安装之后有潜在发生右心室衰竭的风险。一般情况下，LVAD 置入后有 10%～20% 的患者需要右心室辅助支持[42]。左心室支持和心输出量的增加将暴露右心室没有足够储备以应对急性术后改变以及心输出量增加的不足。在关闭旁路前，正性药物治疗和扩张肺血管是很重要的。延迟的右心衰竭可能发生在 LVAD 置入后的数天，因此，必须密切监测患者的临床状态。超声心动图可以测量心腔大小及观察 LVAD 入口和出口的血流，也可以用来评估心脏瓣膜功能。严重二尖瓣关闭不全可能预示患者的左心室排血功能较差，应考虑提高泵的转速。左心室辅助装置置入后，右心衰竭的治疗包括正性肌力药物治疗、应用肺血管扩张剂（吸入一氧化氮、西地那非、米力农、前列腺素）以及在超声心动图的指导下改变泵的转速。如果这些措施未能起效，应予以考虑置入右心室辅助装置。

3. 双心室辅助装置（BiVAD）的置入　当患者右心室功能降低和肺血管阻力升高时，可在术前决定置入双心室辅助装置。超声心动图征象包括伴有重度三尖瓣关闭不全、扩大而收缩差的右心室。其他支持安装双心室辅助装置的预测指标包括中心静脉压升高、血尿素氮升高、术前呼吸机支持及右心室每搏功指数（RV stroke work index, RVSEI）低（＜300 mmHg×mL/m²）。在 BiVAD 的患者中，设置左心室的流量必须比右心室高（通常高约 20%）有利于支气管循环，并降低肺毛细血管后肺压力[42]。围手术期和随访过程中，心脏超声评估非常有帮助。

4. 先天性心脏病患者　Senning 或 Mustard 术后患者，由于复杂的心内结构和肺静脉通道，没有心房可用来作为流入通道，可以在扩张的右心室膈壁置入流入管道[42]。慢性心功能不全的 Fontan 术后患者，VAD 支持更加复杂，应进行心导管检查评估血流动力学，以确定装置置入的部位。体循环心房压力增高表明主心室衰竭。主心室功能不全可以用一个"主动脉下"VAD。然而，肺血管阻力增加时，在肺循环内附加一个泵。肺循环 VAD 置入需要修改 Fontan 的循环通路[42]。

5. 抗凝治疗　血栓栓塞事件仍然是 VAD 支持治疗中的严重并发症。尽管 VAD 技术了进步，但是抗凝的监测和管理仍然是一个挑战。儿科患者出凝血的复杂性也增加了并发症的风险，脓毒症和感染性疾病也可影响凝血功能，因此必须加强监测和进行必要的调整。由于肾和肝功能不全已存在凝血功能异常，也增加了体外循环后出血的风险。不同的厂商都有自己的抗凝方案。一般情况下，在术后（0～24 h）避免立刻使用普通肝素。普通肝素在术后早期使用，至换用华法林和抗血小板药物作为长期治疗。

6. 并发症

（1）机械并发症：置入的部件，尤其是插管移位可以引起问题。抗凝治疗不佳也可引起设备故障。肺或者全身阻力的显著上升将降低设置的泵血流速[42]。

（2）感染并发症：感染是一个常见和难以处理的并发症。患者使用支持治疗的时间越长，发生感染的风险越大。感染可以发生在驱动线路或囊袋部位，促进驱动线路和插管周围的皮肤愈合以提供生物屏障抵御感染是非常重要的。所有患者都应在围手术期预防性应用抗生素,通常延续至术后早期。目前,没有任何证据表明预防性应用抗生素肯定会防止感染。

(3)血液系统并发症:报道出血发生率在20%～30%,20%出血病例需要再次手术。血栓栓塞仍然是一个严重的并发症。在体外系统的腔室可检测到血栓性粘连。如有发生血栓栓塞风险比较大的血凝块时,应该替换泵。对于置入式的VAD,可以考虑介入溶栓。

(4)神经系统并发症:脑卒中和颅内出血仍是VAD病例最严重的并发症,报道的发生率在20%～40%,有些事件是致命的。如果发现显著血凝块,在ICU需迅速替换该泵。

(三)VAD支持作为过渡策略

1. 过渡到恢复　在预期短时间(1周内)支持的情况下,ECMO仍是作为过渡到恢复最常用的机械循环支持装置。一些医疗中心应用VAD作为短期支持,如急性心肌炎、体外循环无法脱机、心脏手术后低心排量以及移植后的移植物功能衰竭等。Ungerleider等报道他们在Norwood手术后利用体外循环的插管常规安装VAD的经验。出院生存率高达90%以上,并早期改善了患者的神经发育。

随着左心室辅助装置在成人的广泛使用,发现少部分患者出现自身心功能的改善,其中一些患者可以撤离心室辅助装置,并在随访过程中恢复良好。由于儿童患者的再生潜力更大,因此有理由相信,一些儿童患者可能从VAD疗法中获得心功能的改善。

心肌重构是用来描述发生受损伤心肌的变化,典型表现为进行性的左心室扩张伴有收缩功能的降低及室壁应力的增加。很多研究表明VAD支持治疗可以在组织学及分子基因组水平逆转心室重构[43]。同时,尽管在VAD支持的患者中,细胞及细胞间结构的改变非常常见,但是只有一小部分患者的临床症状获得改善,可以不再需要VAD支持。在VAD支持过程中没有明确的参数来预测心功能恢复程度。目前有很多针对VAD支持治疗对心功能恢复的潜能的研究正在进行。

2. 过渡到心脏移植　小儿心脏移植的主要问题是缺乏合适小儿的心脏供体。等候心脏移植期间的病死率非常高(可达30%)[44]。有些患儿会发展为肾功能和肝功能衰竭,导致心脏移植后进一步增加风险。在等待移植的过程中使用了ECMO及呼吸机时,病死率明显增加。这两个因素也会增加心脏移植后患儿的早期病死率。

因此,在心脏移植过渡治疗的患者中,ECMO的效果显然不如VAD[41,45]。由于缺乏合适的供体,为移植等待的时间往往超过患者使用ECMO成功支持而无重大并发症的时间。VAD支持允许早期拔管和移植前的活动。肝肾功能障碍可以得到恢复。患者多数能达到更好的营养,作为移植更好的人选。2013年国际心脏和肺移植的注册表的报告显示,20%的移植接受者采用VAD或全人工心脏作为移植前的过渡支持,而只有4%采用ECMO支持治疗[46]。

严重的或不可逆的肺动脉高压被认为是心脏移植禁忌。使用左心室VAD卸载左心室已证明可以逆转肺血管变化[47,48],使这些病例成功地过渡到心脏移植。移植后的存活率没有降低。

ECMO可以转为使用短期VAD,使得器官功能获得恢复。我们曾有1例14岁急性暴发性心肌炎的女孩,在安装ECMO后心功能未恢复,同时并发主动脉窦内血栓形成,我们用BiVAD CentriMag替换了ECMO,患儿在BiVAD支持治疗14 d成功进行了心脏移植。

3. 最终疗法　最终疗法是针对不适合心脏移植的患者,将置入VAD作为永久治疗方法。REMATCH研究表明这在成年人可以延长生存时间,提高生活质量。目前这不适用于儿童患者。然而对于一些复杂先天性心脏病的青少年和年轻成年人,他们不具有心脏移植的适应证,替代疗法可以改善生活质量或改善终末器官功能,甚至使部分患者最后具有心脏移植的指征。

(四)儿童机械循环支持的装置选择

在儿童人群中为了达到最佳的治疗结果,必须选择合适的MCS装置。需要考虑的因素包括心力衰竭的原因、情况紧急程度、预期的支持时间、该特定病例的支持目的以及装置供应情况等[36]。一般的原则见图50-4。

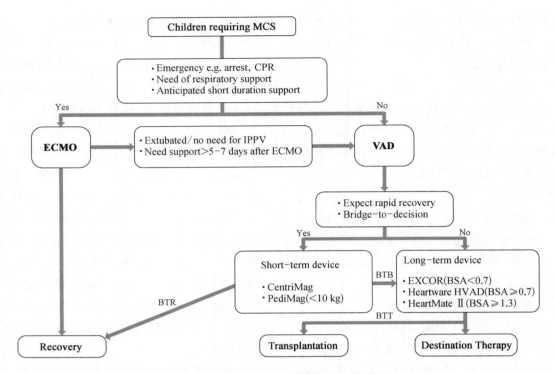

图 50 - 4　儿童机械循环支持设备的选择原则

MCS：机械辅助循环；CPR：心肺复苏；IPPV：通气支持；ECMO：体外膜肺氧合；VAD：心室辅助装置；
BTB：过渡支持；BTR：恢复前的过渡；BTT：移植前的过渡（引自参考文献 36）

四、结论

儿童机械辅助循环领域已经有了很大的进步。适用于婴儿的新型的更小的装置正在研发。ECMO 应用的适应证将扩展。在儿童中，VAD 应用于过渡到心功能恢复和过渡到心脏移植者越来越多。表现为进行性心力衰竭的先天性心脏病青少年和年轻成人可能成为从机械循环支持显著受益的人群。

选择合适的病例对于达到最好的效果仍然是至关重要的。这需要在专门的中心建立专注的和高度专业的团队。在未来的十年，儿科机械循环支持治疗毫无疑问将是一个令人激动和具有挑战性的领域。

参 考 文 献

1. Trittenwein G, Golej J, Burda G, et al. Neonatal and pediatric extracorporeal membrane oxygenation using nonocclusive blood pumps: the Vienna experience. Artif Organs, 2001, 25: 994 - 999.

2. Butt W, Heard M, Peek G J. Clinical management of the extracorporeal Membrane Oxygenation Circuit. Pediatric Crit Care Med 2013; 14: S13 - S19.

3. Lequier LL, Annich G M, Massicotte MP. Anticoagulation and bleeding during ECLS. In: Annich G, Lynch W, MacLaren G, Wilson J, Bartlett R, eds. ECMO, Extracorporeal Cardiopulmonary Support in Critical Care. 4th Edition. Extracorporeal Life Support Organization, Ann Arbor, Michigan, 2012: 157 - 170.

4. Chen A, Teruya J. Gobal hemostasis testing thrombelastography: old technology, new applications. Clin Lab Med, 2009, 29: 391 - 407.

5. Sutton RG, Salatich A, Jegier B, et al. A 2007 survey of extracorporeal life support members: personnel and equipment. J Extra Corper Technol, 2009, 41: 172 - 9.

6. Lequier L, Horton SB, McMullan DM, et al. Extracorporeal membrane oxygenation circuitry. Pediaatr Crit care Med, 2013, 14: S7 - S12.

7. Niebler RA, Punzalan RC, Marchan M, et al. Activated recombinant factor VII for refractory bleeding during extracorporeal membrane oxygenation Pediatr Crit Care Med, 2010, 11: 98 - 102.

8. Lynch W. Infection and ECMO. In: Annich G,

Lynch W，MacLaren G，Wilson J，Bartlett R，eds. ECMO，Extracorporeal cardiopulmonary support in critical care. 4th edition. Extracorporeal Life Support Organization，Ann Arbor，Michigan，2012：205－211.

9. Paden ML，Conrad SA，Rycus PT，et al. Extracorporeal Life Support Organization registry report 2012. ASAIO Journal，2013，59：202－210.

10. Cooper DS，Hirsch JC，Jacobs JP. Pediatric Cardiac extracorporeal life support. In：Annich G，Lynch W，MacLaren G，Wilson J，Bartlett R，eds. ECMO，Extracorporeal cardiopulmonary support in critical care. 4th edition. Extracorporeal Life Support Organization，Ann Arbor，Michigan，2012：293－308.

11. McCarthy III RE，Boehmer JP，Hruban RH，et al. Long-term outcome of fulminant myocarditis as compared with acute（Nonfulminant）myocarditis. N Engl J Med，2000，342：690－695.

12. Duncan BW，Bohn DJ，Atz AM，et al. Mechanical circulatory support for the treatment of children with acute fulminant myocarditis. J Thorac Cardiovasc Surg，2001，122：440－448.

13. Asaumi Y，Yasuda S，Morii I，et al. Favourable clinical outcome in patients with cardiogenic shock due to fulminant myocarditis supported by percutaneous extracorporeal membrane oxygenation，Eur Heart J，2005，26：2185－2192.

14. Chen YS，Yu HY，Huang SC，et al. Experience and result of extracorporeal membrane oxygenation in treating fulminant myocarditis with shock：What mechanical support should be considered first？J Heart Lung Transplant，2005，24：81－87.

15. Lin CH，Chang JS，Li PC. The rescue of acute fulminant myocarditis by extracorporeal membrane oxygenation in pediatric patients. Acta Paediatr Taiwan，2005，46：201－205.

16. Wu ET，Huang SC，Chen YS，et al. Children with fulminant myocarditis rescued with extracorporeal membrane oxygenation. Heart，2006，92：1325－1326.

17. Pages ON，Aubert S，Combes A，et al. Paracorporeal pulsatile biventricular assist device versus extracorporeal membrane oxygenation-extracorporeal life support in adult fulminant myocarditis. J Thorac Cardiovasc Surg，2009，137：194－197.

18. Mani A，Shankar S，Tan TH，et al. Extracorporeal membrane oxygenation for children with fulminant myocarditis. Asian Cardiovasc Thorac Ann，2010，18：131－134.

19. Nahum E，Dagon O，Lev A，et al. Favorable outcome of pediatric fulminant myocarditis supported by extracorporeal membrane oxygenation. Pediatr Cardiol，2010，31：105－1063.

20. Rajagopal SK，Almond CS，Laussen PC，et al. Extracorporeal membrane oxygenation for the support of infants，children，and young adults with acute myocarditis：A review of the Extracorporeal Life Support Organization registry. Crit Care Med，2010，38：382－387.

21. Hsu KH，Chi NH，Yu HY，et al. Extracorporeal membrane oxygenation support for acute fulminant myocarditis：Analysis of a single center's experience. Eur J Cardiothorac Surg，2011，40：682－688.

22. Madden K，Thiagarajan RR，Ryous PT，et al. Survival of neonates with enteroviral myocarditis requiring extracorporeal membrane oxygenation. Pediatr Crit Care Med，2011，12：314－318.

23. Mirabel M，Luyt CE，Leprince P，et al. Outcomes，long-term quality of life，and psychologic assessment of fulminant myocarditis patients rescued by mechanical circulatory support. Crit Care Med，2011，39：1029－1035.

24. Teele SA，Allan CK，Laussen PC，et al. Management and outcomes in pediatric patients presenting with acute fulminant myocarditis. J Pediatr，2011，158：638－643.

25. Wilmot I，Morales DL，Price JF，et al. Effectiveness of mechanical circulatory support in children with acute fulminant and persistent myocarditis. J Card Fail，2011，17：487－494.

26. MacLaren G，Butt W. Sepsis and ECMO In：Annich G，Lynch W，MacLaren G，Wilson J，Bartlett R，eds. ECMO，Extracorporeal Cardiopulmonary Support in Critical Care. 4th edition. Extracorporeal Life Support Organization，Ann Arbor，Michigan，2012：397－410.

27. MacLaren G，Butt W，Best D，et al. Extracorporeal membrane oxygenation for refractory septic shock in children：One institution's experience. Pediatr Crit Care Med，2007，8：447－451.

28. MacLaren G，Butt W，Best D，et al. Central extracorporeal membrane oxygenation for refractory pediatric septic shock. Pediatr Crit Care Med，2011，12：133－136.

29. Kane DA，Thiagarajan RR，Wypij D，et al. Rapid-response extracorporeal membrane oxygenation to support cardiopulmonary resuscitation in children with cardiac disease. Circulation，2010，122（11 suppl）：S241－S248.

30. Raymond TT，Cunnyngham CB，Thompson MT，et

al. American Heart Association National Registry of CPR Investigators：Outcomes among neonates，infants，and children after extracorporeal cardiopulmonary resuscitation for refractory inhospital pediatric cardiac arrest：A report from the National Registry of Cardiopulmonary Resuscitation. Pediatr Crit Care Med，2010，11：362 - 371.

31. Sivarajan VB，Best D，Brizard CP，et al. Duration of resuscitation prior to rescue extracorporeal membrane oxygenation impacts outcome in children with heart disease. Intensive Care Med，2011，37：853 - 860.

32. Ungerleider RM，Shen I，Yeh T，et al. Routine mechanical ventricular assist following the Norwood procedure-improved neurologic outcome and hospital survival. Ann Thorac Surg，2004，77：18 - 22.

33. Rood KL，Teele SA，Barrett CS，et al. Extracorporeal membrane oxygenation support after Fontan operation. J Thorac Cardiovasc Surg，2011，143：504 - 510.

34. Chrysostomou C，Maul T，Callahan PM，et al. Neurodevelopmental outcomes after pediatric cardiac ECMO support. Front Pediatr，2013，1(47)：1 - 6.

35. Costello JM，O'Brien M，Wypij D，et al. Quality of life of pediatric cardiac patients who previously required extracorporeal membrane oxygenation. Pediatr Crit Care Med，2012，13：428 - 434.

36. Stiller B，Adachi I，Fraser CD，et al. Pediatric ventricular assist devices. Pediatr Crit Care Med，2013，14：S20 - S26.

37. Jefferies JL，Price JF，Morales DLS，et al. Mechanical Support in Childhood heart failure. Heart Failure Clin，2010，6：559 - 573.

38. Humpl T，Furness S，Gruenwald C，et al. The Berlin Heart EXCOR Pediatrics-The SickKids experience 2004 - 2008. Artif Organs，2010，34：1082 - 1086.

39. Moreno GE，Charroqui A，Pilan ML et al. Clinical Experience with Berlin Heart Excor in pediatric patients in Argentina：1373 days of cardiac support. Pediatr Cardiol，2011，32：652 - 658.

40. Morales DL，Almond CS，Jaquiss RD，et al. Bridging children off all sizes to cardiac transplantation：The initial multicenter North American experience with the Berlin Heart EXCOR ventricular assist device. J Heart Lung Transplant，2011，30：1 - 8.

41. Fraser CD Jr，Jaquiss RD，Rosenthal DN，et al. Berlin Heart Study Investigators：Prospective trial of a pediatric ventricular assist device. N Engl J Med，2012，367：532 - 541.

42. Cooper DS，Pretre Rene. Clinical management of pediatric ventricular assist devices. Pediatr Crit Care Med，2013，14：S27 - S36.

43. Cabrera AG，SUndareswaran KS，Samayoa AX，et al. Outcomes of pediatric patients supported by the HeartMate II left ventricular assist device in the United States. J Heart Lung Transplant，2013，32：1107 - 1113.

44. Hall JL，Torre-Amione G，Cellular. molecular，genomic，and functional changes that occur in the failing heart in response to mechanical circulatory support. In：Kormo RL，Miller LW，eds. Mechanical circulatory support，a companion to Braunwald's heart disease. 1st edition，Elsevier Saunders，Philadelphia，PA，2012：258 - 271.

45. Conway J，Dipchand AI. Heart Transplantation in children. Pediatr Clin N Am，2010，57：353 - 373.

46. Jeewa A，Manlhiot C，McCrindle BW，et al. Outcomes with ventricular assist device versus extracorporeal membrane oxygenation as a bridge to pediatric heart transplantation. Artif Organs，2010，34：1087 - 1091.

47. Dipchand AI，Kirk R，Edwards LB，et al. The registry of the International Society for Heart and Lung Transplantation：Sixteenth Official pediatric heart transplantation report - 2013；focus theme：Age J Heart Lung Transplant，2013，32：979 - 988.

48. Alba AC，Rao V，Ross HJ，et al. Impact of fixed pulmonary hypertension on post-heart transplant outcomes in bridge-to-transplant patients. J Heart Lung Transplant，2010，29：1253 - 1258.

49. Kutty RS，Parameshwar J，Lewis C，et al. Use of centrifugal left ventricular assist device as a bridge to candidacy in severe heart failure with secondary pulmonary hypertension. Eur J Cardiothorac Surg，2013，43：1237 - 1242.

（石琳　黄美蓉　翻译）

第四部分
心 律 失 常

第五十一章　胎儿心律失常的诊断及治疗进展

>>>>>> 周开宇　华益民

胎儿心律失常是常见的胎儿心血管问题,发生率为 $1\% \sim 2\%$ [1-4]。大多数胎儿心律失常呈一过性,属于胎儿心脏发育过程中的良性过程,无需紧急处理,预后良好,但仍有约 10% 的快速或缓慢性胎儿心律失常持续存在或进展,导致继发性重要脏器损伤[1-5],可伴胎儿心力衰竭及水肿,甚至可致胎儿早产及死亡。对持续性胎儿心律失常进行及时有效的处理,可避免因血流动力学改变导致的重要脏器继发损伤[1-5],改善预后。因此,在准确的产前诊断的基础上,对胎儿心律失常的性质进行甄别,对严重的胎儿心律失常给予及时恰当的干预,为罹患家庭及准父母提供参考建议及心理辅导,协助医生作出正确临床决策,具极大社会学及医学意义。

一、胎儿心律失常的诊断工具

胎儿心律失常常用的诊断方法有胎心听诊、连续胎心监护、胎儿心电图及胎儿超声心动图。胎心听诊和胎心监护不能进行胎儿心律失常的分类,并与胎儿心电图一样不能反映胎儿心血管形态结构及血流动力学方面的信息,而胎儿超声心动图则兼具上述特点,成为胎儿心律失常产前诊断的主要工具。近年,胎儿心磁图、胎儿心振动图也逐渐应用于胎儿心律失常的诊断中。

(一)胎儿心电图

胎儿心电图可以对胎儿心动过速、心动过缓、早搏等较为常见的胎儿心律失常作出诊断,并可描述胎儿 QRS 波增宽等异常心电活动。但目前经母体腹壁检测的胎儿心电图信号弱,干扰大,尚不能记录到心房电活动(P 波等),难以诊断复杂类型胎儿心律失常[1-2,4-6],因而目前临床应用有限。

(二)胎儿心磁图

胎儿心磁图(fetal magnetocardiography,fMCG)是近年发展起来的一种新的无创性检测心脏电生理活动的技术。人体中的生物电及其产生的磁场在心肌组织中最强,磁场可以毫无阻碍地穿透人体组织且无信号衰减。人体某部位发生变化时,体内的电流及磁场就会发生变化,通过探测心脏磁场的变化而探测心脏电生理是心磁图在临床使用的理论基础[7-8]。据报道,fMCG 能对心律失常胎儿在进行药物治疗时监测孕妇和胎儿心脏节律[7-8],但是其不足之处在于测量复极时间受多种因素影响。随着噪音水平改变、显示时间延长等,所测量的复极时间也发生变化,因此有待于建立统一的测量标准。

(三)胎儿心振动图

Rein 等[9]提出一种新的描述心律失常的方法即胎儿心振动图,它是基于原始组织速度扫描技术获得数据并进行分析,原始数据来源于高速率的二维组织速度成像技术,它允许同时对左、右房室壁速率进行采样,精确实时分析左、右房室活动,应用所获得的时间数据,通过梯形图形式表现来诊断胎儿心律失常,并提供准确的间期分析。

Rein 等[10]发现妊娠 14～40 周的胎儿，包括母体抗-SSA、抗-SSB 抗体阳性的胎儿，都可以使用胎儿心振动图来描述其心房、心室活动。依靠传统超声技术较难准确诊断房室传导阻滞类型，而胎儿心振动图在监测胎儿心脏功能和判断一度房室传导阻滞（AVB）方面优于胎儿多普勒超声成像，在辅助诊断胎儿心律失常方面为我们开启了新的窗户，而且为研究抗心律失常药物作用及药物对胎儿心脏电生理的影响等方面提供了新的工具[9-10]。

（四）胎儿超声心动图

近年胎儿超声心动图越来越广泛地应用于胎儿早期监测，它既可检查胎儿心脏结构及功能状况，又可协助判断胎儿心律失常的性质[1-5]，因而成为目前诊断胎儿心律失常最有价值的方法。尽管目前胎儿超声心动图对某些复杂类型心律失常的诊断还存在困难，但其有效性及相对准确性已足以提示预后，并指导治疗。

对胎儿心律失常的诊断、分类及治疗是基于对心房、心室电生理学和时序分析，采用 M 型超声评价心律失常是最经典和常用方法。通过将 M 型取样线置于通过心房壁、房室瓣和心室壁的方向，同时记录三者运动曲线来描述房室运动，从而区分异常收缩的来源[1-4]。采用频谱多普勒技术从多个反映房室运动的部位取得血流频谱，也是近年运用较多的区分异常收缩的方法[1-4]。随着组织多普勒影像技术（TDI）的发展，目前还可对房室瓣游离缘的运动情况进行描述[6]，也可通过 TDI 曲线分析技术，对不同位置的心肌组织节段运动同时进行描记，来反映胎儿心房与心室的运动特征[5]。TDI 的优势在于：① 可直观地显示心律失常胎儿房室瓣的运动，它所需的胎儿四腔心切面较脉冲多普勒所需五腔心切面易于获取，便于诊断胎龄较小的胎儿；② TDI 通过测量瓣环的运动幅度与速度还可以同时评价心律失常胎儿的心功能变化；③ 该技术克服了传统组织多普勒成像技术的局限性，可在同一时相对不同节段的心肌运动波形进行比较；④ 也可对同一胎儿不同时期心肌组织彩色成像任意取样，对得出的运动曲线进行比较分析。但 TDI 会受到胎儿胎动影响和

超声角度限制[6,11]，影响其测量结果（图 51-1，图 51-2）。

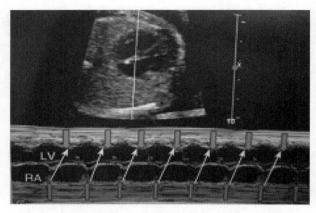

图 51-1 M 型超声实现胎儿心脏节律诊断：正常胎儿心律（1∶1 传导）及心率（140 次/分） LV，左心室；RA，右心房。

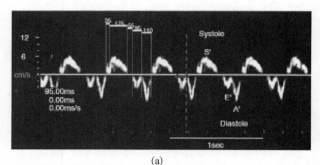

(a)

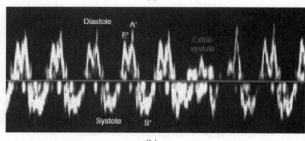

(b)

图 51-2 组织多普勒成像实现胎儿心律失常诊断

a：组织多普勒在三尖瓣瓣环处显示正常搏动波形；b：组织多普勒在三尖瓣瓣环出显示早搏：systole，收缩期，S'波；diastole，舒张期，E'峰及 A'峰；Extra-systole，早搏（引自 Yagel S et al,. Fetal Cardiology 2nd New York：Informa healthcare，2009：449-458）

二、胎儿心律失常的诊断

完整的胎儿心律失常诊断包括胎儿心脏节律、心血管结构及心脏功能评估。胎儿心律失常是指无宫缩时，胎心节律不规则或胎心率超出正常范围（正常胎儿心律规整，心率为 120～160 次/min）[1-6]。若持续 10 秒以上的胎心率低于正常心率低限的 20%，

则诊断为胎儿心动过缓;若高于正常心率高限20%,则为心动过速。

各种性质胎儿心律失常超声诊断特点为[1-2,4-5]:(图51-3至51-5均引自 Yagel S et al,. Fetal Cardiology 2nd New York; Informa healthcare, 2009: 449-48)

1. 胎儿期前收缩　提前发生的房性及室性期前收缩,根据发生次数分为偶发(<5次/min)及频发(≥6次/min)期前收缩。

2. 胎儿室上性心动过速(supraventricular tachycardia,SVT)　指胎心率为220~300次/min,心房率=心室率,心房、心室壁运动曲线对应、规整。

3. 胎儿室性心动过速(ventricular tachycardia,VT)　指胎儿心室率>200次/min,心室率>心房率,心室壁运动曲线规整,心房壁曲线规整或不规整。

4. 胎儿心房扑动(atrial flutter,AF)　指胎儿心房率为300~500次/min,心房率>心室率,心房壁运动曲线规整,心室壁曲线不规整。

5. 胎儿心房颤动(atrial fibrillation)　指胎儿心房率>400~500次/min,心房率>心室率,心房及心室壁曲线均不规整。

6. 胎儿窦性心动过缓　是指胎心率<100次/min,心房率=心室率,心房、心室壁运动曲线对应、规整。

7. 胎儿完全性房室传导阻滞(complete atrioventricular block,CAVB)　指胎儿心房收缩与心室收缩不一致,无相关性,心房率>心室率(图51-3)。

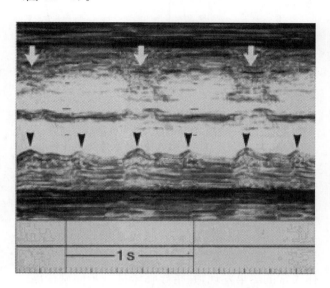

图51-3　28+5孕周胎儿完全性房室传导阻滞
心房率144 bpm(黑箭头);心室率68 bpm(白箭头)

8. 胎儿一度,二度 AVB　除了根据心房壁和心室壁运动曲线节律失去相关性外,还有赖于应用同时记录右肺动脉及右上肺静脉频谱,或同时记录上腔静脉及升主动脉血流频谱的方法,可以估测 PR 间期,从而诊断胎儿一度,二度 AVB(图51-4)及显性预激综合征(图51-5)。

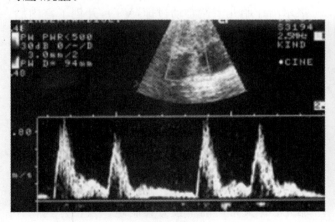

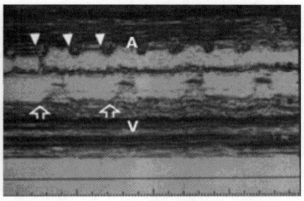

图51-4　31+3孕周胎儿Ⅱ°房室传导阻滞,心室率96 bpm,呈2:1房室传导。A:心房率;V:心室率

不规则心律是指胎儿心率在正常范围,但最快心率与最慢心率之差为25~30次/min。各种

类型心律失常若持续时间<10 min,则为一过性,在心脏发育过程中常可反复出现,逐渐消失,有时

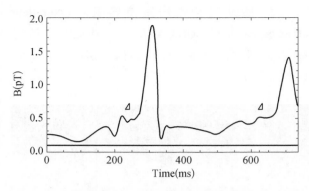

图51-5 胎儿心磁图显示出现△波,诊断为胎儿预激综合征.为一妊娠34 W胎儿,室上性心动过速发作时心率240次/分,1∶1房室传导,本段为发作终止后的胎儿心磁图

甚至可以出现心律失常类型的变化。胎儿心律失常最早诊断时间为16周左右,而最佳诊断时间在18~22周。因此,妊娠中期应仔细进行胎心听诊,尤其是妊娠16~20周,以利于胎儿病理性心律失常的尽早发现,并指导临床进一步明确诊断,从而避免延误诊断、处理、治疗的最佳时间。

在诊断胎儿心律失常的同时,还应该进行胎儿心脏结构及功能评价。通过胎儿超声心动图多切面扫查及节段分析可检出大部分胎儿心血管畸形,同时采用心室 Tei 指数及胎儿心血管评分(CVPS)[1-2,4]进行胎儿心脏功能的综合评价。

三、严重胎儿心律失常的产前管理及干预

(一)产前抗心律失常药物概况

1. 妊娠期抗心律失常药物 FDA 分级[12-13]
按照美国 FDA 标准,妊娠期药品的安全性分为A、B、C、D、X 五类。分类标准如下：A 级：在有对照组的早期妊娠妇女中未显示对胎儿有危险(并在中、晚期妊娠中亦无危险的证据),可能对胎儿的伤害极小；B 级：在动物生殖试验中并未显示对胎仔的危险,但无孕妇的对照组,或对动物生殖试验显示有副反应(较不育为轻),但在早孕妇女的对照组中并不能肯定其副反应(并在中、晚期妊娠亦无危险的证据)；C 级：在动物的研究中证实对胎仔有副反应(致畸或使胚胎致死或其他),但在妇女中无对照组或在妇女和动物研究中无可以利用的资料,药物仅在权衡对胎儿的利大于弊时给予；D

级：对人类胎儿的危险有肯定的证据,但尽管有害,对孕妇需肯定其有利,方予应用(如对生命垂危或疾病严重而无法应用较安全药物或药物无效)；X 级：动物或人类的研究中已证实可使胎儿异常,或基于人类的经验知其对胎儿有危险,对人或对两者均有害,而且该药物对孕妇的应用,其危险明显大于利益,该药禁用于已妊娠或将妊娠的妇女。

目前常用抗心律失常药物中尚无 A 级药物,B 级药物包括：洋地黄类(部分文献分类)、利多卡因、索他洛尔；C 级药物包括：洋地黄类(部分文献分类)、奎尼丁、普鲁卡因胺、普罗帕酮、维拉帕米、氟卡尼、腺苷、美西律；D 级药物包括：胺碘酮、普萘洛尔[12-13]。妊娠期使用抗心律失常药物需注意以下几点：① 尽量避免多药联合使用,尽可能首选 B 级药物,可考虑使用 C 级药物,慎用 D 级药物,禁用 X 级药物；② 不要只考虑到用药,应该把注意力集中到疾病上,因为疾病可以给母亲和胎儿带来更多的危险；③ 不仅药物可致畸,还要注意到其他各种致畸可能性,在用药时应做认真科学的解释；④ 要注意早期妊娠是胎儿身体各部及器官的分化阶段,药物致畸容易发生在此阶段,中、晚期妊娠用药的安全性增加,若非病情需要,尽量避免孕早期用药；⑤ 药物使用时应以最小有效量,最短有效疗程,避免盲目大剂量,长期使用。

2. 宫内治疗心律失常药物历史及现状
1975 年,Eibschitz 等[14]报道了 1 例母亲口服普萘洛尔治疗胎儿室性心动过速(VT),开创了宫内胎儿心脏治疗的先河,随后有学者进行了胎儿室上性心动过速(SVT)的治疗并取得成功[15]。经历近 40 年的临床探索,随着对胎儿心律失常诊断及相关病理生理状况的深入认识,目前这一领域的研究内容已经逐渐拓宽,特别是近 3~5 年从主要集中在孕母口服一线治疗药物地高辛和(或)索他洛尔治疗胎儿 SVT 和胎儿心房扑动(AF)的临床研究,发展到对一些复杂类型胎儿心律失常、难治性胎儿心律失常产前干预方案制定以及治疗药物评价等方面,特别是对胎儿房室传导阻滞、长 QT 综合征、不规则心律的临床研究取得可喜成果[2-5,16-26]。2014 年美国心脏协会(AHA)《胎儿心血管疾病诊断治疗科学声明》中总结认为[4],目前

针对胎儿心律失常产前使用的药物已经拓展到以下药物：地高辛、利多卡因、索他洛尔（B 级）、氟卡尼、美西律、硫酸镁（C 级），胺碘酮、普萘洛尔、腺苷（D 级），供各国胎儿心脏病学临床工作者参考。该声明在总结多个医学中心的研究经验后，提出了上述药物使用方法及剂量范围（表 51－1）。在中国妊娠妇女中使用时，上述药物的剂量及疗程应当结合针对亚洲人药理遗传学及药代动力学特点制定。

表 51－1 妊娠期抗心律失常药物（2014 年，AHA《胎儿心血管疾病诊断治疗科学声明》）

药 物	母体剂量范围	治疗有效血药浓度及效果	中 毒 反 应
地高辛	LD：1 200～1 500 μg/24 h，分 3 次静脉使用 MD：375～750 μg/d，分 2～3 次口服 胎儿肌内注射剂量：88 μg/kg，Q12 h，重复 2 次	0.7～2.0 ng/mL 恶心，疲劳，食欲不振，窦性心动过缓，I°AVB，罕见夜间文氏 AVB	恶心/呕吐＋＋＋，致胎儿心律失常，窦性心动过缓或 AVB＋＋＋ 胎儿肌注：坐骨神经损伤或皮肤裂伤
氟卡尼	100～300 mg/d，分 2～3 次口服	0.2～1.0 μg/mL 轻度 P、QRS 增宽，I°AVB，QT 间期≤0.48 秒，头痛	视觉/中枢神经系统症状，束支阻滞，QTc≥0.48 秒，致母体/胎儿心律失常
索他洛尔	160～480 mg/d，分 2～3 次口服	未监测血药浓度水平 心动过缓，I°AVB，P、QRS 增宽，QTc≤0.48 秒	恶心/呕吐，头晕，QTc≥0.48 秒，疲劳，束支阻滞，致母体/胎儿心律失常
胺碘酮	LD：1 800～2 400 mg/d，分 4 次口服，共服 48 h；如先前使用过，则降低剂量为 800～1200 mg； MD：200～600 mg/d，口服，转律及水肿消失后可考虑停药或换用其他抗心律失常药物	0.7～2.8 μg/mL 母体/胎儿窦性心动过缓，食欲下降，I°AVB，P、QRS 增宽，QTc≤0.48 秒	恶心/呕吐＋＋＋＋，甲状腺功能障碍，光敏性皮疹，血小板减少，QTc≥0.48 秒，束支阻滞，致母体/胎儿心律失常，胎儿尖端扭转室速伴 LQTS，胎儿甲状腺肿大，神经发育损伤
普萘洛尔	60～320 mg/d，分 4 次口服	25～140 ng/mL I°AVB，心动过缓，子宫张力增加	疲劳，心动过缓＋＋＋＋＋，低血压，AVB，胎儿生长受限，子宫张力增加
利多卡因	LD：1～1.5 mg/kg，静脉推注 MD：1～4 mg/min，静脉滴注	1.5～5 μg/mL	恶心/呕吐＋＋，中枢神经系统症状，致心律失常作用
美西律	600～900 mg/d，分 3 次口服	0.5～2 μg/mL	恶心/呕吐＋＋，中枢神经系统症状，致心律失常作用
硫酸镁	LD：2～6g，静脉推注时间大于 20 min MD：1～2g/h，推荐治疗时间不能超过 48 h 如果 VT 复发，可考虑重复使用	＜6 mEq/L 注意监控膝反射	疲劳，中枢神经系统症状，血药浓度＞5 mEq/L，伴孕妇心电图改变，致心律失常作用 膝反射消失、血药浓度＞6 mEq/L 则停药

LD：负荷量；MD：维持量；AVB：房室传导阻滞；VT：室性心动过速；LQTS：长 QT 综合征

（二）胎儿心律失常的治疗

胎儿心律失常治疗需要考虑的因素包括：妊娠时间、胎儿心功能状况、心律失常类型和机制、孕妇及胎儿接受治疗的风险效益评估。就妊娠时间而言，治疗后尚有足够的宫内恢复时间诚然是最好的；对于伴有严重心血管畸形和（或）已经出现心功能不全、心力衰竭的患胎，应及时干预；对于处于终末期的心律失常患胎，应当及时进行恰当的妊娠决策，避免对母体带来风险，造成母体损伤。如果胎儿已有足够的肺成熟度，提前分娩并在出生后治疗是正确的选择，因而进行医学干预的对象应为孕 35 周之前的高危胎儿。

在决定采用药物干预胎儿心律失常之前，应当对转复心律的益处及药物对母胎可能造成的不利影响进行充分评估。由于不同类型心律失常发生机制、持续时间以及对胎儿血流动力学影响不同，对药物治疗反应及预后也不同。目前对治疗胎儿心律失常的药代动力学研究尚少，在胎儿水肿、胎儿低蛋白血症等病理状态下，药物分布容积、半衰期等可能存在很大变化，迄今尚无有关抗胎儿心律失常药物稳态动力学的理论研究。此外，还应当意识到几乎所有抗心律失常药物均有不同程度致心律失常的副反应。

胎儿心律失常的治疗目标可分为控制心室率和（或）转复心律。在开始治疗前，治疗目标应有明确考虑，并要尽可能采用具有较宽治疗窗和对母体及胎儿致心律失常作用最低的药物。胎儿心律失常产前干预总的治疗原则是：在保证孕妇安全的前提下，有效控制胎儿心律失常，将心律失常相关的血流动力学负性影响降至最低，尽量恢复胎儿宫内生长环境，降低对重要脏器的继发性损伤；对于宫内治疗疗效欠佳的病例，在对胎儿生长发育综合评估后适时分娩，争取产后继续治疗机会。

胎儿心律失常产前治疗方式包括[2-4]：① 经胎盘转运药物治疗；② 经脐静脉注射药物治疗；③ 经胎儿腹腔给药治疗；④ 经羊膜腔给药治疗；

⑤ 胎儿肌内注射治疗。脐静脉穿刺本身存在导致心动过缓等并发症，可能会进一步加重胎儿心力衰竭，因而应用极为有限。胎儿肌内注射可能会带来坐骨神经损伤或皮肤裂伤及其他注射损伤。经胎儿腹腔、羊膜腔给药同样会带来不同程度的胎儿创伤。因而除经胎盘药物治疗外，其他手段都因具有侵入性而限制了其临床应用，经胎盘转运药物治疗仍然是治疗的首选途径，仅在胎儿严重水肿胎盘转运率极低的情况下考虑使用其他途径。

2014 年 AHA《胎儿心血管疾病诊断治疗科学声明》[4]总结多个医学中心的研究经验后，提出了胎儿心脏药物治疗指征（表51-2），为胎儿心脏病学产前治疗领域制定了严格的纳入标准，将促进该领域不断进步并规范化发展。

表51-2　胎儿心脏药物治疗指征（2014 年，AHA《胎儿心血管疾病诊断治疗科学声明》）

推荐强度	疾　病　状　态	证据等级
I	下列情况应当给予胎儿药物治疗： 持续性胎儿室上性心动过速、心房扑动、多源性房性心动过速、交界性心动过速、交界性逸博性心动过速等导致胎儿心室率＞200 次/min，未近足月（＜36 周），且并发胎儿水肿、胎儿心脏功能受损	A
IIa	拟交感药物可用于下列情况的胎儿治疗： 胎儿三度房室传导阻滞，心室率＜55 次/min 胎儿三度房室传导阻滞，心室率尚可但出现胎儿心力衰竭	B
	胎儿室性心动过速，心室率＞200 次/min，应当给予胎儿药物治疗	B
IIb	地塞米松可用于治疗免疫相关的胎儿一至二度房室传导阻滞，或与心脏感染相关的胎儿一度房室传导阻滞	B
	胎儿心力衰竭可用地高辛治疗	A
III	胎儿窦性心动过速、不规则心律（期前收缩相关）等产前治疗对胎儿无益处	A
	间歇性胎儿室上性心动过速不伴胎儿水肿、间隙性室性心动过速（心室率＜200 次/min，加速性室性心律）不伴胎儿水肿，可不予产前治疗	B/C

1. 胎儿快速性心律失常的产前管理及干预

经近 40 年胎儿心脏病学领域的探索，地高辛及索他洛尔被公认为治疗胎儿室上性心律失常（supraventricular arrhythmia，SVA）的一线用药。数个研究表明[1,16-17]，对于胎儿 SVT 及 AF，单用索他洛尔或索他洛尔及地高辛联合用药的疗效明显优于单用地高辛治疗，因而推荐索他洛尔同样应当作为胎儿 SVT 及 AF 等快速性胎儿心律失常的首选药物。研究同时也认为[1,16-17]，在伴有水肿的 SVT/AF 胎儿中，地高辛常常不能转复心律，无水肿 SVT/AF 胎儿应用地高辛的转律率为 50%～

71%，而索他洛尔治疗此类胎儿的转律率为 72%～83%。然而另一些文献报道[18-19]，索他洛尔存在潜在的致心律失常作用及负性肌力作用，在安全性方面不及地高辛。鉴于妊娠期可选药物的局限性，学者们也不断探索其他 C 类药物对胎儿 SVT、AF 等快速性室上性心律失常的治疗效果。

Jaeggi 等对氟卡尼治疗胎儿 SVT、AF 的研究表明[27]，单用药物对初治未转律病例及胎儿快速性室上性心律失常持续 5 d 以上的病例，氟卡尼、地高辛及索他洛尔治疗降低心率的作用分别为下降心率 22%、13% 及 5%；对治疗后未转律病例,氟卡尼+地高辛治疗的转律率明显高于索他洛尔+地高辛(63% vs 41%)。Saul 等[28]的研究同样证实了氟卡尼对胎儿 SVT、AF 的疗效,氟卡尼在治疗伴或不伴水肿的胎儿快速性室上性心律失常的转律率分别为 43% 和 78%,而索他洛尔的转律率分别为 50% 和 96%。上述研究奠定了氟卡尼在胎儿快速性室上性心律失常宫内治疗中的地位。对于产前难治性胎儿快速性室上性心律失常,学者们尝试联合用药[18-19]以及短期使用胺碘酮[20]进行治疗,提高了产前治疗效果。

此外,学者们在关注胎儿快速性室上性心律失常近期疗效的同时,也注意到心律失常复发及演变的问题。Moodley 等关于胎儿快速性室上性心律失常出生后复发的研究表明[29],69 例胎儿 SVT 及 AF,产前治疗转律率为 52%。出生以后 2/3 出现心律失常复发,大部分在出生后 48 h 内心律失常重新出现,相关的高危因素有胎儿水肿、女性胎儿及产前未完全转复为窦性心律。胎儿 SVT 出生后复发的心律失常类型主要是房室折返性心动过速,胎儿 AF 出生后复发的心律失常

类型主要为 AF,其次为房室折返性心动过速及异位性房性心动过速。而其他研究中[17-19],产前转律的胎儿出生后心律失常再发或出现其他类型心律失常的概率为 5%～26%,对出生后复发的心律失常类型无具体描述。上述研究样本量均较小,需要大样本量多中心研究才能明确胎儿快速性心律失常出生后的复发及演变情况。

目前文献报道胎儿 VT 发生率低,可能因为胎儿 VT 进展迅速,就诊时已经处于终末期或已经发生胎儿宫内死亡,因而对其宫内治疗尚缺乏经验。迄今只有 3 例经胎盘转运药物治疗胎儿 VT 的文献报道:孕妇静脉及口服胺碘酮治疗 1 例[30]、口服普萘洛尔治疗 1 例[14]、静脉滴注硫酸镁治疗 1 例[31]。

2014 年 AHA《胎儿心血管疾病诊断治疗科学声明》[4]中总结了胎儿心动过速的宫内治疗方案及推荐强度与证据等级(见表 51-3),为胎儿快速性心律失常制定了严格的管理方案,对间歇性心动过速、持续性心动过速、有无胎儿水肿、是否 QT 延长以及一些少见类型快速性心律失常提出明确的产前处理及干预原则。

表 51-3　胎儿心动过速的宫内治疗(2014 年,AHA《胎儿心血管疾病诊断治疗科学声明》)

诊　　断	宫内治疗/处理	推荐等级/证据水平	备　　注
间歇性心动过速(心动过速发生≤监测时间 50%)			
SVT 或 AF	观察	I /B	定期胎心率听诊(每周 1 次或更频繁)
VT≥200 bpm,无 LQTS	抗心律失常治疗(见下)	II a/C	
VT≥200 bpm,怀疑或确诊胎儿 LQTS	抗心律失常治疗(见下)	II a/C	
持续性心动过速(心动过速发生>监测时间 50%)			
窦性心动过速	治疗继发原因	I /A	孕妇甲状腺功能检查和贫血检查
SVT 或 AF 伴胎儿水肿或心室功能不良	经胎盘转运一线或二线药物治疗		(1) 剂量范围和监测指征见表 51-1
	地高辛	I /B	(2) 监测胎儿状况及母胎药物毒副反应
	氟卡尼	I /B	(3) 胎儿水肿时降低抗心律失常药物经胎盘转运,联合治疗用于难治性严重胎儿心律失常病例
	索他洛尔	I /B	
	经胎盘转运药物联合治疗	II b/B	
	经胎盘转运三线药物治疗		(4) 如果接近足月,则考虑分娩
	胺碘酮	I /B	
	禁忌:维拉帕米	III /A	
	禁忌:普鲁卡因酰胺	III /B	
	直接胎儿治疗		
	胎儿肌注地高辛	II a/B	
	经脐带给予地高辛或胺碘酮	II b/B	
	禁忌:经脐带注射腺苷	III /B	

诊　　断	宫内治疗/处理	推荐等级/证据水平	备　　注
SVT≥200 bpm,无胎儿水肿或心室功能不良(大多数 SVT≥220 bpm,如果≤220 bpm,考虑其他机制)	经胎盘转运一线或二线药物治疗　　地高辛　　氟卡尼　　索他洛尔 经胎盘转运三线药物治疗　　胺碘酮　　禁忌：维拉帕米　　禁忌：普鲁卡因酰胺	Ⅰ/B Ⅰ/B Ⅰ/B Ⅱb/B Ⅲ/A Ⅲ/B	(1) 剂量范围和监测指征见表 51-1 (2) 监测胎儿状况及母胎药物毒副反应 (3) 如果接近足月,则考虑分娩
SVT<200 bpm,无胎儿水肿或心室功能不良	观察	Ⅰ/B	
AF	索他洛尔 地高辛 胺碘酮 禁忌：普鲁卡因酰胺	Ⅰ/B Ⅰ/B Ⅱb/B Ⅲ/B	(1) 地高辛会增加房室结阻滞,减慢心室反应 (2) 如果接近足月,则考虑分娩
VT,伴或不伴胎儿水肿　　一线药物治疗	硫酸镁(静脉) 利多卡因(静脉) 普萘洛尔(口服) 美西律(口服)	Ⅰ/C Ⅰ/C Ⅰ/C Ⅰ/C	(1) 可用胎儿心磁图测量 QTc 间期 (2) 首先选用硫酸镁静脉注射,然后利多卡因负荷加维持治疗 (3) 注意孕妇静脉硫酸镁使用不应>48 h
VT,QT 正常　　伴或不伴胎儿水肿　　二线药物治疗	氟卡尼 索他洛尔 胺碘酮	Ⅰ/C Ⅰ/C Ⅰ/C	(4) 胺碘酮应仅短期使用 (5) 如果接近足月,则考虑分娩
VT,怀疑或确诊 LQTS	禁忌：氟卡尼 禁忌：索他洛尔 禁忌：胺碘酮	Ⅲ/C Ⅲ/C Ⅲ/C	
快速性室性心律　　(间歇性或<200 bpm)	观察	Ⅰ/C	
少见类型心动过速,心率≥200 bpm　　MAT　　AET　　PJRT　　JET　　JET,SSA/SSB 导致	地高辛、索他洛尔、氟卡尼 地高辛、索他洛尔、氟卡尼 氟卡尼、索他洛尔 氟卡尼、索他洛尔、胺碘酮 地塞米松	Ⅰ/C Ⅰ/C Ⅰ/C Ⅰ/C Ⅱb/C	(1) 少见 (2) 心率<200 bpm,可发生心动过速性心肌病 (3) 如果接近足月,则考虑分娩

AET：异位房性心动过速；AF：心房扑动；JET：异位性交界性心动过速；LQTS：长 QT 综合征；MAT：多源性房性心动过速；PJRT：持续性交界性反复性心动过速；SVT：室上性心动过速；VT：室性心动过速。

2. 胎儿缓慢性心律失常的产前管理及干预

胎儿缓慢性心律失常主要包括窦性心动过缓、AVB、长 QT 综合征(long QT syndrome,LQTS)及其他离子通道病、房性早搏伴传导阻滞等。疾病发生机制决定了其宫内治疗策略。

(1) 胎儿窦性心动过缓及房室传导阻滞：近年,关于胎儿心动过缓相关临床研究进展迅速,研究内容涉及胎儿心动过缓疾病谱、母体自身抗体阳性胎儿 AVB 发生机制、CAVB 危险因素及预后

不良的因素、胎儿心动过缓宫内治疗探索等,在上述各方面都取得了较大进步。

2008~2010 年 1 项纳入了西班牙 9 个研究中心 37 例胎儿心动过缓的病例资料[32]中,19 例高度及以上 AVB、15 例房性早搏二联律伴房室阻滞、3 例窦性心动过缓。AVB 病例中,16% 伴有先天性心脏病,63% 与母体抗-SSA/Ro 抗体相关,21% 为特发性。Roy[33] 及 Tunks[34] 等分别回顾性分析 11 例及 37 例伴有孕妇抗-SSA/Ro 抗体阳

性的孤立性 CAVB 病例的围产期结局，结果表明胎儿 CAVB 诊断时间为妊娠 24 周左右，45％～50％母体无症状，25％～30％母体患有系统性红斑狼疮（systemic lupus erythematosus，SLE），15％～23％母体患有未分类结缔组织病，9％～13％母体患有干燥综合征（Sjogren's syndrome，SjS），0～3％母体患有强直性脊柱炎。诊断后均给予孕妇地塞米松 4 mg/d 口服治疗，9％～16％胎儿宫内死亡，10％患胎出生后心室率 75～85 次/min，尚能满足生长发育需求，36.3％～72.2％患者出生后需要置入永久起搏器，与 Isayama[35] 及 Eronen[36] 的研究报道相似。这些研究总结预示胎儿 CAVB 宫内预后不良因素有：胎儿水肿、胎心率（fetal heart rate，FHR）＜50～55 次/min、男性胎儿、合并心内膜弹力纤维增生症（endocardial fibroelastosis，EFE）、瓣膜功能不良、扩张性心肌病、低出生体重、早产以及新生儿狼疮（neonatal lupus erythematosus，NLE）。最根本的原因是 FHR 过低、胎儿心肌收缩力减退等导致心排血量不足，而妊娠期口服羟氯喹及小剂量糖皮质激素是改善胎儿预后的有效措施[34]。Ambrosi 等进行的大样本研究显示[37]，对纳入研究的 145 个家庭 355 次妊娠（抗- SSA/Ro、抗- SSB/La 抗体阳性 190 例，阴性 165 例）进行对比研究，结果显示自身抗体阳性的孕妇中胎儿传导束损伤的发生率12.1％，与孕妇年龄（孕妇年龄越大，胎儿心脏传导束损伤概率越高）、妊娠季节（妊娠 18～24 周处于 1～3 月份的胎儿心脏传导束损伤概率高）有关，但与胎儿性别、胎次及产次无关。

胎儿 CAVB 围产期致残率及病死率高，50％～89％孕妇患有临床或亚临床型结缔组织病，因而对抗- SSA/Ro、抗- SSB/La 抗体阳性的母亲密切监管非常重要。多中心研究发现[21-26]，如果孕妇患有免疫系统疾病，其血清中 Anti- Ro 和 Anti- La 等自身抗体等通过胎盘沉积在胎儿心肌导致炎性反应，最终出现纤维化，在传导系统表现尤为明显，这种免疫损伤常导致妊娠 16～17 周胎儿即可表现出 AVB，妊娠 20～24 周或更早即可发生 CAVB 病理演变过程。在抗- SSA/Ro、抗- SSB/La 抗体阳性的母亲，自身抗体经胎盘转运进入胎儿体内对胎儿多系统造成损伤。

在胎儿心脏，这种影响分为两步[38]：① 母亲自身抗体与胎儿心肌细胞结合后，使受累细胞钙稳态失调，导致心脏免疫球蛋白沉积增加，渐进性损伤传导系统组织，进一步诱导细胞凋亡，这一过程可能对应临床 PR 间期延长、一度房室传导阻滞相关，是可逆性的；② 炎症在有遗传背景的胎儿体内持续蔓延，逐步进展为房室结纤维化、钙化，导致 CAVB 发生。早期对不完全性 AVB 实施糖皮质激素治疗可以在一定程度上防治 CAVB 发生，因而在临床上早期识别高危妊娠非常重要。

对于心脏结构正常的胎儿，胎儿 CAVB 大部分与母体抗- SSA/Ro、抗- SSB/La 抗体阳性相关，AVB 通常在孕 26 周以前出现，一旦进展为 CAVB 就不可逆了。因此，尽量寻找预测 CAVB 风险的生物学标志物非常重要。近年，Phoon[39] 及 Friedman[19] 报道 PRIDE 研究，纳入了 127 例母体抗- SSA/Ro、抗- SSB/La 抗体阳性的胎儿，研究结果提示，PR 间期＞0.15 秒考虑 PR 间期延长，可诊断为一度房室传导阻滞，但这些 PR 间期延长不一定会进展为 CAVB；对于母体有 AVB 先证胎儿的高危胎儿出现三尖瓣中、重度反流提示胎儿出现炎性心肌受损。研究认为[39]，准确预测 CAVB 的发生富有挑战性，尽管目前尚不能明确胎儿 PR 间期延长对 CAVB 的预测作用，一度房室传导阻滞也不一定是 CAVB 的必经过程，但通常认为 PR 间期延长是 CAVB 的早期表现，故仍应当非常重视对 PR 间期的监测（图 51-6）。免疫性抗体相关的胎儿传导束损伤进展迅速，因而对母体抗- SSA/Ro、抗- SSB/La 抗体阳性的胎儿应当密切监测 PR 间期变化，及早处理，防止传导束发生不可逆免疫损伤[19,21-26,39]。

如果不经治疗，胎儿窦性心动过缓及 CAVB 等缓慢性胎儿心律失常有较高的致残率及病死率[1-5,21-26]。目前还没有广泛认可的胎儿缓慢性心律失常宫内治疗策略及成熟方案，主要采用拟交感肾上腺素、地塞米松等药物单用或联合使用进行治疗。针对胎儿心动过缓症状，可采用孕妇口服拟交感肾上腺素提升胎儿心率，也可采用静脉注射舒喘灵后改为口服特布他林维持治疗，多能提升胎儿心率 15％～25％，异丙肾上腺素对胎儿

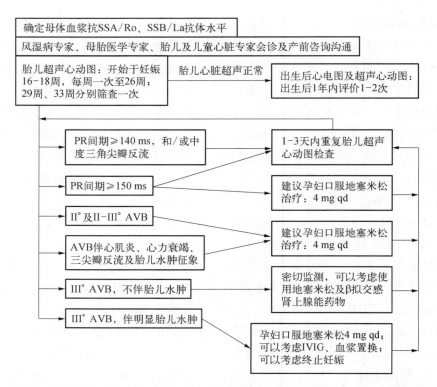

图 51-6　PRIDE 研究建议的基于 PR 间期的胎儿心动过缓检测、治疗管理流程（IVIG：静脉免疫球蛋白）

心率无明显提升作用[40-41]。母亲患有免疫系统疾病的 CAVB 胎儿中，母亲抗-SSA/Ro、抗-SSB/La 等自身抗体会对胎儿心脏传导系统造成免疫损伤，对这一类型缓慢性胎儿心律失常，可加用地塞米松减轻其免疫损伤；对于孕前检查存在抗-SSA/Ro 和抗-SSB/La 抗体的母亲，应当从妊娠早期开始监测右肺动脉及右上肺静脉频谱或上腔静脉及升主动脉血流频谱间差异，早期发现并诊断一至二度房室传导阻滞，及时给予地塞米松治疗，防止进展为 CAVB[40-42]。总之，目前围生医学、胎儿医学对各种类型胎儿心律失常临床处理的最优方案尚未达成共识，国外许多研究中心也以此为目的正在进行多方面的探索和研究。

此外，Makino 等[42]的研究纳入抗-SSA/Ro、抗-SSB/La 抗体滴度>1:512 的 24 例孕妇（SLE 14 例，SjS 10 例），进行产前糖皮质激素及血浆置换的病例对照研究，结果显示产前接受糖皮质激素及血浆置换联合治疗可以明显降低胎儿 CAVB 发生。据此，该作者推荐对自身抗体滴度较高的高风险胎儿及母体进行产前糖皮质激素结合血浆置换的综合治疗，降低预后恶劣的 CAVB 的发生率。从目前

文献综合报道来看，产前糖皮质激素使用尽管存在风险，但在利弊权衡以后，仍然推荐在产前使用低剂量长疗程的地塞米松；但是否进行血浆置换的态度则褒贬不一，在临床工作中应当持谨慎态度。

（2）胎儿长 QT 综合征：近年对胎儿 LQTS 的研究取得了明显进步。研究表明，宫内胎儿病死率约 1%，其中胎儿 LQTS 是重要因素[43-44]，胎儿 LQTS 与复杂类型胎儿心律失常伴发存在，如尖端扭转型室性心动过速（torsades de pointes，TdP）、二度房室传导阻滞等，相当比例的患者有家族史，一般认为 FHR 小于 110 次/min 应考虑到胎儿 LQTS 可能，胎儿超声心动图对此诊断较为困难，可借助心磁图进行诊断及预后研究。Cuneo[45] 等纳入 30 例有 LQTS 家族史的妊娠，用 fMCG 测量不同胎龄胎儿心率反应性、QT 时间、T 波特点、TdP 发作及终止时间，并与新生儿心电图进行比较，还进行了新生儿 LQTS 基因突变检测，结果提示，当胎儿 QTc>0.49 秒，提示可进行宫内 LQTS 筛查，胎儿 QTc>0.62 秒可预测胎儿 TdP，上述结果可用于产前、产后 LQTS 危险度分层管理。

2013 年发表的 1 篇 Meta[46]分析纳入 1979~

2011 年间主题词为"long QT syndrome"、"fetal arrhythmia"和"congenital heart disease"的相关英文文献 30 篇,研究结果表明,LQTS 占心脏结构正常胎儿心动过缓(小于 110 次/min)的 15％～17％,其他提示胎儿 LQTS 的征象为胎儿 AVB、短暂心动过速、心包积液、胎儿水肿。此外,胎儿 LQTS 等离子通道病发生机制多样,临床表现各异,常与复杂类型的胎儿心律失常伴发存在,可纳入胎儿不规则心律进行管理。

(3)胎儿心动过缓起搏器治疗:1986 年 Carpenter 等[47]经外科方式完成了第 1 例胎儿 CAVB 的起搏器置入。2003 年 Assad 等[48]经母体腹部、子宫、胎儿胸壁穿刺胎儿左心室心肌,通过 18G 穿刺鞘置入新型 T 型起搏导管进行胎儿心脏起搏,胎儿起搏心率 140 次/min。尽管上述研究结果不理想,最终都出现胎儿死亡,但这种治疗方式激励学者们进行相关探索。2005 年 Fayn 等[49]在人类胎儿进行超声指导下胎儿起搏器置入的可行性研究,研究中对起搏器大小、电池要求、不同胎龄胎儿剑突至心包距离和穿刺角度、不同胎儿心力衰竭状态下的起搏指征及模式等临床问题进行探索,这些经验的积累无疑将促进胎儿心脏起搏治疗技术的进步。胎儿起搏器置入难度及风险大,为了能够在面临需要起搏治疗的患胎能够有效地成功实施治疗,学者们对妊娠期的试验猪、兔、狗、大鼠、仓鼠胎儿进行了起搏器置入的系列研究[50-60],并通过注射抗 SSA/Ro 抗体建立了 CAVB 胎猪模型,进行

水肿胎猪起搏器置入可行性研究,还研究不同起搏部位对胎鼠心排量的影响,并研究干细胞置入胎鼠心肌后生物起搏效果,同时对新型胎儿起搏器进行设计及改良,以期更加符合胎儿特点。

(4)胎儿心动过缓的治疗管理:2014 年 AHA《胎儿心血管疾病诊断治疗科学声明》[4]中的胎儿心动过缓的治疗(表 51-4),为胎儿缓慢性心律失常制定了严格的纳入标准及管理方案,将促进胎儿缓慢性心律失常产前干预的规范化。

3. 胎儿不规则心律的产前管理及干预
胎儿不规则心律包括胎儿异位心搏、二度房室传导阻滞、LQTS 等,大部分预后相对良好[1-5]。由于常规听诊等检查手段很难区分房性早搏、室性早搏和其他严重心律失常类型(如 LQTS、二度房室传导阻滞),因而对频发胎儿异位心搏(如早搏二联律、三联律等)应通过胎儿超声心动图检查判断心律失常机制。若胎儿早搏性质不明,或异位搏动持续 1～2 周仍未消失,就应进行胎儿超声心动图检查。胎儿房性早搏远比室性早搏常见[1-5],胎儿异位心搏导致胎儿心动过速发生风险为 0.5％～1％,二联律及房室阻滞可能增加胎儿心动过速发生风险[1-5]。对胎儿室性早搏、频发胎儿房性早搏不推荐首先考虑药物治疗,而是建议每周随访监测。2014 年 AHA《胎儿心血管疾病诊断治疗科学声明》[4]中总结了胎儿不规则心律的产前管理及干预方式的证据等级和推荐强度提供临床指导(表 51-5)。

表 51-4　胎儿心动过缓的宫内治疗(2014 年,AHA《胎儿心血管疾病诊断治疗科学声明》)

诊　断	主要病因	宫内治疗/处理	推荐等级/证据水平	备　注
窦性心动过缓	异位心房起搏	注意除外胎儿宫内窘迫	I/A	常伴发内脏异位综合征(左心房或右心房异构)
	窦房结功能不良(包括免疫介导或感染因素)	密切监视到心动过缓恢复	I/A	母体抗-SSA/SSB 抗体、TORCH、IgG/IgM 抗体、细小病毒抗体试验
	离子通道病(包括 LQTS)	监测 VT 及二度房室传导阻滞	I/A	出生后钠通道(SCN5A)及铁通道(HCN4)突变基因检测,心脏起搏器植入
		避免延长 QT 药物	I/A	室性心动过速和二度房室传导阻滞<25％。可在宫内通过胎心磁图诊断。出生后进行 12 导联心电图检测,可进行 LQTS 突变基因检测
	继发原因(包括母体使用药物、母体甲状腺功能低下、胎儿宫内窘迫或胎儿中枢神经系统异常)		I/A	

诊　断	主要病因	宫内治疗/处理	推荐等级/证据水平	备　注
房早二联律	心房异位节律	观察,减少母体刺激因素	Ⅰ/A	10%可发展为胎儿 SVT 胎儿超声心动图＋每周胎心率听诊检测,直至心律失常消失
房室传导阻滞	免疫介导(抗-SSA/SSB 抗体阳性)	观察	Ⅰ/A	胎儿心脏结构正常, 可伴 EFE 或心肌、瓣膜功能障碍 注:对特发性 AVB、正常房室结受损而引起 AVB(如抗-SSA/SSB 抗体阴性的 AVB),只观察,不推荐使用地塞米松
		地塞米松 1. 二度或一度房室传导阻滞伴炎症征象	Ⅱb/B	
		2. 对 CAVB 预防发生心肌病或死亡	Ⅱb/B	
		IVIG(不推荐预防性使用)	Ⅱb/C	
		胎心率＜55 bpm,伴胎心功能不良或水肿,建议使用拟交感肾上腺素能药物	Ⅱa/C	
	房室结发育异常	观察	Ⅰ/A	与心脏畸形相关(CC-TGA、左心房异构、AVSD、DORV)
		胎心率＜55 bpm,伴胎心功能不良或水肿,建议使用拟交感肾上腺素能药物	Ⅱa/C	
	离子通道病(包括 NKX2.5,LQTS)	观察	Ⅰ/A	可能与心脏结构缺陷、渐进性传导系统疾病、扩张型心肌病(原发性传导束退化综合征)等相关
		避免延长 QT 药物	Ⅰ/A	
		监测 VT	Ⅰ/A	

AVSD:房室间隔缺损;CC-TGA:先天性纠正性大血管转位;CHB:完全性房室传导阻滞;DORV:右心室双出口;IVIG:静脉丙球;LQTS:长 QT 综合征;VT:室性心动过速;EFE:心内膜弹力纤维增生症

表 51-5　胎儿不规则心律产前处理(2014 年,AHA《胎儿心血管疾病诊断治疗科学声明》)

诊　断	病　因	产前处理	推荐等级/证据水平	备　注
二度房室传导阻滞	免疫介导	地塞米松	Ⅱ/B	可能阻止发展为 CAVB
	结构性 CHD	每周随访	Ⅰ/C	可用胎儿心磁图排除 LQTS
	离子通道病	每周随访	Ⅰ/C	
室性早搏或频发房性早搏	特发性;卵圆窝动脉瘤	每周监测评估胎儿心率,直到心律失常消失(室性早搏或频发房性早搏二联、三联律)	Ⅰ/A	2%有一至二度房室传导阻滞风险; 0.5%~1%房性早搏可能发展为 SVT; 室性早搏与 VT 间风险未知; 大多数发作是短暂的、良性的; 需要评估继发原因
继发原因				
室性早搏或频发房性早搏	心肌炎	每周监测评估胎儿心率	Ⅰ/C	
	心脏肿瘤	每周监测评估胎儿心率	Ⅰ/C	
	心室或心房动脉瘤或憩室	每周监测评估胎儿心率	Ⅰ/C	
	母体刺激	监测评估胎儿心率	Ⅰ/C	

AVB:房室传导阻滞;CAVB:完全性房室传导阻滞;SVT:室上性心动过速;VT:室性心动过速;LQTS:长 QT 综合征;COR:推荐强度;LOE:证据等级

四、胎儿心律失常临床决策困境及展望

妊娠早、中期胎儿交感神经发育不健全,可致胎儿心脏搏动异常,随着心脏交感神经逐渐发育完善,大部分胎儿心脏异常搏动会逐渐消失。对于一过性、未造成胎儿血流动力学改变的胎儿心律失常,不需要特殊干预,密切随访。但必须注意到,持续性、可造成胎儿血流动力学明显改变及重要脏器继发性损伤的严重胎儿心律失常往往隐匿于普通心律失常胎儿中,且多由简单、无血流动力学影响的心律失常逐渐发展而成,甚至还可表现为紊乱性、多源性心律失常,并出现胎儿严重并发症。因而,临床工作中应当加强胎儿监护。对于出现一过心律失常的胎儿应定期随访,明确其转归;对于随访甄别出来的持续性的、可能会造成或已经造成了胎儿血流动力学明显改变的严重胎儿心律失常胎儿应及时治疗;对于发现时已经处于终末期的胎儿心律失常,或治疗无效逐渐加重的胎儿,应当在医生的监护下协助孕妇及其家庭作出临床决策。

通过胎儿心律失常治疗的系统研究,探寻预测出现持续性、可能会造成致胎儿血流动力学明显改变的严重的胎儿心律失常的高危因素,指导临床监测。只有通过这些努力,我们才可能真正为心律失常胎儿的准父母及家庭提供正确及有参考价值的临床咨询及治疗指导。

同时,还要注重对胎儿心律失常远期预后的研究工作。注意对相关病例进行定期随访,包括出生前后生长发育情况进行监测,出生后生存质量、神经系统损伤、精神运动发育、认知功能评价等进行长期随访研究,这些资料对于胎儿心律失常治疗、干预、管理方案的逐步完善非常重要[1-2,4,61-65]。

尽管胎儿心律失常的产前干预已经取得较大进步,我们仍应当充分认识到这种进步尚不能满足随社会经济文化进步及医疗模式转变对胎儿心脏病学提出的要求。因此需要更多设计优良的临床研究促进胎儿心脏病学进步。胎儿心血管疾病随机临床研究最大的限制是群体小,需要进行多中心研究,但在目前尚无统一研究标准的状况下,多中心研究难以实施[28]。此外,这种困境还源于以下因素[28]:① 与无水肿胎儿相比,水肿胎儿需要更为紧急及有力的治疗,无法进行随机实验;② 目前没有1～2种疗法占主导地位,联合用药、分层研究以及分期分阶段治疗要求更大的患者群体;③ 胎儿心脏病学领域医疗实践需要多学科合作,在不同医学中心,占团队主导地位的医生群体不同,负责治疗的医生相关知识及认知程度不同,缺乏统一的培训达到统一认识,决定了临床实践模式不同。上述多因素造成开展前瞻性研究及达到统一标准及认知的困境。相信随着2014年AHA关于《胎儿心血管疾病诊断治疗科学声明》的发布,各国学者结合临床实际,制定符合统一标准的可行性方案,将促进胎儿心脏病学的进步。

参 考 文 献

1. Kleinm an CS. Cardiac arrhythmias in the human fetus. Pediatr Cardiol, 2004, 25(3): 234 - 251.

2. McElhinney DB, Tworetzky W, Lock JE. Current status of fetal cardiac intervention. Circulation, 2010, 121(10): 1256 - 1263.

3. Magnus Westgren. Fetal medicine and treatment. Handb Exp Pharmacol, 2011, 205: 271 - 283.

4. Donofrio MT, Moon-Grady AJ, Hornberger LK, et al. Diagnosis and treatment of fetal cardiac disease: a scientific statement from the American Heart Association. Circulation, 2014, 129 (21): 2183 - 2242.

5. ApiCarvalho JS. Best Pract ice & Research in Clinical Obst et rics. Gynaecology, 2008, 22(1): 31 - 48.

6. Simcha Yagel, Norman H Silverman, Ulrich Gembruch. Fetal Cardiology (Embryology, Genetics, Physiology, Echocardiographic Evaluation, Diagnosis and Perinatal Management of Cardiac Diseases, 2nd): 449 - 482.

7. Yu S, Van Veen BD, Wakai RT. Detection of T-wave alternans in fetal magnetocardiography using the generalized likelihood ratio test. IEEE Trans Biomed Eng, 2013, 60(9): 2393 - 2400.

8. Kiefer-Schmidt I1, Lim M, Wacker-Gussmann A, et al. Fetal magnetocardiography (fMCG): moving forward

in the establishment of clinical reference data by advanced biomagnetic instrumentation and analysis. J Perinat Med, 2012, 40(3): 277-286.

9. Rein AJ, O'Donnell C, Geva T, et al. Use of tissue velocity imaging in the diagnosis of fetal cardiac arrhythmias. Circulation, 2002, 106(14): 1827-1833.

10. Rein AJ, Mevorach D, Perles Z, et al. Early diagnosis and treatment of atrioventricular block in the fetus exposed to maternal anti-SSA/Ro-SSB/La antibodies: a prospective, observational, fetal kinetocardiogram-based study. Circulation, 2009, 119(14): 1867-1872.

11. Michele D' Alto, Maria Giovan na Russo, Dario Paladini, et al. The challenge of fetal dysrhythmias: echocardiographic diagnosis and clinical management. Journal of Cardiovascular Medicine, 2008, 9: 153-160.

12. Joglar JA, Page RL. Antiarrhythmic drugs in pregnancy. Curr Opin Cardiol, 2001, 16 (1): 40-45.

13. Dawes M, Chowienczyk PJ. Drugs in pregnancy. Pharmacokinetics in pregnancy. Best Pract Res Clin Obstet Gynaecol, 2001, 15(6): 819-826.

14. Eibschitz I, Abinader EG, Klein A, Sharf M. Intrauterine diagnosis and control of fetal ventricular arrhythmia during labor. Am J Obstet Gynecol, 1975, 122: 597-600.

15. Newburger JW, Keane JF. Intrauterine supraventricular tachycardia. J Pediatr, 1979, 95: 780-786.

16. van den Heuvel F, Bink-Boelkens MT, du Marchie Sarvaas GJ, Berger RM. Drug management of fetal tachyarrhythmias: are we ready for a systematic and evidence-based approach? Pacing Clin Electrophysiol, 2008, 31(1): S54-S57.

17. Martijn AO, Maaike MM, Charles SK, et al. Sotalol in the treatment of fetal dysrhythmias. Circulation, 2000, 101(23): 2721-2726.

18. Schmolling J, Renke K, Richter O, et al. Digoxin, flecainide, and amiodarone transfer across the placenta and the effects of an elevated umbilical venous pressure on the transfer rate. Ther Drug Monit, 2000, 22(5): 582-588.

19. Krapp M, Baschat AA, Gembruch U, et al. Flecainide in the intrauterine treatment of fetal supraventricular tachycardia. Ultrasound Obstet Gynecol, 2002, 19(2): 158-164.

20. Strasburger JF, Cuneo BF, Michon MM, et al. Amiodarone therapy for drug-refractory fetal tachycardia. Circulation, 2004, 109: 375-379.

21. Jaeggi ET, Fouron JC, Silverman ED, et al. Transplacental fetal treatment improves the outcome of prenatally diagnosed complete atrioventricular block without structural heart disease. Circulation, 2004, 110: 1542-1548.

22. Friedman DM, Kim MY, Copel JA, et al. Prospective evaluation of fetuses with autoimmune-associated congenital heart block followed in the PR Interval and Dexamethasone Evaluation (PRIDE) Study. Am J Cardiol, 2009, 103: 1102-1106.

23. Olus A, Julene S C. Fetal dysrhythmias. Best Pract Res Clin Obstet Gynaecol, 2008, 22(1): 31-46.

24. Dror Mevorach, Uri el El chalal, Azaria J J, Rein T. Prevention of complete heart block in children of mothers with anti-SSA/ Ro and anti-SSB/ La autoantibodies: detection and treatment of first-degree atrioventricular block. Current Opinion in Rheumatology, 2009, 21: 478-482.

25. Buyon JP, Clancy RM, Friedman DM. Autoimmune associated congenital heart block: integration of clinical and research clues in the management of the maternal / foetal dyad at risk. Journal of Internal Medicine, 2009, 265(6): 653-662.

26. Cu neo BF, Strasburger JF, Wakai RT, et al. Conduct ion system disease in fetuses evaluated for irregular cardiacrhythm. Fetal Diagn Ther, 2006, 21 (3): 307-313.

27. Jaeggi ET, Carvalho JS, De Groot E, et al. Comparison of transplacental treatment of fetal supraventricular tachyarrhythmias with digoxin, flecainide, and sotalol: results of a nonrandomized multicenter study. Circulation, 2011, 124(16): 1747-1754.

28. Saul JP, Cain NB. Can we do a prospective trial for fetal tachycardia? The barriers to clinical trials in small patient populations. Circulation, 2011, 124 (16): 1703-1705.

29. Moodley S, Sanatani S, Potts JE, Sandor GG. Postnatal outcome in patients with fetal tachycardia. Pediatr Cardiol, 2013, 34(1): 81-87.

30. Schleich JM, Bernard Du Haut Cilly F, Laurent MC, et al. Early prenatal management of a fetal ventricular tachycardia treated in utero by amiodarone with long term follow-up. Prenat Diagn, 2000, 20(6): 449-452.

31. Simpson JM, Maxwell D, Rosenthal E, et al. Fetal ventricular tachycardia secondary to long QT syndrome treated with maternal intravenous magnesium: case report and review of the literature. Ultrasound Obstet Gynecol, 2009, 34(4): 475-480.

32. Perin F, Rodríguez Vázquez Del Rey MM, Deiros Bronte L, et al. Fetal bradycardia: A retrospective study in 9 Spanish centers. An Pediatr (Barc), 2014 (14): 34-34.

33. Roy KK，Subbaiah M，Kumar S，et al. Feto-maternal outcome in pregnancies complicated by isolated fetal congenital complete heart block. J Obstet Gynaecol，2014，15：1 - 3.

34. Tunks RD，Clowse ME，Miller SG，et al. Maternal autoantibody levels in congenital heart block and potential prophylaxis with antiinflammatory agents. Am J Obstet Gynecol，2013，208(1)：64. e1 - 7.

35. Isayama T，Inamura N，Shiono N，Kitajima H. Neonatal lupus erythematosus complicated by improved congenital complete heart block. Pediatr Int，2013，55(4)：521 - 524.

36. Eronen M，Sirèn MK，Ekblad H，et al. Short-and long-term outcome of children with congenital complete heart block diagnosed in utero or as a newborn. Pediatrics，2000，106(1 Pt 1)：86 - 91.

37. Ambrosi A，Salomonsson S，Eliasson H，et al. Development of heart block in children of SSA/SSB-autoantibody-positive women is associated with maternal age and displays a season-of-birth pattern. Ann Rheum Dis，2012，71(3)：334 - 340.

38. Wahren-Herlenius M，Sonesson SE. Specificity and effector mechanisms of autoantibodies in congenital heart block. Curr Opin Immunol，2006，18（6）：690 - 696.

39. Phoon CK，Kim MY，Buyon JP，Friedman DM. Finding the "PR-fect" solution：what is the best tool to measure fetal cardiac PR intervals for the detection and possible treatment of early conduction disease? Congenit Heart Dis，2012，7(4)：349 - 360.

40. Mevorach D，Elchalal U，Rein AJ. Prevention of complete heart block in children of mothers with anti-SSA/Ro and anti-SSB/La autoantibodies：Detection and treatment of first-degree atrioventricular block. Curr Opin Rheumatol，2009，21(5)：478 - 482.

41. Anami A，Fukushima K，Takasaki Y，et al. The predictive value of anti-SS -A antibodies titration in pregnant women with fetal congenital heart block. Mod Rheumatol，2013，23(4)：653 - 658.

42. Makino S，Yonemoto H，Itoh S，Takeda S. Effect of steroid administration and plasmapheresis to prevent fetal congenital heart block in patients with systemic lupus erythematosus and/or Sjögren's syndrome. Acta Obstet Gynecol Scand，2007，86（9）：1145 - 1146.

43. Crotti L，Tester DJ，White WM，et al. Long QT syndrome-associated mutations in intrauterine fetal death. JAMA，2013，309(14)：1473 - 1482.

44. Mitchell JL，Cuneo BF，Etheridge SP，et al. Fetal heart rate predictors of long QT syndrome. Circulation，2012，126(23)：2688 - 2695.

45. Cuneo BF，Strasburger JF，Yu S，et al. In utero diagnosis of long QT syndrome by magnetocardiography. Circulation，2013，128(20)：2183 - 2191.

46. Ishikawa S，Yamada T，Kuwata T，et al. Fetal presentation of long QT syndrome — evaluation of prenatal risk factors：a systematic review. Fetal Diagn Ther，2013，33(1)：1 - 7.

47. Carpenter R，Strasburger JF，Garson A，et al. Fetal ventricular pacing for hydrops secondary to complete atrioventricular block. J Am Coll Cardiol，1986，8：1434 - 1436.

48. Assad RS，Zielinsky P，Kalil R，et al. New lead for in utero pacing for fetal congenital heart block. J Thorac Cardiovasc Surg，2003，126(1)：300 - 302.

49. Fayn E，Chou HA，Park D，et al. Ultrasonic biophysical measurements in the normal human fetus for optimal design of the monolithic fetal pacemaker. Am J Cardiol，2005，95（10）：1267 - 1270.

50. Dell'Orfano J，Chou HA，Park D，et al. The monolithic fetal pacemaker：prototype lead design for closed thorax deployment. Pacing Clin Electrophysiol，2003，26(4)：805 - 811.

51. Loeb GE1，Zhou L，Zheng K，et al. Design and testing of a percutaneously implantable fetal pacemaker. Ann Biomed Eng，2013，41(1)：17 - 27.

52. Zhou L，Chmait R，Bar-Cohen Y，et al. Percutaneously injectable fetal pacemaker：electrodes, mechanical design and implantation. Conf Proc IEEE Eng Med Biol Soc，2012：6600 - 6603.

53. Loeb GE，Zhou L，Zheng K，et al. Design and testing of a percutaneously implantable fetal pacemaker. Ann Biomed Eng，2013，41(1)：17 - 27.

54. Lin G，Cai J，Jiang H，et al. Biological pacemaker created by fetal cardiomyocyte transplantation. J Biomed Sci，2005，12(3)：513 - 519.

55. Donofrio MT，Gullquist SD，Mehta ID，Moskowitz WB. Congenital complete heart block：fetal management protocol, review of the literature, and report of the smallest successful pacemaker implantation. J Perinatol，2004，24(2)：112 - 117.

56. Dell'Orfano J，Chou HA，Park D，et al. The monolithic fetal pacemaker：prototype lead design for closed thorax deployment. Pacing Clin Electrophysiol，2003，26(4 Pt 1)：805 - 811.

57. Ruhparwar A，Tebbenjohanns J，Niehaus M，et al. Transplanted fetal cardiomyocytes as cardiac pacemaker. Eur J Cardiothorac Surg，2002，21(5)：

853 - 857.

58. Qin W，Woods CG，Schneider JA，Woods WT. Organization and fine structure of a pacemaker derived from fetal rat myocardium. Pediatr Res，1995，37(3)：283 - 238.

59. Viswanathan N，Davis FC. The fetal circadian pacemaker is not involved in the timing of birth in hamsters. Biol Reprod，1993，48(3)：530 - 537.

60. Pitlick PT，Kirkpatrick SE，Friedman WF. Distribution of fetal cardiac output：importance of pacemaker location. Am J Physiol，1976，231(1)：204 - 208.

61. Lopriore E，Aziz MI，Nagel HT，et al. Long-term neurodevelopmental outcome after fetal arrhythmia. Am J Obstet Gynecol，2009，201(46)：e1 - 5.

62. Li Y，Yin S，Fang J，et al. Adverse neurological performance with critical congenital heart diseases mainly from prenatal injury not cardiac surgery：current evidence based on a meta-analysis of functional magnetic resonance imaging. Ultrasound Obstet Gynecol，2014.

63. Oudijk MA，Gooskens RH，Stoutenbeek P，et al. Neurological outcome of children who were treated for fetal tachycardia complicated by hydrops. Ultrasound Obstet Gynecol，2004，24(2)：154 - 158.

64. Hahurij ND，Blom NA，Lopriore E，et al. Perinatal management and long-term cardiac outcome in fetal arrhythmia. Early Hum Dev，2011，87(2)：83 - 87.

65. Zhou K，Zhou R，Zhu Q，et al. Mu D，Hua Y. Evaluation of therapeutic effect and cytokine change during transplacental Digoxin treatment for fetal heart failure associated with fetal tachycardia，a case-control study. Int J Cardiol，2013，169（4）：e62 - 64.

第五十二章 中国儿童射频消融现状

——附 2013 年 EHRA/AEPC 儿童心律失常药物与非药物治疗共识概要与解读

>>>>>> 李小梅

一、国内儿童射频消融现状

射频消融手术（radiofrequency catheter ablation，RFCA）于 1991 年首次被用于治疗小儿快速型心律失常，目前已成为根治多数类型小儿快速型心律失常的首选方法[1,2]。射频消融术需要丰富的心脏电生理知识和娴熟的导管操作技术，由于小儿的特殊性，如体重低、血管细、心腔体积小、需全身麻醉等因素，导致小儿 RFCA 的操作难度高于成人，因此开展小儿 RFCA 的医院和例数远远低于成人。自 1992 年国内首次开展小儿 RFCA 以来，手术例数及开展 RFCA 的医院不断增加，但目前尚缺乏有关小儿心律失常 RFCA 的多中心大样本研究。2013 年由清华大学第一附属医院、上海交通大学医学院附属上海儿童医学中心、广东省心血管病研究所、北京儿童医院、北京安贞医院、山东省立医院、上海市儿童医院及复旦大学附属儿科医院等 8 家医院小儿心内科联合总结了接受心内电生理检查及 RFCA 治疗的 3 058 例小儿快速型心律失常的临床资料，旨在探讨 RFCA 治疗小儿不同类型快速型心律失常的成功率、复发率、安全性及对消融效果的影响因素。

（一）射频消融方法

1. 射频消融手术适应证

射频消融手术适应证的选择参照 2002 年发表的《小儿射频消融共识》中的小儿射频消融适应证[3]。

2. 术前准备与心内电生理学检查方法

（1）术前的准备工作、术中麻醉方法、导管的选择、放置以及电生理学检查对心律失常类型的诊断与已报道的方法相同[4,5]。

（2）特殊标测方法：起源于左心室中后间隔的特发性室性心动过速标测方法：① 心动过速下 P 电位标测法。② 窦性心律下 X 线解剖定位与 P 电位标测相结合的方法[6]：穿刺右股动脉送入 7F 双弯温控标测消融导管，通过主动脉瓣进入左心室，X 线透视下左前斜 45°到达左心室中后间隔，导管头端位于主动脉根部与室间隔心尖部连线 1/2 以下（避免损伤 His 束及左束支）、消融导管与室间隔贴靠良好（图 52-1A，D），结合右前斜位 30°影像消融导管位置（图 52-1B），窦性心律下，消融电极导联 V 波前可见高频低振幅电位（P 电位）（图 52-1），则该处为消融靶点。③ 窦性心律下于左后间隔部位标测左后分支电位[7,8]。④ 采用三维标测系统指导下标测[3]。

对于局灶性房性心动过速、心房扑动、切口折返性房性心动过速及室性期前收缩/室性心动过速患儿采用 Carto、Ensite Arry 或 Ensite NavX 三维电解剖标测系统进行标测[9,10]。局灶性房性心动过速三维标测方法：Ref - Star（Biosense Webster Inc.）电极置于患儿后背第 7 胸椎水平稍偏脊柱左侧处（即位于心脏中心处），作为解剖参

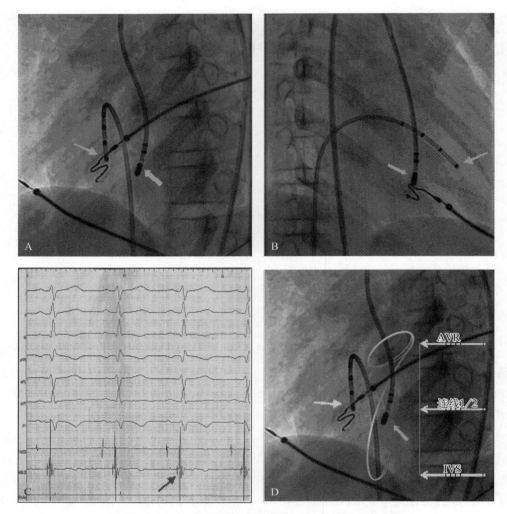

图 52‑1　窦律下，消融靶点影像图、心内电图以及示意图

A：左前斜 45°消融靶点影像图。消融导管走形 S 形，头端弯向室间隔并贴靠紧密（粗箭头所指为消融导管，细箭头所指为右室导联电极）。B：右前斜 30°消融靶点影像图（粗箭头所指为消融导管，细箭头所指为 His 导联电极）。C：心内电图，消融导管标测到 QRS 前 P 电位（黑箭头所指为 P 电位）。D：左前斜 45°消融靶点示意图。消融导管头端位置位于主动脉根部与室间隔心尖部连线 1/2 以下（粗箭头所指为消融导管，细箭头所指为 His 导联电极。注：AVR：主动脉瓣环，IVS：室间沟心尖部）

考。房性心动过速选取冠状静脉窦电极导管电图作为参考电图，取 A 波最高大振幅处为基点。术中保持心内电图记录稳定，用心动过速周长的 90%～95% 作为窗口，全部标测过程在房性心动过速下取点。起源于右心房的局灶性房性心动速进行右心房三维电解剖标测取点，重点标测上腔静脉、下腔静脉、冠状静脉窦口、希氏束、三尖瓣环、房间隔等部位，三维重建右心房电激动解剖图。起源于左心房的房性心动过速经未闭的卵圆孔或穿刺房间隔后进行左心房三维电解剖标测取点，重点标测 4 个肺静脉口、左心耳、二尖瓣环、房间隔等部位。

3. 方法　　小儿射频消融方法与成人基本相同，既往已报道[4,5]。基于儿童特点，术中需根据患儿年龄、心律失常类型及位置，选择相应粗细和弯度的射频消融导管。

以下简述小儿射频消融的特殊性。

（1）房室旁路：① 消融导管的选择：右侧壁/右后房室旁路，根据年龄选择 7F 或 8F 蓝加硬消融电极导管，如导管贴靠不稳可选择多功能鞘；左侧房室旁路选择小弯消融电极导管。② 消融能量的选择：右侧旁路预设温度为 50～60℃，功率预设在 30～50 W；左侧旁路预设温度为 50～60℃，功率预设在 30～35 W。

（2）房室结折返性心动过速：① 消融导管的选择：选择 7F 加硬消融电极导管，如导管固定不稳可选择多功能鞘。② 消融能量的选择：预设温度为 50～55℃，功率预设在 15～30 W；选择短时、多次放电方法。

（3）房性心动过速：① 消融导管的选择：应用 Carto、Ensite Arry 或 Ensite NavX 三维标测，普通温控消融导管或 Navi - Star THERMO COOL 冷盐水灌注消融导管。② 冷盐水灌注消融能量的选择：静息流量为 2 mL/min，标测最早起源点后，以 17 mL/min 冷盐水灌注温控放电，温度 40～43℃，最高功率设置为 30～40 W。③ 房间隔穿刺：如电解剖标测提示房性心动过速起源于左心房，不存在房间隔缺损或解剖上未闭合的卵圆孔，X 线下经房间隔穿刺卵圆窝处，消融导管经鞘送入左心房进行标测消融。④ 靶点定位：局灶性房速在心房电激动图上表现为可见红色最早激动点及紫色最晚激动点，最早激动点呈放射状向四周扩布，靶点位于激动图中最红区域（最早激动电位），再在该区域内精细标测找到最早激动点即为靶点。⑤ 消融终点：放电 10 秒内出现房速速率加快，随之转复为窦性心律，则继续巩固放电 60～90 秒；若房速速率加快，但不能转复为窦性心律，则需重新标测靶点。成功消融后观察 30 min，无房速出现，予以心房程序刺激、静脉滴注异丙肾上腺素同时心房程序刺激均不能诱发房速。

（4）切口折返性房性心动过速：应用三维标测系统显示心动过速的折返通路以确定消融路径[11]。

（二）射频消融效果（根据国内 8 家医院小儿心内科 3 058 例资料）

1. 室上性心动过速构成比

房室折返性心动过速（AVRT）63.6%、房室结折返性心动过速（AVNRT）29.3%、局灶性房性心动过速（FAT）5.5%、心房扑动/切口折返性房性心动过速（AF/IRAT）1.6%。

在 AVRT 中右侧房室旁路 49.6%、左侧房室旁路 47.2%、多旁路 3.2%、右侧前/中间隔旁路 7.4%。

2. 消融效果

消融成功率 96.8%，随访心动过速复发率 4.8%，因各种原因经心内电生理检查未行消融 3.3%。

（1）房室折返性心动过速的消融效果：AVRT 消融成功 97.7%，失败 37 例（37/1 580，2.3%）；消融失败病例包括右侧壁旁路 16 例、右间隔旁路 9 例、右后旁路 4 例、左前侧壁旁路 7 例及双侧多旁路 1 例。

本组 AVRT 中以右侧旁路最为常见，为 49.6%，左侧旁路 47.2%。有报道成人旁路位置构成以左侧为主为 60%～70%，右侧旁路 22%～35%[1,2]。产生左、右旁路构成比差异的原因可能是右侧旁路的发生与房室瓣环纤维化障碍密切相关，随年龄增长瓣环纤维化逐渐完善，旁路退化的可能性较大，因此成人右侧旁路的比例低于儿童[4]。

本研究 AVRT 的首次消融成功率为 97.7%，高于美国儿科电生理协会小儿射频消融注册研究（92.2%）[24]，与国内成人结果相近（97.8%）[22]。本研究中左侧旁路消融成功率 99.1%、右侧游离壁旁路消融成功率 96.8%，均略高于国外报道[16] 和国内成人报道[22]。该部位消融难点为消融电极不易紧密接触靶点，随手术技巧及经验的增加可提高成功率。本研究右前/中间隔旁路消融成功率最低（88.2%），与国外报道接近（90%）[25]，其原因与旁路位置靠近希氏束，消融偏保守有关，该部位消融并发完全性房室传导阻滞的比例为 2.6%，低于国外报道（11%）[25]。特别是在儿童患者，该部位消融应极其慎重，本研究中因此放弃消融的比例为 2.7%，与国外相近（3%）[26]。

本组 AVRT 随访复发率 4%，经电生理检查 2.4% 为原消融旁路复发，其中右前/中间隔旁路及双侧多旁路复发率最高（20%）。右侧壁及右后旁路复发率高于左侧旁路，其中 55%～66% 为新的旁路，提示右侧更易发生多旁路，首次消融时由于其不具传导功能而无法一次完全消融。本研究右侧壁及左侧旁路复发率低于国外报道[14]。

先天性心脏病 Ebstein 畸形合并预激综合征的概率要远远高于其他类型先天性心脏病，其发生房室折返性心动过速具有极大的危险性，药物治疗效果欠佳，且由于患儿存在心脏结构异常，心动过速不及时终止易造成心力衰竭，因此主张在外科矫治术前应用射频消融方法去除旁路。Ebstein畸形合并房室旁路的射频消融治疗具有很大的技术难度：① 这类患者右心结构扩大使得消融电极很难固定贴靠于靶点位置；② 射频消融靶点须选择在正常三尖瓣环部位（即真正的房室沟部位），而非下移三尖瓣瓣叶附着的部位，由于右心结构严重变异，寻找该部位有一定难度；③ 多数患者三尖瓣环右后间隔至右后壁及向下的房化心室区域局部电位形态碎裂，影响消融靶点的判断；④ 消融靶点处心肌菲薄，且有损伤右冠状动脉的可能性，因此消融的强度及深度受到限制。国外报道手术成功率85%，低于心脏结构正常的右侧房室旁路患者，而远期复发率则高达25%。消融手术过程中于正常三尖瓣瓣环处采用心室起搏或心动过速下标测VA融合点作为消融靶点效果较为可靠，应用Swartz鞘可增加消融电极的稳定性，有效提高消融成功率。有报道采用右冠状动脉造影法及采用窄口径电极导管在右冠状动脉内标测房室沟的部位，能够清晰显示A波及V波，从而确定消融靶点。

（2）房室结折返性心动过速的消融效果：AVNRT消融成功率99.3%，复发率4.4%，与国内成人接近（成功率98.8%）[22]，优于国外结果（成功率95.7%～97%，复发率5%～10%）[14,17]。本组AVNRT消融完全性房室传导阻滞发生率为0.14%，低于国外（1.6%～2.1%）[15,20]。在谨慎选择靶点部位及消融时密切观察心律/心率变化的基础上，采用短时多次放电可减少损伤房室结的概率。

（3）局灶性房性心动过速的消融效果：局灶性房速射频消融成功率84.7%，其中采用二维标测及普通方法消融成功率81%，采用三维标测指导冷盐水灌注消融成功率91.5%。

局灶性房速可起源于肺静脉、心房壁、房间隔、冠状静脉窦口、上腔静脉、三尖瓣环等部位。成人局灶性房速的起源部位通常为界嵴、三尖瓣环、冠状静脉窦口、房室结周围区和肺静脉。与成人不同，小儿局灶性房速最为常见的起源部位为心耳，发生率为31.6%～42.9%，小儿患者房速的起源点很可能通常为残余的具有异常自律性的原始胚胎细胞，右心耳发源于原始心房，而左心耳是残余的原始胚胎期左心房。因此提示小儿患者心耳起源的局灶性房速就发源于上述具有自律性的组织结构。起源于心耳部位的局灶性房速消融复发率和失败率均较高，可能原因如下：① 心耳内梳状肌丰富，消融导管难以到达房速起源的精准部位；② 心耳壁较薄弱，为避免发生心肌穿孔，导管操作力度受限；③ 射频能量受到心耳体部梳状肌的影响，不能有效到达心内膜局部异位兴奋灶。本研究中消融失败或复发的8例起源于心耳的局灶性房速行外科手术将患侧心耳切除取得极好疗效，术后房速未再复发。因此对于射频消融未成功或术后复发的起源于心耳部位的局灶性房速，外科心耳切除术为安全有效的补充的根治方法[27]。

（4）室性心动过速/期前收缩的消融效果：室性心动过速/期前收缩（VT/PVC）消融成功率93.1%，其中采用二维标测/普通方法消融成功率92.1%，采用三维标测指导冷盐水灌注消融成功率100%。起源于不同部位的VT/PVC消融成功率分别为：右心室流出道间隔部95.4%、右心室流出道游离壁91.2%、右心室非流出道76.2%、左心室中后间隔96.9%、左心室其他部位76.2%、多源性室速/室性期前收缩66.7%。右心室流出道间隔部及左心室中后间隔部位消融成功率最高，其次为右心室流出道游离壁室速，而其他部位室速、多源性室速和并发于器质性心脏病室速的成功率偏低。对于室速/室性期前收缩采用三维标测结合冷盐水灌注消融电极治疗，可明显提高消融成功率，但目前例数尚少，需进一步观察疗效。

目前射频消融治疗起源于左心室中后间隔的特发性室性心动过速（ILVT）的常规标测方法为激动顺序标测法，需诱发心动过速加以标测，但存在诱发心动过速的不稳定性，包括不能成功诱发、诱发心动过速不持续或不能重复诱发，此约占37.8%。由于手术麻醉对心肌兴奋性的抑制增加了 ILVT 诱发的难度,因此激动顺序标测法在儿童的应用受到限制,部分病例由于未能成功诱发 ILVT 而放弃消融。对于麻醉中室速难以诱发的患儿采用窦律下 X 线解剖定位结合 P 电位标测方法,可获得满意效果。在窦律下标测到 P 电位即可以提示导管接近靶点。由于 P 电位存在的范围较广,成功的要点在于 X 线影像定位满意、确定消融导管与室间隔贴靠良好,结合窦律下标测 P 电位。于满意靶点部位放电消融后,上下轻微移动消融导管,于标测到 P 电位处多点放电。X 线解剖定位及窦律下 P 电位标测两者缺一不可,影像学定位满意而未能标测到 P 电位、或虽能标测到 P 电位但 X 线解剖定位偏离室间隔均非靶点部位[6]。

对于室性期前收缩,射频消融是一种新的有效的治疗方法,可替代药物治疗。许多研究证实频发室早消融后心功能明显改善。既往认为,起源于右心室流出道的室性期前收缩最为常见。最近研究提示心室流出道涵盖较广,是各个毗邻组织的复合结构,具有较复杂的解剖关系,主要包括右心室流出道、肺动脉瓣上结构和左心室流出道

(左、右主动脉窦)。部分心电图定位为右心室流出道起源的室性期前收缩,经右心室流出道未能成功消融者,可经左心室流出道(左、右主动脉窦)部位消融成功(图 52-2,52-3,52-4,52-5)。室性期前收缩起源于流出道各毗邻部位有其相应的心电图特点,掌握这些特点对于消融时快速定位具有重要的价值。

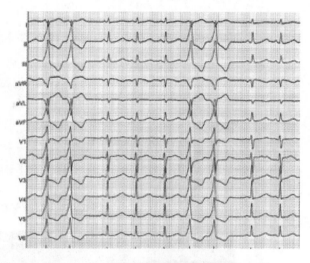

图 52-2 起源于左冠窦室早的体表心电图

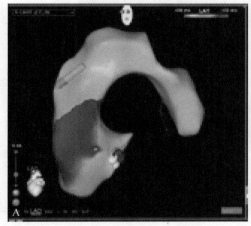 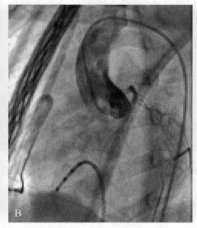 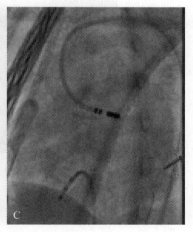

图 52-3 起源于左冠窦室早三维标测成功消融靶点图

A:CARTO 系统指导下行主动脉根部及弓部重建左前斜位,红点为左冠窦内成功消融位点。B:主动脉根部造影(左前斜位)。C:消融靶点 X 线影像图(左前斜位)

(5)不同年龄组射频消融效果:对于低龄患儿,心动过速极易表现为无休止性,药物治疗效果欠佳,心动过速持续增加心功能不全的风险,因此射频消融成为医生及患儿家属向往的治疗方法。随着消融技术的成熟,适应证趋于低龄化,但对婴幼儿射频消融术的风险是否增加仍存在争议。

2001 年 Blaufox 等[32]回顾了美国 27 个中心 137 例 0~1.5 岁婴儿的射频消融效果,与 5 960 例非婴儿相比均无明显差异。2005 年 Aiyagari 等[33]回顾了美国两大电生理中心资料,对比体重≤15 kg 组和体重 15.1~20 kg 组射频消融的近/远期效果,均无明显差异。因此,对心动过速发作频

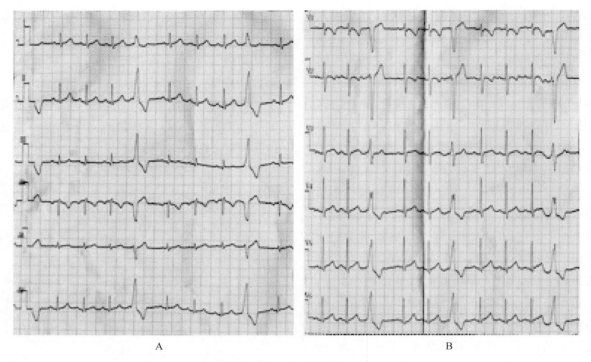

图 52 - 4　起源于右冠窦室早的体表心电图

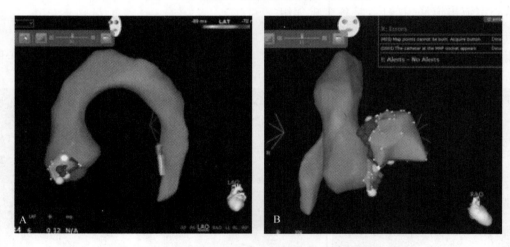

图 52 - 5　起源于右冠窦室早三维标测成功消融靶点图

CARTO 系统指导下行右室流出道及主动脉根部重建并标测消融

A：左前斜位，红点为右冠窦内成功消融位点。B：右前斜位，蓝色部分为右室流出道重建并标测消融未成功，与右冠窦内成功消融位点相对应

繁的婴儿，药物疗效不佳或心动过速危及生命时，上述资料支持有经验的电生理医生选择射频消融术。

本组患儿分为≤3 岁年龄组、3～7 岁年龄组及＞7 岁年龄组，消融成功率分别为 93.3%、97.1% 及 97.0%，差异无统计学意义。但≤3 岁年龄组多旁路发生率（8.6%）显著增高，加之导管入路有限等，给消融手术增加了难度，对操作医生

的经验及技能要求较高，建议对于低龄患儿选择射频消融术应谨慎。

（三）并发症

3 058 例患儿中发生并发症 17 例（0.55%），其中包括完全性房室传导阻滞 4 例（0.13%）、二度房室传导阻滞 6 例（0.20%）、血气胸 1 例（0.03%）、麻醉意外 1 例（0.03%）及血管并发症 5 例（0.16%），无死亡病例。其中 4 例发生完全性

房室传导阻滞患儿心动过速类型分别为右间隔旁路2例、左前侧壁旁路1例及AVNRT 1例。6例发生二度房室传导阻滞患儿心动过速类型均为AVNRT。右前/中间隔旁路消融完全性房室传导阻滞的发生率为2.6%(2/76);左前侧壁旁路消融完全性房室传导阻滞的发生率为0.15%(1/669);AVNRT消融完全性房室传导阻滞的发生率为0.14%(1/726),二度房室传导阻滞的发生率为0.83%(6/726)。

美国儿科电生理学会(The Pediatric Electrophysiology Society)报告的主要并发症为出血、脑卒中、感染、心脏瓣膜损伤、心肌穿孔、房室传导阻滞和冠状动脉痉挛。

本研究≤3岁组的并发症发生率与其他年龄组相比无显著差异,消融早期和晚期并发症的发生率亦无显著性差异。

本组总并发症发生率为0.55%,低于美国儿科电生理学会小儿射频消融注册报道结果(2.6%~4.4%),其中完全性房室传导阻滞为0.56%~1.2%[19,34],明显高于本组结果(0.13%)。国内报道成人射频消融并发症发生率0.9%,亦高于本研究组[22]。并发症的发生与手术医生的经验密切相关,随经验的积累,可降低并发症的发生。本研究组并发症发生率较低的可能原因为:① 在低年龄组选择射频消融多为显性预激右侧旁路,不涉及动脉操作;② 对于右前/中间隔旁路多放弃消融,房室结折返性心动过速消融亦趋于保守,以减少房室传导阻滞的发生率;③ 目前国内开展儿科电生理的医生极少且相对固定,积累经验较多,且操作细致,由此减少了并发症的发生。

(四)放射线暴露对儿童的损伤

国外有文献报道放射性治疗和CT检查时的放射线暴露会导致远期恶性肿瘤发生率上升,尤其在儿童[35,36]。亦有文献报道神经介入治疗时的放射线暴露会导致儿童患恶性肿瘤的危险性增加[37]。但国内外均未见射频消融放射线暴露与儿童远期恶性肿瘤相关性的报道。本研究中,国内8家医院在射频消融术后随访过程中亦未发现恶性肿瘤的发生。可能的原因为射频消融术中放射线暴露时间短、剂量低,以及在术中对患儿采取

了特别防护措施。迄今国内外文献报道结果提示,射频消融术对于儿童快速型心律失常是相对安全有效的治疗方法。

二、2013年EHRA/AEPC儿童心律失常药物与非药物治疗共识概要(射频消融部分)[38]

小儿心律失常在心脏结构正常的儿童,其机制通常与成年患者相同。但有些心律失常与年龄密切相关,多发于婴幼儿而少见于成人患者,其临床特点、药物选择及治疗效果均与成人有所不同。抗心律失常药物的选择应基于心律失常类型的正确诊断、可能的发生机制和年龄特点,同时应分析儿童心律失常药物治疗风险/效益比。受各种因素影响和条件限制,以及开展小儿介入治疗的高难度和高风险,我国儿科领域心律失常诊断治疗水平和开展范围远远落后于成人,在全国有能力由儿科医生独立开展小儿心律失常介入治疗并具一定规模的医院寥寥无几。国际上亦始终缺乏有关小儿心律失常药物或介入治疗的指南或共识。2013年7月,欧洲心律学会(EHRA)、欧洲儿科和先天性心脏病协会(AEPC)心律失常工作组联合首次发布了《儿童心律失常药物与非药物治疗共识》。

本版共识的特点是内容丰富,全面涵盖了儿童心律失常的流行病学及病理生理机制,药物治疗、导管消融治疗和电装置治疗的适应证,详细阐述了相关领域的发展现状及新进展。下面对本版共识中儿童导管消融部分要点进行介绍。

(一)心脏结构正常患儿的射频消融

1. 室上性心动过速的射频消融

(1)预激综合征(房室旁路):房室旁路导致的室上性心动过速是心脏结构正常儿童患者最为常见的有症状性心动过速。对于体重>15 kg的有症状患儿,房室旁路的射频消融目前已发展为一项成熟的技术,所有年龄组均可达到高成功率。左侧房室旁路较右侧和间隔部位房室旁路具有更高的成功率,部分原因是由于导管在右侧和间隔部位的稳定性较差,且右侧和间隔部位缺乏有利于沿三尖瓣环精细标测的静脉结构(如冠状静

脉窦）。

前间隔和中间隔房室旁路的射频消融具有较高的损伤房室结-希氏束的风险，因此，顽固性或威胁生命的儿童室上性心动过速才应考虑行射频消融。

个别电生理中心的研究显示儿童患者房室旁路的射频消融总体具有较高的有效性和安全性。随着经验的积累，房室旁路射频消融的成功率能够达到＞90％，需要控制放射曝光时间＜40 min及总体手术操作时间＜240 min。儿科射频消融注册研究报道所有部位房室旁路的消融即刻成功率为94.4％。非放射线透视导航系统的使用使得房室旁路消融过程中的放射曝光量显著减少。

总体而言，可能由于射频能量对于旁路的热能效应，导致旁路的一过性传导功能丧失而并未完全阻断，儿科患者房室旁路在射频消融后具有晚期复发的可能性，复发率为5％～10％。

（2）房室结折返性心动过速：儿科患者房室结折返性心动过速的射频消融结果肯定，且与成人患者的射频消融效果相似。射频消融成功率为95％～99％，房室阻滞的发生率为1％～3％，复发率为3％～5％。

总体而言，儿科患者房室结折返性心动过速的射频消融操作时间和放射曝光时间已经较前缩短，消融过程中的消融总次数低于房室旁路。

（3）局灶性房性心动过速：儿童局灶性房性心动过速通常表现为持续无休止性，而且与持续性交界区反复性心动过速相似，较易诱发心动过速性心肌病。对局灶性房性心动过速进行心内膜标测的目的为记录提前的局部心房电位与心动过速体表心电图P波起始部的关系。儿科患者局灶性房性心动过速异位起源点的典型位置为沿界嵴分布、右心耳入口处和左心房肺静脉口部。儿科患者局灶性房性心动过速的射频消融成功率与儿科其他类型的室上性心动过速相当，能够达到约90％。

2. 室性心动过速的射频消融 特发性室性心动过速发生于心脏结构和Q-T间期正常的患儿，起源于右侧或左侧的心室肌。特发性室性心动过速很少恶化成为心室颤动或心源性猝死，

但部分患儿的室性心动过速可能会导致晕厥或心力衰竭。据此，只在有症状的室性心动过速才具有治疗的指征。

起源于左心室的特发性室速的电生理基质主要为包含左后分支在内的折返环。＞85％的患儿射频消融能够获得成功。目前尚未有报道发生消融严重并发症，且复发率较低。

起源于右心室流出道的特发性室速主要为局灶性心动过速，此种心动过速通常为运动诱发。镇静过程中由于麻醉对于心动过速起源点的抑制会对标测造成影响。标测方法为根据室性早搏进行激动顺序标测和起搏标测。根据文献报道，有很大一部分室速心电图表现为左束支阻滞图形和电轴下偏，此种心动过速很可能起源于主动脉左冠窦。

对于室速的射频消融，可使用三维标测技术帮助定位心动过速的起源点。

（二）合并先天性心脏病心动过速的射频消融

1. 预激综合征 20％～30％Ebstein畸形的患儿合并有预激综合征。由于扩大的右心房、房化右心室的碎裂电图以及高达50％患儿具有多旁路而使得Ebstein畸形患儿的射频消融在技术上颇具难度。消融过程可选择特殊的长鞘以保持导管的稳定性。可采用放射线透视识别房室交界处脂肪垫、选择性右冠状动脉造影或右冠状动脉内标测等技术以显示实际的右侧房室电连接情况。三维导航工具、经食道或心内超声引导对于某些复杂病例可能有所帮助。对于Ebstein畸形患儿，由于右心室的心房化部分与房室沟的连接处很薄，因此射频消融损伤冠状动脉的风险增加。冷冻消融的使用可能能够降低上述风险，而且，由于消融导管尖端的冷冻黏结效应，使得该方法具有了增加导管稳定性的优势。

2％～5％的先天性矫正型大动脉转位患儿合并有房室旁路。在这些患儿中，房室旁路典型地沿左侧房室瓣环（解剖上的三尖瓣环）分布。如果同时合并Ebstein畸形，则多房室旁路可能性更大。射频消融操作过程中，冠状静脉窦是提示左侧房室瓣（三尖瓣）方位的一项重要的解剖标志。

由于心脏的起源和解剖结构具有高度变异性,消融术前首先对冠状静脉窦进行定位十分必要。先天性矫正型大动脉转位患儿的房室结位置典型情况下位于二尖瓣环和右心室交界处的前部。

目前关于先天性心脏病合并房室折返性心动过速射频消融的研究报道极少。1项包括83例患者的单中心研究显示,左侧房室旁路射频消融的即刻成功率为80%~82%,右侧房室旁路射频消融的即刻成功率为70%,2例严重并发症,包括1例死亡。关于Ebstein畸形患儿射频消融的研究报道,射频消融即刻成功率略低于心脏结构正常的患儿,目前大样本的几项研究结果成功率为76%~83%,消融后复发率高达25%,2例合并Ebstein畸形的患儿出现了冠状动脉闭塞并发症。外科术后房室旁路的射频消融难度较高且成功率偏低,如Fontan术后或房室瓣置换术后。因此,即使是对于无症状患儿,房室旁路的射频消融也应该考虑在外科术前进行。

2. 房性心动过速　　先天性心脏病合并房性心动过速主要见于外科修补术后、心房水平缓解术或经心房操作术后的患儿。外科操作导致的心肌结构不均一及外科术后心脏的电生理情况发生改变,可导致几乎任何类型的大折返环路的形成。上述现象的发生要求电生理医生应对先天性心脏病的原始解剖结构、外科手术后发生改变的心脏结构及手术操作过程均有详细的了解。

外科术后房速患儿行电生理检查的步骤包括:① 行心房和心室程序刺激以观察房室结和希氏束的传导特性,观察窦房结的反应,排除房室旁路以及诱发心房折返性心动过速。② 应重建所有持续性房性心动过速的激动过程。

近年来,合并先天性心脏病的房性心动过速的射频消融效果肯定,由于三维标测系统的使用提高了对心动过速机制和折返过程的理解,以及新型消融导管技术的使用增加了消融损伤程度,成功率可达80%~90%。Fontan术后房速患儿的射频消融成功率显著偏低,原因为心动过速基质的多样化以及右心房心肌明显增厚导致的消融损伤程度受限。消融术后首个3年内的复发率为20%~30%。目前尚无关于消融并发症的文献报

道。为降低血栓栓塞并发症的风险,建议对于所有左侧操作的肺静脉病灶在射频消融术后给予3~6个月的全身抗凝治疗。

3. 室性心动过速　　室性心动过速易发生于外科心室切开术或心室肌切除术后。关于此方面的大部分报道来自法洛四联症外科矫治术后,另有右心室双出口、室间隔缺损修补术和Rastelli术后患儿。主要机制为大折返环路的形成,而非局灶自律性。

大折返性心动过速通常可被心室程序刺激诱发,采用与房性心动过速中描述的相同的规则进行标测。对于无法诱发或患儿血流动力学无法耐受的心动过速,可行单纯位置标测以识别瘢痕、先天性电传导屏障、慢传导和不均一传导区以及正常心肌。采用三维电解剖导航系统所获得的更多的数据信息能够在无需诱发或患儿耐受室性心动过速的情况下指导导管消融。关于合并先天性心脏病的室性心动过速的射频消融目前报道很少,主要为法洛四联症外科术后患儿。射频消融即刻成功率为50%~100%,随访30.4~45.6月,复发率为9%~40%。

尽管采用三维电解剖标测对于心动过速的电生理机制理解有所提高、消融技术的改进对于增厚且纤维化的心肌损伤的有效性和可靠性有所改善,也仅在血流动力学耐受性及心室功能良好的单形性室速时选择射频消融。

(三)三维标测和非放射线透视导航

1. 非放射线透视导航　　计算机技术的进步帮助解决了几项儿科心律失常标测和消融的相关问题。目前幼儿患者及电生理操作医生消融过程中接受的大量放射线是关注的主要问题。目前非放射线三维导管导航系统已经应用于临床。LocaLisa系统(Medtronic)已经升级为NavX系统(St Jude Medical)。两种系统均有报道显示能够提高正常心脏解剖结构的室上性心动过速患儿的射频消融有效性并显著减少放射线暴露剂量和消融总时间。NavX系统还能够实现心脏CT或MRI图像与心腔电解剖结构图的整合。

2. 三维标测　　电解剖标测系统(CARTO, Biosense Webster)以及非接触式标测系统(NavX/

Ensite 3 000w, St Jude Medical)可进行选择性的心腔三维图像的重建,并可直接显示某特定部位心肌电活动与其相应解剖结构的关系。标测和消融导管的顶端显示于计算机屏幕中,可实现无放射线透视下的导管操作,因此可显著减少放射线剂量。解剖学标志、电隔离区域、双电位、瘢痕组织及消融损伤均可在重建解剖结构图中进行标记。上述两种系统虽然基于两种完全不同的技术,但都能够对窦性心律及心房或心室折返性心动过速时心脏激动波的传播进行精确评估和对折返环路的关键局域部位进行识别,后者是射频消融有效靶点定位的必要条件。

远程磁导管导航近来已被引入临床实践。该项技术与非放射线标测系统相结合,能够实现精确的导管导航,且患者的放射线暴露剂量低,而对于电生理室内的工作人员则几乎无放射线暴露。

（四）经导管冷冻消融术

Harrison 等于 1977 年首次描述了将冷冻能量用于心脏疾病的治疗,将其作为一种产生房室阻滞的新方法。在此之后,Klein 等报道了 1 例采用冷冻能量对房室结进行消融治疗后复发的室上性心动过速。

将特殊的消融导管顶端放置于心动过速的消融靶点部位,应用极低温度进行冷冻,冷冻消融能量产生的病理机制为细胞坏死的永久性损伤。该方法相对于射频消融的优势在于其能够通过与冷冻至 −30℃ 的导管顶端接触（冷冻标测）引起短暂的心肌组织电麻痹而找出消融的最佳位置。如果位置正确,该组织的冷冻会导致局部心肌细胞丧失其兴奋性,随后消融产生永久性损伤,即将靶点组织进一步冷冻至更低温度（冷冻消融）。因此,在冷冻标测阶段或冷冻消融的初始阶段即可对冷冻产生的良好效应和不良效应进行评估,必要时在永久性损伤形成之前,冷冻能量的释放能够随时被终止。

冷冻消融已用于不同类型心动过速,根据初步的应用研究报道,房室旁路消融即刻成功率为 62%～92%,复发率为 7%～29%。冷冻消融用于房室结折返性心动过速的初步数据显示,消融即刻成功率为 83%～96%,复发率为 7%～29%。

为达到较高的近、远期成功率,目前已有各种消融策略提出,分别为：① 将冷冻消融的时间延长至 8 min,随后追加消融 1 次以巩固消融损伤；② 使用顶端面积更大的冷冻消融导管（6～8 mm）,采用线性消融以扩大消融范围。采用上述消融策略后,房室结折返性心动过速患儿的冷冻消融结果与射频消融接近。局灶性房性心动过速的冷冻消融通常在非放射线导航系统的辅助下进行,目前所报道的成功率为 0～100%。由于保存了房室结的正常功能,冷冻消融被推荐作为一种可代替射频消融根治交界区异位心动过速的有效且十分安全的方法。

目前很少有研究报道儿童室性心动过速经导管冷冻消融的有效性和安全性。因此,对于此类心动过速,冷冻消融还未被考虑作为能够替代射频消融的治疗方法。

关于冷冻消融的并发症,根据目前报道,急性期及其后无永久性房室阻滞并发症发生,亦无其他主要并发症发生。

（五）关于婴儿和幼儿的特殊问题

有研究报道体重<15 kg 的患儿射频消融的严重并发症发生率高于年龄较大的患儿。与上述结果不同,另一研究显示婴儿（<18 个月）与非婴儿相比,射频消融成功率与严重并发症发生率无统计学差异。迄今,关于射频消融术对于儿童生长发育中心肌的远期影响并无相关数据报道,当考虑行婴幼儿射频消融术时,应参考来自于动物实验的经验和结果。

（六）儿童患者射频消融相关并发症

儿童心动过速的射频消融安全且成功率高。儿科射频消融注册研究和消融术后前瞻性评估研究（prospective assessment after paediatric cardiac ablation,PAPCA）的数据显示儿科患者射频消融的并发症发生率为 3%～4.2%。最为常见的并发症包括：二度或三度房室传导阻滞、心脏穿孔、心包填塞及血栓栓塞。心脏瓣膜严重损伤的风险很低。

1. 死亡 1 项研究报道 7 600 名室上性心动过速患儿射频消融,死亡 4 例,死亡原因为呼吸骤停、顽固性心力衰竭、血栓栓塞和冠状动脉损伤。Schaffer 等报道了 4 651 例射频消融患儿中 7 例致死性不良事件。PAPCA 研究中无死亡并发症发生。

2. 房室传导阻滞 儿童患者射频消融最为常见的并发症为由于疏忽导致的完全性房室传导阻滞，需置入永久性起搏器。完全性房室阻滞的发生率目前报道为 1%～2%。来自 PAPCA 研究的数据显示：儿科患者房室结折返性心动过速射频消融时房室传导阻滞的发生率为 2.1%，前间隔和中间隔房室旁路房室传导阻滞的发生率为 3%。射频消融操作者的经验是该并发症发生的主要影响因素。冷冻消融虽然目前的成功率仍低于射频消融，但尤其对于射频消融高危损伤房室结的心动过速，未来很可能成为一种选择趋势。

3. 血栓栓塞 根据目前的研究报道，所有年龄组儿科患者射频消融相关血栓栓塞的总体发生率为 0.6%，涉及左心操作者血栓栓塞发生率为 1.8%～2%。肝素的应用并不能完全杜绝血栓栓塞事件的发生。来自于儿科射频消融注册研究的数据显示，射频消融相关血栓栓塞的发生率为 0.18%～0.37%。

4. 冠状动脉损伤 射频电流的传导可能会对冠状动脉造成损伤，并且已经在实验室研究和临床儿科患者研究中有所报道。因此，当心动过速的起源点位于冠状动脉附近时，进行射频消融操作时应尤其谨慎。

5. 放射暴露 儿科患者放射暴露的问题一直受到人们的格外关注。幸运的是，根据美国儿科注册研究报道，所有儿科阵发性室上性心动过速射频消融的总体放射线曝光时间已经从 1990～1994 年的 50.9±39.9 min 显著降低至 1995～1999 年的 40.1±35.1 min。随着现代非放射线透视标测及导管导航系统的应用，放射暴露能够达到进一步减少。目前，结合射频消融能够根治心律失常的优势考虑，放射暴露的风险相对很低，而且，该风险与终生口服抗心律失常药物所带来的不安全性和潜在副反应等劣势相比更加微不足道。

基于美国大规模回顾性和前瞻性多中心儿科射频消融研究、小规模的单中心研究和以往已发表的关于成人和儿童患者指南的结果，虽然射频消融可安全地应用于婴儿和幼儿，仍有研究报道该年龄组具有较高的严重并发症发生率。而且，目前关于未成熟心肌射频消融损伤的远期效果资料仍很有限。因此，我们推荐仅对抗心律失常药物治疗（包括Ⅰ类和Ⅲ类抗心律失常药物及联合药物治疗）失败的婴儿和幼儿才能够考虑行射频消融术治疗。

参 考 文 献

1. Walsh EP, Saul JP. Transcatheter ablation for pediatric tachyarrhythmias using radiofrequency electrical energy. Pediatr Ann, 1991, 20(7): 388-392.

2. Boyoung J, Moonhyoung L, Jung-Hoon S. Pediatric radiofrequency catheter ablation-sedation methods and success, complication and recurrence rates. Cir J, 2006, 70(3): 278-284.

3. Friedman RA, Walsh EP, Silka MJ, et al. NASPE expert consensus conference: radiofrequency catheter ablation in children with and without congenital heart disease. report of the writing committee. PACE, 2002, 25(6): 1000-1017.

4. 李小梅. 小儿心律失常学. 北京:科学出版社,2004, 111-125; 362-382.

5. 杨思源,陈树宝. 小儿心脏病学,第四版,北京:人民卫生出版社,2012,200-219.

6. 李小梅,包敏,张宴等. 窦性心律下 X 线影像解剖定位与 P 电位标测相结合指导小儿左室特发性室性心动过速的射频消融治疗. 中国心脏起搏与心电生理杂志,2012,2: 199-122.

7. 王慧深,曾少颖,石继军等. 射频消融术治疗小儿间隔部位心动过速的临床研究. 中华儿科杂志,2004, 42(4): 291-293.

8. 曾少颖,石继军,李虹等. 射频消融分支电位治疗儿童左后分支性室性心动过速. 中华儿科杂志,2010, 48(8): 621-624.

9. Keiko K, Hitoo F, Jun Y, et al. Electrophysiologic studies and radiofrequency catheter ablation of ectopic atrial tachycardia in children. Pediatr Cardiol, 2011, 32(1): 40-46.

10. 曾少颖,石继军,叶钜亨等. 三维电生理标测系统在儿童心律失常导管消融中的应用. 中华儿科杂志,2009,

47(9)：705－709.

11. 曾少颖,杨平珍,石继军等.应用 Carto 系统标测和消融先天性心脏病术后"切口"性房性心动过速及心房扑动.中华儿科杂志,2003,41(10)：732－734.

12. Iturralde P, Guevara-Valdivia M, Rodríguez-Chávez L, et al. Radiofrequency ablation of multiple accessory pathways. Europace, 2002, 4(3)：273－280.

13. Das S, Law IH, Von Bergen NH, et al. Cryoablation therapy for atrioventricular nodal reentrant tachycardia in children：a multicenter experience of efficacy. Pediatr Cardiol, 2012, 33(7)：1147－1153.

14. Van Hare GF, Javitz H, Carmelli D, et al. Prospective assessment after pediatric cardiac ablation：recurrence at 1year after initially successful ablation of supraventricular tachycardia. Heart Rhythm, 2004, 1(2)：188－196.

15. Van Hare GF, Javitz H, Carmelli D, et al. Prospective assessment after pediatric cardiac ablation：demographics, medical profiles, and initial outcomes. J Cardiovasc Electrophysiol, 2004, 15(7)：759－770.

16. Van Hare GF, Carmelli D, Smith WM, et al. Prospective assessment after pediatric ablation：design and implementation of the multicenter study. Pacing Clin Electrophysiol, 2002, 25(3)：332－341.

17. Van Hare GF, Chiesa NA, Campbell RM, et al. Atrioventricular nodal reentrant tachycardia in children：effect of slow pathway ablation on fast pathway function. J Cardiovasc Electrophysiol, 2002, 13(3)：203－209.

18. Schaffer MS, Gow RM, Moak JP, et al. Mortality following radiofrequency catheter ablation(from the Pediatric Radiofrequency Alation Registry). Participating members of the Pediatric Electrophysiology Society. Am J Cardiol, 2000, 86(6)：639－643.

19. Kugler JD, Danford DA, Houston K, et al. Radiofrequency catheter ablation for paroxysmal supraventricular tachycardia in children and adolescents without structural heart disease. Pediatric EP Society, Radiofrequency Catheter Alation Registry. Am J Cardiol, 1997, 80(11)：1438－1443.

20. Schaffer MS, Silka MJ, Ross BA, et al. Inadvertent atrioventricular block during radiofrequency catheter ablation. Results of the Pediatric Radiofrequency Ablation Registry. Pediatric Electrophysiology Society. Circulation, 1996, 94(12)：3214－3220.

21. Kugler JD, Danford DA, Deal BJ, et al. Radiofrequency catheter ablation for tachyarrhythmias in children and adolescents. The Pediatric Electrophysiology Society. N Engl J Med, 1994, 330

(21)：1481－1487.

22. 中国生物医学工程学会心脏起搏与电生理分会,中华医学会心脏电生理与起搏分会.2000 年全国导管射频消融治疗快速心律失常资料总汇.中国心脏起搏与心电生理杂志,2001,15(6)：368－370.

23. Dominic JA. Invasive electrophysiology in paediatric and congenital heart disease. Heart, 2007, 93(3)：383－391.

24. Campbell RM, Strieper MJ, Frias PA, et al. Current status of radiofrequency ablation for common pediatric supraventricular tachycardia. J Pediatr, 2002, 140(2)：150－155.

25. Mandapati R, Berul CI, Triedman JK, et al. Radiofrequency catheter ablation of septal accessory pathways in the pediatric age group. Am J Cardiol, 2003, 92(8)：947－950.

26. Van Hare GF, Javitz H, Carmelli D, et al. Prospective assessment after pediatric cardiac ablation(From the Pediatric Radiofrequency Alation Registry). J Cardiovasc Electrophysiol, 2004, 15(7)：759－770.

27. 李小梅,刘海菊,吴清玉等.射频消融联合心耳切除术治疗儿童心耳部位房性心动过速疗效探讨.中华心律失常学杂志,2013,17(1)：31－35.

28. Cummings RM, Mahle WT, Strieper MJ, et al. Outcomes following electroanatomic mapping and ablation for the treatment of ectopic atrial tachycardia in the pediatric population. Pediatr Cardiol, 2008, 29(2)：393－7.

29. Sakaguchi H, Miyazaki A, Yamamoto M, et al. Clinical Characteristics of Focal Atrial Tachycardias Arising from the Atrial Appendages during Childhood. PACE, 2011, 34(2)：177－184.

30. Smeet JL, Rodriguez LM, Timmermann C, et al. Radiofrequency catheter ablation of idiopathic ventricular tachycardia in children. Pacing Clin Electrophysiol, 1997, 20(8pt2)：2068－71.

31. Schnerder HE, Kriebel T, Jung K, et al. Catheter ablation of idiopathic left and right ventricular tachycardia in the pediatric population using noncontact mapping. Heart Rhythm, 2010, 7(6)：731－739.

32. Blaufox AD, Felix GL, Saul JP, et al. Radiofrequency catheter ablation in infants <18 months old. When is it done and how do they fare? Circulatin, 2001, 104(23)：2803－2808.

33. Aiyagari R, Saarel EV, Etheridge SP, et al. Radiofrequency ablation for supraventricular tachycardia in children $<$ or $=15$ kg is safe and effective. Pediatr Cardiol, 2005, 26(5)：622－626.

34. Kugler JD，Danford DA，Houston KA，et al. Pediatric radiofrequency catheter ablation registry success，fluoroscopy time，and complication rate for supraventricular tachycardia：comparison of early and recent eras. J Cardiovasc Electrophysiol，2002，13(4)：336－341.

35. Hall EJ，Wuu CS. Radiation-induced second cancers：the impact of 3D-CRT and IMRT. Int J Radiat Oncol Biol Phys，2003，56(1)：83－88.

36. Miglioretti DL，Johnson E，Williams A，et al. The use of computed tomography in pediatrics and the associated radiation exposure and estimated cancer risk. JAMA Pediatr，2013，167(8)：700－707.

37. Orbach DB，Stamoulis C，Strauss KJ，et al. Neurointerventions in Children：Radiation Exposure and Its Import. AJNR Am J Neuroradiol. 2013.

38. Brugada J，Blom N，Sarquella-Brugada G，et al: Pharmacological and non-pharmacological therapy for arrhythmias in the pediatric population：EHRA and AEPC-Arrhythmia Working Group joint consensus statement. Europace，2013，15(9)：1337－1382.

第五十三章　小儿房性心动过速诊断治疗进展

>>>>>> 李小梅

房性心动过速（房速）在儿科具有重要的临床意义。房速可发生于小儿各年龄阶段[1]。有关小儿房速的流行病学资料极为有限，有限的资料显示房速约占小儿室上性心动过速的 4%～6%，也有高达 14%～34% 的报道[2,3]。有报道在正常儿童采用 24 h 动态心电图记录[4]，非持续性房速的发生率约为 2%，部分房速表现为持续无休止性，可引起心功能失代偿。因小儿心肌组织发育尚未成熟，处于生长发育阶段，其发病机制及对抗心律失常药物治疗的反应不同于成人房速。小儿房速的发病机制包括心房内尚未退化的自律性细胞发放电冲动引起房速及心房肌细胞电生理特性因炎症而引起房速。对于小儿房速，射频消融不作为一线治疗，应用抗心律失常药物是治疗小儿房速的主要手段。国外研究显示儿童房速长期药物治疗效果不理想，婴幼儿药物治疗效果好于年长儿童[1,3,5,6]。目前尚缺乏规范的治疗方案，可供儿科医生选择的安全有效的抗心律失常药物极为有限。

一、小儿房速的临床表现

房速在儿童患者中多无症状，对药物治疗不敏感，容易导致心动过速性心肌病[1,7]，因此需要临床医生对其有全面的认识和理解。有报道，随着年龄的增长，儿童房速经药物有效控制后有自发缓解的趋势，自发缓解率达 16%～78%[1,3]。但是儿童房速多为持续无休止性，易合并心动过速性心肌病，有猝死风险[8-10]。起病年龄呈正偏态分布，胎儿期发病并不罕见，1 岁以内发病者超过 1/3，3 岁以内达 50%。患儿缺乏表达能力，有临床不适症状仅占 38%，临床表现不典型，以呕吐、腹痛、纳差等消化道不适症状为主要首发表现，使得房速发病时不能及时被发现，容易漏诊[1,5,7]。小儿房速发作特点表现为持续无休止性、短阵阵发性及阵发持续性。轻者没有症状无需干预治疗，重者常呈持续无休止性，如不予以干预治疗，心动过速持续时间过长，将出现心力衰竭的症状体征，临床称为心动过速性心肌病[11-14]。心动过速终止，心功能可明显改善、恢复正常，但心肌细胞的结构异常、舒张功能障碍仍可能持续存在，心动过速性心肌病晚期心功能损害可能成为不可逆。因此对儿童房速应早期、积极治疗，尤其对无休止性房速患儿，积极控制心率，密切监测心功能，避免并发心动过速性心肌病。

自律性局灶性房速在小儿最为常见。其心电图特征为：① 心动过速发作时为窄 QRS 波型心动过速；② P 波位于 QRS 波之前，PR 间期＜RP 间期，但 P 波与窦性 P 波形态不同；③ 房速发作时可见逐渐增快的温醒现象，房速终止时有逐渐减慢的冷却现象。

二、小儿房速的发生机制

小儿房速的发病机制为：① 心房内尚未退化的自律性细胞发放电冲动引起房速；② 心房肌细

胞电生理特性因炎症发生改变而引起房速；③ 先天性心脏病矫治术后引起房速。房速机制[6]的早期研究源于离体心房病灶，体内外研究的房速病理生理机制包括异常的自律性、触发活动或微折返。绝大多数的组织分析显示心房病灶均为正常心肌，然而仍有研究发现异常心房病灶的存在，可见心肌纤维化、心肌肥大、心内膜纤维化、单核细胞浸润、间质细胞增殖等组织病变，以提供异常自律性和微折返的生理基质。Higa 等[15]研究发现房速患者存在局限的心房低电压区病变，绝大多数房速消融点源于该区域或其边缘。目前认为局灶性房速产生的原因为窦房结之外具有自律性的局灶心房组织快速放电。组织学研究显示自律性激动的产生源于一组独立的异常细胞[7]。成人局灶性房速的起源部位通常为界嵴、三尖瓣环、冠状静脉窦口、房室结周围区和肺静脉[16-18]。小儿局灶性房速最为常见的起源部位为心耳[7,19]。上述差异提示小儿局灶性房速与成人产生的解剖基质结构可能存在不同。对于小儿患者，房速的起源点很可能通常为残余的具有异常自律性的原始胚胎细胞，右心耳发源于原始心房，而左心耳是残余的原始胚胎期左心房[7]。因此提示小儿患者心耳起源的局灶性房速就发源于上述具有自律性的组织结构，并且，这也是导致小儿心耳起源局灶性房速较为常见的原因。作为成人局灶性房速中最为常见的起源部位——界嵴，却并不常见于小儿患者。界嵴部位局灶性房速形成原因可能是由于界嵴处缺乏横向的细胞-细胞间偶联[20]，因而形成了1 个缓慢传导区，该区域易发生微折返。此外，正常的窦房结起搏结构沿界嵴长轴分布[21]；上述特征导致了该区域存在自律性细胞。Toyohara 等[7]的研究显示 35 例小儿局灶性房速患者中，3 例起源于界嵴，患儿年龄均＞7 岁，而本研究 38 例患儿中无起源于该部位的心动过速，该现象提示起源于界嵴的局灶性房速的基质结构的形成很可能与年龄相关。

三、小儿房性心动过速与心动过速性心肌病

小儿房性心动过速常呈持续无休止性，心动过速持续时间过长、心室率控制不满意可造成心功能下降，表现为心室射血分数下降，临床出现心力衰竭的症状体征。这类心肌病的最大特点为可逆性。心动过速性心肌病的发生高度依赖于心室率，心率越快心肌病出现越早。在有明显心衰症状出现前，亚临床的心功能不全状态可持续很长时间。因此，早期心功能损害的准确诊断对指导临床医生对房速患儿制定最佳治疗方案非常关键。由快速的心脏起搏诱发的心动过速性心肌病的动物模型显示，心动过速终止后临床症状改善，收缩功能随之改善或恢复正常，但心室扩张和舒张功能障碍仍可能持续存在。一些临床研究亦证明，心动过速性心肌病经过控制心动过速，左心室射血分数可改善或正常，但心肌细胞的结构异常、舒张功能障碍仍可能持续存在，心律失常一旦反复，心功能可迅速恶化，进而继发心源性猝死。临床研究发现，心动过速控制后心功能恢复程度有较大差异，可以是完全恢复、部分恢复或不能恢复，这与其心脏的基础状态和心动过速性心肌病的发生时期有关，心动过速性心肌病晚期心功能损害可能成为不可逆。文献报道小儿房速患者中心动过速性心肌病发病率达 28％，而成人房速患者中心动过速性心肌病的发病率为 10％，小儿患者发病率偏高的原因与其缺乏表达能力，使得房速未能及时被发现有关[12,13]。由于快速性心律失常是心肌损害的唯一或主要因素，因此彻底根治心律失常或有效控制心室率是治疗的主要策略。对于心动过速的及时、有效控制，可使大部分心动过速性心肌病患者的心功能得到明显改善。

四、抗心律失常药物治疗

对于房速，抗心律失常药物治疗是首选治疗，但有效率低。由于患儿年龄较小，处于生长发育时期，全身各系统器官尚未发育完全，限制了抗心律失常药物的选择，因此小儿房速的药物治疗比较棘手，尚缺乏大样本的研究[4]。目前可供儿科医生选择的安全有效的抗心律失常药物极为有限，既往文献报道采用单用地高辛或地高辛联合β受体阻滞剂及氟卡尼等治疗小儿房速，但有效率

低,疗效欠满意。近年来胺碘酮被越来越多地用于治疗小儿难治性心动过速,随着临床上越来越多的儿科医生对胺碘酮的认识和广泛使用,对该药毒副反应的担忧也在增加,包括肝功能损害、肺间质纤维化、对甲状腺功能的影响,由此限制了胺碘酮在儿科的应用[22]。

近年来,国外小儿心脏科医生开始关注并应用索他洛尔治疗小儿室上性心动过速,取得良好效果。特别是用于儿童和小婴儿难治性心动过速的长期服药防止心动过速发生,显示出其显著的安全性和有效性,这一观点正在得到共识[23,24]。目前国外未见有关索他洛尔在治疗小儿心律失常有效性和安全性的大样本的研究报道,国内只有极少数个案报道应用索他洛尔治疗小儿难治性心动过速取得良好效果[25,26]。索他洛尔在治疗小儿心律失常方面的优越性并未得到国内儿科医生的认识。

索他洛尔是一种非选择性β受体阻滞剂,还具有Ⅲ类抗心律失常药的作用(阻断Ikr通道),其β受体阻滞作用表现在延长窦房结及房室结动作电位时程,延长所有心肌细胞的不应期。在小剂量时,β受体阻滞作用明显,大剂量时表现为Ⅲ类抗心律失常药物的作用。其副反应主要是减慢心律,延长房室结传导时间及延长QT间期。近年来索他洛尔用于治疗小儿各种复杂快速性心律失常的报道逐渐增多,但其所用剂量偏小,因此影响了疗效。Celiker等回顾62例应用索他洛尔治疗的复杂快速性心律失常患儿的病例,50%获得完全缓解,29%获得部分缓解,索他洛尔剂量3.9±1.2 mg/(kg·d),药物副反应的发生率9.6%。Beaufort等对于22名心功能正常的先天性心脏病术后房性快速心律失常患儿应用索他洛尔治疗,结果72.7%的患儿转为窦性心律,索他洛尔剂量为4.0±1.6 mg/(kg·d),未见药物副反应发生。清华大学第一附属医院已发表的文章《索他洛尔联合普罗帕酮治疗小儿房性心动过速疗效探讨》中,年龄分布自新生儿到年长儿,其中既包括心脏结构正常的房速病例,亦包括并发心动过速性心肌病及先天性心脏病矫治术后的房速病例。最终采用索他洛尔联合普罗帕酮治疗,取得较好疗效,显效率达72.5%,有效率22.5%,起效时间为服药后3 d~1月,索他洛尔治疗有效剂量为4.89~5.71 mg/(kg·d),普罗帕酮剂量9~11.84 mg/(kg·d),未见明显药物毒副反应发生。文章提出索他洛尔与普罗帕酮可以安全地联合应用,疗效明显优于单独用药[25]。

索他洛尔和普罗帕酮均具有负性肌力作用,对于已发生心功能异常的心动过速患儿应避免选择。胺碘酮无负性肌力作用,因此适用于心功能不全患儿。对于存在心动过速性心肌病的房速患儿,可首先选用胺碘酮或胺碘酮联合β受体阻滞剂,经控制心室率、心功能得以恢复后,可安全地改服其他抗心律失常药物。

关于年龄对小儿房速预后的影响,国外有文献报道[1,3,5]婴幼儿房速药物治疗效果优于年长儿童。由此推测,婴幼儿房速潜在的发病机制可能不同于年长儿。婴幼儿房速可能是由于心房肌细胞发育不成熟而自律性增高或存在一过性炎症过程而引起,随着生长发育,细胞逐渐成熟或炎症愈合而房速缓解。年长儿童的房速可能为心肌炎症或炎症后瘢痕激发的异常病灶引起,病症难以自行缓解[1,3]。国外曾有文献报道[1]发病年龄是决定预后的唯一因素。发病年龄低预后好,低于3岁的房速患儿药物治疗控制率达91%,而3岁以上房速儿童药物控制率仅为37%,有显著统计学差异。源于心耳和肺静脉位置的房速常常表现为持续无休止性,易并发心动过速性心肌病,药物治疗有效率低。

五、射频消融治疗

对于药物治疗效果欠佳,已出现心功能不全征象的患儿,可选择射频消融治疗。

关于小儿局灶性房速的电生理特点和射频消融结果,目前文献报道极少。成人局灶性房速的起源部位通常为界嵴、三尖瓣环、冠状静脉窦口、房室结周围区和肺静脉。而小儿局灶性房速最为常见的起源部位为左/右心耳。图53-1为接受射频消融的38例局灶性房速患儿房速起源部位。

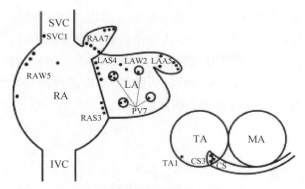

图 53 - 1　房性心动过速起源部位分布（n＝38）

CS：coronary sinus，冠状静脉窦；IVC：inferior vena
cava，下腔静脉；LA：left atrium，左心房；LAA：left atrial
appendage，左心耳；LAS：left atrial septum，左侧房间隔；
LAW：wall of left atrium，左心房壁；MA：mitral annulus，二
尖瓣环；PV：pulmonary vein，肺静脉；RA：right atrium，右心
房；RAA：right atrial appendage，右心耳；RAS：right atrial
septum，右侧房间隔；RAW：wall of right atrium，右心房壁；
SVC：superior vena cava，上腔静脉；TA：tricuspid annulus，
三尖瓣环

传统的二维标测射频消融方法是采用激动顺
序标测，手术时间和 X 线照射时间长，且成功率较
低。近年来，新型三维电解剖标测系统应用于临
床，可以立体地显示心腔解剖结构和心电冲动传
导方向（图 53 - 2），大大提高了手术成功率，协助
迅速找到靶点，明显缩短了 X 线照射时间，降低失
败率或复发率，更为复杂的难治性房速成功射频
消融提供了技术保障[7,27]。

心耳部位房速射频消融复发率和失败率均高
于起源于心房其他部位的房速，有研究显示，用普
通温控消融导管进行心耳部位房速射频消融，需提
高消融温度（55～60℃）及放电功率（20～50 W），
方能有效减少房速复发率。心耳部位房速射频消
融成功率低的可能原因是：① 心耳内梳状肌丰
富，消融导管难以到达房速起源的精准部位；② 心

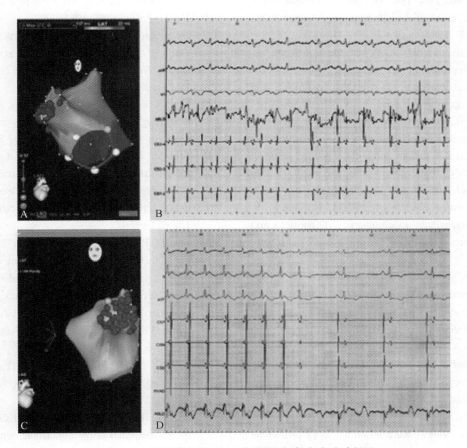

图 53 - 2　三维电解剖 Carto 标测图和房速消融过程图

　　A：右心耳局灶性房速三维电解剖图（左前斜位），最早激动点（红色区域）位于右心耳，红色圆形标记
为消融靶点；B：与 A 为同一患者的房速消融过程图，第 1～8 个心搏为房速，自第 9 个心搏房速消失，转复
为窦性心律；C：左心耳局灶性房速三维电解剖图（左前斜位），最早激动点（红色区域）位于左心耳，红色
圆形标记为消融靶点；D：与 C 为同一患者的房速消融过程图，第 1～8 个心搏为房速，自第 9 个心搏房速
消失，转复为窦性心律。CSP：冠状静脉窦近端；CSM：冠状静脉窦中端；CSD：冠状静脉窦远端；RVAD：
右心室心尖部远端；ABLD：消融导管远端

耳壁较薄弱，为避免发生心肌穿孔，导管操作力度受限；③ 射频能量受到心耳体部梳状肌的影响，不能有效到达心内膜局部异位兴奋灶。对于心耳部位房速消融失败或复发患儿行患侧心耳切除术为安全有效的补充根治方法[28]。

综上所述，目前小儿房速的发病机制尚不清楚，缺乏安全有效的抗心律失常药物，药物疗效欠佳，治疗棘手，有关小儿房速的研究报道极少，国内外均缺乏具有理论依据的治疗指南。因此，有必要对小儿房速进行深入的研究，以期提高治疗的有效率，改善患儿的预后。

参 考 文 献

1. Salerno JC, Kertesz NJ, Friedman RA, et al. Clinical course of atrial ectopic tachycardia is age-dependent: results and treatment in children < 3 or > or = 3 years of age. J Am Coll Cardiol, 2004, 43(3): 438-444.

2. von Bernuth G, Engelhardt W, Kramer HH, et al. Atrial automatic tachycardia in infancy and childhood. Eur Heart J, 1992, 13(10): 1410-1415.

3. Wang JN, Wu JM, Tsai YC, et al. Ectopic atrial tachycardia in children. J Formos Med Assoc, 2000, 99(10): 766-770.

4. Khongphatthanayothin A, Chotivitayatarakorn P, Lertsupcharoen P, et al. Atrial tachycardia from enhanced automaticity in children: diagnosis and initial management. J Med Assoc Thai, 2001, 84(9): 1321-1328.

5. Mehta AV, Sanchez GR, Sacks EJ, et al. Ectopic automatic atrial tachycardia in children: clinical characteristics, management and follow-up. J Am Coll Cardiol, 1988, 11(2): 379-385.

6. Roberts-Thomson K C, Kistler P M, Kalman J M. Atrial tachycardia: mechanisms, diagnosis, and management. Curr Probl Cardiol, 2005, 30(10): 529-573.

7. Toyohara K, Fukuhara H, Yoshimoto J, et al. Electrophysiologic studies and radiofrequency catheter ablation of ectopic atrial tachycardia in children. Pediatr Cardiol, 2011, 32(1): 40-46.

8. Kantoch M J, Gulamhusein S S, Sanatani S. Short- and long-term outcomes in children undergoing radiofrequency catheter ablation before their second birthday. Can J Cardiol, 2011, 27(4): 523. e3 - 523. e9.

9. Houmsse M, Tyler J, Kalbfleisch S. Supraventricular tachycardia causing heart failure. Curr Opin Cardiol, 2011, 26(3): 261-269.

10. Nerheim P, Birger-Botkin S, Piracha L, et al. Heart failure and sudden death in patients with tachycardia-induced cardiomyopathy and recurrent tachycardia. Circulation, 2004, 110(3): 247-252.

11. Caroline M, Jonathan M. K, Haris H, et al. Tachycardia-mediated cardiomyopathy secondary to focal atrial tachycardia. J Am Coll Cardiol, 2009, 53: 1791-1797.

12. Ghiorghiu I, Ciudin R, Serban M, et al. The tachyarrhythmic cardiomyopathy-a rare entity in child hood. Intern Med, 2004, 42(3): 575-583.

13. Tracy CM: Tachycardia-mediated cardiomyopathy. Up-To-date, 2002, 10(1): 3.

14. Sakaguchi H, Miyazaki A, Yamamoto M, et al. Clinical characteristics of focal atrial tachycardias arising from the atrial appendages during childhood. PACE, 2011, 34: 177-184.

15. Higa S, Tai CT, Lin YJ, et al. Focal atrial tachycardia: new insight from noncontact mapping and catheter ablation. Circulation, 2004, 109(1): 84-91.

16. Morton J, Sanders P, Das A, et al. Focal atrial tachycardia arising from the tricuspid annulus: electrophysiologic and electrocardiographic characteristics. J Cardiovasc Electrophysiol, 2001, 12: 653-659.

17. Kistler PM, Fynn SP, Haqqani H, et al. Focal atrial tachycardia from the ostium of the coronary sinus: electrocardiographic and electrophysiological characterization and radiofrequency ablation. J Am Coll Cardiol, 2005, 45: 1488-1493.

18. 王祖禄，陈新. 房性心动过速导管消融进展. 中华心律失常学杂志，2009，13：325-328.

19. 杨倩，李小梅，李延辉等. 儿童局灶性房性心动过速的射频消融疗效探讨. 中华心律失常学杂志，2014，18(1)：22-27.

20. Saffitz JE, Kanter HL, Green KG, et al. Tissue-specific determinants of anisotropic conduction velocity in canine atrial and ventricular myocardium. Circ Res, 1994, 74: 1065-1070.

21. Sumitomo N, Tateno S, Nakamura Y, et al. Clinical importance of Koch's triangle size in children: a study using 3-dimensional electroanatomical mapping. Circ J, 2007, 71: 1918-1921.

22. J. Philip Sual，William A. Scott，Stephen Brown，et al：Intravenous amiodarone for incessant tachyarrhythmias in children. Circulation，2005，112(2)：3470‐3477.

23. Celiker A，Ayabakan C，Ozer S，et al. Sotalol in treatment of pediatric cardiac arrhythmias. Pediatr Int，2001，43(6)：624‐630.

24. Beaufort-Krol GC，Bink-Boelkens MT. Sotalol for atrial tachycardias after surgery for congenital heart disease. Pacing Clin Electrophysiol，1997，20(8 Pt 2)：2125‐2129.

25. 李小梅，张宴，包敏等.索他洛尔联合普罗帕酮治疗小儿房性心动过速疗效探讨.中国实用儿科杂志,2010,25(12)：932‐935.

26. 张宴,李小梅,刘海菊等.静脉注射索他洛尔用于治疗小儿持续性心动过速疗效探讨.中国实用儿科杂志,2013,28(4)277‐280.

27. Tracy CM. Catheter ablation for patients with atrial tachycardia. Cardiol Clin，1997，15：607‐621.

28. 李小梅,刘海菊,吴清玉等.儿童起源于心耳部位房性心动过速三维电解剖标测射频消融联合心耳切除术疗效探讨中华心律失常学杂志,2013,17.

第五十四章 儿童缓慢型心律失常心脏起搏治疗

>>>>>> 曾少颖

虽然国内还没有为儿科专门设计的脉冲发生器，但脉冲发生器制作的容积越来越小、电极导线越来越细和柔软，随着心脏起搏技术的发展，使起搏器治疗疾病的范围进一步扩大。儿童缓慢型心律失常心脏起搏治疗的适应证基本上与成人是一致的。儿科患者与成人患者相比，具有其特殊性：血管细、心腔小、胸大肌薄、身体处于发育阶段、基础疾病构成不同，同时还存在着精神、心理与社会问题。鉴于其特殊性，因此电极导线置入的方式和脉冲发生器置入的位置与成人不同，但电极置入的位置是一致的。本章介绍儿童心脏起搏的指征、起搏系统的选择、置入技术、体外程控、随访和进展。

一、缓慢型心律失常心脏起搏治疗指征

（一）心脏起搏治疗指征

儿童和青少年患者的永久性心脏起搏主要适应证基本类同于成年人[1]，包括下面几种情况：① 症状性窦性心动过缓；② 心动过缓-心动过速综合征；③ 先天性或手术后引起的严重二度或三度房室传导阻滞。尽管上述情况与成年人相似，但在考虑患儿心律失常及是否行起搏治疗时，下列一些情况应予认真注意：① 相当一部分患儿为复杂型先天性心脏病外科手术后的存活者，其手术仅是改善而并非完全纠正了循环生理异常，这些患者仍残存心室功能障碍和循环异常。因此，正常人并不会产生症状的窦性心动过缓或房室不

同步在这些患者可能产生症状。对于这些患者起搏器埋置的适应证需要建立在与症状相关的相对心动过缓而不是绝对心率标准的基础上。② 定义婴幼儿及儿童"心动过缓"的标准应考虑到患儿的年龄，45 次/min 的心率在青少年可能正常，但在新生儿或婴儿却是严重的心动过缓。③ 患儿年龄较小以及合并静脉或心内结构畸形，脉冲发生器和经静脉置入电极导线的置入过程可能很复杂，对术者技术是一个挑战。而置入心外膜电极导线可能是一种替代的操作技术，但当选择心外膜起搏系统时，必须考虑到与胸骨切开和胸廓切开术的相关风险以及相对较高的电极导线故障发生率。④ 目前尚无儿童或先天性心脏病患者起搏治疗的随机临床研究报道，绝大多数建议的证据水平都是基于专家意见（证据水平：C）。⑤ 许多患儿与心动过缓有关的症状为阵发性或短暂性，常难以记录到，需反复多次记录动态心电图，排除其他原因（如呼吸暂停、癫痫发作、药物作用和神经心源性机制等）后，症状性心动过缓是起搏器置入的适应证。⑥ 先天性三度房室传导阻滞患儿症状可不明显，现有的研究已表明置入起搏器可改善这类患儿的预后。对儿童常见的长 QT 综合征，起搏治疗对长间歇诱发的心动过速有预防作用。对于儿童的阵发性房性心律失常合并心动过缓，也是先天性心脏病手术后常见的一种情况，使用抗心律失常药物治疗尤其是胺碘酮可导致心率进一步减慢，起搏治疗可起心率支持作用。

⑦ 复杂先天性心脏病手术后合并的二度和三度房室传导阻滞预后较差,若传导阻滞持续 7 d 以上且无法恢复者,则考虑置入起搏器治疗。由于可能出现间歇性三度房室传导阻滞,外科术后出现一过性三度房室传导阻滞和遗留的双分支传导阻滞的患者,当发生不明原因的晕厥时,可以在仔细评估心脏及非心脏原因后,置入起搏器治疗(Ⅱa 类适应证)。

(二)2008 年 ACC/AHA/HRS《心脏节律异常器械治疗指南》中的儿童部分[1]

1. Ⅰ 类适应证

(1)高度或三度房室传导阻滞合并症状性心动过缓、心功能不全或低心输出量(证据:C)。

(2)窦房结功能障碍,存在与年龄不匹配的心动过缓并合并症状。心动过缓的诊断需结合患儿的年龄及正常人群的平均心率(证据:B)。

(3)先心病矫正术后的高度或三度房室传导阻滞,自行恢复可能性小或持续时间≥7 d(证据:B)。

(4)先天性三度房室传导阻滞合并宽 QRS 波、心室异位或心功能不全(证据:B)。

(5)婴儿先天性三度房室传导阻滞伴心室率低于 55 次/min,或伴有先天性疾病及心室率低于 70 次/min(证据:C)。

2. Ⅱa 类适应证

(1)先天性心脏病及窦性心动过缓患者为预防反复发作的房内折返性心动过速可置入永久起搏器;窦房结功能障碍可能本身就存在或继发于抗心律失常药物的应用(证据:C)。

(2)1 岁后发生的先天性三度房室传导阻滞且平均心率低于 50 次/min,出现突发的长间歇(基础间期的 2～3 倍)或存在变时功能不全的相关症状可置入永久起搏器(证据:B)。

(3)窦性心动过缓伴复杂先心病患者,休息状态下心率低于 40 次/min 或者存在室性停搏>3 秒可置入永久起搏器(证据:C)。

(4)先天性心脏病患者因窦性心动过缓或房室失同步影响血流动力学者可置入永久起搏器(证据:C)。

(5)先心病术后出现不能解释的晕厥伴一过

性完全性传导阻滞及束支阻滞的患者,排除其他原因后可置入永久起搏器(证据:B)。

3. Ⅱb 类适应证

(1)先心术后一过性三度房室传导阻滞恢复,但残留双束支传导阻滞者,可考虑置入永久起搏器(证据:C)。

(2)先天性三度房室传导阻滞患者无症状,心率正常、QRS 波不宽并且心功能正常者,可考虑置入永久起搏器(证据:B)。

(3)先心病患者双心室手术后存在无症状窦性心动过缓,如果此类患者休息时心率低于 40 次/min 或者心室 R-R 间歇大于 3 秒可考虑置入永久起搏器(证据:C)。

4. Ⅲ类适应证

(1)术后一过性房室传导阻滞恢复正常房室传导且患者无症状,不建议置入永久起搏器(证据:B)。

(2)先心术后出现的双束支传导阻滞,伴或不伴一度房室传导阻滞,且术前无一过性完全性传导阻滞的患者,不建议置入永久起搏器(证据:C)。

(3)无症状的二度Ⅰ型房室传导阻滞不建议置入永久起搏器(证据:C)。

(4)无症状的窦性心动过缓,如果最长 R-R 间歇低于 3 秒或最低心跳高于 40 次/min,不建议置入永久起搏器。(证据:C)。

(三)儿童和青少年患者起搏治疗的特殊性

由于儿童和青少年患者的永久性心脏起搏主要适应证基本类同于成年人,对于有部分与成人心脏一致的疾病,需要参考成人指南,但不能完全搬用。

血管迷走性晕厥心脏抑制型,通常采用包括患者教育、直立倾斜训练、药物治疗和起搏治疗等,对于心脏抑制≥3 秒患者,2008 年 ACC/AHA/HRS《心脏节律异常器械治疗指南》将血管迷走性晕厥心脏抑制型列为起搏治疗的Ⅱb 类适应证。国内学者[2,3]均采用 rate-drop response 功能的双心腔起搏器治疗,无再次出现晕厥。频率骤降反应起搏器的识别功能包括频率下降低限和频率下降幅度,在晕厥发作时及时感知患者心率骤降变化，尽早开始起搏治疗，提高每分钟心输出量，部分代偿血压下降，减轻脑缺血程度，可有效避免意识丧失。但频率骤降反应起搏仅对心脏抑制型疗效显著。

心动过缓依赖性持续性室速伴或不伴长 QT 间期患儿，2008 年 ACC/AHA/HRS《心脏节律异常器械治疗指南》将此类病例列为起搏治疗的Ⅰ类适应证。我科 1 例心动过速性心肌病患儿成功消融后，出现心动过缓依赖性长 QT 并心室颤动，成功电除颤转律，急诊置入临时起搏器，2 周后改成永久起搏器，起搏频率由开始的 130 次/min 降至 4 月后的 70 次/min，随访 3 年，心影明显缩小至正常，心功能正常。

在 2008 年 ACC/AHA/HRS《心脏节律异常器械治疗指南》中，梗阻性肥厚型心肌病为Ⅰ和Ⅱb 类指征，置入双腔永久起搏器治疗机制为心尖及心脏基底部收缩不同步，亦即心室激动最早从右心室心尖部开始，使室间隔预先激动，在整个心室收缩射血之前，提前收缩移开流出道，减低左心室流出道压力阶差，同时减轻二尖瓣收缩期的前移，从而减少流出道的梗阻，增加心排出量，改善临床症状。减低左心室流出道压力阶差较化学消融和外科治疗少，但并发症少，适合不能耐受化学消融和外科治疗的患者。对于儿童能耐受化学消融和外科治疗的患者，建议采用外科切除心肌的方法。外科心肌切除的优点[6]：① 可以完全解除静息和活动引起的梗阻；② 文献报道疗效长达 30 年；③ 可同时治疗乳头肌异常。潜在的缺点：① 对术者经验要求较高；② 少数患者术后主动脉瓣关闭不全；③ 左束支阻滞；④ 要求体外循环。化学消融的优点：① 避免由于体外循环引起的其他风险；② 适于治疗孤立的腔中部梗阻或合并瓣下梗阻；③ 住院时间短；④ 恢复时间短；⑤ 花费低。潜在的缺点：① 左冠状动脉损伤而导致急诊冠状动脉旁路移植术或左主干/左前降支置入支架；② 有可能无法进入隔支；③ 对于二尖瓣和乳头肌异常的患者和室间隔严重肥厚的年轻患者成功率较低。我科 1 例 12 岁肥厚梗阻性心肌病患儿上体育课时出现室速、室颤，成功电除颤后转律，后送我科继续治疗，先置入双腔 ICD，后在体

外循环下行左心室流出道肥厚心肌切除术并口服倍他洛克治疗，术后无再次出现晕厥。

置入起搏器前需明确置入的适应证，对于二度Ⅱ型房室传导阻滞 2∶1 下传的患儿，置入前需做阿托品实验，以区别二度Ⅰ型和二度Ⅱ型房室传导阻滞。另外，一定注意家族中是否有猝死的病例，例如心脏钙离子通道疾病。我科 1 例 10 岁的患儿 3 年前因病窦综合征长 R-R 间期置入心外膜 DDDR 起搏器（当时全心增大，左心室起搏），更换起搏器 30 h 后出现多形性室速电风暴，反复电除颤，心外按压，抢救回来，但终因脑死亡放弃治疗死亡，半年后其父亲、母亲和弟弟遵医嘱回来复查心电图，其父亲和弟弟均被查出为 Brugada 综合征。

2010 年中华医学会心电生理和起搏分会起搏学组参照 2008 年 6 月 ACC/AHA/HRS 最新公布的《心脏节律异常器械治疗指南》，结合我国置入性心脏起搏器工作现状，对 2003 年置入性起搏器治疗建议进行修订和更新，推出了 2010 年修订版的《置入性心脏起搏器治疗：目前认识和建议》[4]。在 2010 年修订版的《置入性心脏起搏器治疗：目前认识和建议》中没有儿童部分的建议，但儿童部分应基于成人的建议。

（1）ACC/AHA/HRS 将适应证分为 3 类的方法是科学和可行的。对各种疾病的适应证标准大多依据前瞻性随机临床试验的结果，因此也适合在我国应用。

（2）ACC/AHA/HRS 制定的适应证表明，心动过缓若产生症状即可考虑起搏器治疗。从这一点看出，除预防死亡外，改善患者生活质量是起搏器治疗的另一个重要目的。与其他心律失常的治疗相比，对心动过缓的起搏治疗不需要在试用药物治疗后再采用，因此为首选治疗。

（3）心动过缓即便未引起症状但有猝死可能的也应该列入起搏器治疗适应证。如出现较长的心脏停搏，在患者睡眠时并不会产生症状。但因心脏停跳或由之产生的快速室性心律失常可导致猝死。

（4）因患者服用某些影响心率的药物导致症状性心动过缓或心跳长间歇，而因病情不能停用

这些药物时,也是起搏治疗的适应证。

(5)神经介导性晕厥在2002年ACC/AHA/NASPE的适应证指南中归为Ⅱa类适应证,但近年来起搏器增加了专门治疗神经介导性晕厥的功能(频率骤降反应),如患者有反复发作的由颈动脉窦刺激或压迫导致的心室停搏>3秒所致的晕厥,2008年定为Ⅰ类适应证。

(6)窦房结功能障碍中心动过缓-心动过速综合征类型患者,症状可能多由反复发作的心动过速(房性心动过速、心房扑动及房颤)引起,药物治疗会加重心动过缓,不利于心动过速的控制。因此即使患者无严重的与心动过缓有关的症状,也应置入双腔起搏器,并可试用带有预防房颤功能的起搏器。强调这个适应证的目的是预防房颤转变为慢性。

(7)对于房室传导正常的窦房结功能障碍者,优化起搏参数以减少不必要的右心室心尖部起搏有利于患者的长期预后。

(8)对于符合心脏再同步治疗的伴有QRS波增宽的中、重度心力衰竭患者,应当接受心脏再同步治疗(Ⅰ类适应证)。

(9)必须指出的是随着我国对临床诊疗规范化的要求,各级医生应了解和熟悉起搏治疗的适应证,严格掌握适应证。但在医疗实践中直接治疗患者的医生应将患者作为一个整体来考虑,除了心律失常外,患者的一般情况、共存的疾病、心理状况和经济情况等均需要由他/她的医生逐一考虑,最终作出决定是否置入心脏起搏器及选择起搏器类型。

二、起搏系统的选择

(一)起搏器类型和起搏模式

在2010年修订版的《置入性心脏起搏器治疗:目前认识和建议》的建议中指出,在医疗实践中直接治疗患者的医生应将患者作为一个整体来考虑,除了心律失常外,患者的一般情况、共存的疾病、心理状况和经济情况等均需要由负责治疗患者的医生逐一考虑,最终作出决定是否置入心脏起搏器及选择起搏器类型(表54-1)

表54-1 不同起搏适应证时起搏器的选择

起搏器类型	窦房结功能障碍	房室结阻滞	神经介导的或颈动脉窦高敏晕厥
单腔心房起搏器	无可疑房室传导异常和不存在发生房室传导阻滞的危险 起搏时需维持房室同步性	不适合	不适合
单腔心室起搏器	起搏时不必维持房室同步性 需要有频率适应性	伴慢性心房颤动或其他房性快速性心律失常,起搏时不必须房室同步性 需要时有频率适应性	伴慢性心房颤动或其他房性心律失常 需要时有频率适应性
双腔起搏器	起搏时需要房室同步 可疑房室传导异常或发生房室传导阻滞的危险增加 应尽可能地减小不必要的右心室起搏 需要时有频率适应性	起搏时需要房室同步 需要心房起搏 需要时有频率适应性	窦性机制存在 需要时有频率适应性
单一导线,心房感知心室起搏型起搏器	不适合	希望减小起搏器的电极导线	不适合

在2010年修订版的《置入性心脏起搏器治疗:目前认识和建议》的选择起搏器类型部分没有涉及儿童和青少年患者,因此可参考成人部分,但要注意儿童和青少年生理的特点。

(1)对于大部分体重<35 kg的窦房结功能障碍和房室结阻滞的儿童,由于右心房心腔小、壁薄,螺旋电极难以固定在房间隔上;如果采用被动电极导线,置入右心耳或螺旋电极固定于右心房游离壁,均难预留电极导线以适应患儿身体的生长,均采用单腔心室频率适应性起搏器。

(2)对于≥35 kg的窦房结功能障碍、房室结阻滞和神经介导的或颈动脉窦高敏晕厥均采用双腔起搏器;窦房结功能障碍的患儿采用频率适应性双腔起搏器。

（3）对于体重≤15 kg 或年龄＜3 岁的婴幼儿，脉冲发生器和经静脉置入电极导线的置入过程可能很复杂，对术者技术是一个挑战。建议采用经胸心外膜起搏；开胸前，必须考虑到与胸骨切开和胸廓切开术的相关风险以及相对较高的电极导线故障率，尤其是心功能衰竭的患儿。由于左心室单腔起搏与右心房感知，左心室起搏与左心室再同步治疗比较，血流动力学几乎一致，多采用单腔左心室起搏。

（4）对于右心室心尖部起搏，不管是单腔、双腔起搏，还是起搏模式的选择，均要最大限度地减小心室起搏，保护心功能。

（二）起搏导线

起搏导线分为心外膜电极导线和心内膜电极导线 2 种。心外膜电极导线是一种替代的操作技术，但当选择心外膜起搏系统时，必须考虑到与胸骨切开和胸廓切开术的相关风险以及相对较高的电极导线故障率。国内目前只有 Medtronic 公司生产的 CapSureEpi 心外膜起搏器导线 4965 型单极激素电极，该电极为单极电极导线，需要经过皮肤和肌肉进行传导，电流大时会出现腹部肌肉跳动。现 St. Jude Medical 公司已注册并上市了双极 Myopore 心外膜导线，不会出现腹部肌肉跳动的情况。

由于主动固定电极导线较被动固定电极导线能在特殊部位固定起搏，如右房间隔、右室间隔和复杂性先天性心脏病纠治术后，符合生理性起搏的需要。越来越多的证据表明，右室间隔起搏与传统的右心室心尖部起搏相比，右心室间隔部起搏具有更好的血流动力学效应，改善了左心室及左、右心室间激动顺序，使收缩同步性更好，应能减少长期右心室起搏对患者心功能的影响[7,8]。由于传统的锚状电极导线不能固定于右心室间隔部以及心脏特殊部位，而且经静脉拔除困难，因此已被螺旋电极所替代。

传统的螺旋导线能满足右心室间隔部起搏的要求，但这些导线发生锁骨挤压综合征风险较高[9]。Medtronic 公司生产的 Selectsecure 3830 经可控弯鞘管递送的电极导线系统在国外主要用于儿童及先天性心脏病的患者[10]。导线直径 4.1F(1.37 mm)，外层线圈外径 1.02±0.02 mm，

小于最小的锁骨间隙，理论上不会发生挤压综合征。导线无空腔，通过与之相匹配的可控弯鞘管完成选择相关部位的起搏治疗。传统螺旋导线螺旋的释放在 X 线下有明显的标识分离改变，而本研究主动固定导线体的结构为等轴无空腔设计，头端的螺旋固定，置入时像"螺丝钉"一样拧入心肌，是否旋入、是否固定牢固，X 线下无参照标识等明确的判断指标，术后导线脱位的风险较高，脱位后需更换电极重新置入。国内儿童未见有文献报道，国内成人文献报道与传统的 Medtronic 公司生产的 5076 螺旋导线比较[11]，Selectsecure 3830 组 X 线曝光时间明显延长。

目前心脏起搏/除颤器的使用寿命短和导线技术存在诸多问题，科学家在不断探索起搏器能量及无导线技术。现在正在试验和试用的技术有：① 经体表无线传输能量的心脏起搏研究：有电磁传输方式和超声传输方式，此两种方式虽然稳定夺获心脏，但无法解决能量传输中的太大能量损耗问题。② 生物"自发电"起搏器研究：有酶生物发电技术和纳米发电技术，这两种技术尚处于研发阶段。③ "种植"式无导线微型起搏器：近年来高度微型化芯片的进展为微型化起搏器的研究奠定了基础。2011 年 Medtronic 公司在美国心律学会科学年会上公布了其研发中的微型化无导线心脏起搏器的动物实验结果[12]。该研究选用 16 只羊，经静脉系统将无导线起搏器置入于右心室心尖部，起搏器长 1 英寸，圆柱胶囊状，远端为激素涂层起搏电极，近端为环形电极，电池寿命预计 7～10 年。20 周后平均起搏阈值为(0.7±0.3)V/0.2 毫秒，无脱位等不良事件，表明该种起搏器可获得足够低的起搏阈值。由于微型无导线起搏器使用可控导管经股静脉置入，无需外科手术制作囊袋，不影响患者外观，无起搏器囊袋及导线相关的并发症，并可适用于磁共振检查，因此，具有良好的临床应用前景，但仍需进一步研究以评价长期起搏、感知的能力和干扰效应。Medtronic 公司预计该种起搏器最早将于 2015 年进入临床使用。④ 无导线除颤器的研究：有完全皮下埋藏式心脏转复除颤器和经皮置入式血管内除颤器，这两种除颤器都显示了良好的效果。

（三）经静脉不同部位的置入技术

先调试导线尖端的螺旋,并确认在置入体内前螺旋尖端未旋出。

1. 右房耳　右心耳J形导线的特点和固定技术:心房J形导线由于成功率高而受到临床欢迎。J形导线的设计符合人的右心房特点,适合于右心耳。

当心室导线到位后,心房导线在直指引钢丝导引下插入,使之位于右心房中下位置。在C臂右前斜位透视下,证实右心室导线位于前方,右房导线刚好位于右室导线弧形之上,靠近三尖瓣。心房导线的钢丝后撤,头端保持L形弯度而不是J形弯度,轻轻向上提拉转动导线即可钩住右心耳。如心房导线已与心耳壁接触,则随着心房收缩,导线亦同步上下移动,证明右房导线已牢靠的固定于右心耳,此时即可全部撤出指引钢丝。

在阈值测试和心电图记录之后,导线与起搏器连接之前,应再一次核实导线头的位置,证实导线头方向确在前方中部,稍朝向左,并随着每次心房收缩而左右移动,如发现导线头朝向右房侧壁应予以纠正,避免刺激膈神经。

2. 右房间隔　房间隔起搏为最近几年发展的一项新技术。由Stirbys等在1980年提出,由于技术原因,这项技术未广泛应用于临床。Spencer等在部分房间阻滞患者中应用该方法,达到了双心房同步化激动的效果。Padeletti等[13]和Manolis[14]等分别在一些小样本的研究中应用房间隔起搏方法预防阵发性房颤的复发,取得一定的疗效。传统右心耳起搏导致心房电机械延迟紊乱是不争的事实[15]。尤其在原有房间阻滞的患者中,对心房起搏位点优化部位目前还没有统一的认识,一般认为Beckmann束区域和房间隔下部(Koch三角的后部)起搏可能缩短心房激动时间。而房间隔下部,特别是围绕CS口附近的组织存在各向传导异性特征,可能为致心律失常的基质,起搏该部位能明显缩短心房激动时间,减少心房复极离散度,有降低房内折返的可能性。故在该部位进行起搏治疗有可能获得抗心律失常的作用[16,17]。

将心房导线通过可控钢丝或者将直形钢丝的头端塑呈J型后置入(J型弯度的大小可根据患者不同的解剖特征进行调整)。先将心房电极送至下腔静脉口,再轻微回撤电极导线使其头端自然弯曲,取左前斜位45°透视。导线头端正对右心房中下部脊柱方向(此处正对Koch三角后部的心房壁),垂直于间隔面进行定位。应用3种方法判断电极是否到位:① 数字减影血管造影(DSA)影像:后前位时导线顶端应位于三尖瓣曲线上0.5～1个椎体高度处,朝向左上;左前斜位45°确定电极与房间隔垂直,电极指向脊柱方向(同起搏室间隔电极导线的方向相似)。② 导线运动:由于在心室收缩时房室环向下的力量可引起房间隔相应运动,故在后前位下可见心房间隔导线呈典型的上下运动(而RAA起搏时呈左右摆动)。③ 起搏心电图:高位房间隔起搏Ⅱ、Ⅲ、aVF导联P波主波向上,V1导联P波双向但主波向下;低位房间隔起搏Ⅱ、Ⅲ、aVF导联P波主波向下,V1导联P波呈双峰,较低平。结合上述3种方法都能将电极导线正确地到达房间隔或低位房间隔。固定电极时,应确认电极尖端的螺旋完全旋入心肌,X线下见电极头端标记分开,体表心电图见心房起搏信号。在X线下撤出钢丝,可见到电极随钢丝摆动但电极头端固定,之后再轻微抖动电极观察其是否固定牢固。将留在体外的电极导线按照螺旋的方向旋转2～3圈,轻轻推送电极,将外部的旋转力传入电极在体内的部分,并给予心腔内电极一定张力,以增加电极定位的牢固性[18,19]。

3. 右室间隔起搏　心室起搏常规采用右心室心尖部起搏。起搏状态下心室激动顺序源于右心室心尖部,因此其电激动不是经希-浦氏传导系统下传。这种异于正常激动顺序的起搏脉冲刺激局部心内膜,激动自右心室心尖部沿室间隔及周围心肌组织逆行向心底部传布,使右、左心室除极,导致心室肌激动顺序与正常截然不同。由于激动经心肌细胞传布,因此,传布速度要比经希氏-浦肯野传导系统缓慢,且不均匀,导致整个心室收缩及舒张同步性丧失而影响心脏泵血功能。由于右心室心尖部起搏改变了心室激动顺序,恶化血流动力学,损害心脏功能,导致心衰发生。因此,近年来一直致力于探索生理性起搏部位及起搏模式的研究。右心室间隔部起搏研究始于20

世纪 80 年代,其可以获得接近正常生理的心室激动顺序[20],最大限度保持左、右双心室间正常的电激动顺序和收缩同步性,同时改善左心房、左心室的收缩同步性,增加左心室的舒张充盈时间,减少二尖瓣反流,有效地避免了起搏对血流动力学和心功能的不良影响。RVS 起搏优于 RVA 起搏并改善血流动力学和心功能的基础。

根据右心室间隔部的解剖特点,国内外学者先后进行了直接希氏束起搏、右心室流入道间隔部起搏、右心室流出道间隔部起搏、右心室心尖部间隔部起搏、右心室漏斗间隔部起搏的实践。不同部位心脏起搏对心脏功能尤其是对左心室功能的影响

是有差异的[21]。直接希氏束起搏与生理传导极为接近,QRS 波形态与电轴相对正常,类似自身窦性节律,被认为是最理想的间隔起搏部位。

(1)右心室流入道间隔:右心室流入道间隔部电极导线的置入:先将指引钢丝塑形使前端弯曲,类似 Amplatzer 造影导管,使电极导线到达房室环的中点附近,在左前斜 45°透视下,确定电极头端和心室间隔部垂直位(图 54-1,1~2)。起搏观察 QRS 波时间在 0.13 秒左右,肢体导联与窦性心律相似,V4~V6 导联主波向上(图 54-1,3),则固定电极导线。如起搏 QRS 波时间在 0.15 秒以上,则微调电极重新寻找理想位置。

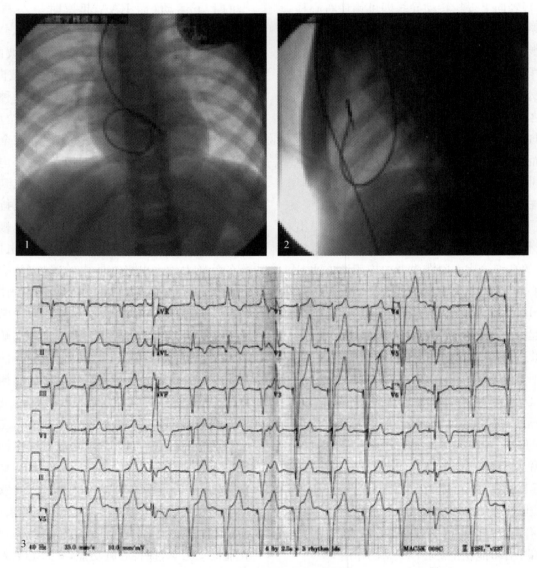

图 54-1　右室流入道靠流出道间隔部起搏 X 线图像及心电图表现图
1,2 为右室流入道靠流出道间隔部起搏 X 线正侧为图像,3 为该患儿的体表心电图表现

（2）右心室流出道间隔：右心室流出道间隔部电极导线的置入：先用弯指引钢丝把心室电极送入右心室流出道，根据心脏大小将指引钢丝前端弯曲塑形成合适弯度，再在左前斜45°透视下，确定电极头端与心室间隔部垂直位（图54-2,1～2）。再进一步连接心电图观察起搏时Ⅰ、aVL 导联 QRS 波主波向下，Ⅱ、Ⅲ、aVF 导联 QRS 主波向上（图54-2,下），位置确定后即将螺旋电极导线旋入心肌固定。

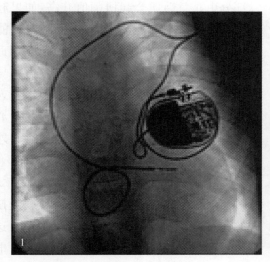
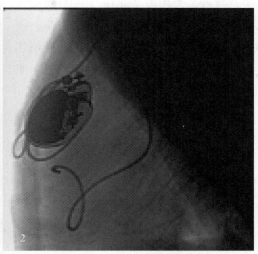
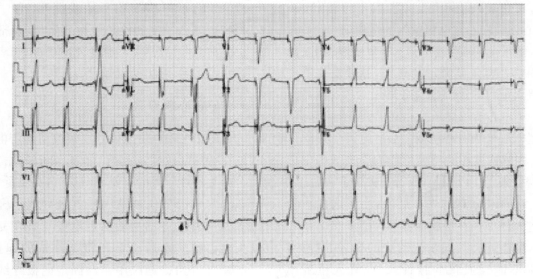

图54-2　右室流出道间隔起搏图

1～2为右室靠流出道间隔部起搏 X 线正侧位图像，下为该患儿的体表心电图表现

（3）希氏束（HBP）：HBP 导线置入前，经股静脉送入1导管至三尖瓣环前间隔以标测希氏束，外接多导电生理仪。所用导线为3830（美国 Medtronic 公司），在可控指引导管（美国 Medtronic 公司）指引下置入。置入过程大部分在右前斜位30°X 线透视下进行，必要时辅以左前斜位45°，调整指引导管远端弯曲度、适当地逆时针旋转，使其头端接近并指向希氏束标测导管1极，将3830导线从指引导管内"刺"向局部组织，使其头端露出1 cm 左右，如导线记录到大的希氏束、成功进行 HBP，则顺时针旋转其远心端4～5转以固定，然后回撤指引导管至高位右心房，调整导线张力，测定各参数。如不能进行 HBP 或参数不满意，则在希氏束附近尝试希氏束旁起搏（导线不能记录到希氏束或仅记录到小的希氏束），再不行则改右心室其他部位起搏。成功 HBP 的标准需同时具备如下条件：① 低能量起搏仅夺获希氏束，起搏 QRS 波及 ST；T 波与自身的一致；高能量起

搏除夺获希氏束外，一般还夺获与其相邻的心室肌，起搏 QRS 波比自身的稍宽，两者形态相似。② 低能量起搏 Vp - V 间期几乎等于希氏束至心室除极波起始（HV）间期，高能量起搏 Vp - V 间期可接近于 0 毫秒。希氏束旁起搏（PHP）的标准需同时具备如下条件：① 低能量起搏仪夺获心室肌，起搏 QRS 波宽大，高能量起搏同时夺获相邻的希氏束，起搏 QRS 波变窄。② Vp - V 间期明显短于 HV 间期，其值接近于 0。

（四）心外膜技术

置入心外膜电极导线是儿童心脏起搏器置入导线的一种重要的方法，现在国内心外膜电极只有 Medtronic 公司生产的 Capsure Epi - 4965 型单极激素电极。左心室电极置入的方法除现在常见的左前外侧切口外，还有成人通过微创胸腔镜心外膜电极技术[22]、冠状静脉窦电极技术和机器人心外膜电极置入技术[23]。

1. 心外膜左心室电极置入的适应证

（1）体重≤15 kg 或年龄<3 岁的婴幼儿、静脉或心内合并有复杂畸形的患儿，脉冲发生器和经静脉置入电极导线困难的患儿。

（2）超声心动图显示左心室扩大、EF<50%，必要时置入心外膜右心房或左心房电极[24]。

（3）因起搏器相关感染性心内膜炎拔除电极后三尖瓣感染仍难以控制，或行三尖瓣替换后。

（4）右向左分流的先心病，右心形成的血栓有可能进入体循环并形成栓塞的可能。

（5）需要行心脏同步化治疗的患者，左心室电极如果不能经冠状静脉置入，或置入位置不理想。

2. 心外膜左心室电极导线的置入方法
通常选用左外侧胸廓切口，患者取仰卧位，左侧抬高 30°，全麻，气管插管。以第 5 肋间腋前线或者通过胸片确定切口位为中心，切开皮肤 3～5 cm，逐层进胸。进入胸腔后，单肺通气，切开心包，通过心包悬吊，暴露左心室侧后壁、左心耳、房室沟、左冠状动脉及左心室侧静脉。在左心室侧壁近中部处，即在房室沟下方、左心室侧静脉后方进行心外膜起搏导线的缝合。腹部左季肋下切开皮肤约 5 cm，在腹直肌和腹斜肌间隙制作与起搏器相应

大小的囊袋，于左胸皮下制作隧道，起搏电极远端通过隧道送至起搏器囊袋，连接起搏器并固定，在胸腔预留部分电极导线，把余导线盘于起搏器后方置入于囊袋。无菌测试起搏参数和膈肌刺激，部分患儿急性期会起搏阈值升高，如果起搏阈值不理想可重新置入，但儿童左心室电极能置入的地方较小，而且多次缝合会出现渗血，因此只要起搏阈值<1.5 V 即可。由于心外膜电极导线具有相对较高的故障率，在国外和成人均置入双电极导线。部分复杂先天性心脏病术后缓慢心律的患儿没有左心室心腔，对于这部分患儿心外膜导线应置入与主动脉相连的心室。

3. 左心室心外膜电极风险 2012 年 7 月加拿大卫生部提示：体内植有心外膜起搏器电极的儿童患者存在心脏扼死的罕见风险。这些导线固定在心脏的外表面，随着儿童的成长，电极导线可能压迫心脏，从而导致心脏扼死。医学杂志已报到全球已发生 8 例心脏扼死病例，包括 2 例死亡。在某些情况下，心脏扼死前确诊，患者成功施行纠正手术，可更换电极导线。

三、心肌穿孔

由于主动固定电极导线较被动固定电极导线能在特殊部位固定起搏（如右房间隔、右室间隔）符合生理性起搏的需要，并且有容易拔除等特点，在心内科已替代被动固定电极导线。国内儿科 2003 年开始应用主动固定电极导线在复杂性先天性心脏病术后患儿和特殊部位的起搏，并在 2009 年开始普遍应用主动固定电极导线进行生理性起搏，但对主动固定电极导线引起的并发症尤其是心肌穿孔认识不足。

（一）心肌穿孔的临床表现

多数心肌穿孔患者的临床症状轻微，容易被漏诊或延误诊断。患者常在术后因起搏阈值升高而 X 线影像又不支持电极脱位时，医生才考虑是否发生了心肌穿孔。实际很多急性期起搏阈值升高就是心肌穿孔造成的，只是误为电极脱位，而术者调整电极导线位置时，找到一个更为理想的位置手术则告结束，结果使已经发生的心肌穿孔被掩盖。永久起搏器置入后，出现以下症状时则应

高度怀疑心肌穿孔：① 胸痛，尤其患者伴体位变化时的胸痛，血气胸、咯血、主动脉穿孔、心包积液；② 局部刺激症状，包括膈肌刺激、局部肌肉刺激等，有时与体位变化相关；③ 起搏阈值突然升高或和感知障碍，当起搏阈值突然升高至术中测试值 5 倍以上者；④ 心包压塞的相关症状，出血量较大时，可出现原因不明的血压偏低、心率加快、气促、烦躁不安等。

（二）心肌穿孔的诊断

怀疑心肌穿孔时，应紧急行 X 线及超声心动图的检查。① X 线检查：需用多个 X 线投照位与术前拍片进行比较，心影是否增大、电极头端位置是否异常及与室壁的关系等；三维螺旋 CT 检查有可能对诊断有益。② 超声心动图：可在不同体位、不同切面观察电极导线与心肌壁的相对位置，是确定心肌穿孔诊断的重要依据。

（三）心肌穿孔的防治

手术医生对心肌穿孔的发生与危害要有足够的认识，尤其对低体重、年龄小的患儿，要特别小心，避免在右心房游离壁、右心耳、右心室流出道游离壁、右心室心尖近室间隔处置入螺旋电极导线。Sivakumaran[25]等比较了主动固定导线与被动固定导线对穿孔部位的影响，结果表明接受心房主动固定导线的患者，心房壁穿孔率为 5%。术中要注意患儿心影大小、形状的改变。

（1）术前必须在体外尝试旋出主动电极的螺旋端的圈数并记录，在体内固定时必须旋回，切莫过多，过多是造成心肌穿孔的主要原因之一。

（2）电极导线放置时手法要轻柔，尤其在右心房预留心房、心室电极时，不能张力过高，否则会长期压迫心肌。

（3）术后回病房后，患儿一定要镇静好。因为随着心脏跳动，主动电极的螺旋端对心包壁的损伤已经是公认的机制之一。

（4）术中、术后时刻要有诊断的意识。

（5）处理心肌穿孔时需要和外科医生充分配合，儿科医生应当能熟练应用心包穿刺术，及时解除发生的心包压塞。在何种情况下采用经静脉、经胸或镶嵌方法拔除电极，在儿科尚未有定论。

（6）置入电极导线前，一定要选用适合儿童使用的柔软、细小电极导线。

四、起搏器电极导线的拔除

（一）经静脉拔出心内膜导线

随着电子技术的发展，心内置入型电子装置（cardiac implantable electronic device，CIED），包括起搏器与置入型心律转复除颤器（implantable cardioverter defibrillator，ICD）的置入量日益增加，相关的临床问题也随之增多，例如 CIED 的感染、导线故障、静脉血栓形成等。拔除心内膜导线和取出脉冲发生器是唯一有效的根治感染的方法。2011 年中华医学会心电生理和起搏分会起搏学组发表了《经静脉拔除心内膜导线：目前认识和处理建议》[26]相关的名词解释。

除去导线（lead removal）指采用任何一种方法将已置入的起搏器或除颤器导线取出体外，包括导线的移出和拔除。

移出导线（lead explant）指对于置入时间 1 年内的导线，经原置入静脉途径和仅使用置入时所提供的器具，稍加外力牵引便从静脉取出。

拔除导线（lead extraction）指必须使用专门工具或更为复杂的操作过程将导线经静脉取出。包括：① 不论导线置入时间的长短，使用除置入时器械包以外的特制专门工具，如专用锁定钢丝、具有或不具有切割能力的套管（金属套管、激光套管、射频电流套管）、圈套、捕抓器械等，除去导线或导线的断片；② 不经过原置入的静脉途径除去导线；③ 除去置入 1 年以上的任何导线。对于 ICD 导线，即使置入时间<1 年，可能仍需要专门的工具拔除。

1. 经静脉拔除导线的适应证　2000 年，北美心电生理和起搏学会发表了关于拔除导线的指南，修订了 Byrd 等的标准，将经静脉拔除导线的适应证分为：① 一致公认必须拔除的导线（Ⅰ类）；② 通常需要拔除的导线，但权衡利弊，仍存有争议（Ⅱ类）；③ 一致公认不需要拔除的导线（Ⅲ类）。2009 年美国 HRS 发展并完善了导线拔除的适应证，按照不同拔除导线的适应证进行分类，具体如下。

（1）感染：

1）Ⅰ类适应证（建议将器械和导线完全

去除)

① 所有明确 CIED 感染的患者,例如累及瓣膜的心内膜炎、累及导线的心内膜炎或菌血症等。

② 所有有 CIED 囊袋感染证据的患者,包括囊袋脓肿、器械侵蚀、皮肤黏连、慢性窦管形成,即使临床上没有静脉内导线系统受累的证据。

③ 所有累及瓣膜的心内膜炎患者,即使没有明确导线和(或)器械受累的证据。

④ 隐匿性革兰阳性菌血症(非污染造成)患者。

2) Ⅱa 类适应证(完全去除整个器械与导线是合理选择)

持续的隐匿性革兰阴性菌血症。

3) Ⅲ类适应证(不建议去除 CIED 系统)

① 浅表或切口感染,未累及器械和(或)导线时。

② 治疗来自其他病灶而非 CIED 所引起的菌血症时。

(2) 慢性疼痛:

Ⅱa 类适应证

器械置入或导线进入部位的严重慢性疼痛导致患者明显不适,药物或外科治疗无效且没有其他可接受的选择时,去除器械和(或)导线是合理的。

(3) 静脉血栓或静脉狭窄:

1) Ⅰ类适应证(建议将导线完全去除)

① 临床上发生与导线或导线残端上血栓形成有关的严重血栓栓塞事件。

② 双侧锁骨下静脉或者上腔静脉闭塞,需要经静脉置入新导线时。

③ 计划置入静脉内支架,而该静脉内已放置了导线时,应去除导线,避免导线陷入血管壁。

④ 由于上腔静脉狭窄或闭塞出现明显症状。

⑤ 放置新导线时因同侧静脉闭塞,导致新导线无法进入静脉内,同时使用对侧静脉有禁忌证(例如对侧有动静脉瘘/分流或乳腺切除术后等)。

2) Ⅱa 类适应证(去除导线是合理选择)

放置新导线时,因同侧静脉闭塞,导致新导线无法进入静脉内,用对侧静脉没有禁忌证时。

(4) 弃用导线(有或无功能):

1) Ⅰ类适应证(建议将导线完全去除)

① 因导线残留导致的危及生命的心律失常。

② 因导线的设计或异常,如果仍保留在原部位使患者处于危险中(例如 Telectronics ACCUF Ⅸ J 导线断裂而突出时)。

③ 导线干扰置入器械的正常工作。

④ 导线干扰恶性肿瘤的治疗(放疗和/或外科手术)。

2) Ⅱa 类适应证(去除导线是合理选择)

如果 CIED 的置入需要一侧静脉内放置 4 根以上的导线,或者上腔静脉内需要通过 5 根以上导线时。

3) Ⅱb 类适应证(去除导线是可以考虑的选择)

① 废弃的有功能的导线使患者面临可能干扰 CIED 正常工作的风险。

② 因导线的设计或异常,如果仍保留在原部位可能将来会导致患者处于危险中(例如 Telectronics ACCUF Ⅸ J 导线未突出时)。

③ 导线功能正常,但未被使用(例如右心室起搏导线升级为 ICD 后)。

④ 患者需要进行特殊检查(例如磁共振)进行疾病诊断,因 CIED 系统的存在不能进行,而又没有其他可替代的检查时。

⑤ 为了置入可以进行磁共振检查的 CIED 系统时。

4) Ⅲ类适应证(不建议去除导线)

① 对于保留有功能而多余导线的患者,如果预期生存时间少于 1 年。

② 已知导线是经非正常静脉和心脏结构置入(如锁骨下动脉、主动脉、胸膜、心房、心室壁或纵隔)。如果临床情况紧急,可能需要其他技术包括外科支持。

以上为经静脉导线拔除的适应证,同时临床判定适应证时,还应该综合考虑以下状况:① 患者的年龄、性别;② 患者基本状况,包括基础心脏病、心功能状态、是否合并其他系统疾病等;③ 赘生物大小;④ 导线拔除术者的临床经验;⑤ 导线纤维化的厚度;⑥ 导线的数量;⑦ 导线黏连物的钙化;⑧ 导线的脆性、一般状况和物理特性;⑨ 导线置入时间。其中,患者的状况以及术者的临床经验尤为重要。

2. 经静脉拔除导线的相对禁忌证 以下患者的临床状态或情况可能成为经静脉拔除导线的相对禁忌证：① X 线检查证实心房或上腔静脉内有累及导线的钙化；② 缺乏所需的设备；③ 患者不适于紧急开胸手术；④ 已知导线是经非正常的静脉和心脏途径（如锁骨下动脉、心包腔）置入的；或被动电极导线穿过三尖瓣隔瓣瓣叶进入右心室。

拔除导线是一项风险性较高的有创性治疗措施，伴有一定的严重并发症。对于具体病例，一定要再三权衡利弊，严格掌握适应证。对于无任何症状的弃用导线，原则上不主张拔除。

3. 经静脉拔除导线的并发症

评定拔除导线的并发症应考虑两个方面：并发症的发生时间和严重程度。

并发症可发生在手术中、围手术期（术后 24 h）、手术后 24 h～30 d、晚期（手术 30 d 以后）。严重并发症，需要进一步手术或输血治疗来防止死亡或其他危及生命事件发生的并发症，或直接导致死亡或严重损害人体功能或器官的并发症。如：① 死亡；② 心肌撕裂或心脏破裂需要开胸、心包穿刺、胸腔引流或外科修补；③ 血管撕裂或破裂需要开胸、心包穿刺、胸腔引流或外科修补；④ 血胸或任何部位的严重出血，需要输血；⑤ 气胸需要胸腔引流；⑥ 肺栓塞需要外科手术；⑦ 呼吸停止；⑧ 感染性休克；⑨ 脑卒中。轻度并发症，需要药物或小手术治疗纠正的并发症，或延长住院时间的并发症，或使患者功能受限（但不导致死亡或不危及生命或不严重损害人体功能）的并发症。如：① 不需要心包穿刺或外科治疗的心包积液；② 血流动力学明显受影响的空气栓子；③ 不需要治疗的肺栓塞；④ 邻近置入部位或静脉入口处的血管修补；⑤ 需要转复的心律失常；⑥ 需要引流的囊袋血肿；⑦ 需要药物治疗的手有肿胀或置入所经静脉的血栓；⑧ 以前有感染但无毒血症的患者发生毒血症；⑨ 以前无感染病灶的患者发生累及起搏系统的感染。可继续观察的并发症，如：① 补液或少量药物治疗能纠正的一过性低血压；② 无明显血流动力学改变的空气栓子；③ 不需要治疗的

少量气胸；④ 不需转复的心脏异位搏动；⑤ 不需药物治疗的手臂肿胀或置入所经静脉的血栓；⑥ 切口部位的疼痛；⑦ 无后遗症的心肌撕裂；⑧ 无后遗症的漂移导线碎片。

防止和减少并发症（尤其是严重并发症）是拔除导线的重要环节。事实证明，除患者的自身因素和条件外，并发症的多少与术者的经验密切相关。因此，应首先在有条件的医院或心脏中心（如有设备齐全的心脏导管室、技术精湛和随时能够应急的心外科力量和经验丰富的从事起搏和除颤器置入医生）开展此项工作。切勿随意普及推广，盲目开展。

随着心脏再同步治疗的广泛使用，心脏静脉内导线的拔除日益受到关注。激光鞘管技术、电外科鞘技术（用射频能量）、心脏杂交技术，先后应用于临床。任何单一技术都不可能适用于所有的患者，成功地拔除感染导线往往需要联合使用多种技术。激光鞘管技术：其主要器械为激光鞘管，光纤螺旋形缠绕在鞘管的内、外壁之间，头端提供可控制的能量，在准分子激光作用下，使待拔除导线与周围黏连的瘢痕组织分开。国外很多中心将激光鞘管作为拔除导线的第一选择。在经验丰富的中心使用激光鞘激素，成功率可高达 90% 以上。主要并发症是心包填塞及锁骨下静脉闭塞。对于未能开展激光鞘拔除的中心联合使用机械鞘等多种方法，成功率也可达 80% 左右。有时为了拔除电极导线多处严重黏连的复杂病例，需要开胸、体外循环才能拔除废弃或感染的电极导线。

（二）经胸取出心外膜导线

经胸取出心外膜导线主要是囊袋感染，取出的适应证同经静脉拔出心内膜导线，心外膜电极导线取出后，同时要置入心外膜临时起搏器，等感染消除后再次置入心外膜电极导线。此类患儿年龄、体重均比较轻，部分是早产儿，术前一定要考虑到患儿是否能承受手术的创伤，谨慎制定手术方案。

五、起搏器随访

心脏起搏技术治疗缓慢性心律失常已得到公认和肯定。心脏起搏器由最初的固率型起搏发展到按需型起搏、生理性起搏、自动化起搏，功能日益丰富、先进。要想使其发挥最佳的治疗效果，及

时发现并处理已出现的或潜在的功能异常还需规范随访和程控[27]。我国永久性起搏器常规的随访策略是：术后1、3、6个月，1年随访，以后每年随访1次，心外膜起搏器电极故障率、起搏阈值高，与心内膜1年后随访时间不一样，每半年随访1次；心内膜和心外膜起搏器接近电池耗竭时，缩短至每3个月甚至1个月随访1次。

（一）随访程控的主要内容[28]

1. 评价起搏器置入后患者临床状况的改善情况　Van Eck Jw等[29]在荷兰进行的多中心起搏器置入术后随访中发现在置入起搏器1年后其与健康相关的生活质量得到了显著的改善。本组所有患者术前晕厥、阿-斯发作等威胁生命的情况未再出现。头晕、黑矇、心悸、乏力等症状消失或明显改善，包括运动耐力提高。

2. 发现并处理起搏器功能异常　首先，儿童与成人不同，置入起搏器时正处于生长发育期，身体不断地长高，置入起搏器后要定期随访，及时发现预留的心房、心室电极导线是否够长。这类患儿要特别注意，因为心脏长期起搏后会出现起搏依赖的现象，防止因为电极导线的长度不够而造成电极脱位，导致心脏停搏。其次，置入起搏器后的患儿尤其是起搏器依赖的患儿应定期程控随访，及时、准确地识别电池耗竭，及时更换[30]，避免发生意外。另外，感知和（或）起搏功能障碍可致起搏器无法正常工作，甚至危及生命。随访时结合心电图、动态心电图、胸片、程控等，发现、分析和处理起搏器故障，如电极导线绝缘层磨损、电极脱位、更换起搏器时电极与起搏器接触不完全等。多数感知异常、部分起搏异常可通过程控合适的参数解决。

3. 优化参数，模仿生理性起搏　随访发现很多房室传导正常或略延迟的患者置入起搏器后，因出厂设置的 AV 间期过短，导致不必要的右心室起搏，有的甚至高达100%。不仅耗电，还增加了房颤的发生率和心衰的住院率[31]。Ishikawa T[32]等证实在房室传导正常的窦房结功能障碍患者，减少右心室起搏有延长起搏器寿命，减少房颤发生等益处。程控时个体化调整参数，尽量做到窦房结优先、房室结优先等，达到仿生理性起搏。

4. 节能　Boriani[33]等研究证实起搏器开启 Auto capture（St Jude Medical）功能后根据阈值测试结果不断调整给予较低且安全的输出，可以延长起搏器寿命，降低相关费用。现在 Medtronic、St Jude Medical 生产的起搏器置入后均能自动进行阈值测试，随后自动降低且安全地输出，减少了因失随访导致的长期高输出。

5. 酌情开启自动化功能及其他功能以简化操作，优化治疗。

（二）置入性心脏电器械（IECD）远程监测系统的应用

置入性心脏电器械（IECD）包括起搏器、埋藏式心脏转复除颤器、心脏再同步化治疗和置入性心脏事件记录仪。我国地域广阔、交通不便和交通成本高、重安装轻随访的观念及患儿家长定期随诊依从性不高等问题，往往使得常规随访不能顺利进行。此外，儿科心血管专业的医生与成人心内科不一样，大部分医生心脏起搏电生理专业知识不够，随访出现问题，不能及时发现，导致悲剧发生。两次随访之间出现的问题不能及时发现，医生不能根据患者病情变化及时调整治疗方案，特别是对于无症状患者，更易错过最佳治疗时机。近10年来几个大的器械生产厂家相继研发了各自的远程监护系统，实现了对各自生产器械的远程监测。而远程监测系统在我国的应用起步较晚。

所有患者出院前，由专业人员配备远程监测系统移动终端，指导正确使用。移动终端的数据加密后无线传送到网站中心数据库。网站通过手机信息、邮件、传真等形式告知相关专业人员及医务人员进行询问。专业人员及医务人员接收询问信息后，当日登陆并进行数据分析。基于此分析，结合患者病史及既往传送记录，决定是否对报警事件进一步干预。

1. IECD 远程监测的范畴及内容

（1）硬件的完整性：① 导线的阻抗在正常范围内且稳定；② 腔内心电图显示导线损伤引起的噪音；③ 电池剩余寿命和更换器械的时间。

（2）器械的功能：① 器械的各种设置参数；② 器械的工作状态，如起搏器的起搏和感知等功能;③ ICD 的抗心动过速起搏或电击等情况;④ CRT 心室的起搏比例和同步顺序。

(3)是否有心律失常或心脏事件:① 心律失常是室性的还是房性的?② 心律失常发生的频率和持续时间?③ 心律失常发生时有无症状?④ 器械干预心律失常否?干预适当否?

(4)血流动力学:包括体重、血压、胸腔阻抗。

(5)其他:活动情况,心率变异。

2. IECD 监测系统的工作模式

远程 IECD 的监测有 2 种模式:无线远程监测及有线远程监测。有的监测系统具备有线和无线两种监测功能,根据患者所处环境和患者完成操作的实际能力选择有线或无线方式进行监测,或者将两种技术结合起来完成监测。

(1)无线远程监测:置入的器械内装有微天线,能将器械自身和患者的资料自动发送到患者体外装置上。体外装置也称接收器或发射器,它既可以接收置入器械的相关信息,又能将接收的信息转发给监测中心。监测中心以无线的方式接收患者的资料,进行分析和贮存,紧急时直接发送给负责医生。医生可以读取监测中心储存的信息或直接接受紧急情况下的资料,对器械功能和患者疾患做出快速诊断,必要时作出适当的干预。无线监测可以根据患者的情况和置入器械的不同,

以天、周和月为基础,自动完成信息的传递,不需要患者特殊的操作,方便快捷。而且还能在心脏事件和器械严重故障时,自行启动事件促发的发送方式。监测中心可以实时监测到事件的具体情况,并作出相应的快速反应。无线监测也有它的不足之处:无线信号不好时无法完成有效传输。

(2)有线远程监测:置入器械不需要装微天线,患者体外装置具备读取置入器械储存信息的功能(部分程控仪功能)。先查询器械和患者的相关资料,再通过普通电话线或网线将信息传递给监测中心。监测中心将患者的资料分送给患者的负责医生,医生利用互联网获取资料和发送治疗意见。这种监测方式传递的信息不易受外界因素的干扰,安全可靠,而且同一厂家以前生产的器械也可应用。但是,患者操作过程相对复杂,对丧失操作能力的人群无法有效使用。

目前 4 家器械生产厂家都推出了各自的远程监护系统:① 百多力的 Home Monitoing™;② 波士顿科学的 Latitude™;③ 圣犹达的 Merlin. net™;④ 美敦力的 Carelink™。4 种远程监测系统通过有线和(或)无线方式与起搏器通讯,均能储存所有的腔内心电图,而实现远程监测、远程随访。但 4 种系统传送信息的方式以及监测的参数略有差异(表 54 - 2)。

表 54 - 2 几种 LECD 远程监测系统的比较

	Home Monitoring™	Latitude™	Merlin™	Carelink™
资料传输	CSM 网	模拟电话线	模拟电话线	模拟电话线
发射器	移动式	固定式	固定式	固定式
发送资料频率	每天,事件触发	定期,事件触发	定期,事件触发	定期,事件触发
通知医生	SMS,e-mail,FAX	Fax,phone	SMS,e-mail,FAX	SMS,e-mail
反馈患者或发射器的方式	显示正常或就医	自动显示信息文本或声音通知	显示就医或自动电话通知	显示正常或就医
腔内心电图(实时监测)	30 秒	10 秒	30 秒	10 秒
系统的特性	在线自动报警 自动 RV 或 LV 阈值 (Lumax 500/540) 无线 PMs	无线血压计或体重计 配备资料传输到监护者 黄色或红色报警 电子健康档案	在线报警 自动 RA,RV 或 LV 阈值 (下一代 ICD)	自动 RA,RV 或 LV (Consulta)起搏阈值 Optivol® 肺液体状态预警 红色和黄色报警

注:4 种监测系统均通过无线方式与 IECD 通讯;均能储存所有的腔内心电图(心律失常事件);均能实现远程随访。RA:右心房,RV:右心室,LV:左心室

远程监测系统在对心律失常、起搏器功能异常或患者临床状况改变等事件中,通过远程数据的传送,对患者的追踪可突破以往有线传输的限制,超越地理局限,对于因交通不便或不能及时返院随访的术后患者,可在不必返院的情况下,帮助诊断并指导治疗。此外,远程监测系统在对无症

状的临床静息事件的检出方面，如电极脱位、无症状性心律失常等，有更明显的优势，能在第一时间发现静息事件，并将数据上传，使静息事件在常规随访到来前被提早发现，提高了由发现到临床干预的效率，从而提高患者健康质量。在下一次常规随访前，通过对报警事件的分析，远程监测系统可帮助提早发现临床或起搏器相关问题，并可视事件严重性，在下一次常规随访到来前，提前通知患者返院进行非常规随访，提早作出临床干预，实施相关治疗方案，避免严重临床事件的发生。

参 考 文 献

1. Epstein AE，DiMareo JP，EIlenbogcn KA，et al. ACC/AHA/HRS 2008 Guidelines for Device—Based Therapy of Cardiac Rhythm Abnormalities：a report of the American College of Cardiology/American Heart Assoeiation Task Force on Practice Guidelines（Writing Committee to Revise the ACC/AHA/NASPE 2002 Guideline Update for Implantation of Cardiac Pacemakers and Antiarrhythmia Devices）：developed in collaboration with the American Association for Thoracic Surgery and Society of Thoracic Surgeons. Circulation，2008，117（21）：e350 - e408.

2. 吴志俊，陈颖，严鹏勇等.频率骤降反应起搏器治疗血管迷走性晕厥二例报道.上海交通大学学报（医学版），2010,30(3)：360 - 362.

3. 刘志刚，高东升，袁方等，心脏起搏防治血管迷走性晕厥的研究.中华心血管病杂志，2005，33(1)31 - 33.

4. 中华医学会.心电生理和起搏分会起搏学组置入性心脏起搏器治疗：目前认识和建议（2010年修订版），中国继续医学教育，2011.

5. 乔树斌，袁建松.肥厚型梗阻性心肌病的治疗进展.中国循环杂志，2012,27(1)：3 - 5.

6. Manolis AS. The deleterious consequences of right ventricular apical pacing：time to seek alternate site pacing. Pacing Clin Electrophysiol，2006，29：298 - 315.

7. Giudici MC，Karpawich PP. Alternative site pacing：it's time to define terms（editorial）. Pacing Clin Electrophysiol，1999，22：551 - 553.

8. Amsbo P，Moiler M. Updated appraisal of pacing lead performance from the Danish Pacemaker Register：The reliability of bipolar pacing leads has improved. Pacing Clin Electrophysiol，2000，23：1401 - 1406.

9. Khan A，Zelin K，Karpawich PP. Performance of the lumenless 4. 1—Fr diameter pacing lead implanted at alternative pacing sites incongenital heart：a chronic 5-year comparison. Pacing Clin Electrophysiol，2010，33：1467 - 1474.

10. 易桂斌，殷泉，忠陆叶等.主动固定起搏导线的临床应用.中华心律失常杂志，2003，17(2)：123 - 126.

11. Matthew D，Michael DE. Animal study of leadless pacer design. Heart Rhythm，2011，8(Supplement)：S1.

12. Padeletti L，Porciani MC，MichelucciA，et al. Interatrial septum pacing：a new approach to prevent recurrent atrial fibrillation. J Intvent Card Electrophysiol，1999，3：35 - 43.

13. Manolis AG，Katsivas AG，VassilopoulosC，et al. Prevention of atrial fibrillation by inter-atrial septum pacing guided by electorphysiological testing, in patients with delayed interatrial conduction. Europace，2002，4：165 - 174.

14. 黄抒伟，沈法荣，叶萌等.不同起搏方式对心房电机械延迟影响的对比研究.中国心脏起搏与心电生理杂志，2001,15：170 - 171.

15. Roithinger FX，Abou-Harb M，Pachinger O，et al. The effect of the atrial pacing site on the total trial activation time. P ACE，2001，24：316 - 322.

16. 沈法荣，王志军，陈建明等.直接房间隔起搏的临床应用.中华心律失常学杂志，2008,12(1)：5 - 7.

17. 杨文慧，郭涛，赵玲等.采用螺旋电极行房间隔起搏的初步临床观察.中国心脏起搏与心电生理杂志，2010，24(3)：213 - 215.

18. 宿燕岗，王蔚，柏瑾等.低位房间隔起搏的临床应用.中国心脏起搏与心电生理杂志，2009,23(1)：19 - 22.

19. 郭诗东，华伟，张澍等.右心室间隔部起搏的核素心室显像位相分析及心电图研究，中国循环杂志，2003，18(4)：297 - 299.

20. Deshmukh TA，Casavant DA，Romanyshyn M，et al. Permanent，direct His-bundle pacing：a novel approach to cardiac pacing in patients with norrnal HisPurkinje activation. Circulation，2000，101（4）：869 - 872.

21. 张海波，孟旭，韩杰等.微创胸腔镜心外膜电极技术和冠状静脉窦电极技术进行心脏再同步治疗的比较研究，中华心律失常杂志，2010,14(3)：179 - 183.

22. 高长青，任崇雷，肖苍松等.机器人心外膜电极置入技术用于心脏再同步化治疗，中华外科杂志，2013，51(5)：452 - 453.

23. 潘翠珍，舒先红，王春生等.超声心动图评价左室心外膜电极起搏疗效和术后优化 2 例. 中华超声影像杂志,2010, 19(6)551 - 552.

24. Sivakumaran S, Irwin ME, Gulamhusein SS, et al. Postpacemake implant pericarditis: incidence and outcomes with activefixation leads. PACE, 2002, 25: 833.

25. 中华医学会心电生理和起搏分会起搏学组. 经静脉拔除心内膜导线: 目前认识和建议(2011 年修订版). 中华心律失常杂志,2011,15(3): 198 - 204.

26. 常瑜,路长鸿,赵玉红等. 工心脏起搏治疗缓慢性心律失常疗效及随访程控. 中国循证心血管医学杂志。2011,3: 34 - 37.

27. 张颖,任晓庆,王方正等. 心脏起搏器置入后规范化随访和程控. 中国分子心脏病学杂志,2012,12(3): 146 - 149.

28. Van Eck Jw, Van Hemel Nm, van den Bos A. et al. Predictors Of Improved quality of life 1 year after pacemaker implantion. Am Heart, 2008, 156: 491 - 497.

29. Deharo JC, Djiane P. Pacemaker longevity. Replacement of the device. Ann Cardiol Angiol, 2005, 54: 26 - 31.

30. Sweeney MO, Bank AJ, Nash E, et al. Minimizing ventricular pacing to reduce atrial fibrillation in sinus-node diease. N Engl J Med, 2007,6: 1000 - 1008.

31. Ishikawa T, Sumita S, Kosuge M, et al. Reducing ventricular pacing in sinus node dysfunction. int Heart J, 2007, 48: 323 - 326.

32. Boriani G Rusconi L, Biffi M, et al. Role of ventricular Autocature function in increasing longevity of DDDR pacemakers: a prospective study. Eurppace, 2006, 8(3): 216 - 220.

第五十五章 心脏外科手术后心律失常的处理策略

>>>>>> 李 奋

术后心律失常是先天性心脏病外科手术后病残率与病死率的主要原因之一[1]。有些心律失常在心脏正常的患者耐受很好,但在术后即刻的患者常可引起血流动力学不稳定。先心病患者如术前已存在由于压力或容量负荷过重而导致的心功能不全,术后特别易于发生节律紊乱。目前已知的与先心病术后即刻心律失常发生有关的因素有:心肺旁路,术中对心脏传导系统及心肌的损伤,术后代谢异常、电解质紊乱以及外科应激与正性肌力药作用下机体肾上腺素能张力的增加。与外科相关的心律失常也可发生在术后晚期,主要与手术切口位置及手术所诱导的血流动力学异常有关。

心内分流导致的慢性容量和压力负荷过高、不同程度的肺动脉高压以及心室功能不全都有助于心律失常的发生。心房由于容量或压力负荷过高可发生伸展,这使得心房不应期延长,从而易于诱发房扑或房颤。

房扑通常由折返环路引起。环路涉及1个或多个电障碍,如三尖瓣或心房缝线。手术切口(如心房切口位置或房间隔缺损补片修补)所造成的损伤或心房瘢痕组织构成了慢传导区,这使得可传播的环路得以形成。房性早搏通过进一步减慢冲动在阻滞区域周围损伤组织中的传导而诱发房内折返。

室性心动过速(VT)相对较少,多见于法洛四联症(TOF)患者。右心室心肌的进行性纤维化及

相应的传导减慢增加了折返性室性心律失常的发生率。右心室切开和室间隔缺损(VSD)的补片修补有助于心律失常的发生。VSD的补片修补提供了固定的解剖屏障,折返性心律失常可围绕这一屏障而形成。此外,右心室扩大和牵张伴心室激动传导的减慢有助于右心室内折返环路的形成,而损害的血流动力学(主要是由于肺动脉瓣反流所致的右心室扩大)则有助于VT发作后的持续。

一、易于引起外科手术后心律失常的先天性心脏病

(一)房间隔缺损

儿童继发型房间隔缺损很少发生心律失常,其发生与年龄、分流大小和肺动脉高压相关。心内电生理检查可见继发型房间隔缺损患者存在窦房结功能不全、房室结功能不全以及心房传导和不应期的异常。目前认为这些改变可能是由于右心血容量增加导致右心房牵张引起的,容易导致折返性心动过速的发生。由于这些改变是部分可逆的,因此早期手术可减少房间隔缺损患儿心动过速的发生。

房性心动过速是房间隔修补术后常见的并发症,这与心房切开对心房肌束的进一步损伤有关。在儿童,其发生率为8%~71%,更多见于术前即存在心动过速的患儿[2],其中房颤和房扑最为常见。而术后迟发性的房性心动过速在合并肺静脉

异位引流的患儿发生率更高。手术方式也与术后心律失常的发生有关,据报道,从上腔静脉插入套管可比从右心耳插入减少术后心律失常的发生。

房间隔修补术后的房扑病灶位于右侧,通常为由环绕三尖瓣或心房切口瘢痕的折返环路所引起,慢传导区导管消融是首选的治疗方法。最近有关拖带标测结合三维电解剖标测的资料显示成人先心病患者大折返环路射频消融的成功率为81%,其中半数以上为 ASD 修补术后。对于年龄较大的 ASD 合并房颤患者,行 ASD 修补术时可同时行标准的迷宫术,治疗效果很好,一般无房颤复发。

(二) 三尖瓣下移畸形

三尖瓣下移畸形为 1 个或多个三尖瓣叶自房室环向心尖方向下移至右心室,伴有功能性右心室腔缩小。三尖瓣的畸形和下移可导致严重三尖瓣关闭不全和右心房扩大,常合并 ASD,易于发生房性心律失常。此外,旁道的发生率也很高,通常位于右侧或后间隔区。这可能是由于中央纤维体与间隔房室环的连接中断,导致胎儿型房室旁路的持续。旁道的变异,如 Mahaim 纤维也很常见。

约 1/3 的三尖瓣下移畸形患者有心律失常,最常见的为房室折返性心动过速或 Wolff - Parkinson - White,其次为房性心动过速、房扑、房颤及室速。随着年龄的增长及随访时间的延长,房性心动过速的发生率增加[3]。

三尖瓣下移畸形患者射频消融治疗房扑,切口性房性心动过速和旁道的成功率为 76%,而无此畸形患者的成功率为 95%[4]。造成这一相对较低的成功率的因素包括:旁道复杂的几何学,旁道位于房化右心室,异常的心内膜激动电位混淆了旁道的识别,房室环解剖变形及多发性旁道的存在[5]。除了成功率较低外,这一疾病射频消融后的复发率达 25%。

顽固性心律失常是外科治疗的指征。这些患者行三尖瓣修补或置换时可进行外科冷消融,慢性房扑时可同时行右心房迷宫术,房颤时可行双心房迷宫术。对旁道介导的心动过速或房室结折返性心动过速,外科介入效果极佳,几无复发。与此相反,房扑或房颤的外科介入疗效较差,复发率达 40%。

(三) 法洛四联症

法洛四联症包括 4 个病理特征:肺动脉下漏斗部狭窄,VSD,主动脉骑跨和右室肥厚。TOF 患者易于发生室性与房性心律失常。持续性 VT 的发生率为 4%～7%,通常为右心室流出道折返性心动过速伴左束支阻滞图形。Holter 检查时非持续性 VT 的检出率高达 60%。但最近的研究显示这些结果对以后持续性 VT 或心源性猝死(SCD)的发生无预测价值[6]。

TOF 患者晚期 SCD 的发生率据估计为 0.5%～6%。最初认为 SCD 的原因为传导异常和停搏,但目前认为室性心律失常是主要原因[7,8]。手术年龄较大、中或重度肺动脉瓣反流、持续性 VT 史、中或重度左心室功能不全、QRS 持续时间 0.18 秒或以上、QRS 持续时间的迅速增加都是有发生 SCD 危险的预测因素。TOF 患者 QRS 持续时间大于 0.18 秒,发生持续性 VT 和 SCD 的敏感性为 100%,特异性为 95%。QRS 持续时间的延长最初反映的是手术对右束支的损伤,晚期进行性 QRS 的延长继发于右心室扩大,通常是由于长期肺动脉瓣反流的结果。中、重度肺动脉瓣反流和流出道瘤样扩张更多见于有持续性 VT 的患者。除上述 QRS 时限外,信号平均心电图(高分辨率心电图)、QT 离散度等均能用于评估 TOF 术后患者发生 SCD 的风险。若信号平均心电图显示晚电位阳性则提示减慢传导存在,发生 VT 的风险相对就大。若 QT 离散度>60 毫秒,QRS 离散度>35 毫秒,则预测 VT 发生的敏感性和特异性均能达到 60% 以上[9]。对这些高风险患者行电生理检查可进一步予以危险分层,具可诱发的 VT 的患者危险性最大。

TOF 患者的临床表现也受房性心律失常存在的影响[1,10]。1/3 的 TOF 患者有房性心律失常,随访时可观察到充血性心力衰竭及房性心律失常的发作。危险因素包括:术时年龄较大,心房扩大,三尖瓣或肺动脉瓣反流及心室功能不全。房扑和房颤多见于长期肺动脉分流、早期手术治疗血流动力学改变、术时年龄较大和中重度三尖瓣反流的患者。三尖瓣反流由于容量或压力负荷过重可致右心房扩大,延长心房不应期,这样就奠定了房性心律失常发生的基础。这些患者通常主诉心悸,发生晕厥或前晕厥较少。房扑伴 1∶1 传导可能是 SCD 的原因之一。窦房结功能异常的发生率据报道为 36%。

房扑与 VT 可以射频消融治疗。沿右心房游离壁可识别大片低电压区,与瘢痕组织一致。在这一瘢痕组织下缘与下腔静脉间行线性消融常可成功治疗房扑。VT 消融的前提包括:① 电生理检查时可诱发;② VT 发作时血流动力学稳定从而可充分标测;③ VT 为单形性[11]。VT 通常局限于右心室流出道漏斗部切口瘢痕或 VSD 补片修补的隔面,这类 VT 射频消融的即刻成功率高,复发率低。

TOF 患者心律失常治疗的另一可供选择为外科再手术。有报道,因严重肺动脉瓣反流行肺动脉瓣置换术后先前存在的 VT 发作减少,QRS 持续时间变稳定[7,12]。术中同时行电生理引导下的冷消融可预防先前存在的快速性心律失常的复发。对房性快速性心律失常需再次手术的患者,可考虑改良迷宫术。VT 不适合消融的患者可置入 ICD[13]。

(四)大动脉转位

大动脉转位时主动脉发自右心室,肺动脉发自左心室。出生时卵圆孔和动脉导管均开放,动静脉血混合,因而生命得以维持。此后,由于卵圆孔及动脉导管均有关闭的趋势,如心房或心室水平无足够的交通,患者的生命则难以维持。Mustard 与 Senning 术的原理为在心房内构筑板障,使心房内的血流发生转换,肺静脉血引流入右心室,体静脉血回流入左心室,从而纠正生理上的异常。此后发明的大动脉转换术则可使左心室成为体循环心室。Mustard 术要求心房广泛的切开缝合,这可造成房内传导延搁,心房不应期异常,因而构成了房扑的基础。

成人 Mustard 患者由于术后晚期房性心律失常,体循环右心室功能不全的发生率很高。这些患者 SCD 的发生率也较高,据报道长期随访时可达 7%,可归因于 VT 或房扑 1∶1 传导进展至室颤与停搏。QT 离散度增加是心室复极不均匀的标志,此时由于生理应激或房扑所致的心率增快及室性早搏可诱发折返性室性心动过速。QT 离散度增加与窦性节律的丧失也与 SCD 的发生有关。

1 项长期的成人 Mustard 患者随访研究显示,仅 1/3 的患者无心律失常发生。窦性心律进行性丧失的年发生率为 2.4%,术后 5 年处于窦性心律的患者为 77%,术后 20 年时仅存 40%[14]。大多数室上性心动过速为房扑。室上性心动过速的危险因素包括:肺动脉高压、体循环心室功能不全和儿童期交界性心律。窦性心律丧失与先前的房间隔切除,术后心动过缓,晚期房扑及术前心律失常有关。Mavroudis 等[15]研究指出,Mustard 术后 90% 患者心房内传导时间可延迟,超过 40% 的患者存在心房有效不应期延长,超过半数患者心电生理检查可诱发持续性折返性房性心动过速。大动脉转换术患者长期随访仍处于窦性心律的达 95%～98%,室上性心动过速的发生率也明显低,仅 5%,而 Mustard 术患者则可达 48%。造成这一差别的原因在于大动脉转位术患者无心房瘢痕。

长期随访发现 1/5 的成人 Mustard 患者需起搏治疗症状性窦房结功能异常或房室传导阻滞,或起搏支持抗心动过速药物治疗。对这些患者行起搏治疗前应细致评估个体解剖,清除板障漏。

TGA 患者快速性心律失常射频消融术的成功率为 73%～83%,复发率为 12%。这些患者折返环路的关键部位为:三尖瓣与下腔静脉口间的峡部、冠状窦口区域以及自冠状窦口至三尖瓣环区域。由于房内折返可发生于两侧心房,有时可能需主动脉逆向途径以易于肺静脉心房的消融。此外,局灶性房性心动过速可起源于板障缝线附近,典型的房室结折返性心动过速也可发生。

二、Fontan 术后心律失常

Fontan 术是一种姑息性手术,用于治疗三尖瓣闭锁,肺动脉瓣闭锁,复杂的单心室和心室双入口等。旧的手术方式,如右心房-肺动脉连接术已让位于较新的改良 Fontan 术,如心房内隧道、心房外管道,从而减少了右心房的扩张。作为对持续性压力负荷过高所致的慢性牵张的反应，Fontan术后右心房重塑并扩张，同时电生理特征也发生改变，表现为心房传导延缓以及传导的不平衡。

术后早期心律失常的危险因素包括术前房室瓣反流和房室瓣异常。手术时年龄较大也是一个危险因素，因为这些患者已经经历了术前的缺氧、容量负荷过重，由此引起心室肥厚以及舒张充盈异常。术后晚期房性心律失常的危险因素包括：术前功能状态差、术前房间隔切除术、术前房性快速性心律失常、手术时年龄较大、需要房室瓣置换、肺动脉重建、心房肺动脉吻合、术后早期房性快速性心律失常、术后窦房结功能异常及随访时间长。

房性心律失常发生在41%～61%的Fontan术后患者。从Fontan术起至第1次心律失常发作的中位时间是7年，其中50%的患者尽管经过治疗，但心律失常仍反复发作。与不伴心律失常的Fontan术后患者相比，伴心律失常的Fontan术后患者P波持续时间更长，P波离散度增加。发生房性心律失常的患者更可能发生心力衰竭、右心房血栓、左心房扩大、右心房扩大及中重度体循环瓣反流，但二者生存时间无差异。如房扑持续1∶1或2∶1传导可损害血流动力学。心房传导减慢时房扑频率降低，此时P波的形态可反映折返的位置。

Fontan术后患者常见窦房结功能异常，通常是由于手术损伤窦房结或损害了窦房结的血液供应所致，可伴有房性心律失常。10%～15%的患者随访中将出现窦性心动过缓和（或）交界性逸搏心律。

Fontan术后患者房性心律失常的处理包括抗心律失常药物的应用、起搏治疗、射频消融及必要时的再手术。抗心律失常药物应谨慎使用，因为许多患者原先有窦房结病变。此外，折返时心房率减慢易致1∶1传导。最后，药物对伴有心室功能异常的患者的致心律失常作用也是应考虑的因素之一。

伴窦房结病变和（或）房室传导阻滞时可能需起搏治疗。由于解剖的限制，一般情况下心房和心室电极需经心外膜途径安置。抗心动过速起搏结合药物治疗有一定的疗效，因为这些患者窦房结功能异常的发生率较高。快速起搏可预防心动过缓和房性早搏，消除折返性心动过速的始动。

Fontan术后患者房性心律失常射频消融术的即时成功率为83%，但短期随访时复发率至少可达20%。导致复发的可能原因包括：血流动力学持续异常；右心房弥漫性扩大致解剖标志不清；由于血流缓慢，血液淤滞，导管与组织的贴靠差以及心房壁增厚、纤维化，无法形成深部病损。比较常见的消融位置为Fontan术吻合口区域、右心房侧壁和右心房下部。

难治性房性心律失常是再手术的指征。将心房肺动脉吻合转换为全腔肺吻合，同时行电生理引导下的冷消融，在预防心律失常的复发及缓解症状方面效果良好。Deal等的研究显示外科冷消融结合抗心动过速起搏后83%的患者即使未用药物治疗仍无心律失常的发生。冷消融的位置主要位于3个区域：① 下腔静脉口和冠状窦间的内下右心房；② ASD补片上缘；③ 沿右心房侧壁对应于终末嵴长度。房扑患者冷消融可作为右侧改良迷宫术的一部分，同时切除右心耳，置入心房起搏器。房颤患者可行迷宫——Cox Ⅲ加右侧冷消融迷宫术。

三、外科手术后特殊的心律失常

（一）完全性房室传导阻滞

先心病术后完全性房室传导阻滞（CHB）的发生率为1%～3%。CHB的发生多与涉及房室结附近的手术有关。最易于发生CHB的手术为左心室流出道梗阻/室间隔缺损纠治术（主动脉瓣下肌肉切除加室间隔缺损修补）和法洛四联症纠治术。纠正性大血管转位易于发生自发性CHB，且其术后CHB的发生率也较高。

美国心脏病专科学会/美国心脏病学会专家组发表了先心病术后CHB永久起搏器置入前最佳观察时间的指南[19]。他们推荐，先心病术后高二度或三度房室传导阻滞持续7 d以上应置入永久起搏器。Bacha等[1]的研究显示所有在术后1月内恢复房室传导的患者中，81%发生在术后

7 d,97％发生在术后 9 d,术后 1 月后仍未恢复房室传导的患者中,39％在起搏器置入后恢复房室传导。这一结果与 Deal 等[20]的结果一致,后者显示在起搏器置入后 5.5 年的中位随访期,32％恢复房室传导。然而,二者均未提供可用于识别晚期房室传导恢复的临床预测指标。起搏器置入的时机(术后 10 d 内还是 10 d 后)、先心病或外科手术的类型均与晚期房室传导是否恢复无关。

术后晚期 CHB 可以是术后早期一过性 CHB 的复发或是先前三束支损害所引起的希氏-浦肯野传导异常的进展。Weindling 等的研究显示,术后早期房室传导恢复的患者中有 9％以后发生房室传导的恶化,表现为莫氏Ⅱ型房室传导阻滞或间歇性 CHB。Uebing 等[8]报道法洛四联症术后患者中晚期猝死的发生率为 9％。术后曾发生一过性 CHB 并持续超过术后 3 d 的患者长期生存率降低,晚期猝死的发生率增加。这些结果与常规起搏器置入年代到来前有关先心病术后 CHB 的研究结果一致,这些研究显示了这些患者术后 1 年内的高病死率。因此,有过一过性术后 CHB 的患者应长期随访以评估房室传导。

(二)交界性异位性心动过速

虽然术后交界性异位性心动过速(JET)一般为自限性,通常在术后 2～8 d 自行缓解,但它也是小儿心脏病学中最顽固、对生命威胁最大的快速性心律失常之一[19]。JET 在各种先心病术后均可发生,最常见于法洛四联症纠治术及涉及房室结和 His 束附近的手术后。术后 JET 的发生率即使同一种疾病各中心间的发生率也不同,据估计在 1％～50％。JET 发生的确切机制不明,一般认为是由于对 His 束的不同形式的刺激或微创造成局部自律性增高所引起。术后 JET 与患者年龄幼小密切相关。术后缺镁的患者发生 JET 的危险性增加。Hass 等[21]的研究显示先心病术后 JET 的发生率为 11％,病死率为 3％。他们的研究还显示解除右心室流出道的梗阻比室间隔缺损的关闭更易引起 JET,而在解除右心室流出道梗阻的操作中,肌肉切除比单纯的肌肉分离更易引起心律失常。此外,体外转流时温度较高是发生术后 JET 的独立危险因素。最近 Moak 等报

道,手术时间的延长和术后正性肌力药物的使用也可增加术后 JET 发生率。

JET 的治疗旨在恢复窦性节律,或减慢异位节律以使心房能以生理的频率起搏,从而达到房室同步。术后 JET 的治疗有多种方法。传统的治疗包括：① 去除加剧因素,如 β 肾上腺素能激动剂和迷走神经抑制剂;② 以高于交界节律的频率行心房或房室顺序起搏;③ 低温疗法;④ 静脉内应用地戈辛;⑤ 静脉应用普鲁卡因酰胺纠正发热,降低体温至 33～35℃,静脉应用普鲁卡因酰胺治疗 JET 疗效肯定。普鲁卡因酰胺的用法为：普鲁卡因酰胺 5～15 mg/kg 静脉推注,维持 15～30 min,此后 20～80 μg/(kg·min)静脉维持,维持血浆浓度 4～10 μg/mL。然而,低温疗法可造成血管收缩和代谢性酸中毒,对术后状态可能有不利影响。静脉应用 β 受体阻滞剂(如 Esmolol)及钙通道阻滞剂可有效控制心率,但这些药物抑制心肌的收缩性,在术后状态难以耐受。新近,由于静脉应用胺碘酮可有效治疗对所有常规疗法无效的术后 JET 患者,这一药物已成为治疗术后 JET 的一线药物。

除了心房起搏或房室顺序起搏,配对心室起搏也是治疗先心病术后 JET 的另一起搏方式。在这一起搏方式下,V-V 间期应维持尽可能长以减少诱发室性心动过速的危险。尽管配对心室起搏迅速改善血压,但并不能终止 JET。因此,抗心动过速药物如胺碘酮仍需应用以控制心动过速。此外,还有应用体外膜氧合成功治疗对所有常规治疗无效的 JET 病例的报道。

四、心源性猝死

基于大样本人群的研究显示,先心病术后患者 SCD 的年发生率为 0.9‰。TOF、TGA、主动脉缩窄和主动脉瓣狭窄的患者发生率更高。这些左心肌梗死阻性病变和发绀性病变的患者 SCD 的年发生率为 2.2‰,相比之下,患左向右心内分流或肺动脉瓣狭窄的患者 SCD 的年发生率为 0.14‰。先心病术后患者 SCD 的最常见原因为心律失常,其他原因包括栓塞事件、动脉瘤破裂及急性心室功能不全等。

TGA 术后 SCD 的危险即已存在,此后一直维持在高水平。TGA 术后 10 年 SCD 的发生率为 4%,20 年为 9%。相比之下,TOF 术后 SCD 的发生率不高,一般仅发生于术后晚期,这些患者术后 20 年 SCD 的发生率为 2.2%,25 年时为 4%,30 年时可达到 6%。主动脉缩窄术后晚期 SCD 的发生率较高,20 年时为 1%,30 年时为 8%,与严重的左心室肥厚有关。识别这些高危患者,纠正血流动力学异常,应用 ICD 将有助于预防猝死。成人先心病术后患者应用 ICD 预防 SCD 发生的研究表明这一治疗方法相对安全并有效。

术后心律失常的发生随外科技术的发展及新的外科技术的采用而发生变化。术后早期心律失常常需即刻纠正电解质紊乱及药物或非药物干预。术后晚期心律失常与许多危险因素有关,包括手术直接对传导系统的损伤、外科瘢痕造成传导障碍、先前存在的致心律失常病灶以及先心病患者血流动力学、解剖及心电紊乱的交互关系等。这些心律失常可应用杂交的治疗方法来治疗,包括药物、导管消融、置入装置或外科手术纠治基础的血流动力学异常。先心病术后心律失常患者如治疗得当可长期维持窦性心律,减少病残率及病死率。

参 考 文 献

1. Bacha EA, Cooper D, Thiagarajan R, et al. Cardiac complications associated with the treatment of patients with congenital cardiac disease: consensus definitions from the Multi-Societal Database Committee for Pediatric and Congenital Heart Disease. Cardiol Young, 2008, 18 (2): 196 - 201.

2. Brugada J, Blom N, Sarquella-Brugada G, et al. Pharmacological and non-pharmacological therapy for arrhythmias in the pediatric population: EHRA and AEPC-Arrhythmia Working Group joint consensus statement. Europace, 2013, 15(9): 1337 - 1382.

3. Khositseth A, Danielson GK, Dearani JA, et al. Supraventricular tachyarrhythmias in Ebstein anomaly: management and outcome. Thorac Cardiovasc Surg, 2004, 128(6): 826 - 833.

4. Roten L, Lukac P, DE Groot N, et al. Catheter Ablation of Arrhythmias in Ebstein's Anomaly: A Multicenter Study. J Cardiovasc Electrophysiol, 2011, 22(12): 1391 - 1396.

5. Seiler J, Schmid DK, Irtel TA, et al. Dual-loop circuits in postoperative atrial macro re-entrant tachycardias. Heart, 2007, 93(3): 325 - 330.

6. Mat DY, Alexander ME, Cecchin F, et al. The electroanatomic mechanisms of atrial tachycardia in patients with tetralogy of fallot and double outlet right ventricle. J Cardiovasc Electrophysiol, 2011, 22(9): 1013 - 1017.

7. Warnes CA, Williams RG, Bashore TM, et al. ACC/AHA 2008 Guidelines for the Management of Adults with Congenital Heart Disease: a report of the American Colleeg of Cardiology/American Heart Association Task Force on Practice Guidelines. Circulation, 2008, 118(23): 2395 - 2451.

8. Uebing A, Gibson DG, Babu-Narayan SV, et al. Right ventricular mechanics and QRS duration in patients with repaired tetralogy of Fallot: implications of infundibular disease. Circulation, 2007, 116(14): 1532 - 1539.

9. Chiu SN, Huang SC, Chang CW, et al. The role of mechanical-electrical interaction in ventricular arrhythmia: evidence from a novel animal model for repaired tetralogy of fallot, 2011, 70(3): 247 - 252.

10. Rekawek J, Kansy A, Miszczak-Knecht M, et al. Risk factors for cardiac arrhythmias in children with congenital heart disease after surgical intervention in the early postoperative period. J Thorac Cardiovasc Surg, 2007, 133(4): 900 - 904.

11. Lenarczyk R, Kowalski O, Pruszkowska-Skrzep P, et al. Radiofrequency catheter ablation in the treatment of arrhythmias in children — efficacy, safety of the method, predictors of the procedural course and acute success. Przeql Lek, 2009, 66(8): 418 - 423.

12. Genqsakul A, Harris L, Bradley TJ, et al. The impact of pulmonary valve replacement after tetralogy of Fallot repair: a matched comparison. Eur J Cardiothorac Surg, 2007, 32(3): 462 - 468.

13. Burns KM, Evans F, Kaltman JR. Pediatric ICD utilization in the United States from 1997 to 2006. Heart Rhythm, 2011, 8(1): 23 - 28.

14. Sun ZH, Happonen JM, Bennhagen R, et al. Increased QT dispersion and loss of sinus rhythm as

risk factors fo late sudden death after Mustard or Senning procedures for transposition of the great arteries. Am J Cardiol, 2004, 94: 138 - 141.

15. Mavroudis C, Deal BJ, Backer CL, et al. Arrhythmia surgery in patients with and without congenital heart disease. Ann Thorac Surg, 2008, 86(3): 857 - 868.

16. Wong T, Davlouros P, Li W, et al. Mechano-electrical interaction late after Fontan operation: relation between P-wave duration and dispersion, right atrial size, and atrial arrhythmias. Circulation, 2004, 109(19): 2319 - 2325.

17. Stephenson EA, Lu M, Berul Cl, et al. Arrhythmias in a contemporary fontan cohort: prevalence and clinical associations in a multicenter cross-sectional study. J Am Coll Cardiol, 2010, 56(11): 890 - 896.

18. Blaufox AD, Sleeper LA, Bradley DJ, et al. Functional status, heart rate, and rhythm abnormalities in 521 Fontan patients 6 to 18 years of age. J Thorac Cardiovasc Surg, 2004, 136(1): 100 - 107.

19. Esptein AE, Dimarco JP, Ellenbogen KA, et al. ACC/AHA/HRS 2008 guidelines for Device-Based Therapy of Cardiac Rhythm Abnormalities: executive summary. Heart Rhythm, 2008, 5(6): 934 - 955.

20. Deal BJ, Mavroudis C, Jacobs JP, et al. Arrhythmic complications associated with the treatment of patients with congenital cardiac disease: consensus definitions from the Multi-Societal Database Committee for Pediatric and Congenital Heart Disease. Cardiol Young, 2008, 18 Suppl 2: 202 - 205.

21. Hass N. A, Plumpton K, Justo R, et al. Postoperative junctional ectopic tachycardia (JET). Z Kardiol, 2004, 93(5): 371 - 380.

第五十六章　遗传性离子通道病的诊断、危险度分层及治疗

>>>>>>　吴　琳

遗传性心脏离子通道病是近 10 年来被人们逐渐认识的一类疾病,其病因是编码心肌细胞上各主要离子通道亚单位的基因突变导致相应通道功能异常,引起室性或房性等心律失常。患者心脏结构正常,临床表型多样,可表现为心悸、晕厥及惊厥发作,严重者可发生心源性猝死(sudden cardiac death,SCD)。在临床诊疗工作中,我们面临的遗传性心脏离子通道病患者往往是儿童或青少年,埋藏式心律转复除颤器(ICD)的置入存在一定的技术困难与并发症可能。因此,在治疗决策上我们处于两难境地:一方面不赞同过度治疗,为低危患者置入 ICD 可导致家庭沉重的经济负担与手术可能的并发症;另一方面,绝不希望因为 SCD 而失去 1 名年轻患者。因此,对遗传性离子通道病患者个体和家庭成员进行识别及危险度分层对于治疗决策选择至关重要。由于各类离子通道病发病率低,缺乏随机临床研究资料,因此疾病的危险度分层与推荐治疗均是基于注册研究或回顾性研究分析[1]。

一、先天性长 QT 间期综合征(LQTS)

(一)诊断

LQTS 是目前认识最为全面的遗传性心脏离子通道病。通常 LQTS 表现为两种遗传模式:① 孤立型心脏表型,呈常染色体显性遗传(AD)的 Romano‐Ward 综合征(RWS);② 恶性心脏表型和双向感觉神经性耳聋,呈常染色体隐性遗传

(AR)的 Jervell 及 Lange‐Nielsen 综合征(JLNS)。美国 LQTS 的发病率约在 0.01%[2],意大利 1 项包括 44 596 例婴儿的调查显示 LQTS 的发病率约为 1/2 000[3],其中,1.4% 的患儿 QTc 为 0.44~0.469 秒,0.7‰ 的患儿 QTc≥0.47 秒。

LQTS 患者心脏结构正常,特征性心电图变现为 QT 间期延长和 T 波异常。心律失常发作时多呈典型的尖端扭转型室性心动过速(TdP),易发生晕厥和 SCD。依据心电图发现、临床病史和家族史等综合标准进行评分(表 56‐1),≤1 分为低概率 LQTS,1.5~3 分提示中等概率 LQTS,≥3.5 分则为高概率 LQTS[4]。目前认为,LQTS 危险评分≥3.5 和(或)有明确的致病基因突变,或多次 12 导联心电图 QTc≥0.5 秒以及无致病基因突变、不明原因晕厥、QTc 反复在 0.48~0.499 秒者可诊断为 LQTS。

表 56‐1　2011 年 LQTS 诊断标准[4]

心电图表现	(排除服用药物、电解质异常及其他影响心电图参数的因素)	评分
A	QTc	
	≥0.48 秒	3
	0.46~0.479 秒	2
	0.45~0.459 秒(男性)	1
B	运动负荷试验恢复阶段 2~4 min QTc≥0.48 秒	1
C	未服用致 QT 延长药物时出现 TdP	2
D	T 波改变	1
E	3 个或以上导联出现 T 波切迹	1

续　表

		评分
F	儿童心动过缓（按年龄矫正）	0.5
临床病史		
A	晕厥（晕厥或 TdP 中的 1 项）	
	负荷状态下	2
	静息状态下	1
B	先天性耳聋	0.5
家族史		
A	家庭成员中有明确 LQTS 史	1
B	30 岁以下直系亲属中出现无法解释的心源性猝死	0.5

在 50%～80% 的 LQTS 患者中呈现基因型-表型的对应关系[5]。目前已检测出 13 种 RWS 型 LQTS 相关基因，分别通过影响钾、钠或钙通道而发挥作用。其中，$KCNQ1$（LQT1）、$KCNH2$（LQT2）及 $SCN5A$（LQT3）基因突变为 LQTS 的最常见病因，约占 LQTS 基因型阳性病例的 60%～75%[6-7]。

$KCNQ1$ 编码 Kv7.1 孔形成 α-亚单位，产生了延迟整流钾电流的慢启动部件，对于维持生理性 QT 缩短、增加交感神经张力及心率至关重要[8]，并且是正常听力必须的耳蜗内钾循环不可或缺的[9]。功能缺失性 $KCNQ1$ 杂合突变可导致

最常见的 LQTS 亚型——LQT1，使得患者在运动及情绪波动时产生适应 β 肾上腺素能激动的破坏性 I_{Ks} 电流，因而易出现心脏事件[7,10-11]。$KCNQ1$ 纯合突变或复合型杂合突变会导致极其罕见的常染色体隐性遗传 JLNS，表现为 QT 间期极长、心脏事件风险高及双向性感觉神经性听力损害或耳聋，均继发于心脏及内耳几近消失的 I_{Ks} 功能[12]。LQT2 为次常见的 LQT 亚型，主要由编码 hERG1（Kv11.1）的 $KCNH2$ 功能丢失性杂合突变引起[6-7,13]。Kv11.1 介导延迟整合钾电流的快速激活组件，与 I_{Ks} 共同参与心脏动作电位的复极化[14]。LQT3 为 LQTS 的第 3 常见类型，主要由介导内向钠电流（I_{Na}）的 $SCN5A$ 基因编码的 Nav1.5 功能获得性杂合突变引起[7,15]。其产生机制为继发于晚期异常的持续性小幅 I_{Na} 电流或整个动作电位平台期的 Nav1.5 失活，导致内向与外向电流平衡发生变化[16]。与 LQT1 及 LQT2 所不同的是，LQT3 患者心率增快时 QT 间期缩短，而心率减慢时显著延长，因而该类患者静息状态尤其是睡眠中发生 LQTS 相关心脏事件的风险更高[11]。其余可能导致 LQTS 的基因详见表 56-2。

表 56-2　离子通道病相关基因

基因名称	疾病名称	染色质定位	遗传模式	编码蛋白	功能效应	临床表型
$KCNQ1$	LQT1	11p15.5	AD	I_{Ks}钾通道 α-亚单位（KvLQT1）	功能缺失	LQT
	JLN1		AR		功能缺失	LQT，耳聋
	SQT2		AD		功能获得	SQT
$KCNH2$	LQT2	7q35-q36	AD	I_{Kr}钾通道 α-亚单位（HERG）	功能缺失	LQT
	SQT1		AD		功能获得	SQT
$SCN5A$	LQT3	3p21	AD	心脏钠通道 α-亚单位（Nav1.5）	功能获得	LQT
	BrS1		AD		功能缺失	BrS
	PCCD		AD		功能缺失	Lev-Lenègre 综合征
$KCNJ2$	AND/LQT7	17q23.1-q24.2	AD	I_{K1}钾通道（Kir2.1）	功能缺失	LQT，周期性麻痹
	SQT3		AD		功能获得	SQT
$KCNE1$	LQT5	21q22.1-q22.2	AD	I_{Ks}钾通道 β-亚单位（MinK）	功能缺失	LQT
	JLN2		AR		功能缺失	LQT，耳聋
$KCNE2$	LQT6	21q22.1-q22.2	AD	I_{Kr}钾通道 β-亚单位（MiRP）	功能缺失	LQT
$ANK2$	LQT4	4q25-q27	AD	锚定蛋白 B	功能缺失	LQT
$CACNA1c$	TS/LQT8	12p13.3	AD/镶嵌性	钙通道 α-亚单位	功能获得	Timothy 综合征，LQT，并指，间隔缺损，卵圆孔未闭
	BrS4，SQTS4		AD		功能缺失	BrS 合并 SQT，SQT
$CACNB2b$	BrS5，SQTS5	10p12	AD	钙通道 α-亚单位	功能缺失	BrS 合并 SQT，SQT
$CAV3$	LQT9	3p24	AD	小凹蛋白	Na 电流功能获得	LQT
$SCN4b$	LQT10	11q23.3	AD	钠通道 β4-亚单位	Na 电流功能获得	LQT

续　表

基因名称	疾病名称	染色质定位	遗传模式	编码蛋白	功能效应	临床表型
AKAP9	LQT11	7q21 - q22	AD	激酶 A 锚定蛋白	cAMP 敏感性缺失致 I_{Ks} 电流减低	LQT
SNTA1	LQT12	20q11.2	AD	α1 互生蛋白	*SCN5A* 亚硝基化致钠电流增加	LQT
KCNJ5	LQT13	11q23.3 - 24.3	AD	$I_{K,Ach}$ 通道 Kir3.4 亚单位	功能缺失	LQT
GPD1 - L	BrS2	3p22.3	AD	拟 3 -磷酸-甘油脱氢酶	钠电流减低	BrS
SCN1b	BrS3	19q13.1	AD	钠通道 β1 -亚单位	功能缺失	BrS
KCNE3	BrS6	11q13 - q14	AD	I_{Ks} 及 Ito 通道 β-亚单位	功能获得	BrS
SCN3B	BrS7	11q23.3	AD	钠通道 β3 -亚单位	功能缺失	BrS
KCND3	BrS8	1p13.2	AD	Kv4.3(Ito)α-亚单位	功能获得	BrS
KCNJ8	BrS9	12p12.1	AD	ATP 敏感性钾通道 Kir6.1 亚单位	功能获得	BrS 与早期复极化
CACNA2D1	SQTS6	7q21.11	AD	钙通道 δ1-亚单位	功能缺失	SQT
RyR2	CPVT1	1q42 - 43	AD	钙兰尼碱受体	舒张期钙释放	CPVT
CASQ2	CPVT2	1p13.3 - p11	AR	肌集钙蛋白	舒张期钙释放	CPVT

（二）危险度分层

1. 极高风险度（≥80%）　携带 *KCNQ1* 位点 bona fide LQT1 致病突变（如 JLNS 及 AR-LQT1）、18 岁之前发生 10 次以上心脏事件或表现为 TS（Timothy 综合征）者，在 40 岁前有≥80% 的风险发生 LQTS 相关心脏事件（包括心脏骤停或猝死）。

2. 高风险度（≥50%）　凡 QTc≥0.55 秒者（无论 LQTS 的基因型）；QTc ≥ 0.5 秒的 LQTS1、LQTS2 或男性 LQTS3 基因型者；携带 LQTS 易感等位基因 bona fide 突变的非 JLNS 患者（如复合或双杂合突变）；或 18 岁之前发生 2 次以上 10 次以下心脏事件者，其 40 岁前发生 LQTS 相关心脏事件的概率≥50%。

3. 中等风险度（30%～49%）　0.5 秒≤QTc≤0.549 秒者（无论何种基因型）；LQTS 基因型检测阳性的女性患者；QTc<0.5 秒的 LQT3 男性患者；18 岁之前发生心脏事件的次数低于 2 次者，其 40 岁前经历 LQTS 相关心脏事件的风险度为中等度。

4. 低风险度（<30%）　其他 LQTS 患者发生 LQTS 相关心脏事件的风险较低。

（三）治疗

避免服用致 QT 间期延长的药物，纠治电解质失衡。其主要治疗策略为应用 β 受体阻滞剂和（或）左心交感神经切除术（LCSD）以降低交感神经张力，及时置入 ICD 以纠治或终止致死性心律失常。

β 受体阻滞剂为治疗 LQTS 的一线用药，可以有效降低心脏事件发生率。QTc≥0.47 秒的无症状患者和（或）既往有晕厥发作或心室颤动/室性心动过速的有症状者推荐使用 β 受体阻滞剂（Ⅰ 类推荐）；QTc<0.47 秒的无症状 LQTS 患者也应接受 β 受体阻滞剂（Ⅱa 推荐）。多数 LQTS 无需 ICD 亦可获得有效治疗，因而需严格掌握适应证。ICD 置入的适应证为[18]：心脏骤停幸存者（Ⅰ 类推荐）；采用足量 β 受体阻滞剂治疗时仍反复发生 LQTS 引起的晕厥（Ⅱa 推荐）。未系统接受 β 受体阻滞剂治疗的无症状 LQTS 患者不宜置入 ICD。上述患者中有 ICD 禁忌证或拒绝该治疗的患者和（或）β 受体阻滞剂无效或不能耐受或禁忌的高危患者应接受左心交感神经切除术（Ⅰ 类推荐）。

二、Brugada 综合征（BrS）

（一）诊断

BrS 主要临床特征包括胸闷、心悸、晕厥以及静息或睡眠状态下反复发生恶性心律失常，甚至出现室颤或 SCD。BrS 的发病率尚未明确，其在泰国、菲律宾、日本等亚洲国家较为多见，发病率可达 0.5‰～1‰，男性常见（男女比例 8～10：1），平均猝死年龄为 41±15 岁[19]。

BrS 诊断标准[18]：自发性或静脉给 Ⅰ 类抗心律失常药物诱发心电图第 2、3 或 4 肋间右胸前导联 V1、V2 导联中≥1 个导联 ST 段 1 型抬高≥2 mm（穹窿型 ST 段，继以倒置 T 波，无明显的等电位线）；或基础状况下，发生第 2、3 或 4 肋间右心 V1、V2 导联中≥1 个导联出现 2 型（鞍背形 ST 段抬高，J 波振幅≥2 mm，ST 段抬高≥1 mm，正向或双相 T 波）或 3 型（鞍背形或弓形 ST 段抬高，ST 段抬高＜1 mm）ST 段抬高，静脉给 Ⅰ 类抗心律失常药后转变为 1 型 ST 段抬高。

BrS 呈 AD 遗传模式，目前已鉴定出 12 种致病基因，1/3 患者可鉴定出基因异常。*SCN5A* 编码心脏钠通道 α-亚单位，为＜30％临床诊断 BrS 的致病基因。其他可能的致病基因见表 56-2。

（二）危险度分层

首先，首次室颤的幸存 BrS 患者被认为再发心脏停搏的风险极高。其次，晕厥史合并基础状况下自发 1 型心电图特征是 SCD 高危因素[20]。1 项包含 947 例 BrS 的 Meta 分析显示 1 型 ECG 特征的 BrS 患者发生 SCD 的风险增加 4.65 倍。值得注意的是，BrS 患者心电图可在 1 型、2 型、3 型以及正常心电图之间动态变化，因此单凭 1 次心电图检查进行诊断与危险度评估并不可靠[1]。再次，在 Brs 患者中，关于程控电刺激诱发 VT/VF 的预测价值备受争议[1,18]。Brugada 等认为诱发 VT/VF 是最强有力的危险因素之一，尤其是在无症状患者中。Giustetto 等则强调了其阴性预测价值，认为此类 BrS 患者预后良好，研究结果显示在 30±21 个月随访期中，在程控电刺激阳性与阴性 BrS 患者中，心律失常事件发生率分别为 15％与 0。然而，在大样本的多因素分析中，上述结果均未能得到证实。此外，男性 BrS 发病率高于女性 8～10 倍，且一般认为男性患者预后更差，Meta 分析显示男性患者 SCD 的风险增高 3.5 倍[1]。其余的风险因素包括碎裂 QRS 波、有效不应期＜0.2 秒以及自发性房颤患者[18]。

（三）治疗

目前 BrS 患者预防 SCD 唯一有效的策略是置入 ICD，但无症状 BrS 患者因发生致死性事件的概率低而不适宜置入 ICD。目前 BrS 患者 ICD

置入的适应证是[18]：① 心脏骤停幸存者和（或）有自发性持续性 VT 记录伴或不伴晕厥者（Ⅰ 类推荐）；② 有晕厥发作史、自发性 1 型 Brugada 心电图表现者（Ⅱa 类推荐）；③ 程控电刺激（PES）可诱发 VF 者（Ⅱb 类推荐）。

在 BrS 患者中，奎尼丁（Ia 类抗心律失常药物）被证实可阻止室颤，抑制自发性室性心律失常。对于下述 BrS 患者，可推荐奎尼丁治疗[18]：① 24 h 内出现 2 次以上 VT/VF（Ⅱa 类推荐）；② 有 ICD 置入指征，但存在禁忌证或拒绝 ICD 治疗和（或）合并有需要治疗的室上性心律失常发作史（Ⅱa 类推荐）；③ 无症状的自发性心电图 Ⅰ 型 ST 段抬高（Ⅱb 类推荐）。

三、儿茶酚胺敏感性室性心动过速（CPVT）

（一）诊断

CPVT 表现为反复发作的肾上腺素能介导的双向、多形性室性心动过速，发病率约 0.01％，未经治疗的重症患者 20 岁前病死率高达 50％[21]。第 1 次发作多于 10 岁或 20 岁前出现，多为体力活动或情绪应激诱发。临床可见晕厥症状，出现惊厥而误诊为神经科疾病，导致 CPVT 诊断延迟。30％患者中具有运动相关性晕厥、惊厥或猝死的家族史。

CPVT 的静息心电图多正常，偶见心动过缓表现。出现无法解释的运动或儿茶酚胺诱导的双向室速或多形性室早/室速者可考虑诊断 CPVT。

CPVT 分为两种类型：较为常见的是 *RyR2* 突变引起的 CPVT1 型，呈 AD 模式，以及源于 *CASQ2* 突变，呈 AR 模式的 CPVT2 型（表 56-2）。但 *RyR2* 及 *CASQ2* 突变仅见于 60％的 CPVT 患者，提示本病尚与其他基因有关，如 *KCNJ2*、*Ank2*、*TRDN* 及 *CALM1* 等。

（二）危险度分层

目前已知的 CPVT 风险因素并不多，小样本的研究显示，心脏骤停而晕厥史是预测日后心脏事件发生的独立危险因素；儿童期诊断的患者预后较差；运动诱发持续型复杂性异位心律是预后更差的标记[22]；对于明确诊断的

CPVT患者，未接受β受体阻滞剂或采用纳多洛尔以外的β受体阻滞剂治疗是心律失常事件发生的独立危险因素[22]。在CPVT患者中，基因型与临床表型可能存在一定关联，*RYR2*基因C端突变较N端突变更易导致非持续性室速的发生[23]。近期研究显示，基因检测阳性的无症状患者，也存在晕厥或猝死风险，应接受β受体阻滞剂治疗[22]。

（三）治疗

所有患者应限制竞技性或剧烈运动，避免生活在紧张环境。有症状的患者应接受β受体阻滞剂治疗（Ⅰ类推荐）；使用β受体阻滞剂无效时，联合使用氟卡尼可能有效（Ⅱa类推荐）；β受体阻滞剂禁忌或不能耐受或治疗无效可考虑LCSD（Ⅱb类推荐）；药物和（或）LCSD治疗无效时，置入ICD（Ⅰ类推荐）。

对于CPVT患者（限于已鉴定出基因突变者）的子女、父母等家庭成员进行临床评估及基因检测是十分必要的，可识别出更多未经诊断的CPVT患者及无症状携带者。对于无症状的致病基因突变携带者，即使运动实验阴性，也应服用β受体阻滞剂（Ⅱa类推荐）。

四、先天性短QT间期综合征（SQTS）

（一）诊断

SQTS是罕见的遗传性心律失常，其诊断标准尚存在争议，焦点在于QTc的界值，目前共识认同≤0.33秒为诊断标准。当QTc<0.36秒合并以下1项或多项时，也可诊断SQTS：① 存在基因突变；② 有SQTS家族史；③ 有猝死年龄≤40岁的家族史；④ 无器质性心脏病而发生VT/VF的幸存者。

LQTS致病基因*KCNH2*、*KCNQ1*、*KCNJ2*突变亦与SQTS相关，不同之处在于三者均为功能获得性突变。而SQTS患者中亦鉴定出L型钙通道α、β-亚单位编码基因*CACNA1C*、*CACNB2*突变（表56-2），此类患者心电图类似1型BrS。

（二）危险度分层

理论上，QTc越短则危险度越高，有研究表明无论有无症状，QTc<0.36秒是SQTS心律失常发生的唯一风险因素[24]。SQTS基因型可分为SQT1～SQT5，但由于报道的病例数少，仅25%患者基因检测阳性，因此尚难以根据基因型进行危险分层，目前现有数据显示SQT1携带者似乎猝死风险更高[1,18]。对于SQTS患者，如有家族猝死史，SCD与心脏停搏发生率增高[1,18]。

（三）治疗

心脏骤停幸存者和（或）既往有特发性持续VT发作记录，伴或不伴晕厥为ICD治疗适应证（Ⅰ类推荐）；有SCD家族史的无症状患者可考虑ICD置入或药物（奎尼丁或索他洛尔）治疗（Ⅱb类推荐）。

总之，通过对遗传性离子通道病进行基因筛查，我们可以进行相应疾病的早期诊断及风险评估，并给予适当的药物及ICD治疗。尽管目前尚无法精确地对每一种离子通道病进行确切的危险度分层，但随着遗传学研究的深入，我们终将揭示此类疾病的发病机制及病理生理改变，实现患者的个体化治疗方案，对防治心源性猝死的发生具有重要意义。

参 考 文 献

1. Veltmann C, Schimpf R, Borggrefe M, et al. Risk stratification in electrical cardiomyopathies. Herz, 2009, 34: 518-527.

2. Vincent G M. Long QT syndrome. Cardiology clinics, 2000, 18: 309-325.

3. Schwartz P J, Stramba-badiale M, Crotti L, et al. Prevalence of the congenital long-QT syndrome. Circulation, 2009, 120: 1761-1767.

4. Schwartz PJ, Crotti L. QTc behavior during exercise and genetic testing for the long-QT syndrome. Circulation, 2011, 124: 2181-2184.

5. Shimizu W. Clinical impact of genetic studies in lethal inherited cardiac arrhythmias. Circ J, 2008, 72: 1926-1936.

6. Splawski I, Shen J, Timothy KW, et al. Spectrum of mutations in long-QT syndrome genes. KVLQT1,

HERG，SCN5A，KCNE1，and KCNE2. Circulation，2000，102：1178-1185.

7. Tester DJ，Will ML，Haglund CM，et al. Compendium of cardiac channel mutations in 541 consecutive unrelated patients referred for long QT syndrome genetic testing. Heart rhythm，2005，2：507-517.

8. Sanguinetti MC，Curran ME，ZOU A，et al. Coassembly of K(V)LQT1 and minK (IsK) proteins to form cardiac I(Ks) potassium channel. Nature，1996，384：80-83.

9. Wangemann P. Supporting sensory transduction：cochlear fluid homeostasis and the endocochlear potential. J physiol，2006，576：11-21.

10. Priori SG，Schwartz PJ，Napolitano C，et al. Risk stratification in the long-QT syndrome. N Engl J Med，2003，348：1866-1874.

11. Schwartz PJ，Priori SG，Spazzolini C，et al. Genotype-phenotype correlation in the long-QT syndrome：gene-specific triggers for life-threatening arrhythmias. Circulation，2001，103：89-95.

12. Splawski I，Timothy KW，Vincent GM，et al. Molecular basis of the long-QT syndrome associated with deafness. N Engl J Med，1997，336：1562-1567.

13. Gong Q，Zhang L，Vincent GM，et al. Nonsense mutations in hERG cause a decrease in mutant mRNA transcripts by nonsense-mediated mRNA decay in human long-QT syndrome. Circulation，2007，116：17-24.

14. Giudicessi JR，Ackerman MJ. Potassium-channel mutations and cardiac arrhythmias — diagnosis and therapy. Nat Rew Cardiol，2012，9：319-332.

15. Wang Q，Shen J，Splawski I，et al. SCN5A mutations associated with an inherited cardiac arrhythmia，long QT syndrome. Cell，1995，80：805-811.

16. Ruan Y，Liu N，Priori SG. Sodium channel mutations and arrhythmias. Nat Rew Cardiol，2009，6：337-348.

17. Giudicessi JR，Ackerman MJ. Genotype-and phenotype-guided management of congenital long QT syndrome. Curr Probl Cardiol，2013，38：417-455.

18. Prior SG，Wilde AA，Horie M，et al. HRS/EHRA/APHRS Expert Consensus Statement on the Diagnosis and Management of Patients with Inherited Primary Arrhythmia Syndromes. Heart Rhythm，2013，10：1933-1963.

19. Antzelevitch C，Brugada P，Borggrefe M，et al. Brugada syndrome：report of the second consensus conference：endorsed by the Heart Rhythm Society and the European Heart Rhythm Association. Circulation，2005，111：659-670.

20. Priori SG，Napolitano C，Gasparini M，et al. Natural history of Brugada syndrome：insights for risk stratification and management. Circulation，2002，105：1342-1347.

21. Leenhardt A，Lucet V，Denjoy I，et al. Catecholaminergic polymorphic ventricular tachycardia in children. A 7-year follow-up of 21 patients. Circulation，1995，91：1512-1519.

22. Hayashi M，Denjoy I，Extramiana F，et al. Incidence and risk factors of arrhythmic events in catecholaminergic polymorphic ventricular tachycardia. Circulation，2009，119：2426-2434.

23. van der Werf C，Nederend I，Hofman N，et al. Familial evaluation in catecholaminergic polymorphic ventricular tachycardia：disease penetrance and expression in cardiac ryanodine receptor mutation-carrying relatives. Circ Arrhythm Electrophysiol，2012，5(4)：748-756.

24. Giustetto C，Schimpf R，Mazzanti A，et al. Long-term follow-up of patients with short QT syndrome. J Am Coll Cardiol，2011，58：587-595.

第五十七章 先天性长QT间期综合征的进展

>>>>>> 李万镇

长 QT 间期综合征（LQTS）为心电图显示 QT 间期延长,常伴恶性室性心律失常（室性心动过速通常为尖端扭转型室速,心室颤动）、晕厥发作或心源性猝死的综合征[1]。

一、LQTS 遗传学基础和分类（表 57-1）[1-4]

LQTS 分为先天性（遗传性、肾上腺素依赖性）和获得性（间歇依赖性）两类。先天性 LQTS 包括：① Romano-Ward 综合征（RW 综合征）,常染色体显性遗传;② Jervell and Lange-Nielsen 综合征（JLN 综合征）,常染色体隐性遗传,可伴感觉神经性耳聋;③ 散发性。

已明确遗传性 LQTS 是由于编码离子通道蛋白的基因异常所致。目前已发现 RW 综合征有 13 种类型（LQT1~LQT13）,LQT1 型和 LQT2 型的基因分别为 KCNQ1 和 KCNH2,是编码主要钾电流（I_{Ks} 和 I_{Kr}）的基因。LQT3 型的基因 SCN5A 是编码心脏钠电流基因。LQT4~LQT13 型的致病基因分别为 ANK2、KCNE1、KCNE2、KCNJ2、CACNA1C、CAV3、SCN4B、AKAP9、SNTA1 和 KCNJ5。其中 8 种为离子通道基因,其余为与通道相互作用的蛋白基因。限于目前的技术水平和经验,对 LQTS 患者,检测出突变基因的可能性仅达 50%~70%;其中 LQT1、LQT2、LQT3 占 90% 以上,而 LQT4~LQT13 比较罕见。LQT4 由编码锚蛋白 B

（ANKB）的基因突变导致。锚蛋白 B 在心脏多种细胞均有表达基因表型,主要有病态窦房结综合征、心房颤动、T-U 异常和运动诱发的室性心律失常。LQT5 是由 KCNE 基因家族的 KCNE1 突变引起。KCNE1 突变导致了 I_{Ks} 和 I_{Kr} 功能丧失,因此减小外向钾电流从而造成复极延迟。可产生 LQT1 和 LQT2 表型。LQT6 是由 KCNE 基因家族的第 2 个成员 KCNE2 突变引起。KCNE2 编码 minK 基因相关肽（MiRP）,其与 hERG 蛋白共同组成了 Kv11.1 通道。因此 KCNE2 突变导致了 hERG 的功能丧失,减低 I_{Kr},从而延长 QT 间期。

Andersen-Tawil 综合征（ATS,LQT7）,由 KCNJ2 基因突变引起。ATS 的特征性 ECG 变化是 U 波明显和 QU 间期延长。因为大多数 ATS 患者并无 QT 间期延长,所以 LQT7 应被更准确地称为长 QU 综合征。ATS 患者通常身材矮小伴面部畸形,如眼间距宽、耳位低下、小下颌、唇（腭）裂。这种面部畸形是 ATS 的特征性表现。约 50% 的患者有周期性麻痹,其中以低钾型最为常见。

Timothy 综合征（TS,LQT8）,由 CACNA1C 基因突变引起钙通道的电压依赖性失活功能丧失,导致钙离子持续内流引起 LQTS。1 型 TS（TS1）患者表现为多器官功能障碍及心律失常,包括显著延长的 ST 段与 QT 间期、致命性心律失常、并指（趾）、先天性心脏病、免疫缺陷、间歇性低血糖、认知异常和孤独征。上述异常中,QT 延长、并指(趾)是 TS 必有的体征,室速、窦性心动过缓、房室传导阻滞、动脉导管未闭、孤独症、脸部异常(圆脸、低鼻梁、上唇薄、上额后缩)是较常见体征。因为有多器官功能障碍的并发症,TS1 患者平均死亡年龄为 2.5 岁。2 型 TS(TS2)在两个无亲缘关系的患儿中找到了 CACNA1C 基因 8 号外显子上两种突变,G406R 和 G402S,这两个患儿均表现为严重的 LQTS 表型,但并无并指(趾)畸形[5]。

LQT9 是由小凹蛋白 3(caveolin3,CAV3)基因突变引起。CAV3 基因编码衔接蛋白。功能研究表明突变 CAV3 产生的 $I_{Na,L}$ 是野生型的 2~3 倍。CAV3 的这种功能放大性突变还与婴儿猝死综合征相关。

LQT10 由 SCN4B 突变造成。此基因突变可导致 LQTS。

LQT11 是由 Yotiao 蛋白突变导致。在一个高加索人种的 LQTS 家系中,研究人员发现了 AKAP9 基因的一个杂合突变 S1570L。

LQT12 是由互生蛋白(syntrophin,SNTA1)突变 A390V 引起。它通过激活神经一氧化氮合酶(nNOS)- SCN5A 大分子复合物从而导致 LQTS。

LQT13 由 KCNJ5 基因突变导致乙酰胆碱依赖型钾通道($I_{K,Ach}$)功能下降。

JLN 综合征(JLNS)和其他复合突变导致的 LQTS 比较罕见。KCNQ1 和 KCNE1 的复合杂合突变或纯合突变均被报道可导致 1 型 JLNS(JLN1)和 2 型 JLNS(JLN2),这两型一般均伴有先天性耳聋。

表 57 - 1　LQTS 的分子遗传学

亚　型	染色体位点	基　因	突变作用
先天性长 QT 综合征			
Romano - Ward 综合征			
LQT1	11(11p15.5)	KCNQ1	I_{Ks} ↓
LQT2	7(7q35 - 36)	KCNH2	I_{Kr} ↓
LQT3	3(3p21 - 24)	SCN5A	I_{Na} ↑
LQT4	4(4q25 - 27)	Ankyrin - B(ANK2)	I_{Na-K} ↓ ATPase ↓
LQT5	21(21q22.1 - q22.2)	KCNE1	I_{Ks} ↓
LQT6	21(21q22.1 - q22.2)	KCNE2	I_{Kr} ↓
LQT7	17(17q23)	KCNJ2	I_{K1} ↓
LQT8	12(12p13.3)	CACNA1C	I_{Ca-L} ↑
LQT9	3q25	CAV3(caveolin - 3)	I_{Na} ↑
LQT10	11q23	SCN4B	I_{Na} ↑
LQT11	7q21 - q23	AKAP9	I_{Ks} ↓
LQT12	20q11.2	SNTA1	I_{Na} ↑
LQT13	11q23.3 - 24.3	KCNJ5	$I_{K,Ach}$ ↓
Jervell and Lange - Nielsen 综合征			
JLN1	11(11p15.5)	KCNQ1	I_{Ks} ↓
JLN2	21(21q22.1 - q22.2)	KCNE1	I_{Ks} ↓

二、先天性 LQTS 的临床表现和诊断[1,6-12]

主要特征是心电图 QT 间期延长伴有反复的晕厥、抽搐发作,甚至猝死。LQTS 患儿发作期表现为室性心动过速、心室颤动或心室停搏,也是晕厥和猝死的原因。室性心动过速通常为尖端扭转型(TdP)。

发病者多见于幼儿和青少年。晕厥发作多数在情绪激动或运动应激时发生。亦可因游泳、突发响音(闹钟、门铃、雷、电话及手枪声音)为契机而发生。

1. 先天性 LQTS 的诊断标准

Schwartz 等结合临床表现、心电图及家族史,采用计分法作为本征的诊断标准参考。近年对先天性 LQTS 的诊断标准仍以 Schwartz 等计分法为标准[1]并予以补充(QTc 运动应激试验后 4 分钟≥480 ms 记分为 1 分)。≤1 分,LQTS 的诊断可能性小;1.5～3 分,LQTS 的诊断为临界型;≥3.5 分,LQTS 的诊断可能性大。

QTc(经心率校正后的 QT 间期)Bazett 公式计算适用于 50～80 bpm 的校正,婴幼儿心率较快,Bazett 公式易校正过度,心动过缓则校正不足,故婴幼儿推荐 Fridericia 公式矫正,即 $QTc=QT/RR^{0.33}$ 适用于心率较快或心率较慢的 QT 间期校正。

虽然 2009 年 AHA/ACCF/HRS 推荐男性 QTc>0.45 秒,女性 QTc>0.46 秒作为诊断 QT 间期延长的界限,但据统计,有 12% 基因异常者 QT 间期正常,QTc 不应作为诊断 LQTS 的唯一标准。

2. 基因型-表型的关系

先天性 LQTS 的不同基因突变可有不同临床表现。LQT1 的晕厥发作多在运动应激状态下发生;LQT2 多发生情绪激动诱发;而 LQT3 易发生在安静、睡眠时,可伴有心动过缓。LQT1 因游泳及 LQT2 因突发声音为触发而发生晕厥。LQT1 和 LQT2 可早期出现心脏事件(如晕厥发作等),但心脏事件导致猝死率较低;而 LQT3 出现心脏事件较少,但导致猝死率较高(表 57-2)。

表 57-2　常见 LQT 亚型的临床特征

	LQT1	LQT2	LQT3
估计患病率(%)	50	35～40	10～15
晕厥发作状态			
运动或情绪激动(%)	88	56	32
安静或睡眠(%)	3	29	39
特异触发	游泳/潜水	噪音	睡眠/休息
TdP 发生依赖暂停*	—	++	+/-?
晕厥首次发作的平均年龄(岁)	9	12	16
心脏事件<10 岁(%)	40	16	2
心脏事件<40 岁(%)	63	46	18
心脏性猝死(%)	4	4	20
β-AR 阻滞剂的效果	+++	++	+?

* 参阅 Circu lation, 2006, 114:2096-2103

心脏事件包括晕厥发作、心脏停搏和心源性猝死。

3. 基因型-心电图特征[7]

LQTS 不同基因型心电图 ST-T 波图形可各有其特点(表 57-3)。

(1) LQT1:T 波起始到 T 波尖峰时限延长伴基底部增宽。

(2) LQT2:T 波振幅低,T 波尖峰到 T 波终末波时限延长。LQT2 特征性标志——双峰 T 波,常出现于 V3～V5 导联,有时双峰 T 波极不显著,仅表现为 T 波尖端变平或变圆滑。

表 57-3　LQTS 亚型的心电图特点

	LQT1	LQT2	LQT3
运动后 QTc 时程	延长	缩短或正常	轻度缩短
特异性 ST-T 异常	T 波基底部宽和 T 波时限延长	双峰的 T 波,Ⅱ、Ⅲ、aVF 导联 T 波振幅低	长的等电位线,晚出现的 T 波狭窄高耸
安静时窦房结功能不良	+	—	++
活动时窦房结功能不良	+	—	
肾上腺素的反应(稳态-QTc 延长)	+	—	

(3) LQT3:T 波延迟出现(T 波时限和振幅正常或 T 波狭窄高耸)和心动过缓。

不同基因型间的 ST-T 波形,在 LQT1 和 LQT2 之间可出现某种程度重叠。心电图特征推测基因型并不能替代分子生物学的基因检测。因此对基因亚型指引治疗,仅供临床参考。

4. 基因型-运动负荷心电图[1,13-15]

正常情况下,交感神经受刺激,APD(动作电位时程)缩短,QT 间期缩短。但 LQT1 和 LQT2 运动负荷后 T 波的变化显示:LQT1 运动负荷后 QTc、QTc peak 时程延长;LQT2 运动负荷后 QTc、QTc peak 时程缩短(Sumitomo,2010 年)。

5. 基因型-儿茶酚胺应激试验

基因检测需要较长时间,临床表现静息心电图仍不能判定 LQTS 基因亚型时,可进行儿茶酚胺应激试验(Shimizy 法,Vyas 法),但有诱发 TdP 的危险,应做好准备急救措施。Shimizy 法:① QTc 测量:肾上腺素负荷前至用药 5 min 连续记录心电图并测量 QTc。② QTc (按 Shwartz 法记分)。③ 用药方法:肾上腺素 0.1 μg/kg(bolus)+0.1 μg/(kg·min)。④ 判定(图 57-1):

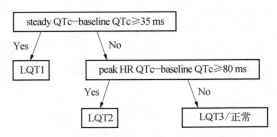

图 57-1 肾上腺素负荷试验预测基因型

baseline:用药前基线

peak HR:HR 高峰即最大心搏数(持续静脉

开始后 1~2 min)

steady:稳态(持续静脉开始后 2~3 min)

肾上腺素负荷试验时不同类型 LQTS 的心电图见图 57-2。肾上腺素负荷试验(△QTc)对基因型预测价值见表 57-4。

表 57-4 肾上腺素试验对基因型的预测(△QTc)

	Se	Sp	PPV	NPV	精确度
LQT1 vs LQT2					
△QTc≥35 毫秒	97%	96%	97%	96%	96%
(稳态-基线)	(90%)	(83%)	(88%)	(86%)	(87%)
LQT1 vs LQT3					
△QTc≥35 毫秒	94%	100%	100%	95%	97%
(稳态-基线)	(90%)	(100%)	(100%)	(67%)	(92%)
LQT1 vs 对照组					
△QTc≥35 毫秒	97%	100%	100%	97%	98%
(稳态-基线)	(90%)	(97%)	(97%)	(91%)	(93%)

NPV:阴性预测值;PPV:阳性预测值;Se:敏感度;Sp:特异度

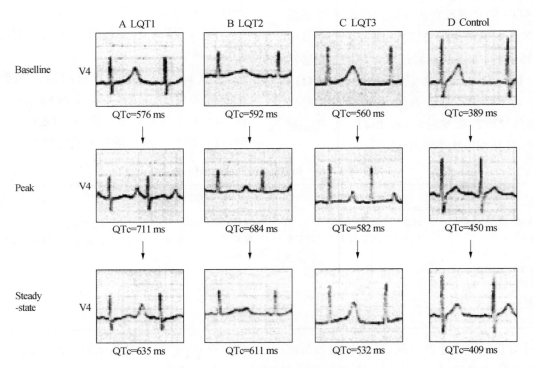

图 57-2 肾上腺素负荷和 LQTS 类型

6. LQTS 儿科临床特征

LQTS 的儿科临床特征包括:① 胎儿、新生儿、婴儿期 LQTS 常伴有房室传导阻滞(功能性 2:1 房室传导阻滞,部分为 Wenckebuch 型)和伴 TdP,基因亚型多为 LQT2 或 LQT3。② 婴儿猝死综合征(SIDS):5%~10% SIDS 与 LQTS 有关(SCN5A 基因突变半数以上)。③ LQTS 症状发生年龄(年龄-基因型,新生儿、婴儿除外):LQT1 症状发生多在青少年(LQT1 10~15 岁多见,LQT2 和 LQT3 青春期后多见)。④ 男性比女性患儿易发心脏骤停和心源性猝死（国际LQTS 注册：<15 岁,3 015 例,2008 年）。⑤ 小儿(1~15 岁)ECG 显示 QTc 值的诊断价值与成人有区别(表 57-5)。

表 57-5　诊断 QT 间期延长的推荐 QTc 值

分类	1~15 岁(秒)	成年男性(秒)	成年女性(秒)
正常	<0.44	<0.43	<0.45
临界	0.44~0.46	0.43~0.45	0.45~0.47
延长	>0.46	>0.45	>0.47

三、LQTS 基因检测[16-17]

自 1995 年发现第 1 个 LQTS 致病基因至今,目前已在 13 个致病基因上发现了 950 多个突变。已公开发表的中国 LQTS 患者特异基因突变点有47 个,包括 *KCNQ1* 上 17 个、*KCNH2* 上 19 个、*SCN5A* 上 4 个、*KCNE1* 上 1 个、*KCNJ5* 上 1个。在对患者进行基因筛查研究的基础上,对突变位点的分子致病机制进行研究,致病机制包括负显性或单倍体不足导致的通道功能缺失。

（一）基因检测意义

1. 诊断意义　　基于病史、家族史、T 波形态、运动或儿茶酚胺应激试验等情况而被怀疑LQTS 的患者,均建议进行基因检测。对那些排除了电解质紊乱、药物因素、心脏肥大、传导阻滞、糖尿病等因素后,心电图明确诊断 QT 延长者(青春期前的儿童 QTc≥0.48 秒或成人 QTc≥0.5 秒),即使没有症状也建议进行基因检测。对12 导联心电图上(不是 24 小时动态心电图 QTc最大值)QTc≥0.46 秒的青少年或者 QTc≥0.48秒的成人可以考虑进行基因检测。

先证者筛查出特定基因突变后,不管有无临床表型,其一级亲属均应进行该突变基因的检查。只有基因检测阴性才能排除 LQTS,单纯 QTc 正常不能排除 LQTS。Priori 等(2003 年)对 LQTS193 个家系进行突变基因检测,其中 647 名患者存在 LQTS 致病基因突变,对其心电图分析结果,36% 的 LQT1、19% 的 LQT2 及 10% 的 LQT3,QTc 正常(沉默的突变携带者,silent mutationcarrier)。如果 LQT3 突变基因检查阴性,但 QTc

延长,应重复基因筛查或在更广泛的致病基因上进行筛查。

2. 预后判断意义　　基因型-表型关系研究发现,LQT1~LQT3 型均有基因型特异的心电图特征、触发因素、自然病史以及基因型特异的药物治疗反应。基因筛查结果已经和传统的危险因素如性别、首次发病年龄、静息 QTc 值、晕厥史等一并成为独立的危险预测因素。与常见的钾通道功能丧失 LQT 亚型(LQT1~LQT2)相比,LQT3型患者有更高的病死率。对 LQT1 和 LQT2 两个亚型而言,突变发生在通道蛋白上的某些特定位置与 QTc>0.5 秒一样,也是独立危险因素。

3. 治疗意义　　β-AR 阻滞剂是多数LQTS 患者的一线治疗药物。在 3 种主要亚型中,β-AR 阻滞剂对 LQT1 最有效,对 LQT2 中等有效,而对于 LQT3 疗效差,对 LQT3 普萘洛尔加用美西律或雷诺嗪(成年人)可能是首选。治疗决策不能单纯基于基因型,也不能只依据某个特定致病基因突变,尤其是无症状的 LQT3 患者安装埋藏式心脏自动电复律除颤器(ICD)的决定必须考虑包括基因型之外的危险因素。

（二）LQTS 基因检测建议(专家共识)

以下情况推荐进行 LQT1~LQT3(*KCNQ1*、*KCNH2*、*SCN5A*)的基因检测：

(1) 基于病史、家族史及心电图表型[静息 12导联心电图和(或)运动或儿茶酚胺应激试验]被高度怀疑 LQTS 的患者;无症状的特发性 QT 间期延长者,其中青春期前 QTc>0.48 秒或成人QTc>0.5 秒;排除继发性 QT 间期延长因素,如电解质异常、药物因素、心肌肥厚、束支传导阻滞等(Ⅰ类推荐,即发现基因检测结果能够影响其治疗策略、预防措施及生活方式的选择)。

(2) 已在先证者发现 LQTS 致病基因突变者,推荐其家族成员及相关亲属进行该特定突变基因的检测(Ⅰ类推荐)。

四、先天性 LQTS 的治疗[1,6-11,18-20]

LQTS 是由于离子通道不同遗传基因异常所致。以分子遗传学手段了解 LQTS 产生的不同机制,从而为建立完善治疗策略开辟新途径。基因治疗无疑对 LQTS 治疗展示良好的发展前景。此外，根据目前对 LQTS 亚型的研究，有助于考虑新的治疗对策，从而分别选用各有特异性的治疗方法。Sicilian Gambit 按心律失常发生的机制选择用药。该策略用于临床的最佳范例是 LQTS。

先天性 LQTS 的治疗原则为防止心律失常引起的晕厥或猝死。治疗包括生活管理（生活应有规律；运动后诱发晕厥者，应适当限制运动；避免使用延长 QT 间期的药物）和特异治疗。特异治疗（specific treatment）包括以下几项。

1. β-AR 阻滞剂[1,21-23]　目前 LQTS 的首选治疗仍为 β-AR 阻滞剂。不论是否有症状或猝死的家族史，均应使用 β-AR 阻滞剂。

β-AR 阻滞剂对 QTc 多无影响，其抗心律失常作用与其抑制触发心律失常机制有关。TdP 的发生是由 APD 延长，原始正常通道离子内流（通过钙通道或钠钙交换），引起早期后除极（EAD）和触发激动所致。肾上腺素的应激可促进钙离子内流，使 EAD 触发恶性心律失常。Shimizu 等对犬 LQT1 实验模型的研究表明：普萘洛尔可预防异丙肾上腺素诱发复极离散度增加和尖端扭转型室速。说明 β-AR 阻滞剂对 LQTS 的有效干预作用。

β-AR 阻滞剂对 LQT1 和 LQT2 患者有效，但对 LQT3 患者疗效差或无效。有晕厥发作者应服用可耐受的最大剂量。常用非选择性 β-AR 阻滞剂，如普萘洛尔 2~4 mg/(kg·d)，分 2~3 次，口服和纳多洛尔 0.5~1 mg/(kg·d)，每日 1 次口服。β-AR 阻滞剂不宜用于并发哮喘的患者为其缺点，长期用药可因 β-AR 下调而影响疗效。

2. 起搏器治疗　心动过缓诱发晕厥者应安装起搏器，尤其是 LQT3 患者，即心动过速时可缩短 QT（adaptation）。起搏疗法是预防长间歇依赖性 TdP 的有效方法（见于 LQT2、LQT3）。心率增加，使心室动作电位时程缩短（主要为 I_{Ks} 外向电流增加所致），抑制 EAD 可预防 TdP。心脏起搏器置入并用 β-AR 阻滞剂的心脏猝死发生率为 24%。Blaufox 等对 LQT3 患儿心脏起搏器置入 5/43 例（12%）。可采用双腔或单腔（心房或心室）起搏，但多主张采用双腔起搏（DDD）作为永久起搏方式。

3. 左侧颈胸交感神经节切断术（left cardiac sympathetic denervation, LCSD）　β-AR 阻滞剂无效或有禁忌证者可采用。LCSD 可减少局部去甲肾上腺素释放，从而阻止交感神经触发恶性室性心律失常的作用[24]。

4. 埋植式心脏复律——除颤器（ICD）　上述治疗无效或反复晕厥发作和心脏停搏复苏后可置入 ICD。但体积大，价格昂贵。置入 ICD 需要丰富的经验。尤其在儿童中，因与置入器械相关的并发症而需要再介入的患者高达 48%。更换电池时，大多数患者最终将需要再次介入。对 LQTS 安装心脏除颤器进行成本-效益分析。心脏除颤器置入的已知风险，包括导管断裂、脱出、感染、不适当放电和电风暴。ICD 置入可引起一些患者产生社会心理后遗症。Blaufox 等对 LQT3 患儿置入 ICD20/43（47%），平均年龄 11.5 岁（0~18.2 岁），一级预防 14 例，二级预防 6 例（5 例为心脏停搏，1 例为 TdP），副反应占 50%，ICD 休克 2 例（10%）[25-26]。

5. 基因亚型-指引治疗　先天性 LQTS 的发病机制在分子生物学水平进行研究，基本阐明了 LQTS 的疾病本质，并建立起以基因亚型为基础的治疗方法。LQTS 的机制在各亚型中各不相同，治疗亦应有所不同。另外，将 LQTS 的治疗靶点分为触发靶（trigger targets）和基质靶（substrate targets）两个水平。例如 β-AR 阻滞剂通过抑制触发心律失常机制发挥作用（下游性治疗，downstream approach）；而美西律（钠通道阻滞剂）和雷诺嗪通过直接纠治异常通道功能而改变其基质（上游性治疗，upstream approach）。

对 LQT3 基因型可选用钠通道阻滞剂（阻滞晚期 I_{Na}）美西律或雷诺嗪，LQT2 基因型应补钾，而钾通道开放剂（尼可地尔）对 LQT1 和 LQT2 基因型有益。

LQT3 的 *SCN5A* 基因突变，使 I_{Na} 失活减慢，Na^+ 持续内流，使 APD 延长[27,28]。阻滞延迟开放的钠通道则可逆转上述病理过程。美西律的疗效是通过直接纠正异常 Na^+ 通道功能，从而改变引起本病的基质。美西律为钠通道阻滞剂，直接纠正 Na^+ 通道功能，可缩短 APD、QT 间期。Blaufox 等（2012 年）对 LQT3 患儿（43 例，年龄<18 岁，基因检测证明 *SCN5A* 突变），美西律治疗 19 例（44%），剂量 7 mg/(kg·d)，剂量范围为 3.5～12.5 mg/(kg·d)，缩短 QTc，临床获益。而对 LQT1、LQT2 作用小。美西律缩短 QTc 程度依赖治疗前 QTc 间期（治疗前 QTc>500 ms，QTc 缩短率为 16.4±10.3%，QTc<500 ms，QTc 缩短率为 1.3±8.0%）[29]。Ruan 等研究表明 *SCN5A* 基因不同位点的突变对美西律的敏感性不一样，提示对不同突变位点的选择治疗尤为重要。对 LQT3 患者，普萘洛尔（最近研究表明普萘洛尔有轻度阻滞 Na^+ 通道作用）[30]加用美西律可能是首选。雷诺嗪（Ronolazine，抗心绞痛药物）可相对特异地阻滞晚期 I_{Na}，使 I_{Na} 失活，抑制 Na^+ 内流，使 APD 缩短。雷诺嗪对 LQT3 有效，副反应有肝损害，目前尚无儿科雷诺嗪对 LQT3 临床应用报道[31,32]。LQT2 的 *KCNH2* 突变，使 I_{Kr} 减少，APD 延长。I_{Kr} 的一个重要电生理特性，若适度提高细胞外 K^+ 浓度（钾电导显著增加），则促进 I_{Kr} 外流，使 APD 缩短。LQT2 患者补充钾盐（血钾浓度>4 mmol/L）可使 LQT2 患者复极异常被纠治。长期口服补钾被证实可抑制 TdP 的发生（LQT2），尼可地尔（Nicorandil）具有开放 K_{ATP} 通道作用。研究表明，尼可地尔可以改善 LQTS 患者的复极异常。电生理显示，LQTS 患者口服尼可地尔，3 d 后 QTc 明显缩短，有效不应期延长；静脉注射尼可地尔可以抑制 TdP 的频繁发作。

6. TdP 的紧急措施　　TdP 需要直流电击终止。TdP 反复发作时的措施应包括：停用可能诱发 TdP 的药物、提高基础心率（如临时起搏器）和抑制 EAD。

临床和实验证据都证实 Mg^{2+} 可有效抑制 TdP。在体实验显示，Mg^{2+} 可通过降低 EAD 振幅到阈值 T（阻滞 Ca^{2+} 内流）抑制触发性心律失常。临床用硫酸镁 3～12 mg/kg（静脉推注）+0.5～1.0 mg/(kg·h)持续静脉滴注有效。

参 考 文 献

1. 李万镇.心脏离子通道病//杨思源，陈树宝,小儿心脏病学.北京：人民卫生出版社，2012.

2. Zahurul A. Bhuiyan, Safar Al-Shahrani, Jumana Al-Aama, et al. Congenital Long QT Syndrome：An Update and Present Perspective in Saudi Arabia. Front Pediatr, 2013，1：39.

3. Schwartz PJ, Ackerman MJ, George AL Jr, et al. Impact of genetics on the clinical management of channelopathies. J Am Coll Cardiol, 2013，62(3)：169-180.

4. Crotti L, Johnson CN, Graf E, et al. Calmodulin mutations associated with recurrent cardiac arrest in infants. Circulation, 2013，127：1009-1017.

5. Dufendach KA, Giudicessi JR, Boczek NJ, Ackerman MJ. Maternal mosaicism confounds the neonatal diagnosis of type 1 Timothy syndrome. Pediatrics, 2013，131：1991-1995.

6. Schwartz PJ, Ackerman MJ. The long QT syndrome：a transatlantic clinical approach to diagnosis and therapy. Eur Heart J, 2013，34(40)：3109-3116.

7. Hubert F. Baars, Jeroen F. van der Heijden. Congenital Long QT-Syndrome// H. F. Baars, P. A. F. M. Doevendans, J. J. van der Smagt, Clinical Cardiogenetics. London；Springer, 2011：143-161.

8. Giudicessi JR, Ackerman MJ. Genotype-and phenotype-guided management of congenital long QT syndrome. Curr Probl Cardiol, 2013，38（10）：417-455.

9. Schwartz PJ. Practical issues in the management of the long QT syndrome：focus on diagnosis and therapy. Swiss Med Wkly, 2013，2(143)：w13843.

10. Priori SG, Wilde AA, Horie M, et al. Executive summary：HRS/EHRA/APHRS consensus statement on the diagnosis and management of patients with inherited primary arrhythmia syndromes. Europace, 2013，15：1389-1406.

11. Goldenberg I, Zareba W, Moss AJ. Curr Probl Cardiol, 2008，33(11)：629-694.

12. Schwartz PJ, Ackerman MJ. The long QT syndrome：a transatlantic clinical approach to diagnosis and therapy. Eur Heart J (2013 Mar 18)：http://dx. doi. org/10. 1093/eurheartj/eht089.

13. Schwartz PJ，Crotti L. QTc behavior during exercise and genetic testing for the long-QT syndrome. Circulation，2011，124：2181 - 2184.

14. Horner JM，Horner MM，Ackerman MJ. The diagnostic utility of recovery phase QTc during treadmill exercise stress testing in the evaluation of long QT syndrome. Heart Rhythm, 2011，8：1698 - 1704.

15. Ackerman MJ，Priori SG，Willems S，et al. HRS/EHRA exper consensus statement on the state of genetic testing for the channelopathies and cardiomyopathies. Heart Rhythm, 2011，8：1308 - 1339.

16. 中华医学会心血管病学分会，中华心血管病杂志编委会.遗传性心脏离子通道病与心肌病基因检测中国专家共识,2011,39：1073 - 1082.

17. Schwartz PJ，Crotti L，Insolia R. Long QT syndrome：from genetics to management. Circ Arrhythm Electrophysiol, 2012，5：868 - 877.

18. Webster G，Berul CI. An update on channelopathies：from mechanisms to management. Circulation，2013，127：126 - 140.

19. Schwartz PJ，Ackerman MJ，The long QT syndrome：a transatlantic clinical approach to diagnosis and therapy. Eur Heart J, 2013，34(40)：3109 - 3116.

20. Barsheshet A，Goldenberg I，O-Uchi J，et al. Mutations in cytoplasmic loops of the KCNQ1 channel and the risk of life-threatening events：implications for mutation-specific response to β-blocker therapy in type 1 long-QT syndrome. Circulation，2012，125：1988 - 1996.

21. Chockalingam P，Girardengo G，Crott L，et al. Not all beta-blockers are equal in the management of long QT syndrome types 1 and 2. J Am Coll Cardiol，2012，60：2092 - 2099.

22. Besana A，Wang DW，George AL Jr，et al. Nadolol block of Nav1. 5 does not explain its efficacy in the long QT syndrome. J Cardiovasc Pharmacol，2012，59：249 - 253.

23. Odero A，Bozzani A，De Ferrari GM，et al. Left cardiac sympathetic denervation for the prevention of life-threatening arrhythmias：the surgical supraclavicular approach to cervicothoracic sympathectomy. Heart Rhythm, 2010，7：1161 - 1165.

24. Schwartz PJ，Spazzolini C，Priori SG，et al. Who are the long-QT syndrome patients who receive an implantable cardioverter defibrillator and what happens to them? Data from the European long-QT syndrome implantable cardioverter-defibrillator （LQTS ICD）Registry. Circulation，2010，122：1272 - 1282.

25. Horner JM，Kinoshita M，Webster TL，et al. Implantable cardioverter defibrillator therapy for congenital long QT syndrome：A single-center experience. Heart Rhythm, 2010，7：1616 - 1622.

26. Michael J. Ackerman，Cherisse A. Marcou，David J. Tester. Personalized Medicine：Genetic Diagnosis for Inherited Cardiomyopathies/Channelopathies. Rev Esp Cardiol，2013，66(4)：298 - 307.

27. Song W，Shou W. Cardiac sodium channel Nav1. 5 mutations and cardiac arrhythmia. Pediatr Cardiol，2012，33(6)：943 - 949.

28. Blaufox AD，Tristani-Firouzi M，Seslar S，et al. Congenital long QT 3 in the pediatric population. Am J Cardiol，2012，15：109(10)：1459 - 1465.

29. Daubert JP，Grant AO，Nilsson KR Jr. Novel insights into beta-blocker therapy for long QT syndromes. J Am Coll Cardiol，2012，60(20)：2100 - 2102.

30. S Sokolov，C H Peters，S Rajamani，et al. Proton-dependent inhibition of the cardiac sodium channel Nav1. 5 by ranolazine. Front Pharmacol，2013，21(4)：78.

31. Arthur J. Moss，Wojciech Zareba，Karl Q. Schwarz，et al. Ranolazine Shortens Repolarization in Patients with Sustained Inward Sodium Current Due To Type - 3 Long QT Syndrome. J Cardiovasc Electrophysiol，2008，19(12)：1289 - 1293.

第五十八章 心脏离子通道病的遗传学

>>>>>> 钟侃言

随着分子遗传学的新近发展,人们对心脏离子通道病的遗传性和致命性的认识越来越深刻。心脏离子通道病包括长 QT 综合征(LQTS)、短 QT 综合征(SQTS)、儿茶酚胺敏感性多形性室性心动过速(CPVT)和 Brugada 综合征(BrS)[1,2]。这种新的理解使临床医生可以利用基因检测指导疾病的诊断治疗和估测预后[3]。为了更好地利用突变基因检测的结果,需要仔细考虑这些检测的特点和了解在遗传咨询中的意义,因此它不应该被视为一个简单的血液检测[4]。我们在这里以 LQTS 为例,说明基因检测在临床工作中是如何帮助心脏病专家的。与其他离子通道病相比,这种疾病基因检测的结果应用于临床的经验最多,人们对该病的理解也更加深刻。

一、长 QT 综合征

1957 年 LQTS 首次被描述为 Jervell and Lange‐Nielsen 综合征,合并耳聋的常染色体隐性遗传病。以后在 1963 年和 1964 年,发现不伴有先天性耳聋的常染色体显性遗传病,被称为 Romano‐Ward 综合征。从那时开始,陆续发现 13 种类型的 LQTS,每一种类型的基因位点见表 58‐1。LQTS 是导致健康人群发生原因不明猝死的最常见的遗传性心律失常,预测发病率为 1/2 500。LQTS 患者发生晕厥、抽搐及心脏性猝死的风险较高,促发因素包括疲劳、激动、孕妇产后或听觉刺激等[6,7]。这与儿科中的婴儿猝死综合征(SIDS)[8]和儿童心源性猝死也是相关的[9]。

表 58‐1 长 QT 综合征与基因的关系

名 称	综合征	位 置	基 因	蛋 白	功能缺陷	% LQT
LQT1	RWS,JLNS	11p15.5	KCNQ1	Kv7.1	功能丧失	40%～55%
LQT2	RWS	7q35‐q36	KCNH2	Kv11.1	功能丧失	35%～45%
LQT3	RWS	3p21	SCN5A	Nav1.5	功能增加	2%～8%
LQT4	RWS	4q25‐q27	ANK2	Ankyrin B	功能丧失	<1%
LQT5	RWS,JLNS	21q22.2	KCNE1	minK	功能丧失	<1%
LQT6	RWS	21q22.2	KCNE2	MiRP1	功能丧失	<1%
LQT7	AS	17q23.1‐24.2	KCNJ2	Kir2.1	功能丧失	<1%
LQT8	TS	12p13.3	CACNA1C	Cav1.2	功能增加	<1%
LQT9	RWS	3p25	CAV3	M‐Caveolin	功能增加	<1%
LQT10	RWS	11q23.3	SCN4B	Navβ4	功能增加	<0.1%
LQT11	RWS	7q21‐q22	AKAP9	Yotiao	功能丧失	<0.1%
LQT12	RWS	20q11.2	SNTA1	α1‐Syntrophin	功能丧失	<0.1%
LQT13	RWS	11q24.3	KCNJ5	Kir3.4	功能丧失	NA

RWS: Romano‐Ward syndrome; JLNS: Jervell and Lange‐Nielsen syndrome; AS: Andersen syndrome; TS: Timothy syndrome; 引自 **Hedley** et al.[10]

LQTS 的特点是由于心脏复极化的延迟[1]，在心电图表现为延长的 QT 间期。通常晕厥是由于尖端扭转型室速的发生，即一种多形性室性心动过速，死亡则由室颤所致[9]。大多数受影响个体发生心血管事件的年龄都小于 40 岁[11]。

（一）诊断

临床诊断 LQTS 不需要基因检测，主要是基于病史和静息心电图。Schwartz 评分系统（表56-1）是一个公认的方法[12]，它利用患者的 ECG 特征以及个人史和家族史进行评分。临床医生必须区分良性血管迷走神经性晕厥和其他严重性疾病如儿茶酚胺敏感性多形性室性心动过速。进一步采用运动试验有助于评估 QT 间期的反应性，但是在检查期间很少检出心律失常。同样，心脏 Holter 和电生理检测几乎没有作用[9]。临床医生应牢记获得性 LQTS 最常见的原因包括药物、低钾血症或低镁血症[13]。特定的突变可能影响药物代谢，这会增加患者发生药物诱导性 QT 间期延长的风险[14]。

LQT1～LQT13 中已知的基因突变如 KCNQ1 或 ANK2，它们直接编码跨膜离子通道的不同亚基，或者间接调节这些通道分别影响离子电流[7]。突变首先被确定在 2 个 K^+ 通道基因 KCNQ1（LQT1）、KCNH2（LQT2）和 1 个 Na^+ 通道基因 SCN5A（LQT3），在临床确诊的 LQTS 中至少占 75% 以上[15,16]。

（二）LQTS 的主要类型

LQT1 是 LQTS 最常见的类型，占所有病例的 40%～55%[17]。KCNQ1 基因编码肾上腺素敏感性钾通道的 α-亚基，与延迟整流电流的缓慢激活部分（I_{Ks}）有关[9,17]。检测到 LQT1 基因突变对疾病的诊断和预后都是有价值的，LQT1 和 LQT2 基因突变已经作为一个独立的危险因素，危险比

率与 QTc>0.5 秒相当[1]。LQT1 患者大部分在运动中发生心脏事件（62%）[18]，特别是在游泳过程中。只有 3% 在休息或睡觉时发生。由于儿茶酚胺在诱发心脏事件中的强大作用，β受体阻滞剂已被应用于 LQT1 患者并有良好的反应，应被考虑为是具有保护作用及针对特定基因的疗法[1]。这可以使 90% 的患者长期无症状生存并且使 5.4 年内的总体病死率只有 1%[19]。只有少数患者需要安装置入式除颤器或需要左侧心交感神经切除。

LQT2 是其次常见的类型，占 35%～45%[10]，其发生突变的基因是 KCNH2，也被称为 HERG，编码延迟整流钾电流的快速激活部分（I_{Kr}）的 α-亚基。与 LQT1 相比，43% 的心脏事件与情绪压力的诱发有关，只有 13% 发生在运动时。LQT2 与一些特殊的诱因有关，比如听觉刺激[18]、孕妇产后[20]处于高风险。噪音（如闹钟刺激）可诱发出心脏事件几乎可以成为一个诊断依据[9]。应用β受体阻滞剂的疗效显著低于 LQT1[2]，4.9 年内心脏事件的发生率从 58% 减少到 23%。

LQT3 的相对患病率为 2%～8%[10]，发生突变的基因为 SCN5A，编码电压依赖性的 Ca^{2+} 通道，并以增强功能方式受到影响。需要注意的是，LQT3 与 LQT2 发生心脏事件的概率相似[7]，但前者要严重得多，其中有 19% 的病例发生心源性猝死[7]。32% 以上的患者应用β受体阻滞剂治疗后仍有症状。与 LQT1 相反，65% 的心脏事件发生在睡眠中，只有 3% 发生在运动时[18]。在治疗方面，可以使用β受体阻滞剂[21]。其次加用 Na^+ 通道阻滞剂如美西律或氟卡尼，可以缩短 QTc，但也会增加 LQT3 伴 Brugada 综合征患者发生猝死的风险。因此，它作为基础治疗的作用仍然是不确定的[9]。

LQT1、LQT2 及 LQT3 临床特征见表58-2。

表 58-2　LQT1、LQT2 及 LQT3 的特征

类　型	% LQT	诱　　因	基因特异性治疗
LQT1	40%～55%	游泳（33%），运动（68%），情绪（14%），睡眠和休息（9%），其他（9%）	β受体阻滞剂高效
LQT2	35%～45%	听觉刺激（26%），睡眠和休息（49%），情感（29%），运动（22%）	β受体阻滞剂中效
LQT3	2%～8%	睡眠和休息（64%），运动（4%），情感（12%），其他（20%）	Na^+ 通道阻滞剂（美西律）——疗效不确定，β受体阻滞剂可能有效

(三) 长 QT 综合征的治疗

长 QT 综合征治疗的关键是 β 受体阻滞剂、左心交感神经切除(LCSD)和置入心律转复除颤器(ICD)。这些治疗方法缺乏随机对照试验反映了这种疾病仍然相对罕见,且经常发生严重的临床表现,比如心脏骤停[1]。

1. β 肾上腺素能受体阻滞剂　　β 受体阻滞剂在有症状病例治疗中作为一线药物。注意避免特殊的禁忌证,开始时逐步增加剂量,这类药物很少引起严重的心动过缓[21-22]。并不是所有的药物都同样有效,普萘洛尔和纳多洛尔是防止复发最有效的 2 种药物[23]。普萘洛尔是应用最广泛的,尤其在婴儿和儿童,开始剂量为 2~4 mg /(kg·d),分 2~3 次口服,但也可随剂型而变化[21]。纳多洛尔半衰期较长,可在青少年和成人中应用,推荐的使用方法是 0.75~4.5 mg/(kg·d),每天 1 次。然而纳多洛尔在大多数国家是不用的。对于其他药物,使用美托洛尔复发的较多;使用阿替洛尔的较少,并且似乎效果不佳[21]。

β 受体阻滞剂治疗各种类型长 QT 综合征的效果不同,对于 LQT1 是最有效的(表 58-3)。有趣的是,虽然目前认为 β 受体阻滞剂在治疗 LQT3 中的价值有限,但由于这些数据没有考虑年龄因素,因此这可能是一个错误的印象。如果心脏事件发生在 1 岁以内,不管是否接受治疗,预后很差,但是剩余病例组的病死率只有 3%,并且仅与 QTc≥0.6 秒有很大的关系[21]。

2. 左心交感神经切除术　　左心交感神经切除(LCSD)是另一种治疗方法。前 4 个胸神经节(T1~T4)可以通过胸腔镜或胸膜外的方法切除。当使用足够剂量的 β 受体阻滞剂,依然发生晕厥时,应立即考虑采用 LCSD。2004 年发表的 1 组 147 例的大样本资料中,采用该措施在随访的 8 年中,心脏事件的发生减少 91%[24]。考虑 LCSD 的指征包括[21]:① 需要采用 ICD 放电终止室颤的患者;② 足量药物治疗的情况下,仍出现心脏事件的患者;③ 由于哮喘或不能接受的副反应,无法使用 β 受体阻滞剂治疗的患者;④ 高危年轻患者,基本的药物治疗不能提供足够的保护作用,希望作为安装 ICD 的过渡治疗。

3. 置入式心脏除颤器(ICD)　　ICD 在长 QT 综合征的治疗中不应该广泛应用,使用时应该仔细考虑。尽管使用足够的药物治疗,对所有心脏骤停的幸存者,均应考虑使用 ICD[21]。由可逆性原因(如药物)引起的心脏事件应该重新考虑,并且应该首先选择 LCSD。当 Jervell and Lange-Nielsen 或 Timothy 综合征患者使用 2 种抗肾上腺素措施(即 β 受体阻滞剂+LCSD)仍起不到保护作用时,应该根据患者具体情况考虑 3 种方法(即 β 受体阻滞剂+LCSD+ICD)联合治疗的可能。

二、其他类型的遗传性离子通道病的简介

其他重要的遗传性离子通道病包括儿茶酚胺敏感性多形性室性心动过速(CPVT)、Brugada 综合征(BrS)和短 QT 综合征(SQTS)。

儿茶酚胺敏感性多形性室性心动过速(CPVT)是一种发生在心脏结构正常年轻人的遗传性疾病,常因室性心律失常导致晕厥和猝死。室颤很少是首发的表现形式,症状常发生在情绪激动或压力过大时[1]。静息心电图通常是正常的。运动试验可能显示出双向/多形性室性心动过速,或只表现为室性早搏。出现症状的平均年龄为 8 岁,30% 的人在 10 岁之前出现症状,但是也有到成年才初次发病[1]。有两种主要类型,CPVT1(*RYR2*)和 CVPT2(*CASQ2*)。其中,CPVT1(*RYR2*)是常染色体显性遗传,占所有病例的 65%;另一种类型 CVPT2(*CASQ2*)是常染色体隐性遗传,只占 3%~5%[1]。

Brugada 综合征(BrS)可表现为右胸前导联的 ST 抬高,传导延滞,潜在的致命性心律失常及具有猝死的家族史。它通常发生在 30~40 岁的男性,表型患者在儿童期较罕见。在西方国家,有症状患者的发病率为 1:10 000~1:5 000,但在南亚可能更常见[25]。至少有 8 种基因与这种疾病有关,大多数(>65%)与 *SCN5A* 基因有关。然而只有大约 25% 被诊断的病例有阳性基因检测结果[1]。

短 QT 综合征(SQTS)临床诊断比较困难。

2000 年首次被描述,心电图表现为阵发性房颤和(或)心脏结构正常的心源性猝死。在心电图胸前导联上表现为 QT 间期缩短,伴或者不伴有 T 波高尖。临床表现多样,可以在早期呈现出来,甚至可能引起新生儿死亡。QTc 的界值还没有明确,但在大型研究中报道男性 QTc 约为 0.35 秒和女性 QTc 约为 0.365 秒[1]。3 种编码钾通道的基因突变被认为是 SQTS 的高风险因素,即 KCNH2(SQT1)、KCNQ1(SQT2)和 KCNJ2(SQT3)。它们可能占到所有病例的 20%[1]。

三、基因检测

近几年随着分子遗传学的迅速发展,医生和患者对基因检测都有了新的期望。自 2009 年已发表一些指南推荐基因检测在遗传性心脏疾病中的使用策略[1-4,26,27]。心律协会(HRS)和欧洲心律协会(EHRA)在 2011 年发表了《离子通道病和心肌病基因检测的专家共识》[1]。这些指导原则涵盖了成人和儿童,根据不同情况时推荐水平的指导意见,主要根据:① 检测的阳性预测价值;② 检测对诊断和预后的指导价值;③ 对治疗选择的影响。推荐等级分类如下:

等级 I:推荐

等级 IIa:可能有用

等级 IIb:可以考虑

等级 III:不推荐

基因检测的一个主要目的是家庭成员的筛查[1]。当先证者被确定有特定的突变基因,则应对其家族成员进行检测。例如 LQTS 的患者被证实有基因突变时,一级亲属可能受到影响,无临床表现和正常的心电图并不足以排除 LQTS[1]。当特定的基因检测结果为阴性,才能使家庭成员消除疑虑。检测时的年龄应该根据临床表现与家庭成员商议。在 LQTS 病例,基因突变的特异性检测应该自婴儿期尽早进行[1]。

基因检测的困难首先是检测的敏感性不同,例如 LQTS 的敏感性在 75% 以上,短 QT 综合征只有 20%[1]。其次,有些检测的假阳性率较高,如致心律失常性心肌病(ACM)/致心律失常性右心室心肌病(ARVC)的假阳性率有 16%。HRS/EHRA 的专家共识高度推荐对有较高检出率和潜在好处的疾病进行基因检测。例如不推荐对房颤进行基因检测。目前我们认识了一些重要基因的突变,但是基因突变的列表正在扩展,完整的基因列表还没有达成共识。再其次,没有足够的数据来准确地定义基因检测的成本效益。尽管有文献表明,一些检测的效果价格合理[28-31],但是随着 DNA 测序技术的进步,检测费用将进一步减少。

基因检测不能仅当做 1 项简单的血液检测,而应该作为临床评估的一部分。应该考虑基因检测的本质,如:① 检测概率的性质;② 结果可能具有不确定性,如意义不明的变异;③ 需要在检测前咨询和询问家族史来解释结果[1]。诊断评估应由熟悉心脏离子通道病临床和遗传方面的专家来执行,理想情况下,应该在专门的中心有专职的遗传学顾问[4]。

以长 QT 综合征和 CPVT 作为例子,检测方法和关键基因总结在表 58-3。表中描述了基因检测在 2 种遗传性离子通道病中最近的推荐意见。

表 58-3 离子通道病的 I 类建议[1,4]

情况	收益率/假阴性率[a]	检测指征	影响	关键的基因
LQTS	75%(80%)/4%	1. 基于病史、家族史、静息或运动心电图,临床高度怀疑 LQTS(等级 I) 2. 无症状患者,无原因的心电图表现为特发性 QT 延长>0.48 秒(青春期前)或>0.5 秒(成年人)(等级 I) 3. 可能考虑基因检测,如果 QTc>0.46 秒(青春期前)或>0.48 秒(成人)(等级 IIb)	QT 间期延长的发生率接近 1:2 500[5],有症状患者不治疗 10 年的病死率大约是 50%[1] 诊断:已确认 3 种致病基因 LQT1～LQT3,总检出率达 80% 预后:1. 检测结果阳性是一项高风险因素。LQT1 和 LQT2 基因突变与 QTc>0.5 秒的风险比率一致	LQT1(KCNQ1) LQT2(KCNH2) LQT3(SCN5A)

情　况	收益率/ 假阴性率[a]	检测指征	影　响	关键的基因
LQTS			2. LQT3 检测阳性的患者事件病死率最高 治疗：1. β受体阻滞剂在 LQT1 高度有效，在 LQT2 中度有效 2. 在 LQT3 中优先使用普萘洛尔加用美西律、氟卡尼或雷诺嗪	
CPVT （儿茶酚胺敏感的多形性室性心动过速）	60%（70%）/ 3%	基于病史、家族史和负荷心电图，临床高度怀疑（等级Ⅰ）	诊断：70%以上的 CPVT 患者有基因突变。大多数敏感的患者表现为典型的双向室性心动过速 预后：患者可能首次就表现为猝死，基因检测的结果与家庭成员的临床管理和治疗决策相关 治疗：早期检测出结果可以及时采取β受体阻滞剂的治疗，因此应该出生后尽早进行基因检测 没有基于基因型的风险分层方法，也没有不同的处理方法	CPVT1（*RYR2*） CVPT2（*CASQ2*） （*RYR2*——常染色体显性遗传，65% 的病例 CASQ2——隐性遗传，少于 3%～5%）

a：括号中的值是拷贝数变异和基因组重排测试的检出率

参 考 文 献

1. Ackerman M J, Priori S G, Willems S, et al. HRS/EHRA expert consensus statement on the state of genetic testing for the channelopathies and cardiomyopathies: this document was developed as a partnership between the Heart Rhythm Society (HRS) and the European Heart Rhythm Association (EHRA), Europace: European pacing, arrhythmias, and cardiac electrophysiology: journal of the working groups on cardiac pacing, arrhythmias, and cardiac cellular electrophysiology of the European Society of Cardiology. 2011, 13: 1077 - 1109.

2. Tester D J, Ackerman M J. Genetic testing for potentially lethal, highly treatable inherited cardiomyopathies/channelopathies in clinical practice, Circulation, 2011, 123: 1021 - 1037.

3. Charron, P. Clinical genetics in cardiology, Heart (British Cardiac Society), 2006, 92: 1172 - 1176.

4. Gollob M H, Blier L, Brugada R, et al. Recommendations for the use of genetic testing in the clinical evaluation of inherited cardiac arrhythmias associated with sudden cardiac death: Canadian Cardiovascular Society/Canadian Heart Rhythm Society joint position paper, The Canadian journal of cardiology, 2011, 27: 232 - 245.

5. Schwartz P J, Stramba-Badiale M, Crotti L, et al. Prevalence of the congenital long-QT syndrome, Circulation, 2009, 120: 1761 - 1767.

6. Shimizu W. Clinical impact of genetic studies in lethal inherited cardiac arrhythmias, Circulation journal: official journal of the Japanese Circulation Society, 2008, 72: 1926 - 1936.

7. Ruan Y, Liu N, Napolitano C, Priori S G. Therapeutic strategies for long-QT syndrome: does the molecular substrate matter?, Circulation Arrhythmia and electrophysiology, 2008, 1: 290 - 297.

8. Schwartz P J, Priori S G, Dumaine R, et al. A molecular link between the sudden infant death syndrome and the long-QT syndrome, The New England journal of medicine, 2000, 343, 262 - 267.

9. Roden D M. Clinical practice. Long-QT syndrome, The New England journal of medicine, 2008, 358: 169 - 176.

10. Hedley P L, Jørgensen P, Schlamowitz S, et al. The genetic basis of long QT and short QT syndromes: a mutation update, Human mutation, 2009, 30: 1486 - 1511.

11. Napolitano C, Ph D, Bloise R, et al. Risk Stratification in the Long-QT Syndrome, 2003: 1866 - 1874.

12. Schwartz P J, Moss a J, Vincent G M, Crampton, R. S. Diagnostic criteria for the long QT syndrome. An update, Circulation, 1993, 88: 782 - 784.

13. Kallergis E M, Goudis C a, Simantirakis E N, et al. Mechanisms, risk factors, and management of

acquired long QT syndrome: a comprehensive review, The Scientific World Journal, 2012, 2012: 212178 – 212178.

14. Roden D M, Viswanathan P C. Genetics of acquired long QT syndrome, The Journal of clinical investigation, 2005, 115: 2025 – 2032.

15. Kapplinger J D, Tester D J, Salisbury B a, et al. Spectrum and prevalence of mutations from the first 2, 500 consecutive unrelated patients referred for the FAMILION long QT syndrome genetic test, Heart rhythm: the official journal of the Heart Rhythm Society, 2009, 6: 1297 – 1303.

16. Napolitano C, Priori S G, Schwartz P J, et al. Genetic testing in the long QT syndrome: development and validation of an efficient approach to genotyping in clinical practice, JAMA: the journal of the American Medical Association, 2005, 294: 2975 – 2980.

17. Chiang C E, Roden D M. The long QT syndromes: genetic basis and clinical implications, Journal of the American College of Cardiology, 2000: 36, 1 – 12.

18. Schwartz P J, Priori S G, Spazzolini C, et al. Genotype-Phenotype Correlation in the Long-QT Syndrome: Gene-Specific Triggers for Life-Threatening Arrhythmias, Circulation, 2001: 103, 89 – 95.

19. Priori S G, Napolitano C, Schwartz P J, et al. Association of long QT syndrome loci and cardiac events among patients treated with beta-blockers, JAMA: the journal of the American Medical Association, 2004, 292: 1341 – 1344.

20. Khositseth A, Tester D J, Will M L, et al. Identification of a common genetic substrate underlying postpartum cardiac events in congenital long QT syndrome, Heart rhythm: the official journal of the Heart Rhythm Society, 2004, 1: 60 – 64.

21. Schwartz P J, Ackerman M J. The long QT syndrome: a transatlantic clinical approach to diagnosis and therapy, European heart journal, 2013, 34: 3109 – 3116.

22. Schwartz P J, Crotti L, Insolia R. Long-QT syndrome: from genetics to management, Circulation Arrhythmia and electrophysiology, 2012, 5: 868 – 877.

23. Chockalingam P, Crotti L, Girardengo G, et al. Not all beta-blockers are equal in the management of long QT syndrome types 1 and 2: higher recurrence of events under metoprolol, Journal of the American College of Cardiology, 2012, 60: 2092 – 2099.

24. Schwartz P J, Priori S G, Cerrone M, et al. Left cardiac sympathetic denervation in the management of high-risk patients affected by the long-QT syndrome, Circulation, 2004, 109: 1826 – 1833.

25. Fowler S J, Priori S G. Clinical spectrum of patients with a Brugada ECG, Curr Opin Cardiol, 2009, 24: 74 – 81.

26. Hershberger R. E., Lindenfeld J., Mestroni L., et al. Genetic evaluation of cardiomyopathy — a Heart Failure Society of America practice guideline, Journal of cardiac failure, 2009, 15: 83 – 97.

27. Charron P, Arad M, Arbustini E, et al. Genetic counselling and testing in cardiomyopathies: a position statement of the European Society of Cardiology Working Group on Myocardial and Pericardial Diseases, European heart journal, 2010, 31: 2715 – 2726.

28. Wordsworth S, Leal J, Blair E, et al. DNA testing for hypertrophic cardiomyopathy: a cost-effectiveness model, European heart journal, 2010, 31: 926 – 935.

29. Ingles J, McGaughran J, Scuffham P a, et al. A cost-effectiveness model of genetic testing for the evaluation of families with hypertrophic cardiomyopathy, Heart (British Cardiac Society), 2012, 98: 625 – 630.

30. Bai R, Napolitano C, Bloise R, et al. Yield of genetic screening in inherited cardiac channelopathies: how to prioritize access to genetic testing, Circulation Arrhythmia and electrophysiology, 2009, 2: 6 – 15.

31. Perez M V, Kumarasamy N, Owens D K, et al.. Cost-effectiveness of genetic testing in family members of patients with long-QT syndrome, Circulation Cardiovascular quality and outcomes, 2011, 4: 76 – 84.

（刘晓婷　黄美蓉　翻译）

第五十九章 胺碘酮的抗心律失常作用新进展

>>>>>> 严文华

胺碘酮（Amiodarone，AM）问世已有 40 余年，人们仍在广泛探讨它的临床应用。CAST（心律失常抑制试验）和 SWORD（口服 d-索他洛尔生存试验）等大规模临床试验提示以抑制 Na^+ 通道为主的药物和单纯 K^+ 通道抑制药物可使心律失常患者预后恶化。这一循证医学试验结果使人们对于抗心律失常药物的评价及治疗观念发生了根本的转变。胺碘酮这个古老而有活力的药物，在抗心律失常药物治疗的历史长河中经历了时间的考验，至今在抗心律失常治疗领域中仍占据重要地位。

胺碘酮是由 Charlier 发现的，1962 年在比利时 Labaz 实验室合成的，由于胺碘酮具有扩张血管、减慢心率的作用，早期作为冠状动脉扩张剂，用于心绞痛治疗。一次偶然机会，人们发现胺碘酮具有抗心律失常的作用，20 世纪 70 年代起 Rosenbaum 首先在南非将其用于各种快速心律失常的治疗，得到良好效果。随后，在欧美国家也逐渐应用。1985 年，美国 FDA 正式批准胺碘酮可用于危及生命、反复发作的室性心律失常。但是曾因使用剂量过大导致多种副反应而走向低谷。20 世纪 90 年代初，CAST 结果公布：胺碘酮与安慰剂相比，氟卡尼、恩卡尼及莫雷西嗪均能增加心肌梗死患者的病死率，所以 I 类抗心律失常药物，在有心源性猝死危险的患者中的使用日渐减少，而通过延长动作电位时间（APD）和不应期起到抗心律失常作用的 III 类药再次引起人们的兴趣和关注，致使产生了许多新型 III 类药物。

一、胺碘酮临床应用的新认识

近 10 多年来，由于临床试验的证据显示胺碘酮抗心律失常作用的有效性，且对病死率无不良影响，故又受重视，在美国和欧洲占抗心律失常药物处方的 1/3，在拉美占 70% 左右，已成为抗心律失常药物治疗中不可缺少的成员。我国自 20 世纪 80 年代初应用胺碘酮以来，积累了丰富的经验，但临床用药方法还有不规范之处。要真正用好此药，必须充分了解其药代动力学和电生理特性。

（一）胺碘酮药代动力学特性

胺碘酮是一个碘化苯呋喃衍生物，结构类似于甲状腺素的含碘剂。

1. 吸收　胺碘酮口服后在胃肠道吸收缓慢且不完全，这是其药代动力学特性之一。胺碘酮为高脂溶性的药物。高脂饮食增加胆汁分泌，提高胺碘酮在肠道的吸收速率和程度。单次口服剂量后，4~7 h 血药浓度达峰值，5~7 d 开始出现抗心律失常效应，1 月左右可达稳态血药浓度 0.92~3.75 μg/mL。5~10 mg/(kg·d) 口服负荷 1~2 周，不一定能见到预期治疗效果，但不代表远期无效。停药后作用仍可持续 8~10 d。成人单次口服 800 mg，半衰期为 4.6 h，长期口服半衰期为 13~30 d，清除半衰期 60 d 以上。静脉注射 5 min 起效，达峰时间 15~30 min，停药后作用可持续 20 min 至 4 h。胺碘酮的肠道吸收率个体差异大,一般情况每口服 100 mg 的胺碘酮可产生 0.5 $\mu g/mL$ 血药浓度,服用的剂量与平均血药浓度呈线性关系,而有效治疗的血药浓度为 1.0~2.5 $\mu g/mL$。

2. 生物利用度 胺碘酮的生物利用是不完全的,单次口服给药生物利用度仅 30%~60%。绝对生物利用度 60%。胺碘酮的不完全生物利用度机制还不清楚,可能归因于它的非常高的脂溶性。在 1 项研究中,片剂和溶剂的生物利用度是相似的,提示改变片剂的溶解度不能增加其生物利用度。高脂饮食增加胆汁分泌,提高胺碘酮在肠道的吸收速率和程度。因此主张胺碘酮片剂最好与食物同服。老人及儿童服用胺碘酮生物利用度较低,胃肠道吸收后首次通过肝脏的效应相对较弱,提示肝脏的摄取量低,但去乙基胺碘酮大量产生时,肝脏的摄取量相应增多。

3. 药物分布 由于胺碘酮及其代谢产物具有高度脂溶性,吸收后,大量与蛋白和脂肪结合,与蛋白质的结合率高达 96%,与脂肪组织的亲和力也十分强。口服吸收后先进入血循环丰富的中央室(心、肝、脑、肺、肾等),再与血循环较丰富的浅室(皮肤、肌肉等)和血循环差的深室(脂肪组织)进行交换。因此胺碘酮在体内呈三室开放模型分布。因而胺碘酮达到稳态所需时间(14~28 d)及清除半衰期(26~107 d)均很长;故在达到稳态血药浓度前,不宜评价其临床疗效。根据胺碘酮在体内分布容积及三室开放模型的分布特点,决定了胺碘酮治疗时的几个特征:① 达到稳态血药浓度时间较长,2~4 周或更长。初始服用给予较大的负荷剂量时,可缩短达到稳态血药浓度约 30% 的时间。② 在达到稳态血药浓度前,过早评价药物的临床疗效显然不妥。③ 考虑到个性化因素如体重和脂肪的多少不同,服药的负荷量和维持量也应个体化。④ 三室开放模型药物的清除半衰期同样更长,因为药物清除的过程实际上是体内分布的反过程,因此,临床上胺碘酮应用时,由于药物剂量减少或者停药后一段时间,心律失常没有复发,不能过早断言"心律失常已根治",因为此时药物还处于缓慢的排泄过程中。

4. 胺碘酮的代谢与排泄 大部分胺碘酮经肝肠代谢。部分(10%~15%)可通过胎盘,并能在乳汁中检出。只有极少量(<1%)经肾脏清除,故肾功能减退者可安全使用。胺碘酮在肝脏通过细胞色素氧化酶(CYP)脱乙基生成去乙基胺碘酮(desethylamiodarone,DEA)后经胆汁排泄,但相当部分 DEA 进入肝肠循环,故其血浆和组织浓度随治疗时间延长而增大。由于胺碘酮主要通过肝脏 CYP 系统进行代谢,且其代谢产物 DEA 对 CYP 具有抑制作用,故可减少多种通过 CYP 代谢的药物(如华法林、β 受体阻滞剂、钙拮抗剂等)的代谢与清除,使其血浓度升高,药理作用增强。另外,胺碘酮可抑制肾小球对地高辛的分泌,DEA 可抑制位于小肠和肾小管上皮细胞表面的"药物排泄泵"(P -糖蛋白膜转运系统)对地高辛的排泄,均促使血浆地高辛浓度升高。当上述药物与胺碘酮合用时,需减少剂量并密切监测。

5. 胺碘酮的含碘 胺碘酮是结构类似于甲状腺素的含碘苯呋喃衍生物(图 59 -1),1 分子胺碘酮含 2 个碘原子,构成整个分子重量的 37%,并且有与甲状腺素类似的结构。每 200 mg 胺碘酮含有机碘 75 mg,在体内可代谢成 6 mg 无机碘,是正常人每日生成甲状腺激素所需的 100 倍。而人体正常每日从食物及水中仅摄取 0.1~0.2 mg 的碘,其中 1/3 进入甲状腺,甲状腺含碘的总量为 5 mg,占全身碘量的 90%。因此,碘及药物本身介导的变态免疫反应是胺碘酮引起甲状腺功能异常、肺纤维化、皮肤色素沉着等副反应的主要原因。在临床上应用时需要注意及密切观察。

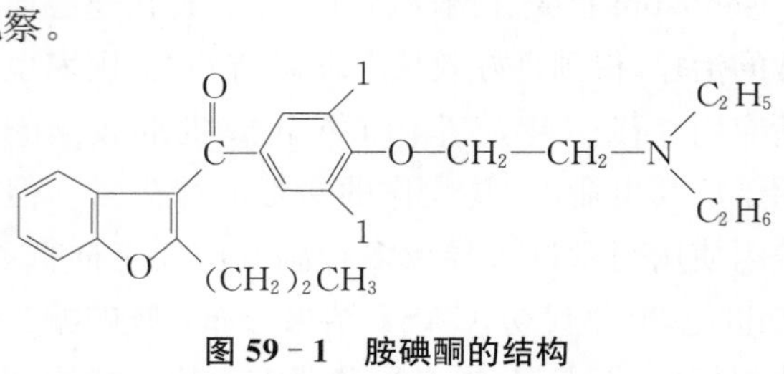

图 59 -1 胺碘酮的结构

(二)胺碘酮的电生理学及药理学特性

近年来对胺碘酮研究的不断深入,逐渐显示出其巨大的应用潜能。胺碘酮的早期(20 世纪 70 年代)研究显示,长期给药能延长心肌的动作电位持续时间和不应期,从而把它归于 Vaughan Williams 分类的Ⅲ类抗心律失常药物。但是后来的研究表明,胺碘酮也具有与Ⅰ类药、Ⅱ类药和Ⅳ类药相似的作用,同时亦有抑制甲状腺素对心脏的作用,影响自主神经系统改变膜的磷脂代谢作用及阻碍某种细胞因子产生的作用等。胺碘酮的心脏药理作用的复杂难解的又一个原因是不同的给药方法具有不同的疗效。

1. 胺碘酮抗心律失常作用机制的多样性

胺碘酮对心脏细胞动作电位最突出的慢性作用是延长 APD(Ⅲ类药作用),这种作用在各种动物的工作心肌(心房、心室肌)和特殊传导系统(SAN、AVN 和浦肯野纤维)都得到证实。胺碘酮是以Ⅲ类药作用为主的心脏离子多通道阻滞剂,兼具Ⅰ、Ⅱ、Ⅳ类抗心律失常药物的电生理作用。

(1) 阻断 Na^+ 通道:作用于通道失活态,特点是心率快时阻断作用强,但没有Ⅰ类抗心律失常药物所特有的促心律失常作用。不增加病死率,不抑制心功能,可能提高心力衰竭患者的左心室射血分数。由于胺碘酮对钠通道的阻滞需要较大瞬间剂量,因而静脉注射所产生的钠通道阻滞作用大于口服,可有效控制血流动力学不稳定和反复发作的心室颤动,并可替代利多卡因用于治疗电击无效的室速/室颤。然而,在心肌受损时,由于膜电位降低,失活态钠通道比例增加,因而静脉胺碘酮的钠通道阻滞作用会增强,故需谨慎。

(2) 阻断钾离子通道:最早认为口服胺碘酮即主要通过这一作用延长心房、房室结及心室的动作电位时程(APD)和有效不应期(ERP),延长旁道前向及逆向 ERP,增加 ERP/APD 比值。ERP 的延长能防止微折返建立,防止心房颤动、心室颤动。现在认识到胺碘酮具有阻滞钾离子外流。心肌细胞具有很多种类的离子通道,而钾通道是其中最重要、最基本的离子通道。

根据钾离子通道的不同特性,可分为 3 种类型:① 延迟整流钾电流 I_K(I_{Ks}、I_{Kr});② 瞬时外向钾电流(Ito);③ 即时发生而无失活的钾电流,背景钾流(I_{K1})。第 1 类的延迟整流钾电流 I_K 又能进一步分成 3 个亚型:① 快速激活的延迟整流钾

电流(I_{Kr}),在心室壁的内、中、外 3 层心肌中,其分布密度基本一致,但在中层心肌含量最大。因此,其决定着 QT 间期的长短。应用单纯的 I_{Kr} 阻滞剂,能使 QT 间期的延长,跨室壁复极的离散度加大,容易发生双相折返。② 缓慢激活的延迟整流钾电流(I_{Ks}),这种钾通道主要分布在外层心肌,其特点是激活的时程缓慢,激活后需经数秒才能达到稳态,其电流强度比 I_{Kr} 大得多。③ 超快激活的延迟整流钾电流(I_{Kur})。

胺碘酮是一种混合性钾通道阻滞剂,既能阻断 I_{Ks},又能阻断 I_{Kr} 和 I_{Kur},只是对 I_{Ks} 阻滞作用较强。当 I_{Kr} 和 I_{Ks} 钾通道阻滞时,QT 间期将延长,但因胺碘酮能阻滞心室肌 3 层的钾通道,而且心动过速时 I_{Ks} 的复极电流大,使胺碘酮的作用强,因此,在一定的剂量范围内,胺碘酮引起的跨壁复极的离散度反而缩小,不易产生双相折返,不易引发尖端扭转型室速。这是因为胺碘酮虽可延长心房和心室的 APD,但不诱发后除极电位,因此该通道的阻断剂表现出逆使用依赖(reverse use dependence)特性,即在心率减慢时作用加强,易诱发尖端扭转型室性心动过速(TdP)。但在心动过速时,I_{Ks} 复极电流加大,此时胺碘酮作用较强,表现为使用依赖性,即在快速心率时胺碘酮仍有抗心律失常作用[7]。

(3) 阻断 L 型钙离子通道:抑制早期后除极(EAD)和延迟后除极(DAD)。胺碘酮有轻度钙通道阻滞作用,能减少复极延长时产生的钙震荡电位,从而防止早期后除极触发跨室壁折返而导致 TdP。

(4) α、β-肾上腺素能受体(AR)阻断作用:胺碘酮非竞争性阻断 α-AR 和 β-AR(对胺碘酮的受体"阻滞"作用并非与心肌细胞膜表面的受体结合,而是作用于细胞内信号传导途径,故对细胞膜 α-AR、β-AR 数量无上调作用,因而无停药后反跳效应,并可与 β-AR 阻滞剂合用),扩张冠状动脉、增加血流量,减少心肌耗氧,扩张外周动脉、降低外周阻力。因此静脉注射能明显地降低血压,对心排量无明显影响。胺碘酮有类似 β-AR 阻断剂的抗心律失常作用,但作用较弱,因此可与 β-AR 阻滞剂合用削弱交感肾上腺系统活性,抑

制急性期的电不稳定性。有利于 VT/VF 防治。

（5）抗颤作用：胺碘酮作为抗心房颤动、心室颤动药物同时具有提高心室电稳定性及抗异位搏动的作用，能提高正常心肌及缺血心肌的心室颤动阈值，防止缺血性及缺血再灌注性心室颤动的发生，对缺血性心肌病的作用尤为明显。

总之，胺碘酮是一类广谱而十分有效的抗心律失常药物，在防治危及生命的室性心律失常，如心肌梗死后室性心律失常，心衰中发生的室性心律失常及对猝死高危患者防治上应列为一线抗心律失常药物。由于它的分布容积大，要达到有效治疗必须给予负荷量。我国现在推荐的负荷量和维持量已是最小的剂量，对此是否合适还要在今后的应用中加以考虑。降低剂量，副反应也减少。在远期治疗中既不能忽视副反应，又不能过分强调副反应，该用胺碘酮时，应不失时机地应用。

2. 胺碘酮的心血管作用的新认识

（1）扩张冠脉血管、抗心肌缺血：胺碘酮抗心肌缺血的作用来自 3 个方面：① 松弛血管平滑肌，直接扩张冠状动脉，降低阻力，增加冠状动脉血供，扩张外周动脉，降低外周阻力，降低血压，减少心肌氧耗，而对心排出量无明显影响。② 非竞争性地阻滞肾上腺素的拮抗作用，对 α-AR 的抑制可使冠状动脉扩张。③ 调节缺血心肌细胞内能量代谢，减少缺血心肌磷脂的破坏，保护细胞膜和细胞壁结构和功能完整；直接清除氧自由基，对氧自由基介导的心肌细胞损伤具有保护作用。胺碘酮明显的抗心肌缺血作用使其被强烈推荐应用于冠心病合并心律失常的治疗。

（2）增加心输出量：业已共识，胺碘酮和洋地黄是能够治疗心力衰竭合并心律失常为数极少的药物。其理由与其多种心血管的有益作用有关。胺碘酮两方面的药理作用中均有心肌抑制作用。一方面胺碘酮有 β-AR 抑制，但与其他 β 受体阻滞剂的作用不同。胺碘酮并不直接作用于 β-AR，也不是完全竞争性阻滞，而是非竞争性抑制剂，阻滞心肌细胞内的信息传递，同时还能减少心肌细胞肾上腺素能受体的数量，这些作用可减弱心肌收缩力。另一方面，胺碘酮对心肌细胞膜 L 型钙离子通道有阻滞作用。理论上，这一作用对

病态心肌有肯定的负性肌力作用，但应用胺碘酮后基本上不显现负性肌力作用，反而增加多数患者的心输出量。这种矛盾性结果的原因可能是：① 胺碘酮对 L 型钙离子通道阻滞作用的强度要比其他非吡啶类的 IV 类抗心律失常药物抑制心肌收缩力的程度弱。② 胺碘酮对肥大心肌的钙离子通道作用比正常心肌收缩力的抑制作用弱。③ 延长心室肌的动作电位时程，其对钙离子通道阻滞的负性肌力作用能在动作电位时程的延长中得到补偿。④ 胺碘酮对钙通道阻滞作用有明显的频率依赖性，治疗时心率较快时则作用强。⑤ 胺碘酮对心肌收缩力抑制作用呈一过性，而且仅在剂量增大才显示负性肌力作用。动物实验表明，当给予 5 mg/kg 胺碘酮时心肌收缩力无改变，给予 10 mg/kg 胺碘酮可出现负性肌力作用。显然胺碘酮其他有益的心血管作用抵消了不良作用的结果。因此，对绝大多数心力衰竭患者用药后能获得心功能改善、心律失常好转。

（3）降低血压的作用：胺碘酮的降压作用比负性肌力作用相对明显，应用小剂量的胺碘酮后有一定的降压作用。动物实验给予 5 mg/kg 胺碘酮能出现体循环阻力下降，动脉血压下降。静脉给药时这一作用更为明显，口服药时几乎没有，与静脉制剂的助溶赋性剂有关。胺碘酮是高度脂溶性、低亲水性药物。制成静脉制剂需要助溶赋性剂，目前常用的赋性剂聚山梨醇酯 80 本身就有低血压作用。因此胺碘酮的降低血压的作用常在注射时发生。

（4）抗甲状腺作用：胺碘酮是结构类似于甲状腺素的含碘苯呋喃衍生物。胺碘酮的心脏作用在许多方面与甲状腺功能减退中所见现象相似，解释这种现象的机制：① 胺碘酮及 DEA 抑制 5′脱碘酶(5′DI)使 T4 向 T3 的外周转化受到抑制而不影响 T4 向反 T3(rT3)的转化，使血中活性甲状腺素水平下降[10]；② 胺碘酮和 DEA 抑制 T3、T4 经细胞膜的转运，对甲状腺素进入心脏细胞产生巨大的抑制作用，导致心肌中 T3 浓度明显下降；③ 抑制细胞对 T4、T3 的摄入及直接抑制与核受体(TR)的结合。以上 3 种机制中第 2、3 种机制更重要。

3. 胺碘酮对心脏不同组织的电生理作用

(1) 抑制窦房结和房室交界区的自律性。

(2) 减慢心房、房室结和房室旁路传导。

(3) 延长心房肌、心室肌的动作电位时程和有效不应期，延长旁路前向和逆向有效不应期。

胺碘酮多种电生理作用使其成为一广谱抗心律失常药。尽管胺碘酮延长 QT/QTc 间期，但尖端扭转室速不常见（发生率<1%）。

4. 胺碘酮对心电图的影响的新认识

胺碘酮是以Ⅲ类药物作用为主的心脏多离子通道阻滞剂，兼具Ⅰ、Ⅱ、Ⅳ类抗心律失常药物的电生理作用。由于Ⅰ、Ⅱ、Ⅲ、Ⅳ类抗心律失常药物对离子通道的作用完全不同，因而对体表心电图的影响也明显不同。Ⅰ类钠通道阻滞剂影响 0 相动作电位的速度及幅度，因而影响 QRS 波时限。Ⅱ类 β 受体阻滞剂，可减慢心率。Ⅲ类钾通道阻滞剂使 QT 间期延长。Ⅳ类钙通道阻滞剂常使 PR 间期延长。胺碘酮对心电图的主要影响表现为下列几个方面。

(1) 心率减慢：长期服用胺碘酮后，窦性心率可比原来降低 10%～15%，降低心率的作用有频率依赖性，基础心率较快时，用药后心率的降低更明显。

(2) 延长 QT 间期：胺碘酮通过阻断各种钾离子的外流而使复极时间延长，在心室水平则表现为 QT 间期延长，常比用药前延长 30%。QT 间期延长的主要原因是 T 波时限的增宽，与其他延长 QT 的药物不同，其延长 QT 间期的同时不增加尖端扭转型室速的危险。但过度延长时，心室肌不应期的离散度也会增加，致心律失常的作用也会出现。因此，用药期间需要监测体表心电图 QT 间期，当儿童 QT 间期延长到 0.46 秒时应当减药，延长到 0.5 秒时应当停药。

(3) T 波：T 波形态在用药过程中可变平或出现双峰。

(4) U 波：胺碘酮用药后可使 U 波出现，但并非一定出现，出现 U 波时无需停药。

(5) 希氏束电图（心内心电图）：胺碘酮延长心内心电图的 AH 间期，但 HV 间期不变。

鉴于胺碘酮的多重广泛的电生理作用，由于Ⅰ、Ⅱ、Ⅲ、Ⅳ类抗心律失常药物对离子通道的作用，因此，胺碘酮单药用药时似乎相当于小剂量的 4 种抗心律失常药物联合应用，这种联合应用可不同程度地减少各类药物的副反应。

二、胺碘酮抗心律失常地位的新认识

作为一个广谱的抗心律失常药物，胺碘酮对各种心律失常包括房性、房室交界性、室性及预激综合征所伴发的心律失常均有很好的疗效，特别对器质性心脏病合并的或难治的心律失常的作用更优于其他抗心律失常药物。

（一）关于使用方法的新认识

胺碘酮为一种有效的抗心律失常药，对室性和室上性心律失常皆有明显疗效。但美国 FDA 规定胺碘酮只允许用于那些常规抗心律失常药治疗无效的、有生命危险的室性心律失常。早年的研究中通常采用大剂量胺碘酮来治疗恶性室性心律失常，以致严重中毒反应较为常见。近年来小剂量胺碘酮疗法的价值受到高度重视，特别在慢性心房颤动的治疗中更是如此。因胺碘酮在体内分布容积极大，给药时必须给负荷量，负荷量越大起效越快。静脉起效可于 10～30 min 出现，口服起效 2～7 d，甚至长达 1～3 周。它的清除也十分缓慢，降低最初剂量 50% 血浆浓度需 3～10 d，余量半衰期为 26～107 d（平均 53 d）。小剂量胺碘酮疗法是口服负荷量 15 mg/(kg·d)，治疗 1 周，逐渐减至 10 mg/(kg·d)，再治疗 1 周，以后维持 5 mg/(kg·d)。静脉胺碘酮通常应用 2.5～5 mg/kg，稀释后 10 min 内静脉注入，5～10 min 后开始起效，无效者 20 min 后重复注射 1～2 次，总量不超过 10 mg/kg[13]，持续 30 min 后以 1.0～1.5 mg/(kg·min) 维持 6 h，以后 0.5～1.0 mg/(kg·min) 可维持 18 h 或数天，以控制危及生命的心律失常为准。期间如有复发可 10 min 内追加 1～2 mg/kg，24 h 总量可达 5～10 mg/kg，一般不超过 15 mg/(kg·d)。治疗室性心律失常的剂量要比治疗房性心律失常的剂量大。

（二）对心房颤动或心房扑动治疗的新进展

胺碘酮在房颤治疗中广泛应用：① 用于 AF 复律。不超过 48 h 的 AF 可静脉注射胺碘酮，超过 48 h 的 AF 可口服，但无论静注或口服转复率都不是很高,仅为Ⅱa级推荐。但它应用的价值在于增加电复律效果和电复律后减少复发,因此常与电复律合用,作为电复律的准备用药(Ⅱa级推荐)。② 用于维持窦性心律。阵发性AF或持续性AF复律后长久地维持窦性心律或减少AF复发,一般多需选用胺碘酮长期口服。③ 预防心脏手术后AF。心脏手术后AF发生率较高,影响术后血流动力学恢复,延长术后康复时间,因此可在围手术期应用胺碘酮预防。④ 控制AF心室率。慢性AF基本不选用胺碘酮控制心室率,它仅用在急性心肌梗死和心衰中AF快速心室率的急诊控制(Ⅰ/C级推荐)。为增加维持窦律的效果,胺碘酮常与血管紧张素Ⅱ受体阻滞剂(ARB)和(或)β受体阻滞剂联合应用。心房颤动(Af)恢复并维持窦性心律是理想的治疗目标。虽然胺碘酮用于Af的急性转复疗效不确切,转律作用不及奎尼丁,但电击转律前给予胺碘酮可提高转律的成功率。此外,由于胺碘酮对心功能的抑制及促心律失常作用小,故可用在急性心肌炎、左心室功能不全患者的Af转复。胺碘酮在Af转律后维持窦性心律的疗效高于奎尼丁和其他类药物,用于维持窦性心律12个月的有效率达60%。加拿大Af试验在受试的403名患者中,随机分组,201人接受小剂量胺碘酮、101人接受索他洛尔、101人接受普罗帕酮治疗。在平均为期16个月的随访过程中,Af复发分别为胺碘酮组71人(35%)、索他洛尔或普罗帕酮组中127人(63%)。胺碘酮在预防Af复发方面的能力约为其他两种常用抗心律失常药物的两倍[12]。所以,胺碘酮在预防Af复发(维持Af患者的窦性心律)方面较索他洛尔或普罗帕酮更为有效。胺碘酮对需要维持窦性心律的Af患者而言,值得作为一线或二线治疗药物。

(三)在室性心动过速和心室颤动治疗中的新地位

胺碘酮在血流动力学稳定的单形性室性心动过速(室速)、不伴QT间期延长的多形性室速和未能明确诊断的宽QRS心动过速治疗中应作为首选。在合并严重心功能受损或缺血的患者,胺碘酮优于其他抗心律失常药物,疗效较好,促心律失常作用低。早年曾有报告,在利多卡因、溴苄胺治疗

无效的室速,前瞻性使用静脉胺碘酮500 mg、1 000 mg或2 000 mg,3组40.3%第1个24 h无室速发作,500 mg组第1次室速复发明显早于另两组,需追加剂量者也明显多。另一组报告302例有血流动力学障碍的室速,随机用静脉胺碘酮125 mg/d、1 000 mg/d和溴苄胺2 500 mg/d。12 h内事件的发生率,高剂量组和溴苄胺组明显低于低剂量组。国内杨艳敏等报告合并器质性心脏病的反复发作室速/室颤患者56例,第1个24 h用药剂量为静脉700～2 990(1 586.5～3 168)mg,口服600～1 200(713±208)mg,静脉用药时间1～11(4.5±2.6)d。24 h内疗效55.3%,48 h内69.6%,72 h内75.0%,用大剂量静脉胺碘酮虽然心率有所减慢,但第1天和第4天心电图的QTc间期并无变化。这些资料肯定了静脉胺碘酮在室律失常中的治疗作用。

(四)心力衰竭后心律失常

心肌病及严重充血性心力衰竭患者明显增加了心律失常及心源性猝死的危险性,而心律失常抑制试验(CAST)和CAST-Ⅱ的结论认为,Ⅰ类抗心律失常药禁忌用于治疗心功能不全患者的无症状或症状不明显的室性心律失常,胺碘酮为强有力的抗心律失常药,而又很少有负性变力作用,因此支持胺碘酮至少在一定指征范围内可以作为心力衰竭抗心律失常的一线药。对13项使用胺碘酮的慢性心力衰竭的临床试验的荟萃分析显示,与安慰剂比较,胺碘酮使心律失常死亡率下降27%,全因病死率降低13%。胺碘酮虽然延长复极和QT间期,但上述临床试验证实,其TdP发生率不及1%,患者对胺碘酮的依从性较好,长期应用相当安全。故在有心肌病史和有充血性心力衰竭患者中,胺碘酮的作用较为显著。胺碘酮是β受体阻滞剂之外唯一能减少心肌梗死后(无论是否存在室性期前收缩或左心室功能不全)和慢性心力衰竭患者猝死危险的抗心律失常药。对于LVEF明显下降或有临床心力衰竭症状的患者,尤其是老年患者,首选胺碘酮。

(五)胺碘酮对QT离散度的影响(低致心律失常作用)

近年来QT离散度(QTd)与室性心律失常的

高危性或易患性已有不少报道。研究者认为单向动作电位（MAP）标测显示的不同部位心肌动作电位时程的差异在心电图不同的导联上也有所反应即表现为不同导联上的 QT 间期不同。QT 延长与 QTd 是两个不同的概念，QTd 的心电电生理基础为心肌细胞的离子通道的相互关系，其中 3 位相是一个重要电生理时期，各个心肌细胞复极早晚之差是形成 QTd 的细胞电生理基础。胺碘酮虽然同等程度延长 QT 间期，但反而明显降低 QT 间期离散度，即胺碘酮引起的 QT 间期延长是均匀的。这可能是胺碘酮治疗中尖端扭转型室速甚少发生的原因。

三、要高度警惕胺碘酮的心外副反应

（一）对肺的影响

胺碘酮主要蓄积于肺细胞溶酶体中，阻断内源性磷脂循环，引起磷脂在肺泡巨噬细胞和Ⅱ型上皮细胞的沉积并纤维化，导致过敏性肺炎、间质性或纤维化性肺炎以及小支气管腔闭塞。细胞介导的免疫反应和胺碘酮的直接毒性可能是胺碘酮肺炎的发病原因。胺碘酮对肺影响的表现多样。发生的机制可能是长期大剂量服用胺碘酮导致细胞磷脂代谢障碍，可能激活机体非特异性免疫反应，引起细胞毒性损伤。胺碘酮肺毒性的发生率为 1%～17%，减少剂量可使肺毒性的发生率降低。动物实验也证实胺碘酮导致的肺毒性可能与激活血管紧张素系统，导致肺细胞凋亡有关。

（二）对肝脏的影响

崔向丽等报道胺碘酮导致肝损害机制可能是胺碘酮通过肝脏细胞色素氧化酶 P450 代谢，其代谢产物去乙基胺碘酮仍有生物活性。胺碘酮可以在肝脏及脂肪组织中聚集，碘衍生物分别和间接胆红素的载体 Y 和 z 蛋白结合，干扰肝细胞对间接胆红素的正常代谢，出现高胆红素血症以诱发黄疸。胺碘酮所致的肝毒性表现有恶心、食欲不振、一过性肝酶升高、黄疸、便秘。付谦等报道，采用胺碘酮治疗频发室性期前收缩、左前分支阻滞时，患者用药 76 h 出现恶心、呕吐、食欲不振，皮肤、巩膜黄染，尿色加深。

（三）对甲状腺的影响

胺碘酮释放大量的碘，直接破坏甲状腺细胞超微结构；另外，胺碘酮具有对甲状腺自身免疫的作用及对抗甲状腺激素的功能。胺碘酮致甲亢可能是由于其含碘量大和胺碘酮直接作用于甲状腺所致。马丽娜报道频发室性早搏患者给予静脉泵入胺碘酮治疗后发生甲状腺功能减退。吴坤等报道频发房早患者服用胺碘酮 2 d 后发生甲亢。

（四）对神经精神系统的影响

胺碘酮作为呋喃妥因的同构体，对周围神经系统有不良影响，可表现为震颤、共济失调、周围神经病、运动障碍、肌阵挛、锥体束外的张力过强和精神状态的改变。刘福颂等报道胺碘酮口服控制室早后患者出现狂躁、幻觉、失眠、易怒、攻击性行为等精神异常症状。杨向军等报道频发室性早搏患者服用胺碘酮片 10 d 后出现无先兆的四肢抽动，并逐渐累及全身，持续 10 min 后自行缓解，发作时无意识障碍，发作次数 2～30 次/d，每次发作症状一致。崔洁等报道频发室早二联律患者服用胺碘酮 3 d 后出现失眠。

（五）其他副反应

胺碘酮可引起皮肤色素沉着和对阳光敏感性增高，可引起角膜微粒沉着、视物不清、球结膜水肿。赵春宁等报道患者因冠心病合并心律失常服用胺碘酮后出现双眼视物模糊、异物感。胺碘酮还可造成肾功能损害，使肌酐清除率降低，血肌酐升高，听力损害（包括功能性耳聋），还可引起鼻出血、颅内出血等凝血障碍和脱发等，孕妇用药可使胎儿畸形。邵茜等报道胺碘酮还可引起变态反应。长期使用也可影响血液系统，表现为严重的碘疹。

总之，胺碘酮的临床疗效已得到广泛认可，急性情况下静脉用药可治疗严重的室性心律失常，但其已知的药理机制还不足以解释这种作用。而且胺碘酮的副反应也较多，临床用药时需严格掌握用药方法，强调个体化原则，争取用最小的剂量取得最大的疗效。用药期间密切观察，防止副反应的发生。应用胺碘酮出现的毒副反应一经确诊，应该立即停药，并按相应的疾病及时处理。

四、胺碘酮临床应用中的问题

自美国 FDA 批准胺碘酮用于心律失常治疗至今已 20 余年，它的安全性、有效性已被临床医生所接受，它的应用指征和方法国内外都有指南借鉴，但在应用的细节方面有待共同探讨。

（一）胺碘酮制剂特点

胺碘酮为含碘苯呋喃衍生物，片剂含碘量为胺碘酮的 37.3%，200 mg 胺碘酮含碘 74.6 mg，约 10% 的碘代谢成游离的无机碘，如此大量的供碘无疑对甲状腺代谢有影响。

胺碘酮是高度脂溶性的药物，几乎不溶于水，因此静脉制剂采用了不同类型助溶赋形剂，现常用的为聚山梨醇酯 80（polysorbate 80），此为现用的胺碘酮静脉注射剂，也有直接溶于晶体液，制成水剂胺碘酮。聚山梨醇酯 80 本身带有低血压和负性肌力作用，水剂胺碘酮溶剂不含血管活性赋形剂，因此低血压效应轻，在动物实验中负性肌力效应也小于胺碘酮。目前国内无水剂胺碘酮应用。不论何种类型制剂，静脉注射应选择大静脉，因为浓度较高，对血管内皮有刺激作用，容易发生静脉炎；静脉点滴（简称静滴）1 mg/min，外周小静脉就能耐受。

（二）胺碘酮应用须给负荷量

胺碘酮分布的有效容积大，因此必须应用负荷量，在数周后才能达到稳态分布，体内脂肪库达到饱和需 15g 左右（与体重有关）。它的消除半衰期需 30 d 以上，停药 9 个月血浆内还能测到胺碘酮。

胺碘酮在肝内脱乙基，生成脱乙基胺碘酮（DEA），血浆母药与 DEA 比例大致为 3:2，它的作用与母药相似，肾脏不参与代谢，排出也不经肾脏，血透、腹透也不能从体内移出。组织浓度远高于血浆浓度，心肌浓度高出血浆浓度 10～50 倍。

长期治疗所用剂量采用最小的有效剂量以减少不良反应。胺碘酮应用虽有指南，但使用方法各有不同，通常推荐在危及生命的心律失常建议静注胺碘酮。

（三）胺碘酮心脏副反应小

胺碘酮药理作用较复杂，它能延长动作电位

时程，被列入 Ⅲ 类抗心律失常药，但它同时有钠、钙通道阻滞，α、β 受体阻滞的作用，不是单纯的快速激活的延迟整流钾电流（I_{Kr}）通道阻滞剂。临床应用所关注的：① 它有 I_{Ca-L} 阻滞的作用，为何基本不带负性肌力作用，可用于左心室功能不全？通常钙通道阻滞剂的负性肌力作用显示在病态心肌，对正常心肌不显负性肌力作用，而胺碘酮的钙阻滞剂强度小于非吡啶Ⅳ类 AAD，此为不显负性肌力作用的原因之一；胺碘酮对肥大心肌的阻滞作用小于正常心肌，此可能为不显负性肌力作用的原因之二；胺碘酮延长 APD，它的钙阻滞作用被 APD 延长所补偿，此为不显负性肌力作用原因之三。② 它有钠通道阻滞，但对室内传导基本无影响，它的钠通道阻滞强度与利多卡因相似，不增宽 QRS 波，不增加心室内的不同步收缩，不影响心室收缩功能。③ 阻滞延迟整流钾电流（I_K），延长 APD，表现 QT 间期延长，但不发生 TdP。此为胺碘酮延长 QT 间期，但缩小跨壁复极离散度，此因胺碘酮对多种 I_K 有阻滞——既阻滞 I_{Kr}，也阻滞 I_K 慢成分（I_{Ks}）。I_{Kr} 分布于室壁内、中、外层心肌，分布密度一致，但中层心肌数量最大，因此是 QT 间期决定者，当应用单纯 I_{Kr} 阻滞剂，使 QT 间期延长，跨壁复极离散加大，于是可发生双相折返，造成 TdP。I_{Ks} 主要分布于外层心肌，应用混合性 I_K 阻滞剂（胺碘酮），心肌外层 I_{Ks} 被阻滞，由此 QT 间期也延长，但不产生双相折返，由此不发生 TdP。可见胺碘酮具多通道阻滞，虽有 QT 间期延长，但不发生 Tdp；虽有 I_{Ca-L} 阻滞，但不带负性肌力作用；虽有 I_{Na} 阻滞，但不影响心室内传导，此为它的优点所在。

（四）胺碘酮的应用指征

1. 急性应用

（1）房颤心室率的控制：初发房颤心室率多加快，患者基本多有症状，因此房颤者首要治疗要把心率减慢，过去多选用洋地黄制剂，以前去乙酰毛花苷用得多，现在静注地高辛用得多（但国内仍以去乙酰毛花苷为主）。现有证明静注胺碘酮在控制心室率上，与地高辛等效，二者都可用于心力衰竭（简称心衰）病例和心脏手术后的患者，两者区别为地高辛无房颤转律功能，胺碘酮可复律。胺碘酮用于心衰房颤急诊心率控制，2006 年指南为 Ⅰ/B 推荐。当然非心衰患者阵发性房颤控制室率仍用 β 受体阻滞剂或非吡啶类钙拮抗剂(Non-DHP-CCB)。

(2) <48 h 房颤急性复律：常选胺碘酮 15 mg/min 静注，维持 10 min，然后 1 mg/min×6 h 0.5 mg/min×18 h 维持，既能控制室率又能转复窦性心律。如 24 h 不转复者行电复律，随后采用常规的方法应用胺碘酮(0.2，每日 3 次，7 d；0.2，每日 2 次，7 d；0.2，每天 1 次，维持)。

(3) 持续性室性心动过速：尤其发生于急性或陈旧性心肌梗死、心肌病、左心室肥大、心衰者，静注胺碘酮为唯一首选的药物(Ⅱa 类推荐)。此时胺碘酮用量大于房颤复律，胺碘酮 15 mg/min，维持 10 min，相隔 10～30 min 重复应用，直到室速中止，再按规范用量静滴维持(0.5～1 mg/min)，通常在 24 h 内静脉用量不超过 2 000 mg。如静脉用量已达到 900～1 200 mg 室速仍不中止，即使血流动力学稳定，也建议电复律。在胺碘酮的基础上电复律，室速复发概率减少。

(4) 心肺复苏中应用：心脏骤停多为心室颤动或无脉性室速所致，在心肺复苏中常需选用抗心律失常药物，在此情况，各指南也推荐首选胺碘酮静注，电击除颤，配合胺碘酮(150～300 mg)静注提高复苏的成功率。

2. 慢性应用

房颤、室速、室颤都有复发的倾向，因此在病因和抗重构治疗的同时选用抗心律失常药物也很重要。房颤复律后维持窦律有多种药物可以选择。但从目前各临床试验看，较为有效的治疗还是胺碘酮加用血管紧张素受体阻滞剂或胺碘酮加用 β 受体阻滞剂，其维持窦律的有效应性超过其他抗心律失常药物，尤其在有器质性心脏病心功能不佳者。在心肌梗死、心肌病、心衰患者，有过室速或室颤复苏者都应常规选用胺碘酮，应用埋藏式心脏转复除颤器(ICD)，也能用胺碘酮。非持续性室速或频发室性早搏发生于心肌梗死、心衰、心肌病和心室肥厚患者也可应用胺碘酮治疗，应用胺碘酮后病死率降低。

(五) 胺碘酮在抗心律失常治疗中的地位

胺碘酮的器官毒性心外副反应较多，因此它的应用不断受到挑战和质疑，仅近 10 年来被广泛接受。

1. 在房颤治疗中受到普罗帕酮、依布利特、多非利特的挑战。房颤发作普罗帕酮(300～600 mg)即服有相当转复率，应用方便。广受阵发性房颤者欢迎，它的应用共识为无器质性心脏病至少心功能正常者。依布利特转复快，有效率高，但不足的是 TdP 发生率高，必须在医院内监护下应用，且无远期预防应用的口服制剂。多非利特口服能有效地维持窦性心律，其效果与胺碘酮相似或略高，但它有一定的 TdP 发生率，复律仅限在医院内，有肾功能不全者应用受到限制。可见胺碘酮在房颤复律和维持窦性心律是不可缺少的药物。

2. 在室速/室颤急诊治疗中胺碘酮与利多卡因的选择方面，在各指南中均推荐了胺碘酮，利多卡因降为 Ⅱb 级推荐。利多卡因在室性心律失常治疗中统治了 30 年，现被胺碘酮替代。因为荟萃分析和循证依据不利于利多卡因，在急性心肌梗死中应用利多卡因有一定停搏率。由此在器质性心脏病(心肌梗死、心肌病、心衰等)中发生室速、室颤，基本推荐用胺碘酮。

3. 室速/室颤有复发需采取二级预防措施，荟萃分析和循证依据也都推荐应用胺碘酮，可见心脏结构异常性心律失常，无论近期或远期治疗，胺碘酮是不可替代的药物。

(六) 胺碘酮应用中的心外副反应

胺碘酮在抗心律失常中地位提高了，应用也广泛了，由此副反应的发生率也会升高，其中，肺、甲状腺、肝、皮肤、神经毒性反应为多见。它的发生率与胺碘酮剂量、服用时间、随访间隔有关，因此副反应发生率报道不一。

肺毒性在 X 线胸片上表现为小片状间质浸润，患者主诉有咳嗽，气喘。肺功能上表现弥散功能减退。以往的发生率较高，现胺碘酮的剂量已降低(<300 mg/d)，肺纤维化年发生率 1% 左右，它为药物直接引起磷脂沉着或免疫介导的过敏反应所致。治疗上停用胺碘酮，辅以皮质醇治疗，多数病例尚可逆。

甲状腺功能改变最常见，应用胺碘酮治疗，甲状腺功能指标就有变化。胺碘酮抑制四碘甲状腺原氨酸(T4)转向三碘甲状腺原氨酸(T3)，表现为T4、rT3、促甲状腺激素(TSH)轻度升高、T3轻度降低，此为胺碘酮作用生化标志。如TSH显著升高(为服药前水平3倍以上)，提示甲状腺功能减退(简称甲减)，如T3上升则提示甲状腺功能亢进(简称甲亢)。甲减、甲亢发生率随地区、服药时间、诊断标准不一而差别甚大。但胺碘酮所致甲减高出甲亢2~4倍，甲亢年发生率2%、甲减6%左右。甲减者如不能停用胺碘酮可在甲状腺素替代治疗下继续服用；甲亢者宜停药，如停药危及患者生命，则可与丙硫氧嘧啶之类药物同时应用，必要时也可接受甲状腺次全切除治疗。

肝脏毒性表现在转氨酶升高，很少有症状，如肝酶高出正常水平3倍以上应停药，年发生率0.6%，胺碘酮致肝硬化很少，但是致死性的。

神经毒性表现为共济失调、震颤、感觉异常等，外周神经病变年发生率0.3%，神经毒性与剂量有关，减少剂量就能减轻。视神经病变少见，与胺碘酮关系还不清楚。此外，皮肤日光过敏也很常见，因此服胺碘酮者避免太阳直晒。角膜微粒沉着几乎100%，不影响视力。

（七）胺碘酮应用中的心血管事件

正常窦房结功能者，无论胺碘酮静注或口服，造成窦性心动过缓的症状需停药者约2%，但对老年人、病窦综合征者，造成有症状窦性心动过缓高于此数，因此老年人慎用，病窦综合征者不宜应用。胺碘酮为血管扩张剂，正常人群对血压基本无影响，即使出现低血压也发生在静脉注射时，其多为血容量不足或老年或有其他附加因素，因此静注胺碘酮应监测血压，必要时与多巴胺同时应用。慢性心衰应用胺碘酮，心衰加重者占2%，因此重症心衰纠正室速静注胺碘酮不能大意(因为一般认为胺碘酮无负性肌力作用)。胺碘酮引起的室性心律失常恶化，或发生TdP者少见，发生率1%~2%，多见于女性。如伴低血钾、原有QT延长者，则TdP发生率高于此数。

（八）胺碘酮应用中的注意事项

胺碘酮的促室性心律失常作用小，使用安全性高，但它的心外副反应多，因此应用也必须有明确指征。一般房性早搏、室性早搏不宜选用胺碘酮治疗，对房颤、室速、室颤也不选为一级预防用药。胺碘酮的心外副反应与剂量有关，自改用小剂量，心外副反应已明显减少，因此胺碘酮应选最小的治疗有效剂量。胺碘酮长期应用，应定期随访，并在开始治疗前，应有甲状腺功能、肝功能检测、X线胸片等记录，以便日后比较，服药的第1年应3个月随访1次甲状腺功能、肝功能、X线胸片，自第2年起每半年随访1次，以及时发现副反应。

参 考 文 献

1. Zipes DX10 P，Camm A J，Borggrefc M，et al. ACC/AHA/ESC 2006 Guidelines for Management of Patients With Ventricular Arrhythmias and the Prevention of Sudden Cardiac Death.：A report of the American College of Cardiology/American Heart Association Task Force and the European Society of Cardiology Committee for Practice Guidelines（writing committee to develop Guidelines for Management of Patients with Ventricular Arrhythmias and the Prevention of Sudden Cardiac Death）：developed in collaboration with the European Heart Rhythm Association and the Heart Rhythm Society. Circulation，2006，114(10)：e385-e484.
2. 中华医学会心血管病学分会，中国生物医学工程学会心律分会，中国心脏起搏与心电生理杂志编辑委员会等.室上性快速心律失常治疗指南.中国心脏起搏与心电生理杂志，2005，19(1)：3-15.
3. 中华医学会心血管病学分会，中国生物医学工程学会心律分会，胺碘酮抗心律失常治疗应用指南工作组.胺碘酮抗心律失常治疗应用指南(2008).中华心血管病杂志，2008，36：769-777.
4. Hagens VE，Rienstra M，Van Gelder IC. Determinants of sudden cardiac death in patients with persistent atrial fibrillation in the rate control versus electrical cardioversion（RACE）study. Am J Cardiol，2006，98：929-932.
5. Blomstrom-Lundqvist C，Scheinman M M，Aliot E M，et al. ACC/AHA/ESC Guidelines for the management of patients with supraventricular arrhythmias-executive summary：a report of the

American College of Cardiology/American Heart Association Task Force on Practice Guidelines and the European Society of Cardiology Committee for Practice Guidelines（Writing Committee to Develop Guidelines for the Management of Patents With Supraventricular Arrhythmias）. Circulation，2003，108(15)：1871 - 1909.

6. Dorian P，Cass D，Schwartz B，et al. Amiodarone as compared with lidocaine for shock-resistant ventricular fibrillation. N Engl J Med，2002，346：884 - 890.

7. The Sicilian Gamdit. A new approach to the classification of anti-arrhythmic drugs based on their actions on arrhythmogenic mechanisms. Task Force of the Working Group on Arrhythmias of the European Society of Cardiology. Circulation，1991，84：1831 - 1851.

8. Kochiadakis GE，Igoumenidis NE，Chlouverakis GI Vardas PE. Sotalol versus propafenone for long-term maintenance of normal sinus rhythm in patients with recurrent symptomatic atrial fibrillation. Am J Cardiol，2004，94：1563 - 1566.

9. 中华医学会心血管病学分会，中华心血管病杂志编辑委员会，抗心律失常药物治疗专题组.抗心律失常药物治疗建议.中华心血管病杂志，2001，29(6)：323 - 335.

10. Blomstrom-Lundqvist C，Scheinman M M，Aliot E M，et al. ACC/AHA/ESC Guidelines for the management of patients with supraventricular arrhythmias-executive summary，：a report of the American College of Cardiology/American Heart Association Task Force on Practice Guidelines and the European Society of Cardiology Committee for Practice Guidelines（Writing Committee to Develop Guidelines for the Management of Patents With Supraventricular Arrhythmias）. Circulation，2003，108(15)：1871 - 1909.

11. Roy D. Talajic M，Dorian P，et al. Amiodarone to prevent recurrence of atrial fibrillation. Canadian Trial of Atrial Fibrillation Investigators. N Engl J Med，2000，342：913 - 920.

12. Camm A J，Kirchhof P，Lip G Y，et al. Guidelines for the management of atrial fibrillation：the Task Force for the Management of Atrial Fibrillation of the European Society of Cardiology（ESC）. Eur Heart J，2010，31(19)：2369—2429.

13. 杨艳敏，朱俊，宋有城等. 静脉胺碘酮在危及生命的室性心律失常中的应用. 中国心脏起搏与心电生理杂志，2001，15：298 - 300.

14. McMurray J，Kober L，Robertson M. Remme W，Sharpe DN，Ford I. Antiarrhythmic effect of carvedilol after acute myocardial infarction：results of the Carvedilol Post-lnfarct Survival Control in Left Ventricular Dysfunction（CAPRICORN）trial. J Am Coll Cardiol，2005，45：525 - 530.

15. 中国生物医学工程学会心脏起搏与电生理分会，中华医学会心血管病学分会，中华心血管病杂志编辑委员会等.胺碘酮抗心律失常治疗应用指南.中国心脏起搏与心电生理杂志，2004，18(6)：401.

16. Nademanee K. Taylor R，Bailey WE，et al. Treating electrical storm：sympathetic blockade versus advanced cardiac life support-guided therapy. Circulation，2000，102：742 - 747.

17. The AFFIRM Investigators. Relationships between sinus rhythm，treatment，and survival in the atrial fibrillation follow-up investigation of rhythm management（AFFIRM）study. Circulation，2004，109：1509 - 1513.

18. 蒋文平，杨向军. 胺碘酮应用指南解读. 中国心脏起搏与心电生理杂志，2005，19(1)：16.

19. Julian DG. Camm AJ，Frangin G，et al. European Myocardial Infarct Amiodarone Trial Investigators. Randomized trial of effect of amiodarone on mortality in patients with left-ventricular dysfunction after recent myocardial infarction：EMIAT. Lancet，1997，349：667 - 674.

20. Brodine WN. Tung RT，Lee JK. MADIT-II Research Group. Effects of beta-blockers on implantable cardioverter defibrillator therapy and survival in the patients with ischemic cardiomyopathy（from the Multicenter Automatic Defibrillator Implantation Trial-Ⅱ）. Am J Cardiol，2005，96：691 - 695.

21. Singh BS，Singh SN. Reda DJ，et al. Sotalol Amiodarone Atrial Fibrillation Efficacy Trial（SAFE_T）lnvestigators. Amiodarone versus sotalol for atrial fibrillation. N Engl J Med，2005，352：1861 - 1872.

第六十章　儿童埋藏式心律转复除颤器的临床应用

>>>>>> 曾少颖

心源性猝死（SCD）是发达国家的首要死亡原因[1]。在我国，心源性猝死的发生率约为 0.42/1 000，每年死亡总人数超过 50 万[1]。SCD 在 1～22 岁的人群中，发生率仅为其总病死率的 2.5%。大多数情况下 SCD 为快速的单形性室性心动过速发展成心室颤动导致，少数 SCD 始于多形性室速或心室颤动的直接作用。迄今尚无有效抗心律失常药物能预防 SCD，埋藏式心律转复除颤器（ICD）置入是预防 SCD 唯一的有效方法。SCD 的预防分一级预防和二级预防。一级预防的对象是虽未发生过心脏骤停，但系猝死高危人群。二级预防是针对已经发生过心脏骤停而抢救存活的患者，预防再次发生因恶性心律失常导致心脏骤停或猝死。SCD 二级预防研究如 AVID、CASH 和 CIDS 试验等均证实，ICD 可降低心律失常性病死率及总病死率。ICD 作为 SCD 二级预防的地位已被广泛地证实和认同。然而，据美国心脏病协会公布的统计资料显示，发生在院外的心脏骤停患者中，95% 在未达医院救治前便已死亡，只有极少数的心脏骤停幸存者可能获得二级预防的机会。因此，一级预防便显得非常重要。具有代表性的 SCD 一级预防研究如 MADIT、MUSTT 和 MADIT-Ⅱ 试验等也提示，ICD 可有效降低心律失常性病死率及总病死率[1]。目前欧美等发达国家已将 ICD 列为 SCD 一级预防的首选方法，我国目前 SCD 的预防仍主要以二级预防为主，一级预防开展较少。高危人群被确诊后通常需要置入

ICD 进行干预，但实际安装的人数非常少，其主要原因为：① 对 SCD 的一级预防的重要性认识不足，仅强调冠心病心肌梗死后的血运重建，忽视了心肌梗死后由于左心室重构引起的缺血性心肌病是 SCD 的高危因素，冠心病心肌梗死后总死亡人数的 50% 是死于 SCD；② ICD 价格昂贵；③ 医患沟通不足，对 ICD 的置入和治疗上的认识存在误区。根据卫生部网上注册资料（部队医院除外），2011 年我国置入 ICD 大约有 1 228 台，每百万人口 ICD 的置入量为 1 台，远低于欧洲每百万人口 ICD 置入量为 128 台的数据。ICD 置入在一级预防占 41.2%，在二级预防占 58.8%。以往绝大部分 SCD 的患儿因得不到有效的治疗而死亡，ICD 置入将是防治儿童 SCD 新的希望。

一、埋藏式心律转复除颤器置入的适应证

心律失常器械治疗指南于 1984 年首次发布，1991、1998 和 2002 年分别进行了更新和修订。随着人们对心律失常认识的不断深化、器械治疗技术的长足发展以及循证医学证据的丰富和积累，2008 年美国心脏病学院、美国心脏病协会和美国心律学会（ACC/AHA/HRS）再次对《2002 年置入性心脏起搏器和抗心律失常器械指南》进行更新和修订为《2008 年心脏节律异常装置治疗指南》。埋藏式心律转复除颤器置入的适应证为：

（一）Ⅰ类

（1）非可逆性原因引起的心室颤动或血流动力学不稳定的持续室性心动过速导致的心脏骤停（证据水平：A）。

（2）器质性心脏病的自发持续性室速，无论血流动力学是否稳定（证据水平：B）。

（3）原因不明的晕厥，在心电生理检查时能诱发有显著血流动力学改变的持续室速或室颤（证据水平：B）。

（4）心肌梗死所致左心室射血分数（LVEF）<0.35，且心肌梗死后 40 d 以上，心功能（NYHA 分级）Ⅱ或Ⅲ级（证据水平：A）。

（5）心功能Ⅱ或Ⅲ级，LVEF≤0.35 的非缺血性心肌病患者（证据水平：B）。

（6）心肌梗死所致 LVEF<0.30，且心肌梗死后 40 d 以上，心功能Ⅰ级（证据水平：A）。

（7）心肌梗死后非持续室速，LVEF<0.40，且心电生理检查能诱发出室颤或持续室速（证据水平：B）。

（二）Ⅱ类

（1）原因不明的晕厥，伴有显著左心室功能障碍的非缺血性扩张性心肌病（证据水平：C）。

（2）心室功能正常或接近正常的持续性室速（证据水平：C）。

（3）肥厚性心肌病，有 1 项以上的心脏性猝死主要危险因素（心脏骤停史、自发持续性室速、自发非持续性室速、SCD 家族史、晕厥、左心室厚度≥30 mm、运动时血压反应异常）（证据水平：C）。

（4）致心律失常性右心室发育不良/心肌病，有 1 项以上心脏性猝死主要危险因素（证据水平：C）。

（5）服用 β 受体阻滞剂期间发生晕厥和（或）室速的长 QT 综合征（证据水平：B）。

（6）在院外等待心脏移植的患者（证据水平：C）。

（7）有晕厥史的 Brugada 综合征患者（证据水平：C）。

（8）有明确室速记录但没有引起心脏骤停的 Brugada 综合征患者（证据水平：C）。

（9）儿茶酚胺敏感性室速，服用 β 受体阻滞剂后仍出现晕厥和（或）室速（证据水平：C）。

（10）心脏结节病、巨细胞性心肌炎或 Chagas 病（证据水平：C）。

二、SCD 高危人群的一级预防

（1）心肌梗死患者在内科血运重建术后 40 d 或心脏外科搭桥术后 6 个月，左心室功能不良（LVEF≤0.4），心功能Ⅱ/Ⅲ级（NYHA 分级），接受长期优化的药物治疗，预期良好存活≥1 年的患者。

（2）非缺血性心肌病患者，如 LVEF≤0.35，心功能Ⅱ/Ⅲ级，接受长期优化的药物治疗，预期良好存活≥1 年的患者。

SCD 高危人群如出现下列情况提示其具有更大的猝死风险：① 不明原因的晕厥；② 非持续性室速；③ LVEF≤0.3；④ 24 h 动态心电图每小时室性早搏>10 次。

三、儿童埋藏式心律转复除颤器的适应证和 SCD 高危人群的一级预防

在 ACC/AHA/NASPE 公布的《2008 年心脏节律异常装置治疗指南》和《SCD 高危人群的一级预防》中没有儿童和青少年部分，因此可以参考成人的指南，进行 SCD 的高危人群的一、二级预防。

四、适合儿童使用的 ICD

（1）电极导线直径细小、柔软、DF4 三合一、ICD 体积小：电极导线直径细小、柔软可以在右心房盘圈，预留充分的电极导线，并容易操作，方便电极导线固定于右室间隔，减小右心室穿孔的危险。另外，DF4 三合一、ICD 体积小，有利于 ICD 置入：① 置入腹部，减小在做左锁骨下穿刺口与左侧肋缘 ICD 囊袋之间的皮下隧道时造成过多的损伤和感染的机会；② 置入胸大肌下方，可以减小 ICD 囊袋的容积，避免过多的损伤和感染的机会。

（2）遥感测试：置入 ICD 的患儿均要使用抗心律失常的药物，远程随访使医生能够即时了解抗心律失常的药物是否能抑制室速的发生，及时调整药物，避免 ICD 过多的放电。

五、除颤电极导线、ICD 置入位置的选择

ICD 系统主要包括两个基本部分：脉冲发生器和识别心律失常并释放电能的电极导线系统。脉冲发生器主要包括电池、起搏与感知线路和电容器，其体积的大小主要取决于电容器和电池。ICD 工作方式有：单腔和双腔 ICD 以及 CRT - D（心室再同步心脏复律除颤器）。由于 ICD 心外膜电极在置入时损伤较大，使用较少。国内通常使用完全经静脉导线系统，它包括两种类型，即单线圈和双线圈。通常单线圈（右心室除颤线圈）放置在右心室，而双线圈的上腔静脉线圈放置在上腔静脉处。其作用主要是释放电能除颤，如果第 1 次电击不成功，则 ICD 系统会重新判断室性快速心律失常是否存在，如仍然存在，则再次充电并释放程控的电击能量进行除颤，一般可连续释放 3～6 次电击，直至除颤成功。目前临床上所有置入的 ICD 系统除了转复/除颤功能外，还具有抗心动过速起搏治疗及抗心动过缓起搏治疗，这些系统可以对 1 种或多种心律失常以不同的反应。

ICD 电极导线的置入基本上和普通起搏器一致，单线圈（右心室除颤线圈）放置在右心室，并在右心房盘圈预留部分电极，而双线圈的上腔静脉线圈放置在上腔静脉处。由于 ICD 的体积比普通起搏器要大得多，ICD 置入的位置要求比较高，体重多大才能置入到胸大肌、胸小肌之间的间隙，还是置入到患儿左肋缘腹直肌、腹斜肌之间的间隙，至今尚未有定论。置入到左肋缘腹直肌、腹斜肌之间与胸大肌、胸小肌之间的间隙 ICD 比较，除颤时除颤电流覆盖心脏的距离较远，并随着年龄增大、身高增长，距离会越来越远，直接影响到除颤的效果；且穿刺口至左肋缘的皮下电极导线容易出现磨损和故障率较高，因此在儿童尽可能把 ICD 置入在胸大肌、胸小肌之间的间隙，实在没办法只能置入到左肋缘腹直肌、腹斜肌之间的间隙。

儿童与成人置入 ICD 的位置不一样，选择单线圈导线还是双线圈导线不同，如果 ICD 是置入到左侧胸大肌、胸小肌之间的间隙，一般采用单线圈导线。因为与双线圈除颤导线相比，单线圈的优势主要表现在出现故障的概率及出现故障后的

处理方面。普通心脏起搏导线出现故障后，多可重新置入新的导线，旷置原导线。而 ICD 系统在导线出现故障后多需要拔除原导线，因为新旧除颤电极导线间（除颤线圈间）在心腔内的相互摩擦、干扰可能导致误放电等。ICD 导线较粗因而形成血栓可能性大，再次经左锁骨下静脉送入新 ICD 导线的机会少。尽管拔除导线经验不断增加，且器械也日益丰富，但 ICD 导线拔除依然是临床面临的很大难题。尤其是裸露的上腔静脉线圈，很容易与血管或心房内膜黏连导致拔出困难，而后者一旦发生破裂多会致命。相对于绝缘层，组织更容易侵入裸露在外表的金属线圈内是显而易见的事实。国内外研究表明：单线圈与双线圈除颤导线相比，在识别和治疗的安全性和有效性上是一致的，双线圈除颤导线并未给患者带来益处。鉴于儿童置入 ICD 后预期寿命很长，更应该选择单线圈除颤导线。但 ICD 置入在左肋缘腹直肌、腹斜肌之间的间隙，只能采用双线圈除颤导线，除颤时才能覆盖整个心脏。ICD 置入在左肋缘下和左侧胸前的患儿术后电击的成功率、全因病死率是否一致，国内外尚无这方面的报道。

六、ICD 置入术中注意的问题

（1）高度重视感知的测试：术中起搏分析仪双极方式测试的 R 波振幅一定要>8～10 mV（因程控仪实测数值通常要比起搏分析仪测试的数值低），否则易出现术后 ICD 误电击（误感知 T 波）。

（2）准备术中诱颤：一定要在术前贴上体外除颤电极片，以免在除颤阈值试验（DFF）测试中 ICD 不能成功电击复律后慌乱，污染手术视野。诱颤过程中要分工协作（心电监护、程控仪、患者情况监察等），统一安排并听从术者指挥。

（3）对于一级预防的 CRT - D 患儿，不宜进行 DFT 测试。

七、ICD 的无痛性治疗

ICD 的无痛性治疗又称 ATP 治疗，其通过 ICD 发放抗心动过速的快速起搏，即发放比心动过速心率更快的短阵快速起搏终止室速（包括快室速）的方法，这是现代 ICD 终止室速的最重要治

疗方法。抗心动过速的快速起搏方式有 4 种：① 猝发式 ATP 治疗（burst pacing）；② 扫描式 ATP 治疗（scanning bust pacing，scan）；③ 递减式起搏间期 ATP 治疗（ramp pacing）；④ 复合式 ATP 治疗（ramp＋pacing）。

ICD 能够有效地诊断和终止患者的室颤和室速，能够预防和降低猝死高危者的猝死率，但取得疗效的同时，也使 ICD 患者焦虑或抑郁症的发生率高达 25%～85%，而有明显症状者 15%～40%。这意味着在 ICD 有效预防猝死的同时，也影响患者的健康，明显降低患者的生活质量。为解决这一问题，必须最大限度地减少有痛性的电击治疗，最大限度地应用无痛性的 ATP 治疗。Pain FREE Rx Ⅱ 结果表明：ATP 终止快室速的有效率为 82%，降低了 ICD 电击率的 70%，同时室速加速的发生率仅 1.2%。

新的治疗理念使目前 ICD 室颤的设置心率的范围从过去＞200 bpm 而变为＞250 bpm，即心率 150～190 bpm 为一般性室速，190～250 bpm 为快室速，而室速心率＞250 bpm 时才属于需要高能电击治疗的室颤。将快室速编入室颤区，两者重叠在室颤区的优势是先将快室速诊断为室颤，进而再鉴别出快室速并先给予无痛性治疗，结果能够确保 ICD 不遗漏室颤诊断的基础上，又能给予不同的治疗。

下列 3 类患者不宜选择 ATP 治疗：① 非缺血性扩张型心肌病患者的室速。这些患者发生单形性持续性室速的概率低，多数与折返无关，因而 ATP 的疗效差，适宜首选电击治疗。② 频发的尖端扭转型室速。尖端扭转型室速属于多形性室速，多数无固定的折返环路，ATP 治疗难以终止之，应当首选电击治疗。③ LVEF＜30% 患者。Pain FREE Rx Ⅱ 的研究表明，ATP 治疗快室速成功率最强的预测因素为 EF 值，EF＜30% 时，其伴发的室速经 ATP 治疗的有效率为 52%，而 EF＞30% 患者的室速，ATP 治疗的有效率为 72%（$P=0.01$）。

八、单腔、双腔 ICD 的选择

单腔、双腔 ICD 的选择与儿童普通起搏器相同，单腔 ICD 只能提供 1 条心内电图的通道，双腔 ICD 能提供 2 条心内电图的通道，提高心律失常的识别能力，具有更多的治疗选择，减少不适当电击率，并为 ICD 放电提供更多的完整资料。由于儿童置入 ICD 者绝大部分不伴有房室传导阻滞，双腔 ICD 通过房室搜索滞后算法，可以鼓励自身房室传导使心室起搏最小化。而单腔 ICD 只能设置 VVI 的起搏模式，60 次/min，会增加心室起搏。因此在允许的条件下，儿童置入双腔 ICD 优于单腔。

九、ICD 置入后心律失常的药物治疗

随访研究显示，致命性室性心律失常的 2 年复发率为 30%～50%，置入 ICD 并不能预防室性心动过速/心室颤动的复发，而且还可能有致心律失常作用。近年的临床研究显示，ICD 反复多次电除颤，不但会导致患者躯体和精神的痛苦，降低患者的生活质量，还会使 ICD 置入患者的总体病死率增加。因此在置入 ICD 的患者合理使用抗心律失常药物，对减少室速发作的频率与持续时间，减少恰当电除颤，增加抗心动过速起搏治疗，预防和治疗室速/室颤电风暴，优化器械治疗，延长患儿生命，改善生活质量等方面有着重要意义。

目前研究认为有下列情况的患者应使用抗心律失常药物：① 因二级预防而置入 ICD；② 室速是主要心律失常；③ 最近 1 个月出现首次 ICD 治疗；④ 因心力衰竭或冠心病事件需住院治疗；⑤ LVEF＜0.25；⑥ 伴有可能引起不恰当电除颤的室上速或快心室率房扑/房颤的患者。对于 ICD 一级预防的患者具有下述情况时应及时加用抗心律失常药物：① 如合并心力衰竭、冠心病、心肌梗死的患者应尽早使用 β 受体阻滞剂；② 多次症状性室速后尽早使用抗心律失常药物治疗，或及时更换抗心律失常药物；③ 及时治疗能引起 ICD 不恰当电除颤和（或）可能诱发室速的室上性心动过速。对于 ICD 二级预防的患者，在 ICD 置入术后都必须尽早使用抗心律失常药物治疗。

对心源性猝死一级预防药物治疗中，胺碘酮的作用尚未有定论。但已有研究证实，β 受体阻滞剂能够降低心肌梗死后及慢性心衰患者的猝死发

生率和总病死率。在 SCD 二级预防药物治疗中，胺碘酮是首选。对先天性长 QT 综合征、儿茶酚胺依赖性多形性室速的患儿，β 受体阻滞剂可以减少突发心脏事件的发生，常与 ICD 联合使用。对于肥厚梗阻型心肌病患儿，胺碘酮加 β 受体阻滞剂可以减少室速/室颤的发生。索他洛尔是 Ⅲ 类抗心律失常药物，可显著减少室速的发生率，在 OPTIC 研究中发现其减少 ICD 电除颤的疗效可能优于单独使用 β 受体阻滞剂。但其可能出现的药物副反应（包括心动过缓、QT 间期延长、多形性室速等）大于 β 受体阻滞剂[3]，多用于法洛四联症纠治术后室速的治疗。多非利特对 ICD 置入后患者发生室速/室颤的治疗疗效与索他洛尔相似，但对 ICD 置入后患儿发生的房颤的治疗疗效优于索他洛尔[4]。Ⅳ 类抗心律失常药物维拉帕米等钙离子拮抗剂可用于减少由于快心室率房扑/房颤引起的不恰当电除颤，与 β 受体阻滞剂联合使用，减少短配对间期室性早搏诱发的多形性室速[5]。洋地黄制剂也是一种抗心律失常药物，但多个临床研究显示地高辛可能对 ICD 置入患儿的生存率有不利影响，需谨慎使用。

电风暴是指由各种病因导致的 24 h 内反复发作 2 次以上的室速、室颤，是 ICD 置入后的急性心律失常事件。电风暴包括单形性室速、多形性室速与室颤，抗心律失常药物可有效协助控制电风暴发作及减少复发。多数病例治疗时首选药物为 β 受体阻滞剂，次选为胺碘酮、索他洛尔，β 受体阻滞剂可与胺碘酮联合使用。另有部分患儿使用利多卡因也有一定效果。长期预防时可口服胺碘酮，射频消融可作为辅助治疗手段以减少电风暴。心力衰竭患儿服用利尿剂，需定期检查电解质，避免电解质紊乱引起严重的恶性心律失常。

十、ICD 随访

ICD 置入后，根据不同患儿和状况应作相应的程控，这样可使 ICD 治疗达到准确、及时和高效节能的目的，充分发挥其抗心律失常作用。

（一）随访目的

（1）了解 ICD 置入后症状是否改善。

（2）了解 ICD 的工作状况及识别功能，有无

ICD 相关的并发症，包括感染、血肿、血管内血栓、电极导线折断与脱位、局部漏电、误感知与失感知、肺栓塞、除颤及起搏的阈值变化、错误治疗与治疗失败等。

（3）及时处理 ICD 故障及合理调整相应的参数。

（4）患儿对 ICD 治疗是否适应及对患者和家属的教育。

（二）随访时间

ICD 置入后应每 3～6 个月随访 1 次。放电不适、放电无效或反复放电者应及时来医院检查。在电池能量接近耗竭时，ICD 的随访应更频繁。

（三）随访程序

（1）病史询问及体格检查：除了询问电击、心慌、先兆晕厥/晕厥、治疗方案的变化（主要指抗心律失常药物）以及心力衰竭、心肌缺血症状的好转与恶化等，还应特别注意有无感染及心内膜炎的症状。在早期随访时，应注意检查囊袋处的皮肤，观察囊袋周围处皮肤的质地、有无红肿、渗液和破溃。

（2）精神卫生教育和心理治疗对于置入 ICD 的患儿十分重要，使患儿从心理上了解症状，尤其是已发生电击的患儿，情绪越是紧张，越容易诱发电风暴。

（3）查询 ICD 的存储资料：既可以了解既往的参数设置，又能获得近期的心律失常事件资料、ICD 治疗效果、电池能量消耗状况和电极导线功能是否正常，便于及时调整参数。随访时应注意患儿的心功能和用药情况。

（4）电池能量的评估：绝大部分 ICD 可显示电池电压和（或）充电时间。不同的生产厂家提供不同的参考数值。

（5）电极导线的评估：在院外 ICD 随访时，应记录起搏阈值、R 波振幅、起搏阻抗和实时心电图。临床最常见的故障是电极导线移位，它可导致起搏阈值、R 波振幅和（或）导线阻抗的改变。在单腔 ICD 置入时，心内膜起搏阈值通常 <1.5 V，脉宽 0.5 毫秒。置入术后起搏阈值可有急性上升，然后回落到置入时的阈值。心内膜起搏的阈值在急性期以后一段时间稳定在 0.5～2.0 V。置入 6

个月以后,阈值的升高应高度重视。R 波振幅是一相对值,理论上这个数值越大越好,置入术时 R 波振幅至少≥5 mV。R 波振幅＜5 mV 但非常稳定尚可接受,只要能准确识别诱发的室颤。检测起搏阻抗也很有帮助,正常值通常在 300～1 200 Ω,如果 R 波振幅和(或)起搏阈值明显变化,尽管阻抗在正常范围,仍应考虑导线故障。

(6) 心电图和识别信号标记:应同步记录窦性节律或其他任何节律时的心电图和识别信号标记。基础状态时心内电图图形的跟踪记录并与心动过速事件记录对比是很重要的。信号标记应正确识别 QRS 波、识别 T 波过度感知以及将起搏波形误感知为室性异位心律。如果 ICD 放电而患者事先没有相应的症状或仅可疑为心动过速,应引起高度重视。

(7) 除颤参数的评估:ICD 的除颤参数在院外随访时不易评估。如果近期有除颤事件,则应有除颤阻抗的记录。阻抗正常值的变异在 20～80 Ω 之间。阻抗值显著升高则提示电极明显脱位或微脱位。在确定阻抗有明显变化后,应同时检测导线的其他参数,如起搏阈值、R 波振幅和起搏阻抗。一旦可疑,应作 X 线胸片及除颤阈值的测试。

(8) 双腔起搏及除颤系统除了上述的参数评估外,临床医生应特别注意阅读心电图以确认导线电极之间的交叉感知。

(9) 再程控:当 ICD 所有参数和记录资料查询完毕并分析后,应将有关资料记录到计算机光盘中或打印出来存入患者档案,以作为将来的参照。然后清除记录器以便重新记录。最后根据需要,重新程控相应的诊断及治疗参数,且在关机前确认并打印。

(10) X 线胸片:在出院前必须常规拍摄 X 线胸片,以便记录电极导线和脉冲发生器位置、排除气胸和血胸、检查导线的完整性。如果怀疑导线断裂时应常规拍摄胸片。在阅读胸片时应特别注意锁骨与第一肋骨交接处及导线固定于胸壁的部分。胸片对于检查导线折断、移位、电极板起皱、导线断裂等是很好的方法。另外,怀疑右心室除颤电极导线预留不够时,应及时拍胸片。

(四) 置入性心脏电器械(IECD)远程监测系统的应用

ICD 自 1985 年正式应用于临床以来,挽救了无数因恶性室性心律失常危及生命的患者,如何能及时高效地了解患者病情及置入式心脏电子装置的工作状态就变得日益重要。ICD 患者病情大多较重,随时有发生恶性心律失常的可能,因而准确地监测患者的心律失常事件十分重要。但门诊随访受患者经济、地域以及病情等多重因素的影响,随访率较低。IECD 远程监测系统由于可最大限度地进行实时监测,通过网络报警,避免电极断裂或绝缘层破损、ERI、起搏输出不足等的潜在危险,保证随访率也确保患者的安全。由于部分儿童因各种原因忽视 ICD 电击的事件,没有及时调整 ICD 参数和药物用量,故 ICD 运程监测系统的应用,尤其适合儿童。我科自 2013 年起通过运程监测系统及时调整药物和 ICD 参数,大幅度减少不良事件的发生率。

另外,由于网络系统可以有效传输高分辨腔内心电图,通过 IEGM 分析事件的发生和治疗情况,鉴别误识别和误治疗,有的放矢地调整 ICD 的参数设置。

十一、完全皮下置入型心脏复律除颤器(S-ICD)

传统的置入型心脏转复除颤器(ICD)需要经静脉置入心内电极,存在一些围手术期或晚期的电极相关并发症,如感染性心内膜炎、静脉血栓、气胸、血胸、心脏穿孔、心包填塞、电极断裂等,降低了患者的生活质量。完全皮下置入型心脏复律除颤器(subcutaneous implantable cardioverter-defibrillators,S-ICD)无需置入心内电极,简化了手术过程,避免传统 ICD 电极相关并发症,可准确发现并成功转复快速性室性心律失常发作。

S-ICD 系统包括 1 个 SQ-RX 脉冲发生器,1 根 Q-TRAK 聚碳酸酯聚氨酯三极导线和 1 个 Q-TECH 程控装置。脉冲发生器大小约 78×65×15 mm,重 145 g,使用寿命约 5 年。置于胸部左外侧第 6 肋水平腋前线和腋中线之间的皮下组织囊袋中(图 60-1)。导线长 45 cm,与胸骨中

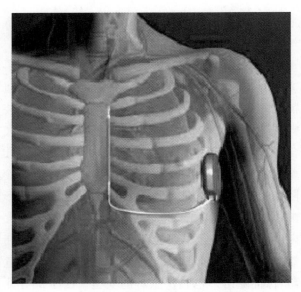

图 60 - 1　皮下置入型心脏复律除颤器放置部位

线左缘平行，两端各有一个低电压高阻抗的感知电极，分别位于剑突和胸骨柄水平，中间是 1 个 8 cm 的高压放电线圈。导线自第 6 肋水平行至左侧腋前线与脉冲发生器相连。程控装置用于监测和记录电池状态、心律失常事件、电击治疗过程和放电后起搏情况等。2 个感知电极和脉冲发生器组成 3 个检测向量，记录心脏电活动。置入后，S - ICD 自动选择合适的检测向量，结合心率、QRS 波形态和宽度储存正常窦性心率模板，建立条件识别区，融合特征提取技术，以区分室上性和室性心动过速，避免误放电。程控后通过 T 波波形分析、R/T 比值扫描等去除 QRS 双重计数、T 波过度感知和肌肉噪声信号，以确保正确识别。电容器充电后、放电治疗前，系统会进行再次确认心律失常，避免对非持续性室速放电。置入过程中的检测功率为 65 J，置入完成后放电功率固定为 80 J。系统至多可连续放电 5 次，1 次电击不成功则自动改变极性再次放电。电击结束后 3.5 秒若检测不到心电信号则启动临时起搏，以 200 mA 的双向脉冲经胸起搏 30 秒，使心率达到 50 次/min。

与传统 ICD 相比，S - ICD 显示出独特的优势：① 置入过程简单，无须在 X 线引导下放置导联，只须在体表标志下确定置入位置，不需任何血管操作，且在必要时易于拆除装置；② 可以克服与静脉导线系统相关的并发症，如心脏或血管损伤、栓塞、感染（败血症或心内膜炎）、气胸、血胸、三尖瓣反流、心包填塞、心脏穿孔等，同时减少了静脉电极脱落、断裂和其他机械因素导致取出原电极或重新放置的并发症风险（如血管、瓣膜、心肌撕裂，致命性出血和死亡）；③ 术后恢复快，基本不限制手臂活动；④ 无须导管辅助置入导线，不会形成腔道，电极导线粗，活动性小，更为坚固，不易断裂；⑤ 基于形态学的分析方法使 S - ICD 在心律失常检测方面表现出更高的特异性和敏感性[3]，可正确识别心外信号和无须放电治疗的心律失常，减少误放电；⑥ 电极位置和导线张力不受心脏搏动影响，身体运动和体位等引起的机械张力改变小。

但是基于自身的特点，S - ICD 也存在不足：① 装置较大，不适合幼儿、年轻女性和较瘦的患者，不但影响美观，还增加了局部不适、皮肤损伤和感染的风险，装置过重还可能导致移位，造成误放电或除颤阈值改变；② 没有永久性起搏功能，在抗缓慢性心律失常方面不能取代传统 ICD，且不适于严重心功能不全存在心脏再同步化治疗指征的患者；③ 没有抗心律失常起搏作用，不适于反复发作的单形性室速和心率<170 次/min 的室速；④ 可能识别肌电位引起误放电，降低生活质量，需要通过系统升级和程控来解决；⑤ 由于 S - ICD 位于胸腔外，因此除颤阈值高，需要大容量的电池以支持 80 J 的输出电压（传统 ICD 为 40 J）；⑥ 尽管目前尚无相关报道，但多次放电的累积损伤可能引起皮下组织瘢痕和纤维化，严重时影响后续放电治疗的效果。

参 考 文 献

1. Nademanee K，Veerakul G，Chandanamattha P，et al. Prevention of ventricular fibrillation episodes in Brugada syndrome by catheter ablation over the anterior right ventricular outflow tract epicardium，Circulation，2011，123(12)：1270 - 1279.

2. 曾少颖.经静脉置入 ICD 治疗低体重的儿童先天性心

脏病术后室性心动过速一例. 医学探索 Clinic 门诊（心血管领域），2013，12：137－141.

3. Hohnloser SH，Dorian P，Roberts R，et al. Effect of amiodarone and sotalol on ventricular defibrillation threshold：the optimal pharmacological therapy in cardioverter defibrillator patients（OPTIC）trial. Circulation，2006，114：104－109.

4. Piotrowicz K，Noyes K，Lyness JM，et al. Physical functioning and mental well-being in association with health outcome in patients enrolled in the Multicenter Automatic Defibrillator Implantation Trial Ⅱ. Eur Heart J，2007，28：601－607.

5. Poole JE，Johnson GW，Hellkamp AS，et al. Prognostic importance of defibrillator shocks in patients with heart failure. N Engl J Med，2008，359：1009－1017.

大多数抗心律失常药物问世的时候,人们对心律失常的机制,尤其是分子基因机制了解得不清楚,不全面。临床上抗心律失常药物的效果在个体间差异很大,从有效到无效,甚至发生药物诱发的心律失常。近年来,随着对心律失常易感性发生的分子机制及基因机制研究的发展,我们对已有的或正在研发的和未来可能发明的抗心律失常药物有了新的期待,即以机制为基础治疗心律失常[1]。1998 年 Nattel 在对离子通道病研究得最热烈的时代,首先提出了"抗心律失常药物的将来会怎样?"的挑战性问题[2],他认为分子电生理可以达到高选择性,特异地阻断相应的离子通道,犹如对阵发性室上速进行导管射频消融,比长期使用抗广谱心律失常药物更有效更安全。

一、基因点突变与遗传性心律失常

遗传性心律失常主要指单基因位点突变引起的,遵从孟德尔遗传定律遗传至后代的心律失常疾病。基因学研究证实,目前有 4 种蛋白的编码基因发生点突变会引起心律失常:① 肌球蛋白(sarcomeric),该蛋白编码基因的突变主要导致肥厚性心肌病;② 细胞骨架蛋白(cytoskeletal),主要致扩张性心肌病;③ 桥粒蛋白(desmosomal),主要引起致心律失常右心室心肌病;④ 离子通道蛋白,引起各种离子通道病,如长 QT 综合征、Brugada 综合征、短 QT 综合征、儿茶酚胺敏感性室速及心房纤颤。

二、基因多态性与心律失常易感性

基因多态性是指人群中不同个体间基因核苷酸序列的差异,主要包括 3 个方面:① DNA 片段长度多态性;② DNA 重复序列多态性;③ 单核甘酸多态性(single nucleotide ploymorphisms,SNP)。其中单核苷酸多态性为最多见,占 90% 左右。单核甘酸多态性指在染色体 DNA 序列中某个位点上单个核苷酸变异性,根据变异的单个核苷酸的位置,分为编码区 SNPs(coding-region SNPs,cSNPs)、基因周边 SNPs(perigenic SNPs,pSNPs)和基因间 SNPs(intergenic SNPs)。最有意义的 SNPs 为 cSNPs,有同义(synonymous cSNPs)及非同义 cSNPs(non-synonymous cSNPs)。SNPs 由于涉及单个碱基的转换(transition)或颠换(transversion),或者由单个碱基的插入(insertion)或缺失(deletion)引起,故本身并不直接致病,只是轻度甚至不影响编码蛋白的功能,但可以影响其他突变基因的致病性,从而增加个体对疾病的易感性及影响个体对药物治疗的敏感性,且这种对疾病的易感性是可遗传的。

与心律失常相关的基因多态性主要有离子通道蛋白相关的 SNP 和非离子通道蛋白相关的 SNP[3]。表 61-1 列出目前已发现的与心律失常相关的基因多态性。其中最主要的是离子通道蛋白编码基因的多态性,与 LQT 综合征相关的 SNP 共有 19 个,其中 KCNQ1 基因 7 个,HERG 基因

6个,*SCN5A* 基因4个,*KCNE1* 基因2个。心脏钾离子通道基因现发现49种多态性,相当一部分与房颤,特别是孤立性房颤及家族性房颤相关,而后者发病常常较早。另有一些位置的基因多态性,如 *KCNE2 - T8A* 本身不直接致病,但增加患者服用磺胺类药物后 QT 间期增长、尖端扭转型室速发生的易感性[4]。细胞连接蛋白 Cx40 基因 *GJA5* 的启动子区 rs10465885 的 SNP 虽然不直接编码蛋白,但位于重要的调控区,在转录区的起始部,影响基因转录[5],增加房颤发生的风险。

表 61 - 1　遗传性心律失常相关的基因多态性

基　因	编码蛋白	多态性位点	所在区域	相关疾病
SCN5A	Nav1.5,α	H558R	编码区	LQT3/Brugada
SCN1B	Nav1.5,β1	W179X	编码区	Brugada
GJA5	Cx40	rs10465885	启动子区	AF
KCNE1	Mink,β	rs1805128	编码区	LQT5
KCNQ1	Kv7.1,α	rs1057128	编码区	LQT1
KCNH2	Kv11.1,α	rs1805123	编码区	LQT2
ACE	ACE	287bpD/I	内含子	AF
ADRB1	β1 - AR	G398R	编码区	AF
AGT	AGT	M235T	编码区	AF
KCNE4	Mink4,β4	E145D	编码区	AF

表 61 - 1 修改自姚艳,浦介麟《基因多态性与心律失常》,中国心脏起搏与心电生理杂志,2008(02):97 - 100.

尽管目前尚无建立在基因分析基础上的研究显示基因多态性与心律失常的治疗效果之间的直接联系,但仍有征象表明基因多态性影响心律失常的治疗效果。以房颤为例,目前标准化治疗方法是,房颤患者在抗凝的同时首先使用抗心律失常药物治疗达到心律控制(rhythm control),心律控制失败的患者再行心导管射频消融,射频失败的患者靠药物达到心率控制(rate control)。个体间治疗方法的多样性及治疗效果的多样性差异提示了个体间基因的异质性。其中值得一提的是,染色体 4q25 位点有 SNP 的房颤患者的药物治疗效果、电复律的效果及导管消融治疗效果与该位点没有 SNP 的房颤患者均有差异[6-8]。

血管紧张素Ⅰ转换酶(ACE)基因位于染色体 17q23,由 26 个外显子和 25 个内含子组成,268bp 插入(I)或缺失(D)组成 ACE I/I、ACE I/D、ACE D/D 3 种等位基因组合,已经发现 ACE 多态性与心肌梗死后心脏猝死、肥厚性心脏病室性心律失常相关。Borgman 等于 2011 年研究 ACE 的多态性与术后交界性异位性心动过速(junctional ectopic tachycardia,JET)的相关性。JET 是复杂先天性心脏病术后最常见的心律失常,也是治疗效果个体差别最大的心律失常之一。JET 最常见于法洛四联症纠治术及涉及房室结和 His 束附近的手术后,发生率变异性大,即使同一种疾病各中心间的发生率也不同,据估计在 1%～50%。Borgman 等报道在 174 例先心病术后患儿中 21% 发生 JET。在基因型为 ACE D/D 的患儿中,31% 的患儿发生了 JET,而在 ACE I/D 和 ACE I/I 的患儿中,JET 发生率仅为 16%,两者有显著性差异($P=0.02$)。同时,多因素回归分析显示基因型 ACE D/D 与术后 JET 的发生呈正相关[9]。Smith 等在后续的研究中发现,在 ACE I/D 和 ACE D/D 的患者中先天性心脏病术后心律失常的发生高达 60%,围手术期使用 ACEI,术后心律失常的发生率降低(47%),ACE I/I 基因型患者心律失常的发生率降低 5 倍。Smith 等由此认为 ACEI 的抗心律失常作用是建立在基因型的基础上[10]。通过以上研究,在先天性心脏病围手术期的治疗方案制定及风险评估时,基因多样性作为独立因素应当引起重视。

目前对于心律失常的基因研究中,LQTS 是最重要的疾病之一。LQTS 包括遗传性和获得性两大类,单基因突变是目前先天性 LQTS 的发病机制。药物是获得性 LQTS 发作的重要因素之一,目前研究结果表明与基因多样性有关[11]。

Thomas 等对 901 例 LQTS 患者进行研究,发现 3 种 NOS1AP – SNPs (rs4657139、rs16847548、rs10494366),结果发现等位基因为 rs4657139 及 rs16847548 与 QTc 延长有关;而 rs4657139 和 rs10494366 与心脏事件(室性心律失常、心源性猝死)发生率增高有关。NOS1AP 基因的多态性与胺碘酮或索他洛尔诱发的 QT 间期延长及由此产生的室性心动过速相关[12]。这是第 1 次在大样本的 LQTS 患者中获得的基因水平危险因素,有助于评估 LQTS 治疗中个体间的用药风险及选择个体化的用药方案。在 GWAS 研究的基础上,Duchatelet 等研究 21 个影响健康人群 QTc 的 SNPs 和 4 个与肾上腺素反应相关的 SNPs,他们发现 KCNQ1 rs2074238T 等位基因与心脏事件及短 QTc 间期显著相关[13]。这提示了该基因多态性可作为 LQT 心脏事件发生的等级化风险评估的重要标准。

三、诱导多能干细胞(iPS cells)与抗心律失常药物的个体化选择

iPS 细胞是指在已分化的体细胞或胚胎细胞中利用病毒载体引入 4 个转录因子(比如 Oct4、Sox2、Klf4 和 c – Myc),使其重新编程而得到的类似胚胎干细胞的一种细胞类型。该细胞在形态、基因和蛋白表达、表观遗传修饰状态、细胞倍增能力、类胚体和畸形瘤生成能力及分化能力等方面都与胚胎干细胞相似。日本学者山中伸弥及英国学者戈登于 2007 年报道了这一技术,并因此获得 2012 年诺贝尔生理学或医学奖[14,15]。

早期 iPS 技术的目的在于以人造的心肌组织取代受损的心肌细胞,但由于通过转基因技术"生产"心肌细胞的安全性目前尚无明确论证,使这其尚不能应用于临床。目前 iPS 来源的心肌细胞(iPS derived cardiomyocyte, iPS – CM)在生物医学上的应用主要在心脏病药物的研发。心律失常方面,iPS – CM 可用于研究遗传性心律失常心肌细胞模型的建立,如 LQT 细胞模型、儿茶酚胺敏感性室速模型的建立,并在此基础上探索可能的特异性的药物治疗。以 CPVT 的治疗为例,Jung

在从 S406L RyR2 突变的 CPVT 患者体细胞中获得的 iPS – CM 证实了 Dantrolene 可消除延迟后除极现象,防止 CPVT 触发,这一发现为 Dantrolene 用于人类 CPVT 的治疗提供了有力证据[16]。

iPS 为临床治疗提供的另一种可能性是筛查抗心律失常药物的安全性。目前抗心律失常药物的包括致心律失常作用在内的毒副反应或不良反应的数据主要来源于健康志愿者,而药物应用的对象是某种已知疾病的患者。通过 iPS – CM 可获得在某疾病患者人群中该药物的基因相关参数,对该药物的安全性进行筛查,将向心脏病的"个体化治疗"迈出一大步[17]。

利用 iPS – CM 对抗心律失常的筛查的方法是对疾病模型的 iPS – CM 或患者体细胞来源的 iPS – CM 在用药前后通过进行微电生理(细胞电生理)检测,以发现有无药物致心律失常作用的特征(proarrhythmia marker)。目前的检测方法主要有 4 种:① 人工膜片钳检测(细胞内心电记录),包括电压钳及电流钳,这是抗心律失常药物对心肌细胞作用的最经典的方法;② 自动膜片钳检测;③ 细胞外心电记录;④ 多相微电生理分析[17]。

iPS 技术作为近年来最重要的技术革命,为心律失常的研究和治疗,尤其是为遗传性心律失常的治疗及抗心律失常药物的筛查绘制了各种蓝图。它的优点在于个体化,只需患者少量的体细胞,经转录为具诱导分化能力的干细胞,再分化为心肌细胞,从而达到不需心肌活检即可获得该患者"自身来源的"心肌细胞,用于检测抗心律失常药物对患者"自身"是否有效、是否安全、有无致心律失常作用(如动作电位平台期延长)等副反应。从这个角度看,iPS 在可能精简药物开发流程的同时,还将帮助我们获得更安全的药物和更个体化的医疗。与此同时,个体化也正是 iPS 系统最大的缺陷,iPS 来源的细胞模型的所有数据仅仅是该患者的"个人数据",考虑到细胞模型的复杂性和基因的多样性,大量的科学验证必不可少。

参 考 文 献

1. Roden DM. Personalized medicine to treat arrhythmias. Curr Opin Pharmacol，2014，15C：61 - 67.

2. Guerra PG，et al. Is there a future for antiarrhythmic drug therapy? Drugs，1998，56：767 - 781.

3. 姚艳，浦介麟. 基因多态性与心律失常。中国心脏起搏与心电生理杂志，2008(02)：97 - 100.

4. Sesti F，et al. A common polymorphism associated with antibiotic-induced cardiac arrhythmia. PNDS，2000，97：10613 - 10618.

5. 周琪，张萍，张海澄等. Connexin40 基因多态性与心房颤动的相关性研究. 临床心电学杂志，2008，3.

6. Husser D，et al. Chromosome 4q25 variants and atrial fibrillation recurrence after catheter ablation. J Am Coll Cardiol，2010，55：747 - 53.

7. Shoemaker BM，et al. Common atrial fibrillation risk alleles at 4q25 predict recurrence after catheter-based atrial fibrillation ablation. Heart Rhythm，2013，10：394 - 400.

8. Parvez B，et al. Common genetic polymorphisms at 4q25 locus predicts predicts atrial fibrillation after successful cardioversion. Heart Rhythm. http：//dx. doi. org/10. 1016/j. hrthm. 2013.

9. Borgman KY，et al. A genetic contribution to risk for postoperative junctional ectopic tachycardia in children undergoing surgery for congenital heart disease. Heart Rhythm，2011，8：1900 - 1904.

10. Smith AH，et al. A common angiotensin - converting enzyme polymorphism and preoperative angiotensin-converting enzyme inhibition modify risk of tachyarrhythmias after congenital heart surgery. Heart Rhythm，2014，11：637 - 643.

11. Nishio Y，et al. D85N，a KCNE1 polymorphism，is a disease-causing gene variant in long QT syndrome. J Am Coll Cardiol，2009，54：812 - 819.

12. Tomas M，et al. Polymorphisms in the NOS1AP gene modulate QT interval duration and risk of arrhythmias in the long QT syndrome. J Am Coll Cardiol，2010，55：2745 - 2752.

13. Duchatelet S，et al. Identification of a KCNQ1 polymorphism acting as a protective modifier against arrhythmic risk in long-QT syndrome. Circ Cardiovasc Genet，2013，6：354 - 361.

14. Yu J.，et al. Induced pluripotent stem cell lines derived from human somatic cells. Science，2007，318：1917 - 1920.

15. Takahashi K，et al. Induction of pluripotent stem cells from adult human fibroblasts by defined factors. Cell，2007，131：861 - 872.

16. Jung CB，et al. Dantrolene rescues arrhythmogenic RYR2 defect in a patient-specific stem cell model of catecholaminergic polymorphic ventricular tachycardia. EMBO Mol Med，2012，4：180 - 191.

17. Kraushaar U，et al. Cardiac safety pharmacology：from human ether-a-gogo related gene channel block towards induced pluripotent stem cell based disease models. Expert Opin. Drug Saf，2012，11：285 - 298.

第六十二章　儿童心源性猝死

>>>>>> 翁德璋

心源性猝死(SCD)是指急性症状发作后 1 h 内发生的以意识突然丧失为特征的心源性自然死亡。已存在的基础心脏病可能知道或不知道,但是死亡发生的时间和形式是意外的。

在发达国家 SCD 是最常见的死亡形式之一。据估计,在美国每年发生 SCD 人数在 18 万~45 万之间,占总死亡人数的 7%~18%[1],欧洲的 SCD 年发生率相似。SCD 多发生在老年缺血性心脏病患者中,相对而言,在儿童较少见。但是儿童或青少年发生 SCD,因其不可预测性,对家庭的打击是非常大的。

本综述将回顾近期 SCD 的流行病学、发生机制、危险因素及不同诱发条件研究进展。同时将讨论青年人中 SCD 筛选策略及降低风险的措施。

一、儿童心源性猝死的流行病学

尽管 SCD 在儿童中的发生率不高,但在各个国家 SCD 长期都是公共卫生中的主要问题,因为一部分 SCD 的病因是可以治疗和预防的,如先天性心脏病、结构性心脏病、遗传性心律失常等。遗传因素在心源性猝死研究中被予以重要关注。迄今几乎没有儿科 SCD 的前瞻性流行病学调查,据文献资料,儿童 SCD 年发生率预估为 1.3~4.6/10 万人[2,3]。由于种族、医疗水平、研究方法甚至 SCD 定义的差异,SCD 发生率在不同国家有相当大的差异。

在过去 5 年里,对不同地区儿童及青少年的猝死(SD)及心跳骤停(SCA)有一些研究报道。虽然这些研究并不是专门对心源性死亡进行研究,研究对象也不是特定对 18 岁以下的人群,但这些文献仍为儿童心源性猝死提供了新的重要数据。

2009 年,Papadakis 等报道了英格兰及威尔士地区的青年人群中 SCD 的发生情况[4]。他们分析了 2002~2005 年间国家统计数据中的死亡原因,发现在 1~34 岁组的人群中,平均每年心源性死亡人数在 419 人(约每年 1.8/10 万人)。研究表明,年龄越高心源性猝死发生率越高,30 岁以上的人群心源性猝死的风险为≤10 岁人群组的 10 倍。

2009 年,Chugh 等报道美国俄勒冈突发意外死亡研究[5],这是一个关于儿科心脏骤停的社区研究。研究的社区总人口为 66 万人,3 年内儿童心脏骤停的发生率为每年 1.7/10 万人。研究表明儿科患者中心源性心跳骤停发生率非常低,仅有 4 例(包括 2 名婴儿)确诊有明确的心脏病因,且均为结构性先天性心脏病。但由于没有进行死后基因检测,不能除外非结构性心脏病,如遗传性离子通道疾病等。

Ilina 等根据医院尸检资料研究儿童意外猝死被遗漏的结构性心脏病病因[6],20 年间的 2 011 份报告中,共发现 103 例引起猝死病因,包括心肌炎(35.9%)、左心发育不全综合征(18.4%)、扩张型心肌病(16.5%)、冠状动脉异常(5.8%)及主动脉缩窄(4.9%)。

2012 年,Myer 等报道美国华盛顿州金县 30 年回顾 35 岁以下儿童及成人心脏骤停发生率及相关的心血管病因[7]。有 361 例院外心脏骤停，心脏骤停的总发生率为每年 2.28/10 万人。研究显示，在存活和非存活者中原发性心电疾病及心肌病是心脏骤停最常见的 2 种病因。

2014 年，Pilmer 等发表了 2005～2009 年加拿大安大略省 1～19 岁儿童及青少年的心源性猝死的研究结果[8]，共发现 116 人死于心源性猝死，年发生率约为 0.78/10 万人。心源性猝死年发生率最高是在 1～2 岁及 2～3 岁组，分别为 3.14/10 万及 2.28/10 万人，48% 患者中发现结构性心脏病。结构性心脏病比例在 >10 岁组为 65%，高于 <5 岁组（17%）。随年龄增长，心脏结构正常或假定心律失常综合征的发病率降低。

Risgarrd 等（2014 年）对丹麦全国 1～49 岁人群进行心源性猝死调查[9]，总的心源性猝死年发生率为 8.6/10 万人，2～18 岁范围的 9 个年龄亚组心源性猝死的年发生率则在（0～1.7）/10 万人。

二、儿童心源性猝死的原因

在成人中 80% SCD 都是由于冠心病引起，10%～15% 与心肌病相关。而在年轻人中，先天性心脏病、原发性心律失常、心肌病则是重要的原因。有些研究中心源性猝死也包括因心血管病因如肺栓塞引起的死亡。青年人心源性猝死病因见表 62-1。

表 62-1 儿童心源性猝死的原因

先天性心脏病或其术后状态	心律失常	心肌病	获得性心脏病
主动脉缩窄	完全性传导阻滞：先天性或获得性	肥厚型心肌病	心肌炎
主动脉瓣狭窄	Wolff-Parkinson-White 综合征	扩张型心肌病	川崎病伴冠状动脉瘤
先天性冠状动脉畸形	特发性室颤	限制型心肌病	特发性肺动脉高压
艾森曼格综合征	基因相关的心律失常综合征： 　长 Q-T 综合征 　短 Q-T 综合征	致心律失常性右心室发育不良	马方综合征或主动脉病引起的主动脉夹层
法洛四联症及其术后状态	儿茶酚胺敏感性多形性室性心动过速	左心室心肌致密化不全	心震荡
大动脉转位及 Mustard/Senning 术后	Brugada 综合征		

（一）先天性心脏病与心源性猝死

2002 年 Dancea 对婴儿猝死心脏病理改变进行了报道[10]。尸检结果显示先天性心脏病占所有 82 例婴儿猝死中的半数，先天性心脏病包括间隔缺损（16 例）、左心肌梗死阻性病变（13 例）、发绀性心脏病（8 例）和血管畸形（7 例）如冠状动脉畸形、脑血管及主动脉-肺血管畸形及血管环。

婴儿期以后因先天性心脏病而发生的猝死的并不常见。Pilmer 等（2014 年）报道儿童及青少年人群的心源性猝死研究中[8]仅发现 3 例先天性心脏病（2.6%），其中 2 例左冠状动脉畸形，1 例主动脉二叶瓣。在大年龄组，先天性心脏病常常已经纠治或已被确诊，而确诊有助于早发现患者的症状表现，因此即使发生死亡，不会归为猝死或者意外死亡。

成人主动脉瓣狭窄的致病率和致死率都很高。

然而先天性主动脉瓣狭窄儿童很少猝死。在 2009 年 Ten Harkel 等报道 245 例先天性主动脉瓣狭窄，仅有 1 例 18 岁的患者发生猝死，该病例在球囊扩张后出现严重的主动脉瓣关闭不全，所以严格意义上讲，该患者不是死于主动脉瓣狭窄，而是死于主动脉瓣关闭不全。

根据 2014 年报道，在美国先天性冠状动脉起源于乏氏窦异常部位是青年运动员猝死第 2 个最常见的原因。Angelini 等（2002 年）在成人中发现冠状动脉开口异常（ACO）（开口于对侧冠状动脉窦）的发生率为 1.07%。然而在儿童中通过超声心动图检查发现 ACO 的发生率很低。据 Davis 报道在 2 388 名患儿中仅发现 4 例[11]。虽然右冠状动脉起源于左冠窦比左冠状动脉起源于右冠窦发生率高 4 倍，但后者是因剧烈运动引起猝死的最常见原因。

先天性冠状动脉起源异常（CCAA）并不都引起症状，猝死常常是其首发表现。Basso 等研究 27 个过程中或运动初期死于 CCAA 运动员（平均年龄 16 ± 6 岁）的临床资料，其中 23 例为异常左冠状动脉，仅 4 例为异常右冠状动脉。15 例（55%）在猝死之前没有临床表现，其余 12 例有前期劳力性症状，包括晕厥（4 例）、胸痛（5 例）。

ACO 可以外科纠治。因此所有有劳力性胸痛或（和）晕厥的运动员都应该行心脏彩超检查及运动负荷测试，如果有适应证需行冠脉血管造影或 CT 血管造影。对于有 CCAA 高度可能性的患者在外科手术前应严格禁止所有的竞技性体育运动。

在婴儿期未被诊断的先天性心脏病仍然是心源性猝死最重要的原因，此类心源性猝死的风险取决于当地卫生系统的效率及家长对症状的认识水平。2013 年美国 1 项小样本的新生儿严重先心病研究中发现 12 例病例，其中 9 例病例为主动脉弓缩窄，2 例因休克送急诊科，幸运的是他们都获救了。

在先天性心脏病术后的患者中，大多数心源性猝死与复杂的心脏畸形有关，如法洛四联症、大动脉转位 Senning/Mustard 术后、单心室 Fontan 术后。大多数心源性猝死发生在成长期 18 岁以后患者，少见于儿童时期。少数儿童心源性猝死发生在姑息性术后，例如肺动脉闭锁患者分流术后发生分流阻塞。单纯先天性心脏病如室间隔缺损、房间隔缺损外科手术后远期预后非常好。在没有严重的残余肺动脉高压或未纠正的术后心脏传导阻滞的情况下，几乎没有心源性猝死发生的报道。

（二）心肌病与心源性猝死

儿童有各种心肌病，除肥厚性心肌病外，心源性猝死在各种特定的心肌病中的发生率尚不明确。

1. 肥厚型心肌病 肥厚型心肌病（HCM）是以不可解释的左心室肥厚为特征，人群筛查发生率为 1：500，是运动员中发生心源性猝死最常见的原因之一。

最近，美国（Colan 等，2007 年）和澳大利亚（Nugent 等，2005 年）的研究表明 1 岁以上的 HCM 患儿的年病死率为 1%～1.5%[12,13]。心源性猝死的风险在儿童期和成人期并不一致。1 项

瑞典的研究表明，8～16 岁年龄段为心源性猝死的高风险期，病死率为 7.2%，16 岁后病死率降至约 1.7%。

儿科 HCM 病例中 SCD 发生的危险因素包括[14-16]：

（1）晕厥[24]。

（2）非持续性室性心动过速[25]。

（3）左心室高度肥厚的证据：① 超声心动图：左心室壁厚 > 2 cm[24] 或者左心室壁最大厚度超过该年龄段上限的 190%[26]。② 心电图：肢导联电压总和 > 10 mV[16]。

（4）活动耐量受限：没有左心室肥厚（LVH）的 HCM 患者卒中风险很低。在英国-瑞典联合多中心儿童 HCM 研究中，HCM 不伴显著的 LVH 的患者中没有发现 SCD[26]。正常心电图往往伴于不严重的表型及乐观的预后。

尽管数十年的分子生物学研究，由于基因型及表型的异质性，肌节蛋白基因变异和 HCM 临床预后之间的相关性尚无定论。因此，通过明确特定的突变来预测 SCD 发生的风险非常困难。偶有报道与 SCD 相关的特殊基因突变。然而，因为大多数突变都是新的或者是某一家族特有的，常规的基因检测对估测预后的价值并不高。

预防 SCD 是儿童 HCM 患者最重要的治疗目的。以下是减少 SCD 的措施[17,18]：

（1）限制体力活动：HCM 是青年运动员心源性猝死的最普遍的原因之一。因此，HCM 患者无论年龄、左心室肥厚程度及是否有左心室流出道梗阻均不应参加高强度的对抗性运动。

（2）药物治疗：目前尚无确切证据证实药物治疗是否有助于预防 SCD。β 受体阻滞剂可用于有症状的 HCM 病例，也可用于左心室流出道梗阻病例。在 1999 年儿科小样本的研究中，大剂量 β 受体阻滞剂可以改善 HCM 存活率。在儿童 HCM 研究中，没有证明胺碘酮有益于预防 SCD 的作用。现在的指南中不推荐应用胺碘酮。

（3）手术治疗左心室流出道梗阻：外科心肌切除术通常被推荐用于经药物治疗仍有症状的左心室流出道梗阻患者。尽管手术病死率和并发症很低，但是手术是否能够降低病死率和 SCD 存疑。1

项儿科病例研究（Hickey 等，2012 年）显示经成功心肌切除术病例的临床转归与非梗阻性 HCM 患儿类似[19]。最近 McLeod 等研究了心肌切除术对于安装埋藏式心脏复律除颤器（ICD）的 HCM 患者的影响，他们发现与未行手术者相比，接受心肌切除术的患者 ICD 放电明显减少，这提示手术后可能引起 SCD 的室性心律失常明显减少。

（4）安装埋藏式心脏复律除颤器：ICD 推荐用于曾经有心脏骤停的 HCM 患者的二级预防。有 ICD 的患者有高频率的适当放电，故而有可能高效地预防 SCD。但是，ICD 在儿童和成年患者中作为一级预防仍存在争议。儿科病例 ICD 置入有更多的并发症，如导丝断裂、血管堵塞、不恰当的放电、心理影响等。至今，ICD 作为 HCM 患者一级预防的指征尚不能确立。

2. 扩张型心肌病　扩张型心肌病（DCM）的特征是室壁厚度正常的左心室扩大，同时伴有收缩功能障碍，可伴或不伴右心室的累及。与成人患者相反，儿童通常由于充血性心力衰竭死亡，SCD 并不常见。Dimas 等[20] 在 2009 年报道在特发性 DCM 患儿中 SCD 是罕见事件。在平均随访时间为 6.2 年的 86 个患者中，累积生存率为 40%，只有 1 起 SCD 事件。

如果患者曾有心脏骤停的病史，ICD 则是一个合理的选择。与 HCM 类似，ICD 作为 DCM 的一级预防并不明确。大型多中心的研究[21]（1 803 例）总结儿科 DCM 发生率与 SCD 的危险因素，5 年的 SCD 发生率（包括部分不明原因的死亡）为 3%。危险因素有诊断年龄小于 14.3 岁、左心室收缩末期内径的 $Z > 2.6$ 及左心室后壁厚度和舒张末期内径的比值小于 0.14。该种危险分级的敏感性为 86%。如果患者符合这些标准，安装 ICD 作为一级预防。ICD 是否对有高危因素的患儿有益目前不清楚，因为心脏骤停可能是由于突发的心肌泵衰竭，而非由于室性心律失常。评估是否推荐 ICD 尚需安装 ICD 后提高生存率的证据。

3. 限制型心肌病　限制型心肌病（RCM）在儿童中非常罕见，但是预后差。Hayashi 等[22] 的研究显示 12 例患儿的临床特征，4 例猝死，3 例死于右心衰竭。1、2 和 3 年的存活率分别为 78%、52%

和 26%。最近的儿科心肌病研究[23] 显示 152 例儿童 RCM 中死亡 29 例，其中有 6 例死于 SCD。ICD 用于 RCM 治疗目前尚不明确。由于极高的病死率，心脏移植可能是提高生存率和预防 SCD 的最佳治疗。

4. 致心律失常性右心室发育不良（ARVD）　ARVD 是一组桥粒复合体遗传性疾病。少数患者是由于非桥粒蛋白突变引起。ARVD 的特征是正常右心室心肌被纤维脂肪组织替代，导致右心室收缩障碍和右心室扩大。可能只影响右心室或双室都受累。患儿和年轻患者心衰少见，以心悸和昏厥为主。由于非典型的疾病特征和表现的多样性，ARVD 的临床诊断通常是困难的。年轻患者有心悸、昏厥、频繁的室性早搏和非持续性的室性心动过速，ARVD 应当列为鉴别诊断。

ARVD 的 SCD 与室性心律失常的发生率有关。Wang 等[24] 在 2010 年报道 14 例中国 ARVD 患儿中有 8 例有室性心律失常。对于频繁和有症状的室性心律失常推荐使用抗心律失常药物治疗和消融术。尽管药物和消融术可以减少室性心动过速，但没有证据显示这些治疗减少 SCD。目前 ICD 只被证明是对于快速性室性心动过速或心室颤动的抢救生命治疗。

近来心律失常的风险分级已被提出。最高的风险因素有男性、心前区有 ≥3 个导联 T 波倒置及室性早搏 >700/24 h。ICD 被推荐在中级和高级危险患者用于预防 SCD。

在意大利 ARVD 是年轻人和运动员 SCD 的主要原因。多数 ARVD 的突然死亡发生在运动中。运动员若被临床诊断为 ARVD，则不能参加竞技性体育运动。

（三）心肌炎与猝死

心肌炎可能通过发展为心律失常或急性心衰而导致猝死。在几乎所有的心源性猝死研究中，心肌炎都是猝死的原因。报道的发病率由于研究对象的不同和研究方法的不同而不同。2014 年 Risgaard 等报道丹麦全国心脏猝死研究中有 5 例心肌炎（1～35 岁），占心源性猝死的 4.3%[9]。2009 年 Maron 等报道在 8～39 岁的美国年轻运动员心源性猝死中心肌炎占 6%[25]。最近在挪威和爱尔兰的年轻人（15～35 岁）心源性猝死研究中，心肌炎的比例分别为 9％和 27％[26,27]。

婴儿猝死综合征研究提示急性心肌炎可能[28]。婴儿猝死综合征病例尸检发现心肌中 T 细胞、巨噬细胞数明显增多，出现局灶性坏死和病毒蛋白。由于心源性猝死的风险，运动员患急性心肌炎不应当参加运动。要根据疾病的严重性和左心室功能评估，在急性期恢复后至少 6～12 个月开始训练。

（四）原发性心律失常与心源性猝死

1. Wolff‑Parkinson‑White 综合征[29-31] 心电图的 WPW 表现相对较多，1 000 人中有 2～4 人。但是，最近在台湾 423 166 个小学与中学生的调查中发生率为 0.067％。

猝死可以是 WPW 综合征的首发表现。威胁生命事件的年发生率为 0.1％。最近针对无症状的 WPW 综合征的荟萃分析显示 2 900 例病例在年随访中有 5 例心源性猝死，估算心源性猝死风险为每年 1.93/1 000。

猝死的机制可能为心房颤动伴非常快的心室率，继而导致室颤引起。猝死的危险因素为在电生理检查能诱导出室上性心动过速、心房颤动或快速心房起搏时最短的预激 RR 间期（SPERRI）≤0.25 秒。预测心源性猝死低风险的因素为间歇性预激和在运动试验中预激突然消失。现在的指南不推荐常规电生理检查用于无症状心电图 WPW 表现患者的危险分级。2012 年 PACES/HRS 专家组共识认为：在无症状的年轻患者中，当无创检查不能明确预激突然消失时，经食管内或心脏内电生理检查用于评估心房颤动的 SPERRI 是合理的。同时也推荐消融用于年轻患者心房颤动时 SPERRI≤0.25 秒预防心源性猝死。然而，决定导管消融时，手术的风险要进行评估。

运动员伴室上性心动过速和 WPW 综合征发生心源性猝死的风险比普通人更高。因此，对于运动员推荐电生理检查和导管消融的指征要放宽。比如欧洲心脏病学会推荐所有合并 WPW 的运动员要进行详尽的风险评估，包括电生理检查。

2. 长 QT 综合征[29-31] 先天性长 QT 综合征（LQTS）是心脏结构正常儿童和年轻人猝死的重要原因。这是研究最多的离子通道病，临床表现和基因型都被用于风险评估。

LQTS 是家族性遗传病，发生于 1/（2 500～3 500）人。它是由于心肌离子通道突变造成，后者导致室性除极异常，从而表现为延长的 QT 间期。现在有 Na^+、K^+ 和 Ca^{2+} 通道的 13 个基因突变与 LQTS 有关。90％的患者为 LQT1、LQT2 和 LQT3，10％的患者中没有发现基因突变。

尽管矫正的 QT 间期（QTc）通常在 LQTS 患者中是延长的，但是 15％～25％的患者有正常或临界的 QTc，这使得临床诊断变得困难。如果可行，对高度怀疑患者应进行基因检测，从而避免漏诊这种有潜在致命性但可治愈的疾病。

LQTS 呈现的临床表现常为晕厥，是由于多形性室性心动过速引起的。在 LQT1 患者中晕厥通常发生在运动或情绪激动时。LQT2 患者对吵闹的声音刺激敏感。LQT3 患者的症状可能在睡觉和休息时出现。

LQTS 的主要药物治疗是 β 受体阻滞剂，在多数患者中可防止严重症状和猝死。在 LQT3 患者中，如果在药物试验中 QTc 可以缩短，可加用美西律。如果药物治疗后仍有症状，应当考虑左心交感神经切除术和 ICD 置入。不管何种基因型，所有的 LQTS 患者应当避免任何延长 QT 间期的心脏或非心脏药物。

心血管事件风险可以通过下面相互关联的因素来预测：

（1）QT 间期：通常较长的 QT 间期代表较高的心源性猝死风险。在 LQTS 的男孩中，QTc≥0.5 秒的致死或濒死事件的风险升高近 3 倍。但对于女孩来说，QTc≥0.5 秒与较短 QTc 在事件风险方面无差别。正常 QT 间期的 LQTS 患者的风险明显低于 QT 间期延长者。但是，他们的风险比正常的家族成员高 10 倍[33]。

（2）年龄：在婴儿期有症状的 LQTS 患儿往往伴严重的 QT 延长，他们在以后有更高的累积事件发生率[34]。

（3）性别：男性在儿童时期有较高风险。男性在儿童时期威胁生命的事件发生率比女性高，前者为 5％，后者为 1％[32]。男孩比女孩在体育活动中更活跃,这可能是性别依赖的危险因素的原因。也有可能,女孩有一些修饰基因起到保护作用。从青少年到20岁,性别在风险上没有差别。

(4) LQTS基因型:LQTS的基因型有助于预测心血管事件和猝死。LQT1与较短的QT间期、较低的累积心血管事件发生率(30%)和较低的心脏骤停和猝死发生率(0.3%/年)相关,而LQT2和LQT3分别为46%,每年0.6%和42%,每年0.56%[35]。获知LQTS的亚型还可以更准确地预测心血管事件。比如,LQT1的影响跨膜区基因突变和错义突变比C端和非错义突变有更高的心血管事件风险。

LQT1或LQT5纯合子型的Jervell and Lange - Nielsen综合征和Timothy综合征(LQT8)是2种最致命的LQTS。Jervell and Lange - Nielsen综合征与耳聋相关。Timothy综合征有并指、特殊的颅面特征、精神发育迟滞和免疫缺陷。

更复杂的基因型如复合体杂合子/双基因遗传经常导致更长的QT间期和更高的心血管事件风险。

(5) 反复的晕厥:反复的晕厥,特别是近期发生时,与以后心源性猝死风险明显增高相关[32]。

总之,LQTS有不同的表型和心源性猝死风险。基于以上提到的风险因素,基因型和临床型为指导的风险分级近来被推荐。这可以作为循证实践指南指导LQTS的处理。

3. 儿茶酚胺敏感性多形性室速(CVPT) CPVT是高度恶性的致心律失常疾病,特点为在无结构性心脏病情况下,由运动及情绪激动诱发多形性室性心动过速。这是遗传性心脏离子通道病。引起CPVT最常见的基因突变是编码肌质网上钙离子通道的Ryanodine受体基因(*RYR2*)发生突变。小部分CPVT的病例是由于编码肌集钙蛋白心脏异构体的*CASQ2*基因发生突变而致。高达40%的病例基因检测呈阴性结果。

CPVT有非常高的病死率,在20岁以下未经治疗的病例中病死率高达50%。CPVT非常少见,缺乏大样本的研究结果,无法评估其危险因素。在目前已报道的最大的病例组研究中,诊断时年龄较小及有心脏骤停史往往提示心血管事件及突发

心脏骤停[36]。

CPVT患者均应该避免激烈体育运动,接受β受体阻滞剂治疗。然而约30%的患者即使接受β受体阻滞剂仍然会有心律失常及晕厥的发生。近期研究显示氟卡尼能有效地抑制室性心动过速的发生[37]。在药物治疗下仍有症状的患者应考虑行左心交感神经切除术。考虑到无论ICD适合放电或不适合放电,均可诱发CPVT患者的电风暴,所以ICD仅用于其他治疗方法均无效的病例。

4. Brugada综合征 BrS是一种遗传性致心律失常综合征,其特点为特殊的心电图异常:V1～V3导联的拱形ST段抬高伴完全性或不完全性右束支传导阻滞和T波倒置。这些典型变化分类为Ⅰ型BrS心电图改变。在BrS的基因突变中,*SCN5A*是最常见的,但在所有BrS病例中仅占30%。BrS患者发生SCD的风险非常高。在无结构性心脏病情况下约20%的心源性猝死为BrS所致[38]。BrS患者心源性猝死多发生在安静及睡眠时。

心电图变化及临床表现与年龄有关。BrS常发生在40余岁的男性,表现为晕厥及多形性室速。在儿科病例BrS很少见。在日本成年人中Ⅰ型BrS心电图改变发生率约为12/10 000。然而,其1项学龄儿童心电图筛查(2005年)中,21 944个年轻学生中仅1例有典型Ⅰ型BrS心电图表现[39]。

预测心脏事件及猝死风险相当困难。在30例儿童BrS的多中心研究中,发热是最重要的心律失常事件的诱发因素[40]。同时已有症状者及呈现Ⅰ型BrS心电图表现者心律失常事件发生风险也比较高。

已有报道发热、高钾血症、低钾血症、高钙血症、酒精或可卡因中毒、某些药物(如钠通道阻滞剂、三环类抗抑郁药、迷走神经兴奋剂、α-肾上腺素能受体激动剂和β受体阻滞剂等)可加剧BrS心电图表现。在无症状BrS或BrS心电图表现患者,应注意处理发热及避免使用诱发BrS的药物。

目前尚未发现可预防BrS室性心动过速发生的有效药物。仅在一部分病例报道中奎尼丁可预防室速发生,但尚无大样本证据支持。唯一有效预防BrS患者心源性猝死的方法是ICD置入。

5. 短 QT 综合征 SQTS 是少见的与 SCD 相关的遗传性心律失常。其电生理机制为心肌复极化的缩短，从而诱发心房和心室心动过速。除表现为短 QT 间期外，大部分病例心电图还表现有高、尖、窄的 T 波。在大部分报道病例中 QTc 低于 0.34～0.36 秒。目前已证实几种基因突变与 SQTS 相关，包括钾离子通道蛋白的功能获得性突变及心脏钙离子通道的功能丧失性突变。

最近对 SQTS 婴儿的研究提示在所有的年龄组中，SQTS 在婴儿阶段的病死率最高[41]。部分病例心脏骤停为首发症状，常常有 SCD 家族史。心房纤颤及室上性心律失常在 SQTS 病例（包括儿科患者）中发生率很高[42]。

药物治疗方面，建议使用奎尼丁以中和 SQTS 患者的短 QT 间期[43]。对于年轻的 SQTS 患者，奎尼丁的效果尚需进一步研究。

三、年轻人心源性猝死的预防

预防心源性猝死最佳的方法是针对原因进行特殊的治疗，特别是心源性猝死复苏后生还者。例如对主动脉缩窄及严重的主动脉瓣狭窄进行早期外科纠治可以消除突然恶化的风险。WPW 综合征可用经导管射频消融旁道根治。先天性及获得性的完全性房室传导阻滞可置入起搏器治疗。有些药物治疗并不能纠正疾病机制，如β受体阻滞剂用于治疗 LQTS 及 CPVT，但可控制恶性心律失常发作。如果药物治疗无法控制症状，应该考虑其他的治疗方法，例如左心交感神经切除术、ICD 置入术等降低心源性猝死的风险。避免触发心源性猝死同样非常重要，因为有些病因不能被纠治。某些严重的先天性心脏病、心肌病及心律失常患者要限制运动。对 LQTS 及 Brs 患者要避免使用引起 QT 间期增长的药物。

对每个心源性猝死幸存者都必须进行彻底检查心脏病因。结构性心脏病中可通过超声心动图及其他影像技术进行诊断。而没有结构性心脏病的幸存者确诊相对困难，比如原发性心律失常。医生需要详细地询问病史，包括突然晕倒等症状发生的诱因及条件，用药史，有无心悸及晕厥。家族史中有无心源性猝死，有无青年期不明原因的死亡，

不明原因的晕厥及抽搐等，甚至需要询问是否有可疑的溺水及交通事故。心电图可显示房室传导阻滞、QT 间期异常、BrS 类型改变及 WPW 综合征的预激波。在心电图诊断不能明确时，应检查 Holter 及运动试验。Holter 可能会错过阵发性心律失常（甚至是重复 Holter 检查）。这种情况下需考虑心电事件记录器，外置式连续记录仪或置入式连续记录仪检查。有些情况药物激发试验是有用的，如怀疑 BrS 时使用 Flecainide 或 Ajamaline，怀疑 CPVT 时肾上腺素试验。

如果考虑遗传性心律失常，应实施基因检测以确定特异性基因突变。可以根据突变基因诊断采取特殊的治疗以替代经验治疗。例如，β受体阻滞剂通常用于所有的 LQTS 病例，然而，如果明确为 LQT3 的诊断，则可在使用β受体阻滞剂的基础上加用美西律。LQT1 和 LQT2 患者的运动限制较 LQT3 患者重要，因为 LQT3 患者常常在静止时出现症状。检测基因突变也使家族筛查更可靠，因为某些家族遗传病的临床表现并不显著。通过基因检测发现受影响的家族成员，可以在家族中进一步预防心源性猝死。

在心源性猝死的非幸存者中，包括婴儿猝死综合征的死亡者，需要详尽的病史采集及系统的尸检来发现死因。现在也推荐对无法通过尸检明确死亡原因的死亡患者可采用验尸后基因检测[41,42]。明确死者家族中是否有可能的遗传性疾病，从而达到预防家族中再发生心源性猝死。如果死因仍不可明确，可建议对死者家族成员及近亲进行进一步的心脏检查和基因检测[46]。

四、年轻人心源性猝死风险筛查

在世界范围内，活产新生儿中先天性心脏病的发生率是（6～8）/1 000。有先天性心脏缺陷可能是危重的，被漏诊可能是婴儿期死亡的原因之一。对于某些在新生儿期可能表现不明显的严重先天性心脏病可被作为筛查工具的经皮脉氧饱和度检查发现。最近美国的 1 项成本效益分析中显示严重先天性心脏病的脉氧筛查具有很高的性价比。尽管先天性心脏病发生率大致相同，各个国家的医疗卫生花费区别很大。在采纳 1 种筛选方案之前，

应该根据自己国家的国情进行性价比分析。

LQTS是婴儿猝死综合征和年轻人猝死的重要原因。临床诊断依赖于心电图发现长的QT间期。在新生儿时期进行心电图筛查可发现一部分LQTS病例。2006年,在意大利Quaglini等报道这种心电图筛查具有高性价比[47]。Zupancic等则指出在筛查程序中,性价比只是其中1个考虑的因素,其他需考虑的因素还有临床准确性、医生资源及父母焦虑。2010年的调查显示,大多数儿科心脏科医生对新生儿心电图筛查持怀疑态度[48]。

体育运动与年轻人心源性猝死风险增加有关。

因此,对运动员进行预先筛查以发现其潜在的心脏病可以减少运动及竞技中的心源性死亡。在意大利,所有的运动员除了解个人史、家族史和进行体格检查,还必须进行心电图检查。资料显示,完善的筛查制度可减少运动中猝死发生。

在美国,推荐的预先筛查中不包括心电图检查。尽管如此,美国运动员发生心源性猝死与意大利运动员并无明显差异。故在运动员中普遍进行心电图筛查仍然值得商榷。在美国心电图检查及报告的费用及由于心电图检查假阳性结果导致性价比并不理想。

参 考 文 献

1. Kong MH, Fonarow GC, Peterson ED, et al. Systematic review of the incidence of sudden cardiac death in the United States. J Am Coll Cardiol, 2011, 57: 794-801.
2. Driscoll DJ, Edwards WD. Sudden unexpected death in children and adolescents. J Am Coll Cardiol, 1985, 5: 118B-121B.
3. Neuspiel DR, Kuller LH. Sudden and unexpected natural death in childhood and adolescence. JAMA, 1985, 254: 1321-1325.
4. Papadakis M, Sharma S, Cox S, et al. The magnitude of sudden cardiac death in the young: a death certificate-based review in England and Wales. Europace, 2009, 11: 1353-1358.
5. Chugh SS, Reinier K, Balaji S, et al. Population-based analysis of sudden death in children: The Oregon Sudden Unexpected Death Study. Heart Rhythm, 2009, 6: 1618-1622.
6. Ilina MV, Kepron CA, Taylor GP, et al. Undiagnosed Heart Disease Leading to Sudden Unexpected Death in Childhood: A Retrospective Study. Pediatrics, 2011, 128: e513-e520.
7. Meyer L, Stubbs B, Fahrenbruch C, et al. Incidence, Causes, and Survival Trends From Cardiovascular-Related Sudden Cardiac Arrest in Children and Young Adults 0 to 35 Years of Age: A 30-Year Review. Circulation, 2012, 126: 1363-1372.
8. Pilmer CM, Kirsh JA, Hildebrandt D, et al. Sudden cardiac death in children and adolescents between 1 and 19 years of age. Heart Rhythm, 2014, 11: 239-245.
9. Risgaard B, Winkel BG, Jabbari R, et al. Burden of Sudden Cardiac Death in Persons Aged 1 to 49 Years: Nationwide Study in Denmark. Circ Arrhythm Electrophysiol, 2014, 7: 205-211.
10. Dancea A, Côté A, Rohlicek C, et al. Cardiac pathology in sudden unexpected infant death. J Pediatr, 2002, 141: 336-42.
11. Davis JA, Cecchin F, Jones TK, et al. Major coronary artery anomalies in a pediatric population: incidence and clinical importance. J Am Coll Cardiol, 2001, 37: 593-597.
12. Colan SD, Lipshultz SE, Lowe AM, et al. Epidemiology and cause-specific outcome of hypertrophic cardiomyopathy in children: findings from the Pediatric Cardiomyopathy Registry. Circulation, 2007, 115: 773-781.
13. Nugent AW, Daubeney PE, Chondros P, et al. Clinical features and outcomes of childhood hypertrophic cardiomyopathy: results from a national population based study. Circulation, 2005, 112: 1332-1338.
14. Ostman-Smith I, Wettrell G, Keeton B, et al. Age- and gender-specific mortality rates in childhood hypertrophic cardiomyopathy. Eur Heart J, 2008, 29: 1160-1167.
15. Moak JP, Leifer ES, Tripodi D, et al. Long-term follow-up of children and adolescents diagnosed with hypertrophic cardiomyopathy: risk factors for adverse arrhythmic events. Pediatr Cardiol, 2011, 32: 1096-1105.
16. Ostman-Smith I, Wettrell G, Keeton B, et al. Echocardiographic and electrocardiographic identification of those children with hypertrophic

cardiomyopathy who should be considered at high-risk of dying suddenly. Cardiol Young, 2005, 15: 632 - 642.

17. Maron BJ, Maron MS. Hypertrophic cardiomyopathy. Lancet, 2013, 381: 242 - 255.

18. Gersh BJ, Maron BJ, Bonow RO, et al. 2011 ACCF/AHA guideline for the diagnosis and treatment of hypertrophic cardiomyopathy: executive summary: a report of the American College of Cardiology Foundation/American Heart Association Task Force on Practice Guidelines. Circulation, 2011, 124: 2761 - 2796.

19. Hickey EJ, McCrindle BW, Larsen SH, et al. Hypertrophic cardiomyopathy in childhood: disease natural history, impact of obstruction, and its influence on survival. Ann Thorac Surg, 2012, 93: 840 - 848.

20. Dimas VV, Denfield SW, Friedman RA, et al. Frequency of cardiac death in children with idiopathic dilated cardiomyopathy. Am J Cardiol, 2009, 104: 1574 - 1577.

21. Pahl E, Sleeper LA, Canter CE, et al. Incidence of and risk factors for sudden cardiac death in children with dilated cardiomyopathy: a report from the Pediatric Cardiomyopathy Registry. J Am Coll Cardiol, 2012, 59: 607 - 615.

22. Hayashi T, Tsuda E, Kurosaki K, et al. Electrocardiographic and clinical characteristics of idiopathic restrictive cardiomyopathy in children. Circ J, 2007, 71: 1534 - 1539.

23. Webber SA, Lipshultz SE, Sleeper LA, et al. Outcomes of restrictive cardiomyopathy in childhood and the influence of phenotype: a report from the Pediatric Cardiomyopathy Registry. Circulation, 2012, 126: 1237 - 1244.

24. Wang SS, Zhang ZW, Xu YM, et al. Diagnosis and treatment of arrhythmogenic right ventricular cardiomyopathy in children. Zhongguo Dang Dai Er Ke Za Zhi, 2010, 12: 165 - 168.

25. Maron BJ, Doerer JJ, Haas TS, et al. Sudden deaths in young competitive athletes: analysis of 1866 deaths in the UnitedStates, 1980 - 2006. Circulation, 2009, 119: 1085 - 1092.

26. Solberg EE, Gjertsen F, Haugstad E, et al. Sudden death in sports among young adults in Norway. Eur J Cardiovasc Prev Rehabil, 2010, 17: 337 - 341.

27. Margey R, Roy A, Tobin S, et al. Sudden cardiac death in 14 - to 35 - year olds in Ireland from 2005 to 2007: a retrospective registry. Europace, 2011, 13: 1411 - 1418.

28. Dettmeyer R, Baasner A, Schlamann M, et al. Role of virus-induced myocardial affections in sudden infant death syndrome: a prospective postmortem study. Pediatr Res, 2004, 55: 947 - 952.

29. Obeyesekere MN, Leong-Sit P, Massel D, et al. Risk of arrhythmia and sudden death in patients with asymptomatic preexcitation: a meta-analysis. Circulation, 2012, 125(19): 2308 - 2315.

30. Cohen MI, Triedman JK, Cannon BC, et al. PACES/HRS expert consensus statement on the management of the asymptomatic young patient with a Wolff-Parkinson-White (WPW, ventricular preexcitation) electrocardiographic pattern: developed in partnership between the Pediatric and Congenital Electrophysiology Society (PACES) and the Heart Rhythm Society (HRS). Heart Rhythm, 2012, 9: 1006 - 1024.

31. Corrado D, Pelliccia A, Bjørnstad HH, et al. Cardiovascular pre-participation screening of young competitive athletes for prevention of sudden death: proposal for a common European protocol. Consensus Statement of the Study Group of Sport Cardiology of the Working Group of Cardiac Rehabilitation and Exercise Physiology and the Working Group of Myocardial and Pericardial Diseases of the European Society of Cardiology. Eur Heart J, 2005, 26: 516 - 524.

32. Schwartz PJ, Stramba-Badiale M, Crotti L, et al. Prevalence of the congenital long-QT syndrome. Circulation, 2009, 120: 1761 - 1767.

33. Vincent GM, Timothy KW, Leppert M, et al. The spectrum of symptoms and QT intervals in carriers of the gene for the long-QT syndrome. New Engl J Med, 1992, 327: 846 - 852.

34. Goldenberg I, Moss AJ, Peterson DR, et al. Risk Factors for Aborted Cardiac Arrest and Sudden Cardiac Death in Children With the Congenital Long-QT Syndrome. Circulation, 2008, 117: 2184 - 2191.

35. Goldenberg I, Horr S, Moss AJ, et al. Risk for lifethreatening cardiac events in patients with genotype-confirmed long-QT syndrome and normal-range corrected QT intervals. J Am Coll Cardiol, 2011, 57: 51 - 59.

36. Spazzolini C, Mullally J, Moss AJ, et al. Clinical implications for patients with long QT syndrome who experience a cardiac event during infancy. J Am Coll Cardiol, 2009, 54: 832 - 837.

37. Priori SG, Schwartz PJ, Napolitano C, et al. Risk stratification in the long-QT syndrome. N Engl J

Med，2003，348：1866 - 1874.

38. Hayashi M，Denjoy I，Extramiana F，et al. Incidence and risk factors of arrhythmic events in catecholaminergic polymorphic ventricular tachycardia. Circulation，2009，119(18)：2426 - 2634.

39. van der Werf C，Kannankeril PJ，Sacher F，et al. Flecainide Therapy Reduces Exercise-Induced Ventricular Arrhythmias in Patients With Catecholaminergic Polymorphic Ventricular Tachycardia. J Am Coll Cardiol，2011，57：2244 - 2254.

40. Benito B，Brugada J，Brugada R，et al. Brugada syndrome. Rev Esp Cardiol，2009，62：1297 - 1315.

41. Oe H，Takagi M，Tanaka A，et al. Prevalence and clinical course of juveniles with Brugada-type ECG in Japanese population. PACE，2005，28：549 - 554.

42. Probst V，Denjoy I，Meregalli PG，et al. Clinical Aspects and Prognosis of Brugada Syndrome in Children. Circulation，2007，115：2042 - 2048.

43. Mazzanti A，Kanthan A，Monteforte N，et al. Novel insight into the natural history of short QT syndrome. J Am Coll Cardiol，2014，63：1300 - 1308.

44. Villafañe J，Atallah J，Gollob MH，et al. Long-term follow-up of a pediatric cohort with short QT syndrome. J Am Coll Cardiol，2013，61（11）：1183 - 1191.

45. Schimpf R，Borggrefe M，Wolpert C. Clinical and molecular genetics of the short QT syndrome. Curr Opin Cardiol，2008，23：192 - 198.

46. Tester DJ，Ackerman MJ. The Molecular Autopsy：Should the Evaluation Continue After the Funeral？Pediatr Cardiol，2012，33：461 - 470.

47. Basso C，Carturan E，Pilichou K，et al. Sudden cardiac death with normal heart：molecular autopsy. Cardiovasc Pathol，2010，19(6)：321 - 325.

48. van der Werf C，Hofman N，Tan HL，et al. Diagnostic yield in sudden unexplained death and aborted cardiac arrest in the young：The experience of a tertiary referral center in The Netherlands. Heart Rhythm，2010，7：1383 - 1389.

49. Quaglini S，Rognoni C，Spazzolini C，et al. Cost-effectiveness of neonatal ECG screening for the long QT syndrome. Eur Heart J，2006，27(15)：1824 - 1832.

50. Chang RK，Rodriguez S，Gurvitz MZ. Electrocardiogram screening of infants for long QT syndrome：survey of pediatric cardiologists in North America. Journal of Electrocardiology，2010，43：4 - 7.

（吴近近　翻译）

第五部分

川 崎 病

第六十三章　川崎病冠状动脉损伤机制及防治

>>>>>> 高　放　易岂建

川崎病（Kawasaki disease，KD）又称皮肤黏膜淋巴结综合征（mucocutaneous lymphnode syndrome，MCLS），是1967年由日本川崎富作等医生首先报道[1]。全世界均有发病，其中亚洲发病率最高，多为5岁以下儿童发病[3]。研究发现，日本发病率最高，其次是韩国、中国台湾地区[4]。主要临床表现为发热，口唇皲裂，双眼球结合膜充血，全身多形性皮疹，颈部淋巴结肿大，指、趾端硬肿蜕皮，肛周发红、蜕皮等[3]。重要的并发症是冠状动脉损伤（CAL），包括冠状动脉扩张、狭窄，冠状动脉瘤的形成，甚至发生心肌梗死[5]。大剂量的静脉丙种球蛋白（IVIG）冲击联合阿司匹林口服治疗大大降低了冠状动脉损伤发生率，但仍有15%左右KD患儿发生冠状动脉损伤。目前有10%左右的KD患儿出现对丙种球蛋白治疗无反应，这类患儿冠状动脉损伤风险增高。因此，对川崎病患儿冠状动脉损伤发生机制及防治的研究具有重要临床意义[3]。

一、冠状动脉损伤机制研究进展

（一）血管内皮细胞损伤

1. 成纤维细胞生长因子23（FGF23）　成纤维细胞因子是由垂体和下丘脑分泌的多肽，有多种异构体，作用广泛，对人体骨骼系统、消化系统、血液系统及心血管系统均有作用，其中在血管的作用是促进内皮细胞的游走和平滑肌细胞的增殖，促进新生血管形成，修复损害的内皮细胞[1]。

FGF23是新近发现的FGF家族成员，在磷代谢过程中起作用[1]，维持内皮细胞完整[2]，近期研究发现在血管重构方面也可能有重要作用[1]。Masi L等[5]发现，FGF23表达水平在KD病例组明显高于对照组，有冠状动脉损害（包括冠状动脉扩张及冠状动脉瘤形成）的患者升高更加明显。多因素回归分析显示，血清FGF23水平相较于其他临床和生化指标，更能提示冠状动脉损伤。Falcini F等[6]发现KD病例组的FGF23表达水平较对照组高，其多态性现象较对照组明显；FGF23基因多态性与冠状动脉损害（包括冠状动脉扩张及冠状动脉瘤形成）相关。

2. 中性粒细胞表面黏附分子（CD11b）　有研究表明，多形核白细胞（PMN）可能参与KD血管炎的发病机制。PMN在KD急性期可能通过分泌氧自由基、基质金属蛋白酶和弹性蛋白酶而导致内皮损伤。中性粒细胞表面的黏附分子（CD11b/CD18）表达增加是中性粒细胞跨内皮迁移的主要调节蛋白。Kobayashi等[7]研究发现，在KD急性期患者PMN表面的CD11b的表达明显增高，治疗后迅速下降。在通常情况下，CD11b促进PMN与内皮细胞附着，帮助PMN跨内皮组织迁移到炎症组织；同时，PMN产生大量的活性氧（超氧阴离子自由基、过氧化氢和次氯酸盐）及释放含有髓过氧化物酶的有毒颗粒，进一步诱导内皮细胞表面黏附分子的表达的恶性循环，从而导致KD患者心血管系统损伤。

3. IL-1β(IL-1β)与天胱蛋白酶-1(caspase-1)

IL-1是一种促炎性反应的细胞因子,被认为是炎性反应的守护者。IL-1前体被 caspase-1 复合物裂解后生成有生物活性的 IL-1。研究发现,IL-1 在对丙种球蛋白治疗无反应的 KD 患者表达上调。IL-1β 受体拮抗剂(IL-1Ra)是一种内源性分子,可以结合 IL-1β 受体,阻断正常的 IL-1 信号通路。研究指出,IL-1β 在慢性炎性疾病有关键作用,如动脉粥样硬化、痛风、糖尿病[8]。Fury W 等[9]研究发现,对丙种球蛋白治疗无反应的 KD 患者体内 IL-1β 基因表达增加,而 IL-1β 受体拮抗剂表达下降。有 7.8%～38.2% KD 患者对丙种球蛋白抵抗,这与并发冠状动脉瘤的风险增加相关联[10]。Lee Y 等[11]研究发现,IL-1β 受体缺失与 caspase-1 缺失的川崎病模型小鼠均未发生冠状动脉病变;将重组 IL-1β 注入 caspase-1 缺失的川崎病模型小鼠体内则发生了冠状动脉损伤;用 IL-1Ra 可以阻止川崎病小鼠模型冠状动脉损伤的发展。因此,作者认为,IL-1β 可能参与川崎病小鼠模型的冠状动脉损害,抗 IL-1β 的免疫调节剂治疗可能防止川崎病患者冠状动脉损伤的发生发展,这一研究为川崎病患者冠状动脉损伤的防治提供了新的思路。

4. TNF-α

TNF 主要由活化的巨噬细胞、NK 细胞及 T 细胞产生。Shalaby 把巨噬细胞产生的 TNF 命名为 TNF-α,而 T 细胞产生的命名为 TNF-β。TNF-α 与 TNF-β 有约 30% 的同源性,并拥有共同的受体。TNF 可作用于血管内皮细胞导致血管功能紊乱,使血管损伤和血栓形成。

目前的证据提示,川崎病的初始触发可能是超抗原活化,刺激免疫系统,产生多种效应功能的促炎症因子,其中 TNF-α 是一个关键的炎症细胞因子,介导单核/巨噬细胞内 TNF-α 的次级释放。TNF-α 能够增加黏附分子和细胞因子的表达,如细胞间黏附分子-1(ICAM-1)、血管细胞黏附分子-1(VCAM-1)、内皮细胞选择素(E-selectin)及巨噬细胞炎症因子-1a,调节活化正常 T 细胞表达与分泌的趋化因子等,这些细胞因子在血管内皮激活过程中起非常重要的作用。

TNF-α 有两个受体:TNFRp55(TNFR-I)与 TNFRp75(TNFR-II),TNF-α 介导的炎性反应大部分由 TNFR-I 介导。

Hui-Yuen JS 等[12]发现,在川崎病小鼠模型体内,TNF-α 在心脏的表达与其在冠状动脉炎症浸润和冠状动脉瘤形成一致;在 TNF-α 和(或)TNFR-I 基因敲除小鼠,没有出现冠状动脉血管炎症、弹性蛋白分解及冠状动脉瘤。Oharaseki T 等发现,TNF-α 阻滞剂 etanercep(ETA)对川崎病小鼠血管炎症有抑制作用,提示 TNF-α 在川崎病血管炎症发展过程中可能有重要作用[13]。

(二)血管弹力蛋白与血管壁结构蛋白酶降解

1. 转化生长因子-β(TGF-β)

TGF-β 属于一组新近发现的调节细胞生长和分化的转化生长因子(TGF)超家族。这一家族除 TGF-β 外,还有活化素(activins)、抑制素(inhibins)、缪勒氏管抑制质(Mullerian inhibitor substance,MIS)和骨形成蛋白(bone morphogenetic proteins,BMPs)。TGF-β 能够增加弹力蛋白的合成和抑制蛋白水解。TGF-β 信号通路通过影响胶原蛋白晶格收缩从而影响肌成纤维细胞再生,同时具有抗原提呈作用及募集炎症细胞和促进调节性 T 细胞的再生的作用。Shimizu C 等发现,TGF-β 可能通过介导动脉壁损伤的促炎症细胞募集,促进肌成纤维细胞的生成,从而导致动脉瘤的形成。这个多功能的生长因子也可能诱导川崎病病程中调节性 T 细胞生成。Alvira CM 等发现,TGF-β 中和抗体可增加由乳酪杆菌细胞壁提取物(LCWE)介导的弹力蛋白的碎片,诱导血管中层弹力蛋白损耗而不增强炎性反应。这些病理改变与蛋白酶抑制剂和纤溶酶原激活物抑制物-1 降低以及基质金属蛋白酶-9 的活性增加相关。因此,作者认为川崎病冠状动脉损害可能是由于 TGF-β 抑制纤维蛋白溶酶介导的基质金属蛋白酶-9 的活化,从而降解血管弹力蛋白所致。Kuo 等发现 TGF-β2 和 Smad3β 两个单倍型与川崎病发病的风险相关,并认为 TGF-β 信号通路遗传多态性与川崎病易感性相关联,与冠状动脉病变的形成无关联。

Shimizu 等对欧洲及美国人的研究表明,TGF-β信号通路影响川崎病易感性、疾病的转归和对治疗的反应。

Chisato 等[14]研究发现,miRNA-145 在川崎病急性期特异性表达,冠状动脉血管壁的 TGF-β信号通路表达信号亦增强。有研究发现,在人成纤维细胞刺激 TGF-β信号通路可导致 miR-145 表达增加与 Smad3 表达下降。miRNA-145 在转录后水平调节免疫及心血管重塑相关基因的表达,川崎病急性期和亚急性期血管内膜增生、血管损伤过程受 miRNA-145 调控。因此,miRNA-145可能是 TGF-β信号通路的负调节因子,从而下调血管壁炎症。

2. 基质金属蛋白酶(matrix metallo proteinases,MMPs)与基质金属蛋白酶/基质金属蛋白酶抑制剂比值(MMP/TIMP) 基质金属蛋白酶是一个蛋白家族,目前 MMPs 家族已分离鉴别出 26 个成员,编号分别为 MMP 1～26。根据作用底物以及片段同源性,将 MMPs 分为胶原酶、明胶酶、基质降解素、基质溶解素、furin 活化的 MMP 和其他分泌型 MMP 6 类。有研究发现,MMP-9 在川崎病合并冠状动脉损伤组中表达高于无冠状动脉损伤组,但在丙种球蛋白治疗后两组 MMP-9 表达均降低;MMP-3 在丙种球蛋白治疗前后,冠状动脉损伤组表达水平均高于无冠状动脉损伤组;冠状动脉损伤组 MMP-9/TIMP-2 的比值及 MMP-3/TIMP-1 比值在丙种球蛋白治疗前均比无冠状动脉损伤组高[15]。

Gavin PJ 等[16]研究发现,MMP-2 在增厚的内膜、冠状动脉瘤和新生成的毛细血管内皮细胞表达较多,表明 MMP-2 可能参与川崎病急性期冠状动脉血管壁的重塑。MMP-9 在冠状动脉瘤形成及无瘤体形成的冠状动脉扩张的 KD 患儿中表达,但 TIMP-1 表达却没有相应增加,提示 KD 患儿 MMP-9 与 TIMP-1 不平衡可能参与冠状动脉损伤的发生发展。

有研究[15]显示,MMPs 特别是 MMP-9 的表达水平在 KD 患者明显高于其他发热疾病的患者。肺炎患者 MMP-9 表达水平与 C 反应蛋白(CRP)呈正相关,而在 KD 患者组两者则没有相关关系。主动脉瘤患者 MMPs 浓度升高,主动脉瘤的形成与局部浸润的炎症细胞导致血管壁上结构蛋白酶降解相关,而 MMPs 在这一过程中起主导作用。其他因子协同 MMPs 参与川崎病血管损伤过程,如中性粒细胞弹性蛋白酶可激活 MMPs,抑制 TIMP 活性。病理学检查显示川崎病冠状动脉血管壁呈弥漫性破坏。这些间接提示 MMPs 在血管壁的破坏和冠状动脉扩张、狭窄,甚至冠状动脉瘤的发生发展中发挥致病作用。

(三) 负向调节 T 细胞活化

三磷酸肌醇激酶 C(Inositol 1,4,5-trisphosphate 3-kinase C,ITPKC)基因位于第 19 号染色体上,通过 Ca^{2+}/NFAT signaling pathway/ NFAT 信号通路负向调节 T 细胞的活化。rs28493229 是 ITPKC 带有内含子的基因多态性位点。在台湾的 KD 患者中,rs28493229 的 C 等位基因有 8.8% 次要等位基因频率。rs28493229 已被证明是 1 个位于内含子区域功能多态性片段。

位于第 4 号染色体上的半胱天冬酶 3(caspase-3,CASP3)基因是细胞凋亡的关键因子。之前的研究表明具多态性的单核苷酸(rs113420705)位于 caspase-3 非翻译区(CASP3)[15]。中国台湾地区的川崎病患儿 rs113420705 的次要等位基因频率为 34.8%,这个单核苷酸多态性与活化的 T 细胞激活的核酸分子相关,也与川崎病易感性相关。Kuo HC 等[17]研究发现,台湾 KD 患儿 ITPKC(rs28493229)与 CASP3(rs113420705)两个位点与冠状动脉病变相关,但在日本 KD 患儿中没有得到相同的结果,可能与两个种群的不同的遗传背景下,变异的等位基因频率、群体混合、表型的异质性有关。Peng Q 等对 CASP3 基因多态性位点 rs72689236 研究发现,川崎病患儿风险等位基因 A(AA+ AG)携带者,相较于等位基因 GG 个体,患病风险增加约 44%(OR=1.44,95% CI=1.27～1.65,P<0.001);另一研究发现,携带风险等位基因 A(AA+AG)的川崎病患者相对于非携带者(GG),冠状动脉损伤的风险增加约 59%(OR=1.59,95% CI=1.00～2.53,P=0.05)。因此,携带等位基因 A

单核苷酸多态性的川崎病患儿冠状动脉损伤的风险明显增加（OR＝1.51,95％CI＝1.10～2.07,P＝0.01）。

二、冠状动脉损伤防治进展

（一）对丙种球蛋白治疗耐受的新治疗方案

1. 生物制剂治疗

（1）TNF-α单克隆抗体：英夫利昔(Infliximab)是 TNF-α单克隆 IgG 抗体,其已被证明参与川崎病病理生理过程。目前虽然尚未广泛使用,但已经成功使用于对丙种球蛋白耐受的 KD 病例[18]。Moisés 等使用英夫利昔治疗 1 例对丙种球蛋白耐受的 7 岁男性患儿,出院后 18 个月随访未出现缺血性事件。

（2）IL-1β受体拮抗剂(IL-1Ra)：IL-1Ra 是一种内源性分子,可以结合 IL-1β受体,阻断正常的 IL-1 信号通路。Lee Y 等[11]发现,给川崎病小鼠模型注射 IL-1β受体拮抗剂(Anakinra)可以阻止小鼠冠状动脉损伤。

2. 血浆置换治疗

血浆置换法是将患者的血液引入 1 个血浆置换装置,将分离出的血浆弃去,补充一定的新鲜血浆或者代用品,来帮助清除体内可溶性免疫复合物及炎症因子。目前此疗法已用于治疗丙种球蛋白耐受或对生物治疗无反应的川崎病患儿。Sonoda 等对丙种球蛋白耐受及对英夫利昔治疗无反应的 76 例川崎病患儿进行血浆置换治疗,治疗后患儿发热及其他临床表现均消失,没有出现严重危及生命的不良事件,其中有 12 例出现冠状动脉损伤,在发病 1 月后有 3 例出现冠状动脉瘤,随访结束时,所有患儿的冠状动脉损伤都已恢复。

（二）冠状动脉内血栓形成的治疗方案

1. 抗凝治疗

抗凝药物如肝素、华法林、组织纤维蛋白溶酶原激活剂(t-PA),在伴有冠状动脉血栓形成的川崎病患儿中已有使用。Behcet 等[26]对 1 例伴有血栓形成的 10 月女性川崎病患儿给予 Warfarin[0.2 mg/(kg·d)],肝素 100 U/kg 静脉推注后,肝素 14 U/(kg·h)静脉输注和 t-PA 0.05 mg/(kg·h)静脉输注维持治疗,患儿冠状动脉中血栓于治疗 4 d 后消失。Harada 等[19]研究发现给患儿抗凝药物治疗没有导致严重的出血性并发症。

2. 溶栓治疗

溶栓治疗包括冠状静脉溶栓治疗与冠状动脉内溶栓治疗。Harada M 等[19]总结了 1994～2009 年间 Juntendo University 医院的 4 例伴有血栓形成的川崎病患儿的溶栓治疗,4 例患儿均使用了冠状静脉溶栓治疗,但在出现急性心肌梗死的病例同时也使用了冠状动脉内溶栓治疗,他们建议除了出现心肌梗死的病例,冠状静脉治疗可作为一线的溶栓治疗方案。Harada 等研究发现溶栓治疗在血栓形成的早期更有效。

（三）他汀类药物治疗

他汀类药物通常用于高胆固醇血症,同时也被证实可以改善炎性反应及内皮功能障碍。Duan 等[20]给予伴有冠状动脉瘤的 13 例川崎病患儿普伐他汀口服治疗(5 mg/d),结果提示普伐他汀可以改善伴有冠状动脉瘤的川崎病患儿的血管内皮功能及降低慢性炎症,KD 伴有冠状动脉瘤患儿可能受益于他汀类药物治疗。

在发达国家,川崎病已经成为儿童后天获得性心脏病的首位病因。因此,对冠状动脉损伤机制研究引起临床广泛关注。目前,已有许多有关川崎病冠状动脉损伤机制研究报道,但众多细胞因子、信号通路之间的相互作用尚不十分清楚。目前有 10％以上的 KD 患儿出现对丙种球蛋白治疗无反应,其具体机制尚不十分清楚。随着川崎病导致冠状动脉损伤机制的研究日益深入,将可能为冠状动脉损伤的预防和治疗提供更多新的思路。

参 考 文 献

1. Eleftheriou D, Levin M, Shingadia D, et al. Management of Kawasaki Disease. Arch Dis Child, 2014,99:74-83.

2. Faden A. Recurrent lip swelling as a late presentation of Kawasaki disease: Case report and review of literature. Saudi Dent J,2013,25:43-47.

3. Kuo HC，Chang WC. Genetic polymorphisms in Kawasaki disease. Acta Pharmacol Sin，2011，32：1193 - 1198.

4. Kawasaki T，Kosaki F，Okawa S，et al. A new infantile acute febrile mucocutaneous lymph node syndrome（MLNS）prevailing in. Japan. Pediatrics，1974，54：271 - 276.

5. Masi L，Franceschelli F，Leoncini G，et al. Can fibroblast growth factor - 23 circulating level suggest coronary artery abnormalities in children with Kawasaki Disease? Clin Exp Rheumatol，2013，31：149 - 153.

6. Falcini F，Riqante D，Masi L，et al. Fibroblast growth factor - 23 gene polymorphism in children with Kawasaki Disease and susceptibility Cardiac abnormalities. Ital J Pediatr，2013，39：69.

7. Kobayashi T，Kimura H，Okada Y，et al. Increased CD11b expression on polymorphonuclear leucocytes and cytokine profiles in patients with Kawasaki disease. Clin Exp Immunol，2007，148（1）：112 - 118.

8. Mertens M，Singh JA. Anakinra for rheumatoid arthritis：A systematic review. Rheumatol，2009，36：1118 - 1125.

9. Fury W，Tremoulet A，Watson V，et al. Transcript abundance patterns in kawasaki disease patients with intravenous immunoglobulin resistance. Hum Immunol，2010，71：865 - 873.

10. Son MB，Gauvreau K，Ma L，et al. Treatment of kawasaki disease：Analysis of 27 us pediatric hospitals from 2001 to 2006. Pediatrics，2009，124：1 - 8.

11. Lee Y，Schulte DJ，Shimada K，et al. IL-1$^\beta$ is Crucial for Induction of Coronary Artery Inflammation in a Mouse Model of Kawasaki Disease. Circulation，2012，125：1542 - 1550.

12. Hui-Yuen JS，Duong TT，Yeung RS. TNF-α Is Necessary for Induction of Coronary Artery Inflammation and Aneurysm Formation in an Animal Model of Kawasaki Disease. The Journal of Immunology ，2006，176：6294 - 6301.

13. Oharaseki T，Yokouchi Y，Yamada H，et al. The role of TNF-α in a murine model of Kawasaki disease arteritis induced with a Candida albicans cell wall polysaccharide. Mod Rheumatol，2014，24：120 - 128.

14. Díaz-Orta MA，Rojas-Serrano J. Biologic therapies in the systemic vasculitides. Reumatol Clin，2011，7：33 - 36.

15. Senzaki H，Masutani S，Kobayashi J，et al. Circulating matrix metalloproteinases and their inhibitors in patients with Kawasaki disease. Circulation，2001，104：860 - 863.

16. Gavin PJ，Crawford SE，Shulman ST，et al. Systemic arterial expression of matrix metalloproteinases 2 and 9 in acute Kawasaki disease. Arterioscler Thromb Vasc Biol ，2003，23：576 - 581.

17. Kuo HC，Yu HR，Juo SH，et al. CASP3 gene single-nucleotide polymorphism（rs72689236）and Kawasaki disease in Taiwanese children. Hum Genet ，2011，56：161 - 165.

18. Burns JC，Best BM，Mejias A，et al. Infliximab treatment of intravenous immunoglobulin-resistant Kawasaki disease. J Pediatr，2008，153：833 - 838.

19. Harada M，Akimoto K，Otaka M，et al. Thrombolytic therapy in Kawasaki disease：a report of four cases. Pediatr Int.，2013，55：111 - 115.

20. Duan C，Du ZD，Wang Y，et al. Effect of pravastatin on endothelial dysfunction in children with medium to giant coronary aneurysms due to Kawasaki disease. World J Pediatr，2014，PMID：24599612.

第六十四章　丙种球蛋白无反应型川崎病的早期识别和治疗

>>>>>>　郭　颖

川崎病(KD)又称皮肤黏膜淋巴结综合征,主要病理改变为全身中、小血管非特异性炎性反应,以冠状动脉损害最为严重,可形成冠状动脉扩张或冠状动脉瘤。未经治疗的 KD 患儿 20%～25%发生冠状动脉病变(coronary artery lesions,CAL)。研究表明,即使 KD 急性期未出现 CAL,在青少年期和成人期仍存在动脉内皮功能失调、血管僵硬度增大和心肌储备能力下降等。目前KD 已成为儿童获得性心脏病的首位病因。大剂量静脉丙种球蛋白(IVIG)联合阿司匹林治疗 KD已作为标准的治疗方案被广泛使用,但是仍有8%～38%的KD 患者对首剂 IVIG 无反应[1],而IVIG 无反应型 KD 患者 CAL 的发生率远高于IVIG 敏感型患者,故 IVIG 无反应型 KD 的早期识别和有效治疗成为临床难点和研究热点。

一、IVIG 无反应型 KD 的定义

IVIG 无反应又称 IVIG 耐药,是指 KD 早期(病程 10 d 内)予以 IVIG(2 g/kg)治疗 36 h 后,体温仍≥38℃或热退后 2～7d,甚至 2 周内再次发热,并伴有至少 1 项 KD 主要临床特征[2,3]。

二、IVIG 无反应可能的机制

KD 的发病机制目前尚未完全明确。T 细胞异常活化是 KD 免疫系统激活导致血管免疫损伤的始动环节和关键步骤。T 细胞介导的免疫应答机制主要是通过释放淋巴因子引起以单核巨噬细胞和淋巴细胞浸润为主的炎性反应。循环中增多的细胞因子和炎症介质以及 B 淋巴细胞激活产生的抗内皮细胞自身抗体等可直接损伤血管内皮细胞,导致内皮细胞舒缩功能障碍甚至内皮细胞凋亡和坏死。受损伤的内皮细胞在 IL-1、IL-6、TNF 等刺激下,表达过多的细胞间黏附分子、内皮淋巴细胞黏附分子、单核细胞趋化因子和单核细胞炎症因子,诱导血液中活化的淋巴细胞、单核细胞以及血小板向受损血管表面聚集,并向内皮下和血管壁组织中游走,引起血管壁更深层次的免疫损伤反应。另外,IL-1、TNF-α 等能使体内多种与血管基质代谢有关的细胞分泌基质金属蛋白酶增加,导致血管外基质加速降解及基底膜破坏,从而加速血管内屏障的破坏,导致炎症因子或炎症细胞向血管深层浸润,扩大炎症损伤。这些细胞因子介导的免疫损伤过程甚至存在于 KD 的恢复期或者更久,从而导致恢复期受损血管局部平滑肌细胞和胶原组织过度增生,产生动脉狭窄。

丙种球蛋白是特异性的免疫球蛋白 IgG 制剂,由 Furusho 等于 1984 年开始用于治疗川崎病。自 1991 年来,单次静脉注射 2g/kg 丙种球蛋白联合阿司匹林口服作为川崎病的标准治疗方案已在临床上广泛使用。其作用机制为中和引起KD 的病原体或毒素超抗原,抑制炎症细胞因子产生,调节免疫细胞活化,促进竞争性阻断抗原提呈细胞的 Fc 受体,抑制补体系统介导的免疫血管损伤,抗氧化作用等[2]。IVIG 无反应型 KD 发生的

原因可能为：IVIG 应用不当，机体代谢亢进，中性粒细胞活化过多且活性过强，炎症细胞因子显著增加，效应细胞的 Fc 受体未成熟等[3,4]。IVIG 使用的最佳时机是病程 5～7d，5d 内使用与之后使用(10d 以内)疗效差别不大，但前者重复使用的概率却增加，且易发生 IVIG 无反应现象。不同的 IVIG 制品疗效也存在差异，浓度高的 IVIG 制剂，无反应型 KD 发生率低，但是 6～8 周内 CAL 发生率反而较低浓度 IVIG 制剂要高[5]。另外，IgA 含量较低的 IVIG 制剂可降低 CAL 发生率，故推测 IVIG 无反应型 KD 的发生还受 IVIG 制剂类型等其他因素影响。

三、IVIG 无反应的早期预测指标

近年来，不少研究聚焦于观察临床特点和实验室指标异常以早期识别 IVIG 无反应型 KD 患者，包括年龄、病程、血小板计数、血沉、血红蛋白浓度、C 反应蛋白、嗜酸性粒细胞计数、乳酸脱氢酶、血清白蛋白和谷丙转氨酶等。

（一）肝酶等生化指标

Park 等[6]通过多元回归分析发现谷丙转氨酶(ALT)≥84 IU/L，总胆红素≥0.9 mg/dL 是 IVIG 耐药的独立预测因子，其预测 IVIG 耐药的敏感性是 63％，特异性是 90％。Sano 等[7]研究发现符合 3 项(CRP≥70 mg/L，总胆红素≥9 mg/L，或者谷草转氨酶(AST)≥200 IU/L)中的至少 2 项，在治疗前预测 IVIG 耐药的敏感性为 77％，特异性为 86％。因此，肝酶和胆红素水平升高可能对预测 IVIG 耐药有意义。

（二）血清白蛋白

Kuo 等[8]提出血清白蛋白<29g/L 是 IVIG 无反应的独立危险因素，仅此 1 项指标预测 IVIG 无反应型就能达到特异性 96％和敏感性 34％。Sleeper 等[9]通过多因素分析，也认为只有低蛋白血症是 IVIG 无反应的独立危险因素。

（三）氨基末端 B 型利钠肽原(N-terminal pro brain natriuretic peptide，NT－proBNP)

KD 急性期患儿可能存在左心室舒张功能障碍，且炎症细胞因子可直接促进心肌细胞生成、分泌利钠肽原，故 BNP 或 NT－proBNP 可作为衡量

疾病严重程度的临床指标之一。Kim 等[10]回顾性分析 135 例发病 10d 内接受单剂 IVIG 2g/kg 治疗的 KD 患者，113 例 IVIG 敏感的川崎病患者有 16 例(14.1％)并发 CAL，数月内 CAL 均恢复正常，22 例(16.3％)对初次 IVIG 无反应患者有 5 例并发 CAL，其中 3 例数月内恢复正常，2 例发展为持续的冠状动脉瘤。IVIG 耐药组 NT－proBNP 浓度比敏感组明显增高，预测 IVIG 耐药最佳的截断点是 NT－proBNP 浓度≥1 093.00ng/L，敏感性和特异性分别为 70.0％和 76.5％。Yoshimura 等[11]研究发现 NT－proBNP>800 pg/mL 预测 IVIG 耐药的敏感性是 71％，特异性为 62％。

（四）细胞因子

KD 急性期外周血 T 细胞和单核细胞异常活化释放大量炎症细胞因子，如 IL－1、IL－4、IL－5、IL－6、TNF－α、可溶性黏附分子等。免疫活性分子既是活化免疫细胞产物，又反过来作用于免疫活性细胞产生更多的炎症细胞因子，相互促进，相互诱生，在循环中呈级联放大效应。Sato 等[12]对 129 例 KD 患者的回顾性分析显示 IVIG 无反应型患者中性粒细胞百分比及 IL－6 水平明显升高。如果把中性粒细胞百分比≥75％计为 2 分，IL－6 水平≥140 ng/L 计为 2 分，IL－6 水平≥70 ng/L 但<140 ng/L 计为 1 分，那么评分≥3 分预测对 IVIG 无反应的敏感性为 85.7％，特异性为 77.4％，故可作为早期预测对 IVIG 无反应的敏感指标。Wang 等[13]研究 Thl/Th2 细胞因子水平与 KD 患者 IVIG 无反应及 CAL 之间的关系发现，应用 IVIG 前，TNF－α 水平<2 ng/L，预测对 IVIG 无反应的敏感性为 66.7％，特异性为 74.2％。

Fury 等[14]发现在 IVIG 无反应型 KD 患儿中，IL-1 相关基因的转录水平高于 IVIG 敏感组，由于 IL-1 是 KD 的重要炎症介质，故检测 IL-1 及其受体可预测 KD 患儿是否为 IVIG 无反应型。

Fukuda 等[15]发现在 IVIG 无反应及合并冠状动脉病变的川崎病病例中，血浆 G－CSF、IL－6、sTNFR－1、sTNFR－2 及 PRV－1(polycythemia ruber vera－1)均明显增高，以 sTNFR－1 及 PRV－1 2 项指标预测 IVIG 无反应的敏感性为 81.3％，特异

性为78.3%,预测冠状动脉病变的敏感性为85.7%,特异性为74.4%。

（五）血浆clusterin浓度

Ou-Yang等[16]研究发现血浆clusterin浓度可以预测KD患者IVIG耐药,IVIG应用前后血浆clusterin浓度相差>8.52 mg/L,IVIG耐药的风险是浓度相差<8.52 mg/L患者的11.47倍。

（六）综合评分系统

很多学者通过KD患儿的临床表现和实验室检查特点建立综合评估体系,以期早期识别IVIG无反应型KD。

Kobayashi等[17]于2006年提出预测IVIG无反应的评分系统:

(1) 血钠≤133 mmol/L,2分。

(2) 首次IVIG治疗时间≤4d,2分。

(3) 谷草转氨酶≥100 U/L,2分。

(4) 中性粒细胞百分比≥80%,2分。

(5) CRP≥100 mg/L,1分。

(6) 年龄≤12月,1分。

(7) 血小板≤300×10⁹/L,1分。

积分0~3分为IVIG无反应型低危患者,≥4分为IVIG无反应的高危患者,7分以上为极高危人群。

Egami等[18]提出的评分系统:

(1) 年龄<6个月,1分。

(2) IVIG初始治疗时间≤病程4d,1分。

(3) 血小板≤300×10⁹/L,1分。

(4) CRP≥80 mg/L,1分。

(5) 谷丙转氨酶≥80 U/L,2分。

按照≥3分预测IVIG无反应型KD的敏感性78%,特异性76%。

Sano T等[19]提出的评分系统中预测IVIG无反应的高危因素包括CRP≥70 mg/L、总胆红素≥9 mg/L、谷草转氨酶≥200 U/L。该评分系统预测IVIG无反应的敏感性为77%,特异性为86%。

但是,不同种族人群对IVIG无反应的因素可能不同。Sleeper等[9]对2002年12月至2004年12月北美8家临床中心的KD患者应用Kobayashi、Egami和Sano危险评分系统进行IVIG耐药评估,发现北美儿童危险因素评分的敏感性是33%~

42%,特异性是85%~87%。研究表明用日本人群的危险因素评分评估北美儿童会漏诊很多低危患儿,还不适合在全球推广使用。

Tremoulet AH等[20]提出了更适合北美患者的评分系统:① 经年龄校正的血红蛋白Z值≤2.0,1分;② IVIG初始治疗时间≤病程4 d,1分;③ 杆状中性粒细胞计数≥20%,2分;④ 谷丙转氨酶≥60 U/L,1分。积分0~1为IVIG无反应的低危患者,2~5分为高危患者。此评分系统的敏感性和特异性分别为73.3%和61.9%,假阳性为31.8%,假阴性为26.7%。

四、治疗方法

IVIG无反应型KD患者CAL的发生率较IVIG敏感患者高,因此及时给予恰当、有效的治疗对于降低冠状动脉损害的发生至关重要。但迄今,对于IVIG无反应型KD的治疗尚无统一的标准治疗方案。

（一）再次输注丙种球蛋白

对IVIG无反应型KD患者再次给予大剂量的IVIG主要是基于公认的剂量依赖效应,该方案被多数专家及美国心脏学会所认可[21]。因丙种球蛋白的半衰期约4周,对IVIG无反应型KD患者再次使用可提高其在血液中的水平,增强抗炎作用。IVIG无反应型KD患者接受第2次IVIG[2 g/(kg·d)]治疗后退热占63%,但第2次仅使用1 g/(kg·d)或400~500 mg/(kg·d) IVIG的患者体温恢复正常分别占30.7%和9.1%[22]。Teraguchi M等[23]指出2/3的IVIG无反应型患儿在再次使用IVIG后,临床症状及实验室指标明显改善,但对于冠状动脉损伤的恢复效果欠佳。

（二）糖皮质激素类药物

应用糖皮质激素治疗KD的争议存在多年,早期有较多研究认为糖皮质激素会增加CAL的发生率,甚至认为KD患者禁忌使用糖皮质激素。但近年来越来越多的研究表明,糖皮质激素能迅速改善KD的炎性反应,而不增加冠状动脉瘤及血栓形成。血管炎较重的患者,尤其是冠状动脉瘤已经存在的患者,血液流动时产生的涡流现象可导致血栓形成,并不支持血栓形成是糖皮质激素类药物所致。目前糖皮质激素类药物用于 IVIG 无反应型 KD 患者的治疗方案已被普遍接受。多项研究[24,25]显示 IVIG 无反应型 KD 患者在早期 IVIG 无效后直接使用糖皮质激素类药物比再次应用 IVIG 可更明显地缩短发热时间、降低 CRP，其远期 CAL 的发生率与经过 2 次 IVIG 治疗的患儿相似，但是医疗费用远远低于再次 IVIG。

有学者建议初次 IVIG 无反应后即给予糖皮质激素类药物治疗，尽管该类药物可引起血压升高、窦性心动过缓、高血糖、消化道出血，但多为一过性，在临床使用时可酌情加用 H_2 受体拮抗剂、降血压药物等。

推荐剂量：在 2~3 h 内静脉注射甲基泼尼松龙 20~30 mg/(kg·d)，连续冲击 1~3 d，热退后改为分次口服强的松龙 2 mg/(kg·d)，直至 CRP 正常后减至 1 mg/(kg·d)，逐渐减停，疗程 4~6 周。

（三）丙种球蛋白和糖皮质激素联合应用

KD 急性期患者体内的氢化可的松水平降低，可能与肾上腺皮质的分泌和（或）11β-羟脱氢酶的作用有关[26]，故在急性期应用糖皮质激素有理论依据。Okada K 等[27]对存在 IVIG 无反应高风险的 KD 患儿，在使用首剂 IVIG 之前先使用甲基强的松龙冲击治疗（30 mg/kg，1 次），再使用 IVIG，其 CRP、胆红素、肝酶与仅用 IVIG 的患者相比均下降，CAL 的发生率也明显降低，首次证实甲基强的松龙＋IVIG 用于高危 KD 初始治疗的有效性和安全性。Ogata S 等[28]应用 Egami 评分系统将 122 例 KD 患儿分为 IVIG 反应良好组及 IVIG 无反应组。对于 IVIG 反应良好组（$n=74$）使用标准治疗，IVIG 无反应组（$n=48$）则使用不同的治疗方案，其中 26 例使用 IVIG 标准治疗，22 例使用 IVIG＋甲基泼尼松龙治疗，结果显示使用 IVIG＋甲基泼尼松龙联合治疗的患者体温更快恢复正常，而且冠状动脉扩张发生率更低。Kobayashi T 等[29]证实 IVIG＋强的松[2 mg/(kg·d)]×15 d＋阿司匹林联合治疗作为 IVIG 无反应型 KD 解救治疗的一线药物，可缩短病程，促进炎性反应指标（CRP和细胞因子）下降。

（四）乌司他丁（Ulinastatin，UTI）

乌司他丁是一种胰蛋白酶抑制剂。KD 急性期前列腺素 H_2 合成酶（PHS-2）和血栓素 B_2（TxB_2）同时增加，乌司他丁可协同阿司匹林通过抑制炎症细胞中花生四烯酸-PHS 途径抑制所有上调物质，从而抑制炎性反应。乌司他丁还可抑制 T 细胞增殖、炎症因子（TNF-α、IL-1、IL-2、IFN-γ）释放以及基质金属蛋白酶-9 的产生，降低冠状动脉瘤的发生。乌司他丁的推荐剂量为 3 000~5 000 U/(kg·次)，缓慢静脉注射，3~6 次/d，疗程 5~9 d。Kanai T 等[30]对 1 547 例 KD 患儿进行了回顾性分析，其中 369 例患儿接受了乌司他丁＋IVIG＋阿司匹林的治疗（UTI 组），1 178 例患儿采用标准的 IVIG＋阿司匹林治疗（对照组）。两组基本临床特征无显著差异，但 UTI 组的 IVIG 无反应发生率明显低于对照组，冠状动脉损害的发生率也明显较对照组低。目前仍需要大样本的调查来证实乌司他丁治疗 IVIG 无反应型 KD 的有效性和安全性。

（五）TNF-α 抑制剂

TNF-α 是一种多功能细胞因子，KD 急性期在超抗原的刺激下，TNF-α 由巨噬细胞和 T 细胞大量生成，随着病情的进展，迅速沉积在冠状动脉血管中，依赖于 TNFR1 信号传导通路，持续免疫反应和 TNF-α 产生导致冠状动脉内弹性蛋白断裂，从而导致血管壁变薄和损害，引起冠状动脉损害及冠状动脉瘤形成。TNF-α 抑制剂通过抑制 TNFR1 信号传导通路阻断炎性反应。TNF-α 拮抗剂包括两类：① 单克隆抗体，如英夫利昔单抗（Infliximab）；② 可溶性细胞因子受体，如依那西普（Etanercept）。依那西普与 TNF-α 结合方式与英夫利昔单抗不同，多与循环中而非细胞膜表面 TNF-α 结合后发挥生物学效应。

英夫利昔单抗是一种人/鼠嵌合的单克隆抗体，对 IVIG 无反应型 KD，英夫利昔与 TNF-α 结合后抑制其下游生物效应，还可改善血管内皮细胞功能，故可有效缓解临床症状。英夫利昔单抗用于 1 月至 13 岁的 IVIG 无反应 KD 患儿已见诸报道。综合 81 例病例报道[2]，有 14 例患者对首剂英夫利昔单抗无效，需要再次应用或使用其他药物。Son MB 等[31]对 106 例 KD 患儿的研究发现，对 IVIG 无反应型 KD 患儿使用英夫利昔单抗对比 IVIG 第 2 次冲击治疗，可加速退热时间并缩短住院时间，但在 CAL 方面无显著差异。目前英夫利昔单抗对 IVIG 无反应型 KD 的治疗正处于大样本的临床研究阶段，已有的结果还是令人振奋的[32]。其副反应包括低血压、呼吸困难、变态反应、恶心、震颤、休克、抽搐，导致结核病扩散、脓毒血症加重等。建议单次剂量为 5 mg/(kg·次)。

依那西普的剂量为 0.4～0.8 mg/(kg·周)。其副反应包括注射部位疼痛、肿胀、感染，以及更为罕见的副反应(血细胞减少、再生障碍性贫血、外周神经脱髓鞘病变等)。

(六) 环孢素 A(Cyclosporin A)

在 KD 初始阶段 T 效应记忆淋巴细胞较多，随着疾病进展，此类细胞减少，中心记忆细胞增多，环孢素通过抑制活化 T 细胞核因子(nuclear factor of activated T cells，NFAT)负向调节 NFAT 通路，使 $CD4^+$、$CD25^+$、Tr 细胞调控 T 细胞增多，此类 T 细胞为负调节作用，可抑制淋巴细胞增殖，降低炎症因子水平。环孢素 A 的副反应包括低镁血症、多毛症、急性化脓性中耳炎，需每 3 天复查血镁。Suzuki H 等[33]建议 IVIG 无反应型 KD 使用环孢素 A 的初始剂量为 4 mg/(kg·d)，口服，q 12 h。环孢素 A 一般用量为 4～8 mg/(kg·d)，q12 h，保持谷浓度为 60～200ng/mL。检测要求为早上口服环孢素 A 之前，即晚上口服环孢素 A 后 12 h，检测时间为每周至少 2 次。一直用到患儿体温正常，CRP 正常，疗程一般为 2～3 周。综合 57 例应用环孢素 A 治疗 IVIG 无反应型 KD 的报道[2]，最长用药时间为 11 周，大多数的患者 7 d 内见效，9 例无效，1 例患者首次用药后有效，但在 12 d 后死亡。一般 4 个月以内的患儿尽量避免应用环孢素。环孢素 A 无效的定义为口服环孢素 A 5d 后体温无下降或体温正常 5d 后再次发热。

(七) 抗 IL-1 治疗

IL-1 家族由巨核细胞分泌，包括 IL-1α、IL-1β 和 IL-1 受体拮抗剂，三者之间的平衡在心血管疾病中起着举足轻重的作用。IL-1 抑制心脏功能，产生心肌细胞肥大和凋亡；刺激白细胞，引起细胞因子表达，促使趋化因子和黏附因子向血管内皮细胞移动以及炎症细胞向受损心肌浸润；通过增加基质金属蛋白酶表达而增强其基质降解能力；以上作用对心肌损伤的修复和重塑至关重要。Cohen S 等[34]2012 年首次报道 IL-1 受体拮抗剂——阿那白滞素用于治疗 IVIG 无反应型 KD，当时患儿左冠状动脉内径 5.5 mm，左前降支 6.4 mm，右冠状动脉 6.8 mm，6 个月后复查冠状动脉完全恢复正常。阿那白滞素的半衰期只有 4～6 h，可采用卡那单抗(Canakinumab，人抗 IL-1β 单克隆抗体)，其半衰期为 26d，但需要更多的临床实践证明其有效性。

(八) 甲氨蝶呤

甲氨蝶呤(MTX)是叶酸拮抗剂。当体内存在炎性反应时，该药可增加腺苷受体水平，通过其与受体结合反应，降低 TNF-α、IFN-γ、IL-12、IL-6 等炎性反应，并且抑制吞噬作用而起到抑制炎性反应的作用。用法为 0.5 mg/(kg·周)或 10 mg/(m²·周)口服，大多数的患者用药 48 h 内起效。由于其具有拮抗叶酸的作用，治疗时注意补充叶酸。

(九) 抗 CD20 单克隆抗体

利妥昔单抗(Rituximab)作用于 B 细胞的 CD20 抗原，从而抑制 B 细胞免疫功能，减轻炎性反应。Sauvaget E[35]2012 年首次报道利妥昔单抗成功用于 IVIG 及激素都耐药的 KD 治疗。在传统治疗失败的病例，这种生物制剂不失为一种选择。其剂量为 15 mg/(kg·d)。

(十) 他汀类药物

KD 急性期后很长时间内仍存在低水平的血管炎症及内皮功能紊乱，而炎症之后的血管重塑可增加 KD 患儿日后发生动脉粥样硬化的概率。尽管长期口服小剂量阿司匹林具有抗凝作用，但无法改善冠状动脉的慢性炎症及其内皮功能。他汀类药物的治疗可有效改善血管炎症、血管内皮功能紊乱及抗氧化应激，同时有效调节血脂紊乱。Huang SM 等[36]认为短期(3 个月)的他汀类药物(辛伐他汀，10 mg/d)治疗可以明显降低冠状动脉损伤 KD 患儿的总胆固醇和低密度脂蛋白水平，同时提升高密度脂蛋白水平。在动物实验模型中[37],阿托伐他汀不仅能调节血脂,还能抑制 T 细胞活化与增殖、降低炎症细胞因子 TNF－α 水平、下调基质金属蛋白酶-9 及弹性蛋白酶的表达,在 CAL 发生中发挥极其重要的作用。

（十一）血浆置换(plasma exchange,PE)

血浆置换可以迅速移除大量炎症因子,是治疗顽固型 KD 最有效的方法。最好在起病 10 d 内进行,可更有效地去除血液循环中的自身抗体、免疫复合物、各种免疫球蛋白、补体及其他血清成分（细胞因子、冷球蛋白、纤维蛋白原等）。标准治疗时间为持续 1～3 d,如果患儿体温未控制或炎性反应严重,则需延长至 5～6 d。血浆置换并不能使已经损害的冠状动脉恢复至完全正常。其不良反应为低血压、电解质紊乱、出血、过敏及感染等。因血浆置换需要先进的医疗设备,如透析器,故需在 ICU 内进行。

参 考 文 献

1. Weng KP, Hsieh KS, Ho TY, et al. IL－1B polymorphism in association with initial intravenous immunoglobulin treatment failure in Taiwanese children with Kawasaki disease. Circ J, 2010, 74: 544－551.

2. Bayers S, Shulman ST, Paller AS. Kawasaki disease. Part II. Complication and treatment. J Am Acad Dermatol, 2013, 513: e1－e8.

3. Hashino K, Ishii M, Iemura M, et al. Re-treatment for immune globulin-resistant Kawasaki disease: a comparative study of additional immune globulin and steroid pulse therapy. Pediatr Int, 2001, 43: 211－217.

4. 王永清,曹晓军.静脉注射丙种球蛋白无反应性川崎病的诊治现状.中华儿科杂志,2005,43: 226－228.

5. Manlhiot C, Yeung RS, Chahal N, et al. Intravenous immunoglobulin preparation type: association with outcomes for patients with acute Kawasaki disease. Pediatr Allergy Immunol, 2010, 21: 515－521.

6. Park HM, Lee DW, Hyun Mc, et al. Predictors of nonresponse to intravenous immunoglobulin therapy in Kawasaki disease. Korean J Pediatr, 2013, 56: 75－79.

7. SanoT, Kurotobi S, Matsuzaki K, et al. Prediction of non-responsiveness to standard high-dose gamma-globulin therapy in patients with acute Kawasaki disease before starting initial treatment. Eur J Pediatr, 2007, 166: 131－137.

8. Kuo HC, Liang CD, Wang CL, et al. Serum albumin level predicts initial intravenous immunoglobulin treatment failure in Kawasaki disease. Acta Paediatr, 2010, 99: 1578－1583.

9. Sleeper LA, Minich LL, McCrindle BM, et al. Evaluation of Kawasaki disease risk-scoring systems for intravenous immunoglobulin resistance. J Pediatr, 2011, 158: 831－835.

10. Kim SY, Han MY, Cha SH, et al. N-terminal pro-brain natriuretic peptide （NT proBNP） as a predictive indicator of initial intravenous immunoglobulin treatment failure in children with Kawasaki disease: a retrospective study. Pediatr Cardiol, 2013, 34: 1837－1843.

11. Yoshimura K, Kimata T, Mine K, et al. N-terminal pro-brain natriuretic peptide and risk of coronary artery lesions and resistance to intravenous immunoglobulin in Kawasaki disease. J Pediatr, 2013, 162: 1205－1209.

12. Sato S, Kawashima H, Kashiwagi Y, et al. Inflammatory cytokines as predictors of resistance to intravenous immunoglobulin therapy in Kawasaki disease patients. Int J Rheum Dis, 2013, 16: 168－172.

13. Wang Y, Wang W, Gong F, et al. Evaluation of intravenous immunoglobulin resistance and coronary artery lesions in relation to Th1/Th2 cytokine profiles in patients with Kawasaki disease. Arthritis Rheum, 2013, 65: 805－814.

14. Fury W, Tremoulet AH, Watson VE, et al. Transcript abundance patterns in Kawasaki disease patients with intravenous immunoglobulin resistance, 2010, 71: 865－873.

15. 陈树宝,黄美容. 第 10 届国际川崎病研讨会概述. 中华儿科杂志, 2012, 50: 714－717.

16. Ou-Yang MC, Kuo HC, Lin IC, et al. Plasma clusterin concentrations may predict resistance to intravenous immunoglobulin in patients with Kawasaki disease. Scientific World J, 2013, 2013: 382－523.

17. Kobayashi T, Inoue Y, Takeuchi K, et al. Prediction of intravenous immunoglobulin unresponsiveness in patients with Kawasaki disease. Circulation, 2006, 113: 2606－2612.

18. Egami K, Muta H, Ishii M, et al. Prediction of resistance to intravenous immunoglobulin treatment in patients with Kawasaki disease. J Pediatr, 2006,

149：237 - 240.

19. Sano T，Kurotobi S，Matsuzaki K，et al. Prediction of non-responsiveness to standard high-dose gamma-globulin therapy in patients with acute Kawasaki disease before starting initial treatment. Eur J Pediatr，2007，166：131 - 137.

20. Tremoulet AH，Best BM，Song S，et al. Resistance to intravenous immunoglobulin in children with Kawasaki disease. J Pediatr，2008，153：117 - 121.

21. Newburger JW，Takahashi M，Gerber MA，et al. Diagnosis，Treatment，and long-term management of Kawasaki disease：a statement for health professionals from the committee on rheumatic fever, endocarditis, and Kawasaki disease, council on cardiovascular disease in the young，American heart association. Pediatrics，2004，114：1708 - 1733.

22. 杜忠东，张永兰，赵地等.静脉丙种球蛋白无反应性川崎病的治疗及危险因素分析.中国实用儿科杂志，2006，21：738 - 741.

23. Teraguchi M，Ogino H，Yoshimum K，et al. Steroid pulse therapy for children with intravenous immunoglobulin therapy-resistant Kawasaki disease：a prospective study. Pediatr Cardiol，2013，34：959 - 963.

24. Miura M，Kohno K，Ohki H，et al. Effects of methylprednisolone pulse on cytokine levels in Kawasaki disease patients unresponsive to intravenous immunoglobulin. Eur J Pediatr，2008，167：1119 - 1123.

25. Furukawa T，Kishiro M，Akimoto K，et al. Effects of steroid pulse therapy on immunoglobulin-resistant Kawasaki disease. Arch Dis Child，2008，93：142 - 146.

26. Sano S，Nakagawa Y，Iwashima S，et al. Dynamics of endogenous glucocorticoid secretion and its metabolism in Kawasaki disease. Steroids，2010，75：848 - 852.

27. Okada K，Hara J，Mahi I，et al. Pulse methylprednisolone with gammaglobulin as an initial treatment for acute Kawasaki disease. Eur J Pediatr，2009，168：181 - 185.

28. Ogata S，Bando Y，Kimura S，et al. The strategy of immune globulin resistant Kawasaki disease：a comparative study of additional immune globulin and steroid pulse therapy. J Cardiol，2009，53：15 - 19.

29. Kobayashi T，Kobayashi T，Morikawa A，et al. Efficacy of intravenous immunoglobulin combined with prednisolone following resistance to initial intravenous immunoglobulin treatment of acute Kawasaki disease. J Pediatr，2013，163：521 - 526.

30. Kanai T，Ishiwata T，Kobayashi T，et al. Ulinastatin，a urinary trypsin inhibitor，for the initial treatment of patients with Kawasaki disease：a retrospective study. Circulation，2011，124：2822 - 2828.

31. Son MB，Gauvreau K，Burns JC. Infliximab for intravenous immunoglobulin resistance in Kawasaki disease：a retrospective study. J Pediatr，2011，158：644 - 649.

32. Burns JC，Best BM，Mejias A，et al. Infliximab treatment of intravenous immunoglobulin-resistant Kawasaki disease. J Pediatr，2008，153：833 - 838.

33. Suzuki H，Terai M，Hamada H，et al. Cyclosporin A treatment for Kawasaki disease refractory to initial and additional intravenous immunoglobulin. Pediatr Infect Dis J，2011，30：871 - 876.

34. Cohen s，Tacke CE，Straver B，et al. A child with severe relapsing Kawasaki disease rescued by IL - 1 receptor blockade and extracorporeal membrane oxygenation. Ann Rheum Dis，2012，71：2059 - 2061.

35. Sauvaget E，Bonello B，David M，et al. Resistant Kawasaki disease treated with anti - CD20. J Pediatr，2012，160：875 - 876.

36. Huang SM，Weng KP，Chang JS，et al. Effects of statin therapy in children complicated with coronary arterial abnormality late after Kawasaki disease：a pilot study. Circ J，2008，72：1583 - 1587.

37. Blankier S，McCrindle BW，Ito S，et al. The role of atorvastatin in regulating the immune response leading to vascular damage in a model of Kawasaki disease. Clin Exp Immunol，2011，164：193 - 201.

第六十五章　川崎病临床诊治新观念

>>>>>> 谢利剑　黄　敏

川崎病（Kawasaki disease，KD）是一种儿童急性全身性中、小血管炎，主要累及冠状动脉，未经治疗的 KD 患者约 25% 发生冠状动脉损害（CAL）[1]。在发达国家，KD 导致的儿童心血管并发症的发生率已超过风湿性心脏病，成为儿童获得性心脏病的主要病因[2]。尽管对于 KD 的诊治已经经历了 40 余年，其具体病因仍不完全明确，对于临床医生而言，还没有特定的诊断手段可以快速明确诊断 KD。目前关于 KD 的诊断标准主要基于临床症状的分析评判，存在一定的主观性，同时约 25% 的 KD 患儿并不全部表现出这些临床症状，也称为不完全性川崎病（incomplete KD），然而这部分患儿 CAL 等并发症的发生率更高[3]。同时，此类 KD 患儿也会表现为非常危重的临床特征，甚至在急性期死亡。静脉注射免疫球蛋白（IVIG）治疗可以明显减少 KD 并发症的发生，但这取决于对 KD 早期明确地诊断。有鉴于此，本文重点阐述关于 KD 在临床诊治中的一些新观念。

一、川崎病休克综合征

KD 导致患儿的血流动力学改变，从而引起休克，虽非常罕见，但也偶有报道。Thabet 等[4] 报道 1 例 5 月的 KD 患儿，主要临床表现为高热 3 d，萎靡、纳差，静脉头孢菌素使用 2 d，症状无缓解，出现烦躁及少尿症状，体检发现患儿血压 80/33 mmHg，心率 180 次/min，毛细血管充盈时间大于 5 秒，血气分析提示代谢性酸中毒，外周血白细胞、血小板均正常，考虑休克入院。接受扩容纠酸，多巴胺静脉输注，同时头孢噻肟、万古霉素及奥司他韦抗感染。治疗 1 d 后患儿出现全身皮疹、口唇发红、结膜充血、卡介苗接种处红肿渗出，但无浅表淋巴结肿大，同时外周血白细胞和 C-反应蛋白明显增高，超声心动图检查未见心脏异常。考虑诊断不完全性川崎病，给予 IVIG 1 g/（kg·d）×2 d，休克症状在 1 d 后明显好转，所有临床表现 5 d 消失，但指端蜕皮开始出现，外周血白细胞和 C-反应蛋白依然增高。病程第 16 天超声心动图提示巨大右侧冠状动脉瘤（大于 8 mm），再次 IVIG 和低分子肝素和糖皮质激素治疗，但 C-反应蛋白无降低，后加用英夫利昔单抗（Infliximab）治疗后 C-反应蛋白恢复正常。本例不完全性 KD 的首发主要症状为低血压休克，在 KD 的诊治中较为罕见。川崎病休克综合征（Kawasaki disease shock syndrome，KDSS）的观念由此产生。Kanegaye JT 等[5] 认为临床症状符合 KD，同时血压低于标准 20% 或出现低灌注临床症状即为 KDSS。文献回顾发现 KDSS 以女性多见，血小板降低、高 C-反应蛋白及低白蛋白血症为其特点。KDSS 的患者往往出现 IVIG 耐受，往往需加用糖皮质激素或其他免疫抑制剂，同时有较高的 CAL 发生率[4]。KDSS 的临床表现与中毒性休克难以鉴别，故反复多次的超声心动图探查冠状动脉病变是鉴别诊断的关键。KD 导致低血压的机制目前还未明确，偏向于多因素导致，在这些患者中发现异常增高的炎症因子及出凝血障碍，提示强烈的血管炎导致毛细血管通透性增加、细胞激酶失调、心肌功能下降，从而引起血压下降。但部分心功能正常的 KDSS 患者可能的原因是血管紧张度改变，导致血管阻力下降，导致低血压。导致 KD 患儿出现危重表现的情况还有严重的情绪变化、缺血性肠炎、心肌炎及心力衰竭、急性呼吸窘迫综合征和肾衰竭等[6-8]。

二、川崎病的心脏介入治疗

KD 的 CAL 发生率由于 IVIG 的使用已大大下降，同时 30%～50% 的 KD 合并冠状动脉瘤的患者在 2 年内可逐步恢复，但其中 3%～5% 的患者冠状动脉会出现梗阻，导致心肌梗死。这些患者需行冠状动脉旁路搭桥术（coronary artery bypass graft，CABG），但远期效果并不满意，尤其是 8 岁以下患者或使用静脉血管移植者。因此，心脏介入治疗是一种新的选择。在过去的 15 年间，已发展出包括球囊血管成形术、支架置入、旋切消融及冠状动脉血管重建术等[9-16]。KD 患者的冠状动脉通常有严重的钙化，而成人冠脉病变以粥样硬化为主，所以成人冠心病心脏介入的指征并不能直接套用于 KD 患者。事实上，关于 KD 患者心脏介入治疗的报道非常有限，尚无明确的 KD 患者心脏介入指征。目前认为经皮冠状动脉旋切消融术（percutaneous coronary rotation-al ablation，PTCRA）也许是 KD 患者心脏介入最合适的方法，其优势在于有很高的成功率，即便是钙化的冠状动脉[14,15]。冠状动脉球囊血管成形术往往容易导致血管内膜损害，引发新的冠状动脉瘤。同样，由于 KD 患者的冠状动脉过细动脉支架置入术也不适用。

目前初步形成的 KD 患者心脏介入治疗指征[17]：① 具有明显心肌缺血症状；② 无明显心肌缺血症状，但在负荷检测中有心肌缺血症状；③ 在负荷检测中无心肌缺血症状，但左冠状动脉前降支阻塞超过 75%，有猝死可能。但是，如果出现严重左心功能下降，应首先考虑 CABG。

1993～2002 年，9 家医疗机构共 88 例 KD 患者（男性 71 例，女性 17 例）的介入治疗的回顾性研究具有一定的说服力[18]。数据表明 KD 患者接

受介入治疗的年龄为 11 月至 27 岁（平均年龄 14±5.5 岁），从明确诊断到介入治疗的时间为 137 天至 25 年（平均时间 11.8±6.3 年）。介入治疗成功的标志为冠状动脉狭窄解除 50% 以上。对这些患者随访时间为 31 天至 7.1 年（平均时间 3.7±3.6 年），介入治疗方法包括球囊血管成形术 21 例，经皮冠状动脉旋切消融术 68 例，支架置入 11 例，其中 6 例患者在支架置入前接受了球囊血管成形术，5 例患者在支架置入前接受经皮冠状动脉旋切消融术。随访发现，冠状动脉再狭窄的发生率在球囊血管成形术组为 24%、经皮冠状动脉旋切消融术组为 17%、支架置入组为 9%；新发冠状动脉瘤发生率在球囊血管成形术组为 7.4%、经皮冠状动脉旋切消融术组为 6.3%、支架置入组未发生；需再次行介入治疗的发生率中球囊血管成形术组为 3.7%、经皮冠状动脉旋切消融术组为 12.5%、支架置入组未发生；合并并发症的发生率在球囊血管成形术组为 14.8%、经皮冠状动脉旋切消融术组为 10.4%、支架置入组为 9%；需要再次行 CABG 术的发生率在球囊血管成形术组为 18.5%、经皮冠状动脉旋切消融术组未发生、支架置入组为 9%。

总之，由于目前还未有大样本的数据积累，因此 KD 患者心脏介入治疗的公认指征和方法的选择仍存在争议。

三、丙种球蛋白耐受型川崎病与激素治疗

迄今，关于 KD 患者 IVIG 耐受和冠状动脉病变危险因素的预测体系有 Egami 评分、Kobayashi 评分和 Sano 评分等[19-21]，其中最新的为 Kobayashi 评分。通过评分早期预测危重型 KD，因为 IVIG 耐受型 KD 往往较易发生冠状动脉病变。在美国的临床研究中，3 个评分体系预测非日裔的丙种球蛋白耐受型 KD 有较高的特异性，但缺乏敏感性[22]。所以这些评分体系是否对非日裔患者适用还值得探讨。

目前，约 20% 的 KD 患者存在 IVIG 耐受，同时也是冠状动脉瘤的高危人群[2,23]，因此糖皮质激素在 IVIG 耐受型 KD 的治疗中显得非常重要。在其

他类型的血管炎疾病中,糖皮质激素是有效的药物,但是最早期 KD 的研究提示糖皮质激素可以增加 KD 合并冠状动脉瘤的风险[24],但由于选择最严重的 KD 患者作为研究组,故结果存在很大的偏差。近年来一系列的不同研究给出的答案也让人困惑。Millar K 等回顾性分析 1990～2008 年 80 例 KD 合并 CAA(73‰男孩,平均诊断年龄 2.2 岁)病例,19 例接受糖皮质激素治疗。发病后 1 年的 CAA－Z 积分进行重复测量线性回归分析。结果发现 KD 急性期应用激素使冠脉受累加重,血管重构受损[25]。Newburger JW 等的多中心随机双盲对照治疗研究糖皮质激素初次治疗 KD,分为标准治疗＋静脉甲基强的松龙[30 mg/(k·d)]组(101 例)和标准治疗＋安慰剂组(98 例),标准治疗为 IVIG 2 g/kg＋阿司匹林 80～100 mg/(kg·d)至热退 48 h 改 3～5 mg/(kg·d)。结论不支持初

次治疗需要加用静脉激素[26]。最新 Kobayashi T 等报道泼尼松龙(PSL)在预测 IVIG 有反应组和无反应组 KD 患者中的作用,回顾性分析 IVIG 治疗 896 例,IVIG＋PSL 治疗 110 例,临床资料按评分系统分为预测有反应组(0～4 分)和预测无反应组(5 分及以上),结果发现预测有反应组中,IVIG＋PSL 组与 IVIG 组对临床症状缓解和冠脉影响无差异,预测无反应组中,冠脉随访 1 个月,IVIG＋PSL 组 CAL 发生率较 IVIG 组低。结论为联合 PSL 治疗能降低对 IVIG 无反应型 KD 患者的冠脉病变发生的风险[27]。因此,如果可以明确预测 KD 患者对 IVIG 是否耐受,早期使用激素可能更加合理。

综上所述,虽然目前 KD 的诊治日益完善,但对于其冠状动脉病变的预测和治疗,早期激素的应用仍未达成共识,需更多临床研究去证实。

参 考 文 献

1. Kato H, Sugimura T, Akagi T, et al. Long-term consequences of Kawasaki disease: a 10-to 21-year follow-up study of 594 patients. Circulation, 1996, 94: 1379-1385.

2. Newburger JW, Takahashi M, Gerber MA, et al. Diagnosis, treatment, and long-term management of Kawasaki disease: a statement for health professionals from the committee on rheumatic fever, endocarditis, and Kawasaki disease, council oncardiovascular disease in the young, American heart association. Pediatrics, 2004, 114: 1708-1733.

3. Manlhiot C, Christie E, McCrindle BW, et al. Complete and incomplete Kawasaki disease: two sides of the same coin. European Journal of Pediatrics, 2012, 171: 657-662.

4. Thabet F, Bafaqih H, Mohaimeed SA, et al. Shock: an unusual presentation of Kawasaki disease. Eur J Pediatr, 2011, 170: 941-943.

5. Kanegaye JT, Wilder MS, Molkara D, et al. Recognition of Kawasaki disease shock syndrome. Pediatrics, 2009, 123: e783-e789.

6. Thabet F, Bellara I, Tabarki B, et al. Ischemic colitis and hemophagocytosis complicating Kawasaki disease. Arch Pediatr, 2004, 11: 226-228.

7. Yoshikawa H, Nomura Y, Masuda K, et al. Four cases of Kawasaki syndrome complicated with myocarditis. Circ J, 2006, 70: 202-205.

8. Palmer AL, Walker T, Smith JC. Acute respiratory distress syndrome in a child with Kawasaki disease. Soth Med J, 2005, 98: 1031-1033.

9. Akagi T, Ogawa S, Ino T, et al. Catheter interventional treatment in Ka-wasaki disease: a report from the Japanese pediatric interventional cardiology investigation group. J Pediatr, 2000, 137: 181-186.

10. Ino T, Akimoto K, Ohkubo M, et al. Application of percutaneous trans-luminal coronary angioplasty to coronary arterial stenosis in Kawasa-ki disease. Circulation, 1996, 93: 1709-1715.

11. Ogawa S, Fukazawa R, Ohkubo T, et al. Silent myocardial ischemia in Kawasaki disease: evaluation of percutaneous transluminal coronary angioplasty by dobutamine stress testing. Circulation, 1997, 96: 3384-3389.

12. Hijazi ZM, Smith JJ, Fulton DR. Stent implantation for coronary ar-tery stenosis after Kawasaki disease. J Invasive Cardiol, 1997, 9: 534-536.

13. Hashmi A, Lazzam C, McCrindle BW, et al. Stenting of coro-nary artery stenosis in Kawasaki disease. Catheter Cardiovasc Interv, 1999, 46: 333-336.

14. Sugimura T, Yokoi H, Sato N, et al. Interventional treatment for children with severe coronary artery

stenosis with calcification after long-term Kawasaki disease. Circulation, 1997, 96: 3928 - 3933.

15. Ishii M, Ueno T, Ikeda H, et al. Sequential follow-up results of catheter intervention for coronary artery lesions after Kawasaki disease: quan-titative coronary artery angiography and intravascular ultrasound im-aging study. Circulation, 2002, 105: 3004 - 3010.

16. Kato H, Inoue O, Ichinose E, et al. Intracoronary urokinase in Kawasaki disease: treatment and prevention of myocardial infarction. Acta Paediatr Jpn, 1991, 33: 27 - 35.

17. Ishii M, Ueno T, Akagi T, et al. Guidelines for catheter intervention in coronary artery lesion in Kawasaki disease. Pediatr Int, 2001, 43: 558 - 562.

18. Akagi T. Catheter Interventions for Kawasaki Disease: Current Concepts and Future Directions. Korean Circ J, 2011, 41: 53 - 57.

19. Egami K, Muta H, Ishii M, et al. Prediction of resistance to intravenous immunoglobulin treatment in patients with Kawasaki disease. J Ped, 2006, 149: 237 - 240.

20. Kobayashi T, Inoue Y, Takeuchi K, et al. Prediction of intravenous immunoglobulin unresponsiveness in patients with Kawasaki disease. Circulation, 2006, 113: 2606 - 2612.

21. Sano T, Kurotobi S, Matsuzaki K, et al. Prediction of non-responsiveness to standard high-dose gamma-globulin therapy in patients with acute Kawasaki disease before starting initial treatment. Eur Journ Ped, 2007, 166: 131 - 137.

22. Sleeper LA, Minich LL, McCrindle BM, et al. Evaluation of Kawasaki disease risk scoring systems for intravenous immunoglobulin resistance. J Pediatr, 2011, 158: 831 - 835.

23. Dillon MJ, Eleftheriou D, Brogan PA. Medium-size-vessel vasculitis. Pediatr Nephrol 2010, 25: 1641 - 1652

24. Kato H, Koike S, Yokoyama T. Kawasaki disease: effect of treatment on coronary artery involvement. Pediatrics, 1979, 63: 175 - 179.

25. Millar K, Manlhiot C, Yeung RS, et al. Corticosteroid administration for patients with coronary artery aneurysms after Kawasaki disease may be associated with impaired regression. Int J Cardiol, 2012, 154: 9 - 13.

26. Newburger JW, Sleeper LA, McCrindle BW, et al. Randomized trial of pulsed corticosteroid therapy for primary treatment of Kawasaki disease. N Engl J Med, 2007, 356: 663 - 375.

27. Kobayashi T, Saji T, Otani T, et al. Efficacy of immunoglobulin plus prednisolone for prevention of coronary artery abnormalities in severe Kawasaki disease (RAISE study): a randomised, open-label, blinded-endpoints trial. Lancet, 2012, 28, 379: 1613 - 1620.

第六十六章 川崎病冠状动脉瘤的诊断及治疗

>>>>>> 杜忠东 赵春娜

川崎病(KD)又称皮肤黏膜淋巴结综合征,是一种主要发生于儿童的以全身中、小血管炎为病理特点的急性发热出疹性疾病。川崎病的病因尚不明确,目前认为感染因素、遗传因素及免疫系统的异常活化都参与了川崎病的发病。由于病因至今不明,目前川崎病的诊断主要依据临床表现,包括:① 发热持续 5 d 以上;② 双侧眼球结膜充血;③ 口唇潮红、皲裂出血、杨梅舌;④ 多形性红斑、皮疹;⑤ 急性期手足硬肿,恢复期指、趾端膜状脱皮;⑥ 颈部非化脓性淋巴结肿大等。KD 可合并心血管、胃肠道、血液、尿液、呼吸道、皮肤、关节、神经等多系统损害。实验室检查包括血沉增快、白细胞增多伴核左移、血小板增多、C-反应蛋白升高、低白蛋白血症、胸部 X 线检查异常(心影增大)、心脏超声改变(心包积液、冠状动脉瘤)。

川崎病的主要危害是其冠状动脉并发症,包括冠状动脉扩张或冠状动脉瘤,发生率达 15%~25%。尽管应用丙种球蛋白后冠状动脉瘤的发生率已降至 5% 以下,但北京近 10 年流行病学调查中发现冠状动脉巨大瘤(直径≥8 mm)的发生率没有减低[1]。在发达国家,川崎病已取代风湿热成为儿科最常见的后天性心脏病。对于男性、发热持续时间 10 d 以上、复发患儿及 C-反应蛋白升高、天门冬氨酸转氨酶升高、血红蛋白降低患儿应警惕冠状动脉瘤的发生[2-3]。冠状动脉瘤患儿急性期可因瘤破裂或瘤内血栓致死,病死率 0.1%~0.25%。发生冠状动脉瘤者远期多发生冠状动脉狭窄或闭塞,导致缺血性心脏病,导致死亡或致残。因而川崎病所致的冠状动脉瘤是危害儿童身心健康的严重问题之一。准确地诊断川崎病冠状动脉病变对及时治疗及预后评价至关重要。

一、川崎病冠状动脉瘤的诊断

(一)病理分期

川崎病在急性期存在免疫系统高度活化,激活的效应细胞可释放多种细胞因子,包括 IFN-γ、IL-1、IL-6、TNF-α 等,导致血管内皮细胞的激活和损伤[4],进而导致血管炎的发生,细胞外基质的破坏,造成血管基底膜、内弹力膜破坏,中膜变薄,细胞(包括内皮细胞及平滑肌细胞)凋亡和迁移,加之成纤维细胞的增殖,导致血管重建,进而导致冠状动脉扩张、动脉瘤形成,晚期可发生血管狭窄甚至阻塞,导致心肌缺血的发生。川崎病冠状动脉的病理学随病程的进展而变化,常划分为 Ⅰ~Ⅳ 4 期。Ⅰ 期(0~9 d)病理特点是微血管和小动脉的急性血管周围炎和血管炎,3 支主要冠状动脉的血管周围炎和动脉内膜炎。Ⅱ 期(12~25 d)主要病理特点是冠状动脉周围炎,冠状动脉瘤形成,冠状动脉瘤内有血栓形成者可见严重狭窄或阻塞,还可见到冠状动脉瘤破裂,无冠状动脉瘤形成者可因动脉内膜炎引起动脉壁增厚。Ⅲ 期(28~31 d)病理特点是主要冠状动脉形成肉芽肿,冠状动脉瘤内血栓形成或者动脉内膜增厚可以导致冠状动脉部分或完全阻塞。Ⅳ 期

（40 d 至 4 年）病理特点主要是冠状动脉严重狭窄、瘢痕形成伴有钙化、再通。

（二）诊断标准

美国心脏病协会制订的冠状动脉瘤（coronary artery aneurysms，CAA）分类：小冠状动脉瘤（内径小于 5 mm）、中冠状动脉瘤（内径 5～8 mm）和巨大冠状动脉瘤（内径大于 8 mm）。当冠状动脉较正常变大（扩张）但不存在局部动脉瘤的时候，被认为是冠状动脉扩张。

日本制订的冠状动脉瘤分类：① 小冠状动脉瘤（冠状动脉扩张）：扩张的冠状动脉内径≤4 mm，≥5 岁的儿童扩张冠状动脉的内径小于正常相应冠脉内径的 1.5 倍。② 中冠状动脉瘤：损伤的冠状动脉内径＞4 mm 并且≤8 mm，≥5 岁的儿童扩张的冠状动脉内径大于正常相应冠脉内径的 1.5 倍而小于 4 倍。③ 巨型冠状动脉瘤：冠状动脉内径＞8 mm，≥5 岁的儿童扩张的冠状动脉内径大于正常相应冠脉内径的 4 倍。

（三）检查方法

川崎病冠状动脉瘤的影像学检测方法包括无创和有创两类，无创检查主要包括心电图、超声心动图、心脏负荷试验、多层螺旋 CT（MSCT）及磁共振成像（MRI），有创检查主要包括冠状动脉造影（CAG）和血管内超声成像（IVUS）。

1. 无创检查方法

（1）心电图：川崎病急性期，心电图检查可出现窦性心动过速，ST-T 改变，P-R 间期延长，恢复期多数 ST-T 改变和 P-R 间期延长逐渐恢复正常。心电图对诊断冠状动脉病变无明显特异性，冠状动脉近端的冠状动脉扩张或冠状动脉瘤，无血栓堵闭并不影响冠状动脉血流量的患者，心电图可无异常；只有当冠状动脉远端小血管狭窄、血栓形成或闭塞导致心肌缺血时，心电图才可能表现为异常。北京儿童医院随访 15 例川崎病冠状动脉巨大瘤患儿的体表心电图，发现 9 例正常，3 例为异常 Q 波，其余 3 例表现为 ST 段上移、左心室高电压及 T 波切迹。李冬梅等对 58 例川崎病患儿行超声心动图及心电图检查，其中 41 例（70.7%）用超声心动图检测出冠状动脉损伤，心电图改变 43 例（74.1%），主要表现为心律失常、

ST-T 改变、传导阻滞、异常 Q 波等。张建军等对 78 例川崎病患儿行超声心动图及心电图检查，有心电图异常者冠状动脉病变检出率为 87.5%（14/16），存在冠状动脉损伤组心电图异常率明显高于冠状动脉正常组（$P<0.01$），冠状动脉瘤组心电图异常率明显高于冠状动脉扩张组（$P<0.005$）。在国内川崎病患儿首选超声心动图检查了解冠状动脉情况，但对于冠状动脉远端病变情况的敏感度较差，当冠状动脉远端小血管狭窄、血栓形成诱发心肌缺血时，可导致心电图异样表现，可有效弥补心脏彩超的不足。因此，将超声心动图与心电图相结合可较全面的监测心肌缺血情况，积极给予干预治疗，在一定程度上可避免急性心肌梗死的发生。

（2）超声心动图：川崎病的冠状动脉病理过程大致分为 Ⅰ～Ⅳ 4 期，病程中冠状动脉内膜在不断变化，需实时动态地监测冠状动脉损害的病程演变及转归情况，而超声心动图恰恰具有无创、动态检测冠状动脉的优点，已成为准确诊断和长期随访监测冠状动脉瘤的首选影像方法。超声心动图可观察冠状动脉的起源、走行、内径大小、管壁回声、管壁厚度及其周围组织的回声和冠状动脉的血流。由于小儿胸壁较薄，透声条件较好，加上超声仪器和技术的进展，绝大部分患儿通常可获得满意的超声心动图图像（图 66-1）。虽然超声心动图在显示冠状动脉分支远端时较为困难，但由于川崎病并发冠状动脉病变好发于近端，如果远端有病变，主干及分支近端也多受累，故对川崎病并发冠状动脉病变检出率较高，与冠状动脉造影比较，超声心动图对诊断近端冠状动脉瘤的特异性和敏感性分别为 97% 和 100%，因此已成为监测川崎病并发冠状动脉病变最佳的无创性检查方法。邹鹏等对 53 例川崎病患儿同时行超声心动图与多层螺旋 CT 检查，结果显示两种检查技术对冠状动脉病变的检出率是一致的。但 3 例较小（<5 mm）和位于中、远端的冠状动脉瘤超声心动图未能发现，另有 1 例多层螺旋 CT 提示左冠状动脉前降支中段轻度狭窄，而超声心动图未能显示。提示超声心动图对远端病变和狭窄性病变的显示效果不如多层螺旋 CT。Hiraishi S 等对

60 例川崎病患儿进行超声心动图检查,并与冠状动脉造影对照,超声心动图诊断冠状动脉瘤的敏感度和特异度分别为 95％和 99％,诊断右冠状动脉狭窄或闭塞的敏感度和特异度分别为 85％和 98％,诊断左冠状动脉前降支狭窄或闭塞的敏感度和特异度分别为 80％和 97％。

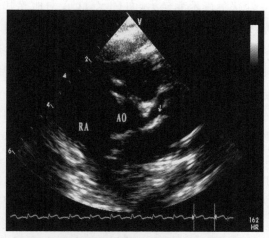

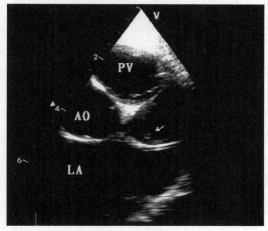

图 66-1　超声心动图示冠状动脉扩张(左图)及冠状动脉瘤(右图)图中 RA 右房,AO 主动脉,PV 肺动脉,箭头处见血栓形成

(3) 心脏负荷试验:心脏负荷实验是通过增加心肌的氧耗量揭示冠状动脉血供的限制,当冠状动脉有病变时,冠状动脉血流量不能随着心肌需氧量增加而增加,即可产生冠状动脉供血不足,出现具有诊断意义的缺血性心电图或超声心动图改变。心脏负荷试验可以检测川崎病患儿合并冠状动脉病变的可能性,评价冠状动脉是否发生狭窄或闭塞,以及狭窄的严重程度,有助于提供进一步诊疗方案。心脏负荷试验包括运动

负荷试验和药物负荷试验两种方式。目前常用的运动负荷试验方法包括运动平板试验和踏车实验两种。对于年龄小无法合作或者因心脏病活动受限的川崎病患儿可采用药物负荷对冠状动脉病变进行评价,包括双嘧达莫、三磷酸腺苷、多巴酚丁胺等。

众多学者认为川崎病与远期缺血性心脏病的发生具有相关性,部分文献报道川崎病患儿在活动后可出现胸闷、胸痛等不适。川崎病患儿需评价远期心肌工作能力及有无缺血表现,而心脏负荷试验可以帮助了解心脏对于环境变化的反应,而不只是单纯反映基础血供状态。国外文献曾报道对 166 例川崎病患者进行多巴酚丁胺、双嘧达莫以及运动负荷超声心动图试验,研究结果发现对大于 50％冠状动脉狭窄的诊断敏感度分别为 96％、93％、90％,特异度分别为 92％、92％、87％,3 种方法比较,差异无统计学意义,对冠状动脉狭窄诊断均具有较高的准确性。Noto N 等用血管造影和负荷超声检查研究 50 例川崎病患儿,21 例冠状动脉血管造影显示闭塞大于 50％,其中 19 例负荷超声检查阳性。所有冠状动脉造影阴性的患者中,负荷超声也均为阴性,负荷超声在检测和评价川崎病患者中发挥重要作用。Miyazono Y 等和夏焙等报道三磷酸腺苷(结合阿托品)负荷超声心动图检测心肌缺血的敏感度及特异度较满意,且副反应的发生率较低,但仍缺少采用多种方法的对比研究结果,其结论的准确性和可靠性尚待多中心研究进一步证实。目前,国内外广泛以心电图运动负荷试验与超声心动图或心肌核素扫描相结合的方法提高冠状动脉供血不足诊断的准确性。

(4) 多层螺旋 CT(multi-slice CT, MSCT):MSCT 是 1 项监测川崎病患儿冠状动脉病变的无创性检查方法。Kanamaru H 等对 16 名川崎病患儿进行冠状动脉病变的评估,结果显示 MSCT 诊断冠状动脉瘤的特异性为 92.5％,敏感性为 100％,诊断冠状动脉狭窄和闭塞的敏感性为 87.5％。国外多名学者先后对川崎病患儿 MSCT 与冠状动脉造影进行对比研究提示,MSCT 在检测川崎病患儿冠状动脉狭窄和血栓等病变方面与

冠状动脉造影有很好的一致性。双源 CT(dual-source CT，DSCT)是 CT 发展过程中的 1 项最新技术,具有很高的时间分辨率,能够在不需要控制心率的情况下,对心率快、心律不齐患者进行心脏和冠状动脉成像。在高心率时冠状动脉显示率可达到 96%,能达到诊断要求的约占 91%,而且无需应用 β 受体阻滞剂控制心率,可以克服小儿心率较快不易显像的缺点,缩短检查时间及放射量,借助强大的软件系统,可实时准确进行三维重建,最终图像与冠状动脉造影很相似(图 66-2)。

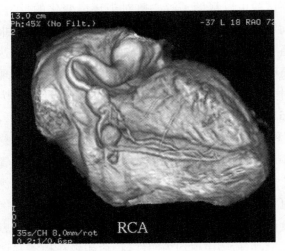

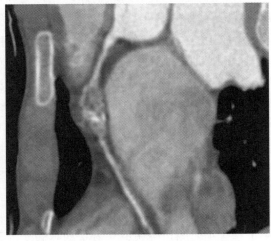

图 66-2 川崎病管状动脉瘤 64 层螺旋 CT 检查图像

右图:VR 显示右冠状动脉全程迂曲扩张,部分呈串珠样,其中间有狭窄段;左图:MPR 显示右冠状动脉中段动脉瘤,可见血栓和多发钙化灶

Kanamaru H 等[6]对 18 例川崎病冠状动脉瘤患儿行 MSCT 检查,结果与冠状动脉造影对比,发现 MSCT 在评估动脉瘤钙化和动脉内膜增厚

等方面优于冠状动脉造影。郭惠琳等对 15 例川崎病冠状动脉瘤患儿行超声心动图与 64 排螺旋 CT 冠状动脉成像(64SCTCA)检查,结果显示两者对冠状动脉瘤最大内径的测量值具有很好的相关性,但 2 处位于右冠状动脉的血栓超声心动图未能检测到,右冠状动脉和左冠状动脉前降支上的 3 处狭窄也未能显示,而 64SCTCA 对血栓和狭窄病变的检测能力要优于超声心动图。郁怡等对 10 例川崎病患儿行超声心动图与 DSCT 检查,超声心动图显示所有患儿共有 21 个冠状动脉瘤形成,DSCT 共观察到 29 个冠状动脉瘤,其中 8 个较小的位于中、远端的冠状动脉瘤超声心动图未能发现。李剑等对 450 例患者行 DSCT 检查,以冠状动脉造影为金标准,得出 DSCT 的敏感度、特异度及准确度分别为 100%、90% 和 94.84%,尤其对冠状动脉重度狭窄及闭塞的诊断准确度达 98.92%,提示 DSCT 对冠状动脉疾病的诊断准确率接近冠状动脉造影,是一种准确、可靠的检查方法。

(5)磁共振(MRI):MRI 因无须穿刺插管和注射造影剂,没有放射性,且具有高分辨率,近年来随着超高速成像序列的发展促使其已经越来越广泛地应用于儿童心脏病的形态与功能诊断,可很好地显示心外大血管解剖结构,特别是冠状动脉瘤方面。美国 Greil GF 等报道 6 例川崎病合并冠脉动脉瘤患儿分别行 MRI 及冠状动脉造影检查,并以后者为金标准对照,MRI 诊断冠状动脉瘤符合率为 100%,冠脉动脉瘤的最大内径、长度,动脉瘤与冠状动脉开口距离的测量值二者均无显著差异。据 Arnold R 等[7]报道,MRI 和心导管检查诊断冠状动脉瘤的一致度为 93%,MRI 诊断冠状动脉狭窄的效果不佳。虽然 MRI 对川崎病的检测有一定的限制,如受心率和呼吸频率的影响较大,末梢血管显像欠清晰,对冠状动脉的显示需要多次采集,扫描时间较长,但 MRI 仍可对整个左冠状动脉主干,前降支,右冠状动脉,左回旋支的中、近段(0~5 cm)显影清晰,不仅能够发现心脏超声未能检测出的病变,而且能够同时检测血流灌注及功能,并进行预后评估缺血和心肌梗死的可能性,可作为监控川崎病冠状动脉病变的一种非侵入性和无辐射成像方法。

2. 有创检查方法

（1）冠状动脉造影：冠状动脉造影（coronary angiography，CAG）是判断冠状动脉病变（扩张、瘤、狭窄及闭塞）最准确的方法，可以清楚地

反映冠状动脉发生病变的位置、大小、程度与形状，是川崎病患儿冠状动脉瘤诊断的金标准。特别对冠状动脉狭窄、闭塞、侧支循环形成及远端病变能作出准确评估并同时进行介入治疗（图66-3）。

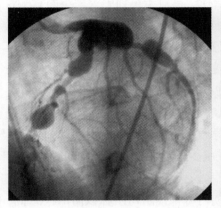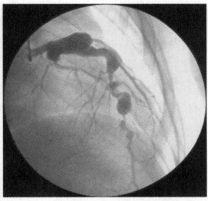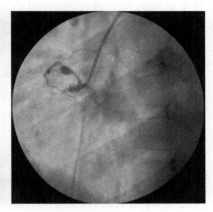

图 66－3　川崎病冠脉瘤冠状动脉造影图像

患儿男性，4岁9个月时患川崎病，以上是患病后六个月的冠状动脉造影。A. 左主干、前降支和回旋支近段呈瘤样扩张，前降支及回旋支中远段管腔呈串珠样瘤样扩张；B. 前降支中、远段串珠样扩张的冠状动脉瘤远端可见管腔局限性狭窄；C. 右冠状动脉完全闭塞，细小侧枝形成

张丽等对9例有冠状动脉病变的川崎病患儿于恢复期进行超声心动图与CAG检查，结果显示对冠状动脉近端动脉瘤及扩张的检测，超声与造影结果基本符合。但CAG发现远端多发瘤伴狭窄2例，左前降支狭窄1例，冠状动脉闭塞伴侧支血管形成1例，而超声心动图均未发现，提示与超声心动图比较，CAG对发现冠状动脉狭窄或闭塞是更为敏感、准确的方法。据有关研究报道，血管造影显示的川崎病冠状动脉瘤的发生率为50％～67％，远高于二维超声检查（15.3％）。

在慢性期，部分冠状动脉瘤可发展为冠状动脉狭窄或形成腔内血栓，严重者甚至可有心肌梗死。Kato H 等通过 CAG 对 1973～1983 年发病的 594 例川崎病患儿进行了长达 10～21 年的随访，结果发现 146 例并发冠状动脉瘤的患儿中，28 例形成冠状动脉狭窄，11 例发生了心肌梗死，其中 5 例死亡。Tsuda E 等[8]通过 CAG 法对 190 例川崎病冠状动脉损害患儿（包括 121 例巨大冠状动脉瘤，85 例中冠状动脉瘤，77 例小冠状动脉瘤）进行随访，结果显示巨大冠状动脉瘤组的患儿，5 年冠状动脉狭窄的并发率为 44％，10 年并发

率为 62％，15 年并发率为 74％；中冠状动脉瘤组的患儿 5 年、10 年、15 年冠脉狭窄的并发率分别为 6％、20％、58％；小冠状动脉瘤组未发生冠状动脉狭窄。Samada K 等[9]采用 CAG 法对 48 例川崎病并发巨大冠状动脉瘤患者经过长达 20 年的随访发现，74％出现冠状动脉狭窄和（或）完全闭塞，30％出现心肌梗死。因此，伴冠状动脉损害的川崎病患儿，尤其是巨大冠状动脉瘤的患儿，即使多项相关检查没有出现心肌缺血表现，但远期仍然可以发生冠状动脉狭窄或闭塞，对此类患儿的远期追踪观察仅靠临床表现、心电图和普通超声心动图的检查是不够的，有必要采用 CAG 对冠状动脉改变进行全面观察评估，以利于早期发现和早期干预。

在日本，CAG 已成为川崎病患儿冠状动脉损害的常规检查之一，但因该技术是有创检查，需使用造影剂，暴露于射线下，且技术要求较高，费用较昂贵，造影时有一定的风险，可出现血管堵塞、心肌缺血和心室颤动等严重并发症，故不作常规检查。主要适用于超声检查发现冠脉异常，有心功能不全表现，应用冠脉腔内溶栓治疗以及经皮冠状动脉球囊扩张术等介入手术前后等。近年

来，随着 MRI 和 MSCT 的不断发展，CAG 在川崎病患儿中的运用逐渐减少。

（2）血管内超声（IVUS）：尽管冠状动脉造影被认为是评价冠状动脉形态的金标准，但该方法仅能提供造影剂充盈的血管内腔影像信息，不能显示管壁结构。血管内超声（IVUS）是近年发展起来的一种超声与心导管相结合的新型诊断技术。IVUS 可以提供冠状动脉壁形态的准确信息，如管壁结构、内膜增厚和钙化程度及管腔内径等，它不仅可以对病变进行定性分析，还可以进行精确地定量分析，这些对手术或介入治疗有非常重要的指导意义。Iemura M 等对 27 例川崎病起病 10 年后的患儿（包括 22 例原有冠状动脉瘤已消退，5 例无冠状动脉瘤）行 IVUS 检查，结果显示尽管 27 例患儿 CAG 结果正常，但 IVUS 检查发现冠状动脉内-中膜增厚，原有中型及大型冠状动脉瘤消退后的冠状动脉内-中膜厚 0.59 mm，原有小型冠状动脉瘤消退后为 0.29 mm，无动脉瘤者正常。Maehara A 等利用 IVUS 检测 77 例经 CAG 证实的冠状动脉瘤患者，发现仅有 27% 的患者是真正具有完整血管壁的冠状动脉瘤，其余为复杂的纤维斑块（16%）、假冠状动脉瘤（4%）及临近冠状动脉狭窄形成的相对扩张（53%）。

IVUS 属有创检查，需要使用特殊的超声心动图仪，检查费用较高、操作复杂，且存在急性冠状动脉阻塞、痉挛或冠状动脉夹层等并发症，使其在临床上的应用受到限制。

二、川崎病冠状动脉瘤的治疗

川崎病冠状动脉瘤（CAA）的治疗一直是儿科临床急需解决的难题之一。近年来，随着对川崎病研究的深入，冠状动脉瘤的治疗也取得了一定的进展。病变的处理取决于冠状动脉受累的严重程度及范围，一般包括抗凝、溶栓、介入治疗及外科治疗等。

（一）冠状动脉瘤的药物治疗

大量研究发现，川崎病合并冠状动脉损害的患儿均伴有血管内皮损伤、血小板活化以及纤维蛋白溶解异常。冠状动脉瘤（尤其中型以上的冠状动脉瘤）由于血管内皮破坏及血流动力学异常，

易形成血栓，血栓形成使冠状动脉狭窄、闭塞，容易导致心肌梗死的发生[10]。对冠状动脉瘤患儿需要进行长期抗凝治疗，以预防冠状动脉瘤内血栓形成或心肌梗死的发生，对于发生心肌梗死者则要进行积极溶栓治疗。

1. 抗凝治疗　　对于小到中等大小的 CAA，口服小剂量阿司匹林 3～5 mg/(kg·d)，直到冠状动脉瘤恢复正常。可同时联用其他抗血小板药物，如双嘧达莫、氯吡格雷等。双嘧达莫同时具备扩血管和抗血小板的作用。理论上，在川崎病有持续冠状动脉瘤的患者中使用双嘧达莫具有一定的危险性，可导致未受累的冠状动脉扩张，使远端动脉瘤的血流减少产生窃血现象。因此，双嘧达莫被推荐用于水杨酸盐禁忌的患者，或在水痘、流感流行时，短期内可替代阿司匹林以防 Reye 综合征。氯吡格雷通过选择性地与血小板上的二磷酸腺苷受体结合，抑制二磷酸腺苷与它的血小板受体结合，从而抑制糖蛋白 IIb/IIIa 复合物的活化，进而可高效抑制血小板聚集。成人临床试验显示，氯吡格雷单独或联合使用阿司匹林可有效降低脑梗死和心肌梗死的发生。目前虽然缺乏临床研究评估氯吡格雷在儿童冠状动脉病变治疗中的作用，但鉴于其在成人冠状动脉疾病使用中的有效性与安全性，它仍然被列入了推荐使用药物之中。

巨大 CAA 患者有发生冠状动脉血栓形成的高风险，需要长期抗凝治疗，最常用阿司匹林和华法林联合治疗。华法林可抑制维生素 K 依赖的凝血因子 II、VII、IX、X 的合成。用药过程中需定期监测国际标准化比率（international normalization ratio，INR），建议维持在 2.0～2.5。据文献报道，对巨大 CAA 患儿在服用小剂量阿司匹林[3～5 mg/(kg·d)]的基础上加用华法林[0.1 mg/(kg·d)]可能会达到更好的抗凝作用，二者联用是安全有效的。Sugahara Y 等[11]对 68 例巨大冠状动脉瘤患儿的研究中发现，19 名患儿联用阿司匹林与华法林，49 名患儿单用阿司匹林，结果显示，联合治疗组心肌梗死的发生率明显低于单用阿司匹林组（1:16，P<0.05）。单用阿司匹林组有 7 人猝死，而联合治

疗组未发生猝死事件。这说明二者联用能够改善冠状动脉瘤患儿的临床症状及预后。郑远征等[12]对 65 例川崎病合并巨大冠状动脉瘤患儿进行随访,将患儿分为华法林＋阿司匹林组及阿司匹林组。研究结果显示华法林＋阿司匹林组有 17 例(53.1％)出现回缩趋势,阿司匹林组为 5 例(41.7％);华法林＋阿司匹林组有 2 例(6.3％)发生冠状动脉内血栓,阿司匹林组为 3 例(25.0％);华法林＋阿司匹林组有 1 例(3.1％)发生心肌梗死,阿司匹林组为 3 例(25.0％);阿司匹林组有 2 例(16.7％)死亡,而华法林＋阿司匹林组无死亡病例;华法林＋阿司匹林组有 1 例发生蛛网膜下腔出血、8 例鼻出血,阿司匹林组无严重出血事件发生。研究提示华法林联合小剂量阿司匹林在川崎病合并巨大冠状动脉瘤患儿的长期抗凝过程中,虽然对于冠状动脉瘤的回缩率无明显影响,但可以有效降低血栓形成、心肌梗死、猝死等并发症的发生率,华法林的应用过程中易发生出血事件,应定期监测凝血功能,并根据临床实际情况调节药物用量。

一般情况下,在加用华法林前及手术治疗停用华法林时可短期应用肝素。需要根据活化部分凝血酶原时间(APTT)(60～90 秒)用药,首剂 50 U/kg,维持量 20 U/(kg·h),每 4 h 监测 1 次 APTT。与肝素相比,低分子肝素有更好的抗凝血因子Ⅹa 活性及相对弱的抗凝血酶作用,抗凝反应好且生物利用度高,能够皮下给药,每 12 h 1 次,2 个月以下小儿 1.5 mg/kg,2 个月以上者 1.0 mg/kg,维持凝血因子Ⅹa 水平于 0.5～1.0U/mL 调整用量。肝素除有抗凝作用外,还有促血管再生特性。Tateno S 等对 7 例冠状动脉完全闭塞的川崎病患儿进行研究。每例患儿每天进行 2 次运动项目,持续 10 d,运动前 10 min 静脉给予肝素,每例患儿均未出现新的心肌梗死、室性心动过速、心绞痛或出血性并发症,单光子发射计算机断层成像术检查发现肝素-运动组患儿缺血区域心肌灌注较前好转,而对照组则无改善。说明肝素及适当运动治疗能够改善心肌灌注,考虑这与肝素的血管再生特性有关。

2. 溶栓治疗　　川崎病合并巨大冠状动脉瘤的患儿发生心肌梗死是导致其死亡的首要原因。故对血栓栓塞发生心肌梗死者要进行溶栓治疗。常用链激酶、尿激酶或组织纤维蛋白溶酶原激活剂(tPA)通过静脉输注或冠状动脉内直接注入溶栓治疗。这些药物的溶栓作用是通过内源性的纤溶酶原向纤溶酶转化过程所介导,tPA 更易与纤维蛋白特异性结合而促进纤维蛋白与纤溶酶原的结合。溶栓治疗的效果与血栓形成的时间长短有关。一般认为对于 6 h 内发生的急性心肌梗死,溶栓治疗有效。

由于没有儿童的随机对照试验,婴儿及儿童冠状动脉血栓的治疗来源于成人急性冠状动脉综合征的研究。成人的试验显示,链激酶治疗较其他药物治疗出血发生率较低,但 6 个月内有链球菌咽炎病史者,存在可能的过敏并发症,限制了它的应用。在成人,tPA 较链激酶取得了更好的冠状动脉再通率。替奈普酶-tPA 的纤维蛋白特异性是 tPA 的 14 倍,可能有更好的纤溶活性,且出血的发生率较 tPA 低。

阿昔单抗是血小板糖蛋白Ⅱb/Ⅲa 受体抑制剂,可与血小板糖蛋白受体Ⅱb/Ⅲa 结合,从而抑制血小板集聚,可使冠状动脉瘤回缩,瘤内血栓溶解。美国心脏病协会对阿昔单抗的推荐剂量为:静脉推注 0.25 mg/kg,静脉滴注 0.125 μg/(kg·min),维持 12 h。

目前川崎病溶栓药物治疗的适应证、最佳剂量、期限及疗效尚缺乏大样本的临床试验证实,且溶栓后复发率仍较高,需进一步研究。抗血小板、抗凝、溶栓药物如表 66-1 所示。

表 66-1　抗血小板、抗凝、溶栓药物

药物名称	给药途径	剂　　量
阿司匹林	口服	抗血小板剂量:3～5 mg/(kg·d)
氯吡格雷	口服	1 mg/(kg·d),最大(成人剂量)为 75 mg/d
双嘧达莫	口服	2～6 mg/(kg·d),分 3 次
肝素	静脉	负荷量:50 U/kg 维持量:20 U/(kg·h) 调整剂量以达到理想的治疗水平,通常血浆肝素水平为 0.35～0.7 抗因子Ⅹa 活性或 APTT 为 60～85 s

续　表

药物名称	给药途径	剂　　量
低分子肝素	皮下	<12 个月婴儿 治疗量：3 mg/(kg·d)，每 12 h 给药 1 次 预防量：1.5 mg/(kg·d)，每 12 h 给药 1 次 儿童/少年 治疗量：2 mg/(kg·d)，每 12 h 给药 1 次 预防量：1 mg/(kg·d)，每 12 h 给药 1 次 调整剂量以达到理想的治疗水平，通常抗因子 $\text{X}\text{a}=0.5\sim1.0$ U/mL
阿昔单抗	静脉	推注：0.25 mg/kg 滴注：0.125 μg/(kg·min)，维持 12 h
链激酶	静脉	推注：1 000～4 000 U/kg，30 min 内注入 滴注：1 000～1 500 U/(kg·h)
tPA	静脉	推注：1.25 mg/kg 滴注：0.1～0.5 mg/(kg·h)，静点 6 h 后，再重新评价
尿激酶	静脉	推注：4 400 U/kg，10 min 内注入 滴注：4 400 U/(kg·h)
华法林	口服	0.1 mg/(kg·d)，每天给药[0.05～0.34 mg/(kg·d)，根据 INR 调整用药，通常维持在 2.0～2.5]

3. 他汀类药物　研究表明，川崎病冠状动脉瘤患儿血清超敏 C－反应蛋白(hs－CRP)显著升高，提示冠状动脉瘤的发生可能与炎性反应相关。他汀类药物可以减少川崎病冠状动脉瘤的炎症、改善血管内皮功能和促进血管重塑。段超等[13]对 13 例川崎病合并中-大型冠脉瘤患儿及 14 例健康儿童进行对比研究，川崎病组患儿予普伐他汀(≤5 岁 5 mg/d，>5 岁 10 mg/d)口服治疗 6 个月。治疗前川崎病组与对照组相比，肱动脉血管内皮依赖性舒张功能(FMD)显著下降(P<0.05)，血清超敏 C 反应蛋白明显升高(P<0.05)，6 个月后川崎病组患儿肱动脉血管内皮依赖性 FMD 显著改善(P<0.05)，但仍低于对照组；hs－CRP 水平及血清载脂蛋白 B 显著降低(P<0.05)。普伐他汀治疗无显著并发症发生。提示普伐他汀可改善川崎病冠状动脉瘤患儿的血管内皮功能，减少慢性炎症。

(二)冠状动脉瘤的介入治疗

随着经导管介入治疗心血管疾病技术的发展，经导管介入治疗川崎病冠状动脉狭窄和心肌梗死的经验逐渐丰富起来，包括经皮腔内冠状动脉成形术(PTCA)、冠状动脉内支架置入术、经皮腔内冠状动脉旋磨术(PTCRA)和经皮腔内冠状动脉血运重建术(PTCR)。

川崎病经导管介入治疗的指征：① 患者具有心肌缺血的临床症状；② 患者虽临床无心肌缺血症状，但心脏负荷试验证实有心肌缺血存在；③ 心脏负荷试验无心肌缺血依据，但左冠状动脉前降支狭窄病变致 75％或以上管腔闭塞者。对于有多支多处血管病变或者狭长的冠状动脉节段性狭窄或者入口处血管损伤的患儿不宜行经导管介入治疗。

1. 经皮腔内冠状动脉成形术　PTCA 是将球囊导管经主动脉逆行送入冠状动脉病变部位，加压充盈球囊，使狭窄血管段内径增大，从而达到有效改善心肌供血的目的。目前 PTCA 主要适用于单条冠状动脉局限性狭窄达 75％以上，且左心室功能良好，无管壁钙化及心肌梗死表现者。当血管内膜增厚并伴有严重钙化的情况下，血管壁变硬，顺应性降低，球囊导管难以进入管腔，即使进入管腔，采用高压球囊也未必能成功，而且球囊压力过高很容易造成冠状动脉内膜的撕裂，导致后期新的动脉瘤的形成，使得术后冠状动脉再狭窄的发生率变高。

1988 年，Echigo 等首先报道用 PTCA 治疗了 2 例川崎病致冠脉狭窄患儿，1 例成功，另 1 例因术中球囊充盈压过高，球囊破裂后左前降支闭塞而死亡。Ino T 等对 5 例川崎病致冠状动脉局限性狭窄患者行 PTCA 治疗，4 例有效，狭窄程度得到明显改善，建议川崎病致局限性冠状动脉狭窄患者于起病后 6～8 年内行 PTCA。Kuramochi Y 等对 3 例患儿进行了 PTCA，术后狭窄均降至 25％以下，术后 12～40 个月随访未见心肌缺血或再狭窄发生。Akagi T 等总结了 34 例川崎病患者行 PTCA 治疗效果，成功率为 74％，术后再狭窄率为 24％，有 3 例发生了新的动脉瘤(与充盈压过高有关)，死亡 2 例。起病后 6 年内行 PTCA 者成功率为 100％，而起病 10 年后行 PTCA 者成功率降至 60％。

PTCA 术前及术后均需行 CAG 及 IVUS，术前以便选择适宜的介入治疗方案，术后以观察手术效果。PTCA 术后 6～12 个月仍需要 CAG 随诊。

2. 冠状动脉内支架置入术 PTCA 对川崎病合并冠状动脉狭窄的治疗有一定局限性,术后可能发生冠状动脉再狭窄或闭塞,形成新的冠状动脉瘤。冠状动脉内支架置入术的研究和应用为解决这些问题带来了希望。冠状动脉内支架置入术是在冠状动脉造影的基础上,对有严重病变的冠状动脉进行扩张、成形,再用金属网状可膨胀支架支撑于病变的冠状动脉内壁,使狭窄的血管壁向外扩张的技术。

冠状动脉内支架置入术适用于年龄较大的儿童,国外报道为>13 岁的患儿,并且冠状动脉仅有轻度钙化或者合并巨大冠状动脉瘤者。该技术能够有效地防止冠状动脉内球囊扩张后新的动脉瘤的形成,特别适用于节段性或范围较长的冠状动脉狭窄。

1997 年,Hijazi ZM 等首次报道,冠状动脉内支架置入术治疗 1 例川崎病冠状动脉严重狭窄患儿获得成功。Ueno T 等应用冠状动脉内支架置入术治疗 1 例川崎病巨大冠状动脉瘤和右冠状动脉严重狭窄所致的反复心肌梗死患者疗效较好,术后 24 个月随访,患者未再发心肌梗死,CAG 检查无再狭窄及血栓形成。Hashmi A 等报道 1 例川崎病致左冠状动脉前降支完全闭塞的患儿PTCA 失败后改用冠状动脉内支架置入术治疗获得成功,术后 18 个月随访无症状,负荷试验心肌灌注显像无异常。Akagi T 等对 57 例川崎病患儿介入治疗成功率进行分析,包括 PTCA 34 例、PTCRA 13 例、定向冠状动脉旋切术(DCA)4 例、冠状动脉内支架置入术 7 例,成功率分别为:PTCA 74％、PTCRA100％、DCA100％、支架置入术 86％。形成新的动脉瘤例数为:PTCA3 例、PTCRA2 例、DCA3 例、支架置入术 1 例。

但是,应用支架置入术治疗川崎病合并冠状动脉病变仍存在局限性,该技术对于婴幼儿和冠状动脉严重钙化的患儿治疗效果较差。支架置入术虽然降低了再狭窄及新生冠状动脉瘤的发生率,但仍有此类报道,术中需限制球囊最大充盈压不超过 14 个大气压。术前及术后的 CAG 及 IVUS 也是必要的。在支架置入后应常规予以抗凝药物治疗 2 个月。

3. 经皮腔内冠状动脉旋磨术 川崎病起病后数年,冠状动脉瘤及冠状动脉狭窄处内膜显著增厚,可观察到钙化的形成,传统的 PTCA、支架置入术等对治疗川崎病合并的冠状动脉狭窄都有一定局限性。PTCRA 是一种采用高速旋转的带钻石旋磨头研磨和切削硬化斑块组织,将其消蚀成极细小的颗粒随血流冲刷至血管远端而清除的技术。PTCRA 可粉碎狭窄冠状动脉的钙化性斑块,主要适用于伴严重钙化的冠状动脉病变患儿,对长的节段性冠状动脉狭窄者能够保持高的血管开放率,也适用于 PTCA 遇到困难者,尤其是血管叉,开口处,钙化,偏心性,成角或长管状狭窄者。

Ishii M 等[79]对 10 例冠状动脉狭窄的患者行PTCRA 治疗,手术成功率 90％,冠脉狭窄程度由术前的 89％降至 28％,随访 7 个月至 8 年,仅 1 例发生再狭窄。Tsuda E 等[14]运用 PTCRA 治疗 6 例患者,年龄 5～15 岁(平均 9 岁),手术成功率100％,冠状动脉狭窄程度由术前89％±10％降至27％±12％。但术后 1 年内随访,4 例发生了再狭窄,考虑与该组患者年龄小、冠状动脉狭窄程度重有关。Akagi T 等对 57 例川崎病患儿介入治疗成功率进行分析,其中 13 例行 PTCRA,成功率100％,术后 2 例发生了新的 CAA,考虑与球囊充盈压过高有关,因此须注意控制 PTCRA 术后球囊扩张的压力不能太高。

由于 PTCRA 将钙化斑块切掉后,内膜和内膜下组织损伤,损伤后的组织失去正常的功能而产生内源性反应,可导致冠状动脉狭窄的发生。Matsui H 等报道了 1 例因冠状动脉狭窄行PTCRA 的患儿,术后发生了冠状动脉痉挛,术后 10 d 内发生急性心肌梗死。

PTCRA 要求有比较大的血管通路使金属钻能够进入,所以只适用于年长儿。由于可能发生新动脉瘤,PTCRA 后不适宜行球囊扩张,如果需要球囊扩张,应保持 1 个较低的球囊压。同时由于内膜损伤,术后有发生冠状动脉痉挛的可能,故需术后严密监护以及时发现心肌缺血的征象。术后需要 2 个月以上的抗凝治疗。

4. 经皮腔内冠状动脉血运重建术 川崎病合并巨大冠状动脉瘤的患者有血栓形成的高风险。PTCR 是指用导管经动脉插入冠状动脉，然后注射溶栓剂，使冠状动脉内的血栓溶解。PTCR时，冠状动脉内直接注入 250 000 U/kg tPA，术后予静脉滴注肝素，小剂量的阿司匹林和华法林口服以防止血栓的形成。很多患者由于阻塞后的再通和及时建立侧支循环，使心脏缺血得到较显著的改善。PTCR 适用于发病 6 h 内的新鲜血栓，对于血栓慢性梗阻导致的无症状性心肌梗死再通率低[6]。

Nakagawa M 等对 3 例冠状动脉瘤所致急性心肌梗死的患者予 tPA 冠状动脉溶栓治疗。在治疗的第 2 天，二维超声心动图显示 3 名患者的血栓减少，心功能改善。然而，1 例 12 个月的患儿（tPA 剂量为 200 000 U/kg）治疗后 48 h 再次发生心肌梗死。其余 2 例分别给予 400 000 U/kg及 800 000 U/kg，临床症状明显改善，提示使用高剂量的 tPA 冠状动脉内溶栓治疗能有效地治疗川崎病相关的急性心肌梗死。Katayama F 等报道 1例 13 个月的患儿因冠状动脉瘤发生急性心肌梗死，CAG 显示左冠状动脉前降支闭塞，8 h 内予尿激酶冠状动脉内给药后，左前降支再通，但仍有血栓，予以肝素治疗 7 d，之后予华法林和阿司匹林口服，4 个月后血栓消失，1 年后停用华法林，继续口服阿司匹林和双嘧达莫，2 年后无缺血症状发生。故溶栓后的抗凝治疗也是至关重要的。目前国内 PTCR 治疗川崎病致冠状动脉阻塞的病例数较少，其治疗的最佳时间、适应证与疗效尚需进一步研究。

介入治疗术后都要经过 2 个月以上的抗凝治疗，并要定期复查心血管造影和超声心动图。国内川崎病冠状动脉瘤介入治疗的经验少，需加强对川崎病冠状动脉病变的认识，进一步开展介入治疗技术，提高川崎病冠状动脉病变患儿的生活质量和生存率。

（三）冠状动脉瘤的外科手术治疗

目前冠状动脉瘤的外科手术适应证为：① 川崎病合并严重的冠状动脉狭窄，不能用药物控制的心绞痛、心力衰竭者；② 冠状动脉瘤瘤壁极薄，有发生瘤体破裂和血栓的可能，或巨大瘤体形成压迫症状者；③ 川崎病多发性冠状动脉瘤、慢性血栓形成、钙化致心肌缺血、心肌梗死者；④ 合并其他心脏疾病需同时手术矫治者。手术方式包括冠状动脉旁路移植术（CABG）、冠状动脉瘤切除术及心脏移植、干细胞移植等。

1. 冠状动脉旁路移植手术 冠状动脉旁路移植手术即应用血管旁路移植手段以改善远端心肌缺血，亦称冠脉搭桥术。根据血管旁路血供的来源可分为：主动脉-冠状动脉旁路移植术、乳房内动脉（胸廓内动脉）-冠状动脉旁路移植术和胃网膜动脉-冠状动脉旁路移植术。主动脉-冠状动脉旁路移植术多采用自体大隐静脉做血管旁路，也有采用自体桡动脉者。因静脉缺乏生长潜能，不能随着身体的生长发育而与之匹配，故动脉移植物远期通畅率明显高于静脉移植物。Kitamura S 等[15]随访因川崎病行 CABG 患儿 20年发现，使用胸廓内动脉搭桥手术 20 年生存率为98.4%，移植后近期通畅率为 95%，术后 20 年通畅率为 87.1%，且能适应儿童的生长发育。而静脉移植后 20 年通畅率为 57%，且血管壁已出现不规则变化，甚至粥样斑块形成。

儿童冠状动脉旁路移植术的适应证尚未十分明确，如冠状动脉造影显示有严重阻塞并且可以确定阻塞部位心肌有活性，从计划移植部位到动脉远端无明显病变时，应考虑该手术疗法。阻塞部位心肌细胞活性可以通过心绞痛的存在，或心电图、铊心肌闪烁显像、二维超声心动图或左心室成像（局部室壁运动）等来综合判断。有以下形式的闭塞损害者也可考虑手术治疗：① 左冠状动脉主干严重闭塞；② 1 支以上主要冠状动脉严重闭塞；③ 左前降支近端严重闭塞；④ 有害侧支循环的形成。其他可考虑行冠脉搭桥术的情况：① 如果心肌梗死已经发生并且患者已发生 2 次或 3 次梗死，手术指征可放宽；② 闭塞的冠状动脉再通或侧支循环形成的患者应细心监护，如果心肌缺血持续存在可考虑手术治疗；③ 年龄较小的儿童施行冠状动脉搭桥术应谨慎，应考虑移植血管长期开放的可能性。如果用药可以控制病情，应适当重复进行冠状动脉造影密切随访,可到患者年龄长大后再行手术治疗。病情严重的患者,任何年龄,其至1~2岁以下均可进行手术治疗。在这种情况下建议用带蒂的胸廓内动脉为移植物。

Tsuda E 等[16]对245例川崎病合并巨大冠状动脉瘤的患儿进行随诊,其中90例(37%)行CABG治疗,25年生存率为92%。Yoshikawa Y等对100名川崎病患儿进行了CABG。随访术后1年、5年、10年移植血管通畅率,动脉桥为94%、82%、78%,静脉桥为82%、63%、36%。其中9岁以下组CABG术后10年静脉桥通畅率显著低于动脉桥(静脉桥22.2%±12.8%,动脉桥70.5%±6.9%),5岁以下组CABG术后10年静脉桥通畅率则更低,而大于10岁的儿童CABG术后10年静脉桥通畅率为(48.8±17.9)%,动脉桥通畅率为(86.9±6.0)%。Tsuda E 等[17]对323例因川崎病冠状动脉狭窄行CABG治疗的患儿进行随访。从川崎病起病到CABG手术的时间为1个月到42年不等,手术年龄从1岁到44岁。结果显示当手术年龄超过12岁时,胸廓内动脉移植1年、5年、15年的血管通畅率分别为95%、91%、91%,而手术年龄小于12岁时,血管通畅率明显降低,1年、5年、15年的通畅率分别为93%、73%、65%。15例(6%)患者死亡,8例患者左心室射血分数<40%,其中6例死亡。该研究表明,胸廓内动脉移植对于12岁以上患者效果较好,左心室射血分数能够影响预后。

虽然1岁的患儿即可行CABG,但根据日本的统计资料显示手术治疗的平均年龄是10.6岁,其中多数患者在5~7岁行手术治疗。学龄儿童或年龄更大些的患儿手术效果稳定。术后运动时左心室功能可提高,在70%~80%的患者中,术后无心脏事件的发生,患儿可完全恢复学校和社会活动。在其余的20%~30%的患者中,一些问题持续存在,但大多不严重,只有室性心律失常需要持续内科治疗。

CABG的应用为川崎病冠状动脉狭窄和心肌梗死提供了有效的治疗,但仍有部分患儿再次发生梗死,需要二次手术或介入治疗。Suzuki IA等报到433例川崎病患儿的研究,其中42例接受

CABG治疗,但仍有8例死于心肌缺血。

目前国内应用CABG治疗川崎病方面的经验比较少。刘永民等报道7例因川崎病行CABG治疗的患者。术后患者心绞痛症状基本消失,随访14~60个月,1例因合并左心室平滑肌瘤于术后22个月心律失常猝死,1例活动后气促和轻度胸痛,余者均正常工作。周桢等总结武汉大学人民医院2002~2012年期间,经手术治疗的川崎病合并左主干冠状动脉瘤和室壁瘤5例患者的临床资料。手术方法为CABG及室壁瘤切除术,手术成功率100%。随访6~12个月,无冠状动脉并发症发生,除1例瘤径为14 mm的患者偶有胸痛症状外,另4例患者一般情况良好,胸痛症状消失。心脏超声提示左心室舒张末期内径恢复正常,射血分数明显提高。随访复查冠状动脉CT血管造影提示冠状动脉瘤瘤径无扩大,桥血管通畅。薛清等对6例因川崎病冠状动脉损害行CABG的患者进行随访,随访5~26个月,无死亡及新的冠状动脉损害发生。

CABG后有发生再狭窄的可能,而且移植血管的开放度需要长期监测,故需要长期随访。冠状动脉造影对每1例CABG患者都是应该做的,尤其是巨大瘤者,因为狭窄可发生于移植血管的远端,只要有临床指征,就应该行冠状动脉造影。

2. 冠状动脉瘤切除术　Tunick PA 等对20例冠状动脉瘤患者进行随访,动脉瘤直径范围4~35 mm(平均8 mm),随访时间1~90个月(平均30个月),其中4例死亡,但未发现冠状动脉瘤破裂等并发症。因此,他们认为切除离散的冠状动脉瘤是没有依据的。Suma K 等总结1976~1980年期间8例川崎病合并冠状动脉病变的患儿接受手术治疗,手术方式包括CABG、CABG联合右冠状动脉瘤切除术、CABG联合左心室动脉瘤切除术。术后早期通畅率为85%,术后3年通畅率为56%。李巅远等对阜外心血管病医院1996~2004年期间6例因冠状动脉瘤施行外科手术的患者随访,其中包括冠状动脉瘤切除术3例,术后患者全部存活,恢复顺利,康复出院,无并发症。随访8~87个月(平均48个月),患者症状均消失,无死亡和冠状动脉瘤复发病例,随访全部采

用超高速 CT(UFCT)和心脏超声检查,没有发现冠状动脉扩张、冠状动脉瘤和冠状动脉瘘复发。吴清玉等对 6 例患者行 CABG,其中 3 例同时行冠状动脉瘤切除术,除 1 例川崎病患者术后有心律失常外,另 5 例均恢复良好,出院后随访无异常。

研究发现,冠状动脉瘤破裂只发生在急性炎症期,没有川崎病所致的冠状动脉瘤在慢性期破裂的报道。因保留冠状动脉瘤发出的所有分支比较困难,尤其存在于左冠状动脉主干的动脉瘤,故冠状动脉瘤切除术不作为推荐的手术治疗方法。

3. 心脏移植 少数川崎病患儿因严重的心功能不全、严重的室性心律失常及严重的冠状动脉病变,不能行导管介入治疗或冠状动脉旁路移植术,需要接受心脏移植。移植的时间从川崎病急性期后几周、几个月到 12 岁不等。几乎过半的移植病例以前曾接受旁路移植术,但心功能无明显改善。只有在严重的不可逆心功能不全和冠状动脉病变而不能行导管介入治疗或冠状动脉旁路移植术时,才应考虑使用心脏移植。

Travaline JM 等于 1991 年报道了 1 例川崎病合并巨大冠状动脉瘤患儿进行心脏移植手术。Checchia PA 等于 1997 年报道了 13 例川崎病患者进行心脏移植手术,收集了 10 例患儿的完整资料进行分析。手术的时间:4 例为川崎病起病后 6 个月,3 例为 1~5 年,3 例为 9~12 年。术后随访 6 年,9 例健康存活,1 例因严重的难治性排异反应于术后 10 个月死亡,1 例因严重的排异反应于术后 4 年行第 2 次心脏移植。

由于目前累积的样本资料少,随访时限短,因此对于川崎病患者行心脏移植术后的中、远期疗效还不足以得到客观、可信的评价。而随着人们对川崎病认识的不断深入,诊治的及时性,川崎病冠状动脉病变的发生率已明显降低,少有川崎病行心脏移植的报道。

4. 干细胞移植 心脏移植能彻底改善心脏状态,但因供体不足、风险大、排异反应等限制,临床开展难度很大。干细胞是一类具有多种分化潜能的细胞群,自我更新能力很强,现有的一些动物实验及临床研究表明干细胞移植可以改善缺血

心肌的灌注,限制左心室重构,提高收缩功能和心肌存活,从而从根本上改善患者的心功能,降低病死率。目前常被用于治疗心肌梗死的移植干细胞有胚胎干细胞、骨髓间充质干细胞、内皮祖细胞、造血干细胞、骨骼肌干细胞等。移植途径包括干细胞动员、动脉内注射、静脉内注射、受损部位直接导入法等,但还没有确切证据表明哪种途径更适合干细胞的存活和定居。

胚胎干细胞具有自我更新和无限增殖的能力,可以诱导分化为有功能的心肌细胞,有助于心肌的修复和再生。但胚胎干细胞的取得十分受限,在技术上不易达到重复、始终如一的扩增,而且有生成畸胎瘤的危险。骨髓干细胞移植可以改善左心室射血分数,降低左心室收缩末期容积和病变心肌面积。据陈龙等研究表明,骨髓干细胞移植治疗急性心肌梗死不增加主要临床不良事件的发生率,其安全性至少能保持到 2 年以上,但该结果还需要大规模随机临床试验来证实。内皮祖细胞可分化、增殖形成内皮细胞,修复损伤内皮,促进血管新生[18]。据 Schächinger V 等[19]研究表明,内皮祖细胞移植可改善心肌梗死患者冠状动脉血管传导能力,恢复冠状动脉血流储备。

目前干细胞移植主要用于终末期缺血性心脏病、心肌梗死、扩张型心肌病、严重心力衰竭等疾病的治疗,尚无干细胞移植应用于川崎病患者的相关临床研究报道,仅限于动物实验。陈植等[20]对川崎病模型小鼠静脉注射骨髓来源的体外内皮祖细胞,在注射后第 56 天评价内皮细胞功能,移植组和模型组相比,移植组内皮祖细胞的数量增加,功能上调,提示外源性内皮祖细胞可以防止内皮祖细胞的功能障碍,加速冠状动脉内皮损伤的修复和减少动脉瘤的发生。干细胞移植作为治疗心肌梗死的新途径,要广泛应用于临床仍面临着许多问题,如移植途径的选择、移植细胞分化方向的诱导、心律失常发生的控制等。因此,更多大规模临床随机对照多中心研究有待开展,以进一步证实其长期疗效和安全性。

目前国内对川崎病冠状动脉瘤的外科治疗属于起步阶段,需进一步加深对川崎病的认识,加强内外科医生的沟通交流以提高川崎病的外科治疗效果。

参 考 文 献

1. Du ZD，Zhao D，Du JB，et al. Epidemiologic study on Kawasaki disease in Beijing from 2000 through 2004. Pediatr Infect Dis J，2007，26(5)：449－451.

2. Yang HM，Du ZD，Fu PP. Clinical features of recurrent Kawasaki disease and its risk factors. Eur J Pediatr，2013，172(12)：1641－1647.

3. Ruan Y，Ye B，Zhao X. Clinical characteristics of kawasaki syndrome and the risk factors for coronary artery lesions in China. Pediatr Infect Dis J，2013，32(10)：e397－402.

4. 段超,杜忠东.血管内皮祖细胞与川崎病冠状动脉并发症的血管新生.中华儿科杂志,2011,49(5)：397－400.

5. Kanamaru H，Sato Y，Takayama T，et al. Assessment of coronary artery abnormalities by multislice spiral computed tomography in adolescents and young adults with Kawasaki disease. Am J Cardiol，2005，95(4)：522－525.

6. Kanamaru H，Karasawa K，Ichikawa R，et al. Advantages of multislice spiral computed tomography for evaluation of serious coronary complications after Kawasaki disease. J Cardiol，2007，50(1)：21－27.

7. Arnold R，Ley S，Ley-Zaporozhan J，et al. Visualization of coronary arteries in patients after childhood Kawasaki syndrome：value of multidetector CT and MR imaging in comparison to conventional coronary catheterization. Pediatr Radiol，2007，37(10)：998－1006.

8. Tsuda E，Kamiya T，Ono Y，et al. Incidence of stenotic lesions predicted by acute phase changes in coronary arterial diameter during Kawasaki disease. Pediatr Cardiol，2005，26(1)：73－79.

9. Samada K，Shiraishi H，Sato A，et al. Grown-up Kawasaki disease patients who have giant coronary aneurysms. World J Pediatr，2010，6(1)：38－42.

10. 段超,杜忠东,王玉等.川崎病冠脉瘤患儿远期血管内皮功能的研究.中国当代儿科杂志,2011,13(5)：373－376.

11. Sugahara Y，Ishii M，Muta H，et al. Warfarin therapy for giant aneurysm prevents myocardial infarction in Kawasaki disease. Pediatr Cardiol，

2008，29(2)：398－401.

12. 郑远征,杜忠东.华法林联合阿司匹林治疗对川崎病合并巨大冠状动脉瘤预后的影响.中华实用儿科临床杂志,2013,28(9)：649－652.

13. Duan C，Du ZD，Wang Y，et al. Effect of pravastatin on endothelial dysfunction in children with medium to giant coronary aneurysms due to Kawasaki disease. World J Pediatr，2014.

14. Tsuda E，Miyazaki S，Yamada O，et al. Percutaneous transluminal coronary rotational atherectomy for localized stenosis caused by Kawasaki disease. Pediatr Cardiol，2006，27(4)：447－453.

15. Kitamura S，Tsuda E，Wakisaka Y. Pediatric coronary artery bypass grafting for Kawasaki disease：20-years' outcome. Nihon Rinsho，2008，66(2)：380－386.

16. Tsuda E，Hamaoka K，Suzuki H，et al. A survey of the 3-decade outcome for patients with giant aneurysms caused by Kawasaki disease. Am Heart J，2014，167(2)：249－258.

17. Tsuda E，Kitamura S，Cooperative Study Group of Japan. National survey of coronary artery bypass grafting for coronary stenosis caused by Kawasaki disease in Japan. Circulation，2004，110(11 Suppl 1)：II61－66.

18. Liu JF，Du ZD，Chen Z，et al. Granulocyte colony-stimulating factor attenuates monocrotaline-induced pulmonary hypertension by upregulating endothelial progenitor cells via the nitric oxide system. Exp Ther Med，2013，6(6)：1402－1408.

19. Schächinger V，Assmus B，Honold J，et al. Normalization of coronary blood flow in the infarct-related artery after intracoronary progenitor cell therapy：intracoronary Doppler substudy of the TOPCARE-AMI trial. Clin Res Cardiol，2006，95(1)：13－22.

20. Chen Z，DU ZD，Liu JF，et al. Endothelial progenitor cell transplantation ameliorates elastin breakdown in a Kawasaki disease mouse model. Chin Med J (Engl)，2012，125(13)：2295－2301.

第六部分
肺动脉高压

第六十七章　肺动脉高压最新分类解读

>>>>>>　刘瀚旻

一、肺动脉高压分类的历程

1973 年,世界卫生组织(WHO)在日内瓦举行了第 1 次全球肺高压专题会议,宣布成立肺高压专家组以制定肺高压的病因及病理命名。会议提出了 3 点共识:第一,临床命名与病理命名是相互独立的两套分类系统,共同存在;第二,原发性肺高压(PPH)主要包括丛样肺动脉病、血栓栓塞性疾病和静脉闭塞性疾病 3 种形态学改变;第三,鉴于 PPH 是少见病,建议在全球范围内进行 PPH 患者注册研究。以此为动力,美国国立卫生研究院(NIH)心肺血液研究所很快推行了全美肺高压患者的注册研究,建立了包括 1 个临床流行及统计中心、1 个病理中心和 32 个临床中心等的研究机构网络,为期 6 年,对 PPH 的病因、病理生理、诊断、自然病程以及治疗研究均取得理想的结果,特别是证实了依前列醇、前列环素对原发性肺高压的治疗作用。

1998 年,在积累了 25 年的研究后,WHO 第 2 次全球肺高压专题会议在法国的依云(Evian)召开[1]。病理学等相关领域研究技术的进步使得对肺高压更为科学的病理分型和分度成为可能。会议的最大亮点是完成了全新的肺高压分型标准。正是基于本次会议的分型标准,美国 FDA 及欧洲药品评价局在随后的几年中分别批准了波生坦(Bosentan,2001 年)、曲罗尼尔(Treprostinil,2002 年)、伊洛前列素(Iloprost,2003 年)等药物

在不同种类肺高压中的应用,使肺高压的治疗学取得了跨越式的发展。

2003 年,第 3 次全球肺高压专题会议在意大利的威尼斯举行。大会邀请了 56 名肺高压研究领域的专家对 Evian 诊断分类标准从临床、流行病学及研究角度实用性进行问卷调查,调查结果在充分肯定了 Evian 诊断分类标准对临床研究帮助的同时,也明确提出了该标准与日益受学术界关注的肺高压病理生理机制研究趋势存在较大差距,可能影响肺高压基础领域研究,成为修改分类标准的重要原因。会后形成的分类标准中,有以下几个主要特点:① 以特发性肺动脉高压(IPAH)和家族性肺动脉高压(FPAH)替代原发性肺动脉高压;② 将在病理学上有相似表现的肺静脉闭塞病(PVOD)和肺多发性毛细血管瘤(PCH)列在同一个亚类中;③ 对先天性体-肺分流性疾病进行重新归类[2]。

2008 年,第 4 次全球肺高压专题会议在美国 Dana Point 召开。与会专家一致同意维持 Evian – Venice 分型的整体体系和结构,同时为了体现在过去 5 年中肺动脉高压的研究进展,问卷调查显示 63% 的专家认为需要突出该领域研究有待深入之处,并进行适当修改。形成的分类标准具有以下特色:① 遗传性肺动脉高压取代了旧分类里的家族性肺动脉高压;② 将血吸虫病、慢性溶血性贫血也划为了相关性肺动脉高压;③ 慢性血栓栓塞性肺动脉高压仅保留总分类不再细分远

端或近端；④ 扩大了肺动脉高压的病因谱,增加了致病机制不明确和(或)多种致病机制共同作用所致的肺动脉高压的病种[3]。

二、最新的肺动脉高压分类

(一)概况

肺动脉高压的最新分类是 2013 年 2 月在法国尼斯召开的第 5 届全球肺高压专题会议上确定的。129 位专家在会前 1 年的时间内分成 12 个工作组进行了肺动脉高压各相关领域的工作总结。

病理学工作组对线粒体结构、炎症、生长因子表达紊乱等导致的肺血管细胞的增殖异常和凋亡耐受[4]等领域的研究进行了总结。基因和基因组学工作组证实了遗传性肺动脉高压中有 80% 以上可以检测到已知基因突变[5],包括 *BMPR2*、*ALK1*、内皮素、*SMAD-9*、*CAV1* 等。最新报道的相关突变来自钾通道编码蛋白基因 *KCNK3*。病理生理学工作组对后负荷增加状态下的右心室适应状态进行了临床和疾病预后的研究工作总结,明确指出右心室的"自适应"和"适应不良"两种表型对本病的临床表现和预后具有重要意义。概念和诊断工作组在技术层面对肺高压的右心导管诊断进行修改和更新,但仍然不同意应用"临界肺高压"的概念,运动时肺动脉压力正常值的测定仍无定论。流行病学工作组进一步规范研究的方法。治疗标准工作组给出了更新的规范程序,包括康复、联合治疗、新药应用和肺移植等。治疗目标评价工作组提出对治疗成功与否的界定应包括临床症状、体力活动和右心功能检测等多个指标。新药筛选工作组报道了部分正在进行早期研究的有前途的新药物。慢性血栓栓塞性肺高压工作组提出了新的诊断治疗策略。肺动脉内膜切除术已经成为本病的治疗选择之一。

左心疾病致肺高压工作组提出了新的系统命名方法并提出使用舒张梯度(平均肺动脉楔压与肺动脉舒张压的差值)可鉴别毛细血管前肺高压,而靶向治疗尚需更多证据支持。

肺部疾病所致肺高压是一个新的分类。该工作组对这一分类进行了研究。与之类似,儿童肺高压也作为新分类被提出。该工作组提出了针对儿童的诊断治疗策略,该策略大体与成人肺高压相似,但在细节方面充分考虑了儿童病理生理特点和疾病谱的特点,进行了部分修订。

分类工作组的研究令人瞩目,较 2008 年 Dana 分类标准,在包括新生儿持续性肺动脉高压、先天性心脏病、慢性溶血性贫血所致肺高压、致肺高压药物等方面都进行了重要的改动。较为全面和严谨地体现了目前对各种类型肺高压的认识水平。Nice 肺高压分类标准见表 67-1。

表 67-1　Nice 肺高压分类标准

1. 肺动脉高压
   - 1.1 特发性肺动脉高压
   - 1.2 遗传性肺动脉高压
     - 1.2.1 BMPR2
     - 1.2.2 ALK-1,ENG,SMAD9,CAV1,KCNK3
     - 1.2.3 其他
   - 1.3 药物或毒素介导肺动脉高压
   - 1.4 疾病相关肺动脉高压
     - 1.4.1 结缔组织疾病
     - 1.4.2 HIV 感染
     - 1.4.3 门静脉高压
     - 1.4.4 先天性心脏病
     - 1.4.5 血吸虫病
       - 1' 肺静脉闭塞病,肺毛细血管瘤样病
       - 1" 新生儿持续性肺动脉高压
2. 左心疾病相关肺高压
   - 2.1 左心室收缩功能障碍
   - 2.2 左心室舒张功能障碍
   - 2.3 瓣膜疾病
   - 2.4 先天性/获得性左心流入/流出道梗阻,先天性心肌病
3. 肺部疾病和(或)缺氧相关肺高压
   - 3.1 慢性阻塞性肺病
   - 3.2 间质性肺病
   - 3.3 其他阻塞性和限制性肺病
   - 3.4 睡眠呼吸障碍
   - 3.5 低肺泡通气综合征
   - 3.6 长期高海拔地区居住
   - 3.7 肺发育性疾病
4. 慢性血栓栓塞性肺高压
5. 多种未知因素相关肺高压
   - 5.1 血液系统疾病:慢性溶血性贫血,骨髓增生紊乱综合征,脾切除术
   - 5.2 全身性疾病:结节病,肺组织细胞增生症,淋巴管肌瘤病
   - 5.3 代谢性疾病:糖原累积症,高雪氏病,甲状腺疾病
   - 5.5 其他:肿瘤梗阻,纤维纵隔炎,慢性肾功能不全,节段性肺动脉高压

(二)遗传性肺动脉高压

最新研究表明,80% 的家族性肺动脉高压病例可以查见 *BMPR2* 的基因突变,另有 5% 可以发现与 *BMPR2* 同属 TGF-β 超家族的其他基因的

少见突变,这些基因除了在 Dana 标准上已经提到的 *ALK1* 和内皮素外,一种将 TGF-β 信号从细胞表面受体传导至细胞核的关键蛋白 *SMAD9* 基因突变也被发现[6]。在剩余的约 20% 有遗传性的肺脉脉高压中,新发现了两个基因突变,一个是编码 Caveolin-1 的基因[7],这是一种存在于细胞表面的穴样内陷(caveolae)中的主要膜内在蛋白,在保持内陷的完整性、小胞的运输、信号的传导中起一定的作用。另一个是编码钾通道超家族 K 的基因 *KCNK3*,基因突变可造成钾离子通道异常,但可用药物修复[8]。

(三)药物相关性肺动脉高压

随着对药物作用研究的深入,药物相关肺动脉高压的研究更新很快。Nice 分类标准按照原 Dana 分类标准的定义,新增了几种相关药物,见表 67-2。

表 67-2　Nice 肺高压分类标准修订的致肺动脉高压的药物/毒素

肯定	可能性大	可疑	可能性极小
阿米雷	安非他命	可卡因	口服避孕药
芬氟拉明	L-色氨酸	苯丙醇胺	雌激素
右旋芬氟拉明	甲基苯丙胺	金丝桃	抽烟
有毒菜籽油	达沙替尼	化疗药物	
苯氟雷司		干扰素 α、β	
选择性 5-羟色胺再吸收抑制剂		安非他命类似药物	

其中,苯氟雷司作为芬氟拉明衍生物,自 1976 年起在欧洲上市用于高血糖和高血脂的治疗。2009 年开始,文献报道该药可导致肺动脉高压。至今最大宗的病例报道显示[9],85 例服用苯氟雷司出现的肺动脉高压中,70 例被确诊是毛细血管前型肺动脉高压,平均服药时间 30 个月,从开始服药至诊断肺动脉高压平均 108 个月。另一病例对照研究提示有 25% 的苯氟雷司相关肺动脉高压患者同时合并轻-中度瓣膜性心脏病[10]。因此,本分类将其归为"肯定"一类。

达沙替尼是一种酪氨酸激酶抑制剂,2006 年被美国 FDA 批准上市,主要用于治疗成人费城染色体阳性的慢性髓细胞白血病或急性淋巴细胞白血病。在一项法国的注册研究中[11],使用达沙替尼病例中发现 9 例经右心导管证实的中-重度肺动脉高压,而其他的酪氨酸激酶抑制剂未发现有此现象。停用达沙替尼 4 周后,患者的临床症状、心功能和血流动力学指标均有所好转。但随访到平均 9 个月时,多数没有完全恢复到正常。法国的最新发病率数据提示服用达沙替尼后相关肺动脉高压发病率为 0.45%。由于尚缺乏多中心大样本数据,因此达沙替尼被归入"可能性大"这一类别中。

关于 IFN-α、β 与肺动脉高压的关系早有零星报道。大样本研究也来自法国[12]。这项研究显示 53 例有干扰素使用历史的肺动脉高压患者中,使用 IFN-α 者多诊断为丙型肝炎,还存在 HIV 感染和门静脉高压等其他致肺动脉高压的危险因素,而使用 IFN-β 者诊断为多发性硬化,无其他致肺动脉高压的危险因素。这些病例从开始用药到诊断肺动脉高压,平均时间约为 3 年。另一篇报道[13]16 例既往诊断肺动脉高压的患者在因丙型肝炎使用 IFN-α 后数月,肺血管阻力明显增加。半数在停用干扰素后血流动力学指标明显好转。同时一些基础研究提示 IFN-α 和 IFN-β 可介导肺血管细胞内皮素-1 的释放。综合这些研究,干扰素有可能是肺动脉高压的触发因素。由于缺乏多中心前瞻性研究,因此,干扰素致肺动脉高压被归到"可疑"这一类别中。

(四)新生儿持续性肺动脉高压

在过去的 15 年里,有关妊娠期间服用选择性 5-羟色胺再吸收抑制剂与新生儿持续性肺动脉高压的关系一直众说纷纭。一项最新的大宗病例报道显示[14],近 3 万名接受选择性 5-羟色胺再吸收抑制剂抗抑郁治疗的孕妇中,其胎儿出生后发生新生儿持续性肺动脉高压的危险度较正常孕妇增加 2 倍。基于这一大型多中心前瞻性研究的循证医学分析,选择性血清素再吸收抑制剂的危险程度从 Dana 分类标准中的"可疑"提高到"肯定"。也部分基于这一原因,鉴于新生儿持续性肺动脉高压在发病患者群、治疗策略和临床转归(部分可痊愈)等方面与第 1 大类中其他亚类差异较大,在肯定其仍属于肺动脉高压的基础上,Nice 分类标准将其与 PVOD/PCH 一样单列,以显示区别。

（五）先天性心脏病相关性肺动脉高压

先天性心脏病逐渐成为分类研究的热点领域。随着越来越多的先天性心脏病患儿进入成年期，最新数据提示[15]成人先天性心脏病中肺动脉高压发病率为 10%，艾森曼格综合征发病率逐渐降低，但复杂性先天性心脏病术后合并肺动脉高压的发生率逐渐上升。因此，Nice 分类标准仅对使用性良好的 Dana 先天性心脏病临床分类标准进行了微调（表 67-3）。先天性心脏病相关肺高压中，有些不属于第 1 类的被分别归到其他类别中，例如，左心流入道/流出道梗阻性疾病被新归入第 2 类，包括部分存在肺静脉高压或医源性肺静脉高压（肺静脉异位引流术后）的先天性心脏病。有些先天性心脏病相关的肺高压很难分类，如完全型大动脉转位、心房改道术后、新生儿大动脉调转术后、Fontan 术后等，这些患者术后可能出现肺血管阻力增高，但不完全符合肺动脉高压的诊断标准，这几类患者的肺高压相关诊断和治疗策略值得进一步商榷。

表 67-3　先天性心脏病合并肺动脉高压的临床分类更新

1. 艾森曼格综合征
   包括所有大型体-肺分流导致最终肺血管阻力显著升高，出现持续双向或肺-体分流的临床疾病状态。临床表现通常包括持续性发绀、继发性红细胞增多症和多器官受累
2. 左向右分流型
   中到大型缺损、肺血管阻力轻到中度增高、体向肺分流持续存在、无持续发绀
3. 与合并的先天性心脏病相关性小的肺动脉高压
   小型缺损出现肺血管阻力的明显增加，两者存在相关的可能性很小。该类别临床与特发性肺动脉高压相似，关闭缺损通常是反指征
4. 手术后肺动脉高压
   先天性心脏病外科手术后即出现或者逐渐出现或再发的肺动脉高压，没有明显血流动力学损害

（六）慢性溶血性贫血相关性肺动脉高压

慢性溶血性贫血的临床分类再次出现大的变化。它在 Evian 标准中被列入第 4 类慢性血栓栓塞性疾病。在 Venice 标准和 Dana 标准中，由于发现该疾病存在肺血管壁的增殖和丛状损害，有严重的血流动力学减退表现，对肺高压治疗药物反应相对良好等特点，将其归为第 1 类肺动脉高压中。近年来的临床流行病学研究和病理学研究显示，慢性溶血性贫血所致肺动脉高压与第 1 大

类有 3 个显著的差异[16-18]：第一，慢性溶血性贫血约 50% 病例右心导管术可发现肺毛细血管楔压增高，提示可能同时合并肺静脉受累；第二，慢性溶血性贫血病理改变中无小肺动脉丛状病变；第三，针对肺动脉高压靶向治疗的大宗临床观察发现，与其他肺动脉高压相比，慢性溶血性贫血相关肺动脉高压显示的疗效有限。因此，Nice 分类将其归入第 5 类原因不明的肺高压。

（七）儿童肺动脉高压

Nice 分类标准的又一个亮点是更加关注儿童肺高压。在对儿童肺高压的定义中，由于正常新生儿出生后，肺动脉压力在 2 个月内才会逐渐降至成人水平，因此儿童肺动脉高压的定义是 3 月龄后的儿童，在保证全肺血流灌注相等条件下，海平面的平均肺动脉压力超过 25 mmHg。这一诊断标准并不包括肺血管阻力的指标。在分类方面，儿童肺高压与成人基本相同，其中相对具有儿科特点的是：将新生儿持续性肺动脉高压独立出来，成为第 1 大类的一个亚类。在第 2 类 2.4 中，儿童常见的左心梗阻性疾病包括：肺静脉狭窄[19]、三房心、二尖瓣狭窄、主动脉瓣下狭窄、主动脉瓣狭窄、主动脉缩窄等，其共同特点是均伴有左心室舒张末期压力增高。在第 3 类肺部疾病和（或）缺氧相关肺高压中，新增加了与儿童密切相关的亚类"发育性肺疾病"，先天性膈疝和支气管肺发育不良两个疾病发病率高，且肺高压在疾病发展和预后中具有重要作用[20-22]，因此被重点讨论。该亚类所包含的疾病见表 67-4。节段性肺高压也是在 Nice 分类标准中被首次提出的，与儿科疾病密切相关。由于病因尚不确切而被归入第 5 类"未知因素相关肺高压"。这类疾病包括：伴室间隔缺损的肺动脉闭锁、体肺动脉侧支循环、不同程度分支肺动脉狭窄等。随着儿童肺高压的研究不断深入，针对性更强的靶向治疗学研究正呼之欲出。

表 67-4　肺高压相关的肺发育性疾病

1. 先天性膈疝
2. 支气管肺发育不良
3. 肺泡毛细血管发育不良（alveolar capillary dysplasia，ACD）
4. 伴有肺静脉异常的 ACD

续　表

5. 原发或继发肺发育不良
6. 表面活性蛋白异常
7. 表面活性蛋白 B 缺乏
8. 表面活性蛋白 C 缺乏
9. ATP 结合盒转运蛋白 A3 突变
10. Nkx2.1 同源异型框突变
11. 肺间质糖原累积症
12. 肺泡蛋白沉着症
13. 肺淋巴管扩张症

纵观肺高压临床认识到分类前后 60 多年的医学实践,在研究手段方面,病理学技术、分子生物学技术、基因和蛋白检测技术、血流动力学检测技术、超声检测技术等为肺高压分类的不断细化和修改提供了坚实的实验基础。而从病案回顾总结到随机对照前瞻性研究,再到循证医学荟萃分析,科学总结和科学思维手段的进步更为肺高压分类的不断更新提供了有力的学术保障。我们有理由期待,今后 5 年一届的全球肺高压专题会议将不断带给我们新的理念和认识,使我们在认识和战胜肺高压的历程中不断进步。

参 考 文 献

1. Fishman AP. Clinical classification of pulmonary hypertension. Clin ChestMed, 2001, 22(3): 385 - 391, vii.

2. Simonneau, et al. Clinical classification of pulmonary hypertension. J. Am. Coll. Cardiol, 2004, 43: 5S - 12S.

3. Simonneau, et al. Updated clinical classification of pulmonary hypertension. J Am Coll Cardiol, 2009, 54: 43 - 54.

4. Tuder RM, Archer SL, Dorfmüller P, et al. Relevant issues in the pathology and pathobiology of pulmonary hypertension. J Am Coll Cardiol, 2013, 62 Suppl: D4 - 12.

5. Soubrier F, Chung WK, Machado R, et al. Genetics and genomics of pulmonary arterial hypertension. J Am Coll Cardiol, 2013, 62 Suppl: D13 - 21.

6. Nasim MT, Ogo T, Ahmed M, et al. Molecular genetic characterization of SMAD signaling molecules in pulmonary arterial hypertension. Hum Mutat, 2011, 32: 1385 - 1389.

7. Austin ED, Ma L, LeDuc C, et al. Whole exome sequencing to identify a novel gene (Caveolin - 1) associated with human pulmonary arterial hypertension. Circ Cardiovasc Genet, 2012, 5: 336 - 343.

8. Ma L, Roman-Campos D, Austin E, et al. A novel channelopathy in pulmonary arterial hypertension. N Engl J Med, 2013, 369: 351 - 361.

9. Savale L, Chaumais M-C, Cottin V, et al. Pulmonary hypertension with benfluorex exposure. Eur Respir J, 2012, 40: 1164 - 1172.

10. Frachon I, Etienne Y, Jobic Y, et al. benfluorex and unexplained valvular heart disease: a case-control study. PLoS One, 2010, 5: e10128.

11. Montani D, Bergot E, Gunther S, et al. Pulmonary hypertension in patients treated by dasatinib. Circulation, 2012, 125: 2128 - 2137.

12. Savale L, Gunther S, Chaumais M-C, et al. Pulmonary arterial hypertension in patients treated with interferon. Available at: https://www. ersnetsecure. org/public/ prg_congres. abstract? ww_i_presentation = 63109. Accessed November, 2013.

13. George PM, Badiger R, Alazawin, et al. Pharmacology and therapeutic potential of interferons. Pharmacol Ther, 2012, 135: 44 - 53.

14. Kieler H, Artama M, Engeland A, et al. Selective serotonin reuptake inhibitors during pregnancy and risk of persistent pulmonary hypertension in the newborn: population based cohort study from the five Nordic countries. BMJ, 2011, 344: d8012.

15. Engelfriet PM, Duffels MG, Möller T, et al. Pulmonary arterial hypertension in adults born with a heart septal defect the Euro Heart Survey on adult congenital heart disease. Heart, 2007, 93: 682 - 687.

16. Manci EA, Culberson DE, Yang YM, et al. Causes of death in sickle cell disease: an autopsy study. Br J Haematol, 2003, 123: 359 - 365.

17. Parent F, Bachir D, Inamo J, et al. A hemodynamic study of pulmonary hypertension in sickle cell disease. N Engl J Med, 2011, 365: 44 - 53.

18. Barst RJ, Mubarak KK, Machado RF, et al. Exercise capacity and haemodynamics in patients with sickle cell disease with pulmonary hypertension treated with bosentan: results of the ASSET studies. Br J Haematol, 2010, 149: 426 - 435.

19. Adatia I, Kulik T, Mullen M. Pulmonary venous hypertension or pulmonary hypertension due to left heart disease. Prog Pediatr Cardiol, 2009, 27:

35 - 42.

20. Mourani PM，Abman SH. Pulmonary vascular disease in bronchopulmonary dysplasia：pulmonary hypertension and beyond. Curr Opin Pediatr，2013，25：329 - 337.

21. Thebaud B，Tibboel D. Pulmonary hypertension associated with congenital diaphragmatic hernia. Cardiol Young，2009，19（1）：49 - 53.

22. Rollins MD. Recent advances in the management of congenital diaphragmatic hernia. Curr Opin Pediatr，2012，24：379 - 385.

第六十八章　肺动脉高压发病机制研究进展

>>>>>> 张清友　杜军保

　　肺高血压（pulmonary hypertension）是一组以肺血管阻力进行性升高和右心功能进行性衰竭为主要特征的疾病，是临床众多疾病常见的合并症，也可以原因不明，其中肺动脉高压（pulmonary artery hypertension）是肺高压的主要类型。虽然对于肺动脉高压的研究已有100多年的历史，但是其发病机制至今尚未完全清楚[1-3]。近年来细胞生物学和分子遗传学的飞速发展促进了肺动脉高压发病机制的深入研究，从而进一步带动了肺动脉高压诊断学和治疗学的进步。

　　目前认为，肺动脉高压的发生不能以单一的病理生理理论来解释，而是涉及细胞、体液介质和分子遗传等多个途径。血管过度收缩、血管重构和原位血栓是肺动脉高压发生发展的重要病理生理基础，内皮细胞、平滑肌细胞、成纤维细胞和血小板等细胞异常参与其形成，血管收缩因子和血管舒张因子、促进增殖因子和抑制增殖因子、促凝物质和抗凝物质等多种血管活性物质的失衡促进其发生，而遗传因素在其发病机制中的作用更日益受人瞩目[1,4]。

一、细胞机制与肺动脉高压

　　肺血管结构重构是肺动脉高压重要的病理基础，血管壁内、中、外膜3层结构均发生改变，这对肺动脉高压的发生、发展及转归都具有重要意义。

　　1. 内皮细胞　　完整的血管内皮对维持正常生理条件下血管平滑肌细胞的表型和血管的正常结构具有重要意义。一些异常因素，如缺氧、机械剪切力、炎症、某些药物或者毒物等，可使肺血管内皮细胞结构、功能和代谢发生改变，成为肺动脉高压发生的始动因素。内皮损伤破坏了内皮的屏障作用以及内皮细胞和平滑肌细胞之间的肌-内皮连接，也破坏了血管内皮和肺循环所产生的血管活性物质之间的平衡和内皮细胞对平滑肌细胞的调节，从而促使肺血管平滑肌细胞增殖，引起肺血管结构重构。内皮损伤不仅可引起增殖和凋亡失衡，还可影响凝血过程。IPAH晚期肺动脉发生丛样病变，丛样病变中的细胞为单克隆起源，并且病变内皮细胞的TGF-β2受体及凋亡相关基因*Bax*等生长抑制基因出现功能缺陷，90%病变区域内皮细胞不表达TGF-β2受体，提示肿瘤抑制基因可能参与了IPAH的发生[5]。

　　2. 平滑肌细胞　　肺动脉高压时，肺动脉中膜平滑肌细胞由静止状态的收缩表型向增殖状态的合成表型转化，平滑肌细胞增生、肥大，中膜肥厚。并且在正常情况下基本无发育的平滑肌前体细胞（中间细胞、周细胞）分化为新的平滑肌细胞，部分肌型动脉及非肌型动脉发生肌化，形成新的肌型动脉。本课题组以往的研究发现，在肺血管结构重构形成时，肺动脉平滑肌细胞增殖增加，凋亡减少，提示肺动脉平滑肌细胞增殖和凋亡之间平衡失调也参与了血管结构重构，并且caspases-3、Bcl-2和NF-κB等多种基因的调控参与了肺动脉平滑肌细胞凋亡的调节机制。此外，肺动脉平滑肌细胞可以合成和分泌多种血管活性物质，调节肺血管结构重构和肺动脉高压的形成[1]。

3. 成纤维细胞 血管外膜成纤维细胞增殖及结缔组织异常沉积等细胞外基质的改变是肺血管结构重构的重要组成部分。细胞外基质主要包括胶原蛋白、弹力蛋白和韧黏素等。北京大学第一医院儿科研究表明，随着肺动脉高压的形成，大鼠肺动脉中胶原含量升高，Ⅰ、Ⅲ型胶原蛋白表达以及前胶原 mRNA 也有明显增加，并且调控胶原降解的酶 MMP - 1（促进胶原降解）与 TIMP - 1（抑制胶原降解）表达失调，TIMP - 1 mRNA 表达的升高幅度明显高于 MMP - 1 mRNA 的表达[6]。此外，研究显示低氧诱导的大鼠肺动脉高压模型中弹性蛋白酶活性明显增高，我们的研究也发现，低氧 1 周后大鼠肺动脉血管壁内弹力层即开始变薄，而且内弹力层厚度与肺动脉压力具有明显的负相关性，提示弹性蛋白的变化也参与了肺动脉高压的发生。有研究者将韧黏素 - C 的反义寡核苷酸转染到血管壁已经发生肥厚的肺动脉中，可防止管壁的进一步肥厚，为韧黏素 - C 参与肺血管结构重构提供了有力的证据[1,7,8]。

4. 血小板和血栓形成 血小板功能紊乱及血栓形成在 IPAH 的发生过程中起重要作用。肺血管内皮损伤后，产生易损表面，促进血小板活化和凝集、血栓调节素系统及纤维蛋白溶解系统异常，促使肺动脉原位血栓形成。血小板除了有抗凝作用外，还可释放肺血管收缩和重构的活性物质，与血管壁相互作用，引起肺血管结构重构[7]。

5. 炎症细胞 部分 IPAH 患者体内可发现抗核抗体等自身抗体及 IL - 1 和 IL - 6 等炎症细胞因子水平升高，肺组织学检查发现丛样病变中有巨噬细胞及淋巴细胞浸润，提示炎症细胞可能参与了 IPAH 的发病[9]。此外，炎性反应在结缔组织病及 HIV 感染所致肺动脉高压中均起一定作用，部分狼疮相关性肺动脉高压经免疫抑制剂治疗病情可得到改善。

二、肺动脉高压的分子机制

血管内皮细胞、平滑肌细胞、成纤维细胞以及血小板和单核巨噬细胞能够产生多种血管活性物质，正常情况下它们之间处于动态平衡，维持肺血管的正常生理结构和功能。在一些外来刺激下（如高肺血流、低氧、毒物等），这些介质产生分泌平衡失调，促进血管收缩、血管重构以及血栓形成，是肺动脉高压发生的重要机制。

（一）气体信号分子[10,11]

1. 一氧化氮（nitric oxide，NO） NO 与肺动脉高压的形成密切相关。关于 NO 体系在肺动脉高压中的变化尚无一致性结论，多数研究倾向于肺动脉高压时 NO 合酶表达下调，NO 合成减少，并且随病因以及病情轻重不同变化趋势也不同。本课题组以及国内外众多研究显示，长期吸入 NO 或者应用 NO 前体左旋精氨酸（L - arginine，L - Arg）或 NO 供体硝酸甘油等，可以缓解肺动脉高压和肺血管结构重构的形成[12]，而应用 NO 合酶抑制剂却可以明显加重肺血管结构重构的程度，表明 NO 体系对肺血管结构重构和肺动脉高压的形成有重要的调节作用。目前已有多家医疗机构报道应用吸入 NO 以及 NO 供体和前体治疗肺动脉高压，并取得初步疗效。

2. 一氧化碳（carbon monoxide，CO） 内源性 CO 主要是血红素在血红素加氧酶（heme oxygenase，HO）催化下分解产生，具有舒张血管和抑制血管平滑肌细胞增殖的作用。近年研究显示，肺血管平滑肌细胞和内皮细胞中均有 HO 表达，提示肺循环是内源性 CO 生成和释放的重要场所之一。我们课题组发现低氧性肺动脉高压大鼠 CO/HO - 1 体系发生了时间依赖性的双峰规律变化，给予低氧大鼠 HO - 1 抑制剂锌原卟啉Ⅸ加重了低氧性肺动脉高压的形成，而外源性 CO 能够缓解低氧性肺动脉高压和肺血管结构重构的形成，提示 CO/HO 系统在低氧性肺动脉高压形成中具有重要的调节作用[13]。

3. 硫化氢（hydrogen sulfide，H_2S） 继 NO 和 CO 被发现后，我们课题组提出 H_2S 是心血管功能调节的新型气体信号分子[14]，它在体内发挥着与 NO 和 CO 相似的生物学作用，能够舒张血管和抑制血管平滑肌细胞的增殖。在机体内，

$5'$-磷酸吡哆醛依赖酶包括胱硫醚 β-合成酶和胱硫醚 γ-裂解酶可以催化半胱氨酸分解产生内源性 H_2S。研究发现低氧性肺动脉高压大鼠内源性 H_2S 体系下调,外源性 H_2S 可缓解低氧性肺动脉高压的形成,胱硫醚 γ-裂解酶抑制剂可使低氧性肺动脉高压进一步加重,提示 H_2S/CSE 系统在低氧性肺动脉高压形成中具有重要的调节作用[15]。进一步研究发现, H_2S 可以通过舒张血管平滑肌,直接抑制低氧性肺动脉平滑肌细胞增殖[16],诱导低氧性肺动脉平滑肌细胞凋亡,以及在抑制肺动脉细胞外基质过度堆积方面参与低氧性肺动脉高压的形成。高肺血流量形成的肺动脉高压在儿科中更为常见,研究发现, H_2S 在高肺血流性肺动脉高压的形成中起着重要的调节作用。$Bcl-2$ 是一种凋亡抑制基因,其编码的蛋白质片段定位于核膜内质网膜和线粒体内膜。Fas 是一种位于细胞表面的单跨膜区糖基化受体蛋白分子,是 TNF/NGF-R 家族成员。研究表明 H_2S 可以通过激活 Fas 旁路,抑制 $Bcl-2$ 的表达来诱导高肺血流性肺动脉高压中的肺动脉平滑肌细胞发生凋亡。肺血管壁的完整性和稳态性主要依赖于 ECM 的合成与降解之间的动态平衡。ECM 不仅具有细胞结构支架的作用,也可能通过对血管平滑肌细胞功能的调节,参与肺动脉高压和肺血管结构重构。H_2S 能够对细胞外基质的成分堆积进行调节[17]。

4. 二氧化硫(SO_2)　　一直以来 SO_2 被认为是一种废气,近年来研究表明,SO_2 可在心血管系统内源性生成,并具有重要的生理学和病理生理学调节意义,北京大学第一医院儿科提出 SO_2 为心血管调节的新的气体信号分子[18-21]。SO_2 在低氧性肺动脉高压和野百合碱诱导的肺动脉高压形成中发挥着重要作用[20]。研究发现在低氧性肺动脉高压模型中,SO_2 体系的表达下调,血浆和肺组织中 SO_2 含量均明显降低,肺组织中 SO_2 生成关键酶 GOT1 和 GOT2 mRNA 表达及蛋白活性均降低。给予外源性 SO_2 后,肺平均动脉压明显降低,血管重塑改善,肺血管肺动脉中肌型动脉所占的百分比明显降低,而非肌型动脉所占的百分

比明显增加。反之,给予内源性 SO_2 生成酶抑制剂 HDX,肺动脉高压加重,血管重塑加重。说明 SO_2 可减轻肺动脉高压,改善血管重塑。在采用野百合碱(MCT)诱导肺动脉高压(PH)模型也有类似的发现,但是对于 SO_2 调节肺动脉高压的分子机制,目前还不是很清楚,推测其可能的机制为 SO_2 增强抗氧化能力,调节内皮细胞炎性反应,抑制肺动脉平滑肌细胞增殖,调节细胞外基质的降解等。这尚需进一步深入研究[21]。

SO_2 与 NO、CO 和 H_2S 是具有相似的心血管效应的气体信号分子,并且协同调节心血管系统的内稳态。NO、CO、H_2S 和 SO_2 这 4 种气体信号分子之间具有复杂的调节网络,可能共同参与了肺动脉高压的形成。气体分子间的相互作用及整合模式对于我们弄清心血管疾病的病理生理学机制具有重要意义,可为心血管疾病提供新的预防和治疗靶点。这也为我们研究气体信号分子在肺动脉高压的作用和机制提出更大的挑战[22]。

(二)血管活性肽及其他血管活性物质

1. 前列环素(prostacyclin,PGI_2)　　花生四烯酸的环氧化酶代谢产物包括前列腺素 E_1、前列腺素 E_2、PGI_2 和血栓素等。其中,前列腺素 E_2 和血栓素使血管收缩,前列腺素 E_1 和 PGI_2 使血管舒张。PGI_2 具有强大的扩张血管、抑制平滑肌细胞增殖和抑制血小板聚集的作用。肺动脉高压患者花生四烯酸代谢失衡,中、小肺动脉 PGI_2 合成酶表达减少。目前 PGI_2 及其类似物已经成功用于临床治疗肺动脉高压,并且效果显著,在多个国家已经成为治疗肺动脉高压的推荐药物[23]。

2. 肾上腺髓质素(adrenomedullin,ADM)
ADM 是 1993 年由日本学者 Kitamura 等在嗜铬血管瘤中发现的一种新型血管活性多肽,具有舒张血管、降低血压、利尿排钠、抑制血管平滑肌迁移增殖等多种生物学作用。肺组织中有多种 ADM 受体表达,并有与 ADM 高亲和力特异性的结合位点。低氧性肺动脉高压大鼠肺组织 ADM 及其受体表达上调,血浆 ADM 含量升高。我们以及国外的研究发现,持续给予低氧大鼠 ADM,能够缓解肺血管结构重构和肺动脉高压的形成。最近有研究给予 IPAH 患者急性吸入 ADM,发现

能够降低肺动脉压力和肺血管阻力,但是体动脉压力和心率无变化,提示 ADM 有望成为治疗肺动脉高压的新型药物[24]。

3. 内皮素-1(endothelin-1, ET-1) ET 于 1988 年被发现后,一直被认为是活性最强的缩血管活性物质,ET 能够促进体外培养的肺动脉平滑肌细胞 DNA 合成及增殖,并与其他丝裂原有协同促进细胞增殖的作用,其作用的发挥由 ET_A 和 ET_B 两种受体介导。我们课题组及其他学者先后研究发现,肺动脉高压大鼠肺动脉和肺组织匀浆中 ET 前体和 ET-1,及其受体 ET_A 和 ET_B 的 mRNA 表达均明显增多。ET 受体拮抗剂波生坦(Bosentan)改善了肺动脉高压患者的血流动力学和功能,目前已在多个国家批准用于肺动脉高压的治疗[1]。

4. 血管紧张素 II 经血管紧张素转化酶转化生成的血管紧张素 II 是强烈的血管收缩剂,也能促进肺血管平滑肌的增殖。有实验显示血管紧张素转化酶抑制剂不仅能够使肺动脉压力下降,而且还可以缓解肺血管结构重构的形成,从侧面说明血管紧张素 II 促进高肺血流所致肺动脉结构重构的形成。

5. 5-羟色胺(5-hydroxytryptamine, serotonin, 5-HT) 5-HT 能够收缩血管,并且促进平滑肌细胞增殖。肺动脉高压患者血浆 5-HT 含量升高。5-HT 的丝裂原作用依赖于其具有特异的能优先被细胞摄入的转运体(transporter)的作用。1999 年以来 Eddahibi 等人研究发现,低氧刺激可以显著增加肺动脉平滑肌细胞中 5-HT 转运体的表达,5-HT 转运体基因的缺失对低氧诱导的小鼠低氧性肺动脉高压有明显的保护作用。并且 IPAH 患者 5-HT 转运体具有多态性,使培养的肺动脉平滑肌细胞对 5-HT 的促增殖作用更为敏感。

6. 血管活性肠肽 血管活性肠肽可舒张血管,抑制增殖和血小板聚集,最近有研究显示肺动脉高压患者血浆中血管活性肠肽水平降低,吸入血管活性肠肽改善了这些患者的临床过程和血流动力学。此外,血小板源性生长因子、血管内皮生长因子、表皮生长因子、成纤维细胞生长因子、

TGF、血小板激活因子和尾加压素等均可能参与了肺动脉高压的形成。

(三)钾通道

电压依赖性钾通道(Kv)是与肺动脉平滑肌收缩有关的主要的钾通道亚型。抑制 Kv 活性后,钾外流减少,细胞膜去极化,使钙通道开放,导致胞质内 Ca^{2+} 水平升高,从而促发血管收缩。电压依赖性钾通道的紊乱在 IPAH 的发病过程中非常重要,在 IPAH 患者中有选择性 Kv 1.5 表达减少,伴有 Kv 功能受损,导致胞膜去极化和血管收缩。食欲抑制剂 Dexfenfluraine 与肺动脉高压的发病有关,而该药可以抑制钾通道 Kv2.1 的活性,提示钾通道参与肺动脉高压的发生。钾通道代表了一种有治疗肺动脉高压潜在价值的新靶点,调节它们的表达或者活性可以影响到肺血管的张力和结构[1,2]。

三、遗传机制与肺动脉高压

Dresdale 等在 1954 年首次发现 IPAH 患者有遗传倾向。后来 1 项系列研究发现,6% 的 IPAH 患者呈家族性发病,而且其临床和病理学特点与散发性 IPAH 患者完全一致。通过对 IPAH 家系的研究,发现 IPAH 为常染色体显性遗传,但是不完全外显,相关突变的携带者中只有 10%~20% 有明显的肺动脉高压表现,在女性中的外显率要高于男性。IPAH 患者的后代发病会逐步提前并且病情严重,称为遗传早现现象。另外,可有隔代遗传现象。1997 年,Morse 等与 Nichols 等两个课题组分别进行的连锁分析结果,将易感基因准确定位。在此基础上 2000 年,Deng 等与 Lane 等两个课题组又同时确定骨形成蛋白 II 型受体(bone morphogenetic protein receptor II, BMPR2)基因突变是 IPAH 的重要致病原因。目前认为 *BMPR2* 基因突变引起骨形成蛋白 II 型受体的功能缺陷是 IPAH 的重要发病机制。

BMP 属于 TGF-β 超家族,可由平滑肌细胞和内皮细胞等多种细胞合成和分泌,主要调控对胚胎发育和组织稳态等起关键作用的细胞功能,并可抑制血管平滑肌细胞增殖和诱导其凋亡。与 TGF-β 类似,BMP 调节途径的信号转导涉及两种跨膜丝氨酸-苏氨酸激酶受体蛋白:BMP I 型

受体（BMPR1a 和 BMPR1b）和 Ⅱ 型受体（BMPR2）。Ⅱ 型受体是 Ⅰ 型受体的激活剂，二者结合在一起形成受体复合物，激活下游的信号蛋白 Smad 和 L IM 激酶，来调控基因转录，维持血管稳态。目前已发现 46 种 *BMPR2* 基因突变类型，其中 60% 的 *BMPR2* 基因突变可导致转录过程提前终止。功能研究表明 *BMPR2* 激酶区的点突变和结构域异常能够对受体功能起显性抑制作用，其不能形成异源二聚体复合物或丧失激酶活性而阻断下游信号通路，导致细胞过度增殖以及凋亡受抑制，引起血管结构重构和肺动脉高压的发生[4]。

研究证实，只有大约 50% 家族性肺动脉高压（familial pulmonary arterial hypertension，FPAH）和 25% IPAH 患者有 *BMPR2* 基因突变，而在大多数的 FPAH 和 IPAH 患者中并未检测到 *BMPR2* 基因突变。所以新近有研究者认为 IPAH 的发生遵从传统的肿瘤形成中的二次打击学说。也就是说，*BMPR2* 突变的存在是前提和基础（患者具有对该症易感的遗传素质），在有其他基因和基因产物等各种内在刺激和（或）病毒感染、细菌感染、慢性低氧以及服用食欲抑制药物等外在刺激的再次打击下，诱发肺动脉高压的发生[5,25]。

有学者在少数患遗传性出血性毛细血管扩张症的肺动脉高压患者中发现 TGF-β 受体家族里的另外一种类型 ALK1 发生突变。和 BMPR2 变异一样，ALK1 受体发生的突变被认为也是通过 Smad 信号传导途径影响细胞增殖。此外有研究发现，IPAH 患者肺组织和肺动脉中 5-HT 转运体的表达上调，而且这种上调与 5-HT 转运体基因启动子的基因多态性有关。总之，目前遗传学方面的发现远远不能解释 IPAH 的发病，尚需要更为全面的研究资料[4]。

虽然对 PH 的发病机制的研究取得了许多进展，并针对血管内皮细胞和平滑肌细胞异常增殖提出了一些新的治疗途径，但是由于 PH 是一个多因素的病理生理过程，不可能用一个因素或基因突变来解释所有的 PH。近年来，许多新技术在肺循环的研究中得到很好的应用，得到的新信息将有助于基础研究和临床研究的结合，为了加速对 PH 的发病机制的理解和开发干预肺血管重构的新手段，今后有必要对以下几个方面进行深入研究：

1. 受体、介质、离子通道和信号研究

（1）研究细胞对生长因子的反应、细胞内信号转导分子（包括活性氧、G 蛋白偶联分子、MAPK 等）的相互作用。

（2）研究 PH 内皮和血管平滑肌细胞的凋亡机制，包括 K^+ 通道、血清素、NO、H_2S、他汀类药物等，尤其是由于肺是机体进行气体交换的主要场所，任何气体成分的变化均可能威胁到肺循环的稳定，因此内源性气体以其独特的持续产生、传播迅速、作用广泛之特点，对肺循环的作用与其他器官相比更具有特殊意义。因此，内源性气体分子的相继的发现，将 PH 的发病机制研究带入了一个全新的阶段。

（3）应用基因芯片、蛋白组的表达来研究 PH 发病机制。

（4）研究细胞外基质形成、血管细胞之间的相互作用，以便更好地理解病变的形成、控制和消退机制。

2. 遗传学研究

（1）支持可能的修饰基因（如 NOS、胱硫醚 γ-裂解酶基因、血清素载体）的功能研究。

（2）建立 PH 患者的组织和血液标本库以便于基因组、蛋白质组、生物学标志物等的研究。

（3）对 PH 家族进行备选基因的测序研究，筛选出我国儿童 PH 的易感基因。

（4）用于治疗研究和突变基因生物学研究的转基因小鼠和转染细胞的进一步完善。

参 考 文 献

1. 杜军保，唐朝枢. 肺动脉高压. 北京：北京大学医学出版社，2010，27-102.

2. Crosswhite P, Sun Z. Molecular Mechanisms of Pulmonary Arterial Remodeling. Mol Med, 2014, 20：191-201.

3. Zaiman A, Fijalkowska L, Hassoun PM, et al. One

hundred years of research in the pathogenesis of pulmonary hypertension. Am J Respir Cell Mol Biol，2005，33：425－431.

4. Ma L，Chung WK. The genetic basis of pulmonary arterial hypertension. Hum Genet，2014，133：471－479.

5. Guignabert C1，Tu L，Le Hiress M，et al. Pathogenesis of pulmonary arterial hypertension：lessons from cancer. Eur Respir Rev，2013，22：543－551.

6. Junbao D，Hui Y，Bing W，et al. Effect of L-arginine on collagen of high flow-induced pulmonary arterial remodeling. Circ J，2005，69：603－608.

7. Cheever KH. An overview of pulmonary arterial hypertension. J Cardiovas Nurs，2005，20：108－116.

8. Bradley HS，Rabinovitch M. Adventitial fibroblasts：defining a role in wall remodeling. Am J Cell Mol. Biol，2000，22：1－3.

9. Groth A，Vrugt B，Brock M，et al. Inflammatory cytokines in pulmonary hypertension. Respir Res，2014，15：47.

10. Zhang QY，Du JB，Zhao WJ，et al. Impact of hydrogen sulfide on carbon monoxide/heme oxygenase pathyway in the pathogenesis of hypoxic pulmonary hypertension. Biochem and Biophys Res Commun，2004，137：30－37.

11. 杜军保,齐建光,石云等.肺动脉高压形成机制中气体信号分子网络.北京大学学报（医学版）,2002,34：536－541.

12. Puikuan K1，Chunyu Z，Jin F，et al. Inhalation of nebulized nitroglycerin，a nitric oxide donor，for the treatment of pulmonary hypertension induced by high pulmonary blood flow. Heart Vessels，2006，21：169－179.

13. Yun S，Junbao D，Limin G，et al. The regulating effect of heme oxygenase/carbon monoxide on hypoxic pulmonary vascular structural remodeling. Biochem Biophys Res Commun，2003，306：523－529.

14. 杜军保,陈晓波,耿彬等.硫化氢作为心血管信号分子的研究.北京大学学报（医学版）,2002,34：187.

15. Chunyu Z，Junbao D，Dingfang B，et al. The regulatory effect of hydrogen sulfide on hypoxic pulmonary hypertension in rats. Biochem Biophys Res Commun，2003，302：810－816.

16. Du J，Hui Y，Cheung Y，et al. The possible role of hydrogen sulfide as a smooth muscle cell proliferation inhibitor in rat cultured cells. Heart Vessels，2004，19：75－80.

17. Li X，Du J，Jin H，et al. Sodium hydrosulfide alleviates pulmonary artery collagen remodeling in rats with high pulmonary blood flow. Heart Vessels，2008，23409－23419.

18. Wang XB，Jin HF，Tang CS，et al. Significance of endogenous sulphur-containing gases in the cardiovascular system. Clin Exp Pharmacol Physiol，2010，37：745－752.

19. Chen SS，Tang CS，Jin HF，et al. Sulfur dioxide acts as a novel endogenous gaseous signaling molecule in the cardiovascular system. Chin Med J（Engl），2011，124：1901－1905.

20. Sun Y，Tian Y，Prabha M，et al. Effects of sulfur dioxide on hypoxic pulmonary vascular structural remodeling. Lab Invest，2010，90：68－82.

21. Jin HF，Du SX，Zhao X，et al. Effects of endogenous sulfur dioxide on monocrotaline-induced pulmonary hypertension in rats. Acta Pharmacol Sin，2008，29：1157－1166.

22. Wang XB，Du JB，Cui H. Sulfur dioxide，a double-faced molecule in mammals. Life Sci，2014，98：63－67.

23. Farber HW，Loscalzo J. Pulmonary arterial hypertension. N Eng J Med，2004，35：1655－1665.

24. Pang L，Qi J，Gao Y，et al. Adrenomedullin alleviates pulmonary artery collagen accumulation in rats with pulmonary hypertension induced by high blood flow. Peptides，2014，54：101－107.

25. Yuan JX，Rubin LJ. Pathogenesis of pulmonary arterial hypertension：The need for multiple hits. Circulation，2005，111：534－538.

第六十九章　左向右分流型先天性心脏病所致肺动脉高压

>>>>>> 刘瀚旻

左向右分流型先天性心脏病肺动脉高压(PAH)是儿童时期最常见的肺高压。1897年，Eisenmenger 描述该类疾病终末期最早的组织病理学改变，1958年，Paul Wood 首次将其命名为艾森曼格综合征，同年 Heath - Edwards 发表了沿用至今的肺血管病变6级病理学分类法。随着超声心动图技术、心导管技术、分子生物学技术的进展，特别是数届全球肺高压专题会议的持续研究讨论，对左向右分流型先心病 PAH 的诠释逐渐明朗。本章主要针对相关热点研究领域进展进行讨论。

一、概念背景

从左向右分流型先心病的概念上讲，目前大多文献给出的定义是指心脏左、右心腔间存在异常通道，导致血液出现由左至右分流的一类先心病。但是左和右分别代表什么却一直没有确切的表述。如果分别代表左、右心腔，则动脉导管未闭的左向右分流不好解释；如果分别代表体循环和肺循环，部分动静脉瘘的左向右分流也不好解释。概念是理解疾病的前提，左向右分流这一概念的内涵值得研究。作者认为以血氧含量的高低似可解释，如果某一先心病的血液分流方向是从含氧量高的部位流到含氧量低的部位，即被称为左向右分流。

按照最新的 Nice 全球肺高压专题会议分类[1]，先心病引起的肺高压有两类，一类属于编号

2.4,先天性左心流入/流出道梗阻所致肺高压,包括了部分存在肺静脉高压或医源性肺静脉高压(肺静脉异位引流术后)的先心病；另一类属于编号1.4,先心病相关的 PAH(PAH associated with congenital heart disease, APAH - CHD),是本章讨论的重点。这两类的最大区别是前者包括肺静脉高压病例，而后者指仅患有 PAH 的病例。Nice 分类标准对后者进行进一步的临床分型，包括艾森曼格综合征、APAH - CHD、与先心病相关性小的 PAH 和手术后 PAH。其中，艾森曼格综合征指由心内或心外的大型体-肺分流导致最终肺血管阻力显著升高，临床出现持续双向或肺-体分流的临床疾病状态。临床表现通常包括持续性发绀、继发性红细胞增多症和多器官受累。APAH - CHD 指原发疾病为中到大型缺损，由于分流引起的肺血管阻力轻到中度增高，左向右分流持续存在，无持续发绀。病情持续进展最终后果是艾森曼格综合征。与先心病相关性小的 PAH 系指临床存在肺血管压力和阻力增高，同时存在小型缺损为主的先天性心脏病，但是先心病与肺动脉高压相关的可能性很小。这类 PAH 的临床特征与特发性肺动脉高压相似，缺损的存在通常可以减轻 PAH 的症状，关闭缺损是不适合的。手术后肺动脉高压是指那些先心病外科手术后即出现或逐渐出现，或再发的 PAH,手术类型包括完全型大动脉转位调转术、心房改道术、Fontan 手术等。这些患者术后可能出现肺血管阻力增高，但不完

全符合 PAH 的诊断标准。

对于左向右分流型先心病而言,在介入和手术治疗技术取得长足进步的今天,PAH 的形成和发展已经成为使病情复杂化、影响治疗效果的关键因素。但迄今,左向右分流型先心病发生 PAH 的概率尚缺乏统一认识。近年来注册研究受到广泛关注,瑞士、英国、法国和荷兰等国家相继发表了儿童肺高压(PH)注册研究的结果,其中荷兰的注册研究[2]较详细地阐述 APAH - CHD 的发病数据,该研究纳入 1 264 例左向右分流型先心病患者,其中 1 110 例合并动力性 PAH 和 154 例出现梗阻性 PAH[文中分别称为暂时性(transient)和渐进性(progressive),定义与动力性和梗阻性相似]。APAH - CHD 的年发病率为 2.2/10^6,患病率为 15.6/10^6。2012 年,英国 7 个中心的国家肺高压统计显示,APAH - CHD 占所有肺动脉高压的 30.2%,与特发性肺动脉高压(33.6%)和结缔组织疾病性肺动脉高压(28.3%)相似,占比明显高于既往研究[3,4]。在生存率研究方面,美国的 Reveal 研究[5]提示,APAH - CHD 的 5 年生存率为 71.13%,与特发性 PAH 的 75.7% 相似,无统计学差异。英国的 1 项 216 例的病例回顾性研究[6]则提示,APAH - CHD 的 1 年、3 年、5 年生存率分别为 92.3%、83.8% 和 56.9%,与特发性 PAH 相比,APAH - CHD 的 1 年和 3 年生存率明显增高,但 5 年生存率明显降低。

二、病理学与病理生理学观点

妊娠期胎儿血氧供应全部来自母体,肺血管处于高阻力低容量状态。脐带结扎后,新生儿自主呼吸的开始意味着肺血管必须发生适应子宫外环境的变化。新生儿的肺动脉壁细胞保持了胎儿时期的特征,代谢旺盛,对各种刺激极为敏感。氧气、通气和肺循环内剪切力的变化促进包括 NO 和 PGI_2 等舒张血管因子的分泌,同时以 ET - 1 为代表的内源性收缩因子活性下降,由此引起肺血管在数分钟内迅速扩张,血管壁出现内皮细胞扁平化、平滑肌细胞层和基质变薄。"生理性重塑"的过程启动迅速,进展快,一般 6 月龄时肺血管的管壁结构和功能即与成人相同。

左向右分流型先心病是胎儿时期即存在的心脏畸形。肺血管在胎儿期受影响不大。出生后,由于肺血管的迅速舒张,右心循环的阻力下降,左向右分流量逐渐增加。这些较正常增多的肺血流引起肺小动脉外膜和中层向外周扩张,表现为内皮细胞功能不全和中层平滑肌细胞由收缩表型向合成表型转化。造成肺血管在出生后迅速向低阻力血管转化以后,左向右分流引起肺血管再次向高阻力血管转化。这种变化发生的速度取决于多种因素,其中左向右分流的畸形类型、畸形大小及位置和遗传因素可能起到重要作用,但不同病例存在一定异质性。

室间隔缺损(VSD)引起的左向右分流可以导致正常的肺血管生理性重塑发生延迟或停滞。文献报道大型 VSD 在婴儿期即可出现内膜增殖,肺泡前小动脉和肺泡内小动脉均可出现肌化,3 岁以内可出现内膜纤维化。随着年龄的增长,动脉肌化程度、肺动脉高压程度和肺血管阻力持续升高。但 10 岁以前,肺血管内膜的阻塞性病变对外周血管的肌层发育没有影响。大型 VSD 的病理学分级通常比 Heath - Edwards I、II 级严重,但很少达到 IV 级。

合并室间隔缺损的大动脉转位(TGA)的患儿则与单纯室间隔缺损患儿不同,可在婴儿期出现 PAH 和肺血管病变,且病变进展迅速。从 20 世纪 70 年代起,诸多文献提示这类患儿在 1 岁后合并肺血管病理 Heath - Edwards IV 级改变的概率高达 75%,肺动脉平均压力均超过 50 mmHg。Haworth 等报道提示该类患儿 2 月龄时即可出现肺血管内膜的增殖,且在 7 月龄至 1 岁间进展迅速,但 1 岁内肺部的病理分级通常不超过 II 级。10 月龄以上患儿较年幼患儿肺小血管阻塞更严重,但肺动脉中膜平均厚度相对较低。因此,PAH 和肺血管病变的发生和进展是决定合并 VSD 的 TGA 患儿临床预后的关键因素。

对于继发孔型房间隔缺损(ASD),既往公认的观点是大型缺损(缺损直径超过 2 cm)患者可在成年后(30～40 岁)出现严重的 PAH 和艾森曼格综合征。但近年来,越来越多的文献报道中、小型 ASD 在儿童期可出现严重 PAH。Haworth 报道

8 例 1~2 cm 的 ASD,4 例在 3~5 月龄、4 例在学龄前期行心导管检查,结果提示均存在严重 PAH(PASP 均大于 60 mmHg、Qp/Qs 为 1.3~3.3),肺活检提示肺小动脉肌性化程度明显,肺泡内动脉数量显著下降,且婴儿比学龄前儿童的肺血管病变程度更严重。进行外科修补术后仍有 5 例死亡,其中婴儿 3 例。这类患儿的 PAH 和肺血管病变的发生显然与传统意义上的缺损分流所致 PAH 不同,从某种意义上更倾向于特发性 PAH,缺损更像是一种偶合。其病理生理学进展需要严密观察随访,临床需高度警惕。

此外,左向右分流型先心病的 PAH 和肺血管病变的发生发展过程中还存在诸多的疑问。艾森曼格综合征就是其中颇具研究热点的领域之一。众所周知,艾森曼格综合征的发生过程在不同类型的左向右分流先心病间存在异质性。在这类疾病进展过程中,当患儿出现早期的肺血管重构,临床表现为轻度乃至中度 PAH 时,肺动脉平滑肌细胞(VSMC)的增殖对疾病症状具有一定代偿作用。一旦本身畸形得以修复,VSMC 的增殖会逐步消失,可逆性地恢复正常。当发展为艾森曼格综合征时,即使先心病得到手术纠治,VSMC 仍会继续增殖导致患儿出现顽固性心衰而死亡。这一过程演变是哪些因素在起作用、什么时候起作用、起什么作用、发展为艾森曼格综合征的节点在哪里,目前尚不清楚。

近年来的研究发现,PAH 及肺血管病变的发生发展与肿瘤存在某种程度的相似。文献提示,肺血管重构的中心病理环节是 VSMC 的异常增殖,VSMC 在中、重度 PAH 中的增殖具有明显的类癌特点[8,9]。慢性宫内 PAH 羊胎模型的肺部血小板源生长因子(PDGF)升高,提示 PAH 存在与肿瘤相似的自分泌促生长因子功能[10];严重 PAH 的 VSMC 中可抑制细胞增殖的 II 型骨形态发生蛋白受体(BMPR II)表达下降,提示存在与肿瘤类似的对生长抑制信号不敏感[11];VSMC 培养发现,PAH 原代培养的 VSMC 对 BMPR 诱导的细胞凋亡更具抵抗力,具有抗凋亡作用的生存素(survivin)的表达明显增强,提示存在与肿瘤相似的逃逸凋亡[12];PAH 的 VSMC 线粒体代谢和

氧化还原信号通路处于混乱状态,导致膜去极性化、胞质中钾离子和钙离子水平的升高和抗凋亡状态与肿瘤细胞类似[13]。以上研究结果都强烈提示 VSMC 过度增殖时分子水平信号通路的调控与肿瘤可能相似。2008 年,Rai 等[8]报道了严重 PAH 病例的小血管病变从病因学上类似癌症发生过程的新发现。两者的特征比较见表69-1。

表 69-1　PAH 的肺 VSMC 与肿瘤细胞特征比较

特　　征	肿瘤细胞	PAH 时的 VSMC
自分泌促生长因子	有	有
对抑制生长信号不敏感	有	有
组织侵袭和转移	有	无
有限的复制潜能	有	有
持续性血管生成	有	无
逃逸凋亡	有	有
细胞代谢紊乱	有	有

2001 年,Yeager 等[14]发现 PAH 病例的丛状损伤的肺动脉内皮细胞存在基因组微卫星片段不稳定现象,该现象是结肠癌的重要标志之一,提示基因组不稳定现象可能存在于 PAH 中。2010 年,1 项对于 PAH 病例肺动脉内皮细胞和 VSMC 的研究[15]证实,在这两种细胞中均出现大片段 DNA 的变异,这项研究确定 PAH 中的血管内皮细胞和平滑肌细胞中存在基因组不稳定现象。综合以上文献分析,有理由认为肿瘤信号通路与 VSMC 过度增殖信号介导通路间存在相似性。这将成为 APAH-CHD 病理及病理生理学研究的新思路。

三、临床与预测判断

左向右分流型先心病的临床表现在相当程度上取决于解剖学改变。对于 APAH-CHD 而言,临床症状大致可分为两方面:肺循环多血的表现和体循环相对缺血的表现。前者主要表现为反复呼吸道感染,后者则以体格发育迟缓为主。中、大型分流先心病自然病程的最终结局是艾森曼格综合征。艾森曼格综合征的关键要点为血流动力学发生基础是左向右分流;出现的右向左分流应当持续存在,表现为持续发绀。临床表现为活动耐

力下降、持续性发绀、杵状指（趾）、继发性红细胞增多症，严重者可出现咯血、脑栓塞、脑脓肿等并发症。近年来随着与先天性心脏病相关性小的PAH被人们认识，开始研究其与艾森曼格综合征的鉴别。虽然这类与先心病相关性小的PAH病变进展迅速，在病理学上与特发性肺动脉高压相似，与艾森曼格综合征鉴别较困难，但临床上还是存在诸多不同[16]（表69-2）。

表69-2 特发性肺动脉高压与艾森曼格综合征的鉴别

	特发性肺动脉高压	艾森曼格综合征
右心室适应		
右心室直径	扩大	三尖瓣后畸形表现为右心室肥厚
右心室功能	快速恶化	一般较为恒定
心输出量	降低	右向左分流可代偿心输出量
血管扩张反应	明显	几乎没有
无靶向治疗下的预后	较差，诊断后仅生存数年	稍好，诊断后可存活十余年
发绀		
发生概率	存在于低心排、卵圆孔未闭或房间隔缺损	肯定存在
严重程度	静息状态下很少重度表现	静息状态下表现为中、重度
血液学影响	很少	继发性红细胞增多症，铁缺乏常见
	铁缺乏常见	血栓性疾病多见，抗凝治疗无依据
系统并发症	少	常见，肾衰竭、胆结石等
伴发遗传疾病	BMPR2突变，但外显率低	常见，如唐氏综合征
伴发左心疾病	少	常见，如房室间隔缺损、单心室
对移植的反应	恢复较快	恢复较慢，合并系统并发症、复杂心脏畸形等不适合移植

随着对左向右分流型先心病肺动脉高压认识的逐步深入，2008年的Dana全球肺高压专题会议开始提出这类肺高压的1个临床亚型：手术后肺动脉高压。这类肺高压实质上包括以下几种情况：第1种是对本身处于肺低灌注的复杂性先天性心脏病患儿施行手术，使肺循环血流量大幅增加，可以在术后出现肺动脉高压。这类手术包括Fontan手术等。虽然可以通过肺动脉干环缩术早期保护肺血管以降低PAH的形成，但临床效果有限。第2种是对已经合并PAH的左向右分流型先心病手术修补后PAH逆转不满意，甚至出现继续增高。第3种是左向右分流先心病手术后，肺动脉压力正常持续数月或数年后再次出现PAH，临床类似特发性肺动脉高压。目前这3类情况中，第3类最难预测。前两种类型的关键问题是手术时机的选择。既往的研究认为，大型室间隔缺损合并PAH时，在患儿2岁以前完成手术可以使肺血管阻力逐渐恢复正常；合并心力衰竭的继发型房间隔缺损患儿出现术后肺动脉高压的概率较大，需要慎重地选择手术；大动脉转位患儿如果合并PDA，应在出生后3个月内将动脉导管结扎；室间隔完整的大动脉转位应尽早手术以避免支气管血管扩张造成的肺血流总量的增加。随着循证医学的不断深入，2010年《欧洲心脏杂志》发布了《成人先天性心脏病治疗指南》[17]，提出房间隔缺损和室间隔缺损的治疗上限条件是Qp/Qs大于1.5，同时肺循环阻力小于5wood单位，值得儿科借鉴。

在诊断方面还有一个重要的关键是PAH和肺血管疾病（PVD）的区别。就APAH-CHD而言，PAH是由于大量分流引起的，如果没有肺血管阻力的增高，就不会存在PVD。因此，在APAH-CHD的辅助检查中，心导管检查具有非常重要的地位。PVD的发生与PAH的关系见图69-1。

从图69-1可以看出，当平均肺动脉压（mPAP）超过25 mmHg且左心房压力正常时，肺血流量明显增加，PAH诊断成立，但PVR维持正常，因此患儿没有PVD。理论上，当标化的PVR（PVRi）大于或等于4 wood·m^2时，PVD即可能存在，此时能否施行手术存在疑问。当PVRi超过8 wood·m^2时，PVD明确存在提示不适合手

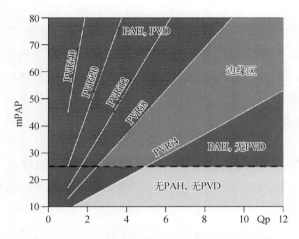

图 69-1　血流动力学上 PAH 与 PVD 关系图

术,因为术后 PAH 加重的风险度高、预期寿命和生活质量甚至不如维持内科治疗的患儿。

四、治疗学评价

APAH-CHD 的病因治疗是适当时间的心血管畸形矫治术。就整体而言尚缺乏高效的治疗方法。因此,治疗前对患儿的整体状况进行评估,找出影响生存质量的关键因素并评估预后是非常重要的。表 69-3 列举 PAH 的临床预后评价因素[18],APAH-CHD 的预后判断可以借鉴。

表 69-3　PAH 严重程度、稳定性和预后判断

预后较好	预后相关因素	预后较差
无	右心衰竭临床证据	有
慢	症状进展程度	快
无	晕厥	有
Ⅰ级或Ⅱ级	WHO 心功能分级	Ⅳ级
>500 m	6 min 步行试验	<300 m
<50 pg/mL	血浆 BNP	>180 pg/mL
<300 pg/mL	血浆 NT-proBNP	>1 500 pg/mL
无	超声心动图:心包积液	有
>2.0 cm	超声心动图:三尖瓣环收缩期运动幅度	<1.5 cm
<8 mmHg	右心房压力	>15 mmHg
≥2.5L/(min·m²)	心排指数	≤2.0L/(min·m²)

(一) 手术效果评价

无论外科手术还是介入手术,在手术技术日趋成熟的今天,肺血管床的状态是决定手术效果的最重要因素。PVD 的诊断和程度判断对 APAH-CHD 患儿手术时机的判断非常重要。1 项早期的临床研究显示[28],VSD 行心内修补的 1

组患儿,术前测定 PVR 较体循环阻力高 25% 以上,结果手术病死率很高,18% 的手术存活者在术后 1～7 年死于艾森曼格综合征。2014 年初,《欧洲心脏杂志》撰文提出了 APAH-CHD 的治疗学策略[19]:APAH-CHD 患儿应当接受心脏专科的随访,密切随访 PAH 的相关指标,手术观念应当从"能做"向"应该做"转变。

此外,越来越多的证据显示年龄也是手术疗效的关键因素之一。通常观点是 1 岁以前进行手术的患儿 PVR 常可在术后完全降至正常;2 岁以后的患儿,特别是有 PVD 存在后,PVR 常有所下降但不能降至正常。有报道显示的年龄界限更为提前:9 月龄以前的手术患儿,无论肺血管床状态如何,术后 1 年内 PAP 和 PVR 均可恢复正常;9 月龄以后手术的患儿,肺活检病变严重者术后 1 年血流动力学指标改善多不理想。

房间隔造口术是儿童时期缓解严重 PAH 的首选手术方法,目前主要推荐针对存在心房压力增高和低心排且对药物反应不佳的中、晚期患儿应用,手术时机多选择在终末期之前,可作为肺移植的前期治疗。Sandoval 报道 15 例严重 PAH 采用球囊房间隔造口术,术后右心室舒张末期压力明显降低、心排指数明显升高,患者心功能分级好转,6 min 步行试验从 1 076±127 m 提高到 2 176±108 m。术后 1 年、2 年及 3 年生存率均为 92%,明显好于未行手术的对照组(分别为 73%、59%、52%)。但由于 APAH-CHD 患儿本身即存在分流通路,在没有房间隔通道的情况下是否需要这一手术,目前临床资料不多。

器官移植是目前对终末期患者有效的主要治疗手段。肺移植或心肺联合移植适应证为晚期心功能 NYHA 分级Ⅲ、Ⅳ级,经现有治疗病情无改善的患者。肺和心肺移植术后 3 年和 5 年存活率分别为 55% 和 45%,与其他疾病行肺移植的长期生存率类似[20,21]。目前更多实施双肺移植;对于艾森曼格综合征以及终末期心力衰竭患者,应考虑施行心肺联合移植,对某些复杂缺损以及某些室间隔缺损的患者,心肺联合移植存活率更高。但是,移植的中、远期预后尚不令人满意。因此,患者的自然存活时间就是移植手术时机选择最重

要的参考因素。在治疗干预手段非常普及的今天，自然病史的证据多来自 20 世纪 60 年代以前。综合文献报道，未经治疗患者的平均死亡年龄分别为：ASD 患者为 36 岁、主肺动脉间隔缺损患者为 33 岁。最大存活年龄分别为：ASD/VSD 患者 65 岁，动脉导管未闭（PDA）患者 55 岁。只有当自然存活时间短于肺移植术后平均存活时间时才考虑移植手术。

（二）特异性药物治疗

特异性药物治疗本身尚无确切定义。但查询相关文献发现，这一词语的出处和内涵与英文"advanced therapies，ATs"（以下简称 ATs）很相似。ATs 包含以下 3 类药物：前列环素、内皮素-1 受体（ET-1）拮抗剂和磷酸二酯酶-5（PDE-5）抑制剂[22]。这 3 类药物是目前缓解 PAH 药物中相对成熟的。与之相对应的概念是靶向治疗药物。靶向治疗起源于肿瘤治疗学领域，指以标准化的生物标记物来识别是否存在某种疾病特定的控制细胞生长的基因或基因谱，以此确定针对特异性靶点的治疗方法。在肺动脉高压的药物治疗领域，既往传统的血管紧张素转换酶抑制剂、血管紧张素受体拮抗剂和 β 受体阻滞剂等由于缺乏体循环和肺循环的选择性，治疗过程中往往出现体循环血压降低的副反应。PAH 的靶向治疗药物，其靶点就是主要针对"肺循环"。此类药物较特异性药物范围更广，还包括前列环素受体激动剂、血管活性肠肽、可溶性鸟苷酸环化酶激动剂、酪氨酸激酶抑制剂、肾上腺髓质素、Rho 激酶抑制剂等。

1. 前列环素及类似物 1976 年首次报道的前列环素是由血管内皮细胞分泌、经环氧酶途径生成的花生四烯酸的主要代谢产物，兼具强烈的血管扩张、正性肌力和血小板聚集抑制作用。包括静脉用的依前列醇、口服的贝前列素和吸入性的伊洛前列素、曲前列素等。

依前列醇是第 1 个应用于 PAH 患者的前列环素类似药物，是迄今经验证的唯一可改善患者生存率的药物。其半衰期短（3～5 min），室温下不稳定，故需特殊的给药方式，需输液泵和中心静脉导管持续给药。起始治疗剂量为 2～4 ng/(kg·min)。根据副反应发生情况逐渐加量。最佳治疗剂量存在个体差异，一般在 20～40 ng/(kg·min)。目前，已有大规模临床试验验证了依前列醇的疗效。对于 APAH-CHD，依前列醇可明显降低患者的肺动脉压力和阻力，改善患者 6 min 步行距离及心功能。哥伦比亚大学观察包括常规治疗失败、外科手术不成功的共 20 例 APAH-CHD 患者，使用连续静脉滴注依前列醇后，平均肺动脉压降低 21%，心脏指数增加了 69%，PVR 下降 52%。患者的 6 min 步行距离和心功能分级均明显提高。但该药的主要缺点是需持续静脉泵入，感染、导管脱落、漏液及体循环低血压等并发症限制了其在临床的应用。

贝前列环素是第 1 个化学性质稳定且口服有效的前列环素类似物。其最大特点是短期应用有效，9～12 个月不再显示疗效。在 ALPHABET 随机对照研究[23]中，口服贝前列环素组（80 mg，4 次/d）治疗 12 周后 6 min 步行距离明显改善，但 NYHA 心功能分级和血流动力学改变无统计学差异，且其运动耐量的改善只能维持 3～6 个月。

伊洛前列素化学性质稳定，可通过吸入或静脉途径给药。吸入用伊洛前列素肺血管选择性好，其血管扩张作用可持续 35～40 min，药物耐受良好。多项临床试验显示吸入伊洛前列素具有良好的肺循环选择性，可扩张肺动脉平滑肌、降低 PVR，而体循环血压无变化。Ivy 等[24]在该研究中观察到长期吸入伊洛前列素可改善 APAH-CHD 相关 PAH 患者血流动力学以及心功能和活动耐量。

曲前列环素是半衰期较长的前列环素类似物，可经皮下、静脉、吸入或口服等多种途径给药。在 1 项 12 周的随机对照试验中，曲前列环素可改善 6 min 步行距离、患者症状、生活质量评分和肺血流动力学等指标，且其疗效呈剂量依赖性。但对 APAH-CHD 的研究较少。

2. ET-1 受体拮抗剂 ET-1 最早报道见于 1988 年，血管内皮细胞是其主要分泌来源。ET 具有强烈的收缩血管作用，ET_A 和 ET_B 是其受体。对于 APAH-CHD 而言，分流和低氧血症都会加重 ET-1 的损害作用，促进血管收缩和内皮细胞增殖。文献报道先心病出现 PAH 与高水平的 ET_A 受体密度和循环中 ET-1 是相互关联的。ET-1 受体拮抗剂主要包括波生坦、安贝生坦、西他生坦等。

波生坦是非选择性内皮素受体拮抗剂,作用于 ET_A 和 ET_B,可减低肺小动脉平滑肌的收缩,降低肺血管阻力。波生坦治疗艾森曼格综合征的随机试验 BREATHE-5[25]完成了短、中期随访,结果提示波生坦安全有效,肺血流动力学、6 min 步行距离和 WHO/NYHA 心功能分级都有改善,为波生坦作为 APAH-CHD 一线治疗药物提供依据。2009 年,Gatzoulis 报道一组成人 APAH-CHD 患者应用波生坦的长期疗效观察[26],随访 2 年结果提示无 Down 综合征的 APAH-CHD 患者应用波生坦后,远期的运动耐量改善明显,药物耐受良好,且男性优于女性。

3. PDE-5 抑制剂　一氧化氮是一种强效肺动脉平滑肌舒张因子,通过上调下游信号分子鸟苷酸环化酶(cGMP)来发挥血管舒张作用,PDE-5 是肺循环中表达最多的磷酸二酯酶亚型,其激活可以促进 cGMP 的代谢,保持 NO 的血管舒张效应是最有效的血管性疾病治疗策略。因此 PDE-5 抑制剂成为 PAH 的重要治疗药物之一,包括西地那非、伐地那非、他达拉非等。西地那非是一种高选择性磷酸二酯酶抑制剂,最初作为男性勃起功能障碍治疗药物用于临床。以后研究发现西地那非能够通过一氧化氮/环磷酸鸟苷通路途径实现舒张肺血管平滑肌,从而降低肺血管阻力的作用[27]。有文献提示西地那非可以扩张病变肺组织的血管[28]。2005 年 6 月,美国 FDA 批准西地那非用于治疗成人 PAH。

Humpl 的开放研究[29]纳入 19 例 PAH,其中 APAH-CHD 9 例,口服西地那非 0.25～1 mg/kg 治疗并随访 6～15.3 个月,结果显示平均 6 min 步行距离从治疗前的 278±114 m 增加到治疗后 6 个月时的 443±107 m 和治疗 12 个月时的 432±156 m,治疗前后差异有统计学意义;PAP 从治疗前的 60 mmHg(50～105 mmHg)降至治疗后的 50 mmHg(38～84 mmHg);平均 PVRi 从 15 wood·m^2 降至 12 wood·m^2;充分显示治疗效果明显。2006 年,Mukhopadhyay 报道一组艾森曼格综合征病例[30]使用他达拉非治疗的情况。16 例 25±8.9 岁患者使用 1 mg/kg 的他达拉非(最大剂量 40 mg)持续治疗 12 周。结果显示:平均 PVRi 从 24.75±8.49 wood·m^2 降至 17.02±6.19 wood·m^2;平均体循环血氧饱和度从 84.34%±5.47% 明显升高到 89.16%±3.8%,体循环阻力没有变化;WHO 心功能分级从 2.31±0.47 明显降低到 1.25±0.44,6 min 步行距离从 344.56±119.06 m 明显升高到 387.56±117.18 m。

虽然 3 类靶向药物在临床研究中取得了一定的疗效,但总体疗效不尽如人意,患者的生存率和生活质量亟需得到进一步改善。为此,以 3 类药物间两两组合为主的靶向药物联合应用的方法开始应用于临床。目前,PAH 靶向药物联合治疗方案仍未达成共识,临床上大多数 PAH 的联合治疗均为经验性的。

ET-1 受体拮抗剂联合 PDE-5 抑制剂具有明确的药理协同效应,例如波生坦可促进细胞色素 P450 同工酶 CYP2C9 及 CPY3A4 的表达,后两者参与了西地那非的肝脏代谢。西地那非可抑制波生坦的肝脏摄取。其他的联合方式也有报道。但目前最大的问题是研究队列规模偏小、观察时间有限,因此影响了结论的参考价值。大多数临床研究均涵盖了 APAH-CHD,但例数较特发性肺动脉高压少,同时缺乏不同类型 PAH 的比较。此外,联合药物的给药模式也值得探讨,比如采取序贯式给药还是同时给药,抑或交叉给药都没有定论。表 69-4 给出了目前的队列研究比较。

表 69-4　靶向药物联合使用的队列研究比较

文　献	用　药	病例数	包含 APAH-CHD	有无对照	心功能	疗程	主　要　结　果
Gruenig 等[31]	波生坦+西地那非(1 次)	45	是	自身前后对照	Ⅱ、Ⅲ	1 d	两药联用可以产生即刻、有益的效能,安全性较好

文 献	用 药	病例数	包含 APAH - CHD	有无对照	心功能	疗 程	主要结果
Galie 等[32]	波生坦＋他达拉非	400	是	双盲随机对照	Ⅱ、Ⅲ	16 周	长期口服波生坦的基础上加用他达拉非 40 mg，无更好效应
Channick 等[33]	波生坦＋伊洛前列素	67	是	双盲随机对照	Ⅲ	12 周	联合治疗安全有效，在心功能、血流动力学、延长临床缓解时间、6 min 步行距离等方面均有显著获益
Simonneau 等[34]	依前列醇＋西地那非	264	是	双盲安慰剂对照	Ⅲ、Ⅳ	16 周	长期静脉依前列醇的同时加用西地那非可显著改善患者 6 min 步行距离及肺血流动力学，延长临床缓解期及提高生活质量

（三）治疗新趋势

1 项很有前途的靶向药物研究沿循自肿瘤学的研究思路[35]。近年来抗肿瘤药物研究发现，某些药物在较低的非细胞毒浓度下具有较强的抗血管生成特性，这对于拓展抗肿瘤药物的应用具有极为重要的意义。近年来，国内外出现了针对紫杉醇作为非细胞毒药物的研究，发现紫杉醇在低浓度（非细胞毒浓度）时具有与细胞毒浓度作用机制不同的抗血管生成作用。表现为：

（1）紫杉醇在低浓度时（1～10 nmol/L）呈现细胞周期抑制作用，能够抑制细胞增殖但并不诱导细胞凋亡，微管网络结构不受影响[36,37]。

（2）紫杉醇呈剂量依赖型抑制离体培养的人平滑肌细胞增生。在有丝分裂原刺激的条件下仍能抑制平滑肌细胞增生，不受局部生长因子影响，离体与在体实验中都有抑制增生作用[38,39]。

（3）紫杉醇对新生血管有较强的抑制作用，其抑制作用在 3.5～14 nmol/L 的浓度下明显，并呈剂量依赖性[40,41]，这一剂量最大仅等效于 70 kg 成人 16.8 μg 紫杉醇的剂量，远远低于常规化疗剂量。

（4）紫杉醇进入细胞后很少外流，作用持续时间长，低浓度 1 次给药可产生持续的抗增生作用[42]。

我们的 1 项基础研究显示[43]，在构建单侧肺切除加野百合碱诱导的肺动脉高压大鼠模型基础上，给予在薄膜分散-探头超声条件下制备的八聚精氨酸 R8 修饰的紫杉醇脂质体，通过荧光活体成像观察紫杉醇脂质体分布。结果显示：紫杉醇脂质体在 5 min 内即可达到肺高度蓄积，且在 24 h 内维持较强的肺部蓄积量，达到了肺部靶向的作用。体视学指标结果显示：① 模型组 mPAP 与对照组相比，差异有统计学意义。紫杉醇脂质体较游离紫杉醇可以明显降低 mPAP，该组的 mPAP 与对照组已无显著差异。② 模型组右心指数测定亦有类似结果。③ 模型组血管壁厚度较对照组显著增厚，游离紫杉醇与模型组无显著差异，仅紫杉醇脂质体组血管壁厚度明显变薄，与对照组无显著差异。提示紫杉醇脂质体靶向给药较传统给药方式更显著抑制肺血管重构。

与其他类型的肺动脉高压相比，APAH - CHD 的治疗前景是相对光明的。适时的先天性心脏病根治手术的实施，可以抑制或逆转大部分肺动脉高压，而外科和介入技术的日益成熟为降低 APAH - CHD 的进展提供了坚强的技术保证。但是，我国的先心病发生率长期位列围产期出生缺陷顺位的首位。按现有的人口出生率保守估算，仅我国大陆地区每年新增先心病患儿超过 15 万例，累积至今，国内大陆地区尚未得到治疗的患者约 200 万例。国内大陆地区现有的手术治疗量仅为 8 万例/年（介入治疗不到 3 万例/年，外科手术治疗近 5 万例/年），完全不能满足治疗需求。其中，左向右分流型先心病占 50%～70%，在等待手术的过程中，肺血流量增多、肺动脉高压和肺血管病变逐渐出现，最终导致患者丧失治疗机会。

因此,治疗时机的把握、生物标记物的探索、对已并发严重 PAH 的先心病的靶向控制药物的研发将在相当一段时期内持续成为本领域最重要的工作。

参 考 文 献

1. Simonneau G，Gatzoulis MA，Adatia I，et al. Updated Clinical Classification of Pulmonary Hypertension. J Am Coll Cardiol，2013，62（25）Suppl：D42 - D50.

2. Van Loon RL，Roofthooft MT，Hillege HL，et al. Pediatric pulmonary hypertension in the Netherlands：epidemiology and characterization during the period 1991 to 2005. Circulation，2011，124：1755 - 1764.

3. Engelfriet PM，Duffels MGJ，Moller T，et al. Pulmonary arterial hypertension in adults born with a heart septal defect：the Euro Heart Survey on adult congenital heart disease. Heart Br Card Soc，2007，93：682 - 687.

4. Diller GP，Dimopoulos K，Broberg CS，et al. Presentation，survival prospects，and predictors of death in Eisenmenger syndrome：a combined retrospective and case-control study. Eur Heart J，2006，27：1737 - 1742.

5. Barst RJ，McGoon MD，Elliott CG，et al. Survival in childhood pulmonary arterial hypertension：insights from the registry to evaluate early and long-term pulmonary arterial hypertension disease management. Circulation，2012，125：113 - 122.

6. Haworth SG，Hislop AA. Treatment and survival in children with pulmonary arterial hypertension：the UK Pulmonary Hypertension. Service for Children 2001 - 2006. Heart，2009，95：312 - 317.

7. Huang JB，Liang J，Zhou LY. Eisenmenger syndrome：not always inoperable. Respir Care. 2012，57(9)：1488 - 1495.

8. Rai PR，Cool CD，King JA，Stevens T，Burns N，Winn RA，Kasper M，Voelkel NF：The cancer paradigm of severe pulmonary arterial hypertension. Am J Respir Crit Care Med，2008，178（6）：558 - 564.

9. Sakao S，Tatsumi K. Vascular remodeling in pulmonary arterial hypertension：multiple cancer-like pathways and possible treatment modalities. Int J Cardiol，2011，147(1)：4 - 12.

10. Balasubramaniam V，Le Cras TD，Ivy DD，et al. Role of platelet-derived growth factor in vascular remodeling during pulmonary hypertension in the ovine fetus. Am J Physiol Lung Cell Mol Physiol，2003，284(5)：L826 - 833.

11. Morrell NW. Pulmonary hypertension due to BMPR2 mutation：a new paradigm for tissue remodeling? Proc Am Thorac Soc，2006，3(8)：680 - 686.

12. McMurtry MS，Archer SL，Altieri DC，et al. Haromy A，Harry G，Puttagunta L，Michelakis ED：Gene therapy targeting survivin selectively induces pulmonary vascular apoptosis and reverses pulmonary arterial hypertension. J Clin Invest，2005，115(6)：1479 - 1491.

13. Archer SL，Gomberg-Maitland M，Maitland ML，et al. Mitochondrial metabolism，redox signaling，and fusion：a mitochondria - ROS - HIF - 1alpha-Kv1.5 O_2 - sensing pathway at the intersection of pulmonary hypertension and cancer. Am J Physiol Heart Circ Physiol，2008，294(2)：H570 - 578.

14. Yeager ME，Halley GR，Golpon HA，et al. Microsatellite instability of endothelial cell growth and apoptosis genes within plexiform lesions in primary pulmonary hypertension. Circ Res，2001，88(1)：E2 - E11.

15. Aldred MA，Comhair SA，Varella-Garcia M，et al. Somatic chromosome abnormalities in the lungs of patients with pulmonary arterial hypertension. Am J Respir Crit Care Med，2010，182：1153 - 1160.

16. Dimopoulos K，Giannakoulas G，Wort SJ，et al. Pulmonary arterial hypertension in adults with congenital heart disease：distinct differences from other causes of pulmonary arterial hypertension and management implications. Curr Opin Cardiol，2008，23：545 - 554.

17. Baumgartner H，Bonhoeffer P，De Groot N，et al. ESC guidelines for the management of grown-up congenital heart disease（new version 2010）. Eur Heart J，2010，31：2915 - 2957.

18. McLaughlin VV，McGoon MD. Pulmonary arterial hypertension. Circulation，2006，114：1417 - 1431.

19. Dimopoulos K，Wort SJ，Gatzoulis MA. Pulmonary hypertension related to congenital heart disease：a call for action. Eur Heart J，2014，35：691 - 700.

20. Hertz MI，Taylor DO，Trulock EP，et al. The registry of the International Society for Heart and Lung Transplantation：Nineteenth Official Report 2002. J Heart Lung Transplant，2002，21：

950-970.

21. Mendelof EN，Meyers BF，Sundt TM，et al. Lung transplantation for pulmonary vascular disease. Ann Thorac Surg，2002，73：209-219.

22. Schuuring MJ，Boekholdt SM，Windhausen A，et al. Advanced therapy for pulmonary arterial hypertension due to congenital heart disease：a clinical perspective in a new therapeutic era. Neth Heart J，2011，19(12)：509-513.

23. Galie N，Humbert M，Vachiery JL，et al. Effects of beraprost sodium，an ora prostacyclin analogue，in patients with pulmonary arterial hypertension：a randomized，double-blind，placebo-controlled trial. J Am Coll Cardiol，2002，39(9)：1496-1502.

24. Ivy DD，Doran AK，Smith KJ，et al. Short and long term effects of inhaled therapy in children with pulmonary arterial hypertension. J Am Coll Cardiol，2008，51：161-169.

25. Gatzoulis MA，Beghetti M，Galiè N，et al. Longer-term bosentan therapy improves functional capacity in Eisenmenger syndrome：results of the BREATHE-5 open-label extension study. Int J Cardiol，2008，27(1)：27-32.

26. Gatzoulis MA. Alonso-Gonzalez R and Beghetti M，Pulmonary arterial hypertension in paediatric and adult patients with congenital heart disease. Eur Respir Rev，2009，18(113)：154-161.

27. Humbert M，Sitbon O，Simonneau G. Treatment of pulmonary arterial hypertension. N Engl J Med，2004，351：1425.

28. Karatza AA，Narang IRosenthal M，et al. Treatment of primary pulmonary hypertensionwith oral sildenafil. Respiration，2004，71：192-194.

29. Humpl T，Reyes JT，Holtby H，et al. Beneficial effect of oral sildenafil therapy on childhood pulmonary arterial hypertension：twelvemonth clinical trial of a single-drug，open-label，pilot study. Circulation，2005，111：3274-3280.

30. Mukhopadhyay S，Sharma M，Ramakrishnan S，et al. Phosphodiesterase-5 inhibitor in Eisenmenger syndrome：a preliminary observational study. Circulation，2006，114：1807-1810.

31. Gruenig E，Michelakis E，Vachiéry JL，et al. Acute emodynamic effects ofsingle-dose sildenafil when added to established bosentan therapy in patients with pulmonary arterial hypertension：results of the COMPASS-1 study. J Clin Pharmacol，2009，49：1343-1352.

32. Galie N，Brundage BH，Ghofrani HA，et al. Tadalafil therapy for pulmonary arterial hypertension. Circulation，2009，119：2894-2903.

33. Channick RN，Olschewski H，Seeger W，et al. Safety and efficacy of inhaled treprostinil as add-on therapy to bosentan in pulmonary arterial hypertension. J Am Coll Cardiol，2006，48：1433-1437.

34. Simonneau G，Rubin LJ，Galie N，et al. Addition of sildenafil to long term intravenous epoprostenol therapy in patients with pulmonary arterial hypertension：a randomized trial. Ann Intern Med，2008，149：521-530.

35. 刘瀚旻. 先天性心血管畸形的肺血管重构：一个历久弥新的话题. 中国当代儿科杂志，2013，15(10)：805-809.

36. Wang J，Lou P，Lesniewski R，et al. Paclitaxel at ultra low concentrations inhibits angiogenesis without affecting cellular microtubule assembly. Anticancer Drugs，2003，14：13-19.

37. Eddy Pasquier，Manon Carré，Bertrand Pourroy，et al. Antiangiogenic activity of paclitaxel is associated with its cytostatic effect，mediated by the initiation but not completion of a mitochondrial apoptotic signaling pathway. Mol Cancer Ther，2004，3(10)：1301-1310.

38. Hoi BM，Kim YM，Jeong YR，et al. Induction of heme oxygenase-1 is involved in anti-proliferative effects of paclitaxel on rat vascular smooth muscle cells. Biochem Biophys Res Commun，2004，321(1)：132-137.

39. Wiskirchen J，Schober W，Schart N，et al. The effects of paclitaxel on the three phases of restenosis：smooth muscle cell proliferation，migration，and matrix formation：an in vitro study. Invest Radiol. 2004，39：565-571.

40. Tian W，Kuhlmann MT，Pelisek J. Paclitaxel delivered to adventitia attenuates neointima formation without compromising re-endothelialization after angioplasty in a porcine restenosis model. J Endovasc Ther，2006，13(5)：616-629.

41. Edward L，Schwartz. Antivascular Actions of Microtubule-Binding Drugs. Clin Cancer Res，2009，15：2594.

42. Osa A，Hemetsberger R，Petnehazy O，et al. Attainment of local drug delivery with paclitaxel-eluting balloon in porcine coronary arteries. Coron Artery Dis，2008，19：243-247.

43. Yujia Yin，Xindan Wu，Zhangya Yang，et al. The Potential Efficacy of R8-Modified Paclitaxel-Loaded Liposomes on Pulmonary Arterial Hypertension. Pharmaceutical Research，2013，30(8)：2050-2062.

第七十章　肺血管重塑：平滑肌细胞的演化

从 20 世纪 80 年代末开始,血管重塑的研究经历了起步、聚焦、冷却、交叉、再聚焦的过程。目前,血管重塑已经成为跨学科的交叉研究热点领域。肺血管重塑作为其中重要的研究分支,对其发生发展机制的研究涉及众多的循环系统和呼吸系统疾病。这里主要就平滑肌细胞-肺血管重塑过程中的关键细胞的病理生理变化展开讨论。

一、重要概念的演变

重塑是一个跨学科概念。中文含义是重新塑造、改造,指结构功能本已成型的事物在外力干预下发生结构功能变化的过程。与这一概念相似的中文词语还有重构、重建等,英文对应的词汇均为"remodeling"。为方便讨论,以下均采用"重塑"一词。

从应用范围来讲,重塑在人文、社会、科学等多领域广泛使用,因此出现众多相关词汇,如"企业重塑、心灵重塑、品牌重塑、环境重塑"等。在生命科学领域,近 30 年来,重塑的概念得到最广泛的推广和应用。在分子生物学领域就衍生出基因重塑、染色质重塑、发育重塑、细胞基质重塑等概念。在医学各亚专业也有,如心血管专业的心室重塑、心房重塑和血管重塑;消化专业的消化道重塑;呼吸专业的气道重塑;神经专业的神经重塑、交感神经重塑;泌尿专业的肾脏重塑等。生命科学领域里,"重塑"正在成为一个横跨传统学科、纵连基础临床的新型交叉学科方向,衍生出众多新

的前沿话题。

血管重塑(vascular remodeling, VR)是指血管为适应内外环境的变化而发生的结构和功能的适应性改变。血管重塑的概念首先由 Baumbach 和 Heistad 提出,他们发现自发性高血压大鼠内径小于 100 μm 的软脑膜小动脉结构发生明显变化:形态学特征为血管外径明显减少,中膜横截面积不变,中膜与内膜比值增大,血管内径减少;细胞学变化为血管平滑肌细胞的重新排列,但没有平滑肌细胞增生/增殖。

目前,Baumbach 提及的血管重塑类型被称为非肥厚性血管重塑,但这是一种理想化的重塑,表现为血管内外径都缩小,平滑肌细胞重新紧密排列。与其对应的另外一种重塑是肥厚性血管重塑,它的结构特征是血管平滑肌细胞增生导致的血管壁中膜面积增大,管径缩小,血管外径不变或向外增大。这两种血管重塑在动脉粥样硬化及血管扩张术后再狭窄等疾病中常以不同的比例共存于同一血管。

1994 年,Gibbons 等提出较为完整的 VR 概念。他们认为:血管壁是处于一个复杂的自分泌和旁分泌相互作用中,由内膜、平滑肌、成纤维细胞组成的活性组织器官,并能够感知其周围的环境变化,通过细胞间的信号传递及局部产物和介质来改变其自身的结构和功能。

在人体的众多器官中,肺的血液循环是人体相对复杂的分支循环,由肺动脉、毛细血管网络和

肺静脉构成的肺循环和由支气管动脉、毛细血管网络和支气管静脉构成的体循环分支相互交错，遍布肺的各个部位。以下将要讨论的肺血管重塑，主要指肺循环的血管重塑。肺血管重塑有两种，一种是生理性的，发生在从胎儿到出生后数月内，肺循环经历了生理功能的巨大变化，肺血管发生了相应的重塑；另一种则是在各种异常刺激因素干预下发生的病理性肺血管重塑。无论在哪种重塑中，肺血管壁的重要组成细胞——血管平滑肌细胞（VSMCs）都扮演了重要角色。为了深入了解 VSMCs 的作用，必须要了解肺部血管床发育的过程。

二、肺血管床的发育

（一）胚胎时期的肺血管床

原始肺血管床的发育始于妊娠第 5 周，由第 6 对弓动脉形成分支，主要供应双肺组织上部，由穿膈上升的背动脉发出的 1 对节间动脉供应下部分肺组织。这些肺血管主要位于小叶间隔内。妊娠第 5～8 周，众多的节间动脉分支形成包绕支气管分支的小血管。当主肺动脉从动脉干中分隔出来并与肺内动脉吻合后，原始的节间动脉开始逐步退化。到第 9 周时，支气管系统开始形成，随着气道的发育，伴行小动脉和无数的分支小血管逐渐形成。当该过程持续到第 16 周时，肺泡前气道和伴行动脉全部形成[3,4]。在血管发育过程中，值得注意的是，胎儿期终末细支气管水平周围及腺泡前的肺动脉都是肌性动脉，整个胚胎期的管壁厚度变化不大。泡内小动脉是部分肌性或无肌性的，而肺泡管和肺泡壁水平的小动脉则是无肌性的。这种肌性化是随着胎龄的增加而变化的，早期主要在中央较大分支的肺动脉，逐渐向周围分支和肺泡周围延伸，周围的肺小动脉经历了无肌性到部分肌性化最后到肌性化的过程。

（二）出生后的肺血管床

出生后的肺循环系统经历急剧变化的正常重塑过程。婴儿发出第一声啼哭、声门打开后，空气的进入和自主呼吸的需要，使动脉系统的血管壁结构出现显著变化。研究提示出生后新生儿肺动脉血管平滑肌细胞减少，血管壁厚度随之下降，肺

血管床的阻力显著降低，小血管扩张明显，利于血流的进入。随着肺泡的快速增殖，肺泡周围的小动脉数量也迅速增加，且快于肺泡的发育。在这些小动脉的增殖中，平滑肌细胞的数量增殖远落后于血管大小的变化，到出生后 4 个月，肺血管厚度与成人基本类似，肺泡数量与肺血管数量的比值由出生时的 20∶1 降至 8∶1。其中血管壁平滑肌细胞数量的调控模式尚未阐明。对肺血管壁结构及平滑肌细胞生理的了解是阐明该调控模式的基础。

三、肺血管壁构成及肺血管平滑肌细胞组织学研究

（一）肺血管壁构成

血管壁分为内膜、中膜与外膜 3 层。内膜由内皮、内皮下层和内弹性膜组成；中膜由平滑肌、弹性纤维和胶原纤维组成；外膜为结缔组织。与体循环动脉相比，肺动脉在由中央的大动脉向外周延伸过程中，近心端血管壁的中膜明显变薄，以适应肺循环低压低阻力的生理状态。肺动脉的中膜肌层由多层被 VSMCs 分隔开的弹力层组成，越到远心端，VSMCs 逐渐取代弹力层。在呼吸性腺泡内的小动脉壁平滑肌层间断以螺旋状向远方延伸，腺泡内动脉没有 VSMCs，但是可见于平滑肌细胞类似的位于内弹力层的中间细胞。当异常因素刺激时，中间细胞可以增殖分化为 VSMCs。

（二）肺血管壁平滑肌细胞生理

平滑肌细胞是人体常见的一类高度分化的特殊细胞，与骨骼肌和心肌细胞一样，均源自中胚层，分布于人体呼吸道、消化道、血管和泌尿及生殖等系统，通过缩短和产生张力使器官运动和变形，产生持续或紧张性收缩，使器官对所加负荷保持一定的形状。血管壁的平滑肌细胞可以保持血管张力和功能，是唯一通过增殖、迁移及合成细胞外基质等生物学功能来参与血管壁损伤后修复的细胞群体。

骨骼肌细胞和心肌细胞一旦分化后即失去增殖能力，而 VSMCs 存在两种表型以适应机体的变化过程。所谓表型是指物质可以观察到的能将其与其他物质区分成不同独立类群的特征。

VSMCs 的表型分为收缩型（分化表型）和合成型（未分化表型）[3]。两者的区别见表 70 - 1。

表 70 - 1　VSMCs 的两种表型鉴别

	收缩表型	合成表型
位置	正常成人血管壁	胚胎期、生长发育期、病理刺激后的血管壁
细胞形态	梭状、纺锤状	纤维母细胞样
胞质内结构		
肌纤维	丰富	很少
致密体和致密斑	可见	无
粗面内质网	少	丰富
核糖体	少	丰富
高尔基体	少	丰富
标志蛋白		
平滑肌特异肌动蛋白（SM - α - actin）	高表达	低表达
原肌球蛋白（tropomyosin）	高表达	低表达
结蛋白（desmin）	高表达	低表达
平滑肌肌球蛋白重链（SM - MHC）	高表达	低表达
碱性调宁蛋白（h1 - calponin）	高表达	低表达
平滑肌 22α 蛋白（SM22α）	高表达	低表达
金属黏着斑蛋白	高表达	低表达
平滑肌胚胎型肌球蛋白重链（SMemb）	低表达	高表达
骨桥蛋白（OPN）	低表达	高表达

VSMCs 的表型是可以相互转化的。在胚胎发育过程中，VSMCs 由合成表型逐渐转化为具有收缩功能但无增殖能力的收缩表型。当受到外界刺激时，收缩表型的 VSMCs 又可以转化为合成表型并获得增殖能力。因此，肺血管重塑中，VSMCs 异常增殖的分子生物学基础就是表型转化[4]。

细胞骨架是指细胞内立体分布的由多种结构和功能蛋白按照一定模式组装而成的一类网格结构，包括微丝、微管和中间纤维 3 种。细胞骨架蛋白作为细胞支架，参与细胞构成和维系细胞形状，同时它是一种动态结构，可通过自身解离及重组完成多种细胞生理活动。VSMCs 细胞中最主要的细胞骨架是微丝，由肌动蛋白及其结合蛋白组成。随着细胞表型、收缩、迁移和增殖等功能的改变发生可逆性聚合和解聚，微丝的网格结构呈现复杂的动态性变化，即微丝重建。平滑肌细胞骨架的变化是细胞迁移的结构基础[5]。

四、肺血管重塑过程中平滑肌细胞的病理生理变化

（一）肺 VSMCs 增殖迁移的分子机制

1. 参与调节血管平滑肌细胞增殖迁移的激活因子　当血管受损时，损伤部位的多种细胞（损伤的内皮细胞、激活的血小板、移行于内皮下的单核巨噬细胞）以自分泌、旁分泌形式所释放的大量生长因子和细胞因子，与基质成分、机械力学因素和神经因素等发挥整合效应，诱导即刻早期基因（如 $c - fos$、$c - jun$、$c - myc$）表达，而后 VSMCs 由分化表型转变为去分化型，并从中膜向内膜下迁移及大量增殖。

与 VSMCs 增殖迁移相关的生长因子家族成员主要包括血小板源性生长因子（PDGF）、碱性成纤维细胞生长因子（bFGF）、胰岛素样生长因子- 1（IGF - 1）和 EGF 家族、转化生长因子 B1（TGFB1）等。不同生长因子对 VSMCs 分化和增殖的影响是独立的。

PDGF 来源于血小板的 A 颗粒、SMC、内皮细胞和单核巨噬细胞，是一种亲水的阳离子糖蛋白，有 PDGF - AA、PDGF - BB 和 PDGF - AB 3 种亚型和 α、β 两种受体。α 受体与所有 3 种亚型结合，β 受体与 AB、BB 两种亚型结合。PDGF 是 VSMCs 的促丝裂剂和趋化剂。通过活化细胞外信号调节激酶 ERK 导致 VSMCs 增殖。PDGF 促使有丝分裂信号向胞内传递的机制有 4 种：① 通过受体酪氨酸蛋白激酶-磷脂酶 C 途径促进三磷酸肌醇（inositol triphosphate，IP3）和二酰甘油（DAG）生成。IP3 可诱导 $c - myc$ 基因表达，使胞内的 DNA 合成加快；DAG 可通过活化蛋白激酶 PKC 促进 DNA 的合成。② 以增强细胞内外 Ca^{2+} 和 Na^+/H^+ 的交换的方式上调细胞内 pH，有利于细胞分裂。③ 启动细胞核内 $c - myc$、$c - fos$ 和 $c - jun$ 等基因的转录并使其水平升高，促进细胞分裂相关转录调节因子的合成[6]。④ 通过受体自动磷酸化和在酪氨酸残基上的胞质底物磷酸化促进有丝分裂。体外实验发现，PDGF 家族中，PDGF - AA 不影响 VSMCs 增

殖,但可下调收缩表型的标志蛋白 SM - MHC 表达;PDGF - BB 则在明显刺激 VSMCs 生长的同时,显著抑制 VSMCs 收缩表型的标志蛋白表达[7]。

FGF 由内皮细胞、SMC 和单核-巨噬细胞合成、分泌。FGF 由酸性成纤维细胞生长因子(aFGF)和碱性成纤维细胞生长因子(bFGF)组成,是强有力的有丝分裂原,在调节细胞增殖、迁移、分化中起重要作用。其促进 VSMCs 增殖的分子机制与细胞内 H_2O_2 浓度增加密切相关。H_2O_2 可以作为细胞内第二信使选择性灭活酪氨酸磷脂酶,活化有丝分裂活化蛋白激酶(MAPK)。bFGF 与 VSMCs 表面受体结合可诱导 VSMCs 增殖,bFGF 有 4 种异构体,其中分子质量相对低的 bFGF(18 kDa)主要位于胞质,通过自分泌方式与 VSMCs 细胞膜上受体结合发挥作用,分子质量相对高的 bFGF(22 kDa、23 kDa 和 24 kDa)生成后从胞质转移到胞核内,以细胞自分泌的方式有效地促进 DNA 合成和细胞增殖,但 bFGF 对收缩表型标志蛋白表达却几乎无影响[8]。

TGF - β 存在 4 种类型,在 VSMCs 增殖过程中发挥重要的作用。但不同类型和同类型作用浓度不同,发挥功能不一致。TGF - β 具有促进和抑制生长 2 种特性。这种功能的转换是通过 PDGF 的自分泌环控制。低浓度时 TGF - β1 通过刺激 PDGF - AA 的分泌促进增殖;高浓度时 TGF - β1 通过下调 PDGF 受体亚基之一而抑制增殖。研究表明 TGF - β 家族成员通过特异性的调节基因决定细胞的命运,并影响新生血管形成[13,14]。

凝血酶是具有促凝作用的一种血管活性物质,可激活血小板,刺激内皮细胞产生血小板活化因子,趋化单核细胞,诱导巨噬细胞产生 IL-1,参与 VSMCs 增殖。已经明确的机制有:① 直接作为有丝分裂原,结合凝血酶受体起作用。② 促进相关生长因子 PDGF、bFGF 等表达,以利于 VSMCs 增殖[11]。G 蛋白途径(PLC - IP3 途径)、Janus 激酶/信号转导子与转录激动子(JAK - STAT)途径、应激活化蛋白激酶(SAPK)途径是常见的早期作用通路。中期主要通过非受体依赖性转移酶蛋白受体如 EGF 受体及 IGF - 1 受体。

后期通过 VSMCs 自分泌 bFGF 和 PDGF - A 等间接促 VSMCs 增殖。

2. 参与调节血管平滑肌细胞增殖迁移的转录因子 MEF - 2(myocyte enhancer factor - 2)属于 MADS - box 转录因子,其分子结构中含有 1 个高度保守的 MADS 区和 1 个 MEF - 2 区。MEF 包括 A、B、C、D 四个成员,在 VSMCs 中均有表达。从结构上看,MEF - 2 可通过结合 VSMCs 上相关富含 A/T 序列的启动子和增强子区参与转录调控,其中 A、B、D 三个成员与 VSMCs 的增殖与表型转化有关。文献提示,MEF - 2A、MEF - 2B、MEF - 2D 在颈动脉内膜剥脱术后的新生内膜形成过程中表达逐渐增高,14 d 达到高峰,且表达谱型与新生内膜中表达上调的其他基因相一致,提示 MEF - 2 参与 VSMCs 的表型转化[12]。

GATA 家族是含锌指结构的转录因子,特征性地具有两个锌指结构和特定的核苷酸序列(A/T)GATA(A/G),按表达方式的不同被分为两个亚族:GATA1、2、3 和 GATA4、5、6。前者主要在造血干细胞中表达,具有调控血细胞的分化等功能;后者主要在中胚层和内胚层组织中表达,如心脏、肺、胃肠道等[13]。其中,已经明确 GATA4 主要表达于心脏,调控心肌细胞的 α-肌球蛋白重链、肌钙蛋白-C、心房钠利尿肽等表达;GATA6 主要调控呼吸道内皮细胞的一些基因的表达和转录,包括表面活性蛋白、胸腺转录因子等。近年来研究发现:GATA6 的基因位点在 18q11.1～18q11.2,编码的蛋白为 45kDa。它在静止期细胞的表达较高,当细胞进入生长周期后其表达显著降低,外源性的 GATA6 可明显降低细胞的增殖。GATA6 过表达不仅可阻止促分裂素诱导的细胞周期的启动,而且还可以减弱增殖细胞核抗原(PCNA)的表达,表现为抑制细胞增殖。提示 GATA6 对细胞周期具有明显的调控作用,可抑制细胞进入细胞周期,对维持静止期细胞表型的稳定性具有重要作用。其作用机制主要包括:① GATA6 可通过细胞周期的负控蛋白 p21cip1 介导调控细胞增殖;② 直接抑制细胞周期蛋白 A(cyclinA)的表达。同时,GATA6 可以逆转 VSMCs 分化标志基因,如 *SMα-actin*、*SMMHC* 和 *calponin*,这些基因的启动子区内均含有 GATA6 结合位点,提示 GATA6 参与了 VSMCs 的调控过程[14]。

LIM 蛋白是一类具有一个或多个锌指结构的蛋白家族,富含半胱氨酸,目前发现的 LIM 蛋白已有 60 多种,它们不仅参与多种基因的转录调控,而且与许多细胞的分化和发育相关。LIM 结构域在结构上与 GATA 类型的锌指结构相似。然而,动物 LIM 蛋白的 LIM 结构域并不与 DNA 结合,而是介导蛋白质与蛋白质之间的相互作用。LIM 蛋白分为 LIM-HD、LIM-only、LIM-K 和含一端 LIM 结构域的 LIM 蛋白,共 4 类。其中,CRP2/SmLIM 主要表达于 VSMCs,与表型调控关系密切。PDGF-BB 刺激平滑肌细胞或当血管受到损伤时,CRP2/SmLIM 表达下调,提示 CRP2/SmLIM 参与 VSMCs 增殖和分化的调控过程[15]。

同源异形结构域蛋白含有由同源异形盒基因(Hox gene,*Hox* 基因)编码的蛋白结构域,由 60 个氨基酸组成,进化上高度保守,具有螺旋-转角-螺旋(HTH)结构。目前发现有 3 种 *Hox* 基因表达与 VSMCs 的表型转化有关。*Hox 1.11* 在发育过程中的胚胎脏器中均有表达,但在成年动物,仅 VSMCs 和肺组织上存在该基因表达,提示其可能在 VSMCs 内发挥特异的转录调节作用[21]。*Gax* 在成年大鼠心肺 VSMCs 中有不同程度的表达。特别是 G_0 期细胞中表达量较高。PDGF、血管紧张素可迅速下调其表达,提示 *Gax* 表达与 VSMC 处于静止状态或收缩表型密切相关。此外,*Gax* 还可以通过下调 AvB3 和 AvB5 整合素的表达而实现其抗迁移作用[16]。

3. 参与调节血管平滑肌细胞增殖迁移的信号通路

(1) 丝裂原活化蛋白激酶通路:丝裂原活化蛋白激酶(mitogen activated protein kinase, MAPK)在脊椎动物体细胞质内广泛存在,具有丝氨酸/苏氨酸双重磷酸化能力,是多种细胞外信号从细胞表面受体传向细胞内的一条重要信号转导通路。多种生长因子可激活本通路,VSMCs 中的 MAPK 激活后进入胞核,激活转录因子、强烈地刺激细胞增殖。研究已证实 MAPK 在 VSMCs 增殖、分化、凋亡、细胞骨架等重构及细胞周期中起着非常重要的作用,MAPK 可激活转录因子,增加 VSMCs 的 DNA 合成,促进细胞增殖和迁移。VSMCs 的表型改变也与 MAPK 活性有关,合成型细胞有强的增殖能力及更高的 MAPK 水平。有报道提示在 VSMCs 损伤模型中,p38MAPK 信号通路的活性增加,使用抑制剂 SB220025 后细胞的增殖作用减弱并呈时间、剂量依赖性[17]。Gennaro 等研究认为抑制 MAPK 通路可以阻止细胞分裂,使其不能进入 G_1 期而减少 VSMCs 的增殖和新生内膜形成[18]。

(2) 磷脂酶 C(PLC)/蛋白激酶 C(PKC)通路:外界刺激可激活 PLC 以水解细胞膜内侧的二磷酸磷脂酰肌醇(PIP2)生成 IP3 和 DAG,使 VSMCs 获得增殖、迁移和合成分泌大量细胞外基质的能力。IP3 主要作用于内质网,通过 Ca^{2+} 的释放使胞质游离 Ca^{2+} 增加,同时作为第二信使诱导 *c-myc* 基因表达,使胞内 DNA 合成加快。活化的 PKC 在 VSMCs 增殖和迁移中起着重要的作用。PKC 促进原癌基因 *sis*、*c-fos* 等的表达而促进 VSMCs 增殖[19]。文献显示在 PKC 激动剂 12, 13-二丁酸佛波醇(PDBU)作用下,PKC 能明显促进 VSMCs 增殖,而下调该基因表达可促进 VSMCs 迁移[20]。PKC 还可激活 Na^+/H^+ 交换使 Na^+ 内流增加,细胞内 pH 增加有利于有丝分裂的进行,也是 VSMCs 增生、迁移和收缩所必须的早期步骤。

(3) Ca^{2+}/钙调蛋白(CaM)依赖性蛋白激酶通路:CaM 是真核细胞中普遍存在的钙受体蛋白,为一条含 4 个 Ca^{2+} 结合位点的多肽链组成的单体蛋白,涉及多种信号转导途径的转导。它调节细胞内的 Ca^{2+} 浓度及多种酶的活性。文献证实,细胞内 Ca^{2+} 的浓度变化是触发细胞增殖相关信号转导的始动因素。同时 CaM 在细胞增殖周期中起着重要的调节作用,其水平变化与细胞增殖有密切的关系[21]。此外,CaM 调节细胞 *c-fos* 和 *c-myc* 基因的表达及环磷酸腺苷(cAMP)的代谢,促进血管平滑肌的增殖及胶原合成。VSMCs

的迁移也必须有 CaM 激酶的激活，抑制其活性会使 VSMCs 的生长停滞，明显降低细胞迁移的数量和距离。Chandra 等[22]报道血管内皮生长因子（VEGF）促进 VSMC 的迁移中，Ca^{2+}/CaM 依赖性蛋白激酶通路起了关键的作用。

（4）JAK/STAT 途径：JAK 激酶家族属于胞质内酪氨酸激酶，已发现有 JAK1、JAK2、JAK3 和 TYK2 四个成员。STAT 是一类新的蛋白质家族，STAT 家族目前有 7 个成员。STAT 蛋白通过 SH2 结构域与受体结合被 JAKs 直接磷酸化，激活的 STAT 形成同源或异源二聚体，然后进入核膜，和特异 DNA 调节元件结合，刺激原癌基因如 $c-fos$、$c-myc$ 的转录，促进细胞生长或增殖[23]。研究证实[24,25]JAK/STAT 介导了 IL-6 诱导血管平滑肌的增殖。阻断 JAK/STAT 信号转导通路后显示 VSMCs 增殖受到抑制。提示 JAK/STAT 信号转导通路在 VSMCs 增殖中起了重要的作用。

（5）NF-JB 信号通路：核转录因子-JB（NF-JB）的激活在平滑肌细胞增殖中起重要作用。NF-JB 是一种转录因子，存在于所有细胞中，属于 Rel 蛋白家族，其成员包括 RelA（p65）、RelB、c-Rel、NF-JB1（p50）、NF-JB2（p52）。常见的二聚体是 p50/p65 异源二聚体。NF-JB 抑制蛋白（I-JB）的功能主要是抑制 NF-JB 的活化。研究发现凝血酶受体激活剂、bFGF 等多种刺激因素诱导 VSMCs 增殖的过程中必须 NF-JB 激活，转位到细胞核内的 NF-JB 增加同时，DNA 结合活性增加，这一过程呈浓度依赖性。水杨酸盐、中药七叶内酯等可通过下调 NF-JB 活性抑制 VSMCs 增殖。文献[26]报道 IL-10 通过 NF-JB 信号通路抑制平滑肌细胞增殖，这一过程是通过明显减少 I-JB 的降解、增加 NF-JB 的活性以及 NF-JB 依赖性基因 IL-6 的表达实现的。

（6）PI3K/AKT 通路：PI3K 是细胞内重要的信号转导分子，可被多种生长因子活化，它通过催化底物磷脂酰肌醇（PI）发生磷酸化而将活化信号传入细胞内。Yun 等[4]用油酸孵育大鼠 VSMCs 发现：通过 PI3K/AKT 信号通路，VSMCs 进入 S 期的细胞数增加。使用 PI3K 两种不同类型的抑制剂 Wartmanmin 和 LY294002 后，PI3K/AKT 信号通路活性减弱，抑制细胞的增殖。在保持 VSMCs 分化表型方面，本通路也起重要的作用，PI3K/AKT 抑制剂可使 VSMCs 形态发生改变并失去收缩活性[28]。研究发现 IGF-1 诱导的 VSMCs 增殖和迁移均依赖于 PI3K 和 AKT 的磷酸化，PI3K 抑制剂几乎完全抑制 IGF-1 引起的增殖并可抑制大约 60% 的迁移效应。

（7）TGF-β/Smad 转导通路：TGF-β 作为一种细胞因子参与介导内环境稳态的调节。TGF-β/Smad 信号转导通路可调节细胞增殖和分化、胚胎发育、创伤愈合和血管新生。TGF-β 参与 VSMCs 的增生，对 VSMCs 的促生长作用取决于细胞的密度和 TGF-β 浓度，且与 TGF-β 受体表达类型有关，在早期 VSMCs 由收缩型向合成型转变时，TGF-β 起促增殖作用，晚期则是 VSMCs 增殖的抑制剂。TGF-β 家族在 VSMCs 中的信号转导也与 Smad 蛋白家族密切相关。

（二）平滑肌细胞的变化

1. 细胞周期 VSMCs 的增殖周期是指正常连续分裂的 VSMCs 细胞，从前一次有丝分裂结束到下一次分裂完成所经历的动态连续过程。静止期（G_0）时细胞不进入细胞周期，进入细胞周期后增殖周期依次呈现为：脱氧核糖核酸（DNA）合成前期（G_1）、DNA 合成期（S）、DNA 合成后期（G_2）、分裂期（M）。VSMCs 处于 G_0 期时，体积较小，核糖核酸（RNA）分子及蛋白质处于降解状态，无 DNA 复制。进入 G_1 期后出现 DNA、组蛋白及酶的合成，同时细胞周期调控蛋白在此期被激活，开始合成。在 G_1 中期至晚期之间存在调控点，细胞在该点对复杂的细胞内、外信号进行整合、传递，决定细胞进入分裂程度、发生凋亡或是返回 G_0 期。通过调控点之后，细胞周期的进行不依赖于有丝分裂原的刺激，为一内部自我调节的过程。因此，G_1 期的调控至关重要。S 期主要是染色体 DNA 分子的半保留复制。G_2 期主要是有丝分裂前细胞结构和功能上发生的改变。M 期细胞分裂产生两个子代细胞，由此完成一次细胞增殖。

2. 细胞周期时相的协调　　激活的 VSMCs 最终通过细胞周期完成其分裂、增殖。因此 VSMCs 的增殖周期是生长因子和细胞分裂因子所共有的最终通路。细胞周期时相的协调进行是通过细胞周期素（cyclin）及 CDK 抑制蛋白的表达和（或）激活完成的。

cyclin 为参与细胞周期正性调节的蛋白质家族，是 CDK 激酶的活性辅助因子。它含有由 100 个氨基酸组成的保守区，此区域的氨基酸排列顺序与细胞周期素盒（cyclin box）相似，参与 CDK 激酶的结合[29]。cyclin 在细胞周期调节中的主要作用为：① 确定亚细胞结合位点；② 决定底物的特异性；③ 与上游调节蛋白结合；④ CDK's 激活的限速。cyclin 与其调节亚单位 CDK 组成的 cyclin - CDK 合酶是促进细胞周期顺利进行的核心物质。它的活性受 cyclin 的水平、CDK 抑制蛋白的表达及磷酸化等多种因素影响。迄今发现的哺乳类动物的 cyclin 有 8 种，其中研究较多与 VSMCs 增殖关系密切的是 cyclin D、A、E[30]。

cyclin D 包括 D1、D2、D3，将细胞外的信号与细胞周期的进行连接在一起。cyclin D 在细胞周期中最早被合成，于 G_1 中期达高峰，一般与 CDK4/CDK6 组成合酶，对 R 点进行调控。cyclin D - CDK4/CDK6 作用底物有两个：① E2F 家族，它调节 S 期所需蛋白质的合成。② Rb，即视网膜成纤维细胞瘤抑制蛋白，是 VSMCs 增殖的重要负性调节因子。非磷酸化的 Rb 抑制 VSMCs 的增殖，磷酸化的 Rb 则是 VSMCs 通过 G_1/S 期进行增殖的必须物质。cyclin D1 是 VSMCs 中主要的 D 型 cyclin，cyclin D1 - CDK4 激酶活性在 G_1 早期至中期达最高，与 Rb 在 G_1 晚期形成负反馈环调节 Rb 的磷酸化，促进细胞进入 S 期。

cyclin E 为核蛋白，是参与 DNA 复制调节的重要因子，同时也是细胞进入 S 期的限速物质。它与 CDK2 结合，并激活 CDK2's。cyclin E - CDK2 活性在 G_1 晚期至 S 早期最高，其作用是使 Rb 进一步磷酸化，同时成为抑制蛋白 P21、P27 的靶物质，参与限速调节。cyclin E 的过度表达使细胞体积减小。减少对生长因子的需求，加速 G_1 期进展。

cyclin A 作用复杂，在 S 期与 CDK2 结合，在 G_2/M 期与 CDC2 结合，是 S 期顺利进行启动 DNA 复制所必须的因子。同时，它对 G_1/S 交界区也有调节作用，在培养基中 cyclin A 的过度表达使处于 G_1/S 阻滞状态的细胞越过 R 点进入 S 期。

细胞周期素的表达与其作用成正相关。近年来对动脉损伤的动物模型研究已证实 cyclin A 和 cyclin E 是促进动脉损伤后 VSMCs 增殖的主要因素。动脉损伤后 48 h 内 cyclin E 和 cyclin A 表达水平相继升高，在 G_1 期形成 cyclin E - CDK2 复合物，在 S 早期 cyclin A 与 CDK2 结合，分别对 G_1、S 期进行调控。文献提示抑制 G_1 期 cyclin D1、E 和 A，VSMCs 将出现细胞皱缩、核裂解、染色质浓缩等类似细胞凋亡的改变。在活体中则表现为新生内膜增生程度及发生率均明显低于对照组。Guo 等报道，在培养的 VSMCs 中加入一氧化氮（NO）供体，可阻断 cyclin A mRNA 及其蛋白的表达，CDK2 活性不受抑制，而 VSMCs 则出现增殖抑制。

CDK 抑制蛋白是细胞内存在的可抑制 CDK 活性的蛋白质家族的总称。在哺乳类动物中，依其作用不同分为两大类：① INK（inhibitor of CDKs），包括 P15INK、P16INK、P18INK、P19INK，作用为抑制 cyclin D - CDK4/CDK6 的磷酸化激酶活性。② Kip/Cip 蛋白（kinase inhibitor protein），包括 P21Kip1、P27Kip1、P57Kip2，抑制大多数 cyclin - CDKs 的磷酸化激酶活性[31]。目前在 VSMCs 中研究较多的抑制蛋白为 P27Kip1 和 P21Cip1。

p27 是 Polyak 在 1994 年发现的分子量为 27 kDa 的耐热细胞周期抑制蛋白。其氨基酸排列的 N 端含有由 60 个氨基酸组成的结合区，可以与 cyclin - CDK 结合，并抑制其活性，C 端可以与 CDC2、CDK2、CDK4 结合，发挥抑制作用[32]。

在肿瘤细胞的研究中已证实，p27 为肿瘤抑制因子，过度表达的 p27 使 CDK2 活性下降，抑制肿瘤细胞的生长。貂的肺内皮细胞增殖抑制试验显示 p27 是将有丝分裂的信息与细胞增殖周期进行连接的重要因子。p27 在 VSMCs 增殖中的作用研究较少，近来研究认为 p27 可明显抑制VSMCs 增殖。在培养基中，处于静息状态的VSMCs 中 p27 表达水平较高，而增殖的 VSMCs中 p27 及 p27 - CDK2 复合物表达水平下降。在活体动物实验中，局部 p27 的过度表达使动脉成形术后新生内膜发生率下降约 50%。p27 在正常动脉内膜、中膜和外膜中均存在，在动脉损伤过程中的波动变化与 VSMCs 增殖程度相关。因此认为 p27 与维持 VSMCs 有丝分裂后的静息状态有关。

肿瘤抑制因子 p53 是 DNA 损伤后阻止细胞周期进行的主要因子之一，p53 在各种刺激因子作用下被激活，诱导 p21 的合成与表达。p21 作为 p53 作用通路下游的效应因子，在细胞周期的调控中起重要作用。过度表达的 p21 可以抑制鼠动脉损伤后 VSMCs 的增殖，减少再狭窄的发生率。在培养基中，p21 的过度表达则使增殖的VSMCs 数量减少，增殖停滞于 G_1 期。Yang 等在内源性 p21 表达的研究中发现，p21 仅存在于增殖的 VSMCs 中，其表达水平与 VSMCs 增殖程度相关，在正常以及损伤修复后的动脉中均无 p21。因此认为 p21 与维持 VSMCs 有丝分裂后的静息状态无关。p21 在损伤处的持续表达，提示 p21参与新生内膜的增殖抑制。p21 在 VSMCs 增殖抑制中可能的作用机制为：① p21 的氨基酸排列区可与增殖细胞核抗原结合，抑制 cyclin - CDKs的活性；② 使依赖于 Rb 磷酸化的 VSMCs 增殖阻滞在 G_1 期。

3. 标志物 α - 平滑肌肌动蛋白（α - smooth musle actin，α - SMA）是 VSMCs 中普遍存在的含量丰富的蛋白质，在收缩型细胞中呈优势表达，而在合成型细胞中含量极低，在VSMCs 的发育过程中，细胞经历了由增殖型向收缩型的表型转换。当处于胚胎发育初始时，β-肌动蛋白在细胞中呈优势表达，随着发育的进行，α-

SMA 与 β-肌动蛋白的比值逐渐升高。当细胞最终分化成熟时，α - SMA 成为细胞中含量最多的蛋白质。因此 α - SMA 是 VSMCs 分化早期特异性的标志物。对其时空分布研究显示[33]α - SMA是在动脉中膜中发现的第 1 个平滑肌细胞标志物。Frid 等研究发现，孕 8～12 周和 20～22 周的胎儿主动脉平滑肌细胞表达 α - SMA 和平滑肌肌球蛋白重链（SM - MHCs），但重链钙调蛋白结合蛋白（h-caldesmon）和调宁蛋白（calponin）没有表达。

调宁蛋白是平滑肌组织的特有蛋白，它在平滑肌组织中的含量与原肌球蛋白相似，为肌动蛋白的 1/4。在成人主动脉中膜内，SMCs 包含有 4种标志物，包括 calponin、α - SMA、SM - MHCs和 h-caldesmon，且 calponin 的表达同 α - SMA、SM - MHCs、h-caldesmon 一样，受到发育性的调控。在发育的平滑肌细胞中，收缩蛋白的表达受到协调调节，肌动蛋白和肌球蛋白，作为主要的收缩蛋白起到结构蛋白的作用，在发育中出现得非常早，而 h-caldesmon 和 calponin 作为调节蛋白，能够作为更高的平滑肌细胞分化阶段的标志物。肌动蛋白相关蛋白（SM22α）是在早期胚胎发育过程中平滑肌、心脏、骨骼肌细胞表达的成人平滑肌特异性蛋白，推测是一种钙离子结合蛋白。

骨桥蛋白是 1983 年 Herring 等最早从骨基质中分离出的一种磷酸化的糖蛋白，富含唾液酸，其分子中有一个含 Arg - Gly - Asp - Ser 的结构域，通过这一区域，骨桥蛋白可与组织中的钙离子、羟基磷灰石结合而发挥作用。此外，作为一种细胞因子，骨桥蛋白与其受体 αvβ3 整合素结合，参与细胞信号传导。

综上所述，VSMCs 的增殖和迁移是肺血管重塑的重要病理生理环节。其中，VSMCs 的表型变化是细胞增殖的基础。只有合成表型的 VSMCs具备细胞分裂、增殖的能力。深入探讨 VSMCs的增殖调控和表型调控，将对靶向治疗肺血管壁的中膜增厚提供重要的理论依据。

参 考 文 献

1. Rabinovitch M. Pathophysiology of pulmonary hypertension. Moss and Adams' heart and disease in infant，children and adolescents. 7th Vol Ⅱ. Philadelphia. Lippincott Williams and Wilkins，2008：1322 - 1354.

2. Townsley MI. Structure and composition of pulmonary arteries，capillaries，and veins. Comprehensive Physiology，2012，2：675 - 709.

3. Chien KR.分子心脏病学.刘中民，张代富（主译）.北京：人民卫生出版社，2002：331 - 352.

4. Sakao S，Tatsumi K，Voelkel NF. Reversible or irreversible remodeling in pulmonary arterial hypertension. Am J Respir Cell Mol Biol，2010，43(6)：629 - 634.

5. Haga JH，Li YS，Chien S. Molecular basis of the effects of mechanical stretch on vascular smooth muscle cells. J Biomech，2007，40(5)：947 - 960.

6. Demoulin JB，Essaghir A. PDGF receptor signaling networks in normal and cancer cells. Cytokine Growth Factor Rev，2014，S1359 - 6101 (14)：23 - 29.

7. Barst RJ. PDGF signaling in pulmonary arterial hypertension. J Clin Invest，2005，115 (10)：2691 - 2694.

8. Antoine M，Wirz W，Tag CG，et al. Expression pattern of fibroblast growth factors（FGFs），their receptors and antagonists in primary endothelial cells and vascular smooth muscle cells. Growth Factors，2005，23(2)：87 - 95.

9. Martin-Garrido A，Williams HC，Lee M，et al. Transforming growth factor beta inhibits platelet derived growth factor-induced vascular smooth muscle cell proliferation via Akt-independent，Smad-mediated cyclin D1 downregulation. PLoS One，2013，8(11)：e79657.

10. Tsai S，Hollenbeck ST，Ryer EJ，et al. TGF - beta through Smad3 signaling stimulates vascular smooth muscle cell proliferation and neointimal formation. Am J Physiol Heart Circ Physiol，2009，297 (2)：H540 - H549.

11. Cao H，Dronadula N，Rao GN. Thrombin induces expression of FGF - 2 via activation of PI3K - Akt - Fra - 1 signaling axis leading to DNA synthesis and motility in vascular smooth muscle cells. Am J Physiol Cell Physiol，2006，290(1)：C172 - 182.

12. McKinsey TA，Zhang CL，Olson EN. MEF2：a calcium-dependent regulator of cell division，differentiation and death. Trends Biochem Sci，2002，27 (1)：40 - 47.

13. Patient RK，McGhee JD. The GATA family（vertebrates and invertebrates）. Curr Opin Genet Dev，2002，12：416 - 422.

14. Lepore JJ，Mericko PA，Cheng L，et al. GATA - 6 regulates semaphorin 3C and is required in cardiac neural crest for cardiovascular morphogenesis. J Clin Invest，2006，116(4)：929 - 939.

15. Ingolf Bach. The LIM domain：regulat ion by association. Mech. Dev，2000，91：5 - 17.

16. Markmann A，Rauterberg J，Vischer P，et al. Expression of transcription factors and matrix genes in response to serum stimulus in vascular smooth muscle cells. Eur J Cell Biol，2003，82（3）：119 - 129.

17. Jacob T，Ascher E，Alapat D，et al. Activation of p38MAPK signaling cascade in a VSMC injury model：role of p38MAPK in hibitors in limiting VSMC proliferation. Eur J Vasc Endovasc Surg，2005，29(5)：470 - 478.

18. Gennaro G，Menard C，Michaud SE，et al. Inhibition of vascular smooth muscle cell proliferation and neointimal formation in injured arteries by a novel，oral mitogen-activated protein kinase/extracellular signal regulated kinase inhibitor. Circulation，2004，110(21)：3367 - 3371.

19. Eude I，Dallot E，Ferre F，et al. Protein kinase Calpha is required for endothelin - 1 - induced proliferation of human myometrial cells. Biol Repord，2002，66(1)：44 - 49.

20. Iton H，Yamamura S，Ware JA，et al. Differential effects of protein kinase C on human vascular smooth muscle cell proliferation and migeration. Am J Physiol Heart Circ Physiol，2001，281(1)：H359 - H370.

21. Inoue K，Cynshi O，Kawabe Y，et al. Effect of BO - 653 and probucolon c - MYC and PDGF-A messenger RNA of the iliacartery after balloon denudation in cholesterol-fed rabbits. Atherosclerosis，2002，161(2)：353 - 363.

22. Chandra A，Angle N. Vascular endothelial growth factor stimulates a novel calcium-signaling pathway in vascular smooth muscle cells. Surgery，2005，138(4)：780 - 787.

23. Horvath CM. STAT proteins and transcriptional responses to extracellular signals. Trends Biochem Sci，2000，25(10)：496 - 502.

24. Watanabe S. Role of JAK/STAT pathway in IL - 6 induced activation of vascular smooth muscle cells.

Am J Nephrol，2004，24(4)：387‑392.

25. Tang M，Zhang Z，Fu JY，et al. Stat3 signal transduction pathway correlates with proliferation of vascular smooth muscle cells of rats. Zhonghua Xin Xue Guan Bing Za Zhi，2005，33(9)：832‑835.

26. Mazighi M，Pelle A，Gonzalez W，et al.，IL‑10 inhibits vascular smooth muscle cell activation in vitro and in vivo. Am J Physiol Heart Circ Physiol，2004，287(2)：H866‑H871.

27. Yun MR，Lee JY，Park HS，et al. Oleic acid enhances vascular smooth muscle cell proliferation via phosphatidylinositol. Pharmacol Res，2006，54(2)：97‑102.

28. Hayashi K，Takahashi M，Nishida W，et al. Phenotypic modulation of vascular smooth muscle cells induced by unsaturated lysophosphatidic acids. Circ Res，2001，89(3)：251‑258.

29. Ishidate T，Elewa A，Kim S，et al. Divide and differentiate：CDK/Cyclins and the art of development. Cell Cycle，2014，13(9).

30. Koledova VV，Khalil RA. Ca^{2+}，calmodulin，and cyclins in vascular smooth muscle cell cycle. Circ Res，2006，98(10)：1240‑1243.

31. Mani S，Wang C，Wu K，et al.，Cyclin-dependent kinase inhibitors：novel anticancer agents. Expert Opin Investig Drugs，2000，9(8)：1849‑1870.

32. Yoon MK，Mitrea DM，Ou L，et al.，Cell cycle regulation by the intrinsically ddisordered proteins p21 and p27. Biochem Soc Trans，2012，40(5)：981‑988.

33. Ratajska A，Zarska M，Quensel C，et al.，Differentiation of the smooth muscle cell phenotypes during embryonic development of coronary vessels in the rat. Histochem Cell Biol，2001，116(1)：79‑87.

第七十一章 儿童肺动脉高压的治疗进展

>>>>>> 傅立军

肺动脉高压（pulmonary arterial hypertension，PAH）是一类以肺动脉压力和肺血管阻力升高为主要特征的肺血管增生性疾病，在儿童时期各个年龄阶段均可发病，严重者可引起右心功能衰竭，甚至死亡[1-3]。PAH 是儿童肺高压（pulmonary hypertension，PH）中最常见的类型，在世界卫生组织（WHO）的诊断分类中被划分为 PH 的第 1大类，在血流动力学分类中属于毛细血管前性 PH[4-6]。近 20 年来，随着对其发病机制研究的深入，PAH 的治疗获得了长足的进展[7]。

一、概述

PAH 的发生是一个多因素、多步骤、复杂的病理生理过程，涉及多种细胞和生物化学途径，其中肺血管内皮受损所导致的血管收缩和舒张因子失衡是 PAH 发病过程中的重要机制之一。肺血管扩张剂在 PAH 的治疗中具有重要地位，尤其是对于特发性和遗传性肺动脉高压（IPAH/HPAH）的患者。钙通道阻滞剂（calcium channel blockers，CCBs）是传统的肺血管扩张剂，但仅对少数 IPAH/HPAH 患者长期有效。近 20 年的研究表明，前列环素途径、一氧化氮（NO）途径、内皮素途径等信号转导通路在 PAH 的发生和发展过程中起重要作用，从而成为 PAH 药物治疗的靶点。自 1995 年首个用于治疗 PAH 的靶向药物依前列醇获美国 FDA 批准以来，PAH 的治疗取得了突破性进展，此后发展起来的内皮素受体拮抗剂和 5'-磷酸二酯酶抑制剂，对 PAH 的治疗则具有划时代的里程碑式意义。

PAH 的治疗进展和成果最初来源于成人肺高压领域，近年来以目标为导向的靶向治疗在儿童 PAH 患者中的应用也日益增多，但多见为小样本的临床病例报道，缺乏随机、对照的多中心临床研究[7]。大多数治疗 PAH 的药物没有儿童专用的剂型，也没有统一推荐的儿童剂量，这些药物在儿童患者中的长期有效性和安全性尚缺乏足够的了解。目前儿童 PAH 的治疗策略主要借鉴于成人经验，虽然这些药物已经在成人患者中得到验证，但对于儿童患者大多数仍属于非适应证（off-label）使用，需持审慎态度。尽管如此，这些特异性肺血管扩张剂为儿童 PAH 患者带来了希望，正是由于这些药物的应用，使近年来儿童 PAH 患者的生活质量以及生存率得到了明显的改观[8-12]。

特发性肺动脉高压（idiopathic pulmonary arterial hypertension，IPAH）目前尚无有效的治愈方法，无论成人或儿童，治疗目标是相似的，包括改善症状、提高生存时间与质量。由于儿童 PAH 治疗的循证医学依据有限，至今尚缺乏儿童 PAH 治疗的指南及专家共识。以下结合 2013 年在法国 Nice 举行的第 5 次世界肺高压论坛（WSPH）的相关资料，对儿童 PAH 治疗的最新进展及策略进行论述[13-14]。该原则主要适用于 WHO 肺高压分类中的第 1 大类即肺动脉高压，但肺静脉闭塞病、肺毛细血管瘤相关的 PAH 例外。

二、儿童肺动脉高压的治疗进展

（一）一般治疗

1. 运动康复训练　对成人患者的研究表明，运动康复训练可以作为病情稳定的 IPAH 患者的辅助治疗方法，有助于提高患者运动耐量和改善生活质量，但需要在专科医生指导下进行。对于儿童 PAH 患者，适量的体力活动可能是有益的，但患者的活动应以不出现症状（如呼吸困难、胸痛和晕厥等）为宜。

2. 旅行与海拔高度　低氧可加重 PAH 患者肺血管的收缩，应避免进入高原地带。乘坐商业飞机，类似于海拔 1 500～2 600 m 的状态，PAH 患儿在乘坐时建议吸氧。

3. 预防感染　儿童 PAH 患者肺血管床的反应性很强，呼吸道感染如果不积极治疗，可引起肺泡通气-灌注失衡和低氧血症，导致病情急剧恶化。因此，对于儿童 PAH 患者应积极预防肺部感染，一旦出现肺部感染，应尽早诊断、及时治疗。肺炎是导致儿童 PAH 患者死亡的重要因素，建议儿童患者接种流感和肺炎球菌疫苗。

4. 心理治疗　由于 PAH 是一种慢性进展性疾病，往往病情较严重，需要长期进行治疗，成人 PAH 患者通常有不同程度的精神紧张和心理抑郁，在年长儿中也有类似的心理问题。医生应重视这一问题，积极开展患儿及其家长的心理支持，可消除 PAH 患儿的心理障碍，增强治疗信心，从而促进康复。

（二）支持治疗

1. 氧疗　尽管有报道表明，长期低流量的氧气吸入能使某些 PAH 患者受益，但尚无临床随机对照试验的支持。目前一般认为，对于血氧饱和度低于 91% 的 PAH 患者（先心病除外），建议吸氧治疗。先天性心脏病出现右向左分流时，即使吸入氧气，并不能改善患者的低氧血症，有研究显示艾森曼格综合征患者并不能从长期吸氧中获益。

2. 口服抗凝剂　儿童 PAH 患者中抗凝药物的使用仍存在争议，尤其是对于婴幼儿，需权衡其利弊。抗凝剂选用阿司匹林还是华发林也存在争议。但对于明显右心衰竭的患者，一般主张进行抗凝治疗。

3. 利尿剂　PAH 患者合并右心衰竭时常出现体液潴留，导致中心静脉压升高、腹腔脏器充血、周围性水肿，严重者可以出现腹水。使用利尿剂能明显减轻症状，改善病情。尽管利尿剂的有效性还没有经过随机对照临床试验的验证，但它在临床治疗中已被广泛认可。对于某些依赖前负荷而维持有效心输出量的患者，应避免过度利尿；此外，对于严重的高血红蛋白血症的患者，利尿剂可增加脑卒中和相关并发症的风险，需慎重使用。

4. 洋地黄药物和多巴胺　心肌收缩力减低是 PAH 患者进行性右心功能衰竭的重要机制之一，因此有时采用某些正性肌力药物进行治疗。有研究表明，对于合并右心衰竭的 PAH 患者，短期应用洋地黄可增加心输出量，但长期应用的效果尚不清楚。在大多数心脏中心，对于终末期的 PAH 患者采用多巴胺或多巴酚丁胺进行治疗，可以使患者的临床症状得到一定程度的改善，并维持一段时间[15]。

（三）肺血管扩张剂

1. 钙通道阻滞剂　肺动脉收缩是 PAH 的发病机制之一，CCBs 主要通过阻断肺血管平滑肌细胞膜上的钙离子通道，抑制细胞外的钙离子内流，使肺动脉处于舒张状态，从而降低肺动脉压力。20 世纪 80 年代，CCBs 被广泛应用于 PAH 的治疗，但目前已明确，仅少数 PAH 患者对 CCBs 有反应。CCBs 在应用前必须进行急性肺血管扩张试验，只有急性肺血管扩张试验阳性的患者才能从 CCBs 治疗中获益，未进行急性肺血管扩张试验，盲目应用 CCBs 可导致病情恶化甚至死亡[16,17]。非对照的临床试验证实，对于急性肺血管扩张试验阳性的儿童 PAH 患者，长期服用高剂量的 CCBs 可改善运动耐量、提高其长期生存率，其结果与成人患者类似[18-20]。急性肺血管扩张试验阳性患者应根据心率情况选择不同种类的 CCBs，基础心率较慢的患者可选择硝苯地平，基础心率较快的患者可选择地尔硫卓。一般推荐使用短效药物，并从小剂量开始应用，逐渐递增剂量，争取数周内增加到最大耐受剂量，然后维持应用[15]。但需要指出的是,对于急性肺血管扩张试验阳性的IPAH患者,即使CCBs治疗有效,这种有效性也不一定能长久维持,需要密切进行随访,必要时可以重复进行急性肺血管扩张试验。对于艾森曼格综合征的患者,不建议应用CCBs来治疗[21]。对于1岁以下的婴儿患者,由于CCBs的负性肌力作用,也不建议应用CCBs来治疗[14]。

2. 前列环素类似物　　前列环素是由血管内皮细胞中的花生四烯酸在前列环素合酶的作用下合成,前列环素是强有力的血管扩张剂,通过刺激环磷酸腺苷(cAMP)的产生而诱导血管平滑肌舒张,并能够抑制血管平滑肌细胞的增殖及血小板聚集。大量的研究表明,PAH患者体内的前列环素合酶活性降低,前列环素水平下降,导致血管舒张和抗增生作用相对不足,而血管收缩物质如血栓素水平却增加。前列环素类似物是PAH靶向治疗药物中最早上市的一类药物,目前研制出的前列环素类似物有多种,包括静脉用的依前列醇,皮下、静脉、吸入或口服用的曲前列环素,吸入用的伊洛前列素和口服用的贝前列素。

静脉用依前列醇是首个获得美国FDA批准用于治疗PAH的前列环素类药物,其疗效在成人PAH患者中经过大规模临床试验验证,是WHO推荐的心功能Ⅲ～Ⅳ级的严重PAH患者的一线用药。对于儿童IPAH或先心病相关性肺动脉高压(APAH-CHD)患者,长期静脉输注依前列醇同样有效,可改善血流动力学状态和生活质量,提高其生存率[22]。Barst等[23]报道儿童严重IPAH患者通过长期输注依前列醇治疗,4年存活率可达到90%。儿童PAH患者应用依前列醇的指征和成人患者相似,起始剂量为2 ng/(kg·min),然后迅速加量至最佳剂量。但依前列醇的半衰期很短(仅2～5 min),且稳定性差,因此需要将静脉导管置于中心静脉,通过微泵持续给药,应用极其不便,且可发生严重的脓毒血症,从而限制了其临床应用。静脉用依前列醇也是急性肺血管扩张试验的经典用药,但目前依前列醇尚未进入中国市场。

伊洛前列素是一种稳定的前列环素衍生物。2004年,吸入用伊洛前列素获得美国FDA批准用于治疗心功能Ⅲ～Ⅳ级的PAH患者。2006

年,该药进入中国市场,商品名为万他维。近年来,吸入用伊洛前列素在儿童IPAH、APAH-CHD以及新生儿持续性肺高压患者中均有应用报道,并且在儿童PAH患者的急性肺血管扩张试验中也进行了少量应用,但目前在儿童患者中尚没有统一的推荐剂量。Ivy等[24]研究表明,儿童PAH患者在吸入伊洛前列素后可即刻降低平均肺动脉压力,其效果与联合吸入NO和氧气的作用相等;长期吸入伊洛前列素可使部分儿童PAH患者的心功能分级得到改善,但在少数患者中也可诱发支气管痉挛[25]。吸入用伊洛前列素由于半衰期短,每天需要吸入6～9次,年幼儿难以掌握正确的吸入方法,从而在一定程度上限制了该药在儿童患者中的推广应用。但是近年来吸入伊洛前列素在重症监护患者中的应用引起了重视。有研究证实,在先天性心脏病患者围手术期的肺动脉高压危象中,吸入伊洛前列素有显著疗效,可替代吸入用NO[26]。在依前列醇及曲前列环素进入中国市场之前,伊洛前列素在国内已成为PAH导致右心衰竭患者的首选抢救药物,也是WHO心功能Ⅲ～Ⅳ级患者的一线用药。

曲前列环素(商品名:瑞莫杜林)是一种稳定的前列环素类似物,可通过皮下、静脉、吸入和口服等4种途径给药。美国FDA分别于2002年、2004年、2009年和2013年批准了皮下注射剂、静脉注射剂、吸入剂和缓释片剂治疗PAH。对成人PAH患者的研究证实,皮下或静脉注射曲前列环素能显著改善PAH患者的运动耐量、症状及血流动力学,其疗效与依前列醇相似,但安全性更好,可用于波生坦、西地那非等口服药物治疗效果不佳的PAH患者。此外,吸入或口服曲前列环素治疗成人PAH的安全性和有效性也得到了证实。目前皮下或静脉注射曲前列环素在儿童患者中也有少量报道,可改善儿童IPAH患者的血流动力学参数、WHO心功能分级和运动耐量,提高其生存率[27]。但皮下注射曲前列环素可引起局部疼痛,在一定程度上限制了其在儿童患者中的应用。曲前列环素注射剂已经得到国家食品药品监督管理局的批准,已经在我国进入临床应用,有望成为国内肺动脉高压危象患者的首选抢救药物和难治性 PAH 的一线用药。

贝前列素（商品名：德纳）是第 1 个前列环素类口服制剂，具有扩张肺血管、抑制血小板聚集、保护血管内皮细胞和抑制血管平滑肌增殖的作用，但该药治疗 PAH 的长期疗效尚不明确，在儿童 PAH 患者中的应用更少，需得到进一步循证医学证据支持。

3. 5′-磷酸二酯酶抑制剂　肺血管内皮功能失调和 NO 合成减少是导致 PAH 的重要机制。5′-磷酸二酯酶抑制剂能作用于 NO-环磷酸鸟苷（cGMP）通路，选择性抑制 5′-磷酸二酯酶对 cGMP 的水解，提高 cGMP 的浓度，从而高选择性地扩张肺血管，有效地降低肺动脉压力和阻力，增加心输出量。代表性药物包括西地那非、伐地那非、他达拉非。

2005 年，西地那非被美国 FDA 批准用于成人 PAH 的治疗，西地那非也是儿童 PAH 患者中应用较早和应用最多的靶向治疗药物之一。2011 年，欧洲药品管理局（EMA）批准西地那非应用于 1～17 岁的儿童 PAH 患者，其推荐剂量为：体重 < 20 kg，10 mg tid；体重 ≥ 20 kg，20 mg tid。既往研究表明，西地那非可改善儿童 PAH 患者的血流动力学状态、提高运动耐量，但这些研究多为非对照的临床试验。2012 年，Barst 等[28] 报道的 STARTS-1 研究是 1 项西地那非治疗儿童 PAH 的随机、双盲、安慰剂对照的全球多中心研究，该研究纳入了 234 例初治的 IPAH 或 APAH-CHD 患儿，年龄 1～17 岁，受试者被随机分组接受安慰剂或低、中、高剂量口服西地那非治疗，为期 16 周的研究结果表明中等剂量和高剂量的西地那非能改善儿童 PAH 患者的峰值耗氧量、血流动力学参数和心功能分级，但低剂量的西地那非没有明显效果。其延伸试验 STARTS-2 表明，3 年随访过程中接受高剂量西地那非治疗的儿童 PAH 患者的死亡风险增加，高剂量组的病死率是低剂量组的 3.95 倍[29]。对于上述两项试验，FDA 和 EMA 有不同的解读和建议。2012 年 8 月，美国 FDA 发布安全警示，不推荐西地那非用于 1～17 岁的 PAH 患儿；但 EMA 仍然推荐西地那非用于儿童 PAH 的治疗，只是增加了避免使用高剂量西地那非的建

议。因此，西地那非治疗儿童 PAH 的有效性和安全性需要进一步研究，儿童患者的最佳给药剂量也有待进一步确定[30]。西地那非的副反应主要包括头痛、潮红、消化不良、鼻塞及视觉异常等。视觉异常多为轻度和一过性的，主要表现为视物色淡、光感增强或视物模糊。

他达拉非是一种长效 5′-磷酸二酯酶抑制剂，成人 PAH 临床试验表明，他达拉非可显著提高 PAH 患者的运动耐量，延缓进展到临床恶化的时间，改善血流动力学参数。2009 年，美国 FDA 批准他达拉非用于治疗 WHO 心功能 Ⅱ～Ⅲ 级的 PAH 患者。目前他达拉非在儿童 PAH 患者中也有少量研究报道。2012 年，Takatsuki 等[31] 对他达拉非治疗儿童 PAH 的疗效进行了回顾性分析，该研究总共纳入了 33 例儿童 PAH 患者，在 29 例由西地那非过渡到他达拉非治疗的患者中，14 例再次进行了心导管检查，结果发现他达拉非治疗后平均肺动脉压力和肺血管阻力指数均较西地那非治疗期间显著降低；另外 4 例为他达拉非初始治疗的患者，采用他达拉非治疗后临床症状明显改善。2013 年，Sabri 等[32] 报道了他达拉非和西地那非的疗效和副反应的对比研究结果，该研究纳入了 18 例 PAH 患者，年龄 4～24 岁，所有患者均由西地那非过渡到他达拉非治疗，经过为期 6 周的他达拉非治疗后，患者的临床症状、运动耐量和经皮氧饱和度测定较西地那非治疗期间明显改善，未见明显的副反应。

伐地那非是另一种 5′-磷酸二酯酶抑制剂，在成人 PAH 患者中进行了初步试验，但在儿童患者中尚没有应用报道。

4. 内皮素受体拮抗剂　内皮素-1（ET-1）是由内皮细胞释放的强烈的血管收缩剂，PAH 患者的血浆 ET-1 浓度及肺组织的 ET-1 表达均明显增高，提示 ET-1 与 PAH 发生及发展相关。ET-1 产生之后通过旁分泌的方式作用于 G 蛋白偶联的受体——内皮素受体 A（ETR_A）和内皮素受体 B（ETR_B），ET-1 与肺血管平滑肌上的 ETR_A 和 ETR_B 相结合，可产生血管收缩和细胞增殖作用；但另一方面也可与肺血管内皮细胞上

的 ETR$_B$ 结合后释放 NO 和前列环素等血管活性物质,从而产生舒张血管和抗增生作用。内皮素受体拮抗剂可通过阻断 ET-1 的活化,减少肺血管的收缩和潜在的平滑肌细胞增殖,进而降低肺动脉压力和肺血管阻力,增加肺血流量[33]。内皮素受体拮抗剂包括双重内皮素受体拮抗剂和选择性 ETR$_A$ 拮抗剂,尽管两种拮抗剂的作用靶点不尽相同,但对于 PAH 的疗效方面,两者差别不大。

波生坦是第一个以内皮素途径为治疗靶点的非肽类口服制剂,可同时阻滞 ET$_A$ 和 ET$_B$ 受体,于 2001 年获得美国 FDA 批准用于治疗 PAH。2007 年该药进入中国市场,商品名为全可利。BREATHE-3(Bosentan randomized trial of endothelin antagonist therapy for pulmonary hypertension) 是 1 项评价儿童 PAH 患者服用波生坦的安全性和有效性以及合理用药剂量的开放性试验,该研究首次证实波生坦在儿童 PAH 患者中的安全性和有效性[34]。在 BREATHE-3 试验中,19 例儿童 PAH 患者接受了为期 12 周的波生坦治疗,其中 5 例患者 WHO 心功能分级得到提高,13 例患者病情稳定,只有 1 例患者病情恶化。随后开展的 FUTURE-1(pediatric formulation of bosentan in pulmonary arterial hypertension) 研究是 1 项多中心、前瞻性、非对照的开放式研究,旨在评级新的儿童剂型的安全性和药物动力学[35]。该研究收集了 36 名 IPAH/HPAH 患者,年龄在 2~12 岁,采用 32 mg 的儿童剂型,起始剂量为 2 mg/kg bid,应用 4 周后加量至 4 mg/kg bid,总共治疗 12 周,研究结果表明该剂型的安全性与耐受性与以往成人患者临床试验的结果相一致,其延伸研究 FUTURE-2 亦证实,儿童 PAH 患者长期服用波生坦的安全性和有效性[36]。2009 年 7 月,波生坦在 2 岁以上的儿童 PAH 患者中的应用得到了 EMA 的许可。儿童 PAH 患者服用波生坦的最佳剂量仍在研究之中,目前推荐的初始剂量为 2 mg/kg bid,但药代动力学研究证实,儿童患者采用该剂量并不能达到与成人患者相当的血药浓度,进一步增加单次给药剂量也不能有效提高儿童患者的血药浓度。目前正在开展的 FUTURE-3 研究旨在评价 3 个月至

12 岁的儿童 PAH 患者每日服用 2 次与每日服用 3 次波生坦的药代动力学、耐受性、安全性和疗效,初步结果令人鼓舞。

波生坦为磺胺类药物,最常见的副反应是转氨酶升高,主要是因为该药竞争性抑制胆盐运输所致。波生坦所致的转氨酶升高是剂量依赖性的,在减量或停药后可以恢复,至今尚无永久性肝功能损害的报道。波生坦上市后的监测报告表明,儿童发生肝损害的概率比成人要低,成人患者发生率约为 10%,而儿童在 3% 左右[37]。建议治疗期间至少每月监测 1 次肝功能。如转氨酶增高≤正常值高限 3 倍,可继续用药观察;3~5 倍之间,可将剂量减半或暂停用药,每 2 周监测 1 次肝功能,待转氨酶恢复正常后再次使用;5~8 倍之间,暂停用药,每 2 周监测 1 次肝功能,待转氨酶恢复正常后可考虑再次用药;但当达 8 倍以上时,需立即停用,终生不再考虑重新用药[15]。

安立生坦是一种丙酸类选择性 ETR$_A$ 拮抗剂,于 2007 年获美国 FDA 批准,用于治疗 WHO 心功能 II~III 级的成人 PAH 患者。2010 年该药进入中国市场,商品名为凡瑞克。安立生坦为非磺胺类药物,不抑制胆盐输出泵,因而其肝毒性的发生率较低。安立生坦的主要代谢途径是肝脏葡萄糖醛酸化,不会显著诱导或抑制肝细胞色素 P450 酶,因而与其他药物的相互作用风险低。安立生坦的稳态清除半衰期是 13.6~16.5 h,因此可每日 1 次给药。目前对于安立生坦治疗儿童 PAH 的初步研究表明,安立生坦可安全应用于儿童 PAH 患者,其药代动力学与成人患者类似,对于部分儿童 PAH 患者可改善血流动力学参数和提高 WHO 心功能分级。安立生坦治疗儿童 PAH 的资料还比较有限,其长期有效性和安全性尚待进一步研究[38]。

马西替坦(Macitentan)是继波生坦、安立生坦上市的第 3 个内皮素受体拮抗剂,于 2013 年获得美国 FDA 批准用于 PAH 的治疗。马西替坦具有良好的组织渗透性,其组织靶向性优于其他内皮素受体拮抗剂,III 期临床试验结果显示马西替坦可降低 PAH 患者的病死率,且主要是通过减缓疾病进展发挥作用,是一种颇有前途的治疗 PAH

的药物,但目前在儿童患者中尚无相关研究。

5. 可溶性鸟苷酸环化酶激动剂 可溶性鸟苷酸环化酶(sGC)是一种重要的信号转导酶,能够被 NO 激活而催化 cGMP 的合成,即经典的 NO - sGC - cGMP 信号通路。PAH 患者内源性 NO 合成不足,NO 供体类药物虽然有效,但半衰期短。可溶性鸟苷酸环化酶激动剂可以直接激活 sGC,也能稳定 NO - sGC 结合,从而上调第二信使 cGMP。利奥西呱(Riociguat)是一种新型可溶性鸟苷酸环化酶激动剂,为口服片剂,于 2013 年获美国 FDA 批准用于治疗 PAH,但在儿童 PAH 患者中尚未见相关报道。

6. 联合用药 PAH 的形成是一个多因素的病理生理过程,采用不同作用机制的药物联合应用进行干预治疗,可能是一种颇有吸引力的选择。对于儿童 PAH 患者采用单药治疗病情不改善或有严重的右心功能不全时,推荐早期联合用药。在联合用药时可选择两种作用机制不同的药物进行初始联合或序贯联合,联合用药后需要重新评价其有效性和副反应。目前在儿童 PAH 患者中进行联合治疗的病例也在不断增加,但缺乏相关的循证医学的依据。

(四)房间隔造口术和 Potts 分流术

对于 WHO 心功能Ⅳ级或反复晕厥的患者,在最大限度的药物治疗后病情无改善,可考虑进行房间隔造口术,但对于晚期患者应充分考虑其潜在的风险。如果基础平均右心房压大于 20 mmHg 或在静息非吸氧的情况下血氧饱和度低于 85%,不建议房间隔造口术。对于肺动脉压力超过体循环血压的严重 IPAH 患者,也有采用 Potts 分流术(降主动脉-左肺动脉分流术)姑息治疗的报道[39]。

(五)肺移植

对于药物治疗无效的严重 PAH 患者,肺移植或心肺移植是最后的选择。但对儿童来讲,供体匮乏大大限制了肺移植或心肺移植治疗的开展。

三、儿童肺动脉高压的治疗策略及流程

2013 年,在法国 Nice 举行的第 5 届 WSPH 会议上,WHO 儿童肺高压工作组以 2009 年美国心脏病学会基金会和美国心脏协会共同颁布的成人 PAH 专家共识为基础,结合当前儿童 PAH 的诊治经验,提出了儿童 PAH 的治疗流程[13,14,40],值得参考。其治疗策略主要内容为:所有确诊为儿童 PAH 患者都建议到专科医疗机构接受治疗;在强心、利尿、吸氧和抗凝等一般治疗的基础上,在没有明确禁忌证的前提下,先行右心导管检查和急性肺血管扩张试验。对于年龄在 1 岁以上并且急性肺血管扩张试验阳性的患儿,可选用高剂量的 CCBs 进行治疗,在服用 CCBs 后临床改善并持续反应者,可以继续应用 CCBs;如果出现临床恶化,则需要再次进行评估并调整治疗方案。对于急性肺血管扩张试验阴性以及服用 CCBs 后疗效不好或无持续效果者,则需要根据危险分层制定相应的治疗方案,对于低危患者,可首选口服的内皮素受体拮抗剂(如波生坦、安立生坦)或 5′-磷酸二酯酶抑制剂(如西地那非、他达拉非)进行单药治疗,如果效果不好但临床评估后仍属于低危范畴的,也可试用雾化吸入的前列环素类似物(如伊洛前列素);对于单药治疗后临床恶化的病例,需要考虑早期联合药物治疗。而对于高危患者,静脉滴注依前列醇或曲前列环素为首选治疗方案,也可考虑皮下注射曲前列环素或早期联合药物治疗。在最大限度的药物治疗后病情仍然恶化的患者,则可考虑房间隔造口术或肺移植术。

儿童 PAH 患者对于药物的反应性很难预测,有些患者在用药后病情明显改善,而另外一些患者对药物没有反应性,并且病情急剧恶化。因此,对于儿童患者需要密切观察药物的疗效,及时调整治疗方案。同时,应加强随访工作并进行系列性再评估,有时根据需要可重复进行心导管检查和急性肺血管扩张试验,对于长期应用 CCBs 的患者尤为重要。

在儿童 PAH 的治疗方面,循证医学的资料非常有限。目前对于儿童 PAH 的治疗建议,主要根据临床方面的经验及专家的建议,儿童 PAH 的治疗流程可参照图 71 - 1。

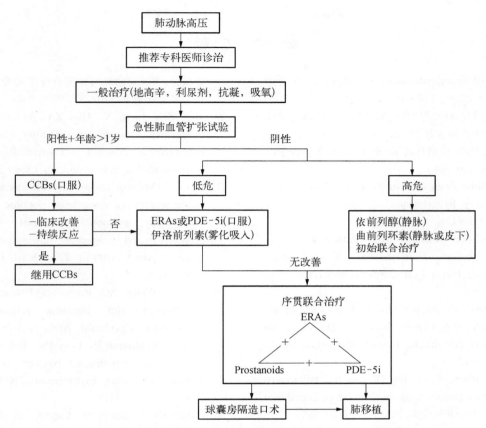

图 71 - 1　儿童肺动脉高压的治疗流程(主要用在 IPAH/HPAH)

CCBs：钙通道阻滞剂；ERAs：内皮素受体拮抗剂；PDE - 5i；5′-磷酸二酯酶抑制剂；
Prostanoids：前列环素类似物

四、问题及展望

近年来随着对 PAH 发病机制研究的深入,除了 3 条经典信号传导通路外,其他一些与 PAH 发生相关的信号分子和转导通路也引起了高度重视,从而有望成为 PAH 治疗的新的靶点。一些新型药物正在进行前期开发和临床研究,包括 Rho 激酶抑制剂、酪氨酸激酶抑制剂、吸入性血管活性肠肽、5-羟色胺拮抗剂、血管内皮生长因子受体抑制剂、血管生成素-1 抑制剂和弹性蛋白酶抑制剂等,这些新药的前景令人期待,有望为 PAH 的治疗揭开新的篇章。

在儿童 PAH 新药开发及临床试验也存在着很多困难及挑战。首先,在儿童 PAH 的新药临床研究中,尤其是在评价药物治疗的有效性和安全性方面,至今尚缺乏适用于不同年龄儿童患者的明确、公认的试验终点。在成人 PAH 药物试验中广泛应用的 6 min 步行距离试验、心肺运动试验、WHO 心功能分级等试验终点并不一定适用于婴幼儿 PAH 患者。通过右心导管、心脏超声、心脏磁共振以及某些生化标记物等检查可以为儿童 PAH 患者的预后评估提供一定的参考,但这些检查结果能否作为儿童 PAH 患者药物临床试验的终点,目前尚未得到有效的证实。此外,由于儿童药物临床试验特殊而严格的伦理要求,加之招募儿童受试者非常困难,导致儿童 PAH 治疗药物临床试验的发展举步维艰。儿童药物临床试验缺乏导致的用药不当或无药可用是全球性的问题,已经引起了很多国家的重视,并且出台了相关的激励政策。尽管儿童 PAH 的临床试验存在着很多困难,但是新药临床研究可能使儿童 PAH 患者的生活质量以及长期存活率得到改观,从而造福于广大儿童 PAH 患者。因此,积极开展儿童 PAH 的药物临床试验,改善和提高儿童 PAH 的治疗手段,是一项艰难而非常重要的任务。

参 考 文 献

1. Rubin LJ. Primary pulmonary hypertension. N Engl J Med，1997，336：111－117.

2. 周爱卿,张清友,杜军保.儿童肺动脉高压的研究现状与未来.中华儿科杂志,2012,49:881－885.

3. 杜军保,唐朝枢.肺动脉高压.北京：北京大学医学出版社,2010:120－145.

4. Galiè N，Simonneau G. The fifth world symposium on pulmonary hypertension. J Am Coll Cardiol，2013，62：D1－D3.

5. Simonneau G，Gatzoulis MA，Adatia I，et al. Updated clinical classification of pulmonary hypertension. J Am Coll Cardiol，2013，62（25）：D34－D41.

6. McLaughlin VV，Archer SL，Badesch DB，et al. ACCF/AHA 2009 Expert Consensus Document on Pulmonary Hypertension. J Am Coll Cardiol，2009，53，1573－1619.

7. Barst RJ，Beghetti M，Ivy DD，et al. Pulmonary arterial hypertension：a comparison between children and adults. Eur Respir J，2011，37：665－677.

8. Ivy D. Advances in pediatric pulmonary arterial hypertension. Curr Opin Cardiol，2012，27：70－81.

9. Moledina S，Hislop AA，Foster H，et al. Childhood idiopathic pulmonary arterial hypertension：a national cohort study. Heart，2010，96：1401－1406.

10. Haworth SG，Hislop AA. Treatment and survival in children with pulmonary arterial hypertension：the UK Pulmonary Hypertension Service for Children 2001－2006. Heart，2009，95：312－317.

11. Barst RJ，McGoon MD，Elliott CG，et al. Survival in childhood pulmonary arterial hypertension：insights from the registry to evaluate early and long-term pulmonary arterial hypertension disease management. Circulation，2012，125：113－122.

12. van Loon RL，Roofthooft MT，Delhaas T，et al. Outcome of pediatric patients with pulmonary arterial hypertension in the era of new medical therapies. Am J Cardiol，2010，106：117－124.

13. Galiè N，Corris PA，Frost A，et al. Updated treatment algorithm of pulmonary arterial hypertension. J Am Coll Cardiol，2013，62：D60－D72.

14. Ivy DD，Abman SH，Barst RJ，et al. Pediatric pulmonary hypertension. J Am Coll Cardiol，2013，62：D117－D126.

15. 中华医学会心血管学分会,中华心血管病杂志编辑委员会.中国肺动脉高压筛查诊断治疗专家共识.中华心血管病杂志,2007,35:979－986.

16. Jing ZC，Jiang X，Han ZY，et al. Iloprost for Pulmonary Vasodilator Testing in Idiopathic Pulmonary Arterial Hypertension. Europe Respiratory Journal，2009，33：1354－1360.

17. Douwes JM，van Loon RL，Hoendermis ES，et al. Acute pulmonary vasodilator response in paediatric and adult pulmonary arterial hypertension：occurrence and prognostic value when comparing three response criteria. Eur Heart J，2011，32：3137－3146.

18. Yung D，Widlitz AC，Rosenzweig EB，et al. Outcomes in children with idiopathic pulmonary arterial hypertension. Circulation，2004，110：660－665.

19. Rich S，Kaufmann E，Levy PS. The effect of high doses of calcium-channel blockers on survival in primary pulmonary hypertension. N Engl J Med，1992，327：76－81.

20. Sitbon O，Humbert M，Jais X，et al. Long-term response to calcium channel blockers in idiopathic pulmonary arterial hypertension. Circulation，2005，111：3105－3111.

21. Galiè N，Hoeper MM，Humbert M，et al. Guidelines for the diagnosis and treatment of pulmonary hypertension. Eur Heart J，2009，30：2493－2537.

22. Siehr SL，Ivy DD，Miller-Reed K，et al. Children with pulmonary arterial hypertension and prostanoid therapy：long-term hemodynamics. J Heart Lung Transplant，2013，32：546－552.

23. Barst RJ，Maislin G，Fishman AP. Vasodilator therapy for primary pulmonary hypertension in children. Circulation，1999，99：1197－1208.

24. Ivy DD，Doran AK，Smith KJ，et al. Short-and long-term effects of inhaled iloprost therapy in children with pulmonary arterial hypertension. J Am Coll Cardiol，2008，51：161－169.

25. Mulligan C，Beghetti M. Inhaled iloprost for the control of acute pulmonary hypertension in children：a systematic review. Pediatr Crit Care Med，2012，13：472－480.

26. Limsuwan A，Wanitkul S，Khosithset A，et al. Aerosolized iloprost for postoperative pulmonary hypertensive crisis in children with congenital heart disease. Int J Cardiol，2008，129：333－338.

27. Levy M1，Celermajer DS，Bourges-Petit E，et al.

Add-on therapy with subcutaneous treprostinil for refractory pediatric pulmonary hypertension. J Pediatr, 2011, 158: 584 - 588.

28. Barst RJ, Ivy DD, Gaitan G, et al. A randomized, double-blind, placebo-controlled, dose-ranging study of oral sildenafil citrate in treatment-naive children with pulmonary arterial hypertension. Circulation, 2012, 125: 324 - 334.

29. Barst RJ, Layton GR, Konourina I, et al. STARTS - 2: long-term survival with oral sildenafil monotherapy in treatment-naive patients with pediatric pulmonary arterial hypertension (abstr). Eur Heart J, 2012, 33(1): 979.

30. Abman SH, Kinsella JP, Rosenzweig EB, et al. Implications of the U. S. Food and Drug Administration warning against the use of sildenafil for the treatment of pediatric pulmonary hypertension. Am J Respir Crit Care Med, 2013, 187: 572 - 575.

31. Takatsuki S, Calderbank M, Ivy DD. Initial experience with tadalafil in pediatric pulmonary arterial hypertension. Pediatr Cardiol, 2012, 33: 683 - 688.

32. Sabri MR, Beheshtian E. Comparison of the therapeutic and side effects of tadalafil and sildenafil in children and adolescents with pulmonary arterial hypertension. Pediatr Cardiol, 2014, 35: 699 - 704.

33. Ivy DD, Rosenzweig EB, Lemarie JC, et al. Long-term outcomes in children with pulmonary arterial hypertension treated with bosentan in real-world clinical settings. Am J Cardiol, 2010, 106: 1332 - 1338.

34. Barst RJ, Ivy D, Dingemanse J, et al. Pharmacokinetics, safety, and efficacy of bosentan in pediatric patients with pulmonary arterial hypertension. Clin Pharmacol Ther, 2003, 73: 372 - 382.

35. Beghetti M, Haworth SG, Bonnet D, et al. Pharmacokinetic and clinical profile of a novel formulation of bosentan in children with pulmonary arterial hypertension: the FUTURE - 1 study. Br J Clin Pharmacol, 2009, 68: 948 - 955.

36. Hislop AA, Moledina S, Foster H, et al. Long-term efficacy of bosentan in treatment of pulmonary arterial hypertension in children. Eur Respir J, 2011, 38: 70 - 77.

37. Beghetti M, Hoeper MM, Kiely DG, et al. Safety experience with bosentan in 146 children 2 - 11 years old with pulmonary arterial hypertension: results from the European Postmarketing Surveillance Program. Pediatr Res, 2008, 64: 200 - 204.

38. Takatsuki S, Rosenzweig EB, Zuckerman W, et al. Clinical safety, pharmacokinetics, and efficacy of ambrisentan therapy in children with pulmonary arterial hypertension. Pediatr Pulmonol, 2013, 48: 27 - 34.

39. Baruteau AE, Serraf A, Levy M, et al. Potts shunt in children with idiopathic pulmonary arterial hypertension: long-term results. Ann Thorac Surg, 2012, 94: 817 - 824.

40. Barst RJ, Gibbs JS, Ghofrani HA, et al. Updated evidence-based treatment algorithm in pulmonary arterial hypertension. J Am Coll Cardiol, 2009, 54: S78 - S84.

第七部分
其他心血管疾病

第七十二章　儿童继发性高血压诊断及治疗

>>>>>> 刘　芳

一、儿童高血压概述

（一）儿童高血压定义

儿童高血压定义为收缩压和（或）舒张压水平大于该年龄和性别组的第 95 百分位至少 3 次；位于第 90～95 百分位定义为高血压前期。血压水平大于或等于 120/80 mmHg，即使小于第 95 百分位也是高血压。

我国正常儿童青少年最新的血压参考值参见文献[1]，此标准仍然是基于年龄和性别百分位数的参考值。在此基础上，2013 年，Yan 等[2]建立了第 1 个中国 7～17 岁儿童的年龄、性别和身高的血压百分位数，具体参考值参见文献。

准确的血压测量对高血压的诊断和治疗非常重要，但在儿童尤其是婴幼儿并不容易，依赖于以下因素：① 放松的环境；② 维护良好的血压计；③ 供各种年龄孩子选择的合适袖带；④ 测量前休息大约 5 min。不合适的袖带和位置是高估血压的常见原因。建议至少要间隔 1 min 以上进行 2 次血压测量，而且只有 2 次就诊测量的血压都高才能诊断为高血压。对于难以确定的儿童，可以做 24 h 动态血压监测。

（二）儿童高血压病因

高血压分为两大类：原发性高血压（不能确定特定病因）和继发性高血压（能明确病因）。儿童及青少年原发性高血压的发病率并不清楚。非肥胖儿童超过 90% 的继发性高血压是由下列 3 种原因

引起的：肾实质疾病、肾血管疾病和主动脉缩窄（CoA）（表 72‑1）。一般而言，年龄愈小及高血压愈严重患者，找到潜在的病因可能愈大（表 72‑2）。1 组 167 例 5～19 岁高血压儿童的分析显示，继发性高血压的相关危险因素为年龄（5～11.9 岁）、舒张压升高和肾脏超声异常[3]。本章主要讨论儿童肾血管性高血压。

表 72‑1　继发性高血压病因

肾脏
肾实质病变
急性和慢性肾小球肾炎
急性和慢性肾盂肾炎
先天畸形（如多囊肾或肾发育不良）
尿路梗阻性疾病（如肾盂积水）
溶血尿毒综合征
胶原性疾病（如动脉周围炎、狼疮）
肾毒性药物、外伤或辐射造成的肾脏损害
肾血管疾病
肾动脉疾病（如狭窄、多发动脉炎、血栓）
肾静脉血栓
心血管
主动脉缩窄
高心搏出量情况（如动脉导管未闭、主动脉瓣反流、体动静脉瘘、完全性心脏阻滞）（这些情况仅引起收缩压增高）
内分泌
甲状腺功能亢进（收缩期高血压）
儿茶酚胺水平过高
肾上腺髓质瘤
神经母细胞瘤

续　表

内分泌
肾上腺功能不全
先天性肾上腺皮质增生症
11β-羟化酶缺乏
17-羟化酶缺乏
Cushing 综合征
高醛固酮症
原发性：Conn 综合征、特发性结节增生、地塞米松抑制性高醛固酮症
继发性：肾血管性高血压、肾素性肿瘤(肾小球旁细胞肿瘤)
甲状旁腺功能亢进(合并高钙血症)
神经源性
颅内压升高(任何原因，特别是肿瘤、感染、外伤)
脊髓灰质炎
格林-巴利综合征
家族性自主神经功能异常(Riley-Day 综合征)
药物和化学性
类交感神经作用的药物(如滴鼻剂、咳嗽药、感冒药、茶碱)
安非他命
皮质类固醇激素
非甾体类抗炎药
口服避孕药
重金属中毒(汞、铅)
急性或慢性使用可卡因
环孢素
大剂量甘草(低钾和高血压)
其他
高容量血症和高钠血症
Stevens-Johnson 综合征
支气管肺发育不良(新生儿)

表 72-2　慢性持续性高血压的常见病因

年龄组	病　　因
新生儿	肾动脉血栓、肾动脉狭窄、先天性肾脏畸形、主动脉缩窄、支气管肺发育不良
<6 岁	肾实质疾病、主动脉缩窄、肾动脉狭窄
6～10 岁	肾动脉狭窄、肾实质疾病、原发性高血压
>10 岁	原发性高血压、肾实质疾病

二、儿童肾血管性高血压

肾血管性高血压(renovascular hypertension, RVH)是指由于肾血管病变导致单侧或双侧肾实质部分或整体缺血，从而引起的继发性高血压。RVH 总体并不常见，在儿童高血压中占 5%～10%[4]，但由于其有治愈的可能性，及时诊断显得非常重要。

（一）病因

很多疾病与儿童 RVH 有关，表 72-3 列出了文献报道中涉及的病因[4]。世界各地的报道显示引起 RVH 的病因差别较大。纤维肌性发育不良病因不明，主要为肾动脉中层纤维组织增生，少数为内膜增生，典型病例呈串珠样改变(图 72-1)。印度和南非的报道大动脉炎(Takayasu's disease)为最常见的 RVH 病因，达 73%和 89%；而欧洲和北美，仅为个例报道。大动脉炎和纤维肌性发育不良引起的 RVH 临床很难鉴别，它们肾动脉造影的表现没有区别，美国和欧洲有关风湿热和大动脉炎的多个诊疗常规里也没有提到如何鉴别二者[5-7]；由于治疗方法没有差异，对二者的鉴别也就没有特别重要。

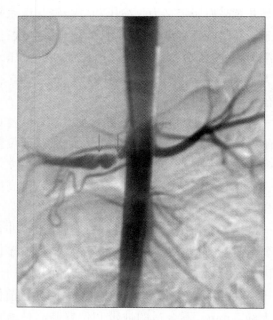

图 72-1　7 岁高血压男孩的肾动脉造影

（引自 Tullus K, Brennan E, Hamilton G, Lord R, McLaren C, Marks S, Roebuck DJ. Renovascular hypertension in children. Lancet. 2008；371；1453-1463)

显示右肾动脉狭窄并呈串珠样改变(箭头)，为纤维肌性发育不良的典型表现

资料显示 11%～60% RVH 病例有家族遗传史，最常见常染色体显性遗传，但外显率不同。肾素-血管紧张素系统不仅起调节血压作用，还具有血管重塑功能。基因相关性研究提示 RVH 和纤维

肌性发育不良病例携带血管紧张素Ⅰ转换酶基因频率明显高,可能导致组织中血管紧张素Ⅱ浓度低,从而影响血管肌肉的发育。另外,与 *ELN* 基因突变有关的 Williams 综合征以及由 *JAGGED1* 基因突变导致的 Alagilles 综合征皆可发生 RVH。

表 72－3　儿童肾血管性高血压的病因

1. 纤维肌性发育不良
2. 综合征
   神经纤维瘤(neurofibromatosis):Ⅰ型合并 RVH 的发生率最高,为 7%～58%
   结节性硬化(tuberous sclerosis)
   Williams 综合征
   马方综合征
   其他综合征
3. 血管炎
   大动脉炎(Takayasu disease)
   结节性多动脉炎(polyarteritis nodosa)
   川崎病(Kawasaki disease)
   其他系统性血管炎
4. 外源性压迫
   神经母细胞瘤(neuroblastoma)
   肾母细胞瘤(Wilms tumour)
   其他肿瘤
5. 其他原因
   辐射
   脐动脉导管术
   外伤
   先天性风疹综合征
   移植肾动脉狭窄

(引自:Tullus K 等,2008)

(二)临床表现

小儿 RVH 的临床表现各异,26%～70%患儿是偶然发现,临床无症状[4]。但也有表现为靶器官受累的严重症状,如急性脑血管意外(10%～15%)、心衰(7%),贝尔面瘫(Bell palsy)也是儿童高血压的一个表现,其他表现包括严重低钠、低钾和多尿[4]。我院 2005～2012 年经肾动脉造影确诊为 RVH 的儿童 14 例[8],仅 2 例为临床无症状体检发现高血压(14%);诉头痛、视物模糊者 4 例(29%);以高血压脑病,包括呕吐、意识改变、惊厥、偏瘫起病的患儿共有 5 例(36%);以心功能不全征象,包括呼吸急促、胸闷为首发症状者 2 例(14%);1 例(7%)以呕血起病。

RVH 患儿的血压通常非常高,收缩压可达 200 mmHg 以上,高于年龄、性别和身高的第 95 百分数的 27～126 mmHg[9],而且即使给予 2 种以上的抗高血压药物,也常常难以控制血压。我

院的 14 例患儿起病时血压增高明显,收缩压 150～270 mmHg,舒张压 100～180 mmHg,并且药物难以控制,使用 2～4 种抗高血压药物治疗,血压仍控制不理想,用药后仍有 12 例(86%)患儿血压测量值高于其年龄、性别组的第 95 百分位值。部分患儿可在腹部检出血管杂音。大部分 RVH 患儿都有血浆肾素水平升高,但由于其影响因素较多,需综合判断。血浆高醛固酮伴肾素活性水平升高以及低血钾增加 RVH 可能性。RVH 患儿需进行相应检查(如超声心动图、眼底检查等)确定是否有靶器官损害。RVH 患儿 2/3 具有左心室肥厚,60%有高血压性视网膜病变,10%有肾功能不全。

图 72－2 为临床诊疗 RVH 过程的总结。

(三)影像学检查

1. 无创性影像学检查　诊断 RVH 的影像学检查方法有多种,但无创性检查方法对诊断 RVH 的确切作用还不清楚。目前还没有无创性影像学检查方法能够可靠排除 RVH 的每一种可治疗的病因。因此,无创性检查主要用于以下目的:① 不能确定需要做肾血管造影的病例;② 随访及排除高血压的其他可能病因,如嗜铬细胞瘤[10]。

(1)肾脏超声:肾血管和腹部血管多普勒超声检查简单安全,可观察到腹部动脉并进行测量,但直接观察到肾动脉的狭窄有一定困难。因此,各种多普勒参数可作为肾动脉狭窄的间接指标。狭窄远端的肾动脉及其分支的收缩期峰值流速(PSV)可升高或降低,加速时间(AT)延长。但常可见假阳性和假阴性结果,尤其是对小分支或副肾动脉狭窄的检出较困难。阻力指数(RI＝PSV－MDV/PSV,MDV:舒张期最小流速)也可用来评估肾脏血流动力学状况。一组成人的研究报道显示 RI 的敏感性和特异性可达 80%和 54%。术后儿童肾内正常的多普勒频谱提示治愈的可能性。

(2)肾脏同位素显像:给予血管紧张素转换酶抑制剂(ACEI)前后的锝^{99m}-二巯基丁二酸核素显像(DMSA)或锝^{99m}-巯乙酰三甘氨酸核素显像(MAG3)是诊断儿童局限性肾动脉狭窄的潜在有

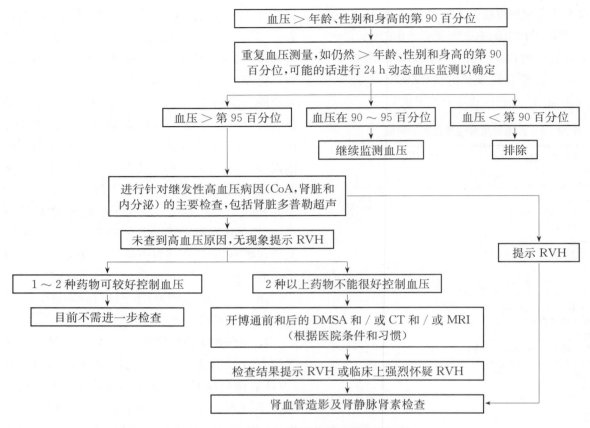

血压 ＞年龄、性别和身高的第 90 百分位
↓
重复血压测量，如仍然 ＞年龄、性别和身高的第 90 百分位，可能的话进行 24 h 动态血压监测以确定
↓
血压 ＞第 95 百分位　　血压在 90 ～ 95 百分位　　血压 ＜第 90 百分位
　　　　　　　　　　　　↓　　　　　　　　　　　↓
　　　　　　　　　　　继续监测血压　　　　　　排除
↓
进行针对继发性高血压病因（CoA，肾脏和内分泌）的主要检查，包括肾脏多普勒超声
↓
未查到高血压原因，无现象提示 RVH
↓
1 ～ 2 种药物可较好控制血压　　　　2 种以上药物不能很好控制血压　　　提示 RVH
↓　　　　　　　　　　　　　　　　　↓
目前不需进一步检查　　　　　　　　开博通前和后的 DMSA 和 / 或 CT 和 / 或 MRI（根据医院条件和习惯）
　　　　　　　　　　　　　　　　　↓
　　　　　　　　　　　　　　　　　检查结果提示 RVH 或临床上强烈怀疑 RVH
　　　　　　　　　　　　　　　　　↓
　　　　　　　　　　　　　　　　　肾血管造影及肾静脉肾素检查

图 72 - 2　RVH 的临床诊断流程图

用的方法。在成人，它的敏感性和特异性可达 68％～93％和 70％～93％。儿科资料极少，临床应用常常结果不一致。

（3）CT 血管造影（CTA）或磁共振血管造影（MRA）：CTA 及 MRA 技术发展几乎替代以上检查方法，可诊断主动脉及大部分的肾动脉主干狭窄（图 72 - 3），但对肾内小血管狭窄的诊断率还不确定。我们医院的 14 例 RVH 患者，CTA 或 MRA 漏诊肾动脉主干狭窄 2 例（2/7，29％），而对于肾段与肾实质内动脉的狭窄，CTA 或 MRA 均未能予以诊断。

2. 有创性影像学检查

（1）肾静脉肾素检测：肾静脉肾素测量在儿童尤其是双侧或节段性肾动脉狭窄患儿作用较大，但由于需要麻醉，通常只能在进行肾动脉造影时进行。穿刺股静脉，在下腔静脉肾下段、肾静脉主干以及大的肾内分支抽血测量。肾静脉肾素测量可以使病变定位于一侧肾脏，甚至某个区域。

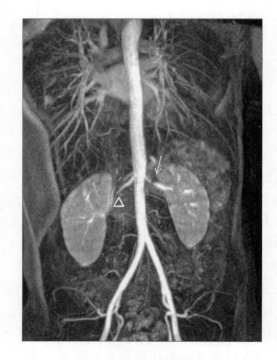

图 72 - 3　肾动脉的核磁血管造影

显示左肾动脉狭窄（箭头），右肾动脉可疑狭窄（三角）。肾动脉造影证实左肾动脉狭窄，排除右肾动脉狭窄

（2）肾动脉造影：基于导管基础的肾动脉造影及数字减影是儿童 RVH 诊断的最可靠方法[11]。通常需要在全麻下进行。股动脉穿刺后，可选择不同形状导管进入目标血管。需要多个角度详尽显示腹主动脉、内脏血管起始段以及肾动脉，包括肾动脉的数量、形态以及它们的起始状态。在肾动脉完全阻塞时，大部分病例可在后期显影，说明远端肾动脉通过侧支供应仍然通畅。骨盆动脉、腹腔干动脉、胃十二指肠动脉、肠系膜上动脉及肠系膜下动脉均需详尽显示，可能外科手术时会选择应用。所有肾动脉均需进行选择性造影，并行多个斜位观察显示。在主动脉造影时漏诊的小的副肾动脉病变，在选择性肾动脉造影时可能被发现。至少 50% 患儿为双侧肾动脉狭窄[12]，一些主要累及动脉开口处，而部分为肾内小动脉狭窄（图 72-4，图 72-5）。

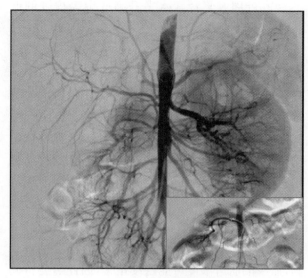

图 72-4　14 个月严重高血压男孩造影图

大图为腹主动脉造影，显示左肾及左肾动脉正常，右肾显示不清，右肾动脉近端严重狭窄（箭头），近乎闭塞；小图为选择性右肾动脉造影仅有一极细小分支显影

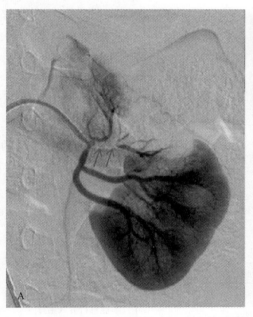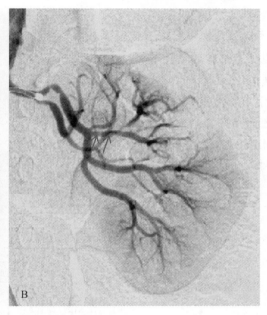

图 72-5　9 个月严重高血压男孩的肾动脉造影图

A. 显示左肾动脉一分支闭塞，远端可见微量缓慢血流，致左肾外上方充盈缺损。B. 球囊扩张后造影此段血管再通，内径恢复正常，外上方肾脏血流灌注基本正常

有作者建议具有至少以下情况之一进行肾血管造影，RVH 的阳性诊断率可达 50%[11]。

①血压非常高，收缩压可达到 200 mmHg。

②出现高血压的继发症状，包括脑部症状、心衰和面瘫。

③两种以上的抗高血压药物不能控制血压。

④诊断为 1 种有高血管病变风险的综合征，如神经纤维瘤病、Williams 综合征。

⑤血管炎的体征，尤其是 Takayasu 病（多发性大动脉炎）。

⑥已知或怀疑之前有血管损害，如肾动脉血栓形成或放置过脐动脉导管。

⑦移植的肾脏。

⑧在肾动脉或其他动脉处听到杂音。

⑨ 外周血浆肾素水平升高或中等程度的低钾血症。

（四）治疗

1. 药物治疗　　药物治疗通常难以达到满意效果。钙离子通道阻滞剂及 β 受体阻滞剂为最常用的药物[13]。ACEI 或血管紧张素受体阻滞剂（ARB）为非常规选择药物，因为其扩张肾小球的出球小动脉，降低肾小球的滤过压。双侧肾动脉均狭窄患儿给予 ACEI 或 ARB 后有时会出现肾小球滤过率的急剧下降，可出现严重急性肾衰竭，尽管大部分是可逆的。单侧肾血管病变患儿，由于对侧的代偿机制，患侧肾功能受损程度很难监测，血浆的肌酐浓度可能持续正常，因此需要行同位素 DMSA 检查。缺水患儿肾功能受损的风险更大，因此在同时应用 ACEI 及利尿剂的患儿应特别注意。在严重 RVH 患儿，单纯应用利尿剂也会引起肾功能受损。

对于不能进行经皮肾动脉成形术或外科手术的 RVH 患儿，常常是肾内非常小的血管弥漫型病变，抗高血压药物通常疗效也不佳。这种患者可尝试给予 ACEI 或 ARB 治疗，但必须在有应用此类药物经验的医院，而且充分告知家长有引起肾功能损伤的风险，由于没有别的合适选择需尝试应用。应用时必须密切监测肾功能，进行

DMSA 检测，尤其是单侧肾脏病变时，一旦出现肾功能损伤，立即停药。

2. 血管成形术　　经皮肾动脉成形术（PTRA）是治疗首选。肾动脉造影后直接进行球囊扩张（图 72-5）。可选择成人冠脉球囊进行扩张，球囊直径等于或略小于狭窄近端血管内径，扩张前充分肝素化（100 U/kg）。如果充气后腰身不能解除，可换高压力球囊甚至切割球囊，如仍不能解除或扩张时出现内膜撕裂或夹层，可置入覆膜支架。术后可给予肝素 10 U/(kg·h)持续 12～24 h，预防血栓形成，之后口服小剂量阿司匹林3～6 个月。

PTRA 效果在不同报道中差别较大，有效的占 28%～94%，主要由于病因、累及部位和数量不同。最大的 1 组数据为 163 例患儿，对单纯一侧或双侧肾动脉病变患儿有效率可达 85%[11]。

3. 外科手术　　药物和经皮血管成形术治疗均不成功患儿可考虑外科手术，手术方法为血管重建或肾脏切除。由于 RVH 常合并其他血管病变，因此术前需主动脉造影显示每一个腹腔干动脉的解剖和形态，仔细选择可移植的血管。肾切除术为最早手术方法，至今仍在应用，现在主要用于切除引起高血压的小而没有功能的肾脏。

图 72-6 为总结的 RVH 治疗流程图。

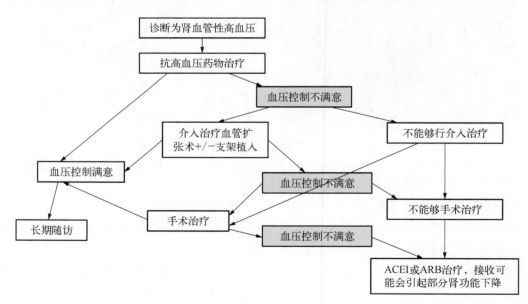

图 72-6　RVH 的治疗流程图

参 考 文 献

1. 米杰，王天有，孟玲慧等.中国儿童青少年血压参照标准的研究制定.中国循证儿科杂志，2010，15(1)：1-8.

2. Yan WL，Liu F，Li XS，et al. Blood pressure percentiles by age and height for non-overweight Chinese children and adolescents：analysis of the china health and nutrition surveys 1991-2009. BMC Pediatrics，2013，13：195-204.

3. Baracco RI，Kapur G，Mattoo T，et al. Prediction of Primary vs Secondary Hypertension in Children. J Clin Hypertens（Greenwich），2012，14（5）：316-321.

4. Tullus K，Brennan E，Hamilton G，et al. Renovascular hypertension in children. Lancet，2008，371：1453-1463.

5. Arend WP，Michel BA，Bloch DA，et al. The American College ofRheumatology 1990 criteria for the classifi cation of Takayasu arteritis. Arthritis Rheum，1990，33：1129-1134.

6. Ozen S，Ruperto N，Dillon MJ，et al. EULAR/PReS endorsedconsensus criteria for the classifi cation of childhood vasculitides. Ann Rheum Dis，2006，65：936-941.

7. D'Souza SJ，Tsai WS，Silver MM，et al. Diagnosis and management ofstenotic aorto-arteriopathy in childhood. J Pediatr，1998，132：1016-922.

8. 陆颖，吴琳，刘芳等.肾血管性高血压患儿临床特点与影像学评价. 中华儿科杂志，2013，51(8)：621-624.

9. Burnei GI，Burnei A，Hodorogea D，et al. Diagnosis and complications of renovascular hypertension in children：literature data and clinical observations. J Med Life，2009，2(1)：18-28.

10. Tullus KI，Roebuck DJ，McLaren CA，et al. Imaging in the evaluation of renovascular disease. Pediatr Nephrol，2010，25(6)：1049-1056.

11. Kjell Tullus. Renal artery stenosis：is angiography still the gold standard in 2011. Pediatr Nephrol，2011，26：833-837.

12. Shroff RI，Roebuck DJ，Gordon I，et al. Angioplasty for renovascular hypertension in children：20-year experience. Pediatrics，2006，118(1)：268-275.

13. National High Blood Pressure Education Program Working Group on High Blood Pressure in Children and Adolescents. The fourth reporton the diagnosis，evaluation，and treatment of high blood pressure in children and adolescents. Pediatrics，2004，114（2）：555-576.

第七十三章　儿童高脂血症的防治

>>>>>>　汪翼

儿童高脂血症(hyperlipidemia)是指儿童青少年时期的血脂代谢异常,包括血浆三酰甘油(triglyceride,TG)、总胆固醇(total cholesterol,TC)和低密度脂蛋白胆固醇(low density lipoprotein cholesterol,LDL - C)的升高。近年来把促进胆固醇从血管内清除的高密度脂蛋白胆固醇(high density lipoprotein cholesterol,HDL - C)的降低也纳入广义的高脂血症范畴。

根据病因,儿童高脂血症可分为原发性和继发性两大类。原发性高脂血症主要由遗传性基因异常和(或)与环境因素相互作用引起,可以是单基因遗传,如家族性高胆固醇血症由 LDL - C 受体缺如引起,家族性高乳糜微粒血症由儿童青少年期基因缺陷引发;也可以是多基因遗传,如家族性多基因高胆固醇血症等。原发性高脂血症的临床特点是发病年龄小、血脂紊乱明显、有家族遗传倾向[1]。继发性高脂血症是指由明确的全身系统疾病(如单纯性肥胖、肾病综合征、甲状腺功能减低、皮质醇增多症等)或长期应用影响脂质代谢的药物(如糖皮质激素、β受体阻滞剂、抗惊厥药)等引起的血脂异常,是较大儿童和青少年高脂血症的常见原因[2]。

儿童高脂血症并非少见。家族性混合型高脂血症发病率为 1%～2%,家族性高胆固醇血症发病率约 1/500[3]。随着生活水平的提高和生活方式的改变,儿童单纯性肥胖和代谢综合征日渐增多,与之相关的继发性高脂血症发病率也在不断升高,发达国家已达 15%～20%,我国也在 10%

左右,并有继续上升的趋势。2006 年,北京地区 19 593 名 6～18 岁儿童青少年的流行病学调查显示,高脂血症发病率为 9.8%[4]。2010 年,济南市 1 310 名 8～12 岁学龄儿童筛查显示,血脂升高者竟占到 14.9%[5]。

儿童高脂血症与成人动脉粥样硬化(atherosclerosis,AS)密切相关,是成人心脑血管疾病的独立危险因素。有报道,家族性高胆固醇纯合子患者,若婴儿期血浆 LDL - C＞20.72 mmol/L(800 mg/dL),则 10 岁前即将开始发生冠状动脉事件,寿命大大缩短;家族性高胆固醇杂合子患者,若婴儿期血浆 TC＞6.47 mmol/L(250 mg/dL)、LDL - C＞3.14 mmol/L(160 mg/dL),则 50 岁之前约 50% 男性、25% 女性都经历过冠心病事件[6]。因此,早期筛查、诊断和治疗儿童高脂血症,对保障儿童生命健康、预防成人期 AS 及其相关心血管疾病(CVD)具有重要意义。

一、儿童高脂血症的诊断

儿童和青少年血脂异常发病隐匿,进展缓慢,症状体征多不明显。其诊断主要依靠实验室检查。

(一)临床表现

严重的家族性高脂血症儿童可能有以下临床表现:① 黄色瘤,系脂质在真皮内沉积形成,呈黄色或橘黄色丘疹或结节样皮肤隆起,直径 2～5 mm,多出现在肘、股、臀部。② 脂性角膜弓,系脂质在角膜沉积形成。③ 早发冠心病或脑卒中,由于脂质在血管内皮沉积引起 AS 所致。儿童、青少年时期出现不能解释的胸痛、左肩放射痛或头痛时,应引起警惕。④ 超声检查:腹部超声可见脂肪肝征象;颈动脉、腹主动脉超声多普勒可显示血管内膜毛糙、内膜-中层厚度(IMT)增加、血流速度减慢,甚至有血管内脂质斑块形成。临床研究发现,继发于单纯性肥胖或代谢综合征的高脂血症儿童,多有上述超声检查改变[7]。

(二)血脂检查诊断标准

1992 年,美国国家胆固醇教育计划(NCEP)率先提出 2～19 岁儿童、青少年高脂血症诊断标准[8],其界值点推荐为:血浆 TC 和 LDL-C 水平≥第 95 百分位为高脂血症,≥第 75 百分位为临界高值;HDL-C 的异常界值点和临界低值则分别为低于第 5 百分位和第 25 百分位(表 73-1)。

表 73-1 2～19 岁儿童、青少年血脂异常诊断标准(NCEP)

指 标	理想水平 (<第 75 百分位)	临界高值 (第 75～95 百分位)	高脂血症 (≥第 95 百分位)
TC/mmol·L^{-1}	<4.40	4.40～5.15	≥5.18
LDL-C/mmol·L^{-1}	<2.85	2.85～3.34	≥3.37
TG/mmol·L^{-1}			
2～9 岁	<0.85	0.85～1.12	≥1.13
10～19 岁	<1.02	1.02～1.46	≥1.47
HDL-C/mmol·L^{-1}	>1.66	1.55～0.91 (临界低值)	≤0.91 (降低)

参照美国 NCEP 推荐的诊断标准,2009 年我国推出了《儿童青少年血脂异常防治专家共识》(下简称《专家共识》),提出中国 2 岁以上儿童、青少年高脂血症诊断标准[3](表 73-2)。4 项血脂指标中任 1 项达到异常标准值,均可确立诊断。如血浆 TG≥1.7 mmol/L,可诊断为高三酰甘油血症;血浆 TC≥5.18 mmol/L,可诊断为高胆固醇血症;血浆 LDL-C≥3.37 mmol/L,可诊断为高低密度脂蛋白胆固醇血症;血浆 HDL-C≤1.04 mmol/L,可诊断为低高密度脂蛋白胆固醇血症。《专家共识》与 NCEP 诊断标准不同的是,TG 未再进行年龄分组,而且 TG 和 HDL-C 均未确定合适(理想)水平与临界高值的切点值。

表 73-2 2 岁以上儿童、青少年血脂异常诊断标准(中国)

	TC mmol/L(mg/DL)	LDL-C mmol/L(mg/DL)	TG mmol/L(mg/dL)	HDL-C mmol/L(mg/dL)
合适水平	<4.40(170)	<2.85(110)		
临界高值	4.40～5.15(170～199)	2.85～3.34(110～129)		
高脂血症	≥5.18(200)	≥3.37(130)	≥1.70(150)	
低 HDL-C 血症				≤1.04(40)

(三)对诊断标准的评价

长期以来,NCEP 推荐的儿童、青少年血脂异常诊断标准被国际儿科学界广泛接受和应用。但近年来,人们对 NCEP 诊断标准提出了一些质疑[9,10],主要包括以下几点:① 血脂水平是受年龄、性别、种族等因素影响的,儿童、青少年年龄跨度大,采用同一界值点不够合理;② 标准中血脂异常界值点的选择依据的是 19 世纪 70 年代末实施的临床研究中儿童血脂水平,缺乏最新基础数据的对照研究;③ 近年来肥胖与代谢综合征的增多使儿童、青少年血脂出现了较大变化;④ 血脂异常界值点与 20 岁以上成人血脂异常判定值之间不衔接。中国的《专家共识》同样存在着上述问题。

然而,对儿童、青少年血脂异常诊断标准的评价,主要应视其对成年期高脂血症和心血管疾病的预测价值,这需要长期大量的循证医学研究证实。美国 Bogalusa 心脏研究、澳大利亚成年期健康的儿童期决定因素研究、芬兰年轻人心血管病危险因素研究等国际权威队列研究[10-12]，采用NCEP诊断标准，经过平均20年的随访发现，成年期血脂异常与儿童、青少年期的临界高值和高血脂症密切相关。澳大利亚、美国和芬兰成年人高脂血症患者中在儿童期即有血脂异常的分别占27.8%、42.9%和77.8%。同时发现，儿童、青少年期血浆 LDL-C 的升高和（或）HDL-C 的降低，可预测成年期颈动脉 IMT 的增厚，是 AS 的早期预测指标。这些研究结果证明 NCEP 推荐的诊断标准还是较为科学实用的。

二、儿童高脂血症的筛查

进行大范围的血脂筛查自然是早期发现高脂血症、防治 CVD 的重要群体防治策略，因此有人建议2岁以上儿童都应进行血脂检查，即所谓"普查"（universal screening）。但多数学者持反对意见，认为并非所有血浆胆固醇水平升高的儿童成年时一定会发展为高胆固醇血症，而无血脂异常者成年亦有可能出现异常；同时普查会给许多青少年过早地戴上疾病的帽子，可能导致调脂药物的滥用，因此建议选择性筛查（targeted screening），即只对高脂血症的高危人群进行血脂筛查[7,13]。儿童高危人群包括：① 有遗传因素（有 CVD 或血脂异常家族史）；② 有饮食因素（高脂肪、高胆固醇饮食）；③ 有疾病因素（高血压、肥胖/超重、糖尿病、代谢综合征、川崎病、终末期肾病、癌症化疗等）；④ 长期应用影响血脂的药物；⑤ 吸烟与被动吸烟。对有上述高危因素的儿童、青少年，每3～5年筛查1次血脂，即检测清晨空腹血 TC、TG、LDL-C、HDL-C 水平，如发现异常，1～2周内再次复查[8]。

2012年，美国临床内分泌协会（AACE）的《血脂异常管理与动脉粥样硬化预防指南》[14]特别指出，引起血浆 TG 和 LDL-C 水平升高和 HDL-C 水平降低的胰岛素抵抗，是周围血管病、卒中和 CAD 的重要危险因素。因此，2岁及以上的儿童如果有 CAD 危险因素或早发 CAD 家族史（定义为父亲或其他男性一级亲属55岁前，或母亲或其他女性一级亲属65岁前发生心肌梗死或猝死）或

虽无家族史但有超重或肥胖、存在胰岛素抵抗综合征的其他表现，均应每3～5年筛查1次，以便尽早给予干预措施。美国专家强调，儿童第1次的血脂筛查应不早于2岁、不迟于10岁[15]。

三、儿童高脂血症的治疗

高脂血症的治疗方法很多，包括饮食干预、行为干预、药物治疗、血液净化、手术或基因治疗等。但鉴于儿童、青少年正处于生长发育期，与成人不同，故其治疗特别强调以下4条原则[16]：① 饮食干预为主；② 不滥用降脂药物；③ 积极防治原发病；④ 加强监测，防止影响生长发育。

（一）饮食干预

小儿血脂异常，不论何种类型，饮食干预都是必要和首选的治疗措施。饮食疗法的原则是根据年龄和标准体重计算出需摄取的总能量，并进行限制，减少总能量中胆固醇、饱和脂肪酸的比例，增加不饱和脂肪酸的比例，增加膳食纤维和大豆蛋白等成分的摄入。其目的是降低血中胆固醇水平，尽可能达到血浆 LDL-C<2.85 mmol/L（110 mg/dL）、TC<4.40 mmol/L（170 mg/dL）的理想目标。

饮食干预具体可分为下列两种膳食方案（表73-3）。

表73-3　饮食干预第1套和第2套膳食方案

	饱和脂肪酸产热/总热量	总脂肪产热/总热量	胆固醇
第1套	<10%	<30%	<300 mg
第2套	<7%		<200 mg

对饮食干预的种类、程度和开始时间，应结合患儿的年龄、高脂血症类型、治疗的反应性和顺应性等多种因素考虑，进行个性化治疗，并加强监测。胆固醇是构成神经髓鞘和脑白质的必须物质，在制定具体干预方案时，必须考虑到儿童的生长发育所需，不宜过分限制胆固醇的摄取。有专家建议，采用渐进的改变食谱方式，可增强患儿对饮食干预的依从性和可持续性。具体执行可分3期[13]：第1期，减少高胆固醇与饱和脂肪酸的食品摄入，从食谱中除去蛋黄、白脱

油、猪油,尽可能采用替代制品,如蔬菜油等;第2期,减少肉的摄入,改为食用鱼、精肉、鸡肉等,烹调方法采用烘、烤、蒸、炖取代油煎;第3期,以谷类、豆类、水果、蔬菜为主,肉、鱼、家禽等只在特殊场合食用。

既往不主张对2岁以下的婴幼儿进行饮食干预,以防能量摄取不足和脂质维生素缺乏而导致生长发育障碍。但新近美国营养学会建议[15],婴幼儿如果已有肥胖、血脂紊乱或 CVD 家族史,可以考虑提前开始饮食干预,即从12月龄起给予低脂牛奶喂养。

(二)运动干预

儿童血脂异常的另一行之有效的非药物治疗方法是规律运动,对于肥胖或代谢综合征伴发的高脂血症,运动干预尤其适用。研究表明,有氧运动(快走、慢跑、游泳等)不仅能控制体重,还可通过降低血清总胆固醇、三酰甘油和 LDL 水平,提高 HDL - C 比例和载脂蛋白 A1 的活性,使血脂异常得到改善。有研究[17]对中、重度单纯性肥胖儿童进行8周的耐力训练,采取慢跑、医疗步行等项目,运动强度达到最大心率的 $50\% \sim 70\%$,每周 $3 \sim 4$ 次,每次 $70 \sim 90$ min。在未进行饮食干预的情况下,运动组 TG 显著下降,HDL - C 明显升高,血脂紊乱得到改善,并且血压也有明显下降。运动干预已成为治疗儿童高脂血症不可或缺的重要措施之一。国内曾制定适合中国儿童体质、切实可行的运动处方[18-20]。每天至少锻炼 30 min,每周至少活动 5 d,长期坚持,效果显著。

应该指出,儿童的饮食干预与运动干预不宜单独实施,两者同时并举,再配合健康教育、家庭护理以及改变不良生活习惯,可以收到非药物治疗的良好效果。此类疗法被称为"综合干预",尤其适用于继发于单纯性肥胖或代谢综合征的儿童高脂血症。众多研究证实,综合干预能有效地控制肥胖、减轻体重、纠正血脂异常[21-23]。而且,综合干预对家族遗传性高脂血症儿童也有很好的辅助治疗作用,能明显地改善血脂水平[24]。

(三)药物治疗

1. 药物治疗的适应证 长期以来,有关儿童高脂血症的药物治疗时期和方法存在较多争议,主要原因是缺乏明确的研究资料说明降脂药物在儿童中应用的安全性和有效性。近年来众多研究表明,中、重度儿童、青少年高脂血症可以应用药物治疗,但必须遵循下列适应证[5,8]:① 必须至少2次(间隔2周至3个月)血脂检查符合高脂血症诊断标准;② 10岁以上儿童,饮食治疗6个月至1年无效,LDL - C≥4.92 mmol/L(190 mg/dL)或者 LDL - C≥4.14 mmol/L(160 mg/dL)并伴有确切的早发冠心病家族史(一级男性亲属发病时<55岁,一级女性亲属发病时<65岁),或同时存在两个或两个以上的 CVD 危险因素,且控制失败;③ 纯合子型家族性高胆固醇血症儿童,药物降脂治疗的年龄可提前至8岁。

2. 药物选择

(1)他汀类药物:为胆固醇生物合成限速酶抑制剂(HMG - CoA 还原酶抑制剂),是儿童降脂药物的首选,尤其对家族性高胆固醇血症患儿更为适用。其主要作用是抑制肝脏 HMG - COA 还原酶,阻止肝脏合成内源性胆固醇,同时上调 LDL 表面受体,促进 LDL 从循环中清除。该类药物不影响酶类和激素分泌,不干扰生长发育和性成熟。用法:从最低剂量开始,每日1次,睡前服用。4周后检测空腹血脂水平,治疗目标是 LDL - C < 3.35 mmol/L(130 mg/dL)。若治疗目标实现,则继续用药,8周、3月后复查;如治疗目标未实现,则剂量加倍,4周后复查,逐渐加量至推荐的最大剂量。

治疗的理想目标是 LDL - C <2.85 mmol/L(110 mg/dL)。用药过程中要防止药物副反应,特别是肌病和肝损害。患儿会出现肌痛、无力,偶有横纹肌溶解发生,应注意监测磷酸肌酸激酶(CK)和肝功能。如发生药物副反应,停药后肌肉和肝脏损害会逐渐消失。

(2)胆汁酸螯合剂(胆酸结合树脂):通过促进胆固醇异化为胆汁酸排泄,抑制食物中胆固醇吸收,增强肝脏 LDL 受体活性,达到降低 LDL - C 的目的。该药不被机体吸收,长期服用安全性较高。其剂量与体重无关,而与饮食干预后血中 TC 和 LDL - C 水平有关。代表药物:考来烯胺,美国 AACE 明确指出可用于儿童[15]。用法：从小剂量开始，儿童初始 2 g/次，每日 2 次，根据反应，逐步调整，维持量 2～4 g/d。该药无明显副反应，口服有异味，儿童依从性差，有时导致中途停药，难以实现目标 LDL－C 水平。

（3）考来维仑（Welchol）：以非吸收性聚合体技术为基础开发的新药[25]，能与胆酸及其主要成分甘氨胆酸相结合，加速其排泄并阻断重吸收，造成胆酸耗竭，增加胆固醇向胆酸的转化，从而降低 TC 和 LDL－C 水平。聚合物具有亲水性，但不溶于水，不被消化酶水解，不被人体吸收，安全性好，是唯一经美国 FDA 批准的可以与他汀类药物联合使用的降脂药，并被证明可用于 8 岁及以上儿童[15]，适用于杂合子遗传性高脂血症 10～17 岁男孩和月经初潮后女孩。

（4）烟酸：成人高脂血症防治指南推荐的常规降脂药物，其在体内烟酰胺腺嘌呤二核苷酸（NAD）辅酶系统中转变为 NAD 后发挥降脂效应，主要是降低 TG 水平，提升 HDL－C 水平，并能改善血管内皮功能损伤[26]。《诸福棠实用儿科学》推荐高脂血症儿童应用烟酸剂量为 0.15 mg/(kg·d)[27]。但烟酸在小儿应用的临床研究极少，其长期应用的有效性和安全性尚不十分明确。目前仅发现 1 项临床研究报道，21 例患儿应用烟酸 81 个月，76% 患儿发生可逆的副反应，29% 患儿转氨酶升高，8 例因面部潮红、头痛、腹痛、呕吐和转氨酶升高等不良反应而退出试验[28]。至今美国 FDA 和我国《专家共识》尚未将烟酸推荐为儿童、青少年的常规降脂药物。

（四）原发病治疗

小儿继发性高脂血症，既要治表，更要治本，即积极治疗原发病。常见有内分泌或代谢性疾病，如甲状腺功能低下、皮质醇增多症、糖尿病、单纯性肥胖、脂肪营养不良等；胆汁阻塞性疾病，如胆管狭窄、胆汁性肝硬化等；肾脏疾病，如肾病综合征、慢性肾衰竭等。

四、儿童高脂血症的预防

加强全民健康教育，开展群体防治工作是预防儿童高脂血症的重要战略措施。要使全社会人人了解儿童高脂血症的危害及早期预防的重要性，包括儿童、青少年本人、家长、教师、医务人员和政府相关机构。参照 2011 年中国营养学会全新修订的《中国居民膳食指南》对不同年龄组儿童、青少年的要求[29]，教育人们调整饮食结构，改变饮食习惯，采取合理的营养模式。要减少饱和脂肪酸和胆固醇的摄入，使饱和脂肪酸产热小于总热量的 10%，总脂肪产热小于总热量的 30%，饮食中胆固醇小于 300 mg/d。但须注意，要保证小儿生长发育必须的营养和热卡供给。对于婴幼儿来说，脂肪为不可或缺的营养素，其所供热量应占每日总热量的 35%，三酰甘油作为结构脂质的基本物质参与机体物质和能量代谢，胆固醇对中枢神经系统的发育至关重要。因此，不能一味减少脂质摄入，应该鼓励食物多样化，增加不饱和脂肪酸的比例，补充必须蛋白质，尤其是优质蛋白的供给。同时，鼓励长期规律的有氧运动，培养儿童健康的生活方式，维持理想体重，防止肥胖。宣传戒烟戒酒，避免儿童被动吸烟，对防止血脂异常亦大有裨益。

参 考 文 献

1. Rahalkar AR, Hegele RA. Monogenic pediatric dyslipidemias: Classification, genetics and clinical spectrum. Mol Genet Metab, 2008, 93（3）: 283-294.

2. Alwaili K, Alrasadi K, Awan Z, et al. Approach to the diagnosis and management of lipoprotein disorders. J Curr Opin Endocrinol Diabetes Obes, 2009, 16(2): 132-140.

3. 中华儿科杂志编辑委员会，中华医学会儿科学分会儿童保健学组，中华医学会儿科学分会心血管学组，中华医学会心血管病学分会动脉粥样硬化学组. 儿童青少年血脂异常防治专家共识. 中华儿科杂志, 2009, 47(8): 426-428.

4. 刘颖，米杰，杜军保. 北京地区 6～18 岁儿童血脂紊乱现况调查. 中国实用儿科杂志, 2007, 2: 101-102.

5. 胡丽丽，耿伟，蔺新英等. 8～12 岁学龄儿童血脂现状调查.中国卫生事业管理,2011,6:476-477.

6. Expert panel on integrated guidelines for cardiovascular health and risk reduction in children and adolescents. summary report. J-Pediatr. 2011,128(5):S213-256.

7. 王娟,夏焙,李薇玢等.单纯性肥胖儿童颈动脉的超声研究.中国临床医学影像杂志,2013,24(2):81-84.

8. National Cholesterol Education Program(NCEP). Highlights of the report of the Expert Panel on Blood Cholesterol Levels in Children and Adolescents. Pediatrics,1992,89(3):525-584.

9. Kwiterovich PO. Cut points for lipids and lipoprotein in children and adolescents:Should they be reassessed? Clin Chem, 2008,54(7):1113-1115.

10. 齐可民.儿童青少年血脂异常的诊断与筛查.实用儿科临床杂志,2012,27(11):809-812.

11. Magnussen CG, Raitakari OT, Thomson R, et al. Utility of currently recommended pediatric dyslipidemia classifications in predicting dyslipidemia in adulthood: Evidence from the Childhood Determinants of Adult Health(CDAH)study, Cardiovascular Risk in Young Finns Study, and Bogalusa Heart Study. Circulation, 2008,117(1):32-42.

12. Magnussen CG, Venn A, Thomson R, et al. The association of pediatric low — and high — density lipoprotein cholesterol dyslipidemia classifications and change in dyslipidemia status with carotid intima — media thickness in adulthood evidence from the cardiovascular risk in Young Finns Study, the Bogalusa Heart Study, and the CDAH(Childhood Determinants of Adult Health)study. J Am Coll Cardiol, 2009,53(10):860-869.

13. 向伟,杜军保.《儿童青少年血脂异常防治专家共识》解读.中华儿科杂志,2009,47(8):637-639.

14. Jellinger PS, Smith DA, Mehta AE, et al. American Association of Clinical Endocrinologists' Guidelines for Management of Dyslipidemia and Prevention of Atherosclerosis. Endocr Pract, 2012,18(1)1-78.

15. Stephen RD, Frank RG, the Committee on Nutrition. Lipid screening and cardiovascular Health

in childhood. Pediatrics, 2008,122:198-208.

16. 徐灵敏.小儿血脂异常的诊断及防治.中国临床医生,2012,40(3):12-15.

17. 徐秀英,李骁君,刘迅雷等.改善单纯性肥胖儿童血压血脂水平的运动处方研究.山东体育科技,2004,26(105):17-19.

18. 中华儿科杂志编辑委员会,中华医学会儿科学分会儿童保健学组.儿童期单纯肥胖症防治常规.中华儿科杂志,2000,38(9):568-570.

19. 中华医学会儿科学分会内分泌遗传代谢学组,中华医学会儿科学分会心血管学组,中华医学会儿科学分会儿童保健学组.中国儿童青少年代谢综合征定义和防治建议.中华儿科杂志,2012,50(6):420-422.

20. 朱稼霈,王晓强,荣湘江.儿童青少年单纯性肥胖运动减肥机制及运动处方的研究.中国康复医学杂志,2007,22(6):566-569.

21. 孟燕,黄晓慧.综合干预对儿童期单纯肥胖症血脂及体质量质量指数的影响.中国医药指南,2013,11(12):404-405.

22. 王爱萍.综合干预对肥胖儿童形态指标、血瘦素及血脂水平的影响.中国现代医生,2013,51(3):40-43.

23. 陈备战,胡秀英.综合健康干预对肥胖症儿童血脂水平的影响.临床研究,2012,50(17):56-57.

24. 咸美玲.儿童血脂异常的早期干预.中国医药指南,2012,10(8):187-188.

25. 李秀颜.糖尿病治疗新药——考来维仑.心血管病防治知识,2009,8:54.

26. Niu N, Hui Y H, Wang Y, et al. Combined effects of niacin and chromium treatment on vascular endothelial dysfunction in hyperlipidemic rats. Mol Biol Rep, 2009, 36:1275-1281.

27. 胡亚美,江载芳.诸福棠实用儿科学.第7版.北京:人民卫生出版社.2002,2148-2151.

28. 齐建光,杜军保.儿童血脂紊乱的药物治疗.实用儿科临床杂志,2009,24(13):1043-1045.

29. 中国营养学会.中国居民膳食指南(2011年全新修订).第1版.西藏:西藏人民出版社,2010,138-183,208-214.

第七十四章 儿童感染性心内膜炎治疗进展

>>>>>> 黄美容 陈树宝

近年来,感染性心内膜炎(infective endocarditis,IE)的早期诊断、抗生素治疗及并发症的外科治疗等方面取得很多进展。然而,IE 的院内病死率仍然达 15%～20%,1 年病死率接近 40%。耐药金黄色葡萄球菌性 IE 发生率增加、心力衰竭难以控制及体循环动脉栓塞是造成 IE 患者较高病死率的主要原因。儿童 IE 的临床诊断及治疗仍面临挑战。2001 年和 2010 年中华医学会儿科分会心血管学组及中华儿科杂志编委会先后修订发表了《小儿 IE 诊断标准(试行)》、《儿童 IE 诊断标准建议》[1,2],对儿童 IE 的诊断发挥积极作用。2005 年,美国心脏病协会(AHA)及 2009 年欧洲心脏病学会(ESC)相继修订了感染性心内膜炎诊断、治疗及预防指南[3,4]。本文就上述指南中儿童 IE 的用药方案,结合近期发表的相关文献,综述儿童 IE 的治疗进展。

一、抗生素治疗

(一)治疗原则

1. 选杀菌剂、联合用药 IE 在感染部位通常有赘生物形成,隐藏在赘生物内的病原微生物处于代谢率低的稳态生长状态,并被致密的生物膜包绕,抗生素被动弥散进入,浓度低。因而需选择杀菌型抗生素,且对组织有较好的穿透性。病原微生物对药物敏感性较低时,需选择不同作用机制的抗生素联合用药,通常将作用于细菌细胞壁的抗生素,即细菌繁殖期杀菌剂与作用于细菌

蛋白质合成过程的抗生素,即细菌静止期杀菌剂联合应用,起到杀菌的协同作用。β-内酰胺类(青霉素类、头孢菌素类、碳青霉烯类)和糖肽类(万古霉素)属繁殖期杀菌剂,氨基糖苷类抗生素属静止期杀菌剂。药物选择还需兼顾患者依从性,便于副反应的监测。当病原微生物对多种药物敏感时,应首先选用级别较低的抗生素,尽可能延迟药物耐药性的出现,同时要充分考虑处于不同生长发育阶段患者对药物副反应的影响。药物不良反应的监测应贯穿在整个治疗过程中。

2. 足够疗程、静脉用药 杀灭赘生物内静止期休眠细菌,达到赘生物完全机化,抗生素治疗一般需 4～6 周,确切疗程还要兼顾病原菌对药物的敏感程度、是否存在合并症(外周血管栓塞、瓣周脓肿、心室壁脓肿等)、人工材料(瓣膜、补片、管道)置入、赘生物手术清除及复发病例等,某些病例实际疗程可能需 8 周以上,以降低复发率。选择静脉用药,以保持稳定有效的血药浓度,对特殊病原微生物,如真菌、多重耐药菌株,采用急性期静脉给药,随后给予口服的序贯治疗。剂量、用药间隔时间及疗程需进行个体化调整。对多重耐药菌株引起的 IE,需有感染科医生参与药物选择及治疗效果的评估。

在贯彻以上的治疗原则时,最重要的是能获得致病菌及其对药物的敏感性,有条件时测定抗生素最低抑菌浓度(MIC)和最小杀菌浓度(MBC)。血培养结果与抗生素的合理选择及治

610

效果直接相关。国外资料显示血培养前2周内未使用抗生素者血培养阳性率可达90%～95%。近年上海儿童医学中心收治的临床疑似IE病例,住院前1周未经静脉使用抗生素者,血培养阳性率可达90%以上。临床医生需严格按照抗生素应用规范,避免静脉滥用抗生素。对临床疑似IE者,在应用抗生素前送双份血培养,48 h如未见病原菌生长,再抽双份血培养后给予经验治疗。对已静脉应用抗生素者,根据病情停药48～72 h后再采血做血培养检查。

（二）治疗方案

由于IE病例数量的限制,IE的抗生素治疗方案难以得到随机对照研究证实,部分推荐（建议）得到临床有效性研究的支持（Ⅰ/A）,部分则根据体外试验资料或专家共识（Ⅱa/C）。治疗方案中推荐（建议）的证据水平及推荐等级见表74-1。

表74-1　推荐等级及证据水平

推荐等级	定义
Ⅰ级	证据和（或）共识支持治疗或诊断措施是有益、有用和有效的
Ⅱ级	对治疗或诊断措施的有用/有效性证据和（或）观点存在分歧
Ⅱa级	证据/观点倾向有用/有效
Ⅱb级	证据/观点较少支持有用/有效
Ⅲ级	证据或一致认为治疗或诊断措施是无效的,在一些病例可能是有害的
证据水平	
A	证据来源于多个随机临床试验或Meta分析
B	证据来源于单个临床随机试验或大样本非随机临床研究
C	证据来源于专家共识和（或）回顾性研究及注册登记资料

1. 链球菌性心内膜炎　草绿色链球菌是儿童IE最常见的病原菌。草绿色链球菌族也称为α-溶血性链球菌,包括:血链球菌、缓症链球菌、唾液链球菌、变异链球菌及麻疹孪生球菌（Gemella morbillorum）。牛链球菌属D族链球菌,消化道、泌尿道为常见入侵途径。咽峡炎链球菌族（S. anginosus group）与其他α-溶血性链球菌相比易形成脓肿及血源播散性感染,治疗疗程要相对长些。肺炎链球菌及β-溶血性链球菌引起IE较少见。

从20世纪90年代出现链球菌对青霉素及其他β-内酰胺类抗生素耐药,并且耐药程度逐渐增加,根据报道耐药菌株可>30%。在草绿色链球菌中缓症链球菌耐药率较高,几乎50%的营养变异链球菌对青霉素不敏感。对青霉素不敏感的链球菌往往对头孢曲松、红霉素、克林霉素的敏感性降低。对糖肽类抗生素耐药的少见。

对青霉素高度敏感的（MIC≤0.12 μg/mL）IE患儿,给予青霉素20万U/(kg·d)q6 h或头孢曲松100 mg/(kg·d)qd,静脉注射治疗4周,细菌清除率≥98%,青霉素或头孢曲松4周的治疗方案结果相似,但头孢曲松可以每日给药1次。青霉素G断缺时可用氨苄西林或阿莫西林替代。如果对青霉素或头孢曲松过敏时,可改用万古霉素。对青霉素中度敏感（0.5 μg/mL≥MIC>0.12 μg/mL）,在青霉素增加至30万U/(kg·d)q6 h IV的基础上开始2周加用庆大霉素。对营养变异链球菌用青霉素或头孢曲松或万古霉素治疗6周,开始2周加用庆大霉素。置入人工瓣膜的心内膜炎患者需较长疗程（6～8周）,并且开始2周加用庆大霉素（表74-2）。

表74-2　链球菌性心内膜炎治疗方案[1]

用药方案	AHA(2005年)			ESC(2009年)		
	剂量及用法	疗程(周)	证据水平	剂量及用法	疗程(周)	证据水平
	MIC≤0.12 μg/mL			MIC≤0.125 μg/mL		
青霉素或	20万U/(kg·d)分次q6 h IV	4	ⅠA	20万U/(kg·d)分次q6 h IV	4	ⅠB
阿莫西林[2]或				300 mg/(kg·d)分次q6d IV	4	ⅠB

用药方案	AHA(2005 年)			ESC(2009 年)		
	剂量及用法	疗程(周)	证据水平	剂量及用法	疗程(周)	证据水平
头孢曲松[3]	100 mg/kg qd IV	4	I A	100 mg/kg qd IV	4	I B
	0.5 μg/mL≥MIC>0.12 μg/mL			MIC 0.125~2 μg/mL		
青霉素或	30 万 U/(kg·d) q6 h IV	4	I A	30 万 U/(kg·d)分次 q6 h IV	4	I B
阿莫西林或				300 mg/(kg·d)分次 q6d IV	4	I B
头孢曲松[3]	100 mg/kg qd IV	4	I A	100 mg/kg qd IV	4	I B
加庆大霉素[4]	3 mg/(kg·d)分次 q8 h IV	2		3 mg/(kg·d)分次 q8 h IV	2	
万古霉素[5]	40 mg/(kg·d)分次 q8 h IV	4	I B	40 mg/(kg·d)分次 q8 h IV	4	I C

1 所推荐的剂量是针对肾功能正常者；儿童剂量不能超过成人剂量。
2 阿莫西林通常剂量 50~100 mg/(kg·d)[5,6]。
3 头孢曲松副反应有皮疹、过敏性休克、出血、溶血、肝肾功能损害等，国内有严重副反应致死报道。青霉素过敏者慎用，必要时，用前皮肤试验[7]。
4 见(三)氨基糖苷类抗生素的应用。
5 对青霉素或头孢曲松不耐受时用。

由于国内对氨基糖苷类抗生素制剂及其不良反应的评价，限制其在儿童中使用（见后述）。头孢菌素类抗生素按其发明年代先后及抗菌性能不同可分为第 1~4 代头孢菌素，头孢曲松属第 3 代头孢菌素，对链球菌（草绿色）有较强的抗菌作用。对肠球菌、MRSA 耐药。头孢曲松为头孢菌素类中唯一长效药剂（保持对敏感细菌杀菌达 24 h）。据国家药品副反应检测中心（NCADRM）病例报告数据库中（截止到 2007 年 6 月 30 日）有关头孢曲松的副反应报告病例 2.6 万余份，严重病例报告 1173 例（含死亡病例 80 例）。

对青霉素或头孢曲松治疗无效者，改用万古霉素治疗。万古霉素 40 mg/(kg·d) q8 h IV，4~6 周，静脉输注需≥1 h，以减少因组织胺释放引起的"红人"综合征。静脉用万古霉素时需监测血药浓度，峰浓度要求达到（输注完成后 1 h）30~45 μg/mL，谷浓度 10~15 μg/mL，通常 q8 h 使用或根据血药浓度调整用药间隔。长期静脉用万古霉素可并发血栓性静脉炎、皮疹、发热、贫血、血小板减少、白细胞减少、耳毒性及肾毒性反应等。上海儿童医学中心在 63 例用万古霉素治疗 IE 中发现 2 例严重肾毒性副反应，表现为持续呕吐，内生肌酐清除率<30%，反应肾小管损伤的指标明显增高，B 超显示肾脏明显增大，经停药并给予类固醇激素治疗恢复正常。

2. 葡萄球菌性心内膜炎 儿童 IE 中革兰阳性球菌引起者占 85% 以上，发病率占第 1、2 位的分别是链球菌和葡萄球菌。近年来，在一些发达地区，由于心脏手术、静脉内置管及人工材料置入等医疗操作增多，发现成人葡萄球菌性 IE 的发病率增加，甚至超过链球菌性心内膜炎的发生率。这是 IE 病死率及病残率居高不下的原因之一。葡萄球菌分为凝固酶阳性（金黄色葡萄球菌）和凝固酶阴性（表皮葡萄球菌及其他种类）两类。金黄色葡萄球菌主要为自体瓣膜心内膜炎的病原菌，凝固酶阴性葡萄球菌（CoNS）为人工瓣膜心内膜炎的病原菌，但二者之间也有重叠。

（1）葡萄球菌自体瓣膜心内膜炎：对青霉素敏感，不产生 β-内酰胺酶的葡萄球菌应采用青霉素治疗，AHA 指南推荐苯唑西林（Oxacillin）或萘夫西林（Nafcillin），ESC 指南中推荐苯唑西林或氟氯西林（Flucloxacillin）或氯唑西林（Cloxacillin）（表 74-3）。无合并症者疗程 4 周，有合并症或瓣周脓肿形成则需 6 周。对青霉素过敏改用头孢唑林或万古霉素。大多数凝固酶阴性葡萄球菌对青霉素耐药，金黄色葡萄球菌对青霉素耐药的比例呈增多趋势。对苯唑西林耐药的葡萄球菌（ORSA）或对甲氧西林耐药的葡萄球菌（MRSA）性心内膜炎则选用万古霉素或达托霉素[8]。曾有资料显示萘夫西林加庆大霉素治疗较单独萘夫西林治疗菌血症时间缩短，但并不影响病死率及心脏合并症的发生率，反而增加与庆大霉素相关的肾毒性反应的发生率[3]。多数专家推荐庆大霉素仅用于对氨基糖苷类敏感的葡萄球菌引起的重症 IE 患者，仅用于疗程初的 3～5 d。目前尚无可靠证据显示庆大霉素治疗超过 3～5 d 会带来更多的好处。万古霉素与氨基糖苷类抗生素联合应用没有确切临床证据证实能增加疗效，反而可加重肾、耳毒性。利福平对绝大多数葡萄球菌敏感，临床研究发现

单独应用，耐药性发生很快，当利福平与萘夫西林、苯唑西林、万古霉素、甲氧苄啶-磺胺甲恶唑或氨基糖苷类联合使用时，其有效性差异很大，因而不推荐利福平作为自体瓣膜葡萄球菌性心内膜炎的常规治疗，仅用作对常规治疗无效时的补充治疗[3]。

表 74-3　葡萄球菌性心内膜炎治疗方案[1]

用药方案	AHA			ESC		
	剂量及用法	疗程	证据水平	剂量及用法	疗程	证据水平
苯唑西林敏感菌株(OSSA)						
萘夫西林或	200 mg/(kg·d)分次 q6 h IV	6 周	Ⅰ A	200 mg/(kg·d)分次 q6 h IV	4～6 周	Ⅰ B
苯唑西林	200 mg/(kg·d)分次 q6 h IV	6 周	Ⅰ A	200 mg/(kg·d)分次 q6 h IV	4～6 周	Ⅰ B
加庆大霉素[2]	3 mg/(kg·d)分次 q8 h IV	3～5 d		3 mg/(kg·d)分次 q8 h IV	3～5 d	
青霉素过敏						
头孢唑啉或	100 mg/(kg·d)分次 q8 h IV	6 周	Ⅰ B			
万古霉素	40 mg/(kg·d)分次 q8 h IV	6 周	Ⅰ B	40 mg/(kg·d)分次 q8 h IV	4～6 周	Ⅰ B
加庆大霉素[2]	3 mg/(kg·d)分次 q8 h IV	3～5 d		3 mg/(kg·d)分次 q8 h IV	3～5 d	
苯唑西林耐药菌株(ORSA)						
万古霉素	40 mg/(kg·d)分次 q8 h IV	6 周	Ⅰ B	40 mg/(kg·d)分次 q8 h IV	4～6 周	Ⅰ B
加庆大霉素[2]				3 mg/(kg·d)分次 q8 h IV	3～5 d	

1 所推荐的剂量是针对肾功能正常者；儿童剂量不能超过成人剂量。
2 见（三）氨基糖苷类抗生素的应用。

（2）葡萄球菌人工材料置入心内膜炎：金黄色葡萄球菌引起的人工材料置入心内膜炎，病死率高，需要联合抗生素治疗，疗程长（≥6 周），对苯唑西林敏感的选用萘夫西林或苯唑西林，对苯唑西林耐药的则选用万古霉素，并要加用利福平（20 mg/(kg·d)，每 8 小时 1 次，口服），氨基糖苷类抗生素在疗程的最初 2 周应用。

耐万古霉素金葡菌（VRSA）的治疗，可选择碳青霉烯类（亚胺培南/西司他丁、美罗培南）、恶唑烷酮类（利奈唑胺）、达托霉素、褐霉酸类（夫西地酸）治疗（见后述）。

3. 肠球菌性心内膜炎　肠球菌性心内膜炎在小儿中少见，主要由粪肠球菌（*E. faecalis*）（占 90%）引起，屎肠球菌（*E. faecium*）少见。肠球菌对青霉素、氨苄西林和万古霉素相对耐药。这些抗生素仅抑制肠球菌而不能杀灭，即使敏感菌株也要青霉素、氨苄西林或万古霉素与庆大霉素或链霉素协同作用才被杀灭。

对敏感菌株，选用氨苄西林或阿莫西林或青霉素 G 加庆大霉素联合治疗，对青霉素不耐受者

改用万古霉素加庆大霉素（表 74-4）。有些肠球菌对庆大霉素或其他氨基糖苷类抗生素耐药，其中有些菌株对链霉素敏感，可选用链霉素替代庆大霉素（表 74-4）。对庆大霉素耐药的粪肠球菌也可选用氨苄西林加头孢曲松治疗（Ⅱa/B）。对青霉素耐药的肠球菌性心内膜炎可选用氨苄西林/舒巴坦或阿莫西林/克拉维酸（Ⅰ/C）。多重耐药，即对β-内酰胺类抗生素、氨基糖苷类抗生素及万古霉素均耐药的肠球菌性心内膜炎可选用利奈唑胺（Linezolid，30 mg/kg·d，q8 h，IV）（Ⅱa/C）或喹奴普丁/达福普丁（Quinupristin-dalfopristin，22.5 mg/kg·d，q8 h，IV）（Ⅱa/C）或β-内酰胺类抗生素组合，如伊米配能/西司他丁（Imipenem/cilastatin，60～100 mg/(kg·d)，q6 h IV）加氨苄西林或头孢曲松加氨苄西林（Ⅱa/C）。肠球菌自体瓣膜性心内膜炎的疗程取决于治疗前症状持续时间，如症状＜3 个月，有效抗生素治疗 4 周；症状＞3 个月者，抗生素治疗 6 周。如为人工材料置入 IE，至少需要治疗 6 周。多重耐药肠球菌性心内膜炎治疗需≥8 周。

表 74-4　肠球菌性心内膜炎治疗方案[1]

用药方案	AHA			ESC		
	剂量及用法	疗程(周)	证据水平	剂量及用法	疗程(周)	证据水平
阿莫西林或				300 mg/(kg·d)分次 q6 h IV	4～6	ⅠB
氨苄西林或	300 mg/(kg·d)分次 q6 h IV	4～6	ⅠA	300 mg/kg·d)分次 q6 h IV	4～6	ⅠB
青霉素或	30 万 U/(kg·d)分次 q6 h IV	4～6	ⅠA			
万古霉素[3]	40 mg/(kg·d)分次 q8 h IV	6	ⅠB	40 mg/(kg·d)分次 q8 h IV	6	ⅠB
加庆大霉素或	3 mg/(kg·d)分次 q8 h IV	4～6		3 mg/(kg·d)分次 q8 h IV	4～6	
链霉素[4]	20～30 mg/(kg·d)分次 q12 h IV/IM	4～6		15 mg/(kg·d)分次 q12 h IV/IM	4～6	ⅠA

1 所推荐的剂量是针对肾功能正常者；儿童剂量不能超过成人剂量。
2 阿莫西林及氨苄西林通常剂量 50～100 mg/(kg·d)，严重感染氨苄西林可达 200 mg/(kg·d)[5,6]。
3 对氨苄西林或阿莫西林或青霉素不耐受时用。
4 见(三)氨基糖苷类抗生素的应用。

4. 革兰阴性杆菌性心内膜炎

在小儿 IE 病例中，革兰阴性杆菌引起者＜10%，革兰阴性杆菌主要包括 HACEK 杆菌族(溶血性嗜血杆菌、放线共生放线杆菌、人心杆菌、埃肯菌属、金氏菌属)、铜绿假单胞菌及沙门杆菌等。HACEK 杆菌族在标准培养基中生长缓慢，过去这类细菌都对氨苄西林敏感，现在产 β-内酰胺酶菌株逐渐增多，目前都被视作对氨苄西林耐药，不用于 HACEK 杆菌 IE 的治疗。产 β-内酰胺酶和不产 β-内酰胺酶的 HACEK 菌株都对头孢曲松(或其他第 3、4 代头孢菌素)、氨苄西林/舒巴坦(300 mg/(kg·d)，每 4～6 小时 1 次，静脉注射)敏感。自体瓣膜 IE 的疗程为 4 周，人工瓣膜或人工材料置入 IE 的疗程至少 6 周。庆大霉素有肾毒性风险，不再推荐使用。

5. 真菌性心内膜炎

真菌性 IE 多见于心脏有人工材料置入、中心静脉置管或免疫缺陷患者。尽管积极的药物及手术治疗，真菌性 IE 的病死率仍＞50%。真菌性 IE 中念珠菌和曲霉占绝大多数，其中念珠菌感染明显较曲霉多见。由于真菌性 IE 有高的复发率，近些年对真菌性 IE 采用分阶段治疗。第 1 阶段：静脉内给予抗真菌药，通常用两性霉素 B，加感染瓣膜置换术，药物治疗疗程≥6 周；第 2 阶段：经过以上治疗后，换用口服唑类抗真菌药进行长期治疗(有些病例需几年)，主要针对同时接受药物及外科手术者；经药物治疗有效，但不适合手术治疗者，需终身口服唑类抗真菌药。

6. 经验治疗

主要针对血培养阴性及血培养尚未取得结果的 IE 患者。在确诊 IE 患者中，血培养阴性患者选择抗生素比较困难，此时需要结合临床特点、病程经过、是否用过抗生素、是否人工材料置入及当地细菌耐药情况等判断可能的 IE 病原菌，选择合适的抗生素[3,4]。

血培养前曾用过抗生素治疗，自体瓣膜感染者，急性起病，药物选择需针对金黄色葡萄球菌；临床经过呈亚急性，药物选择需同时针对金黄色葡萄球菌、草绿色链球菌、肠球菌、HACEK 杆菌族，药物治疗首选氨苄西林/舒巴坦或阿莫西林/克拉维酸加庆大霉素。人工瓣膜或人工材料置入性 IE，在心脏术后 1 年内发病，治疗需针对苯唑西林耐药的葡萄球菌选用万古霉素；在心脏瓣膜置换术后 2 个月内发病，治疗需针对需氧革兰阴性杆菌选用头孢吡肟；在心脏手术 1 年以后发病，病原菌以苯唑西林敏感的葡萄球菌、草绿色链球菌、肠球菌多见，抗生素治疗疗程至少 6 周。非细菌病原体，如 Q 热病原体、伯纳特立克次体、巴尔通体(Bartonella)及衣原体等，在常规的培养基中不能生长，目前尚未见儿童病例的报道。

(三)氨基糖苷类抗生素的应用

IE 抗生素治疗原则强调联合应用抗生素以增强协同杀菌作用。现有的 IE 治疗指南中均推荐联合应用 β-内酰胺类及氨基糖苷类抗生素。β-内酰胺类抗生素影响细菌细胞壁形成而发挥杀菌作用，属繁殖期杀菌药，氨基糖苷类抗生素易进入细菌细胞内通过阻止信使核糖核酸与核糖体结合而影响蛋白质合成而发挥杀菌作用，属静止期杀菌药。二者联合应用可获得协同杀菌作用。但是在 AHA 指南中对氨基糖苷类抗生素的应用均未注明推荐等级及证据水平。Marcus 等[9]对 52 项随机对照试验(发热、肺炎、腹部感染、菌血症、心内膜炎或囊性纤维化)进行 Meta 分析,经过单独 β-内酰胺类抗生素治疗与 β-内酰胺类合并氨基糖苷类抗生素治疗比较,二者对病死率及临床治疗失败的影响无显著差别,合并用药的副反应,特别是肾毒性发生率显著提高。但是其中金黄色葡萄球菌及肠球菌性心内膜炎的资料较少。Falagas 等[10]对 4 组随机对照、1 组前瞻性对照试验(4 组金黄色葡萄球菌性自体心内膜炎、1 组草绿色链球菌性心内膜炎,共 261 例)进行 Meta 分析,比较单独 β-内酰胺类抗生素治疗与 β-内酰胺类合并氨基糖苷类抗生素治疗效果,发现在病死率、治疗成功率、不需外科手术治疗成功率及心内膜炎复发等方面,两种治疗方法无显著差异,相反,单独 β-内酰胺类抗生素治疗组肾毒性反应明显少于合并抗生素治疗组。目前尚无肠球菌性心内膜炎临床治疗对照研究的资料。氨基糖苷类抗生素有肾毒性及耳毒性等副反应,影响临床应用。Buchholtz 等[11]在 373 例 IE 病例中,应用庆大霉素(平均 14 d)占 77%,用庆大霉素组内生肌酐清除率减低 8.6%,未用庆大霉素组减低 2.3%,庆大霉素对肾功能影响与应用时间有关,每天减低 0.5%,院内肾功能减低与出院后病死率无关,研究结果并不支持取消庆大霉素在治疗 IE 中的应用。Cosgrove 等[12]研究发现在应用庆大霉素加万古霉素治疗自体瓣膜金黄色葡萄球菌心内膜炎时,低剂量庆大霉素(1 mg/kg,每 8 小时 1 次)也引起肾功能减低。因此,Cosgrove 等不赞成常规应用低剂量庆大霉素治疗金黄色葡萄球菌性自体心内膜炎,特别是轻度肾功能减低者。鉴于目前尚缺少循证医学资料证明合并氨基糖苷类抗生素治疗的好处及氨基糖苷类抗生素有肾毒性及耳毒性副反应,在儿科 IE 病例中应用氨基糖苷类抗生素时要慎重。原卫生部曾联合发布《抗菌药物临床应用指导原则》,指出氨基糖苷类抗生素有明显耳、肾毒性,小儿患者应尽量避免应用。在大于 6 岁 IE 患儿经其他抗生素治疗无效,而又无其他毒性低的抗菌药物可供选择时可考虑谨慎使用。应

用前需仔细询问家族中神经性耳聋病史,并获得家属知情同意。氨基糖苷类抗生素的肾毒性与剂量相关,使用中需监测血药浓度,如庆大霉素,要求调整剂量达峰浓度 3～4 μg/mL,谷浓度 < 1 μg/mL(多次给药),如肾功能轻度异常(肌酐清除率 ≥ 50 mL/min),庆大霉素的剂量需调整。如氨基糖苷类抗生素与糖肽类抗生素合用,肾毒性作用可能增加,需同时监测糖肽类抗生素血浓度。万古霉素血清浓度维持在对细菌的 MIC 2～3 倍以上,谷浓度 10～15 μg/mL,每周测血浓度 1 次,如与氨基糖苷类抗生素合用则每周测血浓度 2～3 次。

2 184 例成人病例(包括葡萄球菌或链球菌性心内膜炎)的研究结果显示氨基糖苷类抗生素每天 1 次给药方式的肾毒性发生率明显低于每天多次给药的方式[13]。然而在儿科随机对照试验的 Meta 分析显示氨基糖苷类抗生素每天 1 次给药方式与每天多次给药方式比较,单次给药简单、节省,临床疗效方面二者相似或单次给药较好,原发肾毒性影响二者相似[14]。儿科 IE 病例中尚无庆大霉素每天单次给药方式的资料。

(四)治疗多重耐药细菌感染的新型抗生素

近年来,葡萄球菌、肠球菌耐药情况明显增多。耐甲氧西林金黄色葡萄球菌(MRSA)对多种 β-内酰胺类抗生素有交叉耐药,甚至对万古霉素也有耐药。MRSA 不仅见于医院内感染,社区获得的 MRSA 感染发生率达 12%～21%,35%～50%小儿 MRSA 菌株在社区获得。肠球菌的特点为对抗生素杀灭作用高度耐受,通常对包括氨基糖苷类、β-内酰胺类抗生素及万古霉素等多种抗生素耐药。AHA 及 ESC 指南中均提到利奈唑胺及达托霉素用于治疗多重耐药细菌性心内膜炎[3,4]。其他对耐药金黄色葡萄球菌敏感的药物有夫西地酸等。

1. 利奈唑胺　是新合成的抗革兰阳性球菌抗生素,2000 年在美国上市,2007 年 9 月在我国用于临床。利奈唑胺属于恶唑烷酮类(oxazolidinone)抗生素,通过抑制核糖体 70S 起始复合物的形成,抑制细菌蛋白质合成而产生抑菌作用。由于作用特殊不易与其他抑制蛋白质合成的抗生素发生交叉耐药性,体外也不易诱导发

生耐药性。利奈唑胺对几乎所有的革兰阳性菌均敏感,且组织分布浓度高,口服生物利用度100%,故被广泛用于革兰阳性菌引起的肺炎、菌血症、皮肤及软组织的感染。对支原体和衣原体也有一定活性。利奈唑胺对革兰阴性菌作用较差[15]。利奈唑胺治疗MRSA感染,临床治愈率及细菌清除率优于万古霉素。但因为利奈唑胺是抑菌剂,故不推荐用于敏感细菌IE治疗的首选药物。2005年AHA和2009年ESC发表《感染性心内膜炎诊断、治疗及预防指南》中推荐利奈唑胺用于治疗万古霉素不敏感耐药菌IE[5]。

Tascin等[17]报道应用利奈唑胺治疗14例IE病例,均为耐药细菌,因用其他抗生素失效或因万古霉素或氨基糖苷类抗生素毒副反应而改用利奈唑胺,有效率为86%,随访6个月无再发病例。2007年,Mancino报道46例IE患者,利奈唑胺平均使用37 d,随访8.5月,治愈率达71.7%[6]。2012年,Lauridsen报道38例IE患者用利奈唑胺治疗,治愈率达74%,住院病死率13%,远期病死率(1年)28%,与同期512例非利奈唑胺治疗患儿相比(71%,14%,26%)无统计学差异[7]。心内膜炎合并脑栓塞、脑膜炎、肺脓肿时,利奈唑胺局部浓度较高。虽然赘生物和人工装置局部的药物浓度不清楚,但利奈唑胺分布特点有助于发挥治疗作用。上海儿童医学中心自2008年1月至2013年12月共收治68例IE患者,其中16例为革兰阳性球菌性IE,因万古霉素治疗后体温持续、持续菌血症、出现万古霉素副反应(急性肾毒性、严重皮疹过敏反应、明显中性粒细胞降低等)换用利奈唑胺,1例为IE五次复发万古霉素有效治疗6周后改为利奈唑胺口服序贯治疗5个月。17例患儿中治愈15例,死亡2例。利奈唑胺平均使用时间45.4±29.8 d。平均随访16.1±9.8月无复发。与同期非利奈唑胺治疗组相比,治愈率无统计学差异(87% vs 82%,$\chi^2=0.325$,$P=0.718$)。治愈患儿住院时间平均60.9±50.8 d,与非利奈唑胺组(50.8±22.2)比较无统计学差异($P>0.05$)。

11岁以下儿童,利奈唑胺剂量为10 mg/kg,q8 h,超过11岁者10 mg/kg(最大600 mg),q12 h。因为未成熟儿(<37孕周)和<7 d足月儿药物清除较慢,在出生第1周内均为10 mg/kg,q12 h,根据临床反应,可以调整剂量为10 mg/kg,q8 h[16,18]。

利奈唑胺治疗儿童感染耐受性好。根据文献资料[16],小儿中用利奈唑胺常见副反应有胃肠道反应,如腹泻或恶心(7.8%～16.8%)、呕吐(2.9%～11.9%)、头痛(1.0%～6.5%)、皮疹、转氨酶增高等。临床少见但需警惕的严重副反应有:乳酸中毒、外周及视神经病变和骨髓抑制(6.4%),多见于治疗>28 d者,发生机制尚未明确,停药后一般均可恢复[9]。亦有利奈唑胺导致牙齿、舌头变色的报道,成人发生率0.2%～1.1%。

2. 达托霉素(Daptomysin) 是一种有杀菌活性的环脂肽类抗生素,通过影响细胞膜功能、蛋白质合成,最后导致细菌死亡。达托霉素抗菌谱较广,包括大多数革兰阳性菌(敏感或多重耐药菌株),有起效快、浓度依赖性杀菌活性及低耐药性等特点[19]。1980年起,达托霉素用于临床治疗严重革兰阳性菌感染,2006年起用于治疗IE。Segreti等[20]应用达托霉素(4 mg/kg或6 mg/kg)治疗31例耐药葡萄球菌菌血症或心内膜炎,24例改善或治愈,7例死亡。菌血症患者治愈率为80%,心内膜炎患者治愈率为67%。1项回顾性观察,1 160例接受达托霉素治疗,其中49例为IE,治疗结果有效31例(63%),无效4例(8%),无法评价14例(29%)[21]。Fowler等[22]报道达托霉素(120例)与标准治疗(低剂量庆大霉素合并青霉素或万古霉素115例)MRSA或甲氧西林敏感金黄色葡萄球菌(MSSA)引起心内膜炎的效果比较,结果显示达托霉素与标准治疗的效果相似,对MRSA所致的心内膜炎,达托霉素的成功率高于标准治疗,对MSSA所致的心内膜炎,达托霉素的成功率略低于标准治疗。接受达托霉素治疗的患者中,肾功能损害者(6.5%),远低于标准治疗(18.1%)。Kullar等(2013年)报道65例成人确诊或疑似葡萄球菌和(或)肠球菌IE(其中耐甲氧西林金黄色葡萄球菌占84.4%,耐万古霉素的肠球菌占7.8%),接受大剂量达托霉素作为抢救治疗,病原微生物清除率89.1%,临床治愈率85.9%[23]。达托霉素副反应有骨骼肌毒性,血肌酸磷酸激酶增高,停药后可恢复。对心肌及平滑肌没有作用。因副反应而中断用药的<2%。体外及临床试验证明,细菌对达托霉素几乎没有耐药性。

3. 夫西地酸(Fusidic acid,立思丁)　通过抑制细菌蛋白质的合成而产生杀菌作用,对一系列革兰阳性细菌有强大的抗菌作用。葡萄球菌(包括对青霉素、甲氧西林和其他抗菌素耐药的菌株)对夫西地酸高度敏感。夫西地酸与临床使用的其他抗菌药物之间无交叉耐药性或过敏性。夫西地酸有极好的组织渗透能力。夫西地酸在肝脏代谢,主要由胆汁排出,几乎不经肾脏排泄。肾功能不全及血液透析患者使用本品无须调整剂量。夫西地酸可与耐青霉素酶的青霉素类、头孢菌素类、氨基糖苷类、利福平或万古霉素联合使用,并可获得相加或协同作用的效果。

儿童及婴儿剂量及用法:20 mg/(kg·d),q8 h,静脉输注液配好后应在24 h内用完,每次静脉输注2~4 h以上。静脉注射可能会导致血栓性静脉炎和静脉痉挛。每日用药1.5~3 g时有可逆性转氨酶增高的报道。曾有报道个别病例用药后出现可逆行黄疸,主要见于大剂量静脉给药,尤其是严重的金黄色葡萄球菌性菌血症患者。若黄疸持续不退,需停用本药,血清胆红素会恢复正常。过敏反应的报道十分罕见。

二、外科手术治疗

IE的医院内病死率为9.6%~26%,1年的病死率为20.6%~31%[24]。急性心力衰竭、脑栓塞及感染持续不能被控制是IE的主要死亡原因。很多时候抗生素治疗不足以控制病情,需要外科手术共同治疗处理。将近1/2 IE患者因严重合并症而需要外科手术治疗。近年来外科手术被积极采用,急性IE特别是葡萄球菌性心内膜炎的病死率明显降低。

外科手术治疗指征包括:① 二尖瓣或主动脉瓣损坏,重度反流或赘生物堵塞导致心力衰竭(Ⅰ/B);② 经过合适的抗生素治疗,持续发热及血培养阳性超过7~10 d,并排除心外病因(Ⅰ/B);③ 心脏瓣膜穿孔、破损、瓣周脓肿或瘘道形成,赘生物增大呈现局部感染扩散(Ⅰ/B);④ 大型或有脱落风险的赘生物,特别是位于左心瓣膜上的赘生物。合适的抗生素开始治疗2周,发生≥1次栓塞事件(Ⅰ/B);⑤ 真菌或多重耐药病原体引起的心内膜炎(Ⅰ/B)等[3,4]。

心力衰竭是急性IE最常见的严重并发症,可在治疗过程中发展为心力衰竭。虽然在急性IE患者接受瓣膜置换术后,新瓣膜再感染的发生率在2%~3%,但该风险远低于不进行外科手术治疗心力衰竭的病死率(51%)。术前心力衰竭程度影响手术病死率。把握手术时机非常重要。

通常经过合理的抗生素治疗5~10 d,IE患者体温恢复正常。持续发热可能与以下因素有关:① 病原微生物对使用的抗生素不敏感;② 局部感染灶未被控制;③ 栓塞或心外部位感染;④ 静脉管道感染;⑤ 抗生素副反应[4]。需要通过各种辅助检查明确病因、针对性处理。超声心动图检查有助于发现局部感染病灶扩散的征象,如瓣周脓肿、假性动脉瘤、瘘道、赘生物增大等。瓣膜周围病灶扩散常见于主动脉瓣心内膜炎,特别是人工瓣膜者。持续发热,如合并新出现的房室传导阻滞要高度怀疑,经食管超声诊断效果优于经胸超声。

IE的栓塞事件风险很高,可见于20%~50%的病例,接受抗生素治疗后,新的栓塞风险降为6%~20%,特别是治疗2周后明显减低。减少栓塞风险的最好措施是尽早开始抗生素治疗,加用抗血小板药物不减低栓塞风险。采用外科手术预防栓塞风险要考虑以前的栓塞事件、赘生物大小和摆动度、抗生素治疗时间及其他合并症等权衡手术风险和手术带来的好处。通常认为位于二尖瓣上的赘生物>10 mm,摆动度大,特别是金黄色葡萄球菌性心内膜炎者,栓塞风险较高。

ESC指南中根据不同情况对外科手术时机的选择,分为紧急(24 h内)、急需(几天内)及选择性(持续治疗1~2周后)3类。例如主动脉瓣或二尖瓣IE合并顽固性肺水肿或心源性休克时需紧急手术,合并持续心力衰竭时急需手术,无心力衰竭时可选择性手术[4]。虽然临床经验证明早期外科手术治疗可改善IE患者的预后,目前仍然缺少随机对照试验的证据。目前急性 IE 的手术病死率为 6%～25%[24]。抗生素治疗第 1 周内手术，院内病死率为 15%，再发率及非感染性术后瓣膜功能不全的发生率分别为 12% 及 7%[4]。有研究发现，金黄色葡萄球菌性心内膜炎伴心力衰竭和较大赘生物者在第 1 周接受内外科手术治疗，6 个月病死率从 33% 降至 11%，而 6 个月的术后再发率或非感染性瓣膜功能不全发生率较高（16% vs 4%）[24]。IE 的外科手术指征及时间的确定需要心脏内、外科医生根据患者的病情作出个体化的决定。

长期接受抗凝药物治疗者，确诊 IE 后需将抗凝药换成肝素以应对可能需要进行的手术治疗。外科手术前要排除颅内出血的存在，如有大的颅内出血，外科手术至少延迟 1 个月[24,25]；若心功能减低，反复栓塞或感染未被控制，外科手术延迟可少于 4 周[25]。术后应用抗生素的时间，需根据手术中切除的病变瓣膜或赘生物的培养结果。培养阴性者，术后应用抗生素时间与术前用药时间相加为完整疗程或至少 2 周；培养阳性者，治疗疗程应从手术后算起，并参考细菌对药物敏感程度调整抗生素种类。

三、随访

在抗生素治疗疗程完成时应进行超声心动图检查，评估心脏瓣膜形态、功能、反流程度及赘生物状况，作为以后随访复查时的对照（Ⅱb/C）。

在 IE 治愈者中，再次发生的风险为 2.7%～22.5%。再次发生 IE 呈两种方式：复发（relapse）及再感染（reinfection）。复发指由先前 IE 相同病原微生物引起的感染。再感染指由不同的病原微生物引起的感染。如果后来分离的细菌与以前的细菌相同时，还需要采用分子学技术鉴定菌株型以确定复发或再感染。通常复发者两次发作的间隔时间较短（6 个月内），如间隔时间较长提示再感染。复发常因原先抗生素治疗时间不足、抗生素不合适、局部感染灶（如瓣周脓肿）持续存在等引起。应告知患儿家属 IE 治疗后可能再次发作。如出现发热、寒战或其他感染征象时应进行全面检查，并在抗生素治疗前从不同部位取血完成 3 次血培养检查。

随访中需注意心脏瓣膜功能状态及药物的迟发副反应。氨基糖苷类抗生素的延迟毒性反应（如影响听力及前庭功能）及其他抗生素的相关不良反应（如腹泻）可能发生在停药后 4 周。

四、预防[26,27]

使用抗生素预防 IE 应考虑不同情况发生心内膜炎的危险程度、抗生素的副反应及经济上的花费。菌血症的预防（局部治疗）或消除循环血液中的细菌或消除黏附于心内膜上的细菌均能达到预防 IE 的目的。注意局部消毒处理（如在口腔手术前）可显著地减少发生菌血症的机会。抗生素可杀死循环血液中或黏附于心内膜上的细菌，或使之易于被机体防御机制清除。实践证明，在检查或治疗手术操作前 1 h 或操作后 2 h 内使用抗生素均能达到预防心内膜炎的目的。

先天性心脏病患者，尤其是心脏手术后有残余梗阻或残余分流者，是 IE 的高危人群，各种原因引起的主动脉瓣或二尖瓣病变也是 IE 的高危人群。以上人群在进行牙科（拔牙、植牙及牙周治疗）手术前需要抗生素预防。抗生素预防不推荐常规用于呼吸道（气管镜、支气管镜、喉镜）、消化道（胃镜、结肠镜）及泌尿道（膀胱镜）检查操作时。对青霉素或氨苄西林无过敏者，术前 30～60 min 用阿莫西林或氨苄西林 50 mg/kg（不超过 2 g）单次口服或静脉注射，也可以头孢氨苄 50 mg/kg 单次口服。对青霉素或氨苄西林过敏者，可用克林霉素 20 mg/kg 单次口服或静脉注射。

参 考 文 献

1. 中华医学会儿科学分会心血管学组，中华儿科杂志编委会.小儿感染性心内膜炎的诊断标准（试行）.中华儿科杂志,2001,39：310.

2. 中华医学会儿科学分会心血管学组，中华儿科杂志编委会.儿童感染性心内膜炎的诊断标准建议.中华儿科杂志,2010,48：913-915.

3. Baddour LM，Wilson WR，Bayer AS，et al. Infective endocarditis. Diagnosis，antimicrobial therapy，and management of complications. a statement for healthcare professional from the Commitee on Rheumatic Fever，endocarditis and Kawasaki Disease，Council on Cardiovascular Disease in the Young，and the Council on Clinical Cardiology，stroke 安定 CardiovascularSurgery 安定 Anesthesia，AmericanHeartassociation：endorsed by the Infectious Disease Society of America. Circulation，2005，111：e394－e433.

4. Habib G，Hoen B，Tornos P，et al. Guidelines on the prevention，diagnosis，and treatment of infective endocarditis（new version）. The task force on the prevention，diagnosis，and treatment of infective endocarditis of the European Society of cardiology （ESC）. Eur Heart J，2009，30：2369－2413.

5. 胡亚美，江载芳.实用儿科学，第7版，北京；人民卫生出版社，2002.

6. 张爱知，马伴吟.实用药物手册，第5版，上海；上海科技出版社，2002.

7. 韦平原.164例头孢曲松不良反应文献分析.中国药业，2009，19：62－63.

8. Liu C，Bayer A，Cosgrove SE，et al. Clinical practice guidelines by the Infective Disease Society of American for the treatment of MRSA infection in adult and children，executive summary. Clin Infect Dis 2011，52：e18－e55.

9. Marcus R，Paul M，Elphick H，et al. Clinical implications of B-lactam-aminoglycoside synergism：systematic review of randomized trials. Intern J of Antimicrobial Agents，2011，37：491－503.

10. Falagas ME，Matthaious DK，Bliziotis IA. The role of aminoglycosides in combination with a B－lactam for the treatment of bacterial endocarditis：a meta-analysis of cpmparative trials. J of Antimicrobial Chemother，2006，57：639－647.

11. Buchholtz K，Larsen CT，Hassager C，et al. Severity of gentamicin's nephrotoxic effect on patients with infective endicarditis：a prospective observational cohort study of 377 patients. Clin Infect Dis，2009，48：65－71.

12. Cosgrove SE，Vigliani GR，Campion M，et al. Initial low-dose gentamicin for staphylococcus aureus bacteremia and endocarditis is nephrotoxic. Clin Infect Dis，2009，48：713－721.

13. Nicolau DP，Freeman CD，Beliveau PP，et al. Experience with a once-daily aminoglycoside programe administrated to 2184 adult patients. Antimicrob Agents Chemother，1995，39：650－655.

14. Contopoulos-Ioannidis DG，Giotis ND，Baliatia DV，et al. Extended-interval administration for children. A meta-analysis. Pediatrics，2004，144：e111－e118.

15. 崔向丽，赵志刚.新型恶唑烷酮类抗生素利奈唑胺.中国新药杂志，2008，17：530－533.

16. Garazzino S，Tovo PA. clinical experience with linezolid in infant and children. J Antimicrob Chemother，2011，66（14）：iv23－iv41.

17. Toscini C，Bongiorai MG，Daria R，et al. Linezolid for endocarditis：a case series of 14 patients. J Antimicrob Chemother 2011，advance access publication，2011.

18. Chiappini E，Conti C，Galli C，et al. Clinical efficacy and tolerability of linezolid in pediatric patients. A systematic review. Clin Ther，2010，32：68－88.

19. 刘浩，许茜，白楠等.感染性心内膜炎治疗新药-达托霉素.中国临床药理学杂志，2010，26：462－464.

20. Segreti JA，Crank CW，Finney MS，et al. Daptomycin for the treatment of gram-positive bacteremia and infective endocarditis：a retrospective case series of 31 patients. Pharmacotherapy，2006，26：345－352.

21. Levine DP. Clinical experience with daptomycin：bacteremia and endocarditis. J Antimicrob Chemother，2008（3）：iii35－39.

22. Fowler VG，Boucher HW，Corey GR，et al. Daptomycin versus standard therapy for bacteremia and endocarditis caused by staphylococcus aureus. New Engl J Med，2006，335：653－665.

23. Kullar R，et al，A multicentre evaluation of the effectiveness and safety of high-dose daptomycin for the treatment of infective endocarditis J Antimicrob Chemother，2013，68：2921－2926.

24. Thuny F，Habib G. When should we operate on patients with acute infective endocarditis？Heart，2010，96：892－897.

25. Byrne JG，Rezai K，Sanchez JA，et al. Surgical management of endocarditis：the Society of Thoracic Surgeons clinical practice guideline. Ann Thorac Surg，2011，91：2012－2019.

26. The Task Force on prevention. diagnosis and treatment of Infective Endocarditis of the European Society of Cardiology. Guidelines on the prevention，diagnosis and treatment of infective endocarditis（new version 2009）. Eur Heart，2009，30：2369－2413.

27. Bach DS. Perspectives on the American college of cardiology/American heart association guidelines for the prevention of infective endocarditis. J Am Coll Cardiol，2009，53：1852－1854.

第七十五章　自主神经介导性晕厥

>>>>>> 张清友　杜军保

晕厥(syncope)是指由于大脑一过性的供血不足所致的短暂性意识丧失,常伴有肌张力丧失而不能维持自主体位。接近晕厥(pre-syncope)指一过性黑矇,肌张力丧失或降低,但不伴意识丧失。晕厥和接近晕厥是儿童和青少年的常见病症,可有许多原因引起,女孩比男孩发病率高。在青少年发病的高峰年龄为15～19岁。约有15%的18岁前儿童及青少年发生过至少1次晕厥。而且晕厥患儿占所有儿科急诊患儿的1%。1项在平均年龄为20岁的医学生中的调查发现,约20%的男生和50%的女生报告至少发生过1次晕厥[1]。因此,晕厥发作对儿童和青少年身心健康造成极大影响,是目前国内外小儿心血管疾病领域的研究热点。

一、小儿晕厥的流行病学及病因学研究

晕厥是一个症状,根据导致晕厥的病因可将晕厥分为:自主神经介导性(autonomic-mediated reflex syncope,AMS)及心源性(cardiac)晕厥。其中AMS是最常见的病因,血管迷走性晕厥(vasovagal syncope,VVS)是AMS中最常见的类型[2,3,4]。既往,对于儿童晕厥的病因,经过系统检查后仅有20%左右的患者可明确诊断。1997年,北京大学第一医院儿科在国内首先报道了儿童VVS这一疾病,该病占晕厥儿童病因的50%～60%以上[5]。2004年,本课题组又首先报道了我国儿童体位性心动过速综合征的病例[6],由此使儿童晕厥的病因诊断由既往的20%提高至

81.1%[4]。根据在北京、上海、湖南及武汉4个城市对918例晕厥患儿进行的研究发现,AMS(主要是VVS)占73%,心源性晕厥占14%,不明原因晕厥占13%[7]。

儿童VVS的发病机制目前还不十分清楚。通过应用多普勒超声显像法,研究发现VVS儿童的血管内皮依赖性舒张功能较对照组显著增强[8],提示血管内皮依赖性舒张功能增强可能是儿童VVS的发生机制之一。研究还发现,心血管自主神经功能障碍也参与儿童VVS的发生,VVS患儿QT间期离散度(QTd)较对照组显著增大,差异具有统计学意义。体位性心动过速综合征患儿也存在血管内皮依赖性舒张功能增强及内皮功能障碍[9]。北京大学第一医院儿科针对尾加压素Ⅱ(urotensin Ⅱ,UⅡ)和儿茶酚胺抑素(catestatin,Cs)在小儿体位性心动过速综合征(postural orthostatic tachycardia syndrome,POTS)发病中的意义进行了探索,发现POTS组患儿血浆UⅡ水平降低,而血浆Cs浓度无明显变化,从而提出血管张力调节异常可能是POTS的发病机制之一[10]。

二、各型自主神经介导性晕厥的临床特点的研究

1. VVS　VVS是儿童晕厥中最常见的病因,约占所有晕厥患儿的80%。研究表明,这种疾病主要发生于11～19岁的女孩,通常表现为当患儿在持久站立时,或患儿看到流血、感到剧烈疼

痛、处在闷热环境、洗热水浴、运动或紧张等时，可诱发晕厥发作。起病前可有短暂的头晕、注意力不集中、面色苍白、视听觉下降、恶心、呕吐、大汗、站立不稳等先兆症状。直立倾斜试验（head-up tilt test，HUT）及舌下含化硝酸甘油激发的 HUT 是诊断和鉴别诊断该病公认的方法[11]。

2. POTS　　POTS 是慢性直立不耐受的表现之一，严重时也可导致晕厥发生。在不明原因晕厥儿童中，POTS 也占很大一部分比例。该病的临床特征是：多为学龄期儿童发病，女性的发病率高于男性，患儿在直立时出现以下症状，如头晕或眩晕、胸闷、头痛、心悸、面色改变、视物模糊、倦怠、晨起不适及晕厥等，患儿平卧后这些症状减轻或消失。POTS 的诊断标准是指在 HUT 试验或直立后的 10 min 内心率显著增加，同时伴有直立不耐受的症状，除外其他可导致自主神经系统症状的基础疾病，如贫血、心律失常、高血压、内分泌疾病及其他导致晕厥的心源性或神经源性疾病后，即可诊断[12]。

3. 直立性低血压（orthostatic hypotension，OH）　　OH 的定义是在倾斜或直立 3 min 内血压显著下降，收缩压下降大于 20 mmHg（1 mmHg＝0.133kPa），或舒张压下降大于 10 mmHg。随着患者的血压明显下降，患者可出现头晕、晕厥或先兆晕厥的症状。我们的研究结果显示，在儿童中该病并不常见。该病的发生机制目前也不清楚，有人认为该病主要是由患者的自主神经反应障碍造成，因此也有作者将其归为自主神经反应障碍这一类疾病中[13]。

4. 直立性高血压（orthostatic hypertension，OHT）　　目前尚缺乏统一的诊断标准，其发病机制与交感神经系统过度兴奋、血管肾上腺素高度敏感、压力反射感受器反射异常等有关。OHT 多见于老年人，自主神经功能失调的儿童发病率也较高，可导致慢性肾损害、心脑血管疾病，并与糖尿病周围神经病变、无症状性脑梗死等密切相关，可作为预测高血压、糖尿病、蛋白尿和肾脏疾病及未来自主功能障碍的危险因素及高血压靶器官损伤的长期评估指标。北京大学第一医院儿科在国内外最先报道 1 组 OHT 患儿，他们以患儿安静状态下平卧 10 min 时测定的血压为基础血压，自行站立后 3 min 时测量的血压为直立后血压，当站立后收缩压较基础血压升高≥20 mmHg 时定义为儿童直立性高收缩压，若站立后舒张压较基础舒张压升高≥10 mmHg 时定义为儿童直立性高舒张压，发现 OHT 患儿常出现的症状是晕厥、头晕、黑矇、恶心呕吐、头痛、面色苍白等，并且多由体位改变或持久站立诱发[14]。

三、小儿晕厥的诊断

（一）晕厥的诊断程序

由于晕厥是一种常见的病症，而且有部分患者具有高度的猝死的危险性，因此对于制定适用于晕厥患者的诊断程序是众多心脏病专家关注的问题。美国心脏病协会、欧洲心脏病协会两大心脏病专业机构都分别制定过晕厥患者的诊断及处理指南。我国"儿童晕厥及其相关疾病的临床研究"课题组的专家成员根据已有的晕厥诊疗指南，结合我国的研究现状制定了简单实用的符合我国儿童特点的晕厥诊断程序，并且联合全国多家医院进行多中心应用研究，在接近 2 年的时间内对918 例患儿进行了诊断，发现该诊断程序的有效率为 81.1%，而且通过对新诊断程序的卫生经济学评价发现，新诊断程序的平均就诊费用比传统诊断程序降低，诊断程序的确诊日比传统诊断程序明显缩短，平均住院日也明显缩短[4]。

（二）诊断方法的研究

VVS 是小儿最常见的晕厥病因，HUT 是诊断 VVS 的最重要的方法。HUT 一般分两种：基础 HUT（BHUT）及药物激发 HUT。我们于1997 年在我国儿科领域首先开展 BHUT[15]。近来，我们对于 BHUT 的试验技术进行了研究，证明倾斜 60°是适合于儿童的最佳角度[16]。

BHUT 最具有价值，其能够提供患儿发病时的血流动力学变化，能为合理用药和鉴别诊断提供依据。BHUT 特异度很高，可达 80%～100%，但其敏感度相对较低，为 20%～60%。因此，为提高其敏感度，常采用药物激发 HUT。我们课题组率先对不明原因晕厥患儿及正常健康儿童（对照组）开展舌下含化硝酸甘油 HUT（SNHUT）。先行 BHUT,阴性者再行 SNHUT($4\sim6$ μg/kg,最大量$\leqslant300$ μg)。研究结果示,BHUT 阳性率为 48%,对照组为 0;SNHUT 在晕厥组阳性率为 80%,对照组为 20%。SNHUT 诊断的敏感性和特异性均为 80%[11]。

我们进一步研究了不明原因晕厥儿童不同血流动力学反应模式及其与临床表型的关联,揭示其在不明原因晕厥及其相关疾病中的分布规律。研究发现,不明原因晕厥儿童在 HUT 中可表现出不同的血流动力学反应类型,除了经典的血管迷走反应外,还可出现体位性心动过速反应型及直立性低血压反应型,且不同的血流动力学类型与其临床表型之间有一定的关联[17]。

但是临床上有效地区分 VVS 和 POTS 等疾病对个体化治疗此类疾病具有重要的意义。我们课题组对鉴别该二类疾病的分子标志物也进行了探索,研究发现 POTS 血清铁(SI)中位数为 17.4 μmol/L[四分位数间距(interquartile range,IQR)$13.5\sim21.8$ μmol/L],VVS 血清铁中位数为 8.9 μmol/L(IQR$7.5\sim17.6$ μmol/L),两组间比较存在显著差异($P<0.01$)。以血清铁 11.8μmol/L 作为界值对 VVS 和 POTS 患儿进行鉴别诊断的灵敏度为 92.5%,特异度为 64.7%。因此我们提出,血清铁可能作为临床上鉴别 VVS 和 POTS 的初步方法[18]。

同时,心血管系统的新型气体信号分子 H_2S 在心血管疾病中的作用越来越受到重视,其广泛参与各种心血管疾病的形成和发展,包括动脉粥样硬化、肺动脉高压、冠心病、高血压等[14]。北京大学第一医院对其在晕厥儿童中的变化及意义进行了探索。研究发现,VVS 患儿及 POTS 患儿的血浆 H_2S 水平均较正常患儿升高,但 POTS 患儿的血浆 H_2S 水平显著高于 VVS 患儿,并且以血浆 H_2S 水平为 98 μmol/L 作为界值,可很好地鉴别 VVS 和 POTS 患儿,其敏感度为 90%,特异度为 80%。因此可将血浆 H_2S 水平作为鉴别儿童 VVS 和 POTS 的生物分子标志物[19]。

四、晕厥的治疗

反复发作的晕厥患者的生活质量明显下降,因此对 VVS 患儿进行治疗是必须的,也是必要的。对于晕厥儿童首先的处理是寻找病因,根据病因进行治疗。如心源性晕厥应纠正其心律失常。由于导致小儿晕厥最常见的病因是 VVS 及其相关疾病,因此我们重点对小儿 VVS 及其相关疾病的治疗进行了研究。

(一)增加盐及液体摄入疗法

饮食中增加盐的摄入和增加液体的摄入是治疗 VVS 及其相关疾病的基础。因为增加盐的摄入能增加细胞外液量和血浆,从而减少由于体位变化而引起的血流动力学改变。通过对 VVS 患儿进行健康教育(包括增加食盐和水的摄入),可使 20% 的患儿症状得到缓解。因为盐的补充和增加液体的摄入既相对安全又容易被患儿及其家长接受,所以对于 VVS 患儿作为最初的治疗方法是非常值得推荐的。近期人们关注 24 h 尿钠是否可以作为 POTS 患儿采用盐水治疗有效的预测指标。我们对患者 24 h 尿钠水平进行研究,发现 POTS 患儿存在 24 h 尿钠减少,并且其减少的程度与患者的症状严重程度相关。采用 ROC 曲线进行分析,结果表明以 24 h 尿钠高于 123.84 mmol 作为界值时,预测采用盐水治疗患儿的特异度为 71.4%敏感度为 90%。因此我们提出 POTS 患儿尿钠低于 123.84 mmol/24 h 为采用盐水治疗有效的预测指标[20]。这对我们临床上指导对 POTS 患儿进行个体化治疗提供了有力的证据。

(二)药物治疗研究

1. β受体阻滞剂 这类药物是治疗 VVS 患儿的最常用的药物。它能通过减少对心脏压力感受器的刺激,或者阻滞循环中高水平的儿茶酚胺的作用而发挥作用。我们探讨了美托洛尔在儿童 VVS 中的疗效。将 HUT 阳性的 VVS 患儿分为美托洛尔治疗组及对照组,发现美托洛尔治疗有效。但是在成人 VVS 患者中进行的随机双盲安慰剂对照的研究及我们的 1 项长期随访研究发现,β受体阻滞剂对治疗 VVS 患者可能无效[21]。因此,我们对比了对美托洛尔有效及无效的患儿在 HUT 过程中的血流动力学变化的不同,发现患儿在 HUT 过程中阳性反应前存在明显心率增快者(超过心率基础值 30 次/min 以上)应用 β受体阻滞剂更为有效[22]，从而提出了 VVS 的个体化治疗方案。我们通过 Meta 分析也得出β受体阻断剂可能是治疗 VVS 的有效药物，但有待更大规模、设计更精确严格、多中心的随机对照试验，进一步分析并研究其疗效[23]。

此外，北京大学第一医院儿科研究了β受体阻滞剂对儿童体位性心动过速综合征的治疗疗效。发现β受体阻滞剂可有效治疗体位性心动过速综合征患儿，缓解其体位改变后的异常的血流动力学改变[24]。

2. α受体激动剂　该药通过增加外周血管的收缩和减少静脉的血容量来发挥治疗作用。我们也探讨了米多君对 VVS 儿童的治疗效果。将 46 例的 VVS 儿童（年龄 12.2±2.9 岁）分为米多君组、美托洛尔组及基础治疗组（包括教育、建议增加盐和水分摄入），随访 6 个月。结果显示，3 组患儿 HUT 转阴率分别为 75%、65% 及 20%，米多君及美托洛尔组患儿的 HUT 转阴率明显高于基础治疗组（$P<0.05$）。在随访过程中晕厥复发率分别为 22.22%、30.67% 及 80.00%，前两者晕厥复发率显著低于后者（$P<0.05$）。结果表明米多君（2.5 mg, bid）可有效治疗 VVS 儿童[25]。我们通过 Meta 分析也发现α受体激动剂可有效治疗 VVS[26]。我们研究发现米多君还可有效治疗 POTS 患儿，其有效率可达 89.47%，治愈率达 68.42%[27]。我们在 118 例 POTS 患儿中比较了口服补液盐、美托洛尔和盐酸米多君的疗效，发现口服补液盐联合盐酸米多君或口服补液盐联合美托洛尔能提高儿童 POTS 的疗效，并且盐酸米多君的疗效较美托洛尔更为显著[28]。

盐酸米多君虽然提高 VVS 和 POTS 患儿的治疗效果，但其治疗效果并非完全理想，有部分患儿仍疗效不佳，临床上如何合理选择米多君治疗自主神经介导性晕厥是临床上的重要课题。我们在以往关于血管生物活性小分子创新性研究成果的基础上，揭示了肾上腺素质前体中段肽（MR-proADM）对α1 受体激动剂治疗儿童体位性心动过速综合征疗效的预测价值。研究发现，体位性心动过速综合征患儿血浆 MR-proADM 含量较正常对照儿童明显增高。盐酸米多君治疗有效者

的血浆 MR-proADM 含量明显高于治疗无效者。ROC 曲线分析结果显示，以血浆 MR-proADM 对儿童体位性心动过速综合征疗效进行预测，其曲线下面积为 0.879,95% 置信区间为（0.761,0.997），当以治疗前血浆 MR-proADM 61.5 pg/mL 作为界值时，其疗效预测的灵敏度 100%、特异度 71.6%。由此，我们在国际上首次提出 MR-proADM 可作为体位性心动过速综合征患儿治疗药物选择的重要指标。上述研究成果对于提高儿童功能性心血管疾病的治疗水平、推动血管生物活性小分子转化医学发展具有重要的科学意义[29]。

如前所述，血管内皮依赖性舒张功能增强可能是儿童 VVS 的发生机制之一。我们课题组围绕血管内皮依赖性舒张反应（flow-mediated vasodilation, FMD）对米多君治疗 POTS 患儿的疗效预测作用进行了研究。研究发现，以治疗前 POTS 患儿的 FMD 为 9.85% 为界值时，其对米多君治疗 POTS 患儿的疗效预测的灵敏度为 71.6%，特异度 77.8%。因此提出 FMD 可作为米多君治疗 POTS 患儿预测指标之一[30]。近来，北京大学第一医院儿科的研究还发现，红细胞硫化氢水平可预测米多君对 POTS 患儿的治疗疗效[31]。

3. 其他药物　其他药物包括氟氢可的松、5-羟色胺再摄取抑制剂等用于治疗儿童 VVS 均有报道，但是通过随机对照研究都没有发现其显著的疗效[32]。

（三）起搏治疗

欧洲及北美国家均在成人患者中进行过 VVS 起搏治疗的随机、对照、前瞻性研究，研究得出的结论并不十分一致[33]。在儿童中应用起搏治疗 VVS 的报道非常少。我们曾对 1 例在 HUT 过程中发现心脏停搏达 5 秒的反复晕厥发作的 VVS 患儿，安装了 VVI 起搏器治疗。目前随访已达 1 年以上，该患儿未再出现晕厥的复发，提示通过起搏器治疗可能对一些严重的心脏抑制型患儿或恶性 VVS 有效。

总之，目前对儿童 VVS 及其相关疾病的临床研究取得了很大进展。但还应当继续加倍努力，对

于导致小儿晕厥的其他反射性晕厥类型如体位性心动过速综合征、直立性低血压等的临床特征及诊治应进一步加强研究；对于 VVS 及其相关疾病的发病机制的研究应当进一步加强；对于 VVS 的治疗应当进行多中心的前瞻性评价，并根据其血流动力模式以及生物标志分子选择合适的药物。

参 考 文 献

1. 中华医学会儿科学分会心血管血组，中华儿科杂志编辑委员会.儿童晕厥诊断指南.中华儿科杂志，2009，47：99-100.

2. European Heart Rhythm Association（EHRA），Heart Failure Association（HFA），Heart Rhythm Society（HRS）et al. Guidelines for the diagnosis and management of syncope（version 2009）：the Task Force for the Diagnosis and Management of Syncope of the European Society of Cardiology（ESC）. Eur Heart J, 2009, 30：2631-2671.

3. Martin K, Bates G, Whitehouse WP. Transient loss of consciousness and syncope in children and young people：what you need to know. Arch Dis Educ Pract Ed, 2010, 95：66-72.

4. Zhang Q, Du J, Wang C, et al. The diagnostic protocol in children and adolescents with syncope — a multi-center prospective study. Acta Pediatr, 2009, 98：879-884.

5. 张清友，杜军保，秦炯等.晕厥儿童病因学及其临床特征的研究.中华儿科杂志，2007，45：59-63.

6. 张清友，杜军保，李万镇.儿童体位性心动过速综合征的临床特征及随访研究.中华儿科杂志，2005，43：165-169.

7. Chen L, Yang Y, Wang C, et al. A multicenter study on hemodynamic characteristics in children with unexplained syncope in China. Chin Med J, 2006, 119：2062-2068.

8. 张清友，杜军保，李源等.血管迷走性晕厥儿童血管内皮功能的彩色多普勒超声研究.中国实用儿科杂志，2005，20：482-484.

9. Ying L, Stella C, Xueqin L, et al. Flow-mediated vasodilation and endothelium function in children with postural orthostatic tachycardia syndrome. Am J Cardiol, 2010, 106：378-382.

10. 廖莹，杜军保，唐朝枢等.体位性心动过速综合征儿童血浆尾加压素Ⅱ和儿茶酚胺抑素的变化及意义.北京大学学报医学版，2011，43：436-439.

11. 张清友，杜军保，李万镇.舌下含化硝酸甘油直立倾斜试验对儿童不明原因晕厥的诊断研究.中华儿科杂志，2004，42：371-374.

12. 张清友，杜军保，李万镇.体位性心动过速综合征的临床研究进展.中华儿科杂志，2010，48：36-38.

13. 阿依古丽，杨晓征，杜军保等.儿童直立性低血压3例临床分析.中国医刊，2006，41（4）：46-47.

14. 赵娟，杨锦艳，金红芳等.儿童直立性高血压的临床特征.中华儿科杂志，2012，50：839-842.

15. 杜军保，李万镇，陈建军.基础直立倾斜试验对儿童不明原因晕厥的诊断研究.中华儿科杂志，1997，35：309-312.

16. Lin J, Wang Y, Ochs T, et al. Tilt angles and positive response of head-up tilt test in children with orthostatic intolerance. Cardiol Young, 2013, 15：1-5.

17. Zhang Q, Karmane SI, Du J. Physiologic neurocirculatory patterns in the head-up tilt test in children with OI. Pediatr Int, 2008, 50：195-198.

18. 李佳蔚，张清友，高洁等.血清铁在鉴别儿童血管迷走性晕厥和体位性心动过速综合征中的意义.北京大学学报（医学版），2013，45：923-927.

19. Fenwei Z, Xueying L, Stella C, et al. Preliminary observations on the value of plasma hydrogen sulfide in differential diagnosis between vasovagal syncope and postural orthostatic tachycardia syndrome in children. J Pediatr, 2012, 160：227-231.

20. Zhang Q, Liao Y, Tang C, et al. Twenty-four-hour urinary sodium excretion and postural orthostatic tachycardia syndrome. J Pediatr. 2012, 161, 281-284.

21. Sheldon R, Connolly S, Rose S, et al. Prevention of syncope trial（POST）：A randomized, placebo-controlled study of metoprolol in the prevention of vasovagal syncope. Circulation, 2006, 113：1164-1170.

22. 张清友，杜军保，甄京兰等.血管迷走性晕厥儿童在直立倾斜试验中血流动力学变化及其对美托洛尔疗效的预测.中华医学杂志，2007，87（18）：1260-1262.

23. 廖莹，李雪迎，张燕舞等.β-受体阻滞剂治疗血管迷走性晕厥的 Meta 分析.北京大学学报（医学版），2008，40：603-609.

24. 张清友，杜军保，王瑜丽.β-受体阻滞剂联合口服生理盐水治疗儿童体位性心动过速综合征疗效分析.临床儿科杂志，2006，24：357-362.

25. Qingyou Z, Junbao D, Chaoshu T. The efficacy of midodrine hydrochloride in the treatment of children with vasovagal syncope. J Pediatr, 2006, 149：777-780.

26. Liao X, Li X, Zhang Y, et al. α-adrenoceptor agonists for the treatment of vasovagal syncope：a

meta-analysis of worldwide published data. Acta Pediatr，2009，98：1194－1200.

27. Li C，Li W，Jinghui S，et al. Midodrine hydrochloride is effective in treatment of children with postural orthostatic tachycardia syndrome. Circ J，2011，75：927－931.

28. 张凤文，廖莹，李雪迎等.儿童体位性心动过速综合征美托洛尔和盐酸米多君治疗 118 例报告.中华儿科杂志,2011，49：428－432.

29. Zhang F，Li X，Ochs T，et al. Midregional pro-adrenomedullin as a predictor for therapeutic response to midodrine hydrochloride in children with postural orthostatic tachycardia syndrome. J Am Coll Cardiol，2012，60：315－320.

30. Liao Y，Yang J，Zhang F，et al. Flow-mediated vasodilation as a predictor of therapeutic response to midodrine hydrochloride in children with postural orthostatic tachycardia syndrome. Am J Cardiol，2013，112：816－820.

31. Yang J，Zhao J，Du S，et al. Postural orthostatic tachycardia syndrome with increased erythrocytic hydrogen sulfide and response to midodrine hydrochloride. Cardiol Young，2013，15：1－5.

32. 张清友,杜军保.儿童和青少年血管迷走性晕厥的物理治疗及药物应用.中国医刊,2006,41：23－25.

33. Raviele A，Giada F，Menozzi C，et al. A randomized, double-blind, placebo-controlled study of permanent cardiac pacing for the treatment of recurrent tilt-induced vasovagal syncope. The vasovagal syncope and pacing trial（SYNPACE）. Eur Heart J，2004，25：1741－1748.

第七十六章 儿童功能性心血管疾病的诊治进展

>>>>>> 王 成

随着社会进步、经济发展和预防保健措施的加强,儿童器质性心血管疾病的诊治水平不断提高,其预后不断改善,儿童功能性心血管疾病发病率逐年增加。儿童功能性心血管病指具有心血管症状,而又找不到器质性证据的一系列疾病总称,包括血管迷走性晕厥(VVS)、体位性心体动过速综合征(POTS)、直立性低血压(OH)、直立性高血压(OHT)等。临床常表现为不明原因胸闷、心悸、头晕、头痛、乏力、胸痛、先兆晕厥或晕厥等心血管症状,可自觉气短、叹气、恶心、胸闷,在体位改变、情绪紧张时加重,卧位后减轻,具有发病率高、容易忽视、反复发作、诊断困难、预后较好的特点。由于医务人员对这类疾病认识起步较晚,常常导致临床误诊、误治或过度诊疗,严重影响了患儿生活质量,增加了患儿及其家庭的经济负担和精神负担。因此,研究儿童功能性心血管疾病成为当今社会发展中迫切需要解决的课题。

多数功能性心血管疾病发病与自主神经功能紊乱有关。小儿正处于生长发育时期,自主神经系统发育处于不断成熟过程,此时最易受生活方式、心理因素、体位改变、环境等影响,导致交感神经、副交感神经平衡失调。有时只需要恰当强调改变生活方式就能取得良好治疗效果,有利于儿童以健康的心态全心投入到学习生活的成长环境中。

当前国内外儿童功能性心血管疾病的诊断和治疗缺乏规范化的公认标准。深入研究这类疾病,对制定符合我国卫生经济学的儿童规范化诊治方案、提高患儿生活质量、促进健康成长具有重要的社会意义。

一、血管迷走性晕厥

VVS 以晕厥发作时心动过缓和周围血管舒张为特征。其发病机制尚不明确,多认为与 Bezold - Jarisch 反射引起的血流动力学变化密切相关,除此之外,呼吸功能异常、抗利尿激素、神经肽、儿茶酚胺类、5 - 羟色胺能系统、胰岛素敏感性、血清电解质等诸因素也可能参与到 VVS 发病机制中。VVS 占儿童不明原因晕厥的 80%,虽然是良性自限性疾病,但发生时可对患儿造成躯体及精神伤害,反复发作会影响其生活质量。因此,儿童 VVS 的及时诊断及有效干预尤为重要。

晕厥是临床上一种常见病症。18 岁前 15% 的青少年至少有过 1 次晕厥经历,20 岁学生中 20% 男性和 50% 女性至少有过 1 次晕厥发作[1]。瞬间直立性低血压的青少年患者中有 68% 发生过晕厥,但随年龄增加而消失[2]。晕厥发病率存在年轻人(15 岁左右)和老年人两个年龄高峰,女性是男性的 2 倍。长沙市中学生初步调查显示约 30% 有过晕厥发作经历[3]。男女比例在儿童组为 1:1.7,成人组为 1:3.1,女性患者中成人组高于儿童组($P<0.05$)[4]。

（一）诊断

1. 基本方法 详细询问病史及体格检查

将为 VVS 的诊断及预后判断提供一定线索。病史询问内容包括晕厥发作次数、发作前诱因及晕厥先兆症状等。VVS 存在反复发作倾向,患者就诊时是否已经历多次晕厥发作,对日后该患者是否会出现反复晕厥发作具有一定预测价值[5,6]。VVS 发生常存在一定诱因,儿童发作诱因的前 5 位依次为长久站立、体位改变、劳累、情绪影响及闷热环境[4],因此在询问病史时应帮助患儿及家属认识 VVS 发作诱因并在日后生活中尽量避免。晕厥先兆症状是指 VVS 发作前及发作过程中所出现的一系列典型症状和体征,儿童常见的晕厥先兆症状有头晕、面色苍白、出冷汗、乏力、恶心、呕吐、心慌、身体潮热、黑矇、气促、胸闷等。因此在询问病史时应帮助患儿及家属正确认识这些晕厥先兆症状,以便 VVS 发作早期及时采取有效干预措施,避免躯体意外伤害发生。VVS 患儿体格检查时常无阳性体征发现,需进一步进行 12 导联心电图、24 h 动态心电图、超声心动图、心电图运动负荷试验、心内电生理检查、头颅影像学检查、脑电图、心肌酶、血糖和电解质检查等以明确晕厥原因,排除器质性疾病如心肌病、肺动脉高压、发绀型先天性心脏病及某些心律失常等引起的晕厥。

2. 直立倾斜试验(HUTT)　　HUTT 是国内外公认的诊断 VVS 的准金标准。对于通过上述基本方法仍不能明确诊断的患者应进行 HUTT。HUTT 包括基础直立倾斜试验(BHUT)和药物激发直立倾斜试验,具体方法如下。

(1)试验前准备:试验前 3 d 停用一切影响自主神经功能的药物,试验前 12 h 禁食,试验环境要求安静、光线黯淡、温度适宜。应用多导生理监护仪监测心电图及血压变化,出现晕厥或晕厥先兆症状时连续记录[7]。由于 HUTT 能诱发晕厥重现,在试验过程中存在一定的危险,因此 HUTT 前需要得到患儿家长或监护人的知情同意。

(2)BHUT:患儿仰卧 10 min,记录基础动脉血压、心率及心电图,然后再站立于倾斜床上,倾斜 60°,直至出现阳性反应或完成 45 min 的全过程。

(3)药物激发直立倾斜试验:为提高 HUTT 敏感度,需在 BHUT 基础上进行药物激发的 HUTT,主要有舌下含化硝酸甘油倾斜试验(SNHUT)和异丙肾上腺素激发试验(ISOHUT)两种。由于 ISOHUT 需要建立静脉通道,异丙肾上腺素可影响患者自主神经系统稳定性,且大剂量时易致心律失常,副反应大,安全性差,因此 ISOHUT 难以在儿科广泛应用。目前在 VVS 儿童行药物激发 HUTT 时主要采用 SNHUT。研究表明,儿童 SNHUT 能将阳性率提高到 62.1%~80.0%[8,9],且诱发晕厥的时间缩短。Dindar 等[10]发现儿童 SNHUT 敏感性 77.5%,特异性 91.6%,舌下含化硝酸甘油在儿童 VVS 诊断方面具有实用性和客观性。SNHUT 具体操作方法:在 BHUT 基础上,若完成 45 min 试验时,患儿的反应仍为阴性,则令患儿保持在同一倾斜角度下站立在倾斜床上并舌下含化硝酸甘油(4~6)μg/kg(最大量不超过 300 μg),再持续观察至出现阳性反应或含药后 20 min,含药后动态监测动脉血压、心率,并动态描记心电图[7]。

(4)阳性标准:当患儿在 HUTT 中出现晕厥或晕厥先兆症状伴下述情况之一者为阳性反应[7]:① 血压下降;② 心率下降;③ 出现窦性停搏、交界性逸搏心率;④ 一过性二度或二度以上房室传导阻滞及长达 3 秒的心脏停搏。其中血压下降标准为收缩压≤80 mmHg 或舒张压≤50 mmHg,或平均血压下降≥25%。心率减慢是指心动过缓:4~6 岁心率<75 次/min,7~8 岁<65 次/min,8 岁以上<60 次/min。

(5)反应类型:根据 HUTT 时血压和心率的变化分 3 类[7]:① VVS 血管抑制型:指血压明显下降、心率无明显变化者;② VVS 心脏抑制型:指以心率骤降为主、收缩压无明显变化者;③ VVS 混合型:指心率与血压均有明显下降者。

(6)儿童 HUTT 值得注意的几个问题:

1)HUTT 结果反应类型的转换:临床上可见到同一受试者在两次或多次 HUTT 检查时,阳性结果的反应类型可能不一致或发生转换。胡春艳等[11]报道 HUTT 阳性的 50 例 VVS 患者(年龄7～53岁,平均14.82±8.55岁),经健康教育与药物干预后随诊并复查HUTT。第1次HUTT复查(与初诊间隔时间18.2±3.4月)50例中有5例(10%)HUTT反应类型发生改变,第2次HUTT复查(与第1次复查间隔时间3.3±2.3月)10例中有2例(20%)HUTT反应类型发生改变。反应类型发生转变见于以下4种类型:① 心脏抑制型转变为混合型;② 血管抑制型转变为混合型;③ 混合型转变为心脏抑制型;④ 混合型转变为血管抑制型。HUTT反应类型转变的机制可能受儿童自主神经功能状态、干预治疗方法及儿童对HUTT的耐受性差异等多因素影响。此外,技术人员对受试者出现阳性反应时的判断标准可能也影响HUTT反应类型的确定。如VVS混合型患者在HUTT过程中可能会出现3种反应情况:① 心率减慢和血压下降同时出现;② 先出现血压下降,后出现心率减慢;③ 先出现心率减慢,后出现血压下降。对于在HUTT过程中出现第1种反应情况的VVS混合型,医务人员能准确判断HUTT类型,而对于在HUTT过程中出现第2种或第3种反应类型的VVS混合型患者,受检者的耐受性以及医务人员对受检者出现阳性反应时的判断依据可影响HUTT反应类型确定。若受检者耐受力差,HUTT过程中自觉症状重,虽仅出现轻微血流动力学改变,但不能坚持到试验结束,医务人员可能会立即中止HUTT程序,以免受检者发生意外,就会把混合型判断为心脏抑制型或血管抑制型。上述两种情况下,再次复查HUTT时,若受检者耐受性增强,则判断HUTT反应类型与前次的结果可能不一致,就会出现心脏抑制型或血管抑制型转变为混合型的情况。

2) 儿童POTS合并VVS的诊断:POTS与对直立刺激的调节障碍导致中心性低血容量有关,治疗重点在于增加外周血管张力和血容量。VVS则是通过阻断VVS触发机制中的某些环节达到治疗目的。由于POTS和VVS发病机制、血流动力学改变及治疗方案存在差异,临床鉴别POTS与VVS尤为重要。临床上可见到部分VVS病例中可能首先表现为POTS征象。吴礼

嘉等[12]报道HUTT诊断的POTS儿童57例(男29例,女28例,年龄5～16岁,平均12.2±1.9岁),发现在可以耐受倾斜体位的前提下,通过延长HUTT时间,24例(42%)经HUTT诊断合并VVS(血管抑制型20例,混合型3例,心脏抑制型1例)。因此,POTS和VVS可同时出现于同一儿童,部分POTS儿童在能耐受倾斜体位的前提下,延长HUTT时间有利于防止VVS漏诊,为临床有效确定治疗方案提供较准确的客观依据。

3) 预测价值:HUTT与VVS患者临床晕厥发作频次的关系研究较多,但结论存在差异。Aerts等[13]通过对131例患者的HUTT与晕厥复发率研究发现,BHUT在阳性组与阴性组之间未见差异(26% vs 30%,$P>0.05$),SNHUT在阳性组明显高于阴性组(34% vs 13%,$P<0.05$),认为SNHUT是反复晕厥发作有意义的预测因子。HUTT时血流动力学变化与HUTT阳性结果的关系,Gielerak等[14]报道在年龄13～82岁(平均34.2±13.7岁)不明原因晕厥(UPS)(最后6个月至少发生过2次晕厥)患者,HUTT开始3 min无症状性外周血管阻力下降是预测HUTT阳性结果有意义的指标。但也存在相悖的研究结果。Schuchert等[15]认为与晕厥相关的精神创伤及其病史(包括先兆晕厥发作次数)对HUTT结果或反复晕厥发作(随访1年)没有预测价值。Prakash等[16]报告6～79岁先兆晕厥($n=43$)、晕厥($n=43$)及无症状没有晕厥史的健康对照($n=14$)HUTT结果,发现阳性率在晕厥病史者占49%,先兆晕厥病史者占4.6%,反复晕厥者占64%,认为HUTT对诊断UPS特别是反复晕厥患者价值较大,但不能用于先兆晕厥患者的评估。多数学者认为HUTT结果对预测晕厥没有价值[17]。作者[18]曾报道不明原因晕厥儿童251例(男112例,女139例,年龄4～18岁,平均12.25±3.27岁),发现HUTT与儿童VVS临床晕厥反复发作频次无明显关系。

4) 儿童HUTT特点:儿童因自主神经处在不断发育状态,较成人更具不稳定性,HUTT反应变化快,晕厥或晕厥先兆症状出现早,同时儿童配合完成HUTT全过程较成人难度大,因此,

HUTT 监护更要符合儿童的心理和生理特点,用鼓励、表扬等语言取得儿童全程检查的配合。儿童 HUTT 时易诱发心律失常。李雯等[19]报道在 BHUT 或 SNHUT 阳性反应出现后发生心律失常的 166 例患儿(男 84 例,女 82 例,年龄 4～18 岁,平均 11.66±2.82 岁),显示儿童 HUTT 阳性反应发生后常见心律失常为窦性心动过缓、交界性逸搏心律和窦性停搏,年龄小可能更容易并发严重心律失常;在 BHUT 及 SNHUT 中心律失常与晕厥或接近晕厥临床表现、血压下降出现早晚情况无差异。有关 6 岁以下儿童的 HUTT 国内外未见报道。林萍等[20]报道进行 HUTT 的 2～6 岁(平均 5.28±0.85 岁)儿童 144 例(男 81 例,女 63 例),显示受试儿童能较好地配合完成 HUTT(BHUT 8 例,SNHUT 136 例),未出现严重副反应。其中 4 例 4 岁以下儿童除 1 例(3 岁 1 个月)男童在 BHUT 结束时因哭闹没有完成 SNHUT 外,另外 3 例均在家属陪伴安抚下完成 SNHUT 全过程,表明 6 岁以下儿童 HUTT 在临床上具有较好的安全性和依从性。郑慧芬等[21]报道 HUTT 检查 170 例(男 64 例,女 106 例,年龄 3～70 岁,平均 23.18±15.40 岁),显示儿童较成人易于发生阳性反应,HUTT 期间出现心电图变化者阳性反应可能性增加,尤其是窦性心律不齐和窦性心动过缓出现时要警惕发生阳性反应。HUTT 结果在不同年龄和 HUTT 期间有无心电图变化之间存在明显差异,多因素 Logistic 回归分析发现年龄和 HUTT 期间心电图变化与 HUTT 阳性结果相关。其中,年龄为保护因素,HUTT 期间心电图变化为危险因素,提示年龄和 HUTT 期间心电图变化可预测阳性结果。

可见,HUTT 存在一定的年龄和性别特点,HUTT 期间出现心电图变化者阳性反应可能性增加,尤其是窦律不齐和窦性心动过缓出现时要警惕发生阳性反应。儿童 HUTT 表现快速多变,易诱发出心律失常,诱导晕厥发作,存在一定风险。但密切观察 HUTT 阳性表现时生命体征变化,及时采取有效护理措施,儿童 HUTT 还是安全的。

5) 安全性:关于 HUTT 的安全性评价,多数学者倾向于该检查是安全的。Macedo 等[17]认为,如果按照建议的 HUTT 程序进行操作,在排除器质性心脏病引起的晕厥时,HUTT 操作是安全的。心电图出现长间歇在 HUTT 中并不罕见,但大多数病例并非必要进行初期复苏处理,因为快速回到仰卧位或保持垂头仰卧位(特伦德伦伯卧位,Trendelenburg position)就足以促进意识恢复。HUTT 在儿童的应用,目前报道未出现明显并发症。Lai 等[22]报道 6～18 岁儿童 HUTT 79 例,认为 HUTT 具有较高的特异性,未发现与 HUTT 相关的并发症。

因此,HUTT 是诊断儿童不明原因晕厥的重要方法,虽然存在一定的风险,但只要密切观察,根据儿童的生理心理特点进行监护,临床应用安全可靠。

3. 诊断标准　VVS 临床诊断标准[7]:① 年长儿多见;② 多有诱发因素;③ 有晕厥表现;④ HUTT 达到阳性标准;⑤ 除外其他疾病。

(二)治疗

VVS 治疗目的是预防晕厥发作,防止发生晕厥相关性躯体意外伤害,改善生活质量,降低死亡危险。并非全部 VVS 患儿都需要药物治疗。Bloomfield 等[23]认为单纯非药物治疗也可有效减少 VVS 反复发作。

1. 非药物治疗　包括健康教育、直立训练和口服补液盐等。

(1)健康教育:目的在于提高患者自我保护意识,预防和减少 VVS 发作。其内容包括教育患儿及家长,使其认识到 VVS 是一种自限性的良性病症,让其减轻心理负担,指导患儿及家长正确认识 VVS 的常见先兆和触发因素,避免可能触发晕厥发作的诱因,采取有效的干预措施,如迅速采取平卧体位,也可抬高下肢、取坐位或蹲位,双腿交叉使大腿和腹部肌肉紧张也可有效预防青少年晕厥发作。

(2)直立训练:重力是维持直立耐受的重要因素。睡在头低 6°的倾斜床上,直立耐受能力明显下降[24]。反复晕厥患儿坚持长期规律倾斜锻炼、站立训练等,可降低血管顺应性和心肺感受器敏感性,激活自主神经系统,减少站立位血液在下肢蓄积,有助于预防或减少晕厥反复发作[25]。Gajek 等[26]报道由 HUTT 诊断的 24 例 VVS 成人患者经 1~3 个月的倾斜训练,发现其自主神经系统对直立位反应的活性降低,可预防 VVS 发生。但也存在相反的观点,On 等[27]对由 HUTT 诊断的 42 例 VVS 患者随访 4 周后复查 HUTT,发现患者在家中进行直立训练对预防 VVS 发作无效。

(3) 口服补液盐治疗:临床上发现口服补液盐是治疗 VVS 的有效方法。推荐使用口服补液盐(ORS),剂量为 14.75g/d,兑入 500 mL 水中分次口服。增加饮食中水、盐摄入,可增加细胞外液和血容量,避免 HUTT 时左心室充盈量不足导致的排空效应,防止迷走神经活性增强诱发晕厥发作,增强患者对直立体位的耐受性,特别适用于血管抑制型 VVS 患者。EI - Sayed 等[28]对 20 例 VVS 患者进行 ORS 治疗的随机双盲对照研究发现,经过超过 2 个月的随访,VVS 患者临床症状得到较大改善,尤其在以前盐摄入量低于 170 mmol/d 的患者,其血容量有所增加,对直立的耐受也增加,症状改善更为明显。Younoszai 等[29]对 58 例 VVS 患儿进行 ORS 治疗研究发现,92％患儿症状得到完全缓解。但少数学者却认为饮水与直立不耐受没有相关关系。Bellard 等[30]报道 86 例 VVS 患者随机予以 1 500 mL/d 水和 1 500 mg/d 氯化钠,治疗 10 d 后复查 HUTT,发现上述治疗对 HUTT 阳性结果不产生影响(阳性率分别为 52％ vs 54％,$P > 0.05$),血浆容量与 HUTT 阳性率之间无明显相关,低血容量患者平均分布在 HUTT 阳性组和 HUTT 阴性组。临床观察到 ORS 对防治 VVS 反复发作有效,但仍需进行全国性的多中心、大样本、对照的研究来证实。

2. 药物治疗 对于反复晕厥发作、晕厥或晕厥先兆症状较重且严重影响生活质量的 VVS 患儿,需要在非药物治疗基础上进行药物干预。目前治疗 VVS 药物的选择均基于对其发病机制的研究,旨在通过药物治疗阻断 VVS 发病机制中的某些环节。常用的药物有 β 受体阻滞剂、氟氢可的松、α 受体激动剂、5-羟色胺再摄取抑制剂、血管紧张素转换酶抑制剂等。

(1) β-肾上腺素能受体(AR)阻滞剂:β-AR 阻滞剂是第 1 个用来治疗 VVS 的药物,目前 β-AR 阻滞剂对 VVS 的疗效存在争议。多数学者认为 β-AR 阻滞剂对治疗和预防 VVS 无效。β-AR 阻滞剂的几项非对照研究报告中[31],7 项研究有 5 项显示 β-AR 阻滞剂对 VVS 无效。Sheldon 等[32]在 1 项随机对照研究美托洛尔预防 VVS 的大规模临床试验中,显示 HUTT 对美托洛尔的治疗没有预测价值,治疗效果在＜42 岁与≥42 岁的年龄组之间不存在差异。Eldadah 等[33]报道普奈洛尔不能预防倾斜诱导的血管舒张和晕厥,不能提高血浆肾上腺素浓度。HUTT 反应类型可以发生转化,其中血管抑制型与混合型相互转化占 62.5％(5/8),类型没有变化占 25％(2/8)。但也有学者提出 β-AR 阻滞剂对治疗 VVS 有效。Dendi 等[34]通过荟萃分析 24 次 β-AR 阻滞剂治疗 VVS 的临床试验,显示非选择性 β-AR 阻滞剂比选择性的 β1 受体阻滞剂能更好地预防 VVS。Jhamb 等[35]发现 β-AR 阻滞剂可增加颈动脉窦综合征中所有心脏抑制型的心率。Mahanonda 等[36]报道对 42 例 VVS 患者随机用阿替洛尔(占 71％)和安慰剂(占 29％)治疗 1 个月,发现阿替洛尔组晕厥先兆及晕厥发作频次明显减少。Cox 等[37]对反复晕厥患者($n = 137$)给予 β-AR 阻滞剂或非随机的不给药治疗,随访 28±11 个月,显示治疗组比未治疗组反复晕厥的发生率明显降低。

(2) α-AR 激动剂:通过增加外周血管阻力与减少静脉血容量发挥作用。米多君(Midodrine)是该类的代表药物。刘晓燕等[38]曾报道 48 例不明原因晕厥或晕厥先兆、HUTT 阳性的 VVS 患儿分别予以健康教育($n = 10$)、健康教育＋口服补液盐($n = 23$)、健康教育＋口服补液盐＋米多君($n = 15$)进行干预,随访 6 个月发现,HUTT 总转阴率在健康教育组、口服补液盐组及米多君组分别为 20.0％、60.9％及 80.0％,其中米多君组及口服补液盐组均明显高于健康教育组($P < 0.05$);随访 6~12 个月,晕厥及晕厥先兆复发率在健康教育组、口服补液盐组、米多君组分别为 60.0％、52.2％及 13.3％,且米多君组明显低

于前两组($P<0.05$)。因此认为健康教育和补液盐是治疗 VVS 儿童的基本措施,米多君能增加其干预效果,且安全有效。张清友等[39]报道 46 例晕厥反复发作、HUTT 阳性的 VVS 患儿分为米多君组、美托洛尔组及基础治疗组,随访 6 个月发现米多君组、美托洛尔组及基础治疗组 3 组患儿HUTT 转阴率分别为 75.0%、65.0% 及 20.0%,米多君组及美托洛尔组患儿的 HUTT 转阴率明显高于基础治疗组($P<0.05$),而给药治疗的两组患儿的 HUTT 转阴率差异无统计学意义($P>0.05$)。在随访过程中,米多君组及美托洛尔组晕厥复发率分别为 22.2% 及 30.7%,而基础治疗组的晕厥复发率为 80.0%,前两组晕厥复发率显著低于后组($P<0.05$),前两组之间的复发率差异无统计学意义($P>0.05$)。认为米多君可有效治疗儿童 VVS。但米多君存在皮疹、感觉异常、尿潴留及平卧位高血压等副反应,因此在治疗过程中应严密监测其副反应的发生。

(3)氟氢可的松:为一种肾上腺盐皮质激素,能促进肾脏对钠的重吸收而增加血容量,影响压力感受器敏感性,增加血管对缩血管物质的反应,减轻迷走神经活性,发挥对 VVS 的治疗作用。Salim等[40]对 33 例 VVS 患儿进行随机双盲安慰剂对照实验,治疗组使用盐(1g/d)和氟氢可的松(0.1 mg/d),对照组每天服 2 粒安慰剂,1 年后随访,晕厥复发在治疗组为 55.6%,对照组为 35.7%($P<0.04$)。服用安慰剂的儿童停药后再次出现症状,考虑药物治疗晕厥时安慰剂效应发挥了很大作用。

(4)5-羟色胺再摄取抑制剂:可阻断突触间隙 5-羟色胺的重摄取,使突触后膜 5-羟色胺受体密度下调、降低 5-羟色胺的反应,从而减轻VVS 发作时由 5-羟色胺能导致迷走神经介导的心动过缓和血压下降。Lenk 等[41]用舍曲林

(50 mg/d)治疗 15 例 VVS 患儿,其中药物不耐受者 3 例,2 例在治疗过程中晕厥复发,10 例重复HUTT 时 6 例为阴性,认为对常规药物治疗效果不佳患儿,舍曲林可能有效,但其副反应较大,最严重时可导致心跳骤停,故应慎用。

(5)其他药物:包括血管紧张素转换酶抑制剂、丙吡胺、抗胆碱能药物、茶碱、可乐宁等。丙吡胺由于其负性肌力和抗胆碱能及直接的外周血管收缩作用而用于 VVS 的治疗。抗胆碱能药可减轻 VVS 时的高度迷走神经紧张。这些药物的疗效尚需进一步研究证实。

3. 起搏治疗　起搏治疗并不作为 VVS 儿童首选治疗方法,仅适用于反复发作心脏停搏,且停搏时间逐渐延长的患儿。为确定永久性心脏起搏器能否预防儿童严重而频繁的 VVS 发作及双腔起搏是否优于单腔起搏,Mcleod 等[42]对 12 例2~14 岁儿童进行双盲试验,发现置入永久性心脏起搏器是治疗严重 VVS 患儿的有效手段,且在儿童双腔起搏器与单腔起搏器同样有效,与成人报道的双腔起搏器效果更佳不同,但在预防综合病症方面儿童与成人均表现为双腔起搏器效果更佳。幼儿正处在生长发育时期及置入起搏器时易并发危险,以置入单腔起搏器较适合;年长儿童因其能意识到晕厥先兆发作及起搏器综合征带来的麻烦,则以置入双腔起搏器更佳。

可见,目前 VVS 儿童的诊断通过详细询问病史、体格检查、相关辅助检查排除器质性疾病后进行 HUTT 来诊断。VVS 的治疗目的在于预防晕厥发作,防止发生晕厥相关性躯体意外伤害,改善生活质量,从而降低死亡危险。健康教育、直立训练、口服补液盐等治疗可有效减少多数 VVS 儿童的反复发作,仅少数 VVS 患儿需接受药物治疗。

参 考 文 献

1. Wieling W, Ganzeboom KS, Saul JP. Reflex syncope in children and adolescents. Heart, 2004, 90(9): 1094-1100.
2. Yamaguchi H, Tanaka H, Adachi K, et al. Beat-to-beat blood pressure and heart rate responses to active standing in Japanese children. Acta Paediatr, 1996, 85(5): 577-583.
3. 胡尔林,王成,刘晓燕.长沙市中学生不明原因晕厥发病率调查.实用预防医学,2009,16(4):1065-1067.
4. 薛小红,王成,李苦香等.儿童和成人血管迷走性晕厥

的临床特征差异. 中华心血管病杂志,2008,36(4)：323 - 326.

5. 吴礼嘉,王成. 血管迷走性晕厥患者心电图改变研究进展. 国际儿科学杂志,2010,37(3)：308 - 310.

6. Kouakam C, Vaksmann G, Pachy E, et al. Long-term follow-up of children and adolescents with syncope：predictor of syncope recurrence. Eur Heart J, 2001, 22(17)：1618 - 1625.

7. 中华医学会儿科学分会心血管学组,中华儿科杂志编辑委员会. 儿童晕厥诊断指南. 中华儿科杂志,2009, 47(2)：99 - 101.

8. 王成. 儿童直立倾斜试验的若干问题. 中国医刊, 2012,47(9)：33 - 36.

9. 张清友,杜军保,李万镇. 舌下含化硝酸甘油直立倾斜试验对儿童不明原因晕厥的诊断研究. 中华儿科杂志,2004,42(5)：371 - 374.

10. Dindar A, Cetin B, Ertugrul T, et al. Sublingual isosorbide dinitrate-stimulated tilt test for diagnosis of vasovagal syncope in children and adolescents. Pediatr Cardiol, 2003, 24(3)：270 - 273.

11. 胡春艳,王成,刘晓燕等. 血管迷走性晕厥患者直立倾斜试验反应类型转变的机制. 中国急救医学,2008,28 (12)：1081 - 1083.

12. 吴礼嘉,王成,林萍等. 儿童体位性心动过速综合征合并血管迷走性晕厥的诊断探讨. 中国当代儿科杂志, 2011,13(11)：886 - 888.

13. Aerts AJ, Vandergoten P, Dassen WR, et al. Nitrate-stimulated tilt testing enhances the predictive value of the tilt test on the risk of recurrence in patients with suspected vasovagal syncope. Acta Cardiol, 2005, 60(1)：15 - 20.

14. Gielerak G, Guzik P, Makowski K, et al. Haemodynamic indices of the early phase of the tilt test：does measurement predict outcome? Kardiol Pol, 2005, 63(3)：244 - 251.

15. Schuchert A, Maas R, Mortensen K, et al. Effect of syncope-related traumatic injuries on the diagnostic evaluation and syncope recurrence of patients with syncope and apparently normal hearts. Am J Cardiol, 2005, 95(9)：1101 - 1103.

16. Prakash ES, Madanmohan, Narayan SK, et al. Tilt table testing in the diagnostic evaluation of presyncope and syncope：a case-series report. Indian J Physiol Pharmacol, 2004, 48(2)：213 - 218.

17. Macedo PG, Leite LR, Santos-Neto L, et al. Tilt test — from the necessary to the indispensable. Arq Bras Cardiol, 2011, 96(3)：246 - 254.

18. 王成,何芝香,李茗香等. 直立倾斜试验对儿童血管迷走性晕厥反复发作的预测. 中国实用儿科杂志,2007, 22(1)：39 - 42.

19. 李雯,王成,吴礼嘉等. 直立倾斜试验阳性反应出现后的心律失常特征. 中华心血管病杂志,2010,38(9)：805 - 808.

20. 林萍,王成,曹闽京等. 6 岁以下儿童直立倾斜试验探讨. 中国当代儿科杂志,2012, 14(4)：276 - 278.

21. 郑慧芬,王成,何芝香等. 不明原因晕厥患者倾斜试验特点. 中国急救医学,2007, 27(7)：580 - 583.

22. Lai WT, Chen MR, Lin SM, et al. Application of head-up tilt table testing in children. J Formos Med Assoc, 2010, 109(9)：641 - 646.

23. Bloomfield DM. Strategy for the management of vasovagal syncope. Drugs Aging, 2002, 19(3)：179 - 202.

24. 韩阳,吴妤. 血管迷走性晕厥的治疗进展. 浙江临床医学,2003,5(2)：81 - 82.

25. Cheng W, Huifen Z. Current situation of diagnosis and management in children with vasovagal syncope. World J Pediatr, 2007, 3(2)：98 - 103.

26. Gajek J, Zysko D, Halawa B, et al. Influence of tilt training on activation of the autonomic nervous system in patients with vasovagal syncope. Acta Cardiol, 2006, 61(2)：123 - 128.

27. On YK, Park J, Huh J, et al. Is home orthostatic self-training effective in preventing neurally mediated syncope. Pacing Clin Electrophysiol, 2007, 30(5)：638 - 643.

28. El-Sayed H, Hainsworth R. Salt supplement increases plasma volume and orthostatic tolerance in patients with unexplained syncope, Heart, 1996, 75(2)：134 - 140.

29. Younoszai AK, Franklin WH, Chan DP, et al. Oral fluid therapy：A promising treatment for vasodepressor syncope. Arch Pediatr Adolesc Med, 1998, 152(2)：165 - 168.

30. Bellard E, Fortrat JO, Custaud MA, et al. Increased hydration alone does not mi prove orthostatic tolerance in patients with neurocardiogenic syncope. Clin Auton Res, 2007, 17(2)：99 - 105.

31. Kaufmann H, Freeman R. Pharmacological treatment of reflex syncope. Clin Auton Res, 2004, 14(1)：71 - 75.

32. Sheldon R, Connolly S, Rose S, et al. Prevention of Syncope Trial (POST)：a randomized, placebo-controlled study of metoprolol in the prevention of vasovagal syncope. Circulation, 2006, 113(9)：1164 - 1170.

33. Eldadah BA, Pechnik SL, Holmes CS, et al. Failure of propranolol to prevent tilt-evoked systemic vasodilatation, adrenaline release and neurocardiogenic syncope. Clin Sci (Lond), 2006, 111(3)：209 - 216.

34. Dendi R, Goldstein DS. Meta-analysis of nonselective versus beta - 1 adrenoceptor-selective blockade in

prevention of tilt-induced neurocardiogenic syncope. Am J Cardiol, 2002, 89(11): 1319 - 1321.

35. Jhamb DK, Singh B, Sharda B, et al. Comparative study of the efficacy of metoprolol and verapamil in patients with syncope and positive head-up tilt test response. Am Heart J, 1996, 132(3): 608 - 611.

36. Mahanonda N, Bhuripanyo K, Kangkagate C, et al. Randomized double-blind, placebo-controlled trial of oral atenolol in patients with unexplained syncope and positive upright tilt table test results. Am Heart J, 1995, 130(6): 1250 - 1253.

37. Cox MM, Perlman BA, Mayor MR, et al. Acute and long-term beta-adrenergic blockade for patients with neurocardiogenic syncope. J Am Coll Cardiol, 1995, 26(5): 1293 - 1298.

38. 刘晓燕,王成,吴礼嘉等.盐酸米多君对儿童血管迷走性晕厥的干预效果.中华医学杂志,2009,89(28):

1951 - 1954.

39. 张清友,杜军保,李万镇等.米多君治疗儿童血管迷走性晕厥疗效观察.中国实用儿科杂志,2006,21(11): 826 - 828.

40. Salim MA, Di Sessa TG. Effectiveness of fludrocortisone and salt in preventing syncope recurrence in children: a double-blind, placebo-controlled, randomized trial. J Am Coll Cardiol, 2005, 45(4): 484 - 488.

41. Lenk M, Alehan D, Ozme S, et al. The role of serotonin re-uptake inhibitors in preventing recurrent unexplained childhood syncope — a preliminary report. Eur J Pediatr, 1997, 156(10): 747 - 750.

42. Mcleod KA, Wilson N, Hewitt J, et al. Cardiac pacing for severe childhood neurally mediated syncope with reflex anoxic seizures. Heart, 1999, 82(6): 721 - 725.

二、体位性心动过速综合征

(一)定义及发生机制

POTS 是指存在直立不耐受(OI)的症状并且患者在 HUTT 时,10 min 内的心率比卧位时增加≥30 次/min(儿童≥35 次/min)或心率最大值≥120 次/min,并且除外其他显著影响心血管系统或自主神经系统的疾病,如长期卧床、严重贫血或服用药物等[1]。目前尚缺乏大样本 POTS 的流行病学资料,但有报道 80% 以上 POTS 患儿年龄>10 岁[2],在日本中学生占 7% 左右,在美国有数百万人发病,75%~80% 患者为女性,年龄 14~50 岁[3,4]。POTS 在 HUTT 10 min 内心率增加量无年龄和性别差异,女性发生率在成年高于儿童;POTS 病程儿童半数以上在半年内,成人为 5 年左右[5]。儿童 POTS 在 HUTT 及慢性疲劳综合征(CFS)中常见,成人 CFS 中 POTS 占 25%~50%。女性容易出现 OI,可能与女性机体神经内分泌功能紊乱有关。

直立后腹部和下肢血管的局部调节作用可能对 POTS 的发生起重要作用,且多与血管内皮的因子、局部代谢产物、局部神经炎症因子等调节有关[1]。如果这些物质的代谢发生障碍,就会导致局部血管对直立体位的调节障碍,从而导致

POTS 发生。POTS 患儿的病理生理类型分低血流量型、正常血流量型及高血流量型 3 种[6]。①低血流量型 POTS:表现为在平卧时患者的外周血管收缩性较强,血管阻力大,血流量少,安静状态下患者的心排血量较低。该类患者通过增加血容量可减轻症状,但对应用 β 受体阻滞剂无效。②正常血容量型 POTS:在平卧时血流动力学表现正常,但当直立时表现出外周血管过度收缩,心率过度增快,且往往伴有肢端发绀,可能与中心性低血容量和内脏静脉血流淤积有关。③高血流量型 POTS:平卧时表现为外周血管扩张,心率轻度增快,这类患者在直立后表现出外周血管收缩障碍,导致过多的血液淤积在下肢,病前常有病毒感染史,可能由于外周自主神经的自身免疫神经病所致。此外,肌肉泵功能障碍、自主神经自身免疫病、组胺和高肾上腺素能的变化等亦可能与 POTS 的发病有关。

多数 POTS 患者当体位由卧位转为直立时出现头晕、视力模糊、心悸、震颤及双下肢无力,少数人出现过度通气、焦虑、胸痛、肢端发冷及头痛,部分患者休息时出现与心律失常无关的血压和心率变化以及相关的发作性症状,有些伴随恐惧或不适及因过度通气引起的呼吸困难、头晕、心悸、颤抖、麻木、面部潮红或全身寒战、胸痛、乏力等。POTS

临床症状可持续数年,多呈自限性。POTS合并晕厥的发生率儿童高于成人,60%以上儿童出现胸闷,其次有头晕、乏力、心悸、面色苍白、头痛、恶心、呕吐、胸痛等,尿比重增高,HCO_3^-降低[7]。

（二）诊断

1. 诊断程序 根据详细询问病史、全面心脏和神经系统的体格检查及完整的辅助检查(包括12导联心电图、心脏X线摄片、超声心动图、Holter心电图、脑电图、头颅CT或MRI检查等),排除器质性心脑血管疾病后,通过直立试验或HUTT进行诊断[7,8,9]。

2. 诊断标准

（1）年长儿多见,平卧时患儿心率正常,无器质性心脏病证据。

（2）患儿在直立时具有以下症状中的至少3项且该症状至少持续1个月以上:起立后有头晕或眩晕、胸闷、头痛、心悸、面色改变、视物模糊、倦怠、晨起不适,严重时出现晕厥等症状,这些症状在平卧后减轻或消失。

（3）患儿体位从卧位转为直立后或在HUTT的10 min内心率增加≥30次/min(儿童≥35次/min)或心率最大值≥120次/min,但血压下降<20/10 mmHg(1 mmHg=0.133 kPa)。

（4）除外其他可导致自主神经系统症状的基础疾病如贫血、心律失常、高血压、内分泌疾病及其他导致晕厥的心源性或神经源性疾病[2]。

由于直立位时心率增加值显著受年龄影响,Singer等[10]认为儿童POTS应定义为:① 临床症状和心率增加值符合儿童OI标准(存在OI临床表现如头晕、目眩、心悸等,HUTT 5 min内心率增加≥40次/min)。② HUTT 5 min内最大心率≥130次/min(年龄≤13岁)或≥120次/min(年龄≥14岁)。POTS严重影响了患者生活质量及心理健康,患者及其家属对此病相关知识表现出强烈需求[11]。

（三）治疗

1. 非药物治疗

（1）健康教育:健康教育包括对患者及其家属进行生活指导,嘱患者避免症状加重的诱因如长时间站立、病毒感染等[12]。嘱患者避免服用某些药物(血管紧张素转换酶抑制剂、α受体阻滞剂、钙通道阻滞剂、吩噻嗪类、三环类抗抑郁药、溴隐亭、酒精、阿片制剂、利尿剂、肼屈嗪、神经节阻滞剂、硝酸盐类、枸橼酸西地那非、单胺氧化酶抑制药)引起或加重OI症状[13]。对有病毒感染者及时抗病毒治疗。

（2）自我调节:当出现POTS症状时可采取一些措施避免症状加重。在保持呼吸道通畅前提下,通过适当改变体位(如立即取仰卧位或坐位或抬高大腿)利于促进下肢静脉血回流到心脏,增加周围血管阻力、减少肢体和腹部静脉血池,增加心排血量(CO)和血压。睡眠时头抬高10~15 cm(医院可将床调整倾斜到30°~45°)可有效减少醒后运动时血池突然改变,减少平卧时高血压及夜间多尿。穿弹力袜和束腰带可保持下肢有效的对抗性梯度效应,减少静脉血池程度。弹力袜最好能达到腰部位置,且当弹力袜能产生30 mmHg的踝对抗压力时其效果最明显。穿弹力袜和束腰带的缺点是不易穿戴及夏季难以坚持使用。Mathias等[14]发现少食多餐减少了供应消化系统的血液,可减轻餐后低血压,但是否有益于POTS患者有待于进一步研究。

（3）运动锻炼:锻炼可使骨骼肌泵活化及提高血压[15]。Grubb等[13]认为有氧运动联合抵抗力训练(3次/周,20~30 min/次)是简单有效的方法。下肢及腹部的阻抗训练(反复压迫腰部以下肌肉30秒)可增加骨骼肌泵舒缩功能及下肢静脉回流。体育锻炼对POTS患者甚至症状严重者可起到很好的治疗效果,且没有副反应。Fu等[16]指导POTS患者(n=19)和健康对照者(n=16)进行3个月的渐进性锻炼,3个月后患者最大氧摄入量增加11%,心脏左心室容积和舒张末期容积分别增加了12%和8%,直立位心率减少了9次/min(1~17次/min),血容量也显著增加(60 mL/kg vs 71 mL/kg,P<0.01)。经过3个月的渐进性锻炼,19例患者中的10例(53%)不再符合POTS诊断标准,且锻炼后患者的生活质量显著改善。Dorfman等[17]认为耐力训练可增加血容量,增加心脏大小和质量,预防心肌萎缩,增加直立位耐受能力,减少不明原因晕厥及OH。因此适当运动

尤其是半卧位的运动如游泳、划船等因能减轻额外的直立位压力更值得推荐。Fu 等[18]对 POTS 患者($n＝19,27±9$ 岁)和健康对照者($n＝15$, $31±10$ 岁)进行 4 周双盲对照药物试验,所有受试者接受 3 个月渐进性锻炼,发现普萘洛尔和锻炼均可使心率减慢;站立位时心排血量在服用普萘洛尔后下降($P＜0.05$),而锻炼后下降很轻微;血浆儿茶酚胺在锻炼和服用普萘洛尔时均不变($P＞0.05$);患者生活质量在锻炼后好转($P＜0.01$)而服用普萘洛尔者没有改善($P＞0.05$)。因此认为在 POTS 儿童恢复血流动力学、正常肾-肾上腺反应和生活质量方面,锻炼比普萘洛尔更有效。此外,直立训练(每次持续靠墙站立 30 min,每日早晚各 1 次)对 POTS 儿童也是有效的治疗方法,如果患儿在直立训练中出现晕厥先兆症状(头晕、黑矇、脸色苍白、恶心、呕吐、头痛、出汗等),应立即取仰卧位或坐位或抬高大腿以缓解症状。

(4)增加水盐摄入:Mathias 等[19]发现饮水能减少 POTS 患者体位性心率升高,但其潜在益处尚需进一步评估。Schroeder 等[20]对健康受试者($n＝13,21～48$ 岁,平均 $31±2$ 岁)进行随机双盲试验,让受试者在不同日期 HUTT 前 15 min分别饮矿泉水 50 mL 和 500 mL。饮矿泉水 50 mL者出现晕厥前症状的时间为 HUTT 后 $31±$ 3 min($11～50$ min),在饮矿泉水 500 mL 后,11 例患者出现晕厥前症状时间延迟到 $36±3$ min($21～$ 50 min)($P＜0.01$)。3 例饮矿泉水 50 mL 在HUTT 出现晕厥前症状者,在饮水 500 mL 后症状均获很大程度改善。饮水 500 mL 前及饮水后15 min 平卧心率无差异($60±2$ 次/min vs $60±2$次/min,$P＞0.05$);平卧肱动脉平均压及舒张压增加[($118±2$)/($70±2$)mmHg vs($119±$ 2)/($73±2$)mmHg,动脉平均压和舒张压 $P＜$ 0.01,收缩压 $P＞0.05$]。饮水 50 mL 较饮水500 mL 在 60°HUTT 10 min 后心率增加($78±3$次/min vs $69±2$ 次/min,$P＜0.01$);肱动脉舒张压增加[($121±3$)/($75±2$)mmHg vs($123±2$)/ ($79±2$)mmHg,舒张压 $P＜0.05$]。HUTT 时脑血流速度在饮水 50 mL 较饮水 500 mL 后下降[($19±3$)% vs($12±4$)%,$P＞0.05$]。饮水后增

强直立耐受机制可能是提高了系统血流动力学,能更有效调节脑灌注,直接触发心脏神经反射机制的相互作用。血浆量和血容量均可增强直立耐受,饮水可增加血容量导致直立耐受增强。因此,POTS 儿童提倡增加水盐摄入,鼓励多饮水,至少2 L/d,增加饮食中食盐含量(1 g/d),保持足够尿量和尿的颜色清亮。张清友等[21]报道 24 h 尿钠含量与儿童 POTS 关系,发现 24 h 尿钠＜124 mmol,盐水治疗儿童 POTS 有效(特异度83%,敏感度76.9%)。李芳等[22]报道口服补液盐(14.75 g/d,加入 500 mL 水中分次口服,6 岁以下儿童剂量减半)价廉、简便、易行、有效,推荐ORS 为 POTS 的有效治疗方案。

2. 药物治疗 对于非药物治疗无效或效果不明显的患者则需用药物治疗。目前尚缺乏治疗POTS 的有效药物,且临床缺乏大规模双盲药物试验研究。药物治疗应遵循个体化原则。

(1)氟氢可的松:属作用于肾脏远端小管的盐皮质激素,可促进钠水重吸收,同时提高末梢 α受体数量及敏感性,增强血管抵抗力。Grubb等[13]推荐剂量为口服 $0.1～0.2$ mg/次,$1～2$ 次/ d(不超过 0.4 mg/d,否则会发生肾上腺抑制),副反应有低钾血症、低镁血症、高血压和水肿。Scott等[23]进行了 1 项晕厥儿童治疗的随机对照试验($n＝59,13.12±3.1$ 岁),分别给予阿替洛尔($n＝$ 29)[$1～2$ mg/(kg·d),$25～50$ mg/d]和氟氢可的松($n＝29$)(0.3 mg/d,服用 7 d,改为 0.1 mg/d),除其中 1 例患者在服药 15d 后退出试验外,其余58 例患者均完成连续服用 6 个月。其中 83%($n＝48$)的儿童治愈或好转,服用氟氢可的松与阿替洛尔比较,疗效差异未见统计学意义($P＞0.05$)。

(2)β-肾上腺素能受体阻滞剂:对于存在高肾上腺素状态、高去甲肾上腺素、β-AR 高敏患者,β-AR 阻滞剂如普萘洛尔、拉贝洛尔等效果较好。Thieben 等[24]发现 29.0% 的 POTS 患者直立位去甲肾上腺素浓度超过 600 pg/mL。直立位后较高去甲肾上腺素浓度患者($≥600$ pg/mL)比低去甲肾上腺素浓度患者($＜600$ pg/mL)对β-AR 阻滞剂反应效果更好。Lai 等[25]比较了 β受体阻滞剂与米多君对 POTS 患者的疗效($n＝$

47)，发现 POTS 常用治疗药物是米多君和 β 受体阻滞剂（尤其是美托洛尔和阿替洛尔），服用这两类药物超过 6 个月时间的患者分别占 38% 和 64%，这两类药物均能改善患者耐受能力，但大多数患者服用 β-AR 阻滞剂后认为症状改善是药物作用，同时认为其治疗效果和生活质量均优于服用米多君患者（$P < 0.05$）。Raj 等[26] 受体通过随机对照交叉试验（$n = 72$）认为，口服小剂量普萘洛尔（20 mg）可显著减少 POTS 患者心动过速症状，而大剂量（80 mg）不能进一步改善患者病情，甚至会对患者造成伤害。对健康教育与康复锻炼无效，或效果不明显，或症状明显的 POTS 儿童，可口服美托洛尔 [$0.5 \sim 1.0$ mg/(kg·d)]，每日 3 次] 治疗。β-AR 阻滞剂副反应可能加重低血压和减少肾素水平，加重患者疲乏，活化肥大细胞而禁止用于哮喘患者。

（3）α-AR 激动剂：可刺激外周交感神经从而增加外周血管阻力，作用于 α-肾上腺素能受体增加小动脉和静脉的血管收缩，阻止静脉血池形成。米多君（甲氧胺福林，美国 FDA 唯一批准治疗 OH 的药物）是 α1-肾上腺素能受体激动剂、经代谢产生动脉阻力血管和静脉容量血管收缩的前体药物，收缩血管、阻止静脉池形成，且提高血压，因此可减少心动过速。陈丽等[27] 证实米多君对 POTS 儿童治疗有效。米多君可以被快速吸收，$20 \sim 40$ min 达峰浓度，半衰期 30 min，饭前口服 $2.5 \sim 10$ mg/次，$3 \sim 4$ 次/d，根据患者血压和心率，可缓慢上调剂量至 $10 \sim 15$ mg/次，4 次/d，对于晨起症状较重的患者，建议起床前 $15 \sim 20$ min 服用。米多君不通过血-脑屏障，不像其他类交感药物如利他林等产生明显的中枢神经系统刺激症状[29]。米多君的副反应包括恶心、竖毛反应、头皮发麻、平卧位高血压，一般在下午 6 点前服用[13]。不能耐受米多君的患者可选用苯哌啶醋酸甲酯、吡啶斯的明等其他药物。另一种 α1-肾上腺素能受体激动剂苯福林（Phenylephrine）同样可以提高直立耐受力。Stewart 等[29] 给患者 [$n = 14$，$13 \sim 19$ 岁，平均 16.8 岁，其中 6 例为高流量型 POTS（小腿血流 > 3 mL/100 mL·min），8 例为低流量型 POTS（小腿血流 < 2 mL/100 mL·

min）] 短期输注苯福林，5 例高流量型和 5 例低流量型 POTS 患者短期输注 β1-肾上腺素能受体阻滞剂艾司洛尔（Esmolol）。苯福林提高了患者的直立位耐受力及患者直立位与平卧位时血流动力学状态、心率和血压变异指数，产生了显著的外周血管收缩和静脉收缩（20% 血管容量改变）。艾司洛尔中 2 例高流量型 POTS 和 3 例低流量型 POTS 患者因症状严重未完成试验，艾司洛尔不能改变患者直立位耐受力和血流动力学变化。低流量型 POTS 中部分患者对苯福林产生的静脉血管收缩反应很明显（50% 血管容量改变），但其他低流量型 POTS 患者没有改变。认为短期使用苯福林可提高患者直立位耐受力和血流动力学状态，口服 α1-肾上腺素能受体激动剂可用于治疗慢性 OI 患者，但长期疗效有待进一步研究。麻黄碱虽然也是血管收缩剂，但因其加快心率不宜用于 POTS 患者。

（4）5-羟色胺再摄取抑制剂（SSRIs）：Grubb 等[30] 认为 5-羟色胺可在中枢控制心率和血压。尽管许多学者认为 SSRIs 对 POTS 治疗有效，但迄今仍然缺乏可靠的实验证据。SSRIs 和去甲肾上腺素再摄取抑制剂（NRIs）联合如文法拉辛（Venlafaxine）和度洛西汀（Duloxetine）联用有效。副反应常见胃肠道不适、颤抖、睡眠障碍，少见易激惹、性功能障碍[13]。

（5）促红细胞生成素（EPO）：EPO 是促进骨髓生成红细胞的生长因子，可提高红细胞总量并使中枢循环血容量增加，还可增加外周血管对加压素 II 收缩血管反应的敏感性。它通过产生一氧化氮（NO）使血管收缩，有效治疗低血压。当遇到低红细胞容量、促红细胞生成素损伤，或病情较重的 POTS 患者，经多种药物治疗无效，且血细胞压积低于 50% 者，可选用缩血管作用较强的 EPO 治疗，10 000 U/次，皮下注射，1 次/周，持续 $4 \sim 6$ 周，每月检查全血细胞计数，确保血细胞压积不超过 50%[13]。Biaggioni 等[31] 在研究严重自主神经衰弱患者贫血患病率和主要表现时，发现严重原发性自主神经衰竭者 EPO 降低，常常有贫血表现，但其贫血与铁缺乏、巨幼红细胞病、慢性炎症过程无关，原发性自主神经衰竭者血红蛋白下降不是因为血容量改变引起,而是缺乏交感神经刺激使 EPO 下降引起贫血。EPO 反应缺乏能产生低水平血红蛋白,引起原发性自主神经衰竭者贫血,但是否是唯一原因尚存争议。EPO 用于治疗自主神经衰竭者的贫血,通过提高交感神经活性,提高对血管加压素 II 的加压敏感性,从而增强血管顺应性产生抵抗 POTS 效果。EPO 副反应是注射部位疼痛,慢性肾衰患者会产生恶性高血压。临床应用重组人类红细胞生成素 α 治疗 POTS,因其注射使用及昂贵价格限制了其应用。Kanjwal 等[32]研究了 EPO 治疗难治性 POTS 患者($n=39,33\pm12$ 岁),8 例(21%)主观上感觉症状减轻,3 例(8%)3 个月内 OI 症状改善,27 例(71%)经过 6 个月持续 EPO 治疗,OI 症状改善。EPO 显著提高坐位舒张压,但不改变其他血流动力学参数。因此对难治性 POTS 患者 EPO 可改善其症状。

(6)奥曲肽:属生长抑素类似物,对内脏血管有明显收缩作用,阻止内脏血管舒张,减少内脏血管池,阻止饭后低血压发生。使用方法:皮下注射,50 μg/次,2~3 次/d,以后 100~200 μg/次,3 次/d。副反应有恶心和肌痉挛[13]。Hoeldtke 等[33]对 POTS 患者($n=9$)和 OI 患者($n=6$)进行对照试验,分别于试验前 1 h 口服米多君 10 mg 及试验前 8 min 皮下注射奥曲肽 0.9 μg/kg 或联合治疗,站立时间在 POTS 患者为 41.2 ± 8.4 min,应用米多君和奥曲肽后均未见改善,但二者联合应用后延长至 56.3 ± 2.7 min($P<0.01$);心率在 POTS 患者站立位为 114 ± 0.7 次/min,应用米多君后减少至 92.8 ± 0.7 次/min($P<0.01$),应用奥曲肽后减少至 90.6 ± 0.78 次/min($P<0.01$),联合用药治疗减少至 84.7 ± 0.7 次/min($P<0.01$),联合治疗比单一治疗更好,但仅仅出现在站立开始 10 min。可见,米多君和奥曲肽都能减少 POTS 患者心动过速,提高 OI 站立时间。

(7)乙酰胆碱酯酶抑制剂:吡啶斯的明是乙酰胆碱酯酶抑制剂,对病毒感染后的 POTS 患者和自主神经功能紊乱患者疗效明显,是 POTS 患者的新型治疗药物[34]。吡啶斯的明可增强迷走神经活性,改善交感神经节传导,增加交感和副交

感神经神经节水平传送速度,增强血管的肾上腺素能张力,不增加平卧位高血压。吡啶斯的明有效性和耐受性、安全性均较好,副反应有胃肠道症状如腹泻和唾液分泌过多,但能耐受,可用于治疗青少年 POTS。吡啶斯的明成人推荐口服 30~60 mg/次,2 次/d;因其在儿童体内半衰期缩短,儿童推荐口服 30~60 mg/次,3 次/d[35]。Agarwal 等[36]认为小剂量联合治疗比大剂量单一治疗效果更好。Raj 等[37]对 POTS 患者($n=17,37\pm11$ 岁)进行随机交叉试验,口服吡啶斯的明 30 mg 或安慰剂 30 mg,在给药前及给药后 2 h、4 h 分别观察患者坐位和站立位 10 min 血压、心率。站立位心率在服用吡啶斯的明 2 h 后比服用安慰剂显著下降(100 ± 16 次/min vs 111 ± 14 次/min,$P<0.01$),服用吡啶斯的明显著降低站立位心率,而患者前后血压无明显改变。可见,乙酰胆碱酯酶显著减慢 POTS 心率,改善患者症状。

(8)其他:

1)可乐定:属于中枢性抗交感神经作用的 α2-肾上腺素能受体激动剂,结合后的 α-受体在脉管系统很常见,且在自主神经衰弱者呈现高敏。可乐定能减少中枢交感神经紧张性,口服 0.05~0.2 mg/次,2 次/d,可稳定大量节后交感神经受累的 POTS 患者的心率和血压,但部分患者会出现嗜睡、疲乏、精神朦胧[38]。可乐定副反应有口干和便秘。常用方法口服 0.1~0.3 mg/次,2 次/d。Jacob 等[39]进行的药物对照试验证明可乐定能显著降低特发性心动过速患者的平卧位心率和平卧位收缩压,但可乐定没有影响站立位心率增加值,患者症状却普遍严重。但 Kanjwal 等[40]发现可乐定能有效治疗高肾上腺素型 POTS 儿童($n=12$),有效率达 83.3%。因此对可乐定仍有必要进一步研究。

2)伊伐布雷定:作为选择性窦房结阻滞剂可减少起始心率而不影响血压,用于显著心动过速患者。McDonald 等[41]发现服用伊伐布雷定后可使 55% 的 POTS 患者($n=22$)症状和可感知的心动过速减轻,70% 患者疲乏虚弱减少(表现为仅存有心动过速的患者疲乏严重程度较轻)。伊伐布雷定不影响血压,不产生仰卧位高血压。其副反

应有光幻视（发生率 14.5%，但可有效预防）。Khan 等[42]认为伊伐布雷定或许比 β 受体阻滞剂效果更好，因其在减慢心率的同时不伴有性功能障碍、血管舒张、负离子效应等副反应。

3）选择性去甲肾上腺素再摄取抑制剂：Schroeder 等[43]研究提示选择性去甲肾上腺素再摄取抑制剂可阻止倾斜诱导的神经介导性晕厥。Schroeder 等[44]对健康受试者设计了随机双盲试验（n=18），研究去甲肾上腺素转运体阻滞剂瑞波西汀（Reboxetine）在冷加压试验、握柄试验（handgrip testing）、HUTT 时的心血管反应。受试者在试验前 1 h 和 12 h 分别口服 8 mg 瑞波西汀或安慰剂，结果心率在平卧位时安慰剂组低于瑞波西汀组，3 min 时心率安慰剂组明显低于瑞波西汀组；平卧位时肱动脉血压安慰剂组低于瑞波西汀组，HUTT（倾斜角度 75°）3 min 时肱动脉压安慰剂组与瑞波西汀组差异未见统计学意义；平均动脉血压平卧位时安慰剂组低于瑞波西汀组，HUTT（倾斜角度 75°）时安慰剂组稍低于瑞波西汀组。应用瑞波西汀组血压反应在冷加压试验、握柄试验时均减小。瑞波西汀增加了异丙肾上腺素的变时效应和苯福林的升压效应。安慰剂组中 9 例和瑞波西汀中 1 例发生血管迷走神经反应。可见，选择性去甲肾上腺素转运体阻滞产生类似于特发性 OI 表型，去甲肾上腺素转运体阻滞引起基础血压轻度升高，然而对于交感神经刺激的血压反射显著降低，提示去甲肾上腺素再摄取的失调或许与人体心血管异常有关，去甲肾上腺素转运体抑制剂可能对阻止血管迷走反应有效。常用药物为瑞波西汀、丁胺苯丙酮等。

4）去氨加压素（DDAVP）：属人工合成的抗利尿激素，可增强肾脏对水的重吸收，扩张血容量。副反应有低钠血症、恶心和头痛[45]。最近Coffin 等[46]进行了 DDAVP 治疗 POTS 的随机对照交叉试验，POTS 患者（n=30,37±12 岁）在清晨口服 0.2 mg DDAVP 或安慰剂，显示站立位心率在 DDAVP 组显著低于安慰剂组；但站立位血压不受影响；患者症状有所改善。可见，服用DDAVP 可显著改善 POTS 患者心动过速及症状，但确切疗效仍需长期研究来评估。用法为口服 0.1～0.2 mg/次，1～2 次/d。

5）哌甲酯：哌甲酯（利他林）是长效 α 受体激动剂，可增加突触前儿茶酚胺释放、减少重摄取和抑制单胺氧化酶，从而收缩血管。可用于伴发低血压的 POTS 患者，以往用于治疗 VVS，对于POTS 的治疗作用目前还未被证实[47]。用法为口服 5～10 mg/次，3 次/d。此药容易上瘾。

6）甲基多巴：属一种假性神经递质，口服125～250 mg/次，3 次/d，对部分患者有效[43]。副反应有口干、头昏、嗜睡等。Shibao 等[48]报道POTS 伴肥大细胞活化患者（n=6），应用抗组胺剂和甲基多巴 3 个月后，主观感觉症状改善。

由于 POTS 临床症状具有发作性或波动性，短时间内症状消失并不能说明该病已治愈。因此当患儿至少 1 个月没有再发症状，且服药时间超过 3 个月时才可考虑停药[2]。

POTS 病理生理机制尚不清楚，目前尚缺乏十分有效的治疗药物。在药物治疗时许多患者可能会产生致残性副反应。如 β 受体阻滞剂可减慢患者心动过速，但是如果直立位时每搏量过度减少而不纠正，则许多患者发生 OH 和严重疲劳。血管扩张剂虽然增加了体液和血容量，但可轻微减少患者静态时的每搏量，导致部分患者下肢水肿和低钾血症。服用 α1-肾上腺素能受体激动剂能通过压力反射机制减慢心率，但有些患者会发生低血压或其他不能耐受的副反应如过度警惕等。因此有必要进行多学科多领域的合作研究，深化认识 POTS 的发病机制，开发出疗效良好、副反应较小的药物。

参 考 文 献

1. 张清友,杜军保.体位性心动过速综合征发病机制研究进展.中华医学杂志,2009,89(28)：2011-2012.

2. 张清友,杜军保,李万镇.儿童体位性心动过速综合征的临床特征及随访研究.中华儿科杂志,2005,43(3)：

165 – 169.

3. Low PA，Sandroni P，Joyner M，et al. Postural tachycardia syndrome （POTS）. J Cardiovasc Electrophysiol，2009，20(3)：352 – 358.

4. Stewart JM. Chronic orthostatic intolerance and the postural tachycardia syndrome（POTS）. J Pediatr，2004，145(6)：725 – 730.

5. 王成,李茗香,李雯等.体位性心动过速综合征的年龄和性别差异.中国急救医学,2005,25(12)：859 – 861.

6. Stewart JM，Montgomery LD. Regional blood volume and peripheral blood flew in postoJal tachycardia syndrome. Am J Physiol Heart Circ Physiol.2004，287：H1319 – H1327.

7. 王成.体位性心动过速综合征.实用儿科临床杂志,2006,21(13)：879 – 880.

8. 王成,吴礼嘉.儿童体位性心动过速综合征的诊断与治疗.中国实用儿科杂志,2010,25(4)：248 – 250.

9. 中华医学会儿科学分会心血管学组,中华儿科杂志编辑委员会.儿童晕厥诊断指南.中华儿科杂志,2009,47(2)：99 – 100.

10. Singer W，Sletten DM，Opfer-Gehrking TL，et al. Postural tachycardia in children and adolescents：what is abnormal? J Pediatr，2012，160(2)：222 – 226.

11. 杨园园,陈建军,洪黛玲等.直立不耐受患儿家长对疾病认识和需求的调查研究.临床儿科杂志,2006,24(5)：369 – 372.

12. 王成,冉静.体位性心动过速综合征治疗新进展.中华实用儿科临床杂志,2013, 28(1)：1 – 4.

13. Grubb BP，Kanjwal Y，Kosinski DJ. The postural tachycardia syndrome：a concise guide to diagnosis and management. J Cardiovasc Electrophysiol，2006，17(1)：108 – 112.

14. Mathias CJ，Low DA，Iodice V，et al. Postural tachycardia syndrome — current experience and concepts. Nat Rev Neurol，2011，8(1)：22 – 34.

15. 杜军保,王成.儿童晕厥.北京:人民卫生出版社,2011：262.

16. Fu Q，Vangundy TB，Galbreath MM，et al. Cardiac origins of the postural orthostatic tachycardia syndrome. J Am Coll Cardiol，2010，55(25)：2858 – 2868.

17. Dorfman TA，Levine BD，Tillery T，et al. Cardiac atrophy in women following bed rest. J Appl Physiol，2007，103(1)：8 – 16.

18. Fu Q，Vangundy TB，Shibata S，et al. Exercise training versus propranolol in the treatment of the postural orthostatic tachycardia syndrome. Hypertension，2011，58(2)：167 – 175.

19. Mathias CJ，Young TM. Water drinking in the management of orthostatic intolerance due to orthostatic hypotension，vasovagal syncope and the postural tachycardia syndrome. Eur J Neurol，2004，11(9)：613 – 619.

20. Schroeder C，Bush VE，Norcliffe LJ，et al. Water drinking acutely improves orthostatic tolerance in healthy subjects. Circulation，2002，106(22)：2806 – 2811.

21. Zhang Q，Liao Y，Tang C，et al. Twenty-four-hour urinary sodium excretion and postural orthostatic tachycardia syndrome. J Pediatr，2012，161（2）：281 – 284.

22. 李芳,王成,吴礼嘉等.儿童自主神经介导性晕厥非药物治疗效果随访.中国实用儿科杂志,2013,28(12)：904 – 906.

23. Scott WA，Pongiglione G，Bromberg BI，et al. Randomized comparison of atenolol and fludrocortisone acetate in the treatment of pediatric neurally mediated syncope. Am J Cardiol，1995，76(5)：400 – 402.

24. Thieben MJ，Sandroni P，Sletten DM，et al. Postural orthostatic tachycardia syndrome：the Mayo clinic experience. Mayo Clin Proc，2007，82(3)：308 – 313.

25. Lai CC，Fischer PR，Brands CK，et al. Outcomes in adolescents with postural orthostatic tachycardia syndrome treated with midodrine and beta-blockers. Pacing Clin Electrophysiol，2009，32(2)：234 – 238.

26. Raj SR，Black BK，Biaggioni I，et al. Propranolol decreases tachycardia and improves symptoms in the postural tachycardia syndrome：less is more. Circulation，2009，120(9)：725 – 734.

27. 陈丽,杜军保,金红芳等.选择性α1受体激动剂对儿童体位性心动过速综合征的治疗研究.中华儿科杂志,2008,46(9)：688 – 691.

28. Low PA，Gilden JL，Freeman R，et al. Efficacy of midodrine vs placebo in neurogenic orthostatic hypotension. A randomized，double-blind multicenter study. Midodrine Study Group. JAMA，1997，277(13)：1046 – 1051.

29. Stewart JM，Munoz J，Weldon A. Clinical and physiological effects of an acute alpha – 1 adrenergic agonist and a beta – 1 adrenergic antagonist in chronic orthostatic intolerance. Circulation，2002，106(23)：2946 – 2954.

30. Grubb BP，Karas BJ. The potential role of serotonin in the pathogenesis of neurocardiogenic syncope and related autonomic disturbances. J Interv Card Electrophysiol，1998，2(4)：325 – 332.

31. Biaggioni I，Robertson D，Krantz S，et al. The anemia of primary autonomic failure and its reversal with recombinant erythropoietin. Ann Intern Med，1994，121(3)：181 – 186.

32. Kanjwal K, Saeed B, Karabin B, et al. Erythropoietin in the treatment of postural orthostatic tachycardia syndrome. Am J Ther, 2012, 19(2): 92 - 95.

33. Hoeldtke RD, Bryner KD, Hoeldtke ME, et al. Treatment of postural tachycardia syndrome: a comparison of octreotide and midodrine. Clin Auton Res, 2006, 16(6): 390 - 395.

34. 李佳蔚, 张清友, 金红芳等. 乙酰胆碱受体和体位性心动过速综合征的关系. 中国实用儿科杂志, 2013. 28(10): 797 - 800.

35. Filler G, Gow RM, Nadarajah R, et al. Pharmacokinetics of pyridostigmine in a child with postural tachycardia syndrome. Pediatrics, 2006, 118(5): e1563 - e1568.

36. Agarwal AK, Garg R, Ritch A, et al. Postural orthostatic tachycardia syndrome. Postgrad Med J, 2007, 83(981): 478 - 480.

37. Raj SR, Black BK, Biaggioni I, et al. Acetylcholinesterase inhibition improves tachycardia in postural tachycardia syndrome. Circulation, 2005, 111(21): 2734 - 2740.

38. Raj SR. The Postural Tachycardia Syndrome (POTS): pathophysiology, diagnosis & management. Indian Pacing Electrophysiol J, 2006, 6(2): 84 - 99.

39. Jacob G, Shannon JR, Black B, et al. Effects of volume loading and pressor agents in idiopathic orthostatic tachycardia. Circulation, 1997, 96(2): 575 - 580.

40. Kanjwal K, Saeed B, Karabin B, et al. Clinical presentation and management of patients with hyperadrenergic postural orthostatic tachycardia syndrome. A single centre experience. Cardiology, 2011, 18(5): 527 - 531.

41. McDonald C, Frith J, Newton JL. Single centre experience of ivabradine in postural orthostatic tachycardia syndrome. Europace, 2011, 13(3): 427 - 430.

42. Khan S, Hamid S, Rinaldi C. Treatment of inappropriate sinus tachycardia with ivabradine in a patient with postural orthostatic tachycardia syndrome and a dual chamber pacemaker. Pacing Clin Electrophysiol, 2009, 32(1): 131 - 133.

43. Schroeder C, Birkenfeld AL, Mayer AF, et al. Norepinephrine transporter inhibition prevents tilt-induced pre-syncope. J Am Coll Cardiol, 2006, 48(3): 516 - 522.

44. Schroeder C, Tank J, Boschmann M, et al. Selective norepinephrine reuptake inhibition as a human model of orthostatic intolerance. Circulation, 2002, 105(3): 347 - 353.

45. Carew S, Connor MO, Cooke J, et al. A review of postural orthostatic tachycardia syndrome. Europace, 2009, 11(1): 18 - 25.

46. Coffin ST, Black BK, Biaggioni T, et al. Desmopressin acutely decreases tachycardia and improves symptoms in the postural tachycardia syndrome. Heart Rhythm, 2012, 9(9): 1484 - 1490.

47. Grubb BP, Kosinski D, Mouhaffel A, et al. The use of methylphenidate in the treatment of refractory neurocardiogenic syncope. Pacing Clin Electrophysiol, 1996, 19(5): 836 - 840.

48. Shibao C, Arzubiaga C, Roberts LJ 2nd, et al. Hyperadrenergic postural tachycardia syndrome in mast cell activation disorders. Hypertension, 2005, 45(3): 385 - 390.

三、直立性低血压

（一）定义及发生机制

OH 指站立位 3 min 内收缩压下降 $\geqslant$ 20 mmHg, 舒张压下降 $\geqslant$ 10 mmHg[1]。根据直立时症状出现的早晚又分为初期 OH (initial orthostatic hypotension) 和迟发 OH (delayed orthostatic hypotension)。前者指在站立位 15 秒内收缩压下降超过 40 mmHg, 或舒张压下降超过 20 mmHg, 但是血压以及症状可以在 30 秒内恢复至正常; 后者指部分患者站立时在 3 min 之后才出现低血压症状, 在老年人常见[2]。OH 普遍存在于人群中, 约 0.5% 的人群发生过 OH, 但是在急救室该疾病的发生率高达 7% ~ 17%, 当 OH 导致头晕、晕厥, 因该疾病送往急救室的比率高达 21%, OH 发病率随年龄增加不断增加, 60 ~ 69 岁为 14.8%, 85 岁以上为 26%。但当静息血压高于 160 mmHg 时, OH 发病率与年龄无关。老年人该疾病的比率明显增高, 与老年人压力感受器的敏感性随年龄增大而减退, 以及服用作用于血管的药物等有关。事实上, 超过 20% 的老年人发生过在体位改变时收缩压下降大于 20 mmHg, 且

OH 在健康儿童也不罕见[3,4]。

按病因分类，OH 可分为神经源性与非神经源性。神经源性 OH 主要是神经病变或是中枢神经系统损伤。其中神经病变包括自主神经疾病，分为：① 原发性：Bradbury-Eggleston 综合征、夏伊-德雷格综合征、赖利-戴综合征、多巴胺-羟化酶缺乏症；② 继发性：糖尿病、尿毒症、吉兰-巴雷综合征、淀粉样变病、卟啉病。非神经源性 OH 包括：① 心脏损伤（如心肌梗死和主动脉瓣狭窄）；② 血管血容量减少（如脱水、肾上腺皮质功能不全、贫血、血浆容量减少、出血、神经性厌食症、腹泻等）；③ 血管功能不全和血管扩张：静脉曲张、静脉瓣缺乏、良性肿瘤、肥大细胞增生症、缓激肽增多症；④ 内分泌疾病：嗜铬细胞瘤、醛固酮减少症、肾动脉高血压；⑤ 其他：药物、怀孕、太空飞行[3-5]。

很多因素可以增加患者罹患 OH 的危险，包括年龄、心血管疾病及药物等。随着年龄增加，压力感受器效能下降，自主神经功能逐渐减退。心血管疾病可改变血管阻力和心脏收缩力，当体位改变时，常常通过增加心率来维持正常血压水平。药物的影响包括：① 抗高血压药：如利尿剂、钙通道阻滞剂、血管紧张素转换酶抑制剂、血管紧张素 II 受体拮抗剂和血管扩张剂等。② 治疗心肌缺血的药物：如硝酸盐类（如硝酸甘油）可引起体位改变时短暂的头晕，进一步发展为意识丧失，而在酒精作用下，该副反应会变得更加严重。③ 抗精神病药物：酚噻嗪类（如氯丙嗪）和非典型抗精神病药物（如利哌利酮、利血平）中最常见的心脏副反应就是 OH，表现为晕厥、摔倒、受伤。④ 抗抑郁药：传统的三环类抗抑郁药抑制钠通道、钾通道、钙通道，可引起心律失常。最新 5-羟色胺再摄取抑制剂、抗抑郁药出现 OH 和其他心血管副反应的概率降低，但是当大剂量使用时，仍可出现与三环类抗抑郁药同样的副反应。⑤ 乙酰胆碱酯酶抑制药：阿尔茨海默病常常使用乙酰胆碱酯酶抑制药（如多奈哌齐）治疗，可出现 OH 的副反应，其原因是多奈哌齐增加交感神经系统的突触前抑制，增强了副交感神经系统活性所致。⑥ 绒毛状瘤病毒疫苗：晕厥是其主要副反应之一，常在给药之后立即出现，机制不详[6]。此外，Luo 等[7]曾对 793 例中国人进行病例对照研究，显示等位基因 A 与 OH 存在相关，其为一种保护性因子，同样也证实了 NEDD4L 与 OH 密切相关。NEDD4L 的隐藏的剪接变体 rs4149601（G/A），A 等位基因源自对碘氧基苯甲醚 I，通过下调肾脏上皮细胞钠通道活性从而减少 Na^+ 的重吸收。

OH 伴随一系列临床症状，主要与大脑血流灌注不足有关。血流灌注不足是因为：① 站立位时静脉回心血量减少，从而导致心搏出量减少 40% 和动脉血压下降。这种血流动力学改变可激活主动脉弓和颈动脉窦的高压感受器以及心肺的低压感受器，伴随的血流动力学改变可引起一系列瀑布反应，从而引起由自主神经系统介导的心率和血压的代偿反应。除此之外，局部的轴突反射、肌源性反应等也可能与其代偿功能有关。这些机制主要是在人体站立位时限制皮肤、肌肉以及脂肪组织的血流量。② 站立也可导致腹部以及小腿部位的肌肉收缩从而增加外周血管压力，引起静脉回流量增加和血压上升。血压升高可引起压力感受器激活以及心率下降，心率下降可引起静脉回流量下降、压力感受器作用钝化、心率增快、外周阻力增加、心搏出量减少以及舒张压增高。③ 持续站立位可导致许多的神经元介导反应，因个体的血容量的容量状态不同而不同，这包括肾素-血管紧张素-醛固酮系统激活以及抗利尿激素、氧化亚氮、内皮素等产生。

在体位改变时（无论是暂时还是长期站立）上述调节和反应必须协调，当该反应机制失调时可导致暂时性血压下降、静脉回流量不足、大脑灌注不足，从而引起意识丧失。许多代偿机制可通过自主神经系统协调，因此，自主神经系统的作用主要是保证足够的脑灌注量以维持意识，当自主神经系统功能障碍时可导致意识丧失。自主神经异常有原发性及继发性。原发性的自主神经功能异常一般为自发性，可急性发作也可慢性发作。继发性自主神经功能异常一般继发于其他疾病、生物化学以及结构缺陷以及毒素影响[3]。

（二）诊断

在安静环境下，室温 20～24℃，在 HUTT 开始前，受试者仰卧位休息 10 min，排空膀胱，倾斜角度为 60°～80°,若直立倾斜 3 min 内受试者收缩压下降≥20 mmHg,舒张压下降≥10 mmHg,则 HUTT 阳性。若受试者出现低血压症状,则应迅速将倾斜床恢复到仰卧位[8]。

2009 年,中华医学会颁布《儿童晕厥诊断指南》中指出[9],直立试验可作为 OH 诊断手段之一,直立试验阳性可诊断 OH。

除了 HUTT、直立试验外,还应结合患者的病史、临床表现以及其他的实验室资料。OH 按病因分非神经源性和神经源性两类。非神经源性 OH 包括血容量减少(如脱水、大量失血)、静脉结构原因(如静脉曲张)、药源性(如抗高血压药)等;神经源性 OH 包括脊髓疾病(如脊髓空洞症、肿瘤)、外周神经系统疾病(如吉兰-巴雷综合征)及其他原因(如脑干损伤、脑肿瘤)等。病因不同,临床症状也不同,如 OH 伴有胸痛、呼吸急促、水肿,提示为充血性心力衰竭、心肌梗死、心律失常、心包炎等心血管系统疾病;当伴有呕吐、腹泻、出血以及脱水症状时,则提示可能是血容量不足所致[10]。

另外,在询问病史时,应重视患者有无晕厥、少汗、大小便失禁、特殊用药史等。当患者存在 OH 症状,但 HUTT 为阴性时,应反复测量血压。对于高度怀疑为 OH 的患者,体格检查还应包括心率测定。心率是评价低血压病因的重要参考标准,当心率增加量低于 10 次/min 时,表示压力感受器功能受损,当心率增加量超过 30 次/min 时,表示血容量不足。但若患者心率正常或是增加量低于 30 次/min,也不能完全排除血容量不足的情况。此外,还应进行心血管系统、神经系统的检查[11]。

若病因仍不明时,还应进行血液检查(包括全血细胞计数、电解质、血糖、血清免疫电泳、维生素 B_{12}、清晨肾上腺皮质激素)及脑部影像学方面等检查[12]。

(三)治疗

治疗分非药物治疗和药物治疗,对于无症状的患者一般以非药物治疗为主,严密观察病情以防病情发展。对于病因明确者,应去除病因治疗,

如药源性 OH,当停用药物后 OH 症状可以得到缓解。

1. 非药物治疗 常用的非药物治疗包括:① 进行等张训练。② 抬高睡觉的床头部位 10°～20°,可减少夜尿症和避免发生仰卧位时高血压[10]。③ 穿定制的弹力长袜和腹部绷带。④ 进行下肢交叉、屈曲、蹲坐等运动。⑤ 少食多餐、低碳水化合物饮食、增加膳食纤维摄入,以避免便秘[13]。⑥ 增加盐和水的摄入量,成人保证钠盐摄入量 10 g/d,液体 2 000～2 500 mL/d,直到 24 h 尿钠达到 170 mmol,尿量达到 1 500 mL[12],当 24 h 尿钠低于 170 mmol 时,需要补充钠盐 1～2 g/d,1～2 周后观察尿钠、体重等[13];儿童保证 1 500 mL/m² 的液体,钠盐摄入量 3～6 g/d[14]。摄取约 500 mL 水有明显的升压作用,可以改善自主神经功能衰竭患者的症状,5 min 内收缩压可升高 30 mmHg,作用高峰在 20～30 min 以后,持续 1 h 左右。但饮水疗法有个体差异,并非对每个人都有疗效,可能与交感神经活性存在差异有关[15]。此外,3～4 min 内快速摄入 500 mL 水,5～15 min 内血压可以升高 30 mmHg[12]。袁鹤立等[16]报道给予 12 例 6～14 岁(男 5 例,女 7 例)OH 儿童 ORS 治疗 74.50±134.43 d 后复查 HUTT,发现复查 HUTT 时 3 min,DBP 从治疗前 57.83±13.98 mmHg 上升到 68.42±7.01 mmHg($P<0.05$),表明 ORS 干预能提高 OH 儿童的收缩压,改善 OH 儿童直立不耐受症状。⑦ 增加咖啡因摄入。咖啡因是一种腺苷受体阻滞剂(腺苷可以导致餐后内脏的低血压),可防止餐后低血压发生,但人体若长时间摄入咖啡因易产生耐受[15]。

患者同时还可通过避免以下长时间方式,减少或防止诱发或加剧 OH 出现:① 站立不动;② 躺坐后快速站立;③ 剧烈运动;④ 闷热环境、热水浴;⑤ 手臂高于肩膀的工作;⑥ 用力大便或小便;⑦ 咳嗽;⑧ 过度通气;⑨ 发热[10]。

2. 药物治疗 临床上常用的药物治疗包括拟交感神经药(如 α-肾上腺素能受体激动剂麻黄碱、右旋麻黄碱、米多君)、α-氟氢可的松、加压素类似物(如醋酸去氨加压素)、胆碱酯酶抑制剂、促红细胞生成素等。目前我国儿童已开展对米多

君的临床应用,其他药物尚在研究和试验阶段。

(1) α-氟氢可的松:为盐皮质激素的合成物,可以减少钠的丢失,增加血容量。初始剂量是0.1 mg/d,1周后增加至(0.4～1.0)mg/d[11]。常见副反应是仰卧位高血压和低钾血症,因此在大剂量使用该药时应注意补钾[15]。

(2) 米多君:为美国FDA唯一批准治疗OH的药物,最主要的副反应是仰卧位高血压、头皮刺麻。米多君在升高直立性低血压的同时,也使仰卧位血压升高,在睡前4 h之前服药,可减少仰卧位高血压的发生。另外该药不能通过血-脑屏障,因此对大脑的副反应少有报道。禁忌证包括严重的心血管疾病(如心脏传导阻滞)、急性肾脏疾病、尿潴留、嗜铬细胞瘤、甲状腺毒症[8,10,15]。

(3) 麻黄素碱和右旋麻黄碱:为复合的α-肾上腺素能受体激动剂,可以激动α、β1和β2受体。副反应有仰卧位高血压、心动过速、焦虑等[12]。

(4) 加压素类似物:作用于分布在远端肾小管和集合管上皮细胞上的血管升压素V_2受体[12],增加血容量,减少夜间多尿。从而可以防止早晨起床时血压下降,副反应有水中毒和低钠血症,因此服用该药时应注意监测血电解质,防止低钠血症出现[15]。

(5) 胆碱酯酶抑制剂:Singer等[17]选取58例神经源性OH患者,发现吡啶斯的明可明显增加OH患者站立时的血压,而并不引起卧位时高血压,该药主要作用于外周血管阻力,从而升高舒张压。吡啶斯的明联合小剂量米多君可起到更有效和更持久的增压效果,也可避免加剧仰卧位高血压。

(6) 促红细胞生成素:可以增加站立时血压,改善正常红细胞贫血所引起的体位性直立不耐受。副反应有仰卧位时高血压、红细胞增多症,长期的心血管副反应尚未明确。必要时需补充铁剂[12]。该药对自主神经功能衰退伴有贫血的年轻人有效,对老年人的疗效尚未明确[11]。

(7) 其他药物:包括环氧化酶抑制剂、β-肾上腺素能受体拮抗剂、可乐定、育亨宾、生长激素抑制剂、双氢麦角胺等[12]。但是这些药物的临床对照试验还没得出满意的结果。

此外,Green等[18]研究慢性神经痛患者11例,按是否伴有OH分为OH组、轻微直立不耐受组、正常组3组,用电刺激患者脑室周围灰质部位和中脑水管周围灰质部位后,监测坐位和站立位的心率和血压,结果发现电刺激前:OH组站立位时收缩压下降率为28.2%;直立不耐受组站立时收缩压下降率为15.4%。电刺激后:OH组站立时收缩压下降率为11.1%($P \leqslant 0.01$);直立不耐受组站立位时收缩压下降率仅1.2%,收缩压下降率在正常范围内;正常组无任何副反应。因此认为可能与交感神经冲动和压力反射敏感性的增加有关。

参 考 文 献

1. Shibao C, Biaggioni I. Orthostatic hypotension and cardiovascular risk. Am Heart Assoc, 2010, 56(11): 1042-1044.

2. Moya A, Sutton R, Ammirati F, et al. Guidelines for the diagnosis and management of syncope (version 2009). Eur Heart J, 2009, 30(21): 2631-2671.

3. Medow MS, Stewart JM, Sanyal S, et al. Pathophysiology, diagnosis, and treatment of orthostatic hypotension and vasovagal syncope. Cardiol Rev, 2008, 16(1): 4-20.

4. 袁鹤立,王成. 直立性低血压研究进展. 国际儿科学杂志, 2011, 38(1): 10-12.

5. Figueroa A, Basford R, Low A. Preventing and treating orthostatic hypotension: As easy as A, B, C. Cleve Clin J Med. 2010, 77(5): 298-306.

6. Mosnaim AD, Abiola R, Wolf ME, et al. Etiology and risk factors for developing orthostatic hypotension. Am J Ther, 2010, 17(1): 86-91.

7. Luo F, Wang Y, Wang X, et al. A functional variant of NEDD4L is associated with hypertension, antihypertensive response, and orthostatic hypotension. Hypertension, 2009, 54(4): 796-801.

8. Lahrmann H, Cortelli P, Hilz M, et al. EFNS guidelines on the diagnosis and management of

orthostatic hypotension. Eur J Neurol, 2006, 13(9)：930 - 936.

9. 中华医学会儿科学分会心血管学组, 中华儿科杂志编辑委员会. 儿童晕厥诊断指南. 中华儿科杂志, 2009, 47(2)：99 - 101.

10. Bradley JG, Davis KA. Orthostatic hypotension. Am Fam Physician, 2003, 68(12)：2393 - 2398.

11. Sclater A, Alagiakrishnan K. Orthostatic hypotension：A primary care primer for assessment and treatment. Geriatrics, 2004, 59(8)：22 - 27.

12. Freeman R. Neurogenic orthostatic hypotension. N Engl J Med, 2008, 358(6)：615 - 624.

13. Low PA, Singer W. Update on management of neurogenic orthostatic hypotension. Lancet Neurol, 2008, 7(5)：451 - 458.

14. Tanaka H, Fujita Y, Takenaka Y, et al. Japanese clinical guidelines for juvenile orthostatic dysregulation (Version 1). Pediatr Int, 2009, 51(1)：169 - 179.

15. Freeman R, Kaufmann H. Disorder of orthostatic tolerance-orthostatic hypotension, postural tachycardia syndrome, and syncope. Continuum Lifelong Learning Neurol, 2007, 13(6)：50 - 88.

16. 袁鹤立, 李芳, 王成等. 口服补液盐治疗儿童直立性低血压的疗效评价. 中华实用儿科临床杂志, 2013, 28(13)：977 - 979.

17. Singer W, Sandroni P, Slezak J. Pyridostigmine treatment trial in neurogenic orthostatic hypotension. Arch Neurol, 2006, 63(4)：513 - 518.

18. Green AL, Wang S, Owen SL, et al. Controlling the heart via the brain：A potential new therapy for orthostatic hypotension. Neurosurgery, 2006, 58(6)：1176 - 1183.

四、直立性高血压

(一)定义及发生机制

血压受诸多因素影响, 时刻都在波动。体位改变对血压的影响最为明显, 正常人站立后收缩压(SBP)与舒张压(DBP)均会略有下降, 但收缩压下降不会超过 10 mmHg, 舒张压下降 2～3 mmHg。短时血压的调节主要依靠压力感受性反射[1]。当影响血压调节的任一环节出现障碍时, 这种波动都会出现异常。临床上对 OH 认识较多, 但对与之相反的 OHT 却了解甚少。1922年, Schneider 和 Truesdell 首次提出 OHT 概念[2], 2012 年我国学者杜军保首次提出了儿童OHT 概念, 并对其临床特征进行了分析[3], 目前对 OHT 的研究正逐渐深入。

目前 OHT 定义缺乏统一标准, 不同的报道取自各自认定的定义参数。Matsubayashi 等[4]报道, 健康老年人 OHT 定义为从坐位到站立位SBP 升高≥20 mmHg, 测量 2 次血压取平均值后超过其标准者为 OHT。Kario 等[5]通过对老年高血压患者行直立倾斜试验(HUTT), 将 OHT 定义为直立位较平卧位 SBP 增加≥20 mmHg。也有报道以直立位后 SBP 增加大于 10 mmHg, 甚至5 mmHg 为标准[6,7]。还有研究采用平卧位时SBP＜140 mmHg、DBP＜90 mmHg, 直立位后SBP≥140 mmHg 和(或)DBP≥90 mmHg 为标准[8,9]。赵娟等[3]关于儿童直立性高血压的临床特征的研究中采用站立后 3 min 较平卧位 SBP 升高≥20 mmHg 为儿童直立性高收缩压(sOHT), 站立后 3 min 较平卧位 DBP 升高≥10 mmHg 为儿童直立性高舒张压(dOHT)。可见, 儿童 OHT定义以从坐位到站立位 3 min 内 SBP 升高≥20 mmHg 和(或)DBP 升高≥10 mmHg 较为合理。

OHT 人群发病率依各自采用的标准不同而异。Rutan 等[2]报道了健康飞行员 OHT 发现率为 4.2％; 在老年人临界性高血压、自主神经疾病、糖尿病患者中发病率明显增加[6,10]。Hirai 等[11]报道老年人临界性高血压(n=21)OHT 检出率为71％。樊晓寒等[12]通过对 7 个社区 40～75 岁高血压患者(n = 4 711)研究, OHT 发生率为16.3％。Wu 等[13]对社区 20 岁以上成人(n = 1 638)OH、OHT、直立性头晕的人群研究, OHT发病率为 1.1％, 且年龄均大于 40 岁。Kazuo等[14]在对高血压患者(n=59)无症状性脑梗死与心脏超负荷研究中, 发现 OHT 患者 16 例(27.1％)。Hirai 等[11]报道了血压正常的 2 型糖尿病组 OHT 患病率明显高于健康对照组, 而长期患 1 型糖尿病患者 OHT 检出率为 15.2％。曾庆意等[15]以直立位后血压较平卧位(包括 SBP 或

DBP)升高 10 mmHg 为 OHT 标准,在 317 例青年学生中 OHT(SBP 升高与 DBP 升高)检出率分别为 16.4％ 与 20.5％,且男性高于女性(P<0.05)。王莉莉等[16]对 65~100 岁老年高血压住院患者(n=77)的研究显示,OHT 发生率为 9.0％。关于儿童 OHT 发病率国外未见相关报道,本课题组通过对不明原因晕厥、头痛、头晕、胸闷、叹气等儿童进行 HUTT,以直立后 3 min SBP 升高≥20 mmHg 和(或)DBP 升高≥10 mmHg 为诊断标准,OHT 出现率为 23.84％,男性多于女性,≥12 岁组高于<12 岁组[17,18]。

目前认为 OHT 发病与下列因素有关:① 交感神经系统过度激活:目前广泛认为 OHT 发生机制涉及交感神经系统过度激活[5,19]。正常情况下,人体由卧位转为直立位时,血液由于重力作用淤滞在下肢,导致回心血量减少,颈动脉窦和主动脉弓的压力感受器感受到回心血量减少引起的血管压力下降,增加冲动发放,将信号传入到延髓的孤束核,激活交感神经,小动脉血管收缩,从而维持血压稳定。健康人站立后收缩压(SBP)下降不超过 10 mmHg,DBP 下降 2~3 mmHg。Streeten 等[8]认为 OHT 与过多的静脉池有关。OHT 患者直立位时下肢静脉池扩大,心排血量明显降低,反射性引起交感神经激活,血浆去甲肾上腺素释放增多,导致血压升高。对 OHT 动物模型研究发现,血压正常和高血压的大鼠行直立倾斜试验(HUTT)后均会出现血压升高,而 α 受体阻滞剂哌唑嗪会减少体位改变诱导的血压升高[19]。在出现 OHT 的高血压患者中,使用 α 受体阻滞剂后,体位改变引起的血压升高明显降低[5],提示交感神经激活以 α 交感神经激活为主。OHT 患者存在交感中枢过度激活。在部分性自主神经功能障碍,包括容量血管、脑干以及更高级的自主神经功能控制中枢异常的患者中,可出现交感神经病理性激活。OHT 与其他类型的自主神经功能紊乱如 POTS、肥大细胞异常激活、去甲肾上腺素转运体缺陷、压力反射障碍、中枢自主神经失调密切相关[20]。20％的 POTS 患者伴随肥大细胞异常激活,其中 38％的患者从平卧位到直立位时血压升高[21]。肾下垂患者出现 OHT 也与肾素-血管

紧张素系统的激活密切相关[22]。左侧腹外侧延髓搏动性血管压迫时,存在自主神经功能不全,患者也可表现为 OHT[23]。② 神经体液因子改变:体位改变时神经体液因子分泌发生变化,HUTT 诊断为 OHT 的高血压患者,其血浆去甲肾上腺素和垂体后叶加压素水平明显升高[8]。直立位时血管对去甲肾上腺素敏感性增高,引起的加压反应是 OHT 的发生机制[24]。去甲肾上腺素转运体缺陷综合征的患者,直立位时表现为血压升高和心动过速[25]。部分嗜铬细胞瘤患者表现为 OHT,与嗜铬细胞瘤患者儿茶酚胺水平升高密切相关[20],推测神经体液因子水平变化参与了 OHT 的发生。③ 压力反射敏感性增高:压力感受器位于颈动脉窦和主动脉弓血管外膜下,在维持机体血压稳定中发挥重要作用[25]。体位变化时,压力感受器敏感性增高,尤其以糖尿病患者压力感受器敏感性增高更为显著。OHT 发生与慢性疾病如老年高血压、原发性高血压、2 型糖尿病、糖尿病自主神经病变密切相关[26],可能与这些慢性疾病导致压力反射敏感性增高有关。OHT 发生率在血压正常的糖尿病患者明显高于非糖尿病患者,在高血压合并糖尿病患者也稍高于血糖正常的高血压患者[18]。心电图 RR 间期变异系数(CVRR)在合并 OHT 的糖尿病患者高于直立位血压正常的糖尿病患者,CVRR 增高反映心肺压力反射高敏感性,进一步提示 OHT 患者压力反射敏感性增高[27]。

OHT 的临床特征逐渐开始被认识。赵娟等[3]报道了儿童 OHT 多处于青春发育期,晕厥和头晕为主要临床症状,多由体位改变和持久站立诱发,由平卧位转为直立体位时血压明显升高。与本课题组报道的儿童 OHT 主要见于男性、≥12 岁组的结论一致[17]。

(二)诊断

1. 诊断方法　　OHT 诊断主要依靠 HUTT[28],即被动直立试验,具体操作方法:受试者在平卧于倾斜诊断床上休息 10 min 后,在 15 秒内保持头高脚低位倾斜 60°,且保持 30~45 min,每间隔 3 min 测量受试者血压和心率。主动直立试验是诊断 OHT 的另一方法,具

体操作方法：受试者安静平卧 10 min，记录基础动脉血压、心率，随后患者自行站立 10 min，监测血压、心率，观察受试儿童症状，若出现头晕、黑矇、恶心、胸痛者，立即终止试验[3]。

2. 诊断标准　　OHT 诊断缺乏统一标准，在健康老年人中，OHT 定义为从坐位到站立位，2 次血压测量值的平均值 SBP 升高≥20 mmHg[29]。对于行 HUTT 的老年高血压患者，SBP 直立位较平卧位增加≥20 mmHg，则诊断为 OHT[18]。有研究以平卧位时 SBP < 140 mmHg、DBP < 90 mmHg，站立 1 min 后 SBP≥140 mmHg 和（或）DBP≥90 mmHg 为 OHT[27]。在青年人群中，OHT 定义为直立位 SBP 升高 > 5 mmHg[30]。目前国内外广泛认可的定义是平卧位血压正常，直立 3 min 后 SBP 升高≥20 mmHg 和（或）DBP 升高≥10 mmHg 为 OHT[18,22]。

以上研究均是在成人中进行，国内外关于儿童 OHT 的研究较少。儿童 OHT 的诊断大多参考成人标准。赵娟等[3]的研究中，OHT 定义为以患儿安静环境中平卧 10 min 时测量的血压为基线，自行站立 3 min 时血压为直立后血压。直立后 SBP 较基础 SBP 升高≥20 mmHg，为直立性高收缩压（sOHT）；站立后 DBP 升高≥10 mmHg，为儿童直立后高舒张压（dOHT）。本课题组以直立后 3 min SBP 升高≥20 mmHg 和（或）DBP 升高≥10 mmHg 为诊断标准，对 2 089 名不明原因晕厥、头痛、头晕、胸闷、叹气等儿童进行 HUTT，OHT 出现率为 23.84%，且男性多于女性[17]。

（三）治疗

治疗 OHT 有 4 个相关目标：① 降低直立后血压，但不能造成平卧后低血压；② 延长患者站立时间；③ 减轻患者 OI 症状；④ 提高患者日常直立生活能力。

1. 非药物治疗　　对于 OI 患者应告知不能突然改变姿势。穿紧身衣可能会减少 OHT 发生，紧身衣能有效地防止血液在下肢聚集，去除了诱发反应性 OHT 和交感神经过度激活的起因[31]。

2. 药物治疗　　α-肾上腺素能高度敏感被认为是 OHT 的主要发病机制，老年高血压的治疗中利用 α1 受体阻滞剂能明显减轻直立后反应[5]。Satoshi 等[32]报道服用多沙唑嗪（Doxazosin）治疗高血压并观察其家庭血压变化，发现服用多沙唑嗪组较对照组直立后血压明显降低，尿白蛋白/肌酐比值显著降低，表明多沙唑嗪可控制 OHT，并有效防止靶器官损伤。可乐定为 α2 受体激动剂，能降低去甲肾上腺素水平，有助于高血压的治疗[33]。可乐定治疗压力反射高度敏感所致的 OHT 有较好的作用。新的钙通道阻滞剂阿折地平较以往的同类药物如氨氯地平降压作用更好[34]，但是否能减少对靶器官的损害尚需进一步研究。也有报道 OHT 患者对利尿剂治疗效果差[7]。

综上所述，OHT 是一种由于交感神经系统过度活跃和压力感受器过度敏感导致的姿势调节障碍，属一种少见的自主神经功能紊乱、压力感受器异常或肾下垂的潜在表现。目前关于 OHT 的研究大部分与靶器官损伤有关。对于姿势性血压变化最容易做到的是在诊所测量血压，但首选的确诊试验是 HUTT 或动态血压监测。OHT 可作为预测高血压、糖尿病、蛋白尿和肾脏疾病及未来自主功能障碍的筛选工具，高血压靶器官损伤的长期评估指标，特别是老年心脑血管疾病的标志。目前 OHT 治疗方案相当有限，多数认为一旦诊断 OHT，应接受类似 OH 的健康教育。虽然弹力袜、腹带、增加水摄入的疗效有待观察，但其对减轻 OI 症状疗效确切。α1 受体阻滞剂可能同样有利于高血压与 OHT 患者。目前尚缺乏针对性治疗 OHT 及有效降低其患病率和病死率的方案。

参 考 文 献

1. 陶军, 张媛媛. 体位性高血压发生机制与防治. 中国实用内科杂志, 2012, 32(1): 32-35.
2. Rutan GH, Hermanson B, Bild DE, et al. Orthostatic hypotension in older adults. The Cardiovascular Health Study. CHS Collaborative Research group. Hypertension, 1992, 19(6 Pt 1):

508 - 519.

3. 赵娟,杨锦艳,金红芳等.儿童直立性高血压的临床特征.中华儿科杂志,2012,11(50)：839 - 842.

4. Matsubayashi K，Okumiya K，Wada T，et al. Postural dysregulation in systolic blood pressure is associated with worsened scoring on neurobehavioral function tests and leukoaraiosis in the older elderly living in a community. Stroke, 1997, 28(11)：2169 - 2173.

5. Kario K，Eguchi K，Hoshide S，et al. U - curve relationship between orthostatic blood pressure change and silent cerebrovascular disease in elderly hypertensives：orthostatic hypertension as a new cardiovascular risk factor. J Am Coll Cardiol，2002，40(1)：133 - 141.

6. Kario K，Eguchi K，Nakagawa Y，et al. Relationship between extreme dippers and orthostatic hypertension in elderly hypertensive patients. Hypertension，1998，31(1)：77 - 82.

7. Thomas RJ，Liu K，Jacobs DR Jr，et al. Positional change in blood pressure and 8 - year risk of hypertension：the CARDIA Study. Mayo Clin Proc，2003，78(8)：951 - 958.

8. Streeten DH，Auchincloss JH Jr，Anderson GH Jr，et al. Orthostatic hypertension. Pathogenetic studies. Hypertension, 1985，7(2)：196 - 203.

9. Yoshinari M，Wakisaka M，Nakamura U，et al. Orthostatic hypertension in patients with type 2 diabetes. Diabetes Care, 2001, 24(10)：1783 - 1786.

10. Raffai G，Meszaros M，Kollai M，et al. Experimental orthostasis elicits sustained hypertension，which can be prevented by sympathetic blockade in the rat. J Cardiovasc Pharmacol，2005，45(4)：354 - 361.

11. Hirai FE，Moss SE，Klein BE，et al. Postural blood pressure changes and associated factors in long-term Type 1 diabetes：wisconsin epidemiologic study of diabetic retinopathy. J Diabetes Complications，2009，23(2)：83 - 88.

12. 樊晓寒,孙凯,周宪梁等.中老年高血压患者体位性高血压和体位性低血压与靶器官损害关系分析.中华医学杂志,2011,91(4)：220 - 224.

13. Wu JS，Yang YC，Lu FH，et al. Population-based study on the prevalence and correlates of orthostatic hypotension/hypertension and orthostatic dizziness. Hypertension Res, 2008, 31(5)：897 - 904.

14. Kazuo E，Kazuomi K，Satoshi H，et al. Greater change of orthostatic blood pressure is related to silent cerebral infarct and cardiac overload in hypertensive subjects. Original Article，2004，27 (4)：235 - 241.

15. 曾庆意,汪志强,黄达等.青年学生的体位血压变化与影响因素.中华高血压杂志,2011,19(9)：825 - 830.

16. 王莉莉,刘占东,赵莹莹等.老年高血压患者体位性血压改变及其对神经认知功能的影响.临床和实验医学杂志,2012,11(4)：241 - 242,246.

17. 康美华,许毅,王成等.儿童直立性高血压的年龄与性别差异.中华实用儿科临床杂志,2013,28(1)：24 - 26.

18. 刘德宇,向际兵,林萍等.直立性高血压儿童24 h动态血压变化,中华实用儿科临床杂志,2014,29(22)：1731 - 1733.

19. Raffai G，Mészáros M，Kollai M，et al. Experimental orthostasis elicits sustained hypertension，which can be prevented by sympathetic blockade in the rat. J Cardiovasc Pharmacol, 2005, 45(4)：354 - 361.

20. Robertson D. Orthostatic hypertension：the last hemodynamic frontier. Hypertension，2011，57(2)：158 - 159.

21. Shibao C，Arzubiaga C，Roberts LJ，et al. Hyperadrenergic postural tachycardia syndrome in mast cell activation disorders. Hypertension，2005，45(3)：385 - 390.

22. Fessel J，Robertson D. Orthostatic hypertension：when pressor reflexes overcompensate. Nat Clin Pract Nephrol，2006，2(8)：424 - 431.

23. Levy EI，Clyde B，McLaughlin MR，et al. Microvascular decompression of the left lateral medulla oblongata for severe refractory neurogenic hypertension. Neurosurgery，1998，43(1)：1 - 6.

24. Benowitz NL，Zevin S，Carlsen S，et al. Orthostatic hypertension due to vascular adrenergic hypersensitivity. Hypertension，1996，28(1)：42 - 46.

25. 陈丽,陈建军,唐朝枢等.自主神经介导性晕厥儿童的心率变异性研究(附29例分析).中国实用儿科杂志,2010,25(2)：136 - 138.

26. Chhabra L，Spodick DH. Orthostatic hypertension：Recognizing an underappreciated clinical condition. Indian Heart J，2013，65(4)：454 - 456.

27. Yoshinari M，Wakisaka M，Nakamura U，et al. Orthostatic hypertension in patients with type 2 diabetes. Diabetes Care, 2001, 24(10)：1783 - 1786.

28. Lamarre-Cliche M，Cusson J. The fainting patient：value of the head-upright tilt-table test in adult patients with orthostatic intolerance. CMAJ, 2001, 164(3)：372 - 376.

29. Matsubayashi K，Okumiya K，Wada T，et al. Postural dysregulation in systolic blood pressure is associated with worsened scoring on neurobehavioral function tests and leukoaraiosis in the older elderly

living in a community. Stroke，1997，28(11)：2169 – 2173.

30. Thomas RJ，Liu K，Jacobs DR，et al. Positional change in blood pressure and 8 – year risk of hypertension：the CARDIA Study. Mayo Clin Proc，2003，78(8)：951 – 958.

31. Figueroa JJ，Basford JR，Low PA. Preventing and treating orthostatic hypotension：as easy as A，B，C. Cleve Clin J Med，2010，77(5)：298 – 306.

32. Satoshi H，Gianfranco P，Yoshio M，et al. Orthostatic hypertension：home blood pressure monitoring for detection and assessment of treatment with doxazosin. Hypertension Research，2012，35 (1)：100 – 106.

33. Manger WM. Baroreflex failure — a diagnostic challenge. N Engl J Med，1993，329（20）：1494 – 1495.

34. Eguchi K，Tomizawa H，Ishikawa J，et al. Effects of new calcium channel blocker，azelnidipine，and amlodipine on baroreflex sensitivity and ambulatory blood pressure. J Cardiovasc Pharmacol，2007，49(6)：394 – 400.

第七十七章　结缔组织血管疾病的遗传学

　　遗传性结缔组织疾病（heritable connective tissue disorders，HCTD）是一组累及多系统的疾病，从关节、心脏瓣膜到面部畸形，并有值得重视的病残率与病死率。其中，很多可伴有血管疾病如主动脉瘤或夹层。

　　在有或无症状的 HCTD 的发病机制中，细胞外基质（ECM）均起重要作用。最初发现的很多基因与结构蛋白如胶原蛋白和原纤蛋白有关。然而，近 10 年来，随着其他非结构性基因被认识，这一观点逐渐在改变。对 TGF-β 通路及其相关基因 TGFBR2 和 TGFBR2 的研究逐渐增多。TGF-β 是一组细胞因子，可调节细胞功能包括增殖、迁移、合成以及细胞凋亡[2,3]。细胞外基质的另一种作用是作为细胞因子和生长因子的储备池，进而影响和调节组织和器官的发育和稳定[1]。这一新的观点大大有助于认识 HCTD，因此也有了新的治疗方法，例如血管紧张素Ⅱ1型受体拮抗剂用于 HCTD 的治疗就是通过阻断 TGF-β 通路。

　　在这里，我们将简单讨论胸主动脉瘤和夹层，主要集中在马方综合征和 Loeys-Dietz 综合征的基因，提供全面临床和基因诊断方法，重点阐述近年来该领域的进展。

一、胸主动脉瘤和夹层

　　胸 主 动 脉 瘤 和 夹 层（thoracic aortic aneurysms and dissections，TAAD）是两个密切相关的疾病，即胸主动脉夹层（TAD）和胸主动脉瘤（TAA）。胸主动脉瘤是胸主动脉夹层的危险因素，反之，胸主动脉夹层也是胸主动脉瘤的常见原因，胸主动脉夹层通过主动脉外壁持续扩张可导致胸主动脉瘤[4]。单独的胸主动脉夹层发生率每年为 $(2.9\sim4.3)/10^{5}$[4]，病死率较高。

　　尽管 TAAD 的发病原因复杂，具有遗传异质性，根据遗传学可以概括地将其分为两类（表 77-1）[5]：（1）综合征形式（<5% 的 TAAD）：包括马方综合征（MFS）、Loeys-Dietz 综合征（LDS）、Ehlers-Danlos 综合征Ⅳ型（EDS-Ⅳ）。（2）非综合征形式：① 家族性（约占所有 TAAD 的 20%），如家族性胸主动脉瘤，胸主动脉瘤并伴有其他畸形如主动脉二叶瓣（BAV）[6]和动脉导管未闭（PDA）；② 散发性，无家族史或综合征表现的年轻病例。

　　根据患者的综合征临床特征及心血管病理的类型，经过仔细的临床评估才能确诊。例如 TAA 患者出现晶体半脱位时，应高度怀疑马方综合征[5]，促使临床医生检查有无 FBN1 基因突变。另一方面，如果出现广泛的血管病变如不同部位多发的主动脉瘤或波及一侧分支，马方综合征的可能性就极小，应该考虑到除外其他 TGF-β 相关疾病如 Loeys-Dietz 综合征（TGFBR1/2）[5]。

　　（一）马方综合征

　　MFS 是一种全身性的结缔组织病，临床表现涉及眼、骨骼和心血管系统，并且差异很大。100 多年前，首先由巴黎儿科医生 Marfan AB 所描述[7]。

649

表77－1　胸主动脉瘤夹层及其相关基因、主要心血管系统表现、其他临床表现及主动脉瘤好发部位

疾病	基因	主要心血管系统表现	其他临床表现	主动脉瘤好发部位	治疗
综合征型胸主动脉夹层					
马方综合征	FBN1	主动脉根部瘤、主动脉夹层、肺动脉总干扩张、二尖瓣脱垂、左心室功能不全	晶状体脱位，骨骼表现	主动脉窦超越窦管交界以上	β受体阻滞剂，氯沙坦可能有效，以下情况需手术：①升主动脉＞50 mm；②升主动脉＞46 mm但存在主动脉夹层家族史，或存在严重的主动脉瓣反流，或主动脉直径增长速度快(＞2 mm/年)
Ehlers-Danlos综合征Ⅳ型	COL3A1 COL1A2	无动脉扩张或动脉瘤的情况下出现动脉夹层或破裂，严重的瓣膜关闭不全	皮肤透明，瘢痕萎缩，特征性面部表现	主动脉根部、升主动脉、主动脉弓、降主动脉	塞利洛尔，手术不确定
Loeys-Dietz综合征	TGFBR1 TGFBR2	主动脉根部瘤、主动脉夹层、动脉迂曲、二尖瓣脱垂、先天性心脏病	腭裂/悬雍垂裂，眼距过宽，胸骨异常，脊柱侧凸，畸形足	主动脉根部、升主动脉、主动脉弓、降主动脉	暂时无临床试验，现多采用马方综合征药物治疗方案，当升主动脉＞43～45 mm时行手术治疗
动脉瘤-骨关节炎综合征	SMAD3	主动脉根部瘤、主动脉夹层、动脉迂曲、二尖瓣脱垂、先天性心脏病	骨关节炎，皮肤柔软，扁平足，脊柱侧凸，复发性疝，胸廓异常	主动脉根部、升主动脉、主动脉弓、降主动脉	
非综合征型胸主动脉瘤及夹层					
家族性胸主动脉瘤	TGFBR1 或 TGFBR2 (3%～5%)	胸主动脉瘤及夹层	无综合征表现	经常包括主动脉窦及窦管交界处	暂时无临床试验，现多采用马方综合征药物治疗方案
	ACTA2(10%～14%)	胸主动脉瘤或动脉夹层、脑血管疾病、冠状动脉疾病	无类似马方综合征骨骼表现		
	MLCK SMAD3(2%) TGFβ2	胸主动脉瘤或其他部位动脉瘤、颅内及其他部位动脉瘤、二尖瓣脱垂	消化道畸形		
伴有动脉导管未闭的家族性胸主动脉瘤	MYH11	动脉导管未闭		窦管交界处以上的升主动脉	

该病发病率约为活产婴儿的万分之一,男女受累相等[8]。在典型的 MFS 病例中,约 75% 有家族史,25% 是由于新生突变[9]。MFS 以常染色体显性遗传方式遗传,具有较高的外显率,因此,几乎所有携带者均发展为病理表型。

MFS 最常见的致病基因是原纤维蛋白-1(FBN1)基因,占大多数病例。原纤维蛋白-1 为糖蛋白,其蛋白单体由多个重复结构域组成,类似钙结合表皮生长因子(cbECF)结构域及仅见于无活性 TGF-β 结合蛋白中独特的 TB/8-cys。原纤维蛋白单体聚合成为微纤维,微纤维与弹性纤维中的弹性蛋白结合或者关联,形成血管平滑肌细胞层的结构体系。

FBN1 基因全长 230 kb,65 个外显子,检出率可达到 91%[11,12]。在 1 项中国 MFS 患者的研究中,符合 Ghent 诊断标准的 MFS 患者中,FBN1 基因突变检测率是 81%(16 个先证者中的 13 例检测到 FBN1 基因突变)。然而,至少有10% 符合 Ghent 诊断标准的 MFS 患者没有FBN1 基因突变[7,11](见后)。大部分突变是错义突变(约 60%),改变蛋白质结构,其余主要是过早出现的终止密码子(约 20%)和剪切位点突变(约12%)。应该注意到,所发现的基因突变中 90% 都是新的、独特的突变,除了从同一家族中继承来的。实际上,寻找已知的基因突变是有局限性的,不可能根据阴性结果除外诊断。另一方面,编码区的全序列检测是非常昂贵的,但是仍可能错过非编码区域突变[13]。

MFS 的基因型和表现型之间没有紧密的关联,外显子 14-32 的基因突变见于严重 MFS 病例,常见于新生儿 MFS 病例,临床表现严重[14]。但是,MFS 的诊断主要是临床诊断,基因诊断的价值主要为:① 诊断不典型病例;② 用于家族筛查;③ 用于除外其他结缔组织疾病如 Loeys-Dietz 综合征[3]。但是,FBN1 基因突变也存在于其他疾病如家族性二尖瓣脱垂和 MASS(二尖瓣、主动脉、骨骼、皮肤)综合征等。

MFS 的诊断基于 Ghent 标准,该诊断标准于2010 年重新修订,新标准中更强调心血管系统临床表现、分子检测和晶体脱位[15,16]。从心血管疾病的观点看,动脉瘤的精确诊断更依赖 Z 值,通常采用 Z>2 为标准。对于儿童病例,生长因素应予以考虑,有些人建议 Z>3[16]。尽管诊断标准做了修订,但是仍有很多因素可能导致漏诊[7,10]。首先,在年轻病例,临床表现不明显。其次,临床表现的高度变异性,有时呈现轻度临床表现。再次,有 25% 的病例是散发病例,家族史不总是高危因素。最后,与几种其他疾病的临床症状有明显的重叠。

修订的 Ghent 标准根据有无家族史分为两组*:

1. 没有家族史,满足下列 1 项即可做出诊断(表 77-2)。

表 77-2　Ghent 诊断标准(修订版)的系统性评分

表　　现	分　值	得　分
手腕及大拇指表现	3	
手腕或大拇指表现	1	
鸡胸	2	
漏斗胸或胸部不对称	1	
后足部畸形	2	
扁平足	1	
气胸	2	
硬脑膜膨出	2	
髋臼内陷	2	
上身过短或下身过短,但臂长过长或者身材高且无严重的脊柱侧凸	1	
脊柱侧凸>20°或者脊柱胸腰段后凸	1	
肘部伸展受限	1	
5 个面部表现中符合至少 3 个: ① 长头 ② 颧骨发育不全 ③ 眼球内陷 ④ 缩颌 ⑤ 眼睑下垂	1	
皮肤条纹	1	
近视	1	
二尖瓣脱垂	1	
总分 总体分数≥7 符合诊断标准		

① 主动脉根部扩大(Z≥2),伴有晶体脱位。

② 主动脉根部扩大(Z≥2),伴有致病性的FBN1 基因突变。

③ 主动脉根部扩大(Z≥2),伴有系统评分≥7 分。

④ 晶体脱位、*FBN1* 基因突变和主动脉瘤。

2. 有 MFS 家族史（依照无家族史上述标准），先证者一级亲属患有 MFS，并且伴有下列 1 项者即可临床诊断。

① 晶状体异位。

② 系统评分≥7 分。

③ 主动脉根部扩张（Z≥2，超过 20 岁；Z≥3，20 岁以下）。

＊注意：没有与 Sphintzen‐Goldberg 综合征、Loeys‐Dietz 综合征及 Ehlers‐Danlos 综合征的临床特征进行鉴别，及经 *TGFBR1/2* 胶原生化检测及 *COL3A1* 检测（如果有指征）。其他的症状/基因随着时间的推移可能会出现。

（二）Loeys‐Dietz 综合征

人们对于 Loeys‐Dietz 综合征（LDS）的认识始于 2005 年，它的临床特征与 MFS 有很多相同之处（表 77‐3）[2,17]。Loeys‐Dietz 综合征的发病率非常难以统计，因为许多 LDS 患者在临床上被误诊为 MFS[17]。人们最初认为 LDS 是因编码 TGF‐β 受体 1 和 2（即 TGF‐βR1 和 TGF‐βR2）、SMAD3 或者 TGF‐β2 基因的杂合性突变所致。2014 年新的不同 LDS 分类（表 77‐3）[18] 被提出。在新的分类中，动脉瘤-骨关节炎综合征不再被归类为 1C 型，而被划分为 LDS 三型（OMIM：613795）。

表 77‐3　Loeys‐Dietz 综合征分型（MacCarrick et al[18] 版本）

类型	特征性基因	其他疾病曾报道
LDS 1	*TGFβR1*	胸主动脉瘤及动脉夹层（旧分类中的 LDS 1a,1b,2a,2b）
LDS 2	*TGFβR2*	胸主动脉瘤及动脉夹层，马方综合征 2 型（旧分类中的 LDS 1a,1b,2a,2b）
LDS 3	*SMAD3*	动脉瘤-骨关节炎综合征
LDS 4	*TGFβ2*	主动脉瘤及颅内动脉瘤，伴有动脉扭曲及骨骼表现

75％的 LDS 患者存在 *TGFβR1* 和 *TGFβR2* 基因新的突变，而 25％的 LDS 患者为家族遗传。大多数为错义突变，位于受体的丝氨酸激酶域或其附近，导致功能丧失，从而使 TGF‐β 通路信号过表达，最终导致主动脉壁的异常[2,19]。

LDS 的特点为眼距过宽、腭裂或悬雍垂裂、动脉扭曲伴动脉瘤或主动脉夹层的三联征[2]。过去并没有诊断标准，因此分子学诊断占有非常重要的地位。最近提出的 LDS 诊断标准为：存在 4 个基因中有 1 个基因的突变，并且伴有：① 动脉瘤或夹层；或② 有 LDS 家族史。新的 LDS 分类方法对于认识 LDS 疾病及较 MFS 更为严重的临床表现非常重要。关于 LDS 的前两种类型，Ⅰ型的临床表现主要为颅面部畸形，包括眼距过宽、腭裂或悬雍垂裂、颅缝早闭、颧骨发育不全、缩颌及蓝色巩膜。晶状体异位不见于 LDS 患者[2,17]。75％的 LDS 患者属于Ⅰ型。Ⅱ型患者不表现为颅面部畸形（少数存在单独的悬雍垂裂），而表现为妊娠期出现血管破裂，内脏破裂，明显的关节松弛，以及一些皮肤表现例如皮肤极易瘀青、瘢痕萎缩及皮肤呈柔软、透明状。这些临床表现与 Ehlers‐Danlos 综合征有很多相似之处。除了主动脉瘤，LDS 患者的动脉扭曲更加广泛（在头部及颈部尤为明显），并且动脉瘤更易进展（表 77‐4）。对于 LDS 患者，通常动脉夹层合并发生破裂发生在较小的血管及更小年龄。LDS 患者死亡平均年龄为 26 岁，存活时间平均 37 年[19]。主动脉夹层最早在出生 3 个月时即可出现。胸主动脉及腹主动脉夹层分别占死亡总数的 76％及 22％，脑出血占 7％[19,20]。乏氏窦水平的主动脉扩张及破裂最常见。然而，Ⅰ～Ⅲ型的 LDS 患者发生动脉夹层时通常并不伴有严重的动脉扩张，动脉直径均在 4 cm 以下[18]。临床上认为此发现意味着 LDS 患者需尽早行手术干预，妊娠期间发生并发症的风险高，如子宫破裂等[21]。

表 77‐4　马方综合征及 Loeys‐Dietz 综合征的临床表现比较（Ho et al,2012[17]；Judge et al,2008[32]）

	马方综合征	Loeys‐Dietz 综合征
特征基因	*FBN1*	*TGFBR1* or *TGFBR2*
心血管系统		
主动脉根部瘤	典型	典型
主动脉根部以外部位动脉瘤	少见	常见
动脉扭曲	无关	典型
二叶半月瓣	无关	常见

续　表

	马方综合征	Loeys-Dietz 综合征
房间隔缺损	无关	常见
动脉导管未闭	无关	常见
面部特征		
腭裂、悬雍垂裂	无关	典型(1 型典型;2 型偶尔可发现悬雍垂裂)
眼距过宽	无关	典型(1 型)
骨骼表现		
细长指	典型	常见
颈椎不稳	无关	有关
畸形足	无关	常见
颅缝早闭	无关	常见(1 型)
四肢修长	典型	极少见且表现轻微
关节松弛	典型	典型且严重
胸骨异常	典型	常见
脊柱侧凸	典型	常见
马蹄内翻足	无关	有关(1 型有关,2 型极少见)
眼部表现		
晶状体异位	典型	无关
近视	典型	极少见
皮肤表现		
易瘀青	无关	典型(2 型)
瘢痕萎缩	无关	典型(2 型)
皮肤极软	无关	典型
皮肤透明	无关	典型(2 型典型,1 型极少见)
皮肤条纹	典型	典型
中枢神经系统表现		
硬脑膜膨出	常见	极少见
发育迟缓	无关	有关
Chiari Ⅰ 型畸形	无关	有关

（三）Ehlers-Danlos 综合征Ⅳ型

Ehlers-Danlos syndrome Ⅳ型（EDS-Ⅳ），即血管型，是一种罕见的常染色体显性遗传病。当存在以下 4 种临床表现中至少 2 项时即可考虑此诊断：① 皮肤菲薄且透明；② 动脉、小肠或子宫破裂；③ 极易出现皮肤瘀青；④ 特征性面部表现。此综合征的确诊方法为在培养的成纤维细胞中发现异常的Ⅲ型原骨胶原或发现 COL3A1 基因突变。EDS-Ⅳ较其他几种类型的 EDS 少见,此型患者通常无大运动关节活动过度或皮肤伸展过度的临床表现。最主要的并发症为致命性的动脉破裂。所有并发症中约 25% 累及消化道。需重点指出,此疾病患者在妊娠期极易出现子宫或血管破裂等并发症,甚至死亡。尽管目前没有针对此

疾病的治疗,然而诊断明确可以为 EDS 患者在妊娠及手术选择方面提供帮助。

二、综合征型 TAAD 的随访

马方综合征的预后与主动脉并发症结局有很大关系。主动脉扩张、夹层形成及进而发生的动脉破裂是 MFS 患者致残或死亡的主要原因。因此,治疗主要针对避免并发症的发生,包括药物和外科处理。患者同时还需要进行随访。患者需通过超声监测主动脉根部病变的进展,通常建议儿童患者每 6 个月检查 1 次,特别是在生长发育迅速的时期[23]。LDS 和 EDS 的患者不仅需要评估心脏,远心端的动脉瘤经常在动脉分支中发现,LDS 患者甚至发生在肺动脉。

建议 LDS 患者随访时应行自头颅至骨盆的 CT 及 MRI 检查以评估动脉分支[24]。由于 LDS Ⅰ型和Ⅱ型的病例中约 51% 存在颈部异常,应行颈椎屈伸位的 X 线检查[18],这项检查对全身麻醉前准备以降低手术风险有很重要的意义。建议儿童患者每 3~5 年行上述检查,靠近脊椎部位的手术后也应行上述检查[18]。由于 EDS 患者的并发症多发生于消化道,因此腹部器官的评估是非常必要的。

三、综合征型 TAAD 的内科治疗

药物治疗方面除了传统的 β 受体阻滞剂以外,最新提出的氯沙坦也被寄予厚望。综合征型 TAAD 的特异性治疗总结在表 77-1 中。

β 受体阻滞剂预防动脉病变恶化的机制尚不十分明确,可能与其可以减小血流对于动脉壁的应力有关。1 项有关 β 受体阻滞剂应用的研究表明,综合征型 TAAD 患者的主动脉根部扩张程度在 6~14 岁之间达到高峰,因此 β 受体阻滞剂需尽早开始并且终身服用。所有患者需尽早服用 β 受体阻滞剂,无须考虑主动脉根部直径的大小[9]。由于主动脉的任何部分发生破裂均可导致死亡,因此曾接受过升主动脉手术的患者同样也需尽早服用 β 受体阻滞剂[23]。对于儿童患者,药物治疗可以推迟手术的好处是可以让患儿在长大后能够选用较大的移植物,从而避免再次手术的需要。

儿童患者服用的β受体阻滞剂多为阿替洛尔或普萘洛尔，服用的剂量根据体重进行计算。

近期许多研究认为肾素-血管紧张素系统在结缔组织疾病患者的主动脉扩张进程中扮演了重要的角色。当血管紧张素Ⅱ与血管紧张素 1 型受体结合，TGF－β 水平增高。对抗 TGF－β 的激活以至于发现氯沙坦（血管紧张素Ⅱ 1 型受体阻滞剂）成为新的治疗方法。在鼠模型中，氯沙坦较阿替洛尔的治疗效果更好[25,26]。另有 1 项研究显示，对于其他药物均不敏感的儿童患者在服用了氯沙坦 12～47 个月后主动脉根部直径有所减小[27]。1 项在 608 名马方综合征患者对比氯沙坦和阿替洛尔疗效的研究已在 2011 年开始，2014 年可能会有初步的结果[28,29]。事实上，一些中心已经将氯沙坦纳入治疗方案，儿童剂量为 2.0 mg/(kg・d)[18]。

LDS 患者的治疗方案需要同时考虑其他的一些问题。部分患者通常表现有特应性反应，例如食物过敏、哮喘、湿疹以及过敏性关节炎。这些症状需得到临床医生的关注，抗组胺药是最佳的选择。由于反复多次的手术及住院，儿童患者通常表现为生长发育迟缓。消化道问题，如便秘及营养不良，同样需要得到重视，并且可以通过额外服用钙及维生素 D 来减少骨质脆性带来的问题。

四、综合征型 TAAD 的手术治疗

主动脉根部及升主动脉的预防性手术对于马方综合征患者的预后及生存率有极其重要的意义。应提供给适合手术的马方综合征患者，这是死亡的最主要原因。主动脉夹层及破裂的风险与主动脉根部及升主动脉的直径大小相关。最新推荐升主动脉直径超过 50 mm 为手术指征。其他高危因素，如主动脉直径增加的速度较快（>5 mm/年），存在动脉夹层或破裂的家族史，或主动脉扩张范围超过主动脉窦，也应考虑手术[30]。

LDS 的进展非常迅猛，因此手术干预需尽早进行，手术指征可以相对放宽。最新推荐存在主动脉根部病变的儿童患者应推迟手术直至主动脉环达到 2.0～2.2 cm，以适应成人型号的移植物。如果疾病进展缓慢，手术可在升主动脉直径超过 4 cm 时进行[18]。然而，当出现以下情况时应尽早手术干预：① 主动脉直径每年增加超过 0.5 cm；② 严重的颅面部畸形；③ 具有疾病迅速进展的 LDS 家族史[18]。

相反，由于手术可能带来的相应的高病死率，EDS－Ⅳ患者应尽量避免接受侵入性治疗，而应尽可能进行介入治疗。

参 考 文 献

1. Van Laer L, Proost D., Loeys B L. Educational paper. Connective tissue disorders with vascular involvement: from gene to therapy, European journal of pediatrics, 2013, 172: 997－1005.

2. Loeys B L, Chen J, Neptune E R, et al. A syndrome of altered cardiovascular, craniofacial, neurocognitive and skeletal development caused by mutations in TGFBR1 or TGFBR2, Nature genetics, 2005, 37:275－281.

3. Cañadas V, Vilacosta I., Bruna I, Fuster V. Marfan syndrome. Part 1: pathophysiology and diagnosis, Nature reviews Cardiology, 2010, 7: 256－265.

4. LeMaire S a, Russell L. Epidemiology of thoracic aortic dissection, Nature reviews Cardiology, 2011, 8: 103－113.

5. De Backer J, Campens L, De Paepe A. Genes in thoracic aortic aneurysms/dissections — do they matter?, Annals of cardiothoracic surgery, 2013, 2:

73－82.

6. Paterick T E, Humphries J A, Ammar K A, et al. Aorthopathies: etiologies, genetics, differential dianosis, prognosis and management, The American Journal of Medicine, 2013, 126: 670－678.

7. Judge D P, Dietz H C Marfan's syndrome, Lancet. 2005, 366: 1965－1976.

8. Pearson G D, Devereux R, Loeys B, et al. Report of the National Heart, Lung, and Blood Institute and National Marfan Foundation Working Group on research in Marfan syndrome and related disorders, Circulation, 2008, 118: 785－791.

9. Keane M G, Pyeritz R E. Medical management of Marfan syndrome, Circulation, 2008, 117: 2802－2813.

10. Ramirez F, Dietz H C. Marfan syndrome: from molecular pathogenesis to clinical treatment, Current opinion in genetics & development, 2007, 17:

252 - 258.

11. Chung B，Lam S，Tong T，et al. Identification of novel FBN1 and TGFBR2 mutations in 65 probands with Marfan syndrome or Marfan-like phenotypes，American journal of medical genetics Part A，2009，149A：1452 - 1459.

12. Mizuguchi T，Matsumoto N. Recent progress in genetics of Marfan syndrome and Marfan - associated disorders，Journal of human genetics，2007，52：1 - 12.

13. Boileau C，Jondeau G，Mizuguchi T，Matsumoto N. Molecular genetics of Marfan syndrome，Current opinion in cardiology，2005，20：194 - 200.

14. Faivre L，Collod-Beroud G，Loeys B L，et al. Effect of mutation type and location on clinical outcome in 1, 013 probands with Marfan syndrome or related phenotypes and FBN1 mutations：an international study，American journal of human genetics，2007，81：454 - 466.

15. Faivre L，Collod-Beroud G，Adès L，et al. The new Ghent criteria for Marfan syndrome：what do they change?，Clinical genetics，2012，81：433 - 442.

16. Loeys B L，Dietz H C.，Braverman A C，et al. The revised Ghent nosology for the Marfan syndrome，Journal of medical genetics，2010，47：476 - 485.

17. Ho A C C，Chan S Y，Chow P C，et al. Two Chinese Patients with Loeys - Dietz Syndrome：A Connective Tissue Disorder with Marfan - like Features and Vasculopathy，Hong Kong Journal of Paediatrics，2012，17：248 - 253.

18. Maccarrick G，Black J H 3rd，Bowdin S，et al. Loeys - Dietz syndrome：a primer for diagnosis and management，Genet Med，2014，16：576 - 587.

19. Loeys B L Schwarze U Holm T，et al. Aneurysm syndromes caused by mutations in the TGF - beta receptor，N Engl J Med，2006，355：788 - 798.

20. Loeys B L，Gerber E E，Riegert-Johnson D，et al. Mutations in fibrillin - 1 cause congenital scleroderma：stiff skin syndrome，Science translational medicine，2010：2, 23ra20.

21. Van Hemelrijk C，Renard M，Loeys B. The Loeys - Dietz syndrome：an update for the clinician，Current opinion in cardiology，2010，25：546 - 551.

22. Pepin M，Schwarze U，Superti - Furga A；Byers P H. Clinical and genetic features of Ehlers - Danlos syndrome type IV，the vascular type，The New England journal of medicine，2000，342：673 - 680.

23. Cañadas V，Vilacosta I，Bruna I，Fuster V. Marfan syndrome. Part 2：treatment and management of patients，Nature reviews Cardiology，2010，7：266 - 276.

24. Kalra V B，Gilbert J W，Malhotra A. Loeys - Dietz syndrome：cardiovascular，neurological and musculoskeletal imaging findings，Pediatric Radiology，2011：41：1495 - 1504.

25. Habashi J P，Doyle J J，Holm T M，et al. Angiotensin II type 2 receptor signaling attenuates aortic aneurysm in mice through ERK antagonism，Science（New York，NY），2011，332：361 - 365.

26. Habashi J P，Judge D P，Holm T M，et al. Losartan，an AT1 antagonist，prevents aortic aneurysm in a mouse model of Marfan syndrome，Science（New York，NY），2006，312：117 - 121.

27. Brooke B S，Habashi J P，Judge D P，et al. 3rd Angiotensin II blockade and aortic-root dilation in Marfan's syndrome，N Engl J Med，2008，358：2787 - 2795.

28. Lacro R V，Dietz H C，Wruck，L M，et al. Rationale and design of a randomized clinical trial of beta-blocker therapy （atenolol） versus angiotensin II receptor blocker therapy （losartan） in individuals with Marfan syndrome，American heart journal，2007，154：624 - 631.

29. Lacro R V，Guey L T，Dietz H C，et al. Characteristics of children and young adults with Marfan syndrome and aortic root dilation in a randomized trial comparing atenolol and losartan therapy，American heart journal，2013，165：828 - 835. e823.

30. Vahanian A，Alfieri O，Andreotti F，et al. Guidelines on the management of valvular heart disease （version 2012）：the Joint Task Force on the Management of Valvular Heart Disease of the European Society of Cardiology （ESC） and the European Association for Cardio-Thoracic Surgery （EACTS），Eur J Cardiothorac Surg，2012，42：S1 - 44.

31. Bergqvist D，Bjorck M，Wanhainen A. Treatment of vascular Ehlers-Danlos syndrome：a systematic review，Ann Surg，2013，258：257 - 261.

32. Judge D P，Dietz H C. Therapy of Marfan syndrome，Annual review of medicine，2008，59：43 - 59.

（武育容　翻译）

第七十八章 心肺复苏进展

20 世纪 50 年代末建立了现代心肺复苏术（cardiopulmonary resuscitation，CPR）[1]，经过几十年的发展，尤其是 20 世纪 90 年代以来对 CPR 的基础理论及操作技术进行了很多科学研究，并制订了国际性的心肺复苏指南。近期由数百名国际复苏专家和美国心脏协会心血管急救委员会专家基于对复苏文献资料进行深入研究和探讨后修订了《2010 年美国心脏协会心肺复苏及心血管急救指南》[2]和《2010 年国际心肺复苏及心血管急救指南及治疗建议》[3]（以下简称《指南和建议》），使复苏流程和操作规范更有循证医学的依据。本章就 CPR 中小儿基础生命支持和高级生命支持的新进展作叙述。

一、基础生命支持[4,5]

（一）复苏顺序由 A - B - C 改为 C - A - B

沿用了 50 余年的现代心肺复苏顺序 A→B→C，即（A）开放气道→（B）人工呼吸（通气）→（C）胸外按压（建立循环），在 2010 年《指南和建议》中作出了根本性改变，推荐为 C→A→B 顺序（胸外按压→开放气道→人工呼吸）。改变的主要理由是因为很多研究证实，在突发心脏骤停的患者中绝大多数为成年人，且骤停初始的心律是心室颤动（VF）或无脉性室性心动过速（VT），对此类患者的急救措施是胸外按压和尽早除颤，如有目击者在现场及时实施"C"操作将大大提高其生存率。如按 A - B - C 顺序复苏，胸外按压的开始时间会被延误。有研究显示胸外按压时间愈早，中断或

延误按压时间愈短，则患者预后愈好。在婴儿和儿童心源性因素所致的突发心脏骤停较少见，而最多见的是呼吸源性或窒息性所致的呼吸停止再使心跳停止，因此在儿童复苏中人工呼吸也甚为重要。但对儿童窒息性的心跳停止，行 A - B - C 还是 C - A - B 顺序复苏，目前尚没有循证医学支持的依据。但如按 C - A - B 顺序复苏，则先 30 次的胸外按压，然后 2 次人工呼吸（即胸外按压/通气比为 30：2），从理论上讲，在单人施救时仅延迟人工呼吸 18 秒（即 30 次胸外按压的时间），而双人施救则延迟人工通气时间更短（因双人行 CPR，胸外按压/通气比为 15：2）。因此为便于 CPR 技术的推广和培训，推荐儿童 CRP 也实施 C - A - B 复苏顺序。

（二）强调实施高质量的心肺复苏

对心跳骤停患者实施高质量 CPR，尤其是快速、有效的胸外按压能使冠状血管和大脑等重要器官达到足够灌注压，尽快恢复窦性节律和自主循环（return of spontaneous circulation，ROSC）。按压时婴儿和儿童胸骨下陷的深度至少是胸廓厚度的 1/3，分别下陷约 4 cm 和约 5 cm，并保证每次按压后胸廓回弹，以增加回心血量。按压和解除按压的时间相同。在高级气道建立前，婴儿、儿童胸外按压/通气比均为 30：2（单人）或 15：2（双人）。按压频率至少 100 次/min。为保证按压的连续性，尽可能不要干扰按压，除非建立人工气道或除颤，按压中断时间控制在 10 秒以内。2 人施救时，每 2 min 轮换 1 次，以避免疲劳而影响按

压质量和次数,轮换停顿时间尽可能短(<10秒)。

（三）简化基础生命支持流程

在实施CPR前,先要进行评估,如果患者无反应、无呼吸(或仅有喘息)、无循环(没有脉搏),即刻按C-A-B顺序进行复苏。2010版《指南和建议》简化了基础生命支持(BLS)的流程(图78-1)。

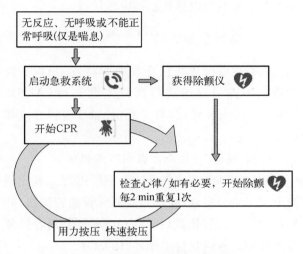

图78-1　基础生命支持(BLS)流程图

1. 非专业人员在实施心肺复苏时,取消了既往复苏中开放气道后采用"看、听和感觉"评估呼吸的方法。推荐在判断患者没有反应、没有呼吸(观察胸廓没有起伏)或不能正常呼吸(仅仅是喘息)就启动急救系统,开始CPR。

2. 不再强调医务人员要确定患者没有脉搏才实施胸外按压。因有更多证据表明医务人员在紧急情况下并不能快速可靠地确定是否有脉搏。即使在不确定有无脉搏的情况下实施了胸外按压,其不良后果的风险较小,而如果心脏骤停没有实施胸外按压则危害较大。因此,对于无反应且无呼吸或仅有喘息的婴儿和儿童,如果在10秒内未触摸到脉搏(婴儿触摸肱动脉,儿童触摸颈动脉或股动脉),则立即实施CPR。

（四）自动体外除颤仪应用

对1~8岁儿童除颤推荐使用儿科型剂量衰减自动体外除颤仪(AED),如果没有则可使用普通型AED。对于1岁以下婴儿除颤建议使用手动除颤仪,如果没有手动除颤仪,需要儿科型剂量衰减AED,如果二者都没有,可以使用普通型AED。目击突然意识丧失的儿童,若现场有

AED,应尽快使用。院外发生、且未目击的突然心跳停止儿童,应在实施5个循环CPR(1个循环是指胸外按压30次,人工呼吸2次)后使用AED。

（五）儿童基础生命支持步骤

1. 胸外按压(C)　徒手CPR时,建立循环最有效的方法是胸外按压,方法如下:

（1）婴儿:采用单手两指按压法(单人)或双手环抱法(双人)。前者指两手指紧贴乳头连线正下方按压胸骨;后者是两手环绕婴儿胸背部、拇指按压胸骨。双手环抱法较单手两指按压法为佳。按压时使胸廓下陷约4 cm。

（2）儿童:用单手或双手于乳头连线水平按压胸骨(同成人),避免按压剑突和肋骨。按压时使胸廓下陷约5 cm。

2. 开放气道(A)

（1）非专业人员:采用仰头提颏法(tilt-chin lift)开放气道(在5~10秒完成)。

（2）专业医务人员:非创伤患者,采用仰头提颏法开放气道(图78-2)。创伤患者,尤其颅面外伤、Glasgow评分<8、疑颈部受伤者采用推举下颌法(jaw thrust)开放气道(图78-3)以避免加重颈椎损伤。如推举下颌法不能使气道开放,则采用仰头提颏法。

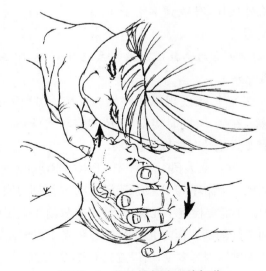

图78-2　仰头提颏法开放气道

用一手维持头后仰以伸展颈部,另一手的食指通过抬高下颏将下颌向前上方抬起。若疑有颈椎损伤不能用此方法

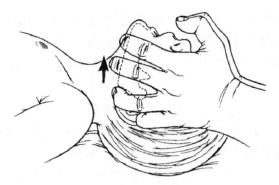

图 78-3　推举下颌法开放气道

抬高下颌角使气道开放。急救者用双手的各 2～3 个
手指在下颌角处向前上方抬高下颌

3. 人工呼吸（B）　患者<1 岁，施救者的口
应覆盖婴儿的口鼻，形成封闭不致漏气；患者>1
岁，施救者的口覆盖患者的口，用食指及拇指捏紧
患者的鼻孔，将患者维持头后仰体位，给予 2 次呼
吸，每次送气时间 1 秒。对专业医务人员要求确
保每次送气有效，即能使患者胸部抬起，说明送气
容量足够。如不能达到有效送气，则重新开放气
道，再送气。

在给予 5 个循环的 CPR（约 2 min）后再评估脉
搏有无恢复。1 个循环 CPR 等于胸外按压 30 次
（1 人施救时），然后送气 2 次（即 30∶2，新生儿除
外）；2 人施救时胸外按压 15 次，送气 2 次（15∶2，
相当于 10 个循环 CPR）。在尚未建立高级人工气
道前，患者无呼吸有脉搏（心率>60 次/min），无
需胸外按压，呼吸频率给予 12～20 次/min，避免
过度通气。

**（六）启动急救医疗服务系统（EMSS，即 120
急救系统）**

在院外，当发现患儿突然无反应、无呼吸时，
有多人在场，可同时实施 CPR 和启动 EMSS。当
只有 1 人施救时按以下步骤：

1. 非专业人员　首先 CPR（CPR first）——
先实施 5 个循环 CPR，随后启动 EMSS，返回再实施
CPR。不需要检查小儿脉搏，也不能只给予人工呼
吸而不行胸部按压。儿童院外心跳停止以非室性
心律失常原因为多见，所以首先 CPR 更有益。

2. 专业医务人员　根据小儿最可能的病
因选择复苏步骤。

（1）首先 CPR（CPR first）：如因呼吸停止或

缺氧导致心跳停止（如溺水、创伤、药物过量等），
应先实施 5 个循环 CPR，然后启动 EMSS。

（2）首先呼救（Phone first）：发现小儿突然
意识不清倒下，先启动 EMSS，尽早获得 AED，返
回实施 CPR。因突然意识不清，心律失常所致的
心跳骤停可能性大，可能需要电转律，所以尽早通
知 120 急救系统以尽快获得电转律仪。

二、高级生命支持[4,6]

当心跳呼吸停止已存在或即将发生时，需要
专业医护人员迅速进行高级生命支持（ALS）。
2010 版《指南和建议》有关儿童 ALS 内容修改和
建议如下：

（一）强调 CPR 期间监测二氧化碳

建议心肺复苏或气管插管期间进行二氧化碳
波形图定量分析，以确认和监测气管插管位置，并
根据呼气末二氧化碳（$PETCO_2$）水平监测心肺复
苏质量和是否恢复自主循环（ROSC）。

1. 确认和监测气管插管位置　已有研究
证实二氧化碳波形图是确认和监测气管插管位
置是否正确的最可靠方法。无论新生儿（2 kg 以
上）、婴儿、儿童只要呈现能提供组织灌注的心率
和心律，监测二氧化碳波形图就能判断气管插管
位置（图78-4-A，B）。尤其患者在转运途中为
避免气管插管移位的风险，需要持续 $PETCO_2$
监测。

2. 监测心肺复苏质量和 ROSC　由于二氧
化碳是经肺循环后被排出，所以当气管插管位置
正确，可通过监测 $PETCO_2$ 了解胸外按压的有效
性和判断是否 ROSC。如果无效的胸外按压（患
者自身因素或施救者操作问题）$PETCO_2$ 较低
（<10～15 mmHg）。心输出量降低或已恢复的自
主循环发生再次心脏骤停，则 $PETCO_2$ 也会降低。
反之，如果 $PETCO_2$ 突然并持续增高，则提示
ROSC。在心肺复苏期间，监测 $PETCO_2$ 就无须频
繁中断胸外按压和检查脉搏。

**（二）建议在通气过程中不采用环状软骨
加压**

研究结果表明，在行气管插管期间如给予环
状软骨加压可能会延误或妨碍实施高级气道建

立,而且采用环状软骨加压的情况下仍然有可能发生误吸。另外,培训施救者正确使用该方法的

难度较大。因此,建议在通气过程中不常规性地采用环状软骨加压。

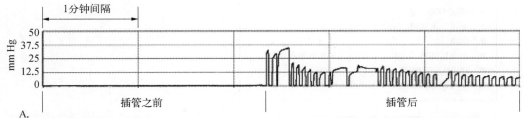

A.
二氧化碳图用于确认气管插管位置。该二氧化碳描记功能在插管期间,在竖轴上显示不同时间的呼出二氧化碳(P_{ETCO_2})分压,单位是mmHg。患者插管后,就会检测呼出二氧化碳,用于确认气管插管的位置,呼吸期间的P_{ETCO_2}会不断变化,并在呼气末达到最高值。

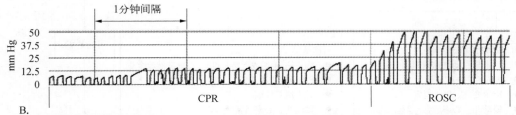

B.
二氧化碳图用于监测复苏操作的有效性,第二条二氧化碳图线在竖轴上显示不同时间的P_{ETCO_2},单位是mmHg,该患者已插管,正在对其进行心肺复苏操作,请注意,通气速率约为每分钟8至10次人工呼吸,以略高于每分钟100次的速率持续进行胸外按压,但不会连同该迹线一起显示。第一分钟内的初始P_{ETCO_2}低于12.5 mmHg,指示血流非常小。在第二分钟和第三分钟,P_{ETCO_2}上升到12.5至25 mmHg之间,这与后续复苏过程中的血流增加情况一致。第四分钟会恢复自主循环(ROSC)。ROSC可通过P_{ETCO_2}(仅在第四条竖线后可见)突然上升到40 mmHg以上确定。这与血流的显著增加一致。

图 78-4 A. 二氧化碳波形图用于确认和监测气管插管位置 B. 二氧化碳波形图用于确认和监测心肺复苏操作的有效性

（三）除颤能量（剂量）选择

目前婴儿和儿童除颤的最低有效剂量或上限安全剂量均不清楚,但有研究表明除颤剂量 4～9 J/kg 是有效而安全的,无明显副反应。无脉室速（VT）和室颤（VF）应用非同步,能量首次 2～4 J/kg,后续能量至少 4 J/kg（不超过 10 J/kg 或成人最大剂量）。一次电击后立即进行 CPR,无需检查心跳与脉搏,CPR 2 min 后再检查心脏节律。婴儿使用 AED 的安全性支持证据仍有限。尽可能缩短电击前后的胸外按压中断,每次电击后立即从按压开始 CPR。

（四）复苏后维持氧饱和度在 94%～99%

经心肺复苏自主循环恢复后,逐步调整吸入氧浓度（FiO_2）,以最低 FiO_2 维持氧饱和度（SO_2）在 94%～99% 之间,既达到足够氧输送又避免组织内氧过多。有研究显示心脏骤停复苏后动脉氧分压（PaO_2）过高,可因缺血再灌注时加重氧化损伤,导致预后不良。如 SO_2 为 100% 可能对应的

PaO_2 在 80～500 mmHg 之间,所以当 SO_2 100% 时应下调 FiO_2 使 SO_2 维持在 94%～99%。

（五）特殊先天性心脏病患者的心肺复苏

有些先心病患者因特殊的解剖学异常,如单心室、接受过 Fantan 术或半 Fantan 术或双侧 Glenn 术或肺动脉高压的患儿,当此类患儿心脏骤停行 CPR 时,建议条件允许情况下,尽早使用体外膜肺氧合（ECMO）作为抢救治疗,可提高复苏成功率。

（六）宽 QRS 波群心动过速定义的改变

在评估心动过速时需要了解 QRS 波群的宽度,以往定义 QRS 波增宽为 >0.08 秒,2010 版《指南和建议》更改为 >0.09 秒,虽然人眼不可能分辨出 0.01 秒的不同,但计算机解读心电图是以毫秒为单位记录。因此对于儿童患者,QRS 宽度 >0.09 秒视为过长。QRS 波群增宽的心动过速可能是 VT,需要及时处理（图 78-5）。QRS 波群正常的心动过速需要鉴别是窦性心动过速还是室上性心动过速（图 78-5）。

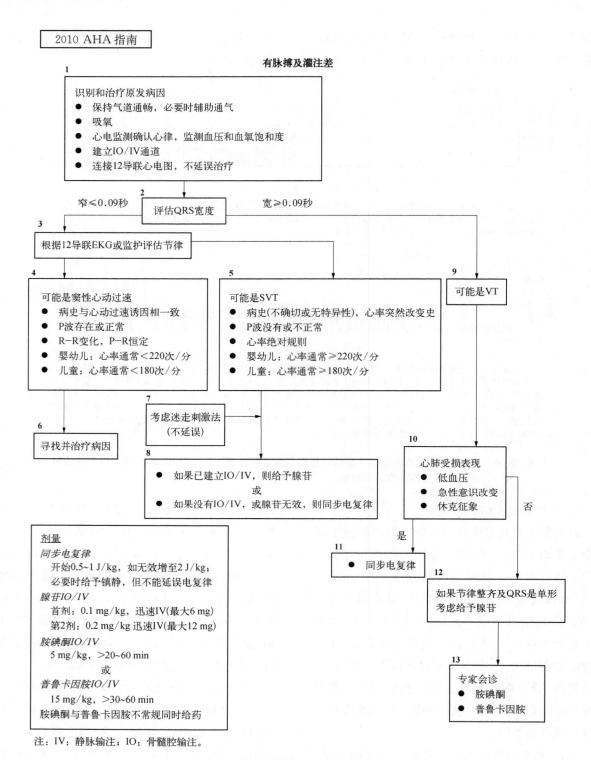

图 78-5　儿童心动过速急救流程

（七）CPR 时急救药物应用的建议

心脏骤停 CPR 期间应避免常规性应用钙剂，因较多研究证实应用钙剂有害而无益。但当患者心脏骤停与低钙血症、钙通道阻滞剂过量、高镁血症或高钾血症有关时可应用钙剂。应用离子钙（氯化钙）为妥，因生物利用度高。

已有证据表明对无脉性心电活动（PEA）或心搏停止患者用阿托品治疗无益，因此不再推荐该类患者复苏时应用阿托品。

脓毒性休克患者在行气管插管时不建议用依

托咪酯作镇静麻醉,因其可致肾上腺皮质功能抑制而加重脓毒性休克。

（八）复苏后低温治疗

有研究显示成年患者突发 VF 或其他原因导致的心脏骤停经 CPR 复苏成功后仍然昏迷时行低温治疗(中心温度 32～34℃)可改善预后,降低病死率和神经系统后遗症。在新生儿窒息所致缺血缺氧性脑病(中、重度)的研究中,也显示低温治疗可降低病死率和神经系统残障。在婴儿和儿童尚没有前瞻性随机对照的低温治疗研究。目前参照成人和新生儿的研究资料,推荐在心脏骤停复苏后仍然昏迷的婴儿和儿童可进行低温治疗(控制体温在 32～34℃)。

（九）心源性猝死患者的评估

儿童或年轻人不明原因发生心源性猝死,应获得完整的既往病史和家族病史(包括昏厥病史、癫痫、不明原因的意外/溺水、不明原因突然死亡),并研究以前的心电图。对不明原因突然死亡,应在条件允许的情况下进行无限制的全面尸检,且最好由接受过心血管病理学培训、具备相关经验的病理学家进行检查。应保留组织供基因分析以确定是否患有离子通道疾病。因越来越多证据表明,部分婴儿、儿童和年轻人猝死可能与基因突变导致的心肌离子通道运送缺陷(称为离子通道疾病)有关。该疾病会导致致命的心律失常,正确做出诊断对于患者活着的亲属可能极为重要。

（十）儿童高级生命支持[6]

儿童心动过速(图 78 - 5),心动过缓(图 78 - 6)及心跳骤停(图 78 - 7)急救流程分别见图。

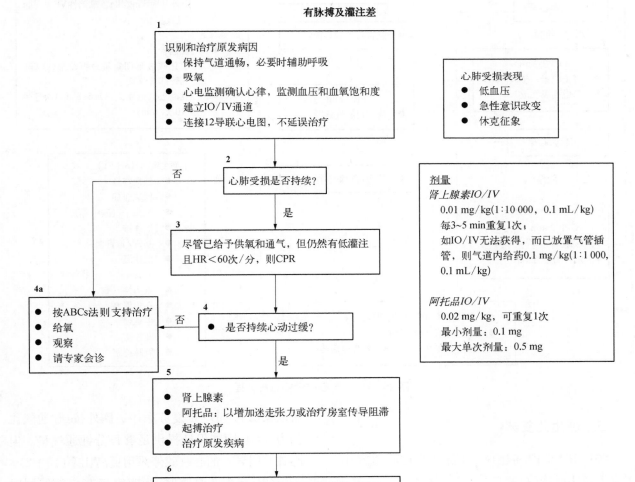

图 78 - 6　儿童心动过缓急救流程

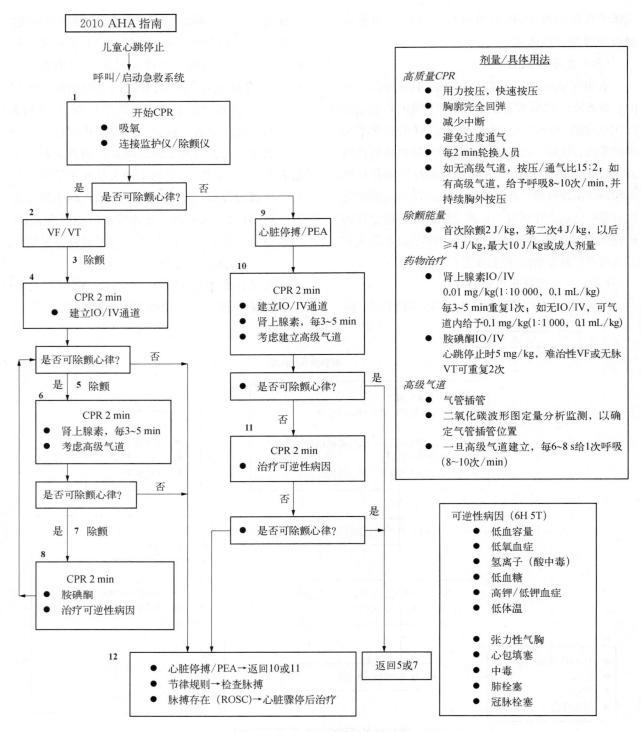

图78-7　儿童心脏骤停急救流程

三、新生儿复苏[7]

2010版《指南和建议》对新生儿复苏内容作了以下说明或修改：

（1）新生儿心脏骤停多以窒息性病因所致，

所以保留 A-B-C 复苏顺序。胸外按压/通气比仍为3∶1,因能保证提供足够每分钟通气量。但心脏原因导致的心跳骤停采用更高比率(15∶2)。

（2）新生儿复苏时,为观察复苏疗效应同时进行心率、呼吸频率和氧合状态 3 项指标评估。

在氧合状态评估时，应根据脉搏血氧饱和度（SpO_2）而不是通过观察肤色确定，因肤色评估主观性较强，不能客观真实反映氧合情况。

（3）根据血氧饱和度确定是否需要吸氧。正常新生儿出生后血氧饱和度 60%～65%，然后呈上升趋势，至出生 10 min 才达到 85%～95%，因此足月新生儿复苏开始时，最好给予空气或与氧混合的氧疗，避免 100% 纯氧复苏，因组织内氧过多可能造成氧中毒，对未成熟儿尤为不利。早产儿复苏可先选择 30%～40% 氧，再根据监测血氧饱和度进行调节，直至目标氧饱和度水平。

（4）有明显呼吸困难或需要正压通气的新生儿，出生后立即进行常规口鼻腔吸引（包括使用吸球吸引）。不推荐常规气管插管内抽吸，包括胎粪吸入导致呼吸窘迫的新生儿，因有研究证明，此类抽吸存在风险。但是针对羊水胎粪污染且无活力的新生儿仍建议应用胎粪吸引器进行气管内吸引后再进行常规复苏。

（5）与儿童复苏相同，复苏时应用呼出二氧化碳监测仪确认气管插管位置。

（6）对胎龄 36 周以上出生的窒息致中、重度缺氧缺血性脑病新生儿，建议采用诱导性亚低温治疗（中心温度 33.5～$34.5℃$）。有研究证明低温治疗可改善此类婴儿病死率和神经发育残疾率。

（7）选择性剖宫产条件：建议如果无特殊指征，在孕 39 周后进行剖宫产分娩。

（8）延迟结扎脐带：建议对于正常新生儿延迟 1 min 结扎脐带，而对于需要复苏的新生儿无推荐指征，但决不可延迟复苏的实施。

（9）停止复苏条件：在 10 min 连续和有效的复苏努力后，患儿仍无生命体征（无心跳和呼吸），可终止复苏。

参 考 文 献

1. Kouwenhoven WB, Jude JR, Knickerbocker GG. Closed-chest cardiac massage. JAMA, 1960, 173: 1064-1067.

2. Field JM, Hazinski MF, Sayre MR, et al. Part 1: executive summary: 2010 American Heart Association Guidelines for Cardiopulmonary Resuscitation and Emergency Cardiovascular Care. Circulation, 2010, 122 (18 Suppl 3): S640-656.

3. Hazinski MF, Nolan JP, Billi JE, et al. Part 1: Executive Summary: 2010 International Consensus on Cardiopulmonary Resuscitation and Emergency Cardiovascular Care Science With Treatment Recommendations. Circulation, 2010, 122: S250-275.

4. Monica E. Kleinman, Allan R. de Caen, Leon Chameides, et al. Part 10: Pediatric Basic and Advanced Life Support: 2010 International Consensus on Cardiopulmonary Resuscitation and Emergency Cardiovascular Care Science With Treatment Recommendations. Circulation, 2010, 122: S466-515.

5. Berg MD, Schexnayder SM, Chameides L, et al. Part 13: pediatric basic life support: 2010 American Heart Association Guidelines for Cardiopulmonary Resuscitation and Emergency Cardiovascular Care. Circulation, 2010, 122: S862-875.

6. Kleinman ME, Chameides L, Schexnayder SM, et al. Part 14: pediatric advanced life support: 2010 American Heart Association Guidelines for Cardiopulmonary Resuscitation and Emergency Cardiovascular Care. Circulation, 2010, 122: S876-908.

7. Perlman JM, Wyllie J, Kattwinkel J, et al. Part 11: Neonatal resuscitation: 2010 International Consensus on Cardiopulmonary Resuscitation and Emergency Cardiovascular Care Science With Treatment Recommendations. Circulation, 2010, 122: S516-S538.